严健民原始中医学
理论体系探讨文集

严健民 著

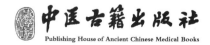

图书在版编目（CIP）数据

严健民原始中医学理论体系探讨文集/严健民著.—北京：中医古籍出版社，2021.7
ISBN 978-7-5152-1983-7

Ⅰ.①严… Ⅱ.①严… Ⅲ.①中医学—理论研究—文集 Ⅳ.①R2-53

中国版本图书馆CIP数据核字（2019）第293966号

严健民原始中医学理论体系探讨文集
严健民 著

责任编辑	张 磊　孙志波
文字编辑	张凤霞　蒿 杰
封面设计	韩博玥
出版发行	中医古籍出版社
社　址	北京市东城区东直门内南小街16号（100700）
电　话	010-64089446（总编室）　010-64002949（发行部）
网　址	www.zhongyiguji.com.cn
印　刷	北京建宏印刷有限公司
开　本	787mm×1092mm　1/16
印　张	62.25
字　数	1390千字
版　次	2021年7月第1版　2021年7月第1次印刷
书　号	ISBN 978-7-5152-1983-7
定　价	298.00元

总 序

我自逐步走进中国医学史的探讨以来，特别是1984年被调离湖北省郧阳地区人民医院（后更名太和医院）后，独自一人在中医史学中苦求，至1992年退休，从此全身心地投入到《灵枢》《素问》及长沙马王堆出土的《五十二病方》的习读之中，投入到中医史学中探讨写作方法；在不断拜读全国学者们有关中医史学佳章中，将我的思想逐步引进考古学、古人类学、古文字学、原始思维等学科领域，开阔了探讨中医史学的眼界；从此参加全国性相关学术会议，在相关刊物上发表中医史学文章。1994年8月完成《秦汉经脉学说研究》初稿后，不知深浅地将书稿投向医史学界，受到周一谋、甄志亚、李经纬等多位中医史学界名家支持、指导，在谋求出版的过程中，甄志亚教授、王淑珍同志付出了不少心血，该书稿后更名《中国医学起源新论》于1999年出版。

《中国医学起源新论》出版前夕，1999年3月15日李经纬教授来函说，他接受了组编由社科院、中科院院长、副院长任总主编的"学科思想史丛书·自然科学史系列"《中医学思想史》的任务，特约我重点参编"中医学思想萌芽"部分，探讨论述中医学思想之源头。他指出："主要论述中医学思想产生、发展，着重在方法论、认识论发展及早期发展脉络。"在协商中1999年4月15日李教授再次来函指导并指出："……撰著中医学思想萌芽应该说更难一些，因为缺乏或没有史料可参，恐怕要做一些推论，例如：人类早期如何认识自己的生理、解剖、疾病……他们的思维方法论、认识论如何？……分析、研究原始人的语言、思维之本质特征，得出结论，才有参考价值。"在李教授的多次启迪下，我虽写过一稿寄出，但终因自己的学识限制，未能完成任务。

但是，李教授的珍言常浮于我的脑际，每每撰文，都希望自己能依远古人类在远事记忆能力基础之上积累经验，在展开原始思维中探讨他们的方法论、认识论。1999年8月的一个晚上，突然考虑到新人时期的人们，如我国4万年前的许家窑人（新人），在长期忍受各类外伤痛苦时，能主动寻找清清的溪流洗涤伤口便是原始医学思想的萌芽状态了。由此感悟：原始医学知识的起源与原始医学思想的萌芽是一对难舍难分的"孪生兄弟"。当完成《论原始中医学的思维特征》一文后，增强了我探讨汉秦至殷商以远的先祖们积累原始中医学史料的决心。并决定依"原始中医学"为中心，将相关论文编入"原始中医学"。在编写中逐步补撰相关文章，完成了《论原始中医学》书稿。所以，我深深体会，《论原始中医学》书稿是在李经纬教授多次指导下立

· 1 ·

题，最终编撰完成的。文稿寄出后，李教授于 2000 年 9 月 15 日来函说："关于中医学思想史，我想将你所撰写的《论原始中医学的思维特征》作为该书（《中医学思想史》）的第一章第四节，为适应全局，大胆做了一些修改……"李教授于 2008 年在《中华医史杂志》第三期发表《八十自述》时说："《中医学思想史》一书……用了近二十位学者整整十年的工夫……前后八易其稿。"李教授的医史学学术情怀，使我刻骨铭心，促我在中医史学研究中奋力前行。

近十六年来，我先后撰写了与原始中医学相关的书，如《中国医学起源新论》《论原始中医学》《五十二病方注补译》《远古中国医学史》等八部书，特别是近期出版《原始中医学理论体系十七讲》后，基本完成了较为完整的"原始中医学理论体系"的构建。近日接到相关评议，中国中医科学院针灸研究所黄龙祥研究员评议"十七讲"说："在《原始中医学理论体系十七讲》一书中，基于深入系统的史料考证、分析，依据逻辑学原理，提出了一个个令人深思的关键学术问题，并对这些问题的各家之言给予了入木三分的剖析。尤其是关于经脉学说以及中医解剖学方面的问题的提出与分析意义更大，不仅对医史研究，而且对中医临床实验研究都有重要指导意义。"北京中医药大学国学院院长张其成教授评议说："《原始中医学理论体系十七讲》……同时也可作为今后中医教学参考，纳入中医学史及中医基础理论教学中。"首都医科大学附属北京中医医院符友丰教授评议："毫无疑问，严先生的系列著作，不断补充、完善，实太史公所谓'穷天人之际，通古今之变，成一家之言'的历史要求，严先生无疑已经成为这一专题研究中的中流砥柱……特别是在面对以往众多不伦不类、形形色色的错误观念的评说，作者特设'拂尘篇'加以驳正，力求严肃认真，对事不对人予合理的评价。"根据学者们的评议，我体会到，在未来中医理论教学、临床实验研究方面，对于因阐释《内经》以远的中医药史料，先秦人体解剖史料为主的"原始中医学理论体系"存在着社会需求；还因为西汉时期兴起的五行相生相克学说于魏晋时期医学家们谋求医学发展时，将五行学说引入五藏，创五行藏象理论后，促进了传统中医理论的演进；加之唐宋以后，中药学之药物归经理论问世，保证了传统中医理论的逐步发展。但在传统中医理论中，由于秦汉基础医学知识的丢失，丈夫生殖之肾，用"腰者，肾之府"解释生殖之肾的解剖部位；脾为虚拟形态；三焦之下焦用"别回肠，注于膀胱"的右侧输尿管解之……所以，由于历史的原因，在传统中医理论中掺入了许多经不起历史考验的相关概念。现在，我们在贲长恩教授的呼唤下，深入到秦汉中医基础理论中求索，已有条件对诸多问题进行澄清，为此我拟将分别阐释原始中医学的《中国医学起源新论》《论原始中医学》等六书合集出版，名之曰《严健民原始中医学理论体系探讨文集》，以求促进中医事业与时俱进的发展。由于本人学识的限制，难免存在诸多问题，盼请中医史学界同仁赐教！

严健民
2015 年 6 月 22 日于秋实居

目 录

中国医学起源新论

- 李序 ··· 3
- 周序 ··· 5
- 甄序 ··· 7
- 自序 ··· 9
- 致中国中医学术界专家、教授的公开信 ··· 11

第一篇 医学知识起源新论 ·· 14

第一章 论医学知识起源的必备条件 ·· 16
- 一、人脑组织结构的进化 ··· 17
- 二、人脑生理功能的进化 ··· 17
- 三、其他原始科学技术的同步发展 ··· 18

第二章 我国原始人群的进化概貌及外治疗法起源概说 ················ 21
- 一、元谋猿人时期外治疗法产生的可能性 ····································· 22
- 二、从蓝田猿人到北京猿人时期外治疗法产生的可能性 ············· 22
- 三、从马坝人到许家窑人时期外治疗法概说 ································· 23
- 四、我国新人时期的外治疗法概说 ··· 24
- 五、水在外治疗法起源中的地位 ··· 27
- 六、火在外治疗法起源中的地位 ··· 27

第三章 我国传统医药卫生知识的起源问题 ···································· 29
- 一、我国药物知识的起源问题 ··· 29
- 二、上古人类对人体解剖、生理知识的初步认识 ························· 33
- 三、上古人类对疾病的认识过程 ··· 35
- 四、上古卫生保健知识的起源问题 ··· 36
- 五、原始医学知识的"积累"与"普及" ······································· 40

第二篇 中医理论框架形成新论 ·· 43

第一章 中医理论起源及中医理论框架形成新论 ···························· 45
- 一、中医理论的起源与人体解剖、生理知识的关系 ····················· 46
- 二、中医理论的起源与疾病命名的渊源关系 ································· 47
- 三、关于中医理论框架主纲及阴阳、五行诸学说的历史地位问题 ····· 48

第二章 早期的心—经脉调节论 ·· 50

第三章　朴素的脑调节论 ·· 53
一、从甲骨文天、首等字及脑字的形态看先民们对头、脑的认识过程 ········· 53
二、《内经》中的脑论及运动功能的脑调节论 ································ 57

第四章　原始的气调节论 ·· 60
一、原始人类对风寒、风气的认识过程 ··································· 60
二、我国传统文化中气思想的演绎及其哲学价值 ··························· 61
三、气是人体生理功能的根由 ··· 63
四、《内经》时期的气调节论 ·· 65

第五章　辩证的阴阳调节论 ······································ 67
一、阴阳观念的萌芽与起源——从原始人群探讨相对对立概念产生的时限 ····· 67
二、传统文化中的阴阳观念 ··· 71
三、阴阳观念在医学理论中的应用 ····································· 72

第六章　人体五行—五脏调节论 ··································· 77
一、五行及五行哲学说起源辨析 ······································· 77
二、从传统文化看五行——金木水火土说的早期发展及五藏相配问题 ········· 83
三、《内经》中的五藏情识论与五行－五藏调节论 ··························· 84

第三篇　秦汉经脉学说起源及当代"经络"新论 ······················· 88

第一章　论经脉学说起源的必备条件 ································ 89
一、人体解剖知识的积累 ··· 90
二、人体生理知识的积累 ··· 92
三、临床医学知识的积累 ··· 93

第二章　今本《内经》"经络"词义研究 ································ 96
一、含动词义类 ·· 96
二、误字衍文类 ·· 97
三、"经络"是经脉和络脉的合称 ······································· 97

第三章　论"脉"在经脉学说起源中的地位和作用 ······················ 100
一、人们对"脉"的认识从血开始 ······································· 100
二、从"脉"的史料探讨经脉学说的起源 ································· 101
三、从疾病与"脉"的关系探讨经脉学说的起源 ··························· 103

第四章　从张家山《脉书》探讨经脉学说的起源 ························ 106
一、"疾病篇"在经脉学说起源中的地位 ································· 107
二、从"相脉之道"探讨经脉理论中的"是动则病" ·························· 108

第五章　从"用砭启脉"探讨经脉学说的起源（兼论针刺疗法的起源） ······ 110
一、《脉法》"用砭启脉"的实质 ·· 110
二、从"用砭启脉"的治则探讨针刺理论的起源（兼论针刺疗法起源于放血疗法）
 ·· 113
三、从"砭启有四害"的演绎探讨由砭至针的发展概貌 ····················· 114

第六章　秦汉时期大脑及颅底解剖在《内经》经脉理论创立中的作用* ······ 116

  一、秦汉时期人们对大脑的解剖 …………………………………………………… 116
  二、关于脑的生理与病理 ………………………………………………………… 120
 第七章 秦汉中医基础理论中的天人合一及人与天地之自然因素相参新论 ……… 122
  一、中国式的原始思维——天人合一观 ………………………………………… 122
  二、秦汉中医理论中的天人合一观 ……………………………………………… 123
  三、秦汉临床医学理论中的人与天地之自然因素相参 ………………………… 124
 第八章 经脉学说创立早期的几个问题 ……………………………………………… 127
  一、《足臂》《阴阳》中的某些经脉循行范围的来源和循行方向的确立 ……… 128
  二、《灵枢·经脉》篇中某些经脉循行路线与血管的解剖部位的关系 ……… 129
  三、经脉的三阴三阳条数与经气的"如环无端"问题 ………………………… 130
  四、"是动则病"是早期经脉理论的重要内容 ………………………………… 134
 第九章 当今经络实质研究中的几个问题 …………………………………………… 136
  一、对有形的"经脉"嬗变为无形的"经络"过程的探讨 …………………… 136
  二、"气至病所"与"循经感传"概念问题 …………………………………… 140
  三、人体功能调节系统的进化与返祖问题 ……………………………………… 143
  四、借用猫、兔、鼠等小动物探讨人体经络结构的有关问题 ………………… 146
 第十章 关于经脉学说的总体认识问题 ……………………………………………… 150
  一、经脉学说起源于多途径 ……………………………………………………… 150
  二、经脉学说集古典人体调节理论于一体 ……………………………………… 152
 第十一章 采用科学实验的可重复性理论恢复经脉学说的历史面貌 ……………… 156
 第十二章 自主神经系统在经脉学说中的地位 ………………………………………… 158
  一、从秦汉时期的放血、刺灸部位窥视医家们对经脉的认识 ………………… 159
  二、从当代医家们的诸多研究中窥视医家们对经脉理论的认识 ……………… 160
  三、自主神经系统在经脉学说中的地位 ………………………………………… 161
 附文：秦汉时期砭、碥、砒之发音考辨 …………………………………………………… 165
  一、砭之发音考辨 ………………………………………………………………… 165
  二、碥(砒)之发音与文意考辨 ………………………………………………… 166

论原始中医学

余序 ……………………………………………………………………………………… 171
钱序 ……………………………………………………………………………………… 173
朱序 ……………………………………………………………………………………… 175
自序 ……………………………………………………………………………………… 177
绪论 ……………………………………………………………………………………… 180

第一篇 论原始中医学思想萌芽 ……………………………………………………… 185
 第一章 新人早期外治医学思想萌芽概说 ………………………………………… 187
  一、远事记忆能力的增强，是许家窑人原始医学思想萌芽的基础 …………… 187
  二、原始医学知识的起源与原始医学思想的萌芽是"一对孪生兄弟" ……… 188

三、直观思维是原始医学思想萌芽的重要途径 …………………………………… 188
第二章　殷商时期原始中医学理论萌芽概说 ……………………………………… 191
　　一、直观思维促进了殷商医学理论萌芽与发展 …………………………………… 191
　　二、推理判断是殷商医学理论萌芽的另一个思维方法 …………………………… 192
　　三、对心脏进行系统解剖、直观推导是建立"心主思维"及经脉理论的重要
　　　　方法 …………………………………………………………………………… 193
第三章　论原始中医学的思维特征 ………………………………………………… 195
　　一、关于原始医学思维问题 ………………………………………………………… 196
　　二、直观思维——原始中医学知识萌芽的基础 …………………………………… 196
　　三、推理判断——殷商创建中医理论的基础 ……………………………………… 197
　　四、格致、穷究精神促进了殷商至两汉中医学理论的形成 ……………………… 198
　　五、原始相对对立概念在中医思想萌芽中的地位 ………………………………… 199
　　六、原始思维——取象比类在中医学思想史上的重要地位 ……………………… 199
第四章　关于中医学思想萌芽的反思 ……………………………………………… 204
　　一、医源于圣、神说的反思 ………………………………………………………… 205
　　二、医源于本能说的反思 …………………………………………………………… 206
　　三、医源于巫及医巫关系的反思 …………………………………………………… 207
第五章　今本《黄帝内经》成书以前原始中医学思想的形成问题 ……………… 212
　　一、格致、穷究精神结硕果 ………………………………………………………… 213
　　二、原始思维的瑰宝——辩证思维在原始科学知识萌芽过程中的威力 ………… 214
　　三、取象比类在原始中医学思想史上的重要地位 ………………………………… 215

第二篇　先秦基础医学理论新论 ……………………………………………………… 221
　第一章　论殷商时期的医学概貌——兼论一部被扭曲了的殷商药学史 ………… 222
　　一、丰富的基础医学理论 …………………………………………………………… 222
　　二、贫乏的药物治疗史料 …………………………………………………………… 223
　　三、应该辨释的几个问题 …………………………………………………………… 224
　第二章　论殷商时期的心脏解剖 …………………………………………………… 227
　　一、殷商时期的造字者们已完成人体心脏的大体解剖 …………………………… 227
　　二、关于心脏解剖的发展阶段问题 ………………………………………………… 229
　第三章　中国人原始骨骼学史概说——兼论"故上七节"之归宿 ……………… 231
　　一、中国人原始骨骼学史概说 ……………………………………………………… 231
　　二、人体脊椎骨之"故上七节"归宿问题探讨 …………………………………… 232
　第四章　殷商至秦汉脏腑解剖、生理史新论——关于脏腑归类问题的探讨 …… 236
　　一、关于先秦时期脏腑解剖历史的探讨 …………………………………………… 236
　　二、关于先秦脏腑生理功能的探讨 ………………………………………………… 237
　第五章　原始中医学致病因素初探 ………………………………………………… 241
　　一、殷商至战国致病因素初探 ……………………………………………………… 241
　　二、秦汉《五十二病方》致病因素初探 …………………………………………… 242

第六章 从远古天文、历法理论中探讨原始中医学理论中的天人合一观 ………… 245
　一、关于天文、历法知识的萌芽、起源及对原始中医理论的影响时限问题 …… 246
　二、"天之道,损有余而补不足"理论对原始中医学理论的影响 ……………… 247
　三、"天之道,终而复始"理论对中医理论的影响 …………………………… 249

第七章 从"籑"字探讨春秋时期学者们对消化生理的认识 ……………………… 251
　一、关于籑之本意的历史探讨 ………………………………………………… 251
　二、从籑字组成探讨籑所含生理功能 ………………………………………… 252

第八章 五行哲学说与原始中医学理论无关——五行及五行哲学说起源辨析 … 253
　一、五行指五种行为规范、山名及舞名 ……………………………………… 253
　二、"五行"词组与天文、历法的关系 ………………………………………… 254
　三、五行——金木水火土说及其引入医学的时限 …………………………… 255

第九章 被忽略了的重要经脉理论——《素问·阴阳别论》"人有四经"考释 …… 260
　一、"人有四经十二丛"新释 …………………………………………………… 260
　二、从考古与传统文化中探讨"人有四经"的本意 …………………………… 261

第十章 原始中医学临床诊断方法起源初探 ……………………………………… 263
　一、原始中医学临床诊断方法的起源——自发的体表病症诊断法 ………… 263
　二、原始中医学临床诊断方法的起源——"是动则病"脉象诊断方法之祖 … 264
　三、原始中医学脉学诊断方法概述 …………………………………………… 266
　四、原始中医学临床诊断方法有关问题 ……………………………………… 268

第十一章 从《庄子》看庄子时代的医学概貌 …………………………………… 271
　一、庄子时期的基础医学 ……………………………………………………… 271
　二、庄子时代的临床医学 ……………………………………………………… 274

第三篇　先秦临床治疗医学篇 …………………………………………………… 277

第一章 先秦治疗医学中的物理治疗学——《五十二病方》物理疗法概述 …… 278
　一、水疗概述 …………………………………………………………………… 278
　二、熨疗概述 …………………………………………………………………… 279
　三、熏疗概述 …………………………………………………………………… 279
　四、火灸疗法概述 ……………………………………………………………… 280
　五、灸疗概述 …………………………………………………………………… 280

第二章 论古老的火灸疗法 ………………………………………………………… 282

第三章 略论我国古典理疗法——熨疗 …………………………………………… 285

第四章 先秦水浴疗法的临床应用 ………………………………………………… 289
　一、热药水浴疗法 ……………………………………………………………… 290
　二、冷药水浴疗法 ……………………………………………………………… 291
　三、热药水坐浴疗法 …………………………………………………………… 291

第五章 先秦动物膏脂类疗法 ……………………………………………………… 293
　一、《五十二病方》膏脂类药物概说 …………………………………………… 294
　二、《五十二病方》中膏脂类药物的临床使用范围 …………………………… 294

  三、头脂考释及头脂的药用价值 ………………………………………………………… 294
  四、膍膏考释 …………………………………………………………………………… 295
第六章 从《五十二病方》看先秦手术治疗学 ……………………………………………… 297
第七章 论秦汉时期痈病理论与痈病治则 ………………………………………………… 300
  一、古典痈病命名及痈病理论起源小考 …………………………………………… 300
  二、秦汉中医对痈病病理的认识 …………………………………………………… 301
  三、秦汉痈病治则 ……………………………………………………………………… 302
第八章 西汉时期针刺疗法起源考 ………………………………………………………… 304
  一、关于尖状器、砭石、镵石、镵针与针刺疗法的渊源关系问题 ………………… 304
  二、远古放血疗法促进了针刺疗法的诞生 ………………………………………… 306
  三、秦汉经脉主病理论的发展,为针刺疗法的起源铺平了道路 ………………… 307
  四、关于"微针"制作的时限 ………………………………………………………… 308
第九章 灸疗起源于古老的火灸疗法 ……………………………………………………… 310
第十章 《周易》放血疗法初探 ……………………………………………………………… 312
  一、《小畜》"血去惕出" ……………………………………………………………… 312
  二、《需》卦:"需于血,出自穴" ……………………………………………………… 313
  三、《涣》卦:"涣其血,远害也" ……………………………………………………… 313

第四篇 期盼篇 ……………………………………………………………………………… 315
第一章 论振兴中医药战略之战略——追原始中医理论产生之根由、察秦汉医理之
    真谛,方可明中医药发展之方向 …………………………………………… 317
  一、问题的提出 ………………………………………………………………………… 317
  二、当今研究中医药学发展战略的简要回顾 ……………………………………… 317
  三、追原始中医理论产生之根由、察秦汉医理之真谛,方可明中医药发展之方向
    …………………………………………………………………………………… 318
第二章 就"中医之定义:媒体性属性抽象医学"问题与魏新华先生商榷 ……………… 321
  一、中医理论的起源与基础医学的关系 …………………………………………… 322
  二、中医理论的起源与临床医学的关系 …………………………………………… 322
  三、关于中医理论框架及取象比类在中医理论起源中的地位问题 …………… 323
第三章 纪念《解构与重建》发表八周年——兼论两汉以远中医理论的解构与重建
    ……………………………………………………………………………………… 325
  一、催人奋进的迷雾 …………………………………………………………………… 325
  二、敲开探明中医理论出路之门——解构与重建 ………………………………… 326
  三、论秦汉以远中医理论的解构与重建 …………………………………………… 327
第四章 再论纪念解构与重建发表八周年——喜读1998年《医学与哲学》 …………… 331
  一、关于当代中医理论发展的趋向问题 …………………………………………… 331
  二、关于中医基础理论的历史和现状的分析 ……………………………………… 332
  三、关于中医文化人文学研究问题 ………………………………………………… 333

第五章 三论纪念《解构与重建》发表八周年——试述中国传统医学史上的"解构与重建"问题 ················ 335
 一、《针灸甲乙经》的解构与重建思想 ················ 336
 二、《黄帝内经太素》的解构与重建思想 ················ 337
 三、关于《类经》的解构与重建思想 ················ 337

第六章 秦汉经脉理论研究求共识 ················ 339
 一、殷商时期人们对心脏及其经脉的认识过程 ················ 339
 二、春秋齐国的"人有四经"说 ················ 340
 三、秦汉"十一经脉"说 ················ 341
 四、两汉十二经脉理论的形成 ················ 342
 五、十二经脉理论创立后对临床治疗医学的影响 ················ 344

五十二病方注补译

内容提要 ················ 349
周序 ················ 350
自序 ················ 352
凡例 ················ 355
诸伤(共十七治方) ················ 356
伤痉(筋)(共六治方) ················ 367
婴儿索痉(共一治方) ················ 372
婴儿病间(痫)方(共一治方) ················ 374
婴儿瘛 ················ 375
狂犬啮人(共三治方) ················ 377
犬筮(噬)人伤者(共三治方) ················ 379
巢者(共二治方) ················ 382
夕下 ················ 383
毒乌豙(喙)者(共七治方) ················ 384
瘙(痔)(共六治方) ················ 387
蛭食(蚀)人脐股膝(共二治方) ················ 390
蚖(共十二治方) ················ 391
尤(疣)(共七治方) ················ 397
颠(癫)疾(共二治方) ················ 401
白处(共三治方) ················ 402
大带者(共二治方) ················ 406
冥(螟)病(共一治方) ················ 407
口罐者(共一治方) ················ 408
□者(共四治方) ················ 409
痊(瘖或痦)(共二治方) ················ 410

人病马不间（痫）者（共二治方）………………411
人病口不间（痫）者（原文缺损）………………412
人病羊不间（痫）者（原文缺损）………………412
人病蛇不间（原文缺损）…………………………413
诸食病（原文缺损）………………………………413
诸口病（原文缺损）………………………………413
㾻（癃）（共二十七治方）………………………414
弱（溺）𰀀沦者（共一治方）……………………426
膏弱（溺）（共一治方）…………………………427
䅽（肿）橐（共一治方）…………………………427
肠㿉（癩）（共二十四治方）……………………429
脉者（共一治方）…………………………………440
牡痔（共四治方）…………………………………441
牝痔（共八治方）…………………………………444
朘（疽）病（共十七治方）………………………450
□□（题名，依《马王堆古医书考释》补）（共二治方）………457
囷阑（烂）者方（共十八治方）…………………457
胻膫（共四治方）…………………………………463
胻伤（共二治方）…………………………………465
加（痂）（共二十四治方）………………………467
蛇䶣（共一治方）…………………………………477
痈（共八治方）……………………………………478
鬎（共七治方）……………………………………481
虫蚀（共九治方）…………………………………483
乾骚（瘙）（共八治方）…………………………487
久（身）疕（共十四治方）………………………491
囷蛊者（共五治方）………………………………495
魃（共二治方）……………………………………497
去人马疣方（共二治方）…………………………498
治疠（共三治方）…………………………………500
口筮（噬）（共二治方）…………………………502
附一　《五十二病方》中有关物理疗法（索引）………503
附二　《五十二病方》中手术疗法（十则）（索引）…505
附三　《五十二病方》汗法（五则）（索引）…………505
附四　祝由术（三十四则）（索引）……………506
附五　有关参考资料篇……………………………507

远古中国医学史

- 内容提要 · 525
- 余序 · 526
- 自序 · 527

第一篇　医学知识起源新说 · 529
- 第一章　医学、医学知识、医学理论、远古医学史、医学史、医史学 · 530
- 第二章　医学知识起源的必备条件 · 532
- 第三章　近四万年来自然环境对中国人医事活动的影响 · 534
- 第四章　近四万年来社会环境对中国人医事活动的影响 · 536
- 第五章　近四万年来其他原始科学技术对中国人医事活动的影响 · 539
- 第六章　外治医学知识先起及水在外治医学知识中的作用 · 546
- 第七章　在医学知识起源的问题上必须说明几点 · 548
- 第八章　我国卫生保健知识的起源问题 · 553
- 第九章　药物知识的起源史 · 556
- 第十章　原始医学知识的"积累"与"普及" · 559

第二篇　原始中医学史 · 562
- 第一章　医学理论起源的相关因素 · 563
  - 第一节　原始医学知识的积累是医学理论起源的必备条件 · 563
  - 第二节　中医理论的起源与疾病命名、归类的关系 · 564
  - 第三节　取象比类创立中医理论的神奇途径 · 564
- 第二章　原始中医学 · 567
- 第三章　原始中医学的思维发展史 · 569
- 第四章　原始中医学的基础医学史 · 571
  - 第一节　中国人体解剖学史 · 571
  - 第二节　中国人体生理学史 · 581
- 第五章　原始中医学的临床医学史 · 591
  - 第一节　殷商疾病史 · 592
  - 第二节　两周医学史 · 594
  - 第三节　秦国法医学史 · 599
  - 第四节　《庄子》战国药学史 · 601
  - 第五节　风寒瘀滞致病及疼痛三假说 · 602
  - 第六节　临床诊断方法的起源 · 603
  - 第七节　远古治疗医学史 · 608

第八节　针刺疗法的起源时限 ·· 619
　第六章　中医理论起源及殷商至两汉中医理论框架形成史 ···························· 622
　附录： ·· 634
　主要参考书目 ··· 639

经脉学说起源·演绎三千五百年探讨

　内容提要 ·· 644
　李序 ··· 645
　自序 ··· 648
　绪论 ··· 651
　　一、中国远古有尖端科学 ·· 651
　　二、甲骨文中的医学史料及生殖医学理论体系 ································· 652
　　三、先进的原始中医学 ··· 654
　　四、劝张功耀不要借虎皮为自己壮胆 ··· 658

第一篇　殷商至两汉人体经脉调节理论起源·演绎概说 ································ 661
　第一章　殷商诞生"经脉学说"的基础——殷商社会、文化、原始科技、医学之概貌 ····· 662
　第二章　春秋齐国的"人有四经调节论"——《素问·阴阳别论》"人有四经"考释 ····· 666
　　一、"人有四经十二丛"新释 ·· 667
　　二、从考古与传统文化中探讨"四经"的本意 ·································· 667
　第三章　论殷商至两汉创立经脉学说的解剖基础 ·· 670
　　一、殷商时期心脏底部的经脉解剖是我国经脉学说起源的根本条件 ········· 671
　　二、春秋齐鲁地区对胸腔活体心脏的描述 ·· 671
　　三、从《足臂十一脉灸经》《阴阳十一脉灸经》看秦汉时期经脉理论与经脉解剖
　　　　的关系问题 ··· 671
　　四、十二经脉理论完善后，大脑及颅底经脉解剖是补充蹻脉理论的基础 ······ 673
　第四章　与《黄帝内经》今译本"前言"对话　中国远古有人体解剖史 ········· 675
　　一、1993年版《黄帝内经》今译本"前言"简议 ································ 675
　　二、中国远古的人体解剖史 ··· 676
　第五章　经脉学说起源的多元性新论 ·· 679
　　一、解剖、生理知识的积累是创立经脉学说的基本条件 ······················ 679
　　二、经脉学说的起源依赖于临床医学知识的积累 ······························ 682
　　三、痹病理论、脉象学说在经脉学说起源中的历史地位 ····················· 683
　　四、秦汉砭刺、放血实践促进了经脉学说的发展 ······························ 684
　第六章　殷商至两汉经脉调节理论演绎概说 ··· 686

第二篇　穿云破雾释"经络" ··· 689
　第七章　古今"经络"概念试说 ·· 690
　　一、《黄帝内经》中的"经络"词组不具有独立于经脉理论之外的概念 ······· 690
　　二、魏晋至明清"经络"词组均指经脉、络脉 ···································· 691

三、当代被曲解了的"经络"概念 …………………………………………………… 691

第八章　能对当今之"经络"概念下定义吗 …………………………………………… 696
　一、事由 …………………………………………………………………………… 696
　二、关于"经络的定义" …………………………………………………………… 697
　三、简介人体经脉调节理论 ……………………………………………………… 698

第九章　关于"经络"研究的再思考 …………………………………………………… 700

第十章　也谈"经络——人身虚体调控系统"问题 …………………………………… 704
　一、关于"经络"与时间关系问题 ………………………………………………… 704
　二、关于人身虚体调控系统认识问题 …………………………………………… 706
　三、对我国人体经脉调节理论起源、演绎的简要回顾 ………………………… 707

第十一章　新世纪的旧动向——修真、返观内照认识经络虚相结构——令人
　　　　　沉重的忧思 ……………………………………………………………… 708
　一、关于"返观内照终于发现认识了人体经络现象"的忧思 …………………… 709
　二、古真人(处子)创"经络系统"的忧思 ………………………………………… 710
　三、关于"经络归属"的忧思 ……………………………………………………… 711

第十二章　关于利用"循经感传"探讨经络实体的思考 ……………………………… 712
　一、"循经感传"的提出 …………………………………………………………… 712
　二、采用哲学认识论之"三段论"考释"循经感传"与"经络"的关系 …………… 714
　三、秦汉经脉理论形成简议 ……………………………………………………… 715

第十三章　答马玉宝教授"商榷"——兼论秦汉经脉学说起源、演绎、继承"求同"
　　　　　 …………………………………………………………………………… 717
　一、答马玉宝教授"商榷" ………………………………………………………… 717
　二、秦汉经脉学说起源、演绎、继承求同 ………………………………………… 718

第十四章　读"研究经络本质的新途径"有感——兼论继承经脉学说的历史意义
　　　　　求同 ……………………………………………………………………… 723
　一、有感 …………………………………………………………………………… 723
　二、关于"经络概念" ……………………………………………………………… 724
　三、关于利用"缝隙连接"探讨经络实体问题 …………………………………… 724
　四、继承经脉学说的历史意义求同 ……………………………………………… 725

第十五章　论足太阳膀胱经在经脉学说中的历史地位 ……………………………… 729
　一、足太阳膀胱经与脊膂的渊源关系 …………………………………………… 729
　二、足太阳膀胱经是十二经脉理论"内属脏腑"的重要通道 …………………… 730
　三、当代学者关于经脉与自主神经功能关系的研究与认识 …………………… 731

第十六章　一位医师的提案:秦汉经脉理论研究获重大突破,"经络学说"的实质
　　　　　是经脉学说,当今"经络概念"可以废止 ………………………………… 734
　一、回索 …………………………………………………………………………… 734
　二、我对"经络概念"的探求 ……………………………………………………… 734

附:编入后记 ………………………………………………………………………………… 736

第十七章　读"经络学说研究的新发现及其对生命科学的启迪"有感——
　　　　　与黄龙祥教授求同 …… 737
　　一、废止"经络概念"求同 …… 738
　　二、秦汉经脉学说起源、演绎过程求同 …… 739
　　三、树立足太阳膀胱经内属脏腑自主神经调节论求同 …… 740

第三篇　维护两汉针刺疗法的纯洁性 …… 743
　第十八章　怎样对待不断寻觅、进取的秦汉中医学 …… 744
　　一、不断寻觅、进取的秦汉中医学 …… 744
　　二、怎样对待不断寻觅、进取的秦汉中医学 …… 745
　第十九章　也谈"细胞—元气说"——兼论中医理论的发展出路 …… 748
　　一、中国传统文化中气、元气概念简议 …… 748
　　二、"元气"不能局限于细胞 …… 749
　　三、澄清经脉调节论的实质，是促进中医现代化的先决条件 …… 750
　第二十章　秦汉"人体之气，蕴含两义"求同与用"道"概念释秦汉之气存异 …… 753
　　一、求同 …… 753
　　二、存异 …… 755
　第二十一章　针刺疗法起源辨析——兼论针刺疗法起源的必备条件 …… 757
　　一、针刺疗法起源的必备条件 …… 757
　　二、从砭至针的辨析 …… 758
　　三、"欲以微针通其经脉"指明了针刺疗法起源的时限 …… 759
　第二十二章　"气功针法"质疑 …… 761
　　一、气功之"外气"质疑 …… 762
　　二、元功之"龙子与气场"质疑 …… 762
　　三、"高能意念力"质疑 …… 764

第四篇　关于当今继承重建中医理论的"突破口"问题 …… 766
　第二十三章　论中医基础理论的继承与发展方案——兼述我的寻找"突破口"之路
　　　　　…… 768
　　一、从崇拜到困惑 …… 769
　　二、从追索到领悟 …… 770
　　三、从解构到重建人体经脉调节理论、构建当代中医理论的突破口 …… 771
　第二十四章　论中医理论的魂 …… 775
　第二十五章　论建立在经脉理论之上的风寒致病理论——风寒，永恒的致病因素
　　　　　概说 …… 782
　　一、两汉以前风寒致病理论史料的简要回顾 …… 782
　　二、我国风寒致病理论的沿革 …… 783
　　三、风寒致病理论的命运与建立未来中医理论的重要意义 …… 784
　第二十六章　论经脉学说形成时期脉学诊断方法的起源问题 …… 786
　　一、脉学诊断起源之基础 …… 786

二、脉学诊断起源概说 788

第二十七章　论建立在经脉理论之上的秦汉疼痛三假说 790
　　一、秦汉疼痛假说产生的历史背景 790
　　二、取象比类在疼痛理论创立中的历史地位 791
　　三、秦汉丰富的疼痛假说 792

第二十八章　秦汉经脉理论完善时期的治疗医学特色 794
　　一、熨疗、灸疗的特色 795
　　二、放血疗法的特色 795
　　三、针刺疗法的特色 795
　　四、推按疗法的特色 796

第二十九章　笑看当今针刺疗法大发展 797
　　一、关于针刺感觉的探讨 797
　　二、针具、针刺疗法的改进 798
　　三、针刺理论的探讨 799

跋　杏林忧思 801

原始中医学理论体系十七讲

内容提要 805
自序 806
绪论　用毛泽东思想指导原始中医学理论体系研究 808
　　一、澄清特异功能对中医理论起源·演绎中的干扰 809
　　二、《医学导论》中"医学起源"的观念应修改 811
　　三、用毛泽东思想指导原始中医学理论体系的研究 813

第一篇　萌芽篇　原始中医学思想萌芽史话 816
　第一讲　原始中医药知识的萌芽、起源及其理论的起源·演绎 817
　　一、原始中医学知识的萌芽、起源与大脑进化的关系 817
　　二、原始中医学思想萌芽与原始中医学理论的起源·演绎 818
　　三、殷商至两汉基础医学、临床医学理论的演绎 822
　　四、小结：中医理论起源的必备条件 823
　第二讲　中医理论·天人合一整体观之根·太极文化史话——解《连山易》《归藏易》
　　　　　及在中医理论中的应用 825
　　一、天人合一观，人类必然在太阳系、地球环境条件下演进 825
　　二、中华远古日月为易探讨天人合一及太极文化在中医理论中的应用 827
　　三、解《连山易》《归藏易》奥秘 828
　第三讲　中华远古中医学思想萌芽史上的轨迹、目主思维史话 836
　　一、关于三星堆青铜"凸目文化"的考释 837
　　二、中国先民"目之于色"中医学思想萌芽的探讨 838
　　三、眸、眸子、瞳子、瞳人生理学意义初探 839

四、关于"目论"与"目主思维"的再探讨 ··· 840
　第四讲　先民关于原始中医学理论体系的创建问题 ·· 843
　　一、我国先民对五官生理的逐步感悟 ··· 843
　　二、殷商先民对生殖医学的贡献 ·· 845
　　三、两周先民引社会学、原始思维观对人体生理功能的探讨 ····························· 847
　　四、旁纳天地定位、天阳地阴之阴阳理论丰富了经脉调节论 ····························· 850
　　五、旁纳精、气、神理论充实经脉调节整体观理论 ·· 850

第二篇　拂尘篇　当今给中医理论新布的尘埃必须拂去 ································ 852
　第五讲　用"象思维助推中医经络原创研究"的思考 ·· 854
　　一、关于我国远古"象思维"的回溯及其临床应用 ·· 854
　　二、"象思维助推中医经络原创研究"质疑——兼议两汉前经脉学说起源演绎 ··· 856
　　三、玄妙乎"象思维与藏象理论的建构"兮 ··· 858
　第六讲　虢"中庶子医论"考辨——澄清经脉医学起源的时限 ··························· 862
　　一、根据我国原始医学史料考辨"中庶子医论"的可信度 ·································· 862
　　二、《史记·扁鹊仓公列传》中的相关医学史料必须澄清 ···································· 864
　　三、秦汉与经脉医学起源相关的一些问题 ·· 868
　　四、刘澄中教授的学术思想及其贡献简录 ·· 870
　第七讲　李时珍"返观内视"新解——论返观内视与内审思维的同一性 ············ 872
　　一、关于返观内视与恍然而得其要领者的"悟"（灵感）的概述 ······················· 872
　　二、揭示人脑生理机能的重要内涵——内审思维 ·· 875
　　三、关于返观内视与内审思维的同一性 ··· 876
　第八讲　"经络是水通道"辨析 ··· 879
　　一、辨析张维波拼凑的"经络、水通道理论" ·· 879
　　二、澄清经脉医学的原始概貌 ··· 882
　　三、奇闻：长时间的梦境引发的"内语言"会使肌肉持续兴奋，缩小肌间隙构成的
　　　　经络通道，影响经络的功能 ··· 886
　　四、我国经脉学说与血管的关系 ·· 888

第三篇　殷商至两汉中医器官形态解剖史 ·· 891
　第九讲　原始中医学心、脑形态解剖学史 ·· 892
　　一、殷商时期的心藏形态解剖学史 ··· 892
　　二、秦汉时期大脑、颅底解剖及其相关认识 ··· 894
　第十讲　秦汉泌尿之肾、生殖之肾解剖部位简考——兼释男性睾丸名肾 ·········· 899
　　一、泌尿、生殖之"肾"解剖、生理问题的提出 ··· 899
　　二、秦汉时期睾丸名肾 ·· 900
　　三、三千五百年前，殷人发明了公畜"去势术"（破坏睾丸机能） ··················· 902
　　四、在未来中医生殖生理中创新型"肾"概念 ··· 903
　第十一讲　女性孕育生殖（命门解剖部位）史概述 ··· 905
　　一、殷商至秦汉我国女性孕育史简议 ··· 905

二、释命门——施生之门辨析 ··· 908
第十二讲　秦汉消化生理之咽喉、颃颡、脾、三焦形态解剖学初探 ············ 911
　　一、关于咽喉、颃颡的形态解剖学认识 ····································· 911
　　二、秦汉时期脾（胰）解剖部位应予正名 ································· 912
　　三、探讨秦汉消化生理"三焦府"解剖实质四原则 ······················ 914
　　四、关于三焦与消化系统精微物质的输布——三焦实质求共识 ········ 918
　　五、小结 ·· 919
附：全国高等医药学院试用教材《人体解剖学》网腹部分内容 ·············· 920
第十三讲　《内经》玄府（汗空）之解剖部位考辨——兼评《玄府概念诠释》········ 922
　　一、读《玄府概念诠释》有感 ·· 922
　　二、继承《内经》玄府、汗孔之解剖部位在皮肤 ··························· 926
第十四讲　《内经》骨骼、经筋、肌肉解剖学史梳理 ····························· 929
　　一、《内经》骨骼解剖史料探微 ·· 929
　　二、试解《灵枢·经筋》本意 ·· 932
　　三、䐃肉、肉䐃、分肉之间解析 ··· 935
第十五讲　经脉学说起源、演绎的解剖学基础 ···································· 939
　　一、我国经脉学说起源、演绎史简议 ······································· 940
　　二、经脉学说创立早期的解剖学基础 ······································· 941
附　扁鹊从医新解 ·· 945
第十六讲　原始中医学临床诊断方法的起源及其诊断特色 ····················· 949
　　一、自发的体表解剖部位病证诊断法 ······································· 949
　　二、探讨"血""脉"生理机能主动寻找疾病诊断方法 ··················· 951
　　三、层次严谨的望、闻、问、切诊法 ······································· 954
第十七讲　原始中医学临床治疗医学起源、演绎概说 ··························· 957
　　一、自然物理疗法 ·· 959
　　二、手术疗法述评 ·· 963
　　三、药物疗法述评，从人类诞生、进化史探讨用药思想 ················ 964
　　四、祝由简介 ·· 966
编后记 ··· 968

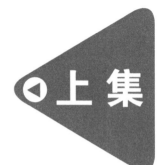

中国医学起源新论

李 序

　　医学起源问题，由于直接史料缺无，一直是医史学界长期讨论而难形成统一认识的一个难题。虽然有种种观点、意见或自成一家之言，目前似乎还缺少达成共识的基础。在这一问题上，要在学界达成一个基本一致的结论，仍是一个比较遥远的目标。因为，目前所形成的种种观点，其各自的推断性成分均较明显，而现实条件下，还很难集中各国有关学者以医学起源问题为中心，进行不断的切磋研讨，以期逐渐达到共识。这个共同研讨在一个国家、地区尚且还很困难，要各国学者共同讨论探索又谈何容易。因此，只能是有心者切实努力的远大目标。似乎唯一现实可行的办法，就是通过我们这些有志者各自为战的耕耘，在前人基础上不断发掘新知，不断探讨，不断提出新的见解，或者可以或多或少丰富前人的结论。通过写论文、编专著，以丰富这一领域的学说，做些达成共识前的奠基工作，这样也可缩短人类对此问题达成共识的时间。

　　关于中医学起源问题的研究，二十世纪三四十年代，我国老一辈医史学家，在我国固有观点与引进的国外学者的观点影响下，曾有过一些可供参考的看法。20世纪50年代在历史唯物主义观的影响下，报刊曾对此问题进行过讨论。20世纪80年代以来，由于视野的开阔，学者们又有一些新的认识，做了一些新的探索，这也说明中国医史学界对医学起源问题的重视。虽然我们还未能就此问题在中华医学会医史学会学术会议上作为中心议题进行交流，但在我任学会副主任委员、主任委员的20年间，始终十分重视该问题的讨论交流，我们组稿在《中华医史杂志》上进行交流，从而带动学界有志之士参与讨论，从而深化了学界对此问题的认识，有利于达成共识，我以为这些讨论使我们在达到共识上向前迈出了步伐。严健民先生多年来为了深化认识，在此领域进行了许多调查研究，并提了一些新的见解、意见，无疑在深化认识上注入了可供研讨的新论据，他拟将自己的观点、论文汇集成册出版，以广交流和促进更多的讨论，这是十分可贵的。特别当前学界，对如此理论研究不甚关注的情况下，他的精神是值得我们医史界学者们借鉴学习的。他希望我能为他的新著作序，尽管我感到自己对此问题缺乏卓识，但仍应允为序，实在是为了全力支持医史界、学术界关注这一问题的讨论、调查、研究，共同为此领域学术研究的进一步繁荣而努力。

李经纬
1997年3月

周 序

中医药知识的起源，是一个极其复杂的问题。诸家仁智各见，素无定论。中医药知识既不是圣贤的独家发明，亦不可用"劳动创造了医药知识"来做简单的概括，至于"医源于巫"之说则更不可信。中医药知识是人类在长期求生存的斗争历程中不断摸索、探讨、发现和总结而形成的，除了直接与疾病作斗争的经验积累之外，与生产斗争、军事斗争及生活实践也是分不开的。

严健民先生在长期从事临床医疗的同时，又很注重医学基础理论的钻研，特别对中国传统医药学情有独钟，倾注了更多的精力。他旁搜远绍，广罗博采，多年以来潜心于医药知识起源这一课题的研究。他结合古人类学和考古学知识多方进行探讨，撰写了《中国医学起源新论》一书，提出了许多令人备受启迪的新颖见解。在中医理论框架的研究中，严医师从考古学与殷商时期我国人体解剖、生理及临床医学出发，认定中医理论渊源于仰韶、龙山文化和殷商以来人们对五官生理及心主思维的认识。

春秋时期，齐鲁地区首先提出"心有四支"即"人有四经"说，开创了我国经脉理论之先河。那么，经脉学说究竟是怎样产生和形成的，又是怎样发展成为经络学说的呢？这些问题虽然也有人做过探讨，但能够寻根究底，并能窥见其奥秘者实属罕见。十多年来，严医师醉心于古经脉学说研究，博览群书，广为涉猎，大量搜集有关资料，刮垢磨光，详加辨考，认为秦汉经脉学说经历千余年的发展，在吸取古代天文、历法诸学科成果的基础上，很快由十一条经脉发展成为十二条经脉，以后又由十二条经脉及其分支即络脉逐渐发展成为完整的经脉学说体系。由此可见，他对秦汉经脉理论做出了合乎逻辑的推论，并且敢于亮明自己的观点和具体看法。尽管有些看法仍属探索性的见解，然而思路开阔，令人耳目一新，颇能启迪思维，发人深省，这对促进经脉学说的研究和发展来说，无疑很有裨益。

严医师曾寄来打印书稿，并且嘱我写序。于是挑灯夜读，先睹为快，深深为书中文字所吸引,几乎一口气把全稿读完。含英咀华,委实获益匪浅。此书束之高阁无当,亟盼付之梨枣以飨读者,特向广大医界同仁及医学爱好者加以推荐,因以为序。

周一谋
1997年8月30日于长沙梨山

甄 序

　　研究中医学知识的起源问题，从源到流探索医学发展的规律，认识人类防治疾病、维护健康走过了从简单到复杂、从低级到高级的漫长道路，对于我们树立历史唯物主义的科学思想，更好地促进我国中医学迅速发展，具有不可忽视的现实意义。因此，中医学起源问题，数十年来，一直是国内外医史学者共同关注的一个有价值的研究课题。

　　严健民主任医师在繁忙的事务之余，用十几年的时间，苦心钻研，运用历史学、人类学、考古学、语言学、文字学的研究方法，阅读了大量的资料，进行了认真的思考，对医学起源问题做了比较深入地研究。他提出了"人脑组织结构的进化是产生医学知识的基本条件""只有当脑容量及脑组织内部的结构发展到一定程度，人类才有思考医事活动的可能"的独到见解，并且进一步提出："原始中医学知识的起源，除了需要大脑容量、大脑生理功能发育到一定水平外，还依赖其他科学技术的同步发展。"他还对原始社会时期猿人、古人、新人等各个发展阶段进行考察，得出"近五万年以来的新人时期，我国的外治医学知识已处于思考、记忆、积累与口头传授阶段"的结论。在书中对医学起源的断代问题以及前人在此问题上一些笼统乃至含混不清的概念，都有具体而明确的阐述．提出了个人的新观点，他主张："人类医学知识起源的萌芽阶段应从新人时期算起""外治医学知识先于内治医学知识，随后便有了其他医学知识的起源和积累。""植物药知识的起源渊源于许家窑人时期""龙山文化时期是我国植物药兴起的第一个高潮"这些新见解对中医学起源的研究将会产生深远的影响。

　　承蒙严医师的关照，我有幸先拜读了这一新作，在治学方法与学术思想上均获益良多。这一成果的意义在于：他对医学起源问题的研究是从一个比较宽广的文化领域出发，又在一个比较高深的层次上展开的。他不仅拓宽了医学知识起源问题的研究范围与研究方法，而且通过他的努力把这一课题的研究逐步引向深层，这是一条具有实践性、科学性的道路。我相信这条路一定会被后来者所继承与发扬，而铺路者、先行者的贡献，将会永垂史册。

在当前市场经济条件下,我为这本学术价值可观、经济效益不大的书能够顺利出版感到喜悦。为此,欣然命笔愿为之作序,以表示由衷的支持与祝贺。

甄志亚
1996年2月7日于北京中医药大学

自 序

对于中国医学的起源问题，本来我是没有发言权的。1982年我在郧阳地区医院门诊部工作的时候，有一位中医师赴庐山参加了全国经络电阻测定会。这位医师回来以后，我请他将会议材料交我读一读，然而就是这一读勾起了我的回忆。1958年我在天门县农业机械厂保健室工作时，就受到天门县医院杨辅之医生利用针刺疗法治疗聋哑取得奇效的影响。1959年我读了原武汉医学院工农预科，那时医学院的解剖老师们正在从解剖角度寻找人体经络实体。1960年我读本科时，开了中医课，当老师讲经络、针灸课时，我听得十分开心，但往后的20年我几乎与经络无缘。就在拜读庐山会议资料时，我认识到《灵枢》是一本应该读的书，并很快谋得一本，随之对《灵枢》着实入了迷，我挤出所有时间读、记；不久又谋得一本《五十二病方》，极大地激发了我的学习兴趣。我开始不知深浅地写"论文"了，到1984年共撰文13篇，分别在《中华理疗杂志》《中医杂志》等刊物发表，曾受邀参加了成都中医学院组织的全国首届中医心理学研讨会。1983年秋我将所写8篇文章打印成册时曾写下几句话："翻开《灵枢》，众多的经络循行路线，准确的解剖部位，古朴的生理、病理理论，典型的远古治疗方法，无不给人以五光十色、琳琅满目的感觉。稍加推敲，认识便可升华。"然而好景不长，就在1984年底，我被调出地区医院，全心投入新的工作与新的研究，中医学史不自主地被置于脑后了。然而我又怎能忘记《灵枢》和《五十二病方》呢？当我适应了新的工作后，于1987年秋再度利用业余时间开始了中国秦汉医史的学习、研究，这时的学习不再局限于《灵枢》和《五十二病方》了。在学习中我曾对自己提出要求，"切勿三心游学海，莫想一步登书山"。在十数年的探究中，是吴汝康、胡厚宣、甄志亚等前辈的著作将我一步一步引入古人类学、考古学、古文字学、原始思维等学术领域之中。毫无疑问，这些知识开阔了我的眼界，启迪了我的思维；当代的许多著作如《气的思想》《周易原理与古代科技》《传统文化与医学》都使我受益匪浅。对于秦汉医学的认识，我虽起步较晚，又有不少坎坷，但因近几十年来国家花了许多人力、财力从多方位研究经络，其结果令人寒心；20世纪80年代不少学者对经络研究提出"反思""思维导向的更新"，是中医史界许多学者的金玉良言激励着我奋力对秦汉医学进行了重新审视，我希望自己能在澄清经络即经脉方面做些力所能及的工作，借用何裕民教授于1990年的话，我是在秦汉中医理论中做了一些"解构与重建"工作，写成了《中国医学起源新论》，超出了我的预想。假如书中的内涵是对中国医学史的发言，那么我所获得的发言权是从先贤、学者们那里学习、采集来的，而我只是起到了整理的作用。

在对秦汉医史的构思中我是有过一些反复的。1988年我曾设想在"中国传统人体调节理论"的总目之下采集史料，希望能由此对经脉理论进行澄清；1992年着手撰文，至1994年8月初稿完成时将书名定作《秦汉经脉学说研究》，中国传统人体调节理论便作第二篇之内容，在第一篇中论及具有共性的医学知识的起源是作为中医理论起源的基础问题编入的。两年多来在寻求出版过程中，考虑到医学知识的起源具有世界意义，可以单独成册，且仅三万余言，出版费可以承受，因而将其分出，拟以《医学知识起源新论》出版，周一谋、甄志亚、李经纬教授对此全力支持并为之赐序。这个书稿和由原稿第二、三篇组成的《秦汉经脉学说研究》，一并由甄教授代我呈报人民卫生出版社，负责中医编辑的王淑珍同志为其出版付出了不少心血。1997年8月王同志来函建议还是两书稿合一，"以医学起源新论为主"。我认真阅函，领悟精神，结合近两年撰文，决定将"中医理论起源及中医理论框架形成新论"编入第二篇第一章，统率中国传统人体调节论；将"秦汉中医基础理论中的天人合一及人与天地之自然因素相参新论"编入第三篇第七章，说明秦汉经脉学家们于西汉早年将天文、历法中的周而复始理论引入经脉理论，使十一经脉很快向十二经脉发展；使经（精）气在经脉内循环往复，如环无端。这样，全书突出了医学起源，更突出了中医理论的起源，它使《中国医学起源新论》书名名副其实。我热爱后一书名，借此感谢各位学者们的操劳。

我还要声明：我只在秦汉医史的海洋中游出了第一步，在秦汉中医理论宝库中还有许多古朴的解剖、生理知识、临床医学知识有待重新审视。澄清秦汉医学内涵，舍弃玄学，即可使中国医学史在"解构与重建"的道路上迈进，用辩证唯物主义与历史唯物主义观念对整个中医学进行"解构与重建"，中医的曙光即将到来。

1997年8月28日于富康花园秋实居

致中国中医学术界专家、教授的公开信

各位专家、教授：

中医理论自《内经》始，影响我国乃至朝鲜、日本等国两千余年，为其他民族医学所不及。近半个世纪以来，我国中医事业克服20世纪30年代的危机，获得了飞速发展，临床与教学取得的成就都是任何朝代未见未闻的。就学术形势讲，中医理论的探讨逐步向纵深发展，当前又提出"中医学思想史"问题，形势喜人。

《中国医学起源新论》的产生，正如我在自序中所讲："在十数年的探讨中，是吴汝康、胡厚宣、甄志亚等学术前辈的著作将我一步一步引入古人类学、考古学、古文字学、原始思维等学科领域之中……当代的许多著作，如《气的思想》《周易原理与古代科技》《传统文化与医学》都使我受益匪浅。"20世纪80年代中医理论界的许多学者对中医有关理论的研究现状提出"反思""思维导向的更新"，他们的金玉良言激励着我奋力对秦汉中医理论进行重新审视，重谋篇章，最终捏为三篇二十一章，恰与何裕民先生的"解构与重建"观点不谋而合，这本书中所包含的内容与传统中医理论比较（请参阅"传统中医理论与中国医学起源新论比较图示"），两者距离是较大的。它提示：形成于两汉时期的传统中医理论框架由于仅以春秋至两汉时期的科学水平、人文观念出发，只将中医理论建立在阴阳、五行哲学说基础之上，它否定了我国远古人体解剖、生理研究成果的存在，否定了殷商以远中医临床经验对中医理论的影响，使传统中医理论高悬于空中。而"新论"一目了然，是建立在远古基础医学和临床医学基础之上的，它的起源、发展的本质与现代医学没有区别，可以说"新论"对于中医史料的研究走出了一条新径。

然而我已声明："我只在秦汉医史的海洋中游出了第一步。在秦汉中医理论宝库中还有许多古朴的解剖、生理知识、临床医学知识有待重新审视"，对于两汉以后的中医史料应该如何进行解构与重建。由于我个人学识、时间有限，又属孤军，势单力薄，绝无能力将此伟业深入下去，因此，更有待群雄加入。正如此次的出版，如果没有众多有名望的学者们的操劳与支持，我这山沟里的蚍蜉恐怕只能仰天长叹了。诚然，在现代科学技术发展的前提下，中医理论一定会向前发展。又有学者提出，应用医史研究——一个需要加强的医史研究方向，中医发展的哲学局限性——关于中医基础理论问题的探讨，中医现代化必然纳入现代医学范畴。应该说诸多学者们的衷言反映了历史发展的趋向性，但如何才能达到这个目的？笔者认为，取某一历史段面的医学史料、传统文化中与医学有关的史料，本着辩证唯物论原则对其进行分析，揭示古代学者的原文本意，扬长避短，探讨主流，作出合乎客观规律的解构与重建，中医理论的本质与真正特色将逐步显露。

《中国医学起源新论》自出版之日起，它已不属于我个人，它是经过许多前辈学者从多个层面进行长期探讨后正反两方面经验的汇集，它应该属于中华民族，属于中国医学界，它是新中国成立以来中医事业发展的必然。愿战斗在中医理论界、临床医学界、中医教育界的专家、教授们都来采取解构与重建的方法探讨中医的未来。

辩证唯物主义将指导中医振兴。

严健民
一九九九年八月二十日于十堰市富康花园秋实居

	中国医学起源新论		传统中医理论
两汉	周而复始十二经脉调节论 颅底、眼球解剖、维筋相交 ——跷脉理论	两汉	藏象学说 （司外揣内） 经脉（经络）理论 （砭、针、灸）
战国	五行、五脏调节论 心——十一经脉调节论 阴阳调节论	战国	阴阳、五行哲学说 天人合一整体观
春秋	人与天地之自然因素相参 人有四经说——四经调节论 气调节论	春秋	形神合一观 六气致病说
殷商	建立在临床医学基础之上的 疾病命名 五官生理 心脏解剖——心，经脉调节论 脑调节论	殷商	以阴阳、五行哲学说为基础
新人以来 （近5万年以来）	以远事记忆为基础的外治临床 经验、原始生理知识的积累 原始医学思想萌芽 以基础医学、临床医学为基础	新人以来 （近5万年以来）	→

传统中医理论与中国医学起源新论比较图示

1999.8.20

第一篇　医学知识起源新论

开篇词

关于医学知识的起源问题，数千年来早已为世人所重视。在国外，古希腊神话传说中就有阿斯克拉庇翁（天医）治病；在古埃及，被认为是托特（Thoth）神撰写的"埃尔密特"丛书32卷中，便有6卷是医书，他们都将医学知识的起源问题推说为天神的创造与恩赐。在我国传统文化中，早已将医学知识的起源与神仙联系起来，如今本《内经》开卷就有"昔在黄帝……成而登天，乃问于天师"。说明除黄帝了解一些医药知识外，还有"天师"更明医理。《素问·移精变气论》说："色脉者，上帝之所贵也……"认为连辨色脉也是上帝传授的。医学知识神授说在科学知识不发达的古代广泛流传，说明不同地域、不同民族的人们早已关注医学知识的起源问题了。但它的不合理性是显而易见的，医学知识神授说在当今国内外医史界（除教徒医史学家外）应该说不复存在了。

然而医学知识到底是怎样产生的？在医学知识起源的断代问题上诸说不一，与医学知识起源有关的一些概念不清，甚至是十分含混的，如说："原始人最初在采集植物充饥的过程中，也就开始发现了植物药。""最初"二字就值得商榷。甚至说："有了人类的出现，就有了医生的活动。"这样的断代都是不可取的。所幸，近几十年来，我国许多医史工作者已将医学知识的起源与人类发展、进化结合起来进行分析，虽然在论述过程中仍有不足，但给我们以十分重要的启迪：从古人类学知识、考古学知识中探讨医学知识的起源是一条重要的途径，这也正是我在本书中力求将具有共性的医学知识的起源问题作为首要内容进行探讨的原因。古人类学知识告诉我们，近数百万年以来，人类已经走过了猿人阶段、古人阶段，近数万年以来，又进入到新人阶段。猿人，顾名思义，是带有许多猿类特性的人类，他们虽能打制石器，但所打石器很粗糙；他们虽然有了语言，但语言很简单；他们虽然有了抽象思维与记忆，但其思维贫乏，远事记忆能力很差，这些情况都是由大脑发育的低水平决定的。后来猿人在漫长的直立行走、劳动与语言、抽象思维等多重刺激下，又借助于熟食与营养物质的加强，促进了大脑与整个体质的进化。人类经过数百万年过渡到古人阶段，又经过数十万年的进化、发育，才使人类体质接近现代人，即进入新人阶段。新人在体质上出现了许多新的特点，最重要的是脑容量达到了1300毫升左右，且神经纤维在脑组织内部产生了广泛的联系。这一点十分重要，因其有利于思维与记忆的发达，其中尤其重要的是远事记忆能力的增强，为经验的积累创造了极其有利的条件，经验的积累才是各类原始科学知识（包括原始医学知识）能够起源的重要原因。这一历史进程具有世界意义。就中国医学来说，在医学知识的起源中，虽然某些医学知识如火炙、灸疗可追溯至数十万年前人类主动用火的阶段，但那时人类还不知道自己有病与无病的区别，他们仅能理解在火边烤炙时，身体有温暖舒适之感，不可能理解火的治病作用。只有人类发展到新人阶段，能够理解自己无病与有病的区别，并能主动从自己或别人的经验中寻找治病方法的时候，这种主动行为才具有医事活动的意义，它所反映的知识才具有医学知识的性质，这与人类"只有使用人工制造的工具（木棒和石器）来进行生产才算劳动"的道理是一样的。从人群中的每一个体的记忆特征分析，医学知识的起源与那些关心人类疾苦的人们分不开，因为"各人的记忆内容，则随其观念、兴趣、生活经验为转移"。从张仲景"感往昔之沦丧，伤横夭之莫救"撰《伤寒杂病论》一十六卷的情况分析，正是那些关心人类疾病痛苦的人们促进了医学知识的起源与发展。

我希望能在第一篇中阐明各民族具有共性的医学知识的起源问题。

第一章　论医学知识起源的必备条件

提要：本章突破以传说为据论证医学知识起源的老方法，从人类学、考古学知识出发，对人脑容量——脑组织学进化、人脑思维——脑生理学进化及远古原始科学知识的同步发展三个方面开展讨论，澄清了医学知识起源的"人类最初论"及巴甫洛夫的"有了人类的出现．就有了医生的活动"等认识。初步断定：在医学知识起源与发展中，外治医学先于内治医学知识；外治医学知识的起源应从近五万年以来的新人阶段算起。

数十年来，国内外医史学家对医学知识的起源进行了多层次探讨，许多学者认为医学知识的起源与远古人类开展医事活动有关，指出："中国医药学的起源和形成，也是与我国劳动人民长期的劳动生活、生产实践紧密相连的。"[1]这段论述，虽未涉及医学知识起源的时限，但贯穿了劳动生活、生产实践，是马列主义认识论的基本观点。在医学知识起源的时限上，有些论述则显得比较含混，比如说："原始人最初在采集植物充饥的过程中，也就开始发现了植物药。"[2]甚至说："有了人类的出现，就有了医疗活动""人与兽斗争，人类已知杀兽以食，故有外伤，外科因之而兴。没有火以前，生食而伤肠胃，内科因之而起。"[3]我们之所以说以上论述比较含混，是因为文中有些概念不清楚。如"最初"指哪个年代？是猿人时期的最初、古人时期的最初，还是新人时期的最初？我国云南元谋猿人，是170万年前生活在今云南元谋县一带的一支直立猿人，他们属于直立猿人中的一个新亚种，"这一发现，揭开了中国历史的第一章"[4]。假如依"有了人类的出现，就有了医疗的活动"推断，那么，我国最初医疗活动的时限是否应在170万年前呢？根据人类大脑发展与进化规律分析，这样的论断可能欠妥。苏联著名生理学家巴甫洛夫曾讲："有了人类的出现，就有了医生的活动。如果认为医学历史是从有文字记载时期开始，那就错了。"巴甫洛夫的前一句话是值得商榷的，但后文补充说明人类医疗活动的起源应在文字发明之前，这一点毫无疑问。我们的学者如果仅依巴氏的前一句话论证我国远古医学知识的起源，那就错了。十余年来．我国医史界对医学知识起源十分关注，佳作不少。医史界给医学史下的定义为："中国医学史是关于中国医药学的起源、形成过程和发展规律的一门学科。"[5]何爱华将我国医史发展拟订分期方案如下："一、起源积累时期（170万年前元谋人—公元前841年）；二、奠基形成时期（前841—280年）；三、发展巩固时期（280—1127年）；四、争鸣革新时期（1127—1840年）；五、汇通结合时期（1840年以后）。"[6]何氏根据我国历史，总结前人经验，明确提出我国医史分期方案，具有积极意义，许多观点十分可贵，读之受益匪浅。何氏分析第一期时指出："这个历史时期，从人类学来讲……经过旧、新石器时代，越过蒙昧、野蛮时期，历史进入考古学上的仰韶文化……在这漫长时期中，人类的医疗活动只能处于原始萌芽状态。"何氏将公元前841年以前划为我国医学知识起源的萌芽时期，基本符合我国上古医学发展史。但何氏将我国人类医疗活动起源的时限上溯太远，似与巴氏存在同样的问题。我们认为，医学知识的起源必须具备以下三个方面的条件。

一、人脑组织结构的进化

从脑组织学讲，人的大脑必须发展到比较成熟的阶段，才能具有一定的思考能力，早期猿人在生产劳动、直立行走及语言不断发展的多重刺激下，促进大脑的不断发育。"从人类整个发展过程的三百万年来看，在前一百多万年内，脑子还是相当小的，脑量平均大约是600～700毫升；在大约一百万年前后，人类的平均脑量大约是800～1000毫升；在二三十万年前后，脑量的平均值与现代人相近""北京猿人头骨有许多原始特征……据已有的几个头盖骨推算，脑容量约为915～1225毫升，平均为1059毫升。"[7]人脑容量的大小与人类智力强弱存在一定的联系，在人类大脑进化过程中尤其如此。人类学家之所以将人类在发展进化过程中分为古猿、直立猿人、古人和新人，除了取决于骨骼与体态的进化以外，还与人脑的进化及受大脑支配的劳动技能水平密切相关。人脑是思维能力的物质基础，只有当脑容量及脑组织内部的结构发展到一定程度，人类才有思考医事活动的可能。由此推之，人类医事活动的萌芽时期大约在距今二三十万年前即马坝人以后。

二、人脑生理功能的进化

从脑生理学讲，人类的记忆及思维能力，特别是抽象思维能力，是人类认识事物的先决条件。古人类学知识告诉我们，在人类思维活动的发展史上，记忆是先于其他思维活动的，记忆是其他思维活动（包括语言）的基础。关于语言的形成与思维能力问题，有学者指出："语言形成与高级抽象思维能力的形成不能脱节，否则高级抽象思维活动就无法进行信息交流……175万年前人类的思维和语言已经形成。"[8]从我国现有考古史料分析，当元谋猿人生产出第一块石器的时候，他们的记忆与思维能力已经提高到一个新水平。但是元谋猿人的记忆与思维能力仍是十分简单的，从记忆的时限分析，他们记忆的时限都较短，即记忆的保持时间不长，远事记忆能力较差，这是猿人大脑容量及大脑内部结构的原始性所决定了的。人类发展到"二三十万年前后，脑量的平均值与现代人相近，更后人的脑子虽然在体积上没有继续增大的趋势，但脑子的形态还在改变……脑子内部的结构更日趋完善和精致，脑细胞的数目增多、密度加大，新的联络在发展"[7]。这一时期我国古人的代表有广东韶关马坝人，"古人使用的工具仍是打制的石器"[4]。反映了这一时期古人的思维能力没有多大进展。当人类进入新人阶段，"他们大约从五万年前开始……在文化上他们已有雕刻和绘画的艺术，出现了饰品。"[7]说明新人阶段的人类,大脑解剖结构和大脑生理功能与现代人几乎完全一样了,"如果说以前只能认识分子,后来认识了原子,现在深入到原子核内部,那不是人的聪明问题,而是实践的问题,是人的实践水平局限了人们的认识"[9]。可见在新人时期,是新人的实践水平限制了新人的认识能力。根据记忆的特点分析,在新人中,"并非人人都可以用同等的力量,以同等的数量来连结他们的观念的,这就是想象力和记忆力何以不能一视同仁地为每个人服务的缘故"[10],或者说"各人记忆的内容则随其观念、兴趣、生活经验为转移"[11]。因此,在新人中间产生了对医学知识比较敏感的人群,当他们经历了某一次疾病过程,就便能够留心于这一疾病的某些特征及与这一疾病好转有关的事件,并能较好地记忆下来。换句话说,人类必须发展到大脑能够记忆与区别自身的正常(健康)与疾病(特别是内病)状态的时候,才有可能根据自己的疾病状态,主动地从自身或者他人的生活经验中寻找治病方法,只有人类的记忆和思维能力发展到有目的地、主动地寻找治病方法的时候,这种行为才具有医事活动的意义,这与人类"只有使用人工制造的工具(木棒和石器)来进行生产才算劳动"[7]的道理是一样的,因此人类医学知识起源的萌芽阶段应从新人时期算起。

三、其他原始科学技术的同步发展

人类医学知识的起源依赖上古其他科学技术的同步发展。在人类历史发展的长河中,有一个值得注意的现象,就是人类具有认识事物的能力(生产第一块石器)虽然已有几百万年的历史了,但认识事物的飞跃却是在近数万年前后。我想用以下事实说明:一般认为丁村人"距今已有六万余年"[12]"他们已能生产石球,直到山西阳高许家窑人时期,石球才被广泛使用"[13]。著名的考古学家贾兰坡根据许家窑人的体质特征及石器类型和生产技术等材料分析认为,许家窑人就是北京猿人的后代,而峙峪人又是许家窑人的后代:"许家窑……石器的类型较多,有各种形式的刮削器、尖状器、雕刻器、石砧、石球等"[14],以上事实证明许家窑人的生产水平符合新人的生产水平[11],因此可以认定许家窑人是我国早期的新人代表之一。许家窑人生产的石球是原始狩猎工具——飞石索的重要组成部分。石球的诞生是旧石器生产史上的一次突破,它标志着人类在狩猎过程中已经认识到,加大石球的势能,提高石球的动能,可以在较远距离飞打较大的猎物(当然在当时不可能有这样的物理学术语)。飞石索的诞生将远古人类的生产能力提高到一个新水平,从语言学角度来说,由于飞石索的应用,新的生产实践对语言的发展提出了新的要求,促进了许家窑人语言内容的发展,如圆石、扎(捆)、蔓(藤)、转(旋)、飞、放(松手)等单词,甚至包括复合词先后出现。距今2.8万年前的山西朔县峙峪人,继承并发展了前人的生产技能、语言知识和思维能力,已能比较深刻地分析生产实践中的诸多现象、提出问题。如飞石索上的石球为何能飞打较大的猎物?猿猴为何能从这一树枝飞跳到那一树枝?或者从这一竹丛飞跳到那一竹丛?是不是树枝或者竹茎有一种"弹力"?在狩猎中怎样利用这种"弹力",只有他们结合以往的生产实践进行综合分析以后,才能创造性地发明标枪、弓箭。[4]可以断定,峙峪人的生产水平证实,他们掌握了与生产内容相适应的更丰富的语言。在词组方面他们已可将打制、刻画与钻孔区别,将普通石头与石墨区别,已能区分硬与软、弯与直、瞄准与发射等诸多比较复杂的概念，他们很可能还发明了竹、木、枝、杆……这样的名词，因为这也是生产弓箭、标枪等实践的需要。到了距今1.8万年前的山顶洞人时期，人们在用植物刺刺穿兽皮、用细藤条缝制衣服及钻孔技术的双重启迪下发明了骨针，可以用骨针刺穿兽皮缝制衣服了。上古时期这些了不起的发明证实，科学技术的发展历来是相互启迪、相互促进的，上古医学知识的起源与发展也必然遵循这一规律。如人工取火的实现，扩大了人类的生活领域与熟食范围，在用火的实践中提高了人们对火的认识。以许家窑人为例，当他们坐在火堆旁烤炙兽肉的时候，他们已经认识到，火的辐射热力能够给人以舒适的感觉，可以减轻四肢麻木与疼痛的程度，因此他们便能主动地将患病肢体靠近火源进行烤炙，或者"主动地设计出以火焰为治病物质的治疗方法"[15]，这便是"令病者背火炙之"[16]的最原始的火炙疗法的滥觞。又如石器中的尖状器发展至石镞（石箭头）、石刀，在这些尖锐石器的广泛使用中可能会刺伤健康的肌肤，也许由此启迪人们认识尖（砭）石可以破痈。石器中的细小尖状器、骨器中的骨针，都有可能为上古医事活动中的外治疗法提供医疗工具。

处于原始生活状态的人们，当他们的大脑发育到可以分析自然现象并对各种威胁自己生存的自然现象感到不能理解的时候，当他们能够记忆梦境与分析梦境中自己亲近的祖先们的情景与语言的时候，人类的幻想、社会学中的图腾思想便活跃起来。这大约是山顶洞人前后的事情。根据闻一多《伏羲考》、潘雨廷《易学史简介》及江国梁《周易原理与古代科技》中的有关资料分析，从"仰则观象于天"到"观象授时"，大约相当于从山顶洞人文化到仰韶文化前后。经历了万余年的时间，导致了阴阳观念的萌芽与形成。我国的阴阳观念是一种具有朴素唯物性质的古典哲学观念，这一观念的诞生，促进了上古天文、历法、农业、数理等科学的发展，到先秦至秦汉之交，又和其他科学知识一道，促进了古典医学理论的形成与发展。回顾我国上古科学技术的发展概貌，我们不难得出这样的结论：医学知识的起源除了需要大脑容量、大脑生理功能发育到一定水平外，还依赖其他科学技术的同步发展。

综上所述，"有了人类的出现，就有了医生的活动"之说是值得商榷的。一般来说，在医学知识的起源中，外治医学知识是先于内治医学知识的。我国的外治医学知识大约萌芽于距今5万年左右的新人时期，其后才有了其他医学知识的起源与积累。

参考文献

[1] 北京中医学院. 中国医学史 [M]. 上海：上海科学技术出版社，1978：1.
[2] 湖南中医学院，主编. 中国医学发展简史 [M]. 长沙：湖南科学技术出版社，1984：8.
[3] 薛愚. 中国药学史料 [M]. 北京：人民卫生出版社，1984：1，4.
[4] 容镕. 中国上古时期科学技术史话 [M]. 北京：中国环境科学出版社，1990：9，7，15，33.
[5] 甄志亚. 关于我国医史学研究目的和任务的回顾与探索 [J]. 中华医史杂志，1991；(2)：2.

［6］何爱华．中国医学史分期之我见［J］．中华医史杂志，1988：（3）：142.

［7］吴汝康．人类发展史［M］．北京：科学出版社，1978：209，129，209，113，98.

［8］蔡俊生．人类社会的形成和原始社会的形态［M］．北京：中国社会科学出版社，1988：147.

［9］张恩慈．人类认识运动［M］．上海：上海人民出版社，1984：100.

［10］孔狄亚克·人类知识起源论［M］洪洁求，译．北京：商务印书馆，1989：37.

［11］《辞海》缩印本．上海：上海辞书出版社，1989：435，1673.

［12］甄志亚·中国医学史［M］．北京：人民卫生出版社，1991：14.

［13］中国历史博物馆．简明中国历史图册·原始社会［M］．天津：天津人民美术出版社，1978：39，41.

［14］张之恒，吴建民．中国旧石器时代文化［M］．南京：南京大学出版社，1991：217.

［15］严健民．论古老的火灸疗法［J］．湖南中医学院学报，1993（2）：13.

［16］周一谋．马王堆医书考注［M］．天津：天津科学技术出版社，1988：127.

第二章　我国原始人群的进化概貌及外治疗法起源概说

提要：在这一章里，我们将历史追溯至170万年以前的元谋猿人时期，探讨元谋猿人至新人阶段的进化概况、思维水平、原始综合科学知识的发展时限及医学知识——首先是外治医学知识起源的可能性。

从人类社会发展史分析，医学知识的起源首先是治疗医学知识的起源，其中又以外治医学知识的起源为先，因为外治医事活动是先于内治医事活动的。薛愚在《中国药学史料》中指出，人类医疗活动的开始是与原始生活相关联的，因此可知，原始社会的疾病，"外伤是主要的，医学上的外科，可能是首先产生的"。韦以宗亦指出："远古，生活在中国大地上的中华民族祖先，在与大自然的搏斗中，险劣的生活环境和艰辛的劳动，是容易造成创伤的，各种创伤疾病也往往威胁着他们的生存。"上述意见都认为，在原始社会时期，外伤是明显的主要的致病因素，因此外治疗法是先产生的。

众所周知，原始社会的人们遭受外伤的原因很多：如采集时在荆棘丛中穿来寻去，难免被荆棘刺伤；狩猎时难免与野兽搏斗致伤；当群体追逐猛兽或逃避猛兽侵袭的迅跑中，难免跌碰致伤；或者在分享猎物时，难免在人群中产生纠葛，斗殴致伤；以及经常可能发生的虫蛇咬伤等。其次，早期的人们，大脑发育较差，最重要的是实践经验不足，因而理解能力偏弱，对于看不见的"内病"，如胃病、肺炎等引起的痛苦以及各种因素导致的体温升高等，不可能有更多认识。而各种原因导致的外伤，可能使肌肤破裂，或轻或重地产生疼痛、流血、感染，这些视之可见、触之即痛的简单问题，对于早期的人们是比较容易感觉到的。因此，人们对于外伤的认识是先于内病的。那么，最早的外治疗法大约产生于何时呢？为了回答这一问题，就要从原始人群的进化概貌说起。我们将时间上溯至170万年以前的元谋猿人时代，从探讨他们的生活情况入手，虽然年代太久远了，但却很有必要。因为巴甫洛夫曾经说过，"有了人类的出现，就有了医生的活动"，这一观点对于世界医史界和我国医史界的影响都十分深远。早在1954—1955年，苏联及我国学者就是以这一思想为指导撰写世界医学史和中国医学史的，并发表于《中华医史杂志》等刊物，随后这一观点较普遍地出现在我国高等医药院校的教科书中。到了1991年，高等中医院校教学参考书中仍有"有了人类，就有了卫生保健活动"之说。但是这一观点,是与人类大脑进化过程及远古人类医事活动过程不相符的,严重影响了我国医学知识起源的断代问题,这一点已在本书前一章中论及。目前,人类学家较为公认的看法是人类已有二三百万年的历史了。那么,是否二三百万年以前,我国"就有了医学(医事)的活动"或者"就有了卫生保健活动"了呢?笔者认为,在人类进化的各个历史时期中,究竟哪个时期可能产生"医学(医事)的活动",弄清这一点十分必要,这也是本章要着重探讨的。

一、元谋猿人时期外治疗法产生的可能性

1965年我国考古工作者在云南省元谋县上那蚌村的下更新统上部的地层中,发现了两枚猿人牙齿化石。经鉴定,这两枚牙齿化石属男性青年的上中门齿,属于直立猿人中的一个新亚种,简称元谋猿人,其绝对年代距今已170万年,这一发现于1972年公布于世。考古工作者先后在地层中发现了石制刮削器7件,有些石片上还留有人工作用的痕迹,并发现掺杂在黏土层中的炭屑分布较广,上下界为3米,常与哺乳动物化石伴随。许多学者根据炭粒情况断定:"不排除元谋人用火的可能性。"元谋猿人的智力和语言情况如何,是古人类学家们探讨的一个重要问题。其一,元谋猿人大脑发育符合一般规律,脑容量在600～700毫升。其二,蔡俊生认为,人类的语言有一个由手语到声语的发展过程,他引用著名的"1470号头骨"说(霍洛布在研究1470号头骨脑铸模时,在头骨内壁发现有一个叫布罗卡区的隆起,这个区域是语言中枢所在地,只有人类才有),认为"这是200万年前已有人类语言的证据"。他还指出:"语言形成与高级抽象思维能力的形成不能脱节,否则,高级抽象思维活动就无法进行……因而也无法继续发展。"蔡氏在此论证了人类语言和思维产生的时限是有其科学价值的,我们没有理由否认他的推断。但是应当说明,元谋猿人的思维能力是很弱的。他们由于脑组织结构、脑生理功能原始降的限制,对经验过的事物不大容易理解,他们的远事记忆(记忆的保持)能力很差。他们虽有语言,但很简单,词汇很少,还没有具备用语言进行广泛交流经验的条件。在他们中间虽然发生一些类似外治疗法的"医疗"活动,如用口吮吸手指上流血的伤口,起到了止血与减轻疼痛的作用,或者摘一片植物叶擦一擦正在流血的伤口。但这些活动属于本能的范畴,还不是一种主观能动行为。我们这样认识上述事实,是建立在"人类从低级向高级进化的历史"这一命题之上的。医学知识的起源,"实际上包括了本能行为、经验医学、医学理论等几方面的问题""人类最早的医疗活动,实际上是原始人类的自救本能。只有在人类为了生存与繁衍后代,通过劳动促进了人类大脑的进化和智力发展以后,原始人类自救本能的医疗活动才开始转变为一种知识,并积累成为医疗经验"。简言之,医事活动是指人类进化到一定阶段后,在已经能够认识到自己处于病态的时候,主动去寻找治疗方法的一种活动。元谋猿人虽能生产石器,有了简单的语言,但本能行为仍居首位,他们还没有认识疾病与外治疗法的智力基础。因此,简单的外治疗法不可能在此时产生。

二、从蓝田猿人到北京猿人时期外治疗法产生的可能性

中华人民共和国成立以后,我国考古工作者先后在陕西蓝田公王岭、湖北郧县梅

铺、湖北郧西神雾岭发现了距今80万年前后的猿人化石，将其命名为蓝田猿人、梅铺猿人和神雾岭猿人，发现他们都有用火的历史。以蓝田猿人头骨为例，这一时期猿人头骨骨壁较厚，额骨较宽，明显向后倾斜，脑容量约为780毫升，可见他们的脑组织仍然比较原始，思维能力较弱，语言较少。我国考古工作者还在北京周口店的龙骨山上发掘出40个以上的猿人个体骨化石，他们是生活在50万年以前的中国人祖先的代表。从北京猿人的体质特征来看，由于他们已长期直立行走，导致全身骨骼的进化，在上下肢协调动作下，他们已能从事比较复杂的劳动。考古工作者在这里不仅发现了数以万计的石器，还发现了厚达6米的燃烧灰烬，在多处火堆遗灰中发现了烧骨、烧石、木炭，表明他们不仅能够引用火，而且学会了管理火源，并能长期保留火种。他们已学会用火烤炙兽肉、照明取暖，开创了人类生活新的一页。但是北京猿人的脑容量平均仅1059毫升，说明北京猿人的记忆和抽象思维能力虽比蓝田猿人进步，但仍然很弱。他们学会了保存火种，但不能制造火种，用火受到很大限制；他们能生产多种石器，但还不能生产比较正规的石球，生产力还十分低下；他们对经验过的一些事物虽比前人记忆增强，但保持记忆的时间仍然较短，即远事记忆能力差，而远事记忆（记忆的保持）的强弱，是积累知识的先决条件。没有远事记忆，在思维过程中便不可能将多种事物进行比较，便不可能产生比较复杂的抽象思维，更不可能有比较广泛的知识积累与传播。因此，医学知识的起源也就不可能在此时产生。北京猿人可能做过一些具有医疗性质的事，如将受伤的手指不自主地放进口中吸一吸，可以起到清创的作用，但这不是他们有目的的主动行为，就像300万年以前的古猿不由自主地拾起一块现成的石头去打击野兽，其行为不具备劳动的意义，其所用的石头也不具备工具的意义一样。从对疾病的认识讲，北京猿人还没有判断自己是否有病的能力，他们对于创伤流血的认识还十分模糊，更无法理解筋肌劳损、腰酸背痛的含义。他们坐在火堆旁烤炙兽肉，或者坐在火堆旁取暖的时候，虽然感到筋肌劳损引起的疼痛得到缓解（这是原始火灸疗法的实质），但是北京猿人的脑力活动还难以理解火的辐射能力与减轻疼痛的关系，因此古老的火灸疗法及其他外治疗法都不可能在此时产生。

三、从马坝人到许家窑人时期外治疗法概说

考古发掘证明，我国人类进入古人阶段的代表有距今20万～30万年的广东韶关马坝人、15万年前的湖北长阳人、10万年左右的山西襄汾丁村人等。根据1958年出土的马坝人头骨化石及长阳人的下颌骨化石等考古资料分析，马坝人的头骨和前额、长阳人的下颌骨、丁村人的牙齿等比北京猿人有了明显进步，"丁村人牙齿的某些特点，已接近现代的蒙古人种"。从生产情况看，以丁村人为代表，他们的劳动工具主要是木器和石器。他们制造石器主要用交互打击法打成各种砍砸器，砍砸器已有单刃和多刃之分，其中单刃砍砸器的刃已制作成弯曲形，两侧已打制出手握的位置；他们已能制作比较精细的三棱尖状器和小尖状器，还可用砾石打制出球状器，球状器后来发展为石球。在许家窑人遗址发现石球两千多个，小石球是系在飞石索上用的狩猎工具。飞石索的诞生，一方面证明细石器已在人们的生活中居于越来越重要的地位，另一方面证明我国的原始物理学已获得突破。因为飞石索的使用是将小石球系于细藤条上，

狩猎时在较远距离瞄准猎物，用手不停地旋转飞石索，目的在于加大石球的势能，提高石球的动能，可以在较远距离飞打较大的猎物。这一创举提高了人类狩猎的安全程度和收获水平，是许家窑人在狩猎中的一大进步，"当时还发明了人工取火，最初是打击法，后来又发明了钻木摩擦等取火方法"。从社会发展史看，到许家窑人时期，人类社会已向母系氏族社会过渡，氏族中的酋长等少数人物已学会管理社会的某些能力。从人类自身发展情况看，正如人类学家吴汝康所指出的："早期智人（或古人）阶段，包括更新世中期后一段时间内和更新世晚期前一阶段时间的人类，如我国的马坝人……这一阶段的人类，已具有现代人更接近的特征，但仍带有相当多的原始性质""在二三十万年前后，脑量的平均值与现代人相近，更后人的脑子虽然在体积上没有继续增大的趋势，但脑子的形态还在改变……脑子内部的结构更日趋完善和精致，脑细胞的数目增多，密度增大，新的联络在发展。"吴汝康等以生物进化论为武器，对古人阶段的人类生活及大脑的发育进行了分析，是完全正确的。可以看出，到许家窑人时期，人类的思维能力已向新人阶段发展。由于人类的自身进化（包括全身骨骼、各个器官的进化及脑容量的加大，脑组织内部细胞数量的增多和相互之间联络的增强等），人类对社会活动、生产活动都有了较高层次的认识，人们的抽象思维能力无疑比以往任何时期都大为增强。他们对于外伤及伤后流血、疼痛有了较多的认识，不仅能用手语表示血，而且还能用眉毛、眼神配合表示疼痛。在他们自觉与不自觉地目睹了无数次受伤、流血的情景后，有些人将伤口中流出的红色液体用"血"这一单词来表示。时间长了，当多数人都能将"血"这一单词与伤口中流出的红色液体联系起来发音的时候，"血"这个特定的单词就被口头文化固定下来了。同时他们还创造了"痛"的单词。当各种原因导致许家窑人的手指或其他部位受伤时，他们为了减轻疼痛，减少流血，已能主动地将受伤的部位放在口中吸一吸；或者用另一只手将伤口紧紧地握着，其目的在于增加局部压力，减少流血，减轻疼痛；或者主动寻找清澈的流水洗一洗伤口和血迹，或者摘一片嫩绿的植物叶揉一揉后贴敷在伤口上。这种有目的的主动行为，具备了外治疗法性质，已属于外治疗法医事活动了，这才是古老的外治疗法的滥觞之一。换句话说，原始人类的自救本能，大约从古人时期起才有可能逐步转变为一种知识，随后到了新人时期，这种知识才有可能逐步积累为医疗经验。

四、我国新人时期的外治疗法概说

考古知识和古人类学知识告诉我们，距今四五万年前，古人进化成了新人，这相当于旧石器时代晚期，在我国具代表性的有广西柳江的柳江人、四川资阳的资阳人、内蒙古伊克昭盟（今鄂尔多斯市）黄河河套地区的河套人，还有北京的山顶洞人等。所谓新人，是指人类进化到腿骨的骨壁变薄，四肢形态基本上克服了原始性，具备了现代人四肢的一切形式；脑容量和脑组织内各种结构和现代人基本上一致，远事记忆能力增强，已具备了积累知识的条件。新人阶段，人类的皮肤已完成进化过程，这与人类的疥癣病是密切相关的。早期猿人皮肤角化层较厚，保暖的密毛遍布全身。从古猿以来，地质历史进入了寒冷的第四纪大冰期时代，在整个第四纪的二三百万年期间，至少发生了三四次的气温冷暖波动。据张之恒研究，我国华北地区有五次冰期。一次冰期过后，便是一次间冰期的温暖气候。在温暖的气候条件下，人类的生产和生活便得到一次相对的发展。冰期与间冰期冷暖波动，可能是人类皮肤结构进化的重要条件之一。

从内因分析，猿人的直立行走、手的劳动，要求血液循环系统的功能相适应及其他器官的相应变化。动物肉熟食促进了消化系统和大脑的进化。在寒冷期间，猿人们常常将树叶、树皮、兽皮披在身上或捆绑在身上御寒等综合因素长期作用，尤其是间冰期气温偏高的条件下，猿人们在劳动中常常需要剧烈地迅跑追逐野兽，迅跑中要求机体及时产生大量的热能；有时又得静静地守候在密林之中，等待猎物的到来，静止守候时，则要求机体产热过程减慢。人类在劳动中的这些生理要求长期作用于大脑，促进了大脑内部体温调节中枢的进化。与此同时，当机体内大量产热的时候，又要求与外界环境接触的皮肤加强散热过程，"使人体能保持一定的体温，不致因体温过高而昏倒"。久而久之，人体体表的毛发除了头发、眉毛等少数几处外，其他部位的毛发，包括触毛和保暖的密毛全部退化，与调节体温有关的汗腺和皮脂腺则逐步发达起来，这是人类由相对变温的古猿进化为相对恒温的新人的重要原因。在这一进化过程中，促进了汗腺、皮脂腺功能的不断完善，"一个人有二百万到五百余万条汗腺，这是任何猿、猴所不及的"，后文我们将以人类皮肤的结构特征为基础分析痈病与外治疗法的关系。

从社会发展史分析，柳江人至山顶洞人已跨进母系氏族社会若干年了。母系氏族社会以血缘为纽带，它是一个生产单位，也是一个生活单位。比较成熟的母系氏族社会在道德规范上有了一定的约束，许多氏族结合在一起组成部落。在一个部落内部，他们为了共同的利益，基本和睦相处，人们已经有了治理这种较大社会团体的能力和经验。从生产工具看，新人们制作的石器已有较大的改进，以2.8万年前的山西朔县峙峪人为例，"峙峪人遗址有大量精致、细小、类型清楚的石器，有砍砸器、各类尖状器、各类刮削器、斧形小石刀和石镞。石镞的出现，标志着弓箭和标枪的发明，另外骨制尖状器和作工具用的骨片的发现，也反映了这里文化的发达""由于有了弓箭，猎物变成了日常的食物，而打猎也就成了普通的劳动部门之一"（恩格斯《家庭、私有制和国家的起源》）。由此，我们不难看出，在氏族内部产生了按性别、年龄分工劳动的可能性。青年男性从事狩猎、捕鱼、防御猛兽，妇女主要采集植物果实、挖掘植物块根等。值得注意的是，在山西峙峪遗址，发现了一件用石墨磨制的钻孔装饰品，证明此时钻孔技术已经发明。距今22150±500年的河南安阳小南海遗址，发现一带孔石饰，都是距今2万年以前发明了钻孔技术的证明。到了山顶洞人时期，他们利用钻孔技术将白色的小石、黄色的砾石、兽牙等进行钻孔，并串联起来，当作项链佩戴，一方面反映了钻孔术的高超，另一方面反映了山顶洞人对美的追求。能代表山顶洞人的最高工艺水平的应是一枚长82毫米的骨针，这骨针制作精细，是山顶洞人用兽皮缝制衣服的工具。在山顶洞人遗址，还发现了两件用途不明的鹿骨角器，制作技术十分精良。从医学上分析，上述骨针和鹿骨角器是否用于治病过程，有待进一步考证。

从语言上分析，柳江人不仅继承了许家窑人"血""痛"等单词，而且还能用"流"这个单词来说明伤口中处于动态的血，叫"流血"。当他们见到受伤者感到痛苦时双目紧闭、前额出汗的难忍表情时，还能用手势、面部表情等综合方式表示病者痛苦的强弱。柳江人以降的新人们，由于皮肤汗腺和皮脂腺的发达，加之当时卫生条件极差，一旦天气炎热，上述的皮肤结构成了化脓性细菌繁殖的温床，因此，患疖痈的机会增多。"大约距今1万年前开始，地质历史进入全新世……全新世期间的气候变迁可以划分为三个阶段，即早全新世（距今8000～1万年）气温偏冷期；中全新世（距今3000～8000年）气候温湿期；晚全新世（近3000年以来）气温偏凉期"。值得注意的是：中全新世期间正是我国裴李岗文化至龙山文化期间，这一期间人类文化迅猛发展，在我国如种植农业、家庭驯养业、制陶业、冶炼业、编织业、纺织业、印染业等行业广泛兴起；在改造自然中的另一壮举便是从共工、鲧到禹治洪水及在治水过程中所创立的"大衍数"（勾股定理），这些远古文明成果是同时代的任何其他民族所不及的。上述事实看似与本文无关，其实不然。因为上述史料反映了近八千年来中华先民的聪明才智，他们已有能力认识像痈病这样的常见疾病了。比如说，有人身上长了多个疖和痈，由于生活所迫，他们仍需出去采集或狩猎，为此，常到荆棘丛中穿行，常被荆棘或尖石刺伤。如果荆棘或尖石碰巧刺破了一个成熟的疖或痈，起到了排脓作用，不久这个疖或痈就愈合了；而另一个未被刺破的疖或痈，却久久不能排脓，久久不能向好的方向转化，直至自行穿破方得罢休。山顶洞人、裴李岗人及其以后的人们，特别是他们中间对于疾病比较留心的人，对于这类问题的理解无疑比许家窑人要强得多。甚至只要他们经历过一次，便能理解被刺刺破疖痈，或者被尖石刺破疖痈，有利于排脓，能产生促进疖痈早日愈合的效果。以后当他们再患疖痈，或者见到别人患疖痈及疖痈成熟的时候，他们便能主动地折一根刺来挑破脓头排脓，或者打制一小块尖（砭）石来刺破脓头排脓。不仅如此，从柳江人到山顶洞人及裴李岗人，他们口头文化的内容比以往任何时候都丰富，很可能已在治病的实践中创造了"刺""脓"这样的单词，并将疖痈统称为疡；已能将"血"与"脓"这种单词的含义进行简单的划分，已开始用口头文化传播治疗病痛的经验。与此同时，他们对水的性质已有了较多的认识。当外伤伤口感染或者疖痈排脓后在皮肤上遗留有污物，或者慢性溃疡面上产生了硬痂时，他们已能主动寻找清清的溪流进行洗涤。由此可见，从柳江人到山顶洞人及裴李岗人，尤其是裴李岗人时期，我国外治疗法的内容已有植物叶贴敷、水洗、火灸、刺痈排脓，在刺痈排脓的工具中已有植物刺和尖（砭）石之分了。用刺刺痈排脓这一外治方法，其影响是深远的。直至中华人民共和国成立前夕，我国江汉平原、鄂西北山区民间仍然保留了用刺刺疖痈排脓的古典医疗习俗。

有一个值得注意的现象，远古人类在外治疗法中所用的植物叶、水洗疗法的水、火灸疗法的火都无法考证，而用于刺痈排脓的刺，犹如早于石器时代或者与石器时代并存的木器（如挖掘用的尖木棒）没有保存下来一样，也没有被保存下来。"一谈到人类的原始工具，往往只提石器和骨器，对于使用广泛的木制工具则谈得很少，有时甚至被忽略了。这是因为木质容易腐烂，不能大量保存下来"宋兆麟的这段论述，对于在考古工作中见不到木器和木质医疗工具的原因做了解释。在石器中有许多小尖状器，它们是否也被兼用于"破痈"了呢？朱大仁早在1955年就撰文指出："当时他们所用的日常用品，大都是用燧石、骨、角、蚌壳等所制成的，而所谓医疗工具，也就是这些日常用具，例如用燧石开切脓肿……用骨针或棘刺放血。"这段叙述，当指的是山顶洞人时期前后人类的医事活动。我国古籍中记载用砭石治病的资料较多，但考古中被认定属砭石的却很少。究其原因，有学者指出，"一、出土石器中多有尚未确定名称和用途的，有待进一步研究考证；二、有些石器虽已确定名称，但事实上用途并不单一。我们有理由认为，在已出土的小型石器工具中，包括了一定数量的砭石"。可见我国对于砭石的鉴定及原始外治疗法的分类都有待进一步研究，关于我国细石器问题，其内容是很丰富的。对于细石器中小尖状器的深入研究，有利于澄清我国外治医学的起源与发展问题，在远古医疗工具的研究中，我们不能忘记"鹿骨角器"及骨器类。

近五万年以来的新人时期，我国的外治医学知识，已处在思考、记忆、积累与口头传授阶段。

五、水在外治疗法起源中的地位

我们说医学知识的起源，首先是治疗医学的起源；在治疗医学的起源中，首先又是外治医学知识的起源问题。然而在外治医学中，存在多样性的起源与发展，如按摩、水浴、火灸、破痈等，它们可能是同时或者相继产生的，或者在不同人群中又有此先彼后之分。不管孰先孰后，水在原始外治疗法的起源中都占有极其重要的地位。

水是人类生活必不可少的物质。远古的人类，多择居于依山傍水之地，人们每天都与水打交道。首先，渴了要喝水，这是一种本能行为，后来才进化为一种主动需求。远古人类在狩猎或采集葡萄中，难免掉入水中，最初掉入水中的人，或冻或溺，九死一生，人们十分恐惧，然而总有生还者。当人类的大脑进化到可以分析流水与静水、深水与浅水、淡水与咸水等这些特性的时候，人类对水的认识便加深了。后来，特别是在天气比较炎热的时候掉入浅水中，水会给人以十分舒适的感觉。久而久之，人们从实践中认识到水并不可怕，进而产生了渔猎。当天气闷热的时候，人们便主动寻找浅水，跳入水中，以求避暑，这大约是马坝人至峙峪人的行为。后来有些患有各种外伤感染的人或患有各种皮肤病的人也跳入水中避暑，当他们在水中避暑（浸泡）的时候，那些存在伤口的地方或痒或痛，便用手去摸去搔，或者剥掉已经泡软了的痂壳。马坝人至峙峪人的这些举动，无疑对于各种伤口的愈合是有益的，但他们不能理解其内涵。到了山顶洞人至裴李岗人时期，由于大脑的发育及长期经验的积累，人们认识到，进入清水浸泡，对各种伤口的愈合是有好处的。后来当人们伤口感染、经久不愈时，便主动地寻找溪流、河水，蹲在水旁用清清的溪流进行洗涤，其目的在于清洗伤口，促进伤口早日愈合。这是人类早期的医疗活动之一，是物理疗法中自然水浴疗法的开端，属于早期的外治疗法。

六、火在外治疗法起源中的地位

考古发现告诉我们，我国170万年前的元谋猿人可能开创了用火的历史。生活在距今80万年左右的蓝田猿人、梅铺猿人、神雾岭猿人及距今50万年左右的北京猿人，都能将自然火种引用于居住地为自己服务。尤其是北京猿人，他们不仅用火，而且还学会了保存火种，从一处遗留下来厚达6米的燃烧灰烬来看，可见连续用火时间之长。

北京猿人用火主要是照明取暖、烤炙兽肉。但火对于人类具有医疗意义发生于何时呢？弄清这个问题的根结，仍然在于大脑的发育情况。首先我们要弄清主动用火取暖与主动用火疗病的关系，早在二三百万年前的古猿遇到寒冷袭击的时候，他们只能将身躯缩作一团，或者在行进中碰到一个风小的地方便停下来避寒，这是一种本能反应。人类在进化的长河中，假如在寒冷季节遇上一次森林大火，他们能够感受到火的温暖，并能盲目地向火奔去，这也是本能反应，因而往往造成"飞蛾扑火"的结局。当人类的脑量进化至1000毫升左右的时候（相当于北京猿人时期），脑组织内部结构已比较复杂了。这时遇到森林大火，他们知道应该站在较远的地方，或者站在上风取暖，并能将火种引进住地，照明取暖。这一主动用火取暖的行为，证明人类在"取暖"的问题上已完全摆脱了本能行为的约束，这是北京猿人已经完成了的事业。而"主动用火医病"这一行为就要复杂多了，因为它必须在人类发展到能够区分健康与疾病不同的时候（如昨天腰不痛，今天为何腰酸背疼了呢），才有可能将火的热力与某些疾病（如腰肌劳损性腰疼）联系起来。并在这一基础上将疼痛部位主动靠近火源烤炙，只有这种主动行为才具有医疗的意义。我们将这种用火焰烤炙疾病部位的治疗方法称作火炙疗法，它大约发生在新人早期。长沙马王堆出土的《五十二病方·癃》第十七治方所载"燔陈刍若陈薪，令病者背火炙之……"便是一则典型而原始的直接利用火焰作为治病手段达到治病目的的火炙疗法。这里不难看出，秦汉时期的医家将尿闭这种病命名为"癃"，并已设计出治疗方案：将干柴堆起来后，燃烧时让病人背向火源进行烤炙。《五十二病方》中保存的这一火炙疗法，已属内病外治，这在外治疗法史上已很成熟了。但原始火炙疗法起源的时限应较之马王堆的记载早得多，古老的火炙疗法在历经数万年后逐步发展为瘢痕灸疗法、灸疗法。由此可见，火在新人时期外治疗法的起源中占有十分重要的地位。

第三章 我国传统医药卫生知识的起源问题

提要：在第一章中已从人类发展的总体规律上讨论了医学知识起源的必备条件，其中记忆与思维能力是人类认识事物（包括医学知识）的先决条件。人类只有发展到掌握了比较高级的记忆与思维能力的时候，才具备了积累与总结经验的才智，医学知识才可能萌芽与起源。第二章着重分析了我国原始人群进化概貌，包括从元谋猿人到裴李岗时期人类的自身进化、生产力发展和社会进步概貌，借以论证上古科学知识的产生与发展概貌，及我国原始外治疗法的起源与发展过程。本章将探讨药物知识的起源、上古人类对人体解剖和生理的初步认识、对疾病的认识过程及原始医药知识的"积累"与"普及"问题。

一、我国药物知识的起源问题

药物知识的起源，包括植物药知识、动物药知识和矿物药知识的起源。

（一）植物药知识的起源

我国医史界一致认为，人类积累植物药知识是与人类的采集生产活动分不开的。换句话说，采集生产是人们获取植物药知识的基础。有资料认为，"原始人最初在采集植物充饥的过程中，也就开始发现了植物药"[1]，但"最初"二字就很值得商榷。我们说早期的猿人、古人采集植物的目的仅在于"充饥"，那时人们的智力还不能发现植物的药用。不要说元谋人和蓝田人，即使是北京人和马坝人，在采摘果实和植物叶、茎的时候，恐怕也只知道食甘而弃苦。到了丁村人和许家窑人时期，他们在采集中可能对自己所采的食物有了一定的规范要求，如把桃、李、梅、枣、梨、杏、核桃及瓜类等作为首选采食的果实，但他们不一定能理解某些植物的药用。比如说生活在与丁村人同时代的东南亚地区的人类，当他们吃了一些槟榔，虽然在数天内打下了肠中的蛔虫，但他们并不能理解槟榔与蛔虫的关系，因此也不可能将槟榔可作驱蛔药物的知识进行口头传授并积累下来。至于说丁村人吃了某些植物引起呕吐、腹泻甚至昏睡，他们同样不可能理解呕吐、腹泻与某种植物的关系。许家窑人则不同，在生产上他们使用飞石索的技术已经比较熟练，对自己经历过的事物有了较深的理解程度，对于诸如吃了大黄引起腹泻这样的事实已能记忆，但并不是所有的许家窑人都知道吃了大黄是会引起腹泻的，更不是说从许家窑人起人们就将大黄当作泻下药使用了。我们只能说，许家窑人时期的人类只知道某种植物是不能吃的，吃了是会呕吐、腹泻或昏睡的，许家窑人时期充其量可称为植物药知识的滥觞时期。到了峙峪人至山顶洞人时期，人类大脑内部结构进化很快，其他科学知识积累较多，他们已经比较熟练地掌握了制造石箭头、标枪、弓箭，学会了人工取火、钻孔、生产骨针、用兽皮缝制衣服。上述科学技术的发明与使用，证明人类的远事记忆、抽象思维能力达到了相当高的水平，远事记忆的增强为人类积累知识提供了极其重要的物质基础。换句话说，距今2.8万年前到1.8万年前的我国先民，已有能力注意到某些植物与疾病的关系，特别是他们中间有对医药知识比较留心的人。当他们正在患喘息的时候，恰巧挖到一些贝母，拿回住处吃下一些后，不久喘息减轻，当连续吃两天后，喘息又明显减轻，于是山顶洞人中对医学知识比较留心的人，已能感觉贝母可以治喘息，但这种"感觉"是不牢固的。同时，还有一个重要的条件，就是人们必须理解自己健康和病态的区别：比如暴食后的胸口胀与病态的胸口痛（胃病）、追捕中迅跑时喘息与病态的喘息是有区别的，假如人们不能将上述现象分开，又怎能将贝母与喘息联系起来进行思考呢？所以在我国真正能够比较多地将某一植物与某一疾病联系起来分析，大约是在8000年前的万年仙人洞时期、裴李岗时期和稍后的仰韶文化时期。因为此时人们对自然界和社会的接触更广，他们已能理解贝母与喘息、延胡索与胸口痛、大黄与腹泻之间的关系，而且人们的这些认识，也能以口头医学文化的形式向其他人传播，这就是对我国植物药知识从许家窑人的滥觞阶段到万年仙人洞及裴李岗文化时期的数万年发展历程的概述。随后，口头医学文化逐步发展起来。我国植物药知识积累较多的时期，大约在裴李岗文化、仰韶文化至山东龙山文化时期，时间跨度达四千余年。距今约6800年的河姆渡遗址，曾发现一堆人工采集的樟科植物叶。[2] 在樟科植物中有不少种类属于药用植物，也许河姆渡时期的人们已经知道用樟科植物叶驱虫防病了。龙山文化时期，已进入父系氏族社会一千余年了，这一时期我国口头文化十分发达。早在山顶洞人以前，人们已能记忆梦境，梦境的记忆促进了人类对祖先的思念、幻想的萌芽及图腾思想的兴起，这是山顶洞人用铁矿粉末撒在死者周围的原因，随后便有了口头文化中的神话传说。后来随着种植农业及其他科学文化的兴起，便产生了农业种植、制陶、造房、制井、编织、纺织、印染等技术的口头传授文化。这一时期因种植农业和畜牧业的要求而产生了"观象授时"（"授时"本身便是天文知识口头传授文化）及由此产生的哲学，即相对对立（阴阳）观念传授文化。根据科学技术在发展过程中具有相互促进的特点分析，在龙山文化时期，与人类生活息息相关的口头医学传授文化也是十分丰富的。从龙山文化到商文化的一两千年间，我国植物药知又有了长足的发展。在藁城台西商代遗址曾出土桃仁、郁李仁等30多枚，薛愚在《中国药学史料》中引用台西资料后"认为不能排除台西遗址出土文物的郁李仁、桃仁等的食用的可能性，也可能是'药与食同源论'的根据"[3]。在甲骨文中，记载用"艾"治病的卜辞不少，此外在古籍中还有"伏羲氏……乃尝百草而制九针，以极夭狂焉"（《帝王世纪》）、"神农尝百草始有医药"（《史纪纲要》）等记载，上述史料反映的两位人物都是男性，与父权有一定的关系。传说中的神农氏"制耒耜教民农作"这一事件，大体发生在距今1万年左右的我国农业萌发时期，与江西万年仙人洞时期人类对医药的理解能力是相符的。在我国关于神农的传说还有很多,根据湖北省随州烈山镇及大小神农架的传说分析,神农很可能有以下经历:神农氏即炎帝,西部姜姓部落的首领,原居姜水流域,那里风沙寒冷,生活艰辛。为了改善本部落的生活条件,他率部东征,于阪泉与黄帝之部落相遇,战于阪泉。他不忍相互残杀,又率部南下,来到云梦泽岸的随之厉,他见这里东临云梦泽,南北西三面环山,地势高而不险,溪河畅流不淤,气候温暖潮湿,百草丰茂,黎民足食,便定居于随之厉。这里南北两大山脉(南山现名大洪山,北山现名桐柏山)有一山分裂为二山之势,遂将其更名曰列山(烈山),于是神农便有了号烈山氏之说,也是今随州烈(厉)山镇的由来。神农在东征、南下途中,见黎民疾病甚多,在定居于烈山之后,除了根据这里野生五谷均可食而发明耒耜教民耕种之外,他的另一个重要任务是"始尝百草",常到南山和北山采药,救民于疾苦之中。他听说厉山的西面有一座更高更大的山,山上珍奇的植物很多,可作药用,便决心上那里采药。途中,被一陡峭的石壁挡着去路,便砍来树木搭架上山采药,后人就称此山为神农架。关于神农洗药池的传说亦有不少,有说在湖南,有说在山东。这些故事从一个侧面说明,人类为了治病而寻找植物药,是在近万年左右的事情,与人类发展史是十分相近的。植物药知识起源于许家窑人时期,此后近万年直到龙山文化时期,是我国植物药兴起的第一个高潮。

(二) 动物药知识的起源

我国动物药的使用历史源远流长。马王堆帛书《五十二病方》中收载药名247种,其中动物药57种加脂类药9种,计66种,占26%强,说明秦汉时期我国动物药的使用已相当广泛。汉初陆贾说:"至于神农,以为行虫走兽难以久养民。"《韩非子·五蠹》亦云:"民食果瓜蚌蛤,腥臊恶臭而伤害肠胃,民多疾病。"但是,我们能不能依此认为,原始人最初在觅食时以昆虫充饥的过程中,也就开始发现了动物药呢?比如说,当北京人或者马坝人饥饿难忍的时候,便离开住地出去觅食,见到蜣螂、蛴螬也要捉着往口里放,这叫作"饥不择食"。是否在此情况下马坝人就发现了动物药呢?我认为不是。动物药知识的起源与植物药知识的起源有一个共同的条件,就是必须在人们能够理解自己健康与疾病的区别之后。当他们知道自己正处在某一疾病中,并主动寻找某一动物内脏、膏脂涂在病处,或者将某一种昆虫或某一种动物肉类吃下去以求缓解疾苦,只有在这时吃下去的某种动物才具有动物药的意义。在动物药中膏脂类外用药是先于内用的动物药的,这也是由外治疗法先于内治疗法所决定了的。比如许家窑人时期,由于他们已经使用飞石索,飞打的猎物收获较多。到了冬天,当他们在分割猎物时,猎物体内的脂肪对于手上皲裂的伤痕起到了保护作用,能缓解皲裂伤痕的疼痛,许家窑人对这件事已有了模模糊糊的印象,而山顶洞人则能主动将动物油脂涂于皲裂的伤痕上了。马王堆出土的《五十二病方》中动物药66种,用于涂抹的各种膏脂类治病方达17首。在《五十二病方·痂》记载的24个方剂中,用膏脂类治病的方剂达13首,占54.2%,说明早期的动物药中,作为外用的膏脂类动物药占相当大的比例。《庄子·逍遥游》曾称"宋人有善为不龟手之药者",这"善为"二字,当作"善于组方"讲。这里虽未提到组方之内容,但说明古人早已对手足皲裂十分重视了,《庄子》中的记载，不仅是治疗用药，而且有预防意义，这也是动物膏脂类药物作为外用的旁证。

古人将动物药作为内用又是发生在哪一时期呢？以蜣螂为例，《神农本草经》认为蜣螂"主小儿惊痫"，而只有人们对"小儿惊痫"有了一定的认识以后，才有可能将蜣螂与之联系起来考虑，我们认为这可能发生在龙山文化以后。人类在使用各类动物组织治病过程中，在认识上逐步深化，促进了我国治疗医学的发展。

（三）矿物药知识的起源

矿物药知识的起源，大约与动物药知识起源于同一时代或者更晚。我们知道，盐在我国古代是常作药用的，在《五十二病方》《神农本草经》《名医别录》中都有记载。现代医学中仍然用盐水洗伤口，用盐水输液。

早期的人类是不知道主动找盐作为食用的，虽然他们在觅食中遇到咸的东西很感兴趣。在人们还不知道主动找盐食用时，人体需靠加强肾的回吸收功能以保持体内钠的含量，早期人类细胞膜上的钠离子交换频率可能比现代人差。到了山顶洞人前后，人类已知道适当喝一些盐碱地里的水后，会感到精力充沛。如生活在山西、陕西、甘肃等广大地域的人们，能从许许多多的盐池中得到取之不尽的咸水和盐粒，当他们能够理解吃了一些盐会使人感到精力充沛时，便主动抬一些盐带回去。在烤炙兽肉时，适当撒上一些盐，便感到烤炙好的兽肉更加可口，于是盐也就成为食物中不可缺少的调味品了。其实，在人们主动将盐撒在食物上的时候，盐本身也就有了药的作用了（因为吃了盐，能使人感到精力充沛，现在认为是增加了细胞膜内外钠泵的群体作用）。因此，盐是药食同源的最好例证。后世的人们为了去掉天然盐中的杂质，又发明了"熬盐"，在海边生活的人群学会了食用海盐，使盐成为生活中的必需品。用盐作外用药清洗伤口需要人们展开抽象思维后方能想象出并实施，这大约是裴李岗文化、仰韶文化时期发生的事情。

考古学知识告诉我们，人类大约在距今1万年的时候，知道将野生的稻粒、麦、稷等放在石片上用火烤熟后吃下去，从此刺激了种植农业的发展，当农作物收获较多的时候，这种在石片上烤熟植物种子的方法，已远远不能满足需要。在将烧石投入水中可以使水煮沸的启迪下，一种新型的原始烹饪方法诞生了，这就是石烹法，大约诞生在裴李岗文化前后。从民族学资料看，古老的烹饪方法有两种：一是用动物的胃盛水和食物，在火上烤煮；一是用石烹法，即在木器内盛水和食物，不断往水中投掷烧热的石块，使水烫沸，直至烹熟食物。[4,5,6]河姆渡文化时期，人们已能用刻独木舟的方法刻制木质容器，或者烧制较大的陶制容器了。这样，用烧石烹饪五谷也就成了现实。用烧石烹饪的粥中必然含有矿物成分，这些矿物也许对某一疾病的治疗有利，这是人们认识矿物药的起因之一。在长沙马王堆出土的汉帛《五十二病方·朐痒》第二治方中记载了用石烹法煮粥治病的方剂，说："取石大如拳二七，熟燔之，善伐米大半升，水八米，取石置中，□（伐）□（米）熟，即缀（饮）之而已。"这段原文是说：当肛门发痒难忍时，可取舂好的米半升，加水8倍，放入容器内，再取拳头大的石块14块，放在火上燃烧，将烧红的石块分成几组，先取一组投入容器内，当石块的热放完后,将石取出,再放入一组……当稀粥煮好后,慢慢饮之,肛门就不痒了。稍加体会,这则方剂很有意思,用烧石烹粥的方法治疗肛门恶痒。近代治皮肤瘙痒症,如湿疹等,有一个方法是给予钙剂,目的在于增加血液中的钙质,因钙质能降低毛细血管通透性,以达到消肿以及抗过敏目的。钙进入人体能维持神经肌肉的正常兴奋性,加强大脑皮层的抑制过程,从而达到镇静止痒目的。《五十二病方》中用烧石烹熟的粥中钙质一定不少,所以恶性胸痒可止。这个原始的矿物药方剂,被《五十二病方》保留下来了,是十分可贵的。这则方剂属外病内治,它的诞生需要医家们从多方位观察。尤其是那些留心于医学知识的人们,当他们得了奇特的胸痒病或其他部位的痒症时,恰好吃了用石烹法烹出的粥,痒就止了,这引起了他们的关注。当他们经历过几次,得到验证后,才可能将石烹粥与胸痒的关系明确下来,并用口头医学文化的方式在群众之中广泛传播,因此这个方剂可能产生于龙山文化前后。有学者指出,原始人受伤以后,可能在地面上按一定规律划痕,将痕上的浮土捡起来撒在伤口上,因此有人认为这也是矿物药的起源之一。[7] 此法带有神秘色彩,可能与夏商的巫术有关,它对后世影响较深,21世纪三四十年代,曾在江汉平原仍广为流传。我小时候也有这样的经历,老人们要求在地上划痕的时候,先要选一块平地,将地面扫一下,划痕时还要吟"土地土地,赐我一剂",可以说他们把伤口的愈合寄托在土地神身上了。用现代医学知识分析,这种方法是原始的,存在感染破伤风的危险性,但那时的人们没有掌握这样的知识。地面划痕取土法,只适于小而浅的伤口;遇上稍大点的伤口,就从香炉碗里拣出一撮香灰按压在伤口上,并用布包扎起来。后一方法,为燃烧后的香灰既可止血,也不致造成感染,在医药条件落后的地方广为群众采用。

一般认为炼丹是矿物药的起源之一,《尚书·禹贡》讲"云土梦作……砺砥砮丹",这是我国关于丹砂的最早记载,距今已有4000年的历史。那么,4000年以前的人们是怎样认识丹砂的呢?尚无史料可证。丹砂含硫化汞(HgS),在《五十二病方》中仅作外用药,《神农本草经》认为其能"养精神,安魂魄……久服,通神明不老"。《神农本草经》的记载与炼丹术的兴起可能是一致的。秦汉之交,炼丹术丰富了我国矿物药的内容。

附:古人类学知识十分丰富的刘后一先生,在其编著的《山顶洞人的故事》一书中,以山顶洞人的遗物——赤铁矿粉末为依据,讲述了山顶洞人将赤铁矿石研成粉末、用雨水调和成"药膏"涂敷到伤口上的故事。"赤铁矿药膏"虽是文学作品的产物,但是有其历史依据的,赤铁矿药膏当然也是矿物药。此外,刘后一先生还在该书中讲述了用旱莲草和墨汁草捣碎敷伤的故事,这些故事对我们探讨医药知识的起源有一定的参考价值。

二、上古人类对人体解剖、生理知识的初步认识

在人类早期医学知识萌发与形成的过程中,人类对自身解剖、生理的认识及人类认识药物、认识疾病三者是相辅相成、缺一不可的,是中国传统医学发展早期的三大支柱,这一史实大约发生在龙山文化时期。很早以前,人类曾捕兔、鸡等小动物充饥。在捕食过程中,肯定存在对动物折肢剖腹、饮血弃肠、食肉抛骨现象,但是他们不可

能注意与理解皮肌筋骨之间的关系，也没有产生血、肉、肠、肝这样的单词。到了许家窑人或峙峪人时期，他们在狩猎中已能注意到被击获的动物流血，自己受伤也会流血，并能感到痛。"血""痛"这类单词便在峙峪人前后应运而生。1.8万年前的山顶洞人思维能力更进一步增强，实践经验更加丰富。这时的人们，当折断兔腿准备吃肉时，或者当自己及他人因外力损伤出现开放性骨折时，他们对于皮肤、肌肉、骨骼及流血情况都给予了关注，认识到它们之间的性质是不同的，这便是人类最初的解剖知识，因此人们对于人体皮、肉、骨、血之间的关系是先理解的。与此同时，人们开始驯养家禽家畜，因此宰杀家禽家畜的机会大大增加，这对那些留心于医学知识的人们来说是认识解剖结构的好机会。人体部位的一些名词，如头、手、足、腹、目、鼻、耳、口等单词，大约分别在许家窑人或山顶洞人时期就确定下来了，但这些名词在那时只有如树、竹、石、土、草、虫、水、鱼这样一些普通名词的意义。到了仰韶文化前后，当人们能在陶盆上画出人面鱼纹时，或者说当人们开始研究人体面部形态结构特征的时候，这些普通的目、鼻、耳、口等名词便具有了人体解剖学名词的意义了。也就是说，我国人体解剖知识的积累，大约渊源于仰韶文化前后。我国考古工作者在陕西清涧县的李家崖村发掘出一座三千年前的商周古城遗址，发现了一幅骷髅人像石雕，被确认为鬼方族的遗物。这一石雕，是人的正面骷髅，其头顶呈半球形，两颊狭长，方下颌，蒜头形鼻，圆窝形双眼，鼻下的五道短竖线似是人的口和牙齿，肋骨以正面绕于背面的横向粗阴线雕刻表示，右边残存肋骨九根，左边残存肋骨八根，背面正中为"介"字形图案，当似是人的脊柱骨……[8]不难看出，古人在制作这幅骷髅石雕过程中，采用了透视手法，设计和雕刻都十分精巧，深刻说明了三千多年前我国先民对人体骨骼的认识水平。石雕中的骨、头、眼、鼻、口、齿、肋、脊等，无疑都具有人体解剖学名词的意义。应该说，这幅骷髅石雕，对人体上半身骨骼结构的认识是正确的，它可能是人们根据抛尸于野的骷髅形态画刻的，但也不排除在人体解剖的基础上画刻的可能性。与这幅石雕同时代或稍早的甲骨文中，"骨"字作"⿱"，这个"⿱"字，是人体长管骨及由筋、韧带将关节相连抽象概括的结果，从另一侧面描述了四肢骨骼的形态。在甲骨文中还有"✦"（眼）、"ℑ"（耳）、"✦"（自、鼻）、"✦"（齿）等众多的名词．都具有人体解剖名词的意义。殷商时期，人们出于造字的目的，完成了心脏的大体解剖，这一点是值得研究的。在甲骨文中先后发现五个"心"字：✦、✦、✦、✦、✦，第一个"✦"字是取仰卧位的尸体连头、胸腔、心脏一起抽象描绘的。其他四个心字，在心脏的内壁都有两点，这两点或向上，或向下，绝不是没有意义的。分析主动脉瓣和肺动脉瓣的人将心内瓣膜朝上描绘，分析房室瓣（三尖瓣和二尖瓣）的人将心内瓣膜向下描绘，可见他们在剖开心脏观察的过程中是十分细微的。第五个"✦"字在心脏底部画了两条，这也不是没有意义的，它代表的是心脏底部的大血管。人们为何要在心脏底部划两条大血管呢？因为那时的人们从解剖中已知道心内有7个孔窍，这7个孔窍在古人看来是心脏具有思维能力的证据。因此认为，心脏通过心脏底部的血管对全身起调节作用。其实心脏底部的血管有4条，即齐景公所说的"心有四支"（《晏子春秋·景公从畋十八日不返国晏子谏第二十三》）和《内经》所说的"人有四经"(《素问·阴阳别论》),他们都认为心脏底部四条大经脉是对全身起支配作用的。到了"叔候钟铭"[9]时期,人们认为与心脏相连的下腔静脉对全身也起作用,于是"心"字就写作"🙶"字了。由此可见,自"🙶"发展到"🙶",经历了千余年的时间,这些史料证实了人们对经脉的认识过程。在甲骨文中,"见"字作"🙶",突出了"🙶"(目)的作用;"听"字作"🙶",突出了"🙶"(耳)和"🙶"(口)的作用。说明殷商时期,人们早知道"目之于色""耳之于声"等生理功能了。上述解剖、生理知识证实,殷商时期,我国的基础医学知识已发展到相当的水平,为两周及秦汉时期医学发展奠定了基础。《庄子·养生主》记载了庖丁为文惠君解牛的故事,庖丁对牛的解剖结构了如指掌,庖丁"依乎天理,批大郤,导大窾,因其固然,枝经肯綮之未尝,而况大軱乎"。秦汉时期,人们借鉴动物的解剖知识以丰富人体解剖知识是完全可能的。

三、上古人类对疾病的认识过程

疾病状态是与人体健康状态相对而言的。引起疾病的病因、疾病的病理过程及临床表现十分复杂,人类在大脑没有发展到一定阶段,对疾病的临床表现没有一定的经验积累时,是不可能对疾病有所认识的。此外,人们对疾病的认识与其他医学知识一样,受上古科学实践知识水平的制约,有待综合科学、医学中的药学、人体解剖学知识实践的不断丰富。"如果说以前只能认识分子,后来认识了原子,现在深入到原子核内部,那不是人的聪明问题,而是实践问题,是人的实践水平局限了人们的认识。"[10]张恩慈先生的这些论述,对于指导我们分析上古医学的发展具有重要意义。峙峪人、山顶洞人对于疾病的认识水平正是受到了其他科学知识实践及医疗实践的双重制约,因此是有限的。山顶洞人以后,有一部分人对于每日所见到的日月星辰的位移等大的自然现象已十分关注了。《周易·系辞下》说:"古者包羲氏之王天下也,仰则观象于天,俯则观法于地,观鸟兽之文与地之宜,近取诸身,远取诸物,于是始作八卦,以通神明之德,以类万物之情。"这段系辞反映了伏羲氏时代,人们留心于天体运行情况,并能将日月星辰的位移情况年复一年地记录下来(是刻木为记还是刻石为记,待考),只有待其记录的"资料"多了,方可以根据这些"资料"进行分析,推断日月星辰有规律的位移与一年周期及季节变动的关系。那么,伏羲氏又属哪个时期呢?江国梁认为"……伏羲……女娲,应划在哪个时期呢?史家把他们划在'山顶洞文化'体系中,该'文化'可延伸到旧石器时代的晚期,这完全可以"[11]。那时的人们对地球表面的变化十分关注,用与"观象于天"同样的精力"观法于地",寻找与探求我国东西南北中各个地域的风雨雷电、暑往寒来、春萌秋藏的自然规律,当他们掌握了"观象于天""观法于地"的诸多第一手资料后,才能采用"近取诸身,远取诸物"的推理方法来分析其他事物,包括用一定的精力研究疾病过程,这已是顺理成章的事情。正如《素问·移精变气论》中"上古使僦贷季,理色脉而通神明,合之金木水火土,四时八风六合,不离其常,变化相移,以观其妙"的道理一样。不过到了能"理色脉而通神明"的时候,人们已在探讨人体调节功能的道路上走过若干年了,这已是殷商以后的事情。"理色脉"这一理论发展至《内经》时代，已成为比较完整的经脉学说了。人们最早感知的疾病，除外伤外，首先是非外伤性疼痛，如分娩时伴发的阵痛，这是具有生理性质的痛，最早被女性所感知；其次是纯疾病性质的疼痛，如牙痛、头痛、胃痛等；再次可能是运动障碍，如关节结核引起的跛行、脊椎结核导致的驼背等，当人们不能正常行走与持物的时候，无疑会引起其他人的注意，这就是"肩高于顶，句赘指天"（《庄子·大宗师》）的根由；再往后可能就是寒战、发烧、腹泻和菌痢。关于病名的问题，即某一种疾病取某一名称，与单词发生的过程完全相同，它需要"每个人都不得不把那些单词联系到一些同样的知觉上去"[12]。以"疟"为例，《尚书·周书·金縢》有"惟尔无孙某，遭厉疟疾"，蔡沈注："疟，暴也。"说明疟疾发病之初恶寒战栗，十分凶猛，即暴疟，这已将社会学中名词的含义引入疾病名称了。在甲骨文中，疾病取名比较含混，如"疾首"包括头疼、头晕等，"疾腹"包括腹痛、腹泻等病。《五十二病方》时期，已有痔、疣、痒、伤痉等概念明确的病名，但也有许多以症状命名的疾病，如瘑、烂等。《内经》时期，医师们有依经脉主病划分疾病的，这是我国先民的一大发明，而《内经》中的风、痹、痿、厥等病名已与病理结合起来了。

四、上古卫生保健知识的起源问题

卫生保健属预防医学范畴，这一概念是近代提出来的。我国古代早期的卫生保健，其目的在于不断改善生活环境，保障人类在较安定的生活环境中生存，具有远古朴素性质。龙山文化以后，出现了如传说中的彭祖、赤松子、王子乔这样的养生家，卫生保健知识属养生学范畴，为少数人所掌握，想象中的这些养生家们与世无争，寻求"恬淡虚无"，在生活上主张辟谷食气，探讨吐纳功夫，具有较浓厚的神话色彩。本节仅就卫生保健知识进行探讨。

（一）火在人类卫生保健中的地位

人类自远古以来，在同自然界的长期斗争实践中，逐步学会了一些保护自己生存的本领，其中火在人类卫生保健史上占有重要地位。火对人类的保健意义，应从远古人类有目的地引火于居住地、主动地烤炙第一块禽兽之肉时算起。这里的关键在于"主动"，即有目的的活动。人类对于火的认识过程，与一次又一次的雷电引发的山火或者森林之火有关。最初，当山火大作时，人们惊恐地逃窜；后来认识到，在大火之时，只要站在火的上风处，火并不可怕。当大火自然熄灭之后，他们小心地接近余烬，感到了火的温暖，拾起尚未烧尽的兽肉尝之，感到与未被烧过的肉大不一样，不仅易于咀嚼，而且味美可口。当他们能够认定用火烧兽肉比生肉好吃时，才有可能产生主动地烤炙兽肉食之的愿望。远古人类主动用火烤炙兽肉，在我国大约发生在50万年前的北京人时期，换言之，是北京人开创了熟食之先河。熟食缩短了食物的消化过程，减少了胃肠的负担及胃肠病的发生机会。人类经过几十万年的熟食，首先改造了消化系统，促进了肝、胆、胰等器官的发育与分泌；其次，现成的动物蛋白与动物脂肪摄入人体，促进了大脑及全身的发育，增强了体质，促进了皮肤的进化，加速了人类的进化过程，这就是恩格斯在《自然辩证法》中指出的："肉类食物几乎是现成的，包含着为身体新陈代谢所必需的最重要的材料""最重要的还是肉类食物对于脑髓的影响，脑髓因此得到了比过去多得多的、为身体的营养和发展所必需的材料，因此它就能够一代一代更迅速、更完善地发展起来。"我国先民自峙峪人发明钻孔技术后不久，人工取火应运而生。人类学会了人工取火，便在火的面前取得了自由，不仅增加了用火的频率，而且扩大了用火范围。尤其是发明了在烧石片上烙烤五谷的方法之后，刺激了种植农业的发展。随着时代的发展，后来又发明了石烹法、篝火砂锅烹饪法。至此，各类植物如稻、麦、粟、豆均可熟食，大大提高了人类战胜自然的能力。远古人类在烤炙兽肉时，孕育了古老的火灸疗法，这已在第二章中做了探讨。从人类发展史分析，火在人类进化过程中起过极其重要的作用，在人类卫生保健事业中亦占据着十分重要的地位。

（二）水在人类卫生保健中的地位

在本篇第二章中已提及水在外治疗法及人类早期自然水浴疗法的起源过程中的重要地位，这只是一个方面，在此不再赘述。从考古史料看，在河姆渡遗址中心，建有木构的水井，发掘时井内有汲水的陶器，井上曾设有井架和简单的井亭，[13]可见在水乡居住的人们对饮水卫生十分注意。我国在龙山文化前后，生活在西北的人们更有饮用井水的习俗。如在洛阳矬李的龙山文化遗址发现了井，[14]河北省邯郸涧沟古遗址发现了四千多年前的两口干涸了的水井，井深约7米，口径约2米，[15]上述发现与《淮南子·本经训》及《吕氏春秋·勿躬》中关于夏初"伯益作井"的记载相呼应。在《周易》中有井卦，是专讲饮水卫生的，指出："井养而不穷也。"蔡捷恩在《周易中的饮水卫生》中说："井卦爻辞里，反映了殷商之际周氏族对饮用井水的卫生要求，指出'井泥不食'是说井水泥浊不能食用。"蔡捷恩以《说文》为据，并引陕西出土周人用平瓦垒井认定井卦中的"井甃"为井壁，"井渫不食为我心恻，可用汲……井甃无咎，修井也"，是说明砖瓦垒的井壁塌下来时，可用汲水掏井的办法除污泥，修复井壁，使井水清洁方可使用，[16]说明周人修井已十分讲究了。蔡氏的这一认识与胡朴安在《周易占史观》中的认识[17]有许多相似之处。1972年我国考古工作者在嘉峪关新城汉代墓葬里发现了两块刻画有人像的砖，其中一块的左方画有一口水井，另一块砖上用朱红书写"井饮"两字，证明汉代已建立了一些要求公共遵守的水井管理制度。[15]我国四五千年前饮用井水的兴起，是古代先民与疾病作斗争的一种手段与创举，是先民们长期饮水经验的结晶。

原始社会在生产没有剩余的时候，产品的分配，原始保健事业中的用火、熟食、居住，除了对老、弱、病、孩有些照顾外，人人都是平等的。峙峪文化以后，生产产品逐渐丰富，部落中酋长及协助酋长管事的人们，其权力逐渐增大，到了母系氏族解体、父系氏族建立的仰韶文化前后，酋长及其协助人员的权力增大，原先具有一般保健意义的物质，现在被少数人占据变成了他们的享受品。夏商之交，原始科学技术有了新的发展，冶炼技术与青铜器兴起，酋长们享用着那些只有他们才能享用的青铜器制品，如匜、盘等专门的洗沐用品。《大学》记载商的第一代君主汤，曾铸一件大盘专供洗澡用，上铸铭文九字，曰："苟日新，日日新，又日新。"表明汤王决心带领臣民涤旧兴邦。据《殷周青铜器·水部》记载，目前我国收藏的殷商青铜盘有龟鱼纹盘、舟盘、六鸟蟠龙纹盘等。到了周朝，权贵们的洗浴更是十分讲究，如洒面曰沫，濯发曰沐，澡手曰盥。他们"进盥"时，"少者奉槃，长者奉水，请沃盥……盥卒，授巾"（《礼记·内则》）。就是说，他们洗手时必须由一人掌盛水的匜，另一人掌剩水的盘，用匜浇水洗手，可以说这是原始的流水洗手法。这些史料，从一个侧面反映了商周时期上层人物的卫生保健水平，后来由于生产力的发展，这些知识逐步传授给更多的人。

（三）衣着在人类卫生保健中的地位

远古的人类，虽然能感到睡在草堆中的温暖，但这一过程，似乎带有本能反应的色彩。早在 50 万年前的人类，已能体会到火给人的温暖，并主动地将火引入住处，照明取暖，摆脱了本能的束缚。但火不能伴随人类行动，在严寒季节，限制了人类的活动范围。只有当他们能够理解将树叶或者树皮串联起来，披挂在身上御寒的时候，或者主动将丢弃的兽皮拾起来捆扎在身上御寒的时候，这一行动才具有了自我保健的意义，这是人类衣着的萌芽时期，大约发生在距今 10 万年的丁村人前后。人类由捆扎树皮、树叶、兽皮进化到用骨针缝制兽皮衣服，大约经历了 10 万年的时间。在北京山顶洞人遗址中发现了一枚骨针，这是人们缝制皮衣的证据。这枚骨针长 82 毫米，最粗处直径 3.3 毫米，针身圆润，针尖尖锐，针眼窄小，在制作中使用了切割、刮削、磨制等技术。[18]从人们用这枚骨针缝制兽皮衣服起，人类卫生保健事业又迈开了新的一步。中石器时代以后，人们发明了用枲麻纤维为原料的纺织工艺，为缝制衣服开辟了崭新的途径，后来西安半坡等地陶制纺轮的出现为纺线的无限延长提供了可能。河姆渡木矛、骨匕的出现，"证明远在六七千年以前我国原始社会已经有了织布机"[4]。原始纺织业的出现，纺织技术的改进，为普及纺织品、提高人们适应自然环境能力、加强人们的御寒能力做出了贡献。在纺织品方面，我国夏以前已由采集野蚕茧抽丝织绢发展为人工养蚕抽丝织绢。1957 年在浙江吴兴钱山漾出土的丝片绢带，经 C_{14} 测定为距今五千年前的产品，[18]它与传说中的东夷部族首领少昊金天氏的母亲嫘祖发明养蚕取丝的故事遥相呼应，"殷商时期的纺织工艺已经可以织出斜纹、花纹等较复杂的花样，鲧与钱上所附的绢织物，其技术已发展到绫织阶段……说明商代以前应当有一段发展过程"。秦汉时期著名的"丝绸之路"已经打通，于是以丝绸为主导的华夏经济与文化在世界经济文化史上与人类卫生保健事业上做出了重大贡献。

（四）房屋在人类卫生保健中的地位

远古人类寻找能避风寒之地歇脚都十分艰难，在很久一段时期内都是择山洞而居，与兽类为邻，生命随时都受到威胁，当人类发展到能够理解预防猛兽侵袭的重要性时，便主动地"构木为巢"，这点已为人类学家所公认。人们对元谋猿人、蓝田猿人遗址出土的数十种哺乳类动物化石和孢粉进行分析和推断，两处猿人都是生活在温暖湿润的草原森林环境中，凶猛的剑齿象和虎、豹、熊、狼等食肉动物经常出没，严重威胁着人类的安全，当此之时，栖身树上几乎成了群起搏击之外唯一可以确保安全的措施。[19]

甄氏等的这段论述说明了"栖身树上"的原因与时限，但它不等于"构木为巢"。"构木为巢"当比简单地"栖身树上"晚若干年，这是人类的智力发展水平所决定的。远古人类冬天居住在山洞里避寒、夏天居住在橧巢上避暑等情况，在《庄子·盗跖》《韩非子·五蠹》《礼记·运礼》中都有记载，人类居"橧巢""构木为巢"等行为都只能是马坝人至丁村人前后的事情。《周易·系辞下》讲："上古穴居而野处，后世圣人易之以宫室，上栋下宇，以待风雨。"但是，在没有"上栋下宇"的房屋之前，还有没有比"上栋下宇"简单的茅栅、草屋之类呢？我想是有的，它可能存在于峙峪文化至山顶洞文化乃至新石器时代之间。考古知识告诉我们，早在距今八千年左右的时候，人们就在潮湿地区，如河姆渡遗址发明了干栏式木结构建筑物。这种房屋，高出于地面1.7米左右，既可防潮湿，又可防虫蛇。[20]与此同时，在黄河上游气候干燥、地下水位很低的地区，地理条件的恶劣不在于潮湿与虫蛇，而在于寒冷与风沙。在这样的自然环境下，古人建筑房屋的特征是半地穴式的，他们挖地1～1.7米深，以穴壁为墙基，在穴壁上再涂抹草筋泥，再堆木柴烧烤，使四壁坚固耐用，墙壁依次再竖木柱，后挞屋顶。[21]由此可见，东西两地地理环境不同，房屋建筑风格各异，恰是他们"因地制宜"的结果，与《内经》的"异法方宜"十分默契。更重要的是他们不再分散居住，已成为具有合理布局的村落和建筑群，如西安半坡，已是一个拥有五六百人的大农庄。原始房屋群的出现，宣告了巢居与穴居生活的结束。人类由穴居变革为房屋住居，是人类卫生保健史上的又一次重大事件。

（五）导引行气在预防医学中的地位

恩格斯在《自然辩证法》中指出："摩擦生热在实践上是史前的人就已经知道的了，他们也许在十万年前就发明了摩擦取火，而且他们在更早以前就用摩擦来使冻冷了的肢体温暖。"如果探求导引按跷的起源，那么恩格斯的后一句话给我们指明了方向。我国两千多年前的医家就在《内经》中记下了远古人类用运动抗寒的办法。《素问·移精变气论》说："往古人居禽兽之间，动作以避寒，阴处以避暑。""动作以避寒"与"用摩擦来使冻冷了的肢体温暖"相比，具有更广的内涵，它既包括了摩擦肌肤，又包括四肢与全身运动，还包括呼吸的调整。然而在《素问·移精变气论》中，没有探讨人类采用"动作以避寒"大体产生于何时。试想，80万年前的蓝田猿人在受到风寒袭击时，他们可能只会缩作一团，即使用手揉一揉身子，也是一种本能反应。只有当人类的大脑发育到能够理解忍受寒冷而不动作可能使人冻僵，而主动与寒冷抗争，进行"动作"（包括摩擦）可以避免冻僵的时候，这种主动"动作"与"摩擦"才具有原始保健的意义。这一过程大约发生在长阳人至丁村人前后，距今已有十余万年的历史了。从人类体质发育情况分析，长阳人、丁村人在思维能力上已能体会到迅跑时或迅跑后的一段时间内能保持身体温暖这一事实。因此，他们有可能在身体感到寒冷的时候，采取"动作"的办法"以避风寒"。许家窑人时期，人类已发明了雕刻器，它的出现说明了人类对美有了一定的追求对美的追求，往往与原始的舞姿相伴。到了峙峪人时期，人类在喜怒哀乐等情感方面更加显露，对美的追求更强，发明了各类雕刻器及钻孔技术，已能将石墨磨制后进行钻孔，制成装饰品。他们在采集或狩猎之余，或披上威严的兽皮，或戴上美丽的羽毛，或插上鲜艳而芬芳的野花，模仿自己劳动时的动作或动物动作的某些特征蹦蹦跳跳。开始这些"动作"虽无明确的规范，但却是人类在文化生活方面的创造，无疑有利于人类的身心健康，是舞蹈的起源，也是医学中导引的起源。从峙峪人到1万年后的山顶洞人，钻孔技术又有发展，对美的追求更加强烈。他们就地取材，将蚌类、兽牙、砾石等钻孔制作成项链戴上，舞蹈时乒乒作响，气氛活跃，无疑他们继承并发展了峙峪人的舞姿。上述"动作"都具有"使冻冷了的肢体温暖"及"避寒"的作用，从医学角度分析，同时有利于身心舒畅，强筋壮骨，延年益寿，但是峙峪人、山顶洞人都不知道将蹦蹦跳跳的舞姿与强筋壮骨联系起来。到了大汶口文化以后，父系氏族社会建立，生产有了更大发展，产品有了剩余，人们对衣食住等生活条件有了一定的要求，这时的人类已从原始的天文、历法、物候、农业、驯养、水患、制陶、纺织、医药等多方面积累了知识，已有了能力和精力来关注人的生活疾苦。《吕氏春秋·古乐》讲："昔陶唐氏之始，阴多，滞伏而湛积，水道壅塞，不行其原，民气郁阏而滞着，筋骨瑟缩不达，故作为舞以宣导之。"这一记载与青海大通上孙家寨父系氏族时期遗址出土的一件彩陶舞盆相呼应。这件"彩陶舞盆内壁上画有15个跳舞的人，分3组，每组5人，他们头上都垂有发辫，并肩携手。翩翩起舞，衣带随风飘动，姿态真切，生动地描绘了人们在节日里欢乐的气氛"。应该说上孙家寨出土的彩陶舞盆描绘的是"舞"，已是十分成熟的舞姿了，它蕴含着"导"[4]。《吕氏春秋》从医学观点出发，讲的是"为舞以宣导"，其中既有"舞"，也有"导"，可见医学中的导引、按跷，与舞同出一源。进入奴隶社会以后，"为舞以宣导"之术，又经发展与分化，如传说中的彭祖、王子乔、赤松子"辟谷食气"，配之以"吹呴呼吸"，寻求"长生不死"。其实，"吹呴呼吸，吐故纳新，熊经鸟申，为寿而已矣"（《庄子·刻意》），是中医早期的保健思想，"为寿而已矣"是说"吹呴呼吸，吐故纳新"配合"熊经鸟申"（导引）可以使人延年益寿，而不是讲"长生不死"。《庄子·刻意》中的延年益寿思想发展到秦汉之交已有导引图问世，[22]"导引图"证明秦汉之交的人们已有了规范化的导引动作。随后又有华佗的五禽戏，这些史料与王子乔、赤松子们寻求长生不死完全是两回事，导引图和五禽戏等，为人类的卫生保健事业做出了贡献。

五、原始医学知识的"积累"与"普及"

根据许家窑人在生产中表现出来的智慧分析，许家窑人对于外伤及外伤后的流血、疼痛有了更多的认识，他们创造了"血""痛"这样的单词。当他们受外伤时，能摆脱本能的束缚，主动地用手将伤口紧紧地握着，目的在于减少流血和减轻疼痛。他们已能主动地寻找清清的溪流洗涤伤口，或者摘一片嫩绿的植物叶揉揉贴敷在伤口上。这便是我国外治疗法的滥觞之一。到了峙峪人至山顶洞人时期，人们已经掌握了较多的医学知识。峙峪人学会了用刺挑疡（痈）或者用砭石破疡（痈），已知道外伤流血不止时，必须用较柔软的植物皮或者较软的兽皮包扎起来才能止血。山顶洞人对内病有了一定的认识，当他们肚子痛、反酸的时候，他们已能用手语和口语配合表示胸口部"痛""酸"，已知道这是病态，此时不能吃硬的植物茎叶，应吃嫩叶，或者稍吃点烤熟了的兽肉等。但不是每一个山顶洞人都掌握了上述知识，事实上只有他们中间的某些人知道得多一些，理解得深刻一些，这是由于"人们记忆的内容受个人的兴趣观点和经验多少不同所决定了的"。因此，人们对于同一事件发生过程记忆的广度和深度不同。比如说，从许家窑人到峙峪人时期，经常出去用飞石索飞打猎物的青年男子，他们对于如何提高飞打猎物的技巧就留心得多一些。当他们发现猴类在竹丛中或树林中攀爬时，往往借助于竹茎或树枝的弹力从这一丛飞跳到那一丛后，便产生了设法利用竹茎的弹力飞打猎物的想法。不知经过多少次实验与失败，石箭头、弓与箭、标枪终于在他们（峙峪人中的男子）手中诞生了。从许家窑人到峙峪人、山顶洞人时期，有一部分人可能留心于采集，一部分人留心于贮藏，一部分人留心于驯养，同时也必然有一部分人对人群中的健康状况比较关注。当他们见到某些人因生痈或其他疾病而死去，便会产生一种责任感，如同张仲景"感往昔之沦丧，伤横夭之莫救"的情感一样，但是他们没有"勤求古训，博采众方"的条件，只能比较留心于他人的治病经验，如用刺挑痈排脓或用尖（砭）石破痈排脓等。假如恰好是那些留心于医学知识的人生痈疡了，那么他们就会比较细致地观察痈的发病过程，如体会到生痈过程中的肿、痛及生痈的局部发硬、发热，严重者甚至全身寒冷、发烧等，他们都能比较准确而且牢固地记忆下来。到了江西万年仙人洞人时期，那些对于医学知识比较留心的人，已能注意到误吃了大黄导致腹泻、误吃了瓜蒂会导致呕吐这类现象。假如他们自己嚼了一粒巴豆，那种使人舌头发凉、发麻的滋味会迫使他们很快将还未咽完的巴豆末拼命地吐出来，不久他们便先吐后泻，这种教训对于万年仙人洞人来说，是不会忘记的。不仅如此，他们还能将自己尝试巴豆的教训向他能见到的一切人进行口诉。因此，这样的一些原始的医学知识在近几万年以来的人群中都相对集中于某一些人的脑海中，这是原始医学知识"积累"的概貌。当他们见到另一些人生痈疡或其他有关疾病的时候，他们便将这些知识传授给他人，"由于没有文字，人们相互间只能通过语言、行为动作来交流医疗经验，其传承特点是言传身教，模拟仿效"[23]，这便是原始的口头医学文化，它带有很浓的"普及"色彩。原始的口头医学文化从诞生之日起，便在原始人群中传播，峙峪人、山顶洞人、万年仙人洞人及裴李岗时期的人们，他们都有相互传承的口头医学文化的历史，"原始社会时期尚未产生阶级，任何医疗经验和知识一旦得到公众的认可，即为群众公有，人人都有继承与传授的机会与义务，继承者既通过感性具体的仿效，又不断丰富自身所获得的经验，代代相传，使医疗经验不断丰富和系统，从而使之与医药知识的源头一脉相承"。龙山文化时期，阶级逐步形成，到殷商时期，原始医药知识虽在普通人群中仍通过以往的习俗传承着，但有些知识在上层人物群体中得到更多的发展，这与其他原始科学知识比较多地集中于上层人物群体中的道理是一样的。这是因为：其一，上层人物群体中文化层次较高；其二，他们已将这些知识产生的效益用来为自己的生活服务与享受。我们现在所见到的殷商时期的甲骨文多反映宫廷权贵的生活，记录下了不少医药知识，为探讨我国医史提供了的文字依据，应该说殷商时期大量的原始医学知识仍然广泛地蕴藏在普通人群的口头医学文化之中。

原始的口头医学文化的广泛传播，在原始人群抵御疾病中起了重要作用。原始医学知识的"积累"与"普及"，不仅促进了原始医学的发展，到龙山文化以后，又与文字及其他原始科学知识的产生、发展共同促进了人体生理、病理等医学理论的产生与发展。以大脑记忆特征为基础的、留心于医学知识的人们是原始社会的天才医学家；在原始医学知识的积累方面，他们是带头人；在原始医学知识的普及方面，他们也是带头人。

参考文献

[1] 湖南中医学院．中国医学发展简史［M］．长沙：湖南科学技术出版社，1978：8.

[2] 浙江省博物馆自然组．河姆渡遗址动植物遗存的鉴定研究［J］．考古学报，1978：(11).

[3] 薛愚．中国药学史料［M］．北京：人民卫生出版社，1984：2.

[4] 中国历史博物馆．简明中国历史图册·原始社会［M］．天津：天津人民美术出版社，1978：58, 67, 131.

[5] 杨堃．原始社会发展史［M］．北京：北京师范大学出版社，1986：153.

[6] 乔治·彼得·穆达克．我们当代的原始民族·萨摩亚人［M］．童恩正，译．成都：四川省民族研究所1980.

[7] 刘镜如．中医史话［M］．兰州：甘肃人民出版社，1981：6.

[8] 吕智荣．我国最早的人体结构刻像［J］．中华医史杂志，1987，(3)：159.

[9] 马承源．西周青铜铭文选（四）［M］．北京：文物出版社，1990：544.

[10] 张恩慈．人类认识运动［M］．上海：上海人民出版社，1984：100.

[11] 江国樑．周易原理与古代科技［M］．厦门：鹭江出版社，1990：10.

[12] 孔狄亚克．人类认识起源论［M］．洪洁求，译．北京：商务印书馆，1989：185.

[13] 林乾良．河姆渡遗址医药遗迹初探［M］．中华医史杂志，1982，(4)：254.

[14] 金景芳．中国奴隶社会史［M］．上海：上海人民出版社，1983：46.

[15] 赵友琴．医学五千年·中医部分［M］．北京：原子能出版社，1990：23.

[16] 蔡捷恩．周易中的饮水卫生［N］．健康报，1990－12－1.

[17] 胡朴安．周易古史观［M］．上海：上海古籍出版社，1986：205, 206.

[18] 容镕．中国上古时期科学技术史话［M］．北京：中国环境科学出版社，1990：33, 48.

[19] 甄志亚．中国医学史［M］．北京：人民卫生出版社，1991：17.

[20] 梅福银．七千年前的奇迹——河姆渡遗址［M］．上海：上海科学出版社，1982：2.

[21] 刘岱．中国文化新论·根源篇［M］．北京：生活·读书·新知三联书店，1991：29.

[22] 周一谋．马王堆医书考注［M］．天津：天津科学技术出版社，1988.

[23] 朱现平．中医学传承体系的形成［J］．中华医史杂志，1991，(4)：207.

第二篇 中医理论框架形成新论

开篇词

　　为了说明我国医学理论的渊源关系,论证中医理论框架并非起源于突然的"上古圣人之教下",我在本书第一篇中重点讨论了人类医学知识起源的相对时限,指出"有了人类的出现,就有了医生的活动"是值得商榷的。医学知识的起源是有条件的,它有赖于人类大脑解剖结构的进化、大脑生理功能的进化及原始科学技术的同步发展。医学理论的产生也是有条件的,它建立在原始医学知识不断发展与积累之上,它需要人体解剖、生理知识及临床医学发展至人们感到有必要从理论上阐明疾病的起因、命名、分类及其发展与转归等问题的时候才开始的。那么人类发展至何时方能将原始医学知识上升为医学理论呢?换句话说,我国医学理论的诞生与形成大约在何时呢?何爱华将这一时期拟定在公元前841年至公元280年,何氏指出"公元前841年到三国结束,前后共经历1121年……在科学文化上开展了完全自发的空前盛大的自由讨论……医学科学亦得到空前的发展与繁荣,总结了各方面的经验使之由经验积累升华为科学理论,成为一门独立的科学。它从秦朝医和提出简单的阴、阳、风、雨、晦、明致病的概念,发展到《黄帝内经》《难经》《伤寒杂病论》……建立了完整的医学思想体系……理法方药的基本理论,标志着中国医学已经奠定了坚实的基础和形成了完整的基本理论体系"。何氏的这段论述是有道理的,我们应以此为基点探讨中国医学理论的起源与发展过程。

　　对于中国医学理论的起源问题,应该说两千余年来的传统认识有许多不合实际的地方,比如说中医理论是建立在阴阳、五行哲学思想基础之上的。然而许多事实证明,中医理论至少源于殷商时期,中医理论的主纲是古代医家们不断探求的人体调节理论,而阴阳、五行充其量是在战国至两汉时期才先后介入医学的。再比如说天人合一、整体观是中医理论的特色。在这一思想影响下,甚至将头比作天,将足比作地;或者还有些玄妙的理论,如柯云路认为"八卦的乾天、坤地、震雷……分别代表人体的首腹足股……这里的对应……天人合一",或者认为中医理论属于"媒体性属性抽象医学",

这些认识都是值得商榷的。在《内经》中确实存在大量的天人观念，但它基本反映了一点，即强调人之生活必须与四时气候相适应，否则就会生病。而这一观念，毫无玄学，它深刻反映了人类在长达千万年的进化过程中与一年四季之来复或周而复始的气候条件须相适应，它充分说明了"适者生存，用进废退"理论的正确性。值得指出，恰是秦汉时期的经脉学家们在创立经脉理论的道路上遇到困惑，才想起天文、历法中的"周而复始"理论，并将其引入经脉理论，这才使经脉理论很快从十一经脉发展为十二经脉，使经（精）气在经脉内循行如环无端。就中医理论框架而言，正是殷商至两汉时期没有留名的学者、医家们一代一代地、认认真真地从基础医学、临床医学及其他科学中采集知识探讨人体调节理论，才使中医理论逐步向更深层次发展。那时的中医理论框架中没有玄学和神秘感。本篇将围绕中医理论框架的形成进行讨论。

第一章　中医理论起源及中医理论框架形成新论

提要：中医理论的起源时限、理论框架组成、在中医理论框架中是否有主纲、什么是主纲、阴阳和五行在中医理论框架中的地位等诸多问题，既往很少研究，本章结合比较翔实的史料，做了比较明确的回答。

世界医学的发展史表明，在科学知识尚不发达的年代，医学理论神授说是一个普遍现象。我国医学理论神授说集中在《史记》中，如"长桑君取其《禁方书》给扁鹊"的故事中，《禁方书》属医学理论，长桑君授书后"忽然不见"，长桑君属神人；而扁鹊从此"尽见五藏癥结"，扁鹊也成了神医。在《史记·扁鹊仓公列传》中，虢国中庶子讲到上古之时，医有俞跗，能"因五藏之输，乃割皮解肌，决脉结筋……漱涤五藏，练精易形"。在俞跗的医术中蕴藏着丰富的基础医学理论和临床医学理论，俞跗也是一位神医。《史记》中的淳于意虽是一位有血有肉的凡夫，但在司马迁笔下，淳于意所拜读的是黄帝、扁鹊的《脉书》《五色诊》等，"淳于意受读解验之，有验"，淳于意所读之医学理论亦属神授。此外，我国神话传说中的伏羲制九针、神农尝百草等，无不具有医学理论神授意义。两千年来，由于科学的发展，医学知识神授说早已无人相信。但是近二十余年来，少数人在人体科学、特异功能的幌子下为伪气功推波助澜，甚至撰写"理论"宣扬"中医起源之真谛是气功"，强调"中医的全部理论都是建立在气功基础之上的"，重弹扁鹊是一位具有特异功能的神医。[1]可喜的是众多学者奋笔疾书，对伪气功给予无情地揭露，[2,3,4]医学理论神授说是没有市场的。

关于中医理论产生的根由，可谓众说纷纭。历代不少学者认为医源于易；近代学者在讲医易关系时多认为医易互通，或曰"中医的基本理论……皆由易学而来"，[5~6]或论述中医之科学理论基础时强调"须知中国文化根源在《易经》"。[7]上述认识虽与医源于易有别，但仍推崇易肇医之端，与历史事实不相符合。我国古典中医理论产生于漫长的医疗实践之中，它与易学之关系虽可称"医易同源"，或在某种意义上存在医易互通，但医学理论的产生，必然与临床医学中的有关问题密不可分，这是易学无法比拟的。进一步分析，我国医学理论肇端于近五万年以来的新人时期人们对医学知识的初步认识。而易学，就《连山》《归藏》而言，根据闻一多、潘雨廷、江国梁诸多学者的考证，至多起源于山顶洞人文化以后，仅万余年的历史。易学的起源与发展源于古人对天文知识的积累，它在诞生初期便有了一定的哲理性，而医学理论的产生，是在临床医学发展到人们感到需要从理论上阐明疾病的起因、命名、分类及其发展与转归等病理过程时，在人体解剖、生理知识及其他医学知识都有了一定的积累的基础上才开始的。如果说到医学理论中与天文知识相结合的一些内容，或曰"天人合一"的认识，在早期医学理论中是没有的。又如阴阳、五行学说，也不是早期医学理论中的内容。我国近几十年来出土的一批秦汉医学著述如长沙马王堆出土的《五十二病方》、陕西武威的汉代医简、江陵张家山的《脉书》，都是未经后人修饰的历史原著，在这些书中，阴阳观念罕见，绝无五行生克，不能支持医学理论源于易理。今本《内经》之与易学互通的内容，主要在《阴阳应象大论》《四气调神大论》及《天元纪》《五运行》《六微旨》《气交变》《五常政》《六元正纪》《至真要》等七篇大论之中。众所周知，七篇大论属唐代王冰补入，非秦汉原著，也不支持医理源于易理。在《内经》的其他篇章中，确实蕴藏着许多古典天文、历法知识，它们是古代医家们为了说明医理而采用类比（人与天地之自然因素相参）手法的产物。我国的类比法与法国布留尔的原始思维中的互渗律理论有些相似，都是远古人类思维方法的反映。

我国医学理论起源于殷商时期人们对耳、目、口、鼻生理功能的认识，尤其殷商时期一大批有学问的造字者们，是他们对人体心脏进行了多层次的解剖与观察，并将心脏内部的瓣膜、心脏底部的大血管记录在甲骨文"心"字之中，又留下了"心有七窍"的正确结论。是殷商时期的一大批学者，在探讨人体解剖、生理的基础上为创立中医理论开了一个好头。可以说，我国医学理论框架肇端于殷商，形成于秦汉时期，主要收集在《内经》之中，这已被医史界的学者们所公认。[8,9,10,11]历代中医典籍在陈述中医理论时普遍采用阴阳学说、五行学说、藏象学说、经络学说以及运气学说、形种学说等，这种方式让我们看不出这些理论在中医整体理论水平上各自处于什么地位。我们不禁要问：在中医整体理论框架中有没有主纲？如果有，什么是主纲？在中医整体理论的发展过程中，是什么时候引入了气的思想？阴阳、五行学说等在中医整体理论中的地位和作用又是如何？弄清上述问题是振兴中医的必要，是历史发展的必然。这些问题，将在探讨中医理论框架形成的过程中逐步得到澄清。我们认为，影响中医理论起源及理论框架形成的因素有三。

一、中医理论的起源与人体解剖、生理知识的关系

我们所说的医学理论，不论是中国的、外国的、古代的、现代的，都可分为基础医学理论与临床医学理论两部分，它与相应时期整体医学知识的积累、发展水平是分不开的。所谓的整体医学知识与时代因素存在一定关系，比如新人早期（距今约4万年）的整体医学知识局限于对一般外伤感染及某些外治疗法的认识水平。当医学知识通过积累向理论化发展的时候，如我国龙山文化至殷商时期，其整体医学知识已经包括人们对自身解剖、生理的认识，对自身疾病的认识及对某些有效疗法的认识，其中尤以对某些有效药物的认识为主。上述整体医学知识的三个方面是相辅相成的，是中国医学乃至世界各地医学知识向理论化发展的三大支柱。

医学理论的产生是建立在人体科学（人体解剖学、生理学）基础之上的。因此，基础医学理论是先于临床医学理论的。我国人体解剖知识起源于何时，尚无确凿史料可证。当谈及我国人体解剖、生理知识的起源时，学者们多引《灵枢·经水》"若夫八尺之士，皮肉在此……其死可解剖而视之……"及《素问·上古天真论》"女子七岁，肾气盛，齿更发长。二七而天癸至……丈夫八岁肾气盛……"以显示我国人体解剖、生理知识之久远。其实，如果从人体解剖学的任务在于研究正常人体各部位的解剖结构这一原则出发，在我国，当仰韶文化时期制陶者能够在陶盆上画出人面鱼纹的时候，或者说当人们开始研究人体面部特征以及开始思考目可视物、耳可听声的时候，人们对耳、目、口、鼻就有了一定的认识，原来仅具有一般名词意义的耳、目、口、鼻，从这时起便具有了人体解剖学名词的意义了。换句话说，早在六千多年前，在我国先民之间口头传授的耳、目、口、鼻等名词就已经具有了解剖学名词的意义。

在殷商甲骨文中，反映五官生理知识较多，如"耳"字作"𦕲"，"听"字作"𦕅"，从耳从口；"目"字作"𥃲"，"见"字作"𧢲"，从耳从人，突出了目，都十分深刻地说明了耳之于声、目之于色。还有"臭"字作"𦣻"，从自从犬，说明犬的嗅觉比人更敏感，是比较生理学的反映。值得指出的是，《内经》中藏府理论占有十分重要的地位。如"心之官则思"，过去认为出于《孟子·告子》，事实证明："心之官则思"至少出于殷商末年。殷商时期的造字者们，在创作心字的过程中，对心脏进行了细致的解剖观察，发现了"圣人心有七窍"，认为"圣人"是用心眼在思考问题，这一观念便是"心之官则思"的另一种表述方式。在殷墟甲骨文中，"胃"字作"𦝫"、"𦝪"，丁山在释"𦝫"字时指出："𦝫"当是胃字的初写……胃，石鼓文谓字的偏旁作"𦝫"，其上之"𦝪"，当是"𦝫"、"𦝪"直接的形变。[12]我们分析：这两个胃字的初文，是造字者们解剖人胃或动物胃亲眼见过胃内食物或胃内有分叶（如牛之百叶）的结果。殷商甲骨文时期人们对胃的解剖认识，为《内经》藏府归类及"谷入于胃……泌糟粕，蒸精液，化其精微……"的消化生理功能的创立打下了基础。

二、中医理论的起源与疾病命名的渊源关系

随着人体解剖、生理知识的积累，在临床医学中人们对疾病认识的逐渐深化，又产生了给疾病命名的问题。历代医家对于疾病命名方法的探讨，亦成为推动中医理论形成的原因之一。据有关史料分析，殷商时期的医学水平是比较高的，已将疾病分作34种，[13]疾病名称已有疾心、疾蛔，从病因学命名的已有蛊、祸风。分析甲骨文中疾病命名方法，多以人体解剖部位命名疾病，如疾首（含头痛、头疖等）、疾目（含内眼疾病等）、疾腹（含内脏诸多疾病）疾耳、疾疠等，这当然是比较原始而简单的，但它代表了殷商至秦汉时期我国疾病命名方法的主流。1983年湖北江陵张家山出土了一部汉代《脉书》，这部《脉书》可分作五个部分，第一部分讲述的就是疾病的命名问题，如病在头、在身、在鼻、在口中等，这些病名与甲骨文中疾病命名方法基本一致。然而书中进一步阐述了一些疾病的病理、病程，并试图将疾病名称进行再分类，如"病

在头，脓为鞁，疕为秃，养为蠶""在鼻为肌，其疕、痛，为蝕食""在耳、为聋，其脓出，为浇"。书中在讲述"病在身（躯干）"的疾病时，不仅言及体表，而且对于部分内在的脏腑疾病，尤其是对肠中的疾病分为 11 种情况进行了论述。毫无疑问，张家山《脉书》中的疾病命名方法源于殷商。但它也说明，西汉早年的医家们对于脏腑疾病的归类、命名问题至少是心存困惑的。那时的医家们曾经探讨过一种全新的疾病命名方法，如长沙马王堆出土的《五十二病方》，对疾病命名绝大多数按疾病的临床表现分类，如伤痓、婴儿索痓、牡痔、痂、干骚、睢病、胻膫、痈、身疕等。但这种分类法使用时间不长，很快被新兴的经脉主病理论（即按经脉区域归类疾病）所替代。如长沙马王堆出土的《足臂十一脉灸经》《阴阳十一脉灸经》中的"其所产病"就是经脉主病，或曰按经脉区域归类疾病的专用术语叫"其所产病"。张家山《脉书》第二部分的"阴阳经脉篇"与长沙马王堆《阴阳十一脉灸经》内容基本一致，但篇后明文写到"凡二十二脉（人体左右各十一脉），七十七病"，可见在"阴阳经脉篇"成文时期，疾病已由殷商时期的 34 种发展为 77 种，而 77 种疾病统归于 23 条经脉管辖，说明按经脉循行范围记述疾病不仅是经脉主病的需要，而且较甲骨文和张家山《脉书》"疾病篇"的命名方法条理分明，一目了然，也方便得多。由此看来，自殷商以降的千余年间，我国古代医家们一直在探讨疾病的命名与分类问题，说明我国医学理论的起源、发展，也是与临床医学中的疾病命名方法的演进分不开的。

三、关于中医理论框架主纲及阴阳、五行诸学说的历史地位问题

上文我们论述了中医理论起源与人体解剖、生理知识及人体疾病的命名、分类诸因素有关，它的源头至少在殷商时期。从理论框架分析，中医理论在起源、发展过程中有一条十分清晰的主纲，这就是三千多年来人们不断探求的人体生理、病理调节理论，它经历了早期的心－经脉调节论（人有四经说）、朴素的脑调节论、原始的气调节论、辩证的阴阳调节论、生克的五行—五脏调节论及新型的心—经脉调节论等六个或长或短的历史阶段。应当指出：人体调节理论是中医理论框架中的主纲；在人体调节理论中，心－经脉调节论又是人体调节论中的主纲；它经历了人有四经说、十一经脉说、十二经脉说三个历史时期；其他调节理论都是在中国特殊历史条件下的产物，至秦汉时期都统归于心－经脉调节理论之中。从下列的简图中可以看出我国先民创立的六种人体调节理论所跨越的时空及其在人体调节理论中的历史地位。

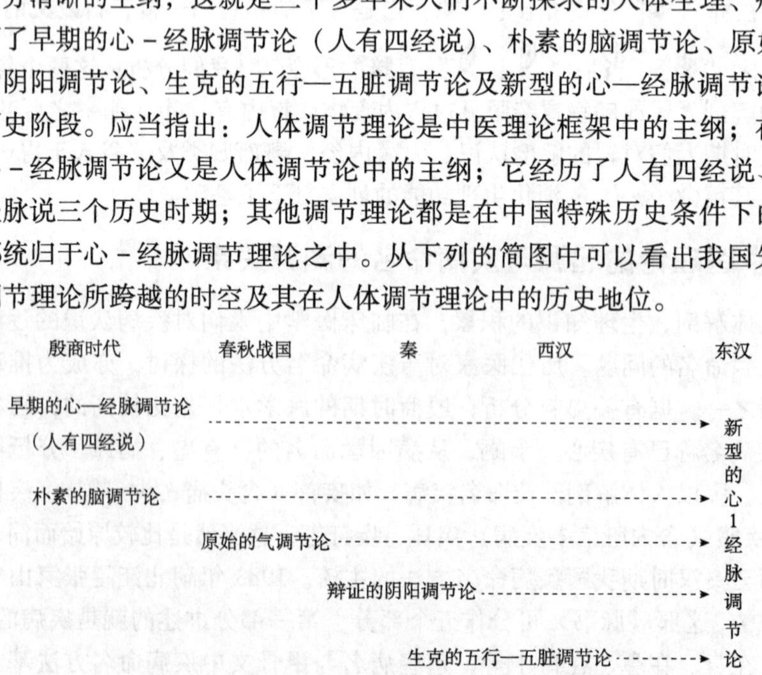

殷商时代	春秋战国	秦	西汉	东汉
早期的心—经脉调节论（人有四经说）	··········	··········	··········	→
	朴素的脑调节论	··········	··········	→ 新型的心—经脉调节论
		原始的气调节论	··········	→
			辩证的阴阳调节论	·········· →
			生克的五行—五脏调节论	·········· →

图 2-1-1 我国传统人体调节理论的演化过程

上述六种调节理论实为五种，因为早期的心—经脉调节论和秦汉时期的心—经脉调节论具有鲜明的历史传承性即历史发展的延续性，它表明我国的经脉理论是以心脏解剖为基础发展起来的，经历了人有四经说、十一经脉说和十二经脉说三个历史发展阶段。图中可见：朴素的脑调节论渊源于殷商，与心—经脉调节论基本起于同一时代；原始的气调节论肇端于春秋；辨证的阴阳调节论大约在秦时已为医家们注意；唯五行学说引入医学最晚，基本上起于西汉，且因木火土金水五行的属性问题，所以五行之生克理论在引入医学以前，必须与脏腑相配，方可论证人体生理、病理之生克。史料证明：在脏与腑尚未完成归类的前提下，用五行与脏腑相配是会出现困难的。如在土的配属中，就有与胃相配和与脾相配问题。由此，足以说明五行学说引入中医理论是较晚的。上图展示了秦汉时期中医理论框架的历史概貌，认为传统的中医理论起源于阴阳、五行学说是站不住脚的。

有关我国人体调节理论的发展问题，将在下文的各个章节中讨论。

参考文献

[1] 柯云路．人体——宇宙学［M］．北京：华夏出版社，1992：153.
[2] 司马南．伪气功揭秘［M］．长沙：湖南三环出版社，1991.
[3] 甄言．不让伪科学泛滥［N］．健康报，1995-7-27.
[4] 张洪林．伪气功为何能生存和泛滥［N］．健康报，1995-9-29.
[5] 邹学熹，邹成永．中国医易学［M］．成都：四川科学技术出版社，1989：190，297.
[6] 杨力．周易与中医学［M］．健康报，1991-5-18.
[7] 陈立夫．中医之理论基础［M］．健康报，1989-1-19.
[8] 甄志亚．中国医学史［M］．北京：人民卫生出版社，1991：62～93.
[9] 李鼎．经络学［M］．上海：上海科学技术出版社，1984：3，4.
[10] 刘长林．《内经》的哲学与中医学的方法［M］．北京：科学出版社，1982：8-30.
[11] 何爱华．中国医学史分期之我见［M］．中华医史杂志，1988，18（3）：142.
[12] 丁山．商周史料考证［M］．北京：中华书局，1988：154.
[13] 温少峰，袁庭栋．殷墟卜词研究·科学技术篇［M］．成都：四川社会科学出版社，1983.

第二章　早期的心—经脉调节论

提要：《史记·殷本纪》中提到，商朝的末代君主纣王曾说过："吾闻圣人心有七窍。"这里的"圣人"即有学问的人，"心有七窍"即心内有七个孔窍。也就是说，有学问的人之所以足智多谋，是因为他们用七个心眼思考问题。为何纣王能得出心内有七个孔窍的结论呢？这一结论是纣王听说的，但从现有甲骨文字分析，这一结论的产生是以心脏解剖为基础的，商人在造字的过程中通过对心脏解剖结构的研究，促使了人体调节理论的诞生。

和其他科学知识的发展一样，我国的医学知识也有一个发生—积累—理论化的飞跃过程。医学理论包括基础医学理论与临床医学理论两大部分，在人类早期的医学理论中，人体解剖学、生理学知识属基础医学，疾病的命名、分类、病因学的探讨及治疗医学知识属临床医学范畴。在古典人体生理学知识中，探讨五官生理先于其他生理。在当前陶文、甲骨文的发掘尚无新的发现及甲骨文释读方面尚无新的进展的情况下，我们研究人体调节理论的萌芽过程仅能以殷墟甲骨史料为据。殷墟甲骨文中，反映人体生理知识的有"耳"字作"🂡"，"听"字作"🂡"，从耳从口；"目"字作"🂡"，"见"字作"🂡"，从目从人；"鼻"字作"🂡"，"臭"字作"🂡"，从鼻从犬。说明至少在殷商时期殷人便知道耳的生理功能是听声，目的生理功能是视物，鼻的生理功能是嗅气味了。人们对于五官生理功能的认识，促进了对人体调节功能的探讨。

在殷商甲骨文中发现五个心字：🂡、🂡、🂡、🂡、🂡。这五个心字都是殷商时期的造字者们在详细解剖心脏并进行认真观察后"依类象形"的结果。第一个心字产生年代最早，属甲骨文第二期，[1]在纣王前200年左右，它的外周部分"🂡"代表头和胸腔，胸腔内的"🂡"是简化了的心脏，是造字者立于仰卧位尸体之前连头、胸腔、心脏一起抽象描绘的。其他四个心字，都是将心脏取出体外并剖开后对其内部进行详细观察后抽象描绘的。这四个心字的内部都有两点，有向上与向下之分。分析主动脉瓣和肺动脉瓣的造字者将心内瓣膜朝上描绘，分析房室瓣（三尖瓣和二尖瓣）的造字者将心内瓣膜朝下描绘，可见造字者对心内解剖结构观察之细。在这种情况下，人们发现心内有七个孔窍当是顺理成章的事。现代解剖证实这七个孔窍是肺动、静脉孔，上、下腔静脉孔，左、右房室孔，主动脉孔。据于省吾分析，这五个心字中的最后一个心字，见于"父乙爵"。这个心字在心脏的底部多了两条线，是造字者对心脏底部的四条大血管的描绘，造字者们似乎已经认识到左锁骨下动脉、无名动脉等对全身具有的重要作用，否则是没有必要进行描绘的。"父乙爵"的断代属甲骨文第四期。[1,2]也就是说，这个心字的产生与纣王基本处于同一年代。上述史料说明纣王时期，人们不仅认为心是主思维的，而且那时的人们已对人体血管（经脉）给予了一定的重视。五百年之后的齐景公时期，齐景公曾说"寡人之有五子，犹心之有四支，心有四支，故心得佚焉"（《晏子春秋·景公从畋十八日不返国晏子谏第二十三》）。"心有四支"，当是指心脏底部的四条大经脉，即左锁骨下动脉、左颈总动脉、无名动脉（头臂干）和上腔静脉。这个故事记载，齐景公到畋去打猎，18天不回朝主事，大臣晏子上谏劝他回朝主事，景公说了上面那段话，取已知的医学理论——经脉调节论类比于朝廷政务。意思是说：我有五个谋臣为我主持全国大事，好比心脏有四条经脉通向全身对全身起调节作用一样。心脏有四条经脉调理全身的活动，所以心脏很安闲。我有五位谋臣为我处理国家的各种事务，还有什么不安闲的呢？由此看来，景公"心有四支，故心得佚焉"之说，反映了那一时期齐国的基础医学水平。那么《晏子春秋》中的经脉调节论是否可信呢？撇开商末"父巳爵"的"❸"字不议，采用当时齐国的有关史料分析，应该是最有说服力的。其一，《管子·内业》记载："凡心之刑，自充自盈……灵气在心，一来一逝。""自充自盈"与"一来一逝"，恰好从两个方面反映了活体心脏的缩、舒过程，它可能是管子时期人们对某种动物活体解剖观察的结果；其二，从心字的演绎情况看，在管仲之后七十余年的齐灵公时期的"叔夷镈铭""叔夷钟铭"中的心字，分别写作"❀"和"❦",[3]都突出了心脏底部的四条大经脉，它是齐景公时期总结出"心有四支，故心得佚焉"的基础；其三，在《管子》中，反复强调"心之在体，君之在位也"（《心术上》），"水者，地之血气，如筋脉之通流者也"（《水地》），"如百体之从心"（《立政》）。上述史料都是公元前六七世纪时齐国的史料，从总体上反映了齐国的医学理论水平，所以齐景公的话，绝不是没有证据的，心—经脉调节理论首先在齐国产生是可信的。

但是经脉调节理论在齐国诞生后，未被更多的学者重视。更主要的是，由于实践经验的限制，那一时期的经脉理论尚未与疾病联系起来，而且经脉主病理论及脉象学说尚未建立。从病因讲，秦国的六气致病论占据一定地位，在六气致病说的影响下，阴阳观念从"六气"中分化出来，发展成为独立的阴阳理论，并广泛用于临床，且精、气、神理论一直为人们重视，导致人们对脑的认识再度兴起。秦汉时期人们在解剖大脑的过程中创作了许多脑字，提出了"神"与脑、髓的关系，所以齐国的经脉理论未能引起人们的重视。直至秦汉之际，随着经脉主病理论的兴起和以经脉为基础的"是动则病"（相脉之道）脉象诊断的产生以及将古天文、历法理论中的"周而复始"理论引入医学，并将十一经脉发展为十二经脉之后，我国的经脉理论最终于两汉时期发展为新型的心-经脉调节论。

我国经脉调节理论的诞生历程也证明：在古代，科学理论的诞生是十分艰辛的。

参考文献

[1] 严健民．论殷商时期的心脏解剖［J］．同济医大郧阳医学院学报，1992，(2)：59．

[2] 丁山．商周史料考证［J］．北京：中华书局，1988：159．

[3] 马承源．西周青铜器铭文选（四）［M］．北京：文物出版社，1990：538，544．

第三章 朴素的脑调节论

提要：近年来，有学者提出"中医脑髓理论"问题，认为"中国文化关于脑主思维大约在公元前11世纪就提出来了"[1]，但未对商周时期脑主思维的问题展开具体讨论。脑和脊髓深处于颅腔和髓腔，其生理功能被古人认识绝不是一件容易的事。要比较公正地认识它们，需要人们掌握更多的人体解剖和临床医学知识，但并不是说商周至秦汉时期的人们对脑的解剖与生理一无所知。

自甲骨文发掘、释读以来的一百年间，我国某些科学知识的形成过程都有了文字依据，其发展史可以明确地上溯至殷商时期了。殷商时期，我国先民从两个方面开始探讨人体自身的思维与调节功能。其一，出于造字的目的，人们对心脏进行了反复的解剖，摸清了心脏的大体解剖结构，并根据动物活体解剖视之所见的心脏搏动及人体左胸触之可得的心脏搏动情况，推导出心主思维，这已在上一章中进行探讨。其二，人们已经认识到头颅的重要作用，但十分肤浅，这是本章需要阐明的。以下从两个方面阐述先秦至两汉时期朴素的脑调节论。

一、从甲骨文天、首等字及脑字的形态看先民们对头、脑的认识过程

（一）甲骨文中"𦥑、天、𠙴"等字给予我们的启示

文字是记录和传达语言的书写符号。文字创作的早期则是从表形或曰象形文字开始的，它是以某一种实物为蓝本，对其进行描摹的一种造字方法。与人体结构有关的字，如心字的嬗变，[2]胃字的初文，[3]都是这样产生的。因此弄清代表人体组织的象形文字的产生与发展，可以帮助人们弄清先民们对该组织的认识过程，这便是我们拟从代表头脑诸字的嬗变中寻找先民们对脑组织认识过程的原因。在甲骨文中至今尚未发现脑字，但以下几个字如"𦥑、天、𠙴、田"似与头脑有关，给予我们不少启示。甲骨文中天字作"𦥑"（《殷墟文字乙编》906）、"天"（《甲骨文合集》87）、"天"（《天壤阁甲骨文存》50），前两字从口，与"子"（子）字从口、突出了小儿头形是一致的。卜辞云：庚辰卜，王弗疒朕𦥑（天）。《说文》解"天，颠也。"徐中舒在《甲骨文字典》卷一的一部中指出："王国维以来皆据《说文》释卜辞之天、天、天为天……口像

人之巅顶……""贞叀宾✱（天）命，十三月"，所以，天之本义为巅，即人之头顶部，"'疾天'即'疾巅'，就是头之巅顶部的疾患"。[4]在甲骨文中有一个"◊"字，徐中舒《甲骨文字典》释其义为"头也"。卜辞云："甲辰卜出贞王◊（首）亡延"（《甲骨文合集》24956），本卜辞的意思是：殷王的头部有病，是否会迁延下去？可见"◊"（首）即头。在甲骨文中有一个"✤"字，它是囟（xìn）字的初文，释读和释义都有多解，这种现象与造字早期字不够用，殷人采用假借是分不开的。卜辞云："羌方✤其用，王受又"（《殷墟文字甲编》507）。徐中舒《甲骨文字典》解释说："所斩获敌国之首也，用为祭品。"这就是说，卜辞中的"✤"字作战俘之首级解，说明甲骨文的"✤""◊"通用。但"丁卯卜贞✤其雨"（《殷契遗珠》437），却是一则求雨的卜辞，"✤"应作思虑、请求解。因此这则卜辞中将"✤"释为祭品、头颅可能欠妥。李学勤在《西周甲骨的几点研究》中释"✤"为思。卜辞举例："✤（思）祁（御）于永冬（终）？✤（思）祁（御）于休令（命）？"（扶风齐家村H3：1）李氏以思作进致意解，释读为："能得到永终吗？能得到休命吗"？[5]笔者将这个"✤"做动词，试释读："想得到永终行吗？想得到休命行吗？"由此扶风齐家村H3：1提示，西周甲骨卜辞与"丁卯卜贞✤其雨"意同，即两组卜辞中的"✤"字都具有"思考"的意义。胡厚宣主编的《甲骨文与殷商史》第二辑第353页收集王守信《西周甲骨论述》一文，王氏分析这个"✤"字后指出："我们认为，'✤'字即《说文》之囟，这里读思或斯。《诗·泮水》思乐泮水……"言下之意，"✤"（思）作语气词解。陈梦家指出"卜辞之✤像头壳之形，其意为首脑"[6]。囟，《说文》："⊗，头会脑盖也，象形。"《说文》的这个"⊗"字，突出了婴儿前囟未闭之状，它已不是单指头盖骨了，似乎指明头盖骨内还蕴藏着什么重要物质。丁山将"✤"与失语症联系起来，他在探讨《论语·宪问》"高宗谅阴，三年不言"中"谅阴"即"梁闇"时指出："假定'梁闇'如郭沫若先生说，就是犯了失语症……试看祖庚时代的卜辞，屡见：

　　……卜，旅贞，今夕，囟言王。　　　　文录：49

　　甲午卜❋贞，今夕，囟言王。　　　　　七集：W₂

　　戊申卜旅贞，今夕，王囟言。　　　　　文录：51

　　壬寅卜贞，今夕，囟言。　　　　　　　文录：22

囟，孳乳为思，为细，此'囟言'如读为细言，正是一种'失语症'的现象。"[7]丁山将囟与失语症联系起来进行分析，试图说明囟即脑与语言的关系，是很值得深思的。我们注意到《殷墟文字缀合》380这则卜辞，"丙寅卜又涉三羌其❋，至自艮"，这个"❋"字，是用手抓头皮之状，描述了人们进行思考时的行为表象。这则卜辞的大意是：丙寅卜后，又往前行，涉三羌时，才想到自（师）艮（服）去。《说文》思字条讲："❋，容也，从囟从心。"这个思字，意指心与脑在思维方面具有同等重要的意义。项长生等指出，思字取意心囟相贯之义，绝非从田从心会形而成，"囟为脑之外府，亦为脑之代称"[8]。这是古人认为心脑共主思维的证据。项、汪二氏指出，《灵枢·口问》"上气不足，脑为之不满……"是讲"囟在上，心在下，故言'上气'"，可见项、汪二氏亦认为囟指脑。应该指出：殷商时期，人们对头脑仅有一些直观认识，他们是在对头颅外形进行直接观察的条件下创作出代表头颅的文字的。而造字的人较多，每个人根据自己对头颅的观察进行抽象概括描摹，所以形态上往往不同。但从上述几个字形分析，众多学者认为"𠂉、△"不仅代表头颅，而且在认识上逐步深化，到"囟"时似已与思维联系在一起。项、汪二氏曾指出："自《内经》以降，历代医家围绕着'心主神明''脑主视听'……进行了反复的观察与探讨。"其实，先民们将视听等五官生理功能与脑联系起来还可从甲骨文中窥见一斑。现取与目有关的几个字为例加以说明。在甲骨文中目字作"⊙"（《乙》960）；见字作"𠂉"（《甲》2040），从目从人，突出了眼的作用，含目之于色无疑。另有一个"𦣺"（《遗珠》565）疑释为瞿，是惧（惧）的初文，这个字昂首张双目，身躯软弱，神态清晰，恐惧之状历历在目，是殷人已经认识到人的神态表情与视觉密切相关的有力证据。自古以来，在认识的道路上，如毛主席所说："感觉到了的东西，我们不能立刻理解它，只有理解了的东西，才能更深刻地感觉它。"在"𦣺"字面前，谁还能不承认殷人已经十分深刻地理解了"目之于色"及目与神态的关系了呢！结合甲骨文"𦣻"（听）、"𦨶"（臭）分析，目之于色、耳之于声、鼻之于臭这些原始的生理学概念产生于殷商时期是无疑的。而且这些器官都存在于头部，它们在某种程度上代表了脑组织的功能，这一事实也正是殷人重视头颅的原因。

（二）从秦汉时期脑字的形态特征探讨人们对脑组织的认识水平

殷商时期人们没有造出脑字来，是因为人们对脑组织的认识需求与认识能力还未发展到这一步。他们即使遇见打破头盖骨的患者，也不会想到有观察脑组织表面形态特征的必要。这是甲骨文中没有脑字的根本原因。我国的脑字产生于何时，目前尚无确凿证据供我们推考。1973 年底在长沙马王堆出土一批汉代医帛、简书，其中《养生方》第 66 行的脑字及《五十二病方·牡痔》第四治方的脑字均作"𦣻"，《五十二病方·身疣》第十二治方的脑字作"𦣺"[9]，阜阳汉简《万物》及《睡虎地秦墓竹简·封诊式》的脑字均作"𦣺"。这些脑字，都是距今 2200 年前后的原文，没有受到后人的修饰，代表了脑字创立早期的字形。它们都强调从上、从匕、从山、从止。笔者认为，这些脑字（𦣻、𦣺、𦣺）都是不同的造字者面对脑组织表面形态特征进行抽象思维后概括描摹的，因此都是脑字的初文，不是讹变。我们知道大脑表面成沟回状排列，如筷子粗细，有起有伏，假如从不同角度审视沟回，其状有如山者，有如上者，有如止或如匕者。出土的这些脑字，反映出众多的造字者们在解剖时曾打开头盖骨，而且对脑组织表面形态特征进行了抽象化思考。在我国古籍中保存了一些先秦至两汉时期的脑字，如《周礼·考工记》："夫角之本蹙于削（脑）而休于气"；《墨子·杂守》："收其皮革筋角脂削（脑）羽"。这两个脑字（削、剀）主要造型与上述出土脑字从止、从山是一致的，但加了"刂"，似指用力凿开头盖骨，亦似指脑组织保护在头盖骨之内。毫无疑问，"刂"的加入是战国末期至秦汉时期的人们修饰后的结果。许慎在《说文》中保存了一个脑字作"匘"，强调"匘，头髓也，从匕，匕相匕箸也"。在"匕"字条下说："匕，相与比叙也，从反人，匕亦所以用比取饭。""从反人，匕亦所以用比取饭"这一注释，可以认为是许慎对"匕相匕箸"的解说。他认为脑组织表面的外形像吃饭用的筷子排列着。许慎在"从"（从）字条下又说："从，密也，二人为从，反从为比。"说明了"从"字与"比"字的造字原则，但不能说明"匘"字从反人的本意，与未经后人修饰的《养生方》中的脑字从匕意义不同了。而且许慎既云脑字"从反人"，又云"从匕，匕相匕箸"，表明了许慎本人未见过大脑表面的形态特征，未弄清造字者们创作脑字初文的认识过程，因而在脑字面前存在内心矛盾。战国时期的脑字"从匕"是取脑组织表面形态之象无疑。我搜集到不同时期的21个脑字，从匕、从山、从上、从止者占14个，说明后世的许多文字工作者都是忠实于脑组织表面形态特征的。从史料看，先秦至两汉时期的脑字也有从肉的，如《左传·僖公二十八年》（公元前632年）"楚子伏己，而盬其脑"。长沙马王堆出土的竹简《十问》有两个脑字作"腦"[9]，亦从肉。古辞书的脑字从肉，始见于南朝梁陈之间的顾野王撰著的《玉篇》。从总体上说明，脑字规范为从肉是较晚的，以匕是从脑字的嬗变情况分析人们对脑组织认识上的深化过程。

其实，春秋战国时期，人们对脑组织的认识如同对其他事物认识一样，都有一个发展、深化过程。回顾我国传统文化典籍及早期医学著述，都将脑组织作为一种单纯而珍贵的膏脂类看待。《考工记·弓人》"夫角之本蹙于削（脑），而体于气，是故柔"。此文讲的是牛角的根部与脑组织十分接近，因为受到脑髓（膏脂）的滋润，所以它既柔又韧，是做弓之萧柎的好材料。《左传·僖公二十八年》"晋侯梦与楚子搏，楚子伏己，而盬其脑"，反映了那时的人们认为脑髓属于珍贵的膏脂类营养品，因而有饮动物脑髓乃至饮人脑髓的行为。将脑用作药物始见于我国出土的秦汉之际的医书《五十二病方》，该书中的《痈病》和《干瘙》相继用"头脂"（头骨中脂，即脑髓，[10]和"兔产（生）脑"调和药物进行外敷治疗。《内经》中将脑与髓等同，多次强调"脑为髓之海"，甚至认为精液、鼻涕均属于脑。东汉以后，有将脑组织命名为"泥丸"（见《上清黄庭内景经·至道》）的。"泥丸"是什么意思呢？《尔雅·释名》："威夷，长脊而泥。"宋代邢昺疏云："泥，弱也。"丸，《说文》："丸圜，倾侧而转者，从反仄"。因此"泥丸"一词是形容圆形或半圆形的柔弱物体，指出了脑组织柔弱、软弱的特点，是人们用手指触摸脑组织后的感觉的描述，如同《素问·大奇论》"脉至如泥丸"，是医家用手指轻触寸口后对微弱脉象的描述一样。用"泥丸"给脑组织命名，这一点更是对脑组织质地认识上的深化。"泥丸"有什么样的生理作用呢？《颅囟经》序云："太乙帝君在头曰泥丸，总众神也。"据传《颅囟经》为张仲景的弟子卫汛所作。东晋时期道教上清派兴起,先后有《上清经》等道教经书问世。《上清黄庭内景经·至道》有"脑神精根至泥丸""泥丸百节皆有神"的记载,并有"泥丸"为上丹田、在两眉之间及"丹田之中精气微"之说。这些记载不仅指出了脑与泥丸的关系,而且讲明脑与"百节"(全身一百个可活动关节)都有神运。清代吴师机《理瀹骈文》指出:"脑为上丹田,藏气;心为中丹田,藏神……元宫者,元神之室,灵性之所存也,即泥丸宫。"《素问·本病论》云:"神失守位,即神游上丹田,在帝太一帝君泥丸宫下",基本上沿袭了道教上清派的观点。"泥丸"一词的出现及"脑神精根至泥丸""泥丸,总众神也"之说,表明早在1600年前,我国学者们对脑组织的形态、质地的特征及脑对全身的调节作用诸方面的认识,已有了本质上的进步。

二、《内经》中的脑论及运动功能的脑调节论

在《内经》的许多篇章中,以解剖学为基础讲到脑与髓的关系、脑与周围组织的关系及脑的生理作用,而许多生理作用似与脑对人体全身的调节作用有关。如《灵枢·海论》对脑组织解剖部位划了一个界限,指出"脑为髓之海,其输上在于其盖,下在风府",意指颅腔内的脑组织,其上界为颅盖骨,其下界为在风府穴以上。风府穴以下与脑组织相连的脊髓属髓。风府穴在什么地方呢?《素问·骨空论》说"风府在上椎",上椎即第一颈椎。《实用针灸词典》定位为:"风府穴在后发际正中上1寸处,即枕骨粗隆直下,两侧斜方肌之间的凹陷中"[11]。我国传统医学认为风府穴属督脉,在枕骨与第一颈椎之间。它上有脑户,下有哑门。对于从脑户至哑门的这段颈椎管,素有"七节之旁,中有小心……刺头中脑户,入脑立死"(《素问·刺禁论》)之说。现代医学知识告诉我们,脑户穴下是生命中枢要地,"刺头中脑户,入脑立死"正是秦汉医家们临床经验的总结,可见《灵枢·海论》给脑组织划定的界线与现代脑组织的解剖部位完全一致。在《内经》中记载了脑组织与"眼系(目系)"及"项中"都有密切联系。《灵枢·大惑论》在论述眼内的解剖结构时指出:"裹撷筋骨血气之精而与脉并为系(眼系),上属于脑,后出于项中。"意思是:被筋膜包裹的视神经、血管等组织从视神经孔进入颅内,与脑组织相连,另有一支从颅底通向后项。《灵枢·动输》说:"胃气上注于肺……上走空窍,循眼系,入络脑。"这里更进一步指出,脑组织的营养物质是从眼系的血管输送来的。《灵枢·寒热病》云:"足太阳有通项入于脑者,正属目本,名曰眼系。"这一记录,恰与《灵枢·大惑论》相呼应。《灵枢·大惑论》从视神经孔向颅内、从颅底向后项讲述经脉走向,而《灵枢·寒热病》则是从后项的枕骨大孔向颅底至前讲述经脉走向的。这些认识都是秦汉医家们的解剖实录,绝非推导,是十分宝贵的。应该指出:《寒热病》篇在"名曰眼系"之后还写到"……在项中两筋间,入脑乃别。阴跷、阳跷,阴阳相交,阳入阴,阴出阳,交于目锐眦"。这段论述,分别是指椎动脉、基底动脉、动脉环等经脉而言的。[12]《内经》中多次强调"脑为髓之海",认为"骨空(孔)"是脑组织营养物质供给的通道之一,如《素问·骨空论》《灵枢·卫气失常》《灵枢·决气》《灵枢·五癃津液别》等都曾提及这一观点。甚至认为精液、鼻涕均属于脑,指出:"五谷之津液和合而为膏者,内渗入于骨空,补益脑髓,而下流于阴股。"(《灵枢·五癃津液别》)"泣涕者脑也,脑者阴也,

髓者骨之充也，故脑渗为涕。"（《素问·解精微论》）古人的这些认识是基于当时的科学水平，无足为怪。正是由于上述认识，引出了以下病理理论。《灵枢·五癃津液别》说："髓液皆减而下，下过度则虚，虚故腰背痛而胫酸。"《素问·脉要精微论》："头者精明之府，头倾视深，精神将夺矣。"《灵枢·口问》说："故上气不足，脑为之不满，耳为之苦鸣，头为之苦倾，目为之眩。"《灵枢·海论》说："髓海有余，则轻劲多力，自过其度；髓海不足，则脑转耳鸣，胫酸眩冒，目无所见，懈怠安卧。"毫无疑问，这些理论都出于"脑为髓之海"。结合现代医学分析，《内经》中的这些记载，与现代医学中神经衰弱的临床症状近似。说明早在两千年以前，我们的祖先已认识到脑组织对全身的影响。值得指出的是，《灵枢·经筋》记述了"伤左角右足不用"这一典型的因运动神经交叉导致的临床现象。原文写道："足少阳之筋……支者，结于目眦为外维……上过右角，并跷脉而行，左络于右，故伤左角，右足不用，命曰维筋相交。"从字面解释，"维筋相交"，即维络全身骨节的筋是左右相交叉的。这段原文的全部意思是说：足少阳筋有一条支筋，循行于眼外角，维络眼的外侧，支配眼球的活动。该筋上行，通过右额角，伴随着跷脉循行。这样，左侧的维筋网络于右下肢，所以伤了左额角，右下肢就瘫痪了。《说文》解："跷，举足小高也，从足，乔声。"从生理功能上说，跷脉，即能指挥抬足运动的经脉。可见"维筋相交"是古代医家们利用跷脉理论，解释"伤左角右足不用"这一病理行为的专有名词。"维筋相交"理论，与现代神经解剖及现代心理学家们借助于临床医学对大脑皮层运动功能定位的结果，两者几乎是完全一致的，[13]是两千年前我国先民认识到脑组织能调节肢体运动的有力证据。《灵枢·大惑论》在论述眼与脑的解剖关系后进一步指出："精散则视歧，视歧见两物……视误故惑，神移乃复。"这是邪"入于脑则脑转，脑转则引目系急"的结果，与"脑神精根至泥丸……泥丸百节皆为神"的结论是一致的。《灵枢·忧恚无言》认为："横骨者，神气所使，主发舌者也。"横骨即舌骨，说明舌的调节也出于脑。

综上所述：殷商时期人们对头颅的认识是很抽象的，到《内经》时代，医家们已将人体的生理现象、调节功能与脑组织的生理功能联系起来了。但是，秦汉时期兴起的心-经脉理论比较满意地解释了众多的生理与病理现象，加之秦汉时期的科学技术水平无法使人们探明脑组织的生理功能，因而朴素的脑调节论被淹没长达两千余年。弄清这一历史过程与发掘中医传统的脑调节论的任务，以及在中医学中如何发展脑调节理论的问题，都有待于后来之士努力探求。

参考文献

[1] 程昭寰.中医脑髓理论研究的思路与方法［N］.健康报，1991-6-15.

[2] 严健民.论殷商时期的心脏解剖［J］.同济医大郧阳医学院学报，1992，(2)：59.

[3] 丁山.商周史料考证［M］.北京：中华书局，1988：154.

[4] 温少峰，袁庭栋.殷墟卜辞研究［M］.成都：四川社会科学出版社，1983：306.

[5] 李学勤.西周甲骨的几点研究［J］.文物，1981，(9)：7.

［6］陈梦家．殷墟卜辞综述［M］．北京：科学出版社，1956：327.

［7］丁山．商周史料考证［M］．北京：中华书局，1988：73.

［8］项长生，汪幼一．祖国医学对神与脑的认识［J］．中华医史杂志，1986，(2)：93-97.

［9］周一谋．马王堆医书考注［M］．天津：天津科学技术出版社，1988.

［10］严健民．《五十二病方》"头脂"释义［J］．中华医史杂志，1990，22(4)：222.

［11］《实用针灸辞典》编委会．实用针灸辞典［M］，．北京：知识出版社，1990：189.

［12］严健民．秦汉大脑及颅底解剖在《内经》经脉理论创立中的作用［J］．自然科学史研究，1995，(2)：19.

［13］严健民．《灵枢》"维筋相交"与大脑运动功能定位［A］．见：全国首届中医心理学学术讨论会编．中医心理学论丛（第一辑）．成都：1985.

第四章 原始的气调节论

提要： 我国"气"概念的形成已有久远的历史。它指导古典天文、历法诸学科取得了不少成就。"气"概念在中医基础理论中的地位素有公论，本章通过考古学、古文字学史料对"气"概念的演绎与在中医理论中的地位进行了论述。

世界上每一个民族在其历史发展进程中都孕育了自己的思维方式，创造与发展了自己独具风格的文化。原始社会我国先民对于风寒已有了一定的认识，随后经历无数代的努力，创造出了气的思想，若干年后又创造出阴阳、五行等具有哲学性质的概念，指导中华文化发展达数千年之久。从哲学概念分析，气的思想便是我国先民在原始思维中创造出来的最原始的哲学思想，它被首先应用于历法、物候、医学等学科，在我国原始科学技术发展史上产生了巨大的推动作用。

一、原始人类对风寒、风气的认识过程

在我国远古文化中，气的思想是根深蒂固的，它贯穿于人们对众多自然现象包括生物现象、生理现象和社会现象的认识过程之中。原始气的概念产生于人们对风的感知。在《庄子·齐物论》中，将风吹树洞、山洞发出的声音称作"天籁"和"地籁"，并说："夫大块噫气，其名曰风。"《礼记·乐记》认为"大乐与天地同和……乐者，天地之和也……乐由天作"，说的也是风吹万窍发出的声音，这些论述代表了远古人类对风的认识程度。原始人类在自然崇拜过程中曾有崇拜风神的，传说中伏羲氏即为风姓。这个传说，一方面反映了远古人类对风神的崇拜，另一方面也说明，伏羲氏可能是以风神为图腾的远古民族部落的首领。《国语·周语下》记载了这样一个故事，禹时，有一个以风命名的防风氏部落，禹在会稽之山召见群神，结果防风氏来晚了，禹一怒之下将防风氏杀而戮之。传说中的风神还有风伯（《楚辞·远游》）、风师（汉代应劭《风俗通义·论典》引《周礼》云："风师者，箕星也，箕主簸扬，能致风气……养成万物，有功于人"），都说明我国先民对风的畏惧与崇敬。不过《庄子》的"天籁""地籁"，《礼记》的"乐由天作"，伏羲氏风姓及风伯、风师，都是近万年以来人们在认识上对风的升华，并经民间口头文化传播下来。其实在距今200万～300万年的原始人类早期，人们就已经遭受到风寒的威胁。那时候的猿人，由于大脑的发育还处于原始阶段，他们面对风寒的侵袭，只会本能地蜷缩着身子，丝毫没有开展思

维的能力。在距今 10 万年左右，人类面对风寒已能主动采取"燥胜寒"（《老子·四十五章》）或"动作以避寒"（《素问·移精变气论》），或者"用摩擦来使冻冷了的肢体温暖"等方法，仅从这一点讲，人类对风（气）的认识也是十分久远的。人类发展到距今约 4 万年的时候，大脑皮层的结构、皮层下的细胞团核、神经纤维之间的相互联系以及体质发育都与现代人无多大差别，人类进入新人阶段，在我国如许家窑人、柳江人、峙峪人及山顶洞人都是新人的代表。从我国人类考古发掘资料分析，自许家窑人起，飞石索已在其手中诞生，原始科学技术已逐步发展起来。许家窑人时期，由于石器生产的突破，生产力得到了发展，原始口头文化日趋丰富。从人类记忆的特征分析，在新人中，有一部分人对于自然界的许多自然现象产生了兴趣，并分别对某些自然现象给予命名，如"风"一词，就有可能产生于新人早期或更早。这时的人们对于风寒的侵袭已有了更多的认识，除了"动作以避寒"外，还会主动储备干柴，并将保存的火种引燃，让众人在明火旁取暖避寒了。到了山顶洞人时期，人们已能穿上兽皮衣服抵御风寒，这大大提高了人类战胜风寒的能力，扩大了生产和生活的范围。考古证明，到了陶器时代，由于制陶工艺的发展，促进了我国原始乐器的发展。在西安半坡、太原义井、玉门的烧火沟等地都出土了 1～3 孔的陶埙，这些陶埙距今都在六千年左右，已经具备了五声音阶的特征。[1]陶埙的多次发现，说明我国先民早已在"天籁"和"地籁"的启迪下，成功地利用气流穿孔窍发音的原理创造出陶制乐器，丰富了人类的原始文化生活。从秋风阵阵、枯叶在空中飘荡，或者巨风吹来、飞沙走石等自然现象中，人们可以直接感受到风的存在和威力；"鼓之以雷霆，奋之以风雨"（《礼记·乐记》），更是人们对暴风雨留下的深刻印象。可以说，人类对风寒、风气的认识，走过了数百万年的历程。

二、我国传统文化中气思想的演绎及其哲学价值

上述史料证明，人类在漫长的岁月里逐步对风（气）的本质产生了认识，创造出了原始乐器——陶埙。在传统文化中我们能不能发现与风、气有关的文字呢？在陶文发掘尚不充分的情况下，我们仅能依殷商时期的甲骨文进行考证。在甲骨文中有"三""气"，不过都不释为气而释为"迄至""乞求"[2]。但有风字，是用凤代风的，卜辞云："贞翌丙子其有凤（风）"（《前》4，43，1）。从《战后京津新获甲骨集》520 及《殷墟文字缀合编》261 看，商时已有四方与四风的专名。"贞帝于东方曰析，风曰劦，奉？"（《缀合》261）是商王"神祇祈年"的见证。[3]《山海经·大荒东经》："东方曰析，来风曰俊"，与上述两组卜辞的内涵基本一致。在甲骨文中，至今未见风气、风雨关系，但有"兹雨""兹云""庚寅卜贞，兹云其雨"（《存》1，107），该卜辞讲到云雨关系。《庄子·在宥》说："云气不待族而雨。"将云、气、雨三者关系讲得更清楚了。西周以来，在我国传统文化中讲到自然之气的内容很多，《国语·周语下》"川，气之导也"，《说文》"云，山川气也""气，云气也""雾，地气发，天不应"，《庄子·齐物论》"大块噫气，其名曰风"，《释名·释灭》"风，故也；气，放散也"，《汉书·天文志》"迅雷风祅，怪云变气"等，都是两周至两汉时期人们对风、气、云雨关系认识的缩影。《三代吉金文存》卷十二收集的公元前 550 年左右的齐侯壶乙器铭"用

气嘉命"中的气字作"气",《说文》从之。"用气嘉命"中的"气"字虽不能作气解,但《说文》中的"气"字已指云气了。这个"气"的字形,不禁使我想起幼年时期,阳春三月之时,邀来放牛的伙伴,迎着春阳在小沟边放牧,远望那广袤而嫩绿的麦苗顶上,一缕缕气浪隐隐约约、摇摇晃晃向空中飘去,消失在天际。这个"气"字,不正是春阳之际地气上蒸的描绘吗?

我国早期的传统文化中,用气的思想解释事物的内容是十分丰富的,《国语·周语上》记载,周幽王二年(公元前780年),伯阳父就说:"天地之气,不失其序。"认为天气和地气都按一定的顺序运转着,并指出"阳伏而不能出,阴迫而不能蒸",便产生地震。言下之意,天气和地气的本质是不同的,它们在天地运转中,都具有各自的功能。当阳气伏降而不能向空中散发,阴气迫压而不能向地面蒸腾到极点的时候,便突然喷发,产生地震。可见早在2800年前,我国先民就将气的思想用于解释自然现象。在当时,这一地震理论应该是最先进的。我国传统文化认为,各种事物的内部都含有气,气在事物的内部是运动的,而各种事物内部的气是不同的,它们都按照自己的规律变换着。如《管子·幼官》认为春天"十二地气发……十二天气下"必须"治燥气",夏天要"治阳气",秋天要"治湿气",冬天要"治阴气"。本篇最后指出,"地知气和,则生物从"。《幼官》认为地气有十二种,天气也有十二种。根据后文分析,这些气的实质都是不同的。《老子·四十二章》说:"万物负阴而抱阳,中气以为和。"老子认为,万物自身都具有两种气(阴气和阳气),这两种气都对立统一于该事物中,维持着事物的相对平衡,所以说"中气以为和"。《左传·昭公元年》(公元前541年)秦医和给晋平公诊病,指出致病因素有六气,即阴、阳、风、雨、晦、明,强调"阴淫寒疾,阳淫热疾,风淫末疾,雨淫腹疾,晦淫惑疾,明淫心疾"。毫无疑问,这六种气的性质都是不同的。我国传统文化还认为,就同一种气而言,在不同的发展时期其气的性质也是不同的。如《论语·季氏》说:"少之时血气未定……及其壮也,血气方刚……及其老也,血气既衰。"在人体内,同属血气,但发展阶段不同,血气的性质也不同。在植物中,"合抱之木,生于毫末"(《老子·六十四章》),亦包含了气的发展过程。在一年中,植物的春萌秋藏,也包含了气的发展过程。从上述史料分析,我国传统文化中气的思想,从殷商时期的以凤代风、风指自然之气,到两周时期用气解释地震,这时的气已具有哲学概念了。由两周到秦汉时期,气的思想也发展到了一个新阶段。秦汉时期的学者们在"致知在格物"(《大学》)这一科学思想指导下,将气的思想引入宇宙生成的探讨中。据《庄子·天下》记载,战国时期哲学家惠施曾说"至大无外,谓之大一;至小无内,谓之小一",有学者认为惠子所云的"小一"即为气。[4]西汉刘安在《淮南子·天文训》中讲:"……宇宙生气,气有涯垠,清阳者薄靡而为天;重浊者,凝滞而为地。":《淮南子·俶贞训》说:"天含和而未降,地怀气而未扬……天地未剖,阴阳未判,四时未分,万物未生。"《列子·天瑞》《白虎通义·天地》都认为:"太初者、气之始也。"《素同·天元纪大论》综合各家之说后指出:"太虚寥廓,肇基化元。万物资始,五运终天……"该文结尾时着重从天干、地支及阴阳诸方面阐述天运规律。这就是秦汉时期的学者们对宇宙起源的认识：太初之时或者天地未分之时，气已经存在了，而且气在变换活动中，"清阳者"变化为天，"重浊者"变化为地。从此乾坤始定，为万物滋生打下了基础，《论衡·自然》中"天地含气，万物自生"，说的也是这个道理。

上述史料证明，我国传统文化中气的思想虽渊源久远，但升华为哲学思想是在两周至秦汉时期，是从气的运动过程中表现出物质性和功能性的形式中抽象出来的，是从"万物负阴而抱阳"中概括出来的。"中国'气'概念不属于一家一派，不是时兴于某一特定的历史时期，也不局限于一两个学术领域，而是赋予整个中国文化以生命的一个要素。"[5]我国气思想在各个学科领域的应用是很广的，如自然科学中的气候，历法中采用"五日谓之候，三候日谓之气，六气谓之时"（《素问·六节藏象论》）。《淮南子·兵略训》云"三军之众，百万之师，志厉青云，气如飘风……此为气势"，则是社会学中对气的应用。而"我善养吾浩然之气"（《孟子·公孙丑上》）中的"浩然之气"，讲的是主观精神状态。"人禀气而生，舍气而长"（《论衡·命义》）以及《内经》中的"营气""卫气""精气""宗气""心气""肾气"等，它们都各有自己的内涵。大至宇宙、天地，小至心、肾，都有自己的气。推而广之，心、肾各部位的特定的细胞，它们都有自己的气。它们的气都各由特定的物质组成，又完成各自的特定的生理功能。可见，当气的思想获得了哲学意义之后，各派学者都根据自己所研究的内容，发展了气概念的内涵和外延。我们的祖先早在两周时期就从具体事物中抽象出气的思想，用气的思想指导自己的思维，开创了独具特色的天文学、历法学、考古学、物候学以及中医学理论等，在其指导下的各个学科一度遥遥领先于世界，这就是我国气思想的哲学价值。

三、气是人体生理功能的根由

我们的祖先是怎样认识到自己的体内存在气的呢？这个问题还是应该归功于那些注意自己身体变化的人们。两周前后的人们，当其饥饿之时，肠蠕动加快，肠鸣音增强，或者腹泻腹痛时的肠鸣音亢进，都是可以直接感受到的。特别是当他们吃了豆类食物之后肠内气体增多，反酸、嗳气、放屁的现象时常发生。这些排气现象，都可以使他们认识到腹内有气。他们很可能由此推论，眼皮的跳动是气的作用，肌肉的抽搐是气的作用，心脏和动脉的搏动也是气的作用。

有一个值得探讨的问题：两周时期，先民们创造了一个"餼"字，多用于向客人赠送食物。《左传·桓公六年》（公元前706年）郑太子忽救齐有功，"齐人馈之以饩"。《国语·周语中》"廪人献饩"，又曰"膳宰不致饩"。《国语·越语上》记载越王勾践为繁衍本国人口，采取一个奖励措施："生三人，公与之母（乳母），生二人，公与之餼。"两周时期的这个常用字"餼"从食、从米、从气，是一个合文会意字，统指生食物，使用频率高。这个"餼"字后来省作"气"，《说文》解气为"馈客芻米也"。三国时韦昭注"生曰饩"。不难看出，注家们的解释突出了生米的内涵。东汉王充在《论衡·道虚》中说："且人之生也，以食为气；犹草木生，以土为气矣。"王充的本意是说，人的生命活动的基础是从食物中汲取营养物质，好比草木从泥土中汲取营养物质一样。王充扼要阐明了人的生命活动与"气"的关系。现在的问题是：两周时期的人们为何要用食、米、气三字造出一个"�"字来？笔者再三思索，提出一个设想：这三个字中的食字作动词，表示吃东西；米为名词，表示五谷之类的食物；而气则既为声符，又是意符，即指人们将米吃进胃肠，在胃肠中"腐熟"其精微物质被人体吸收，便是人们生命活动的"气"的来源。

当代学者邹学熹、邹成永在探讨人体气化功能时指出："气，古作氣，从米，气声，指一种维持生命的物质和它转化的能量。"[6]假如我们的设想可以成立，那么早在"䊖"字的创立时期，便具有生理功能的意义了。这种说法能不能找到根据呢？或者古人对于"䊖"字是一个怎样的认识过程呢？回答这一问题，可以从殷商时期说起。我们知道，甲骨文中有一个胃字作"⊗"，卜辞云："丁酉卜亚邕以从涉于⊗，若。"丁山在释"⊗"字时指出："⊗当是胃字的初写……胃，石鼓文谓字偏旁作"⊘"，其上之"⊙"。当是"⊗、⊗"直接的形变。"[7]《说文》中的胃字与石鼓文谓字的偏旁"⊘"形同。应该指出，以上资料反映，胃字的初文作"⊗"和"⊗"，是造甲骨文的人们解剖过胃，亲眼见过胃内的食物及胃的形态后描绘的，创造甲骨文"⊗""⊗"字的人们，大约已经理解到五谷在胃肠内消化、吸收的大概意义了。到了石鼓文和《说文》时期，胃字不仅从"⊙"（其中从米），而且从月（肉）了，其解剖生理意义显而易见。后来又有"谷入于胃"（《灵枢·营气》）、"泌糟粕，蒸津液，化其精微，上注于肺脉"（《灵枢·营卫生会》）这样一些古籍中有关胃的消化生理论述。这些论述，回答了五谷经过胃肠"腐熟"转化为生命活动所必需的"气"的全过程，与"䊖"所含的生理意义是一致的。《灵枢》中的这些论述有可能都是先秦时期的产物，因此其历史意义更久远。两周时期创造"䊖"字的人们，可能对于"谷入于胃"及"泌糟粕……"等问题都进行过思考。

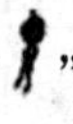

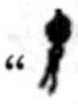

在先秦时期的学者们看来，精、气、神都是人体生存的物质条件，这是我国文化史发展的结果。在先秦时期我国的传统文化中，人体精、气、神三理论几乎占有同等重要的地位。其中精、气二者早在西周时期便已结合起来。《周易·系辞上》有"精气为物，游魂为变"之说，指明阴精、阳气是构成人体的物质。《老子·五十五章》云："未知牝牡之合而脧作，精之至也"，这段记述表明，男孩子体内的阴精或者精气的活动，是导致阴茎勃起的根本原因。《庄子·在宥》云："吾欲取天地之精，以佐五谷，以养人民"，这里说的精，是指自然界存在的精良之物或者物之精华，如空气中的氮、水，土壤里的各种元素、有机物质，它们是五谷开花结果的重要物质基础，可以用其养育人民。在人体中，精与气又是什么关系呢？《管子·内业》讲："精也者，气之精者也。"意思是说，人体内的精细微小物质，便是气的精微部分。《内业》接下去说："气道乃生，生乃思，思乃知，知乃止矣。"这段话是说，气是人体思维功能的物质基础，也就是说，人体内由于食物腐熟转化为气，有了气，人体的生命活动便延续下去，生命活动进行的时候，人便可以产生思维过程；人通过思维才能弄明白事物的道理，弄明白了某些事物的道理，主持思维活动的这部分气便在"气道"内暂时停止活动。

《管子·心术下》云："气者,身之充也……思之不得……其精气之极也。"说的是当人们进行思考得不到结果时,是因为精气用尽了。《心术》和《内业》一样,认为人的思维功能是由气在"气道"内活动完成的。不难看出,大约在《管子·内业》成文的年代,我国的精气思想便已深入人心,已具有很深的哲学意义;在医学上,已为我国古典生理学奠定了基础。其实《国语·周语下》"气在口为言,在目为明",与《管子》几乎出于同一时代,也是用气来说明人体调节功能的。后世有"今夫蹶者、趋者是气也"(《孟子·公孙丑上》),"形随气而动"(《论衡·无形》),"精泄于目,则其视明;在于耳,则其耳聪;留于口,则其言当;集于心,则其虑通"(《淮南子·原道训》),传统文化中的这些认识,深刻地说明了"气本身同时就是标示功能动力的概念"[5],都认为精、气是人体各种功能调节的物质基础。关于神的调节作用,《礼记·祭义》认为:"气也者,神之盛也……其气发扬于上为昭明,焄蒿、凄怆,此百物之精也,神之著也。"《祭义》的这段记述,具有较深的生理学意义。首先昭明、焄蒿、凄怆,阐述了人在神气的支配下的三种情感。昭明,即光明、精神振作;焄蒿即香蒿,含清香之气及美好的意念;凄怆即凄惨,指精神悚然,紧张恐怖,如同《祭义》开卷讲的"凄怆之心"与"怵惕之心"一样。《祭义》认为,人体内的气最兴盛的时候,就表现为神,使人精神振作、思维敏捷,这就是神气发扬于上(头顶),会给人带来光明,产生美好的意念;当神气过度兴盛时,就会使人感到精神悚然,紧张恐怖,这就是神的威力。《诗·大雅·抑》从总体上讲述神与思维的关系时说:"神之格思,不可度思",认为神(含人体内的神气)的往来,是不可猜度的。后世的"形具而神生"(《荀子·天论》),"耳目非去之也,然而不能应者,何也? 神失其守也"(《淮南子·原道训》),都说明人体内存在神气的调节作用,神失守位是目不明、耳不聪的基本原因。上述史料证实:两周以后的两千余年间,我国的气思想与精、神结合,广泛渗透于医学理论之中。气、精、神三者之间的内涵,有同有异,形影不离,不可分割。它们在人体内生命活动的调节过程中是以精气和神气的内涵出现的,精气和神气都处于调节的地位。

四、《内经》时期的气调节论

上节我们从传统文化中探讨了气与人体生理功能的关系,从某种意义上讲,是古人将人体与宇宙并论,即天人合一的产物。在《内经》中,采用气解释人体的生命活动更为广泛,突出表现在血气与神的关系上。而神的独到作用,又表现在对人体功能活动的调节方面。血气与神在人体功能活动中最容易表现出生命的物质性和生理功能性两种属性。《灵枢·经脉》:"谷入于胃,脉道已通,血气乃行……"《灵枢·决气》:"何为气?岐伯曰:上焦开发,宣五谷味,熏肤,充身泽毛,若雾露之溉,是谓气。"都是讲人之血气来源于谷气,是生命物质性的表现形式之一。《内经》中能维持人体生命活动的肾气(元气)和由谷气转化的营气、卫气,以及脉气中的真气、宗气,都具有物质性。《灵枢·邪气藏府病形》篇指出,血气在人体五官方面的活动特点是"血气皆上于面而走空窍",血气在面部又可分作"其精阳气上走于目而为睛,其别气走于耳而为听,其宗气上出于鼻而为臭……"这是血气表现为生理功能的内容之一。《灵枢·

本藏》讲："人之血气精神者，所以奉生而周于性命者也。经脉者，所以行血气而营阴阳，濡筋骨，利关节者也。"所谓"奉生而周于性命者也"，是指血气具有奉养生命并负责维持机体内的正常生理功能；所谓"濡筋骨，利关节者也"，是指血气有利于关节的运动，而且具有调节关节运动的意义。在《内经》中血气与神密不可分，它是在心的主宰下通过经脉的输布来完成生理功能的。《素问·八正神明论》云："血气者，人之神……何谓神？岐伯曰：请言神，神乎神，耳不闻，目明心开而志先，慧然独悟……"这一解释与现代的"灵感"概念十分接近，正说明神在人体内的思维功能作用。《灵枢·本神》认为"心藏脉，脉舍神"，说明具有调节功能的神藏于脉内，它通过脉气的流动对全身起调节作用。在上述论述中我们怎样将血气与神分开呢？《素问·平人气象论》说："心藏血脉之气也……胃之大络，名曰虚里，贯膈络肺，出于左乳下，其动应衣，脉宗气也。"此文很清楚地将心尖部搏动的部位说明了，而"血脉之气"就是指心尖部的搏动。在心的主宰下表现出血气与神的关系，实质是西汉时期经脉理论的重要组成部分，这一点将在经脉调节论的有关章节中进一步讨论。《内经》时期，早已不同于孟子时期仅单用"气"来解释"蹶者、趋者"了，那时的人体调节理论已广泛掺杂于"上气不足，脑为之不满……"（《灵枢·口问》）的脑调节论。在《内经》的气调节论中，很重要的一部分是气化过程，它贯穿于阴阳、五行—五藏调节论之中，如《素问·天元纪大论》《素问·六微旨大论》《素问·玉机真藏论》都讲到人体内的气化问题，都将其贯穿于阴阳、五行－五藏调节论中。

当我们从传统文化中探索了我国气思想的演绎过程及原始的气调节论后，一定会赞同刘长林在《气概念的形成及哲学价值》一文中作出的"中国'气'概念不属于一家一派，不是时兴于某一特定历史时期，也不局限于一两个学术领域"的论断。它证明我国医学文化和其他传统文化一样，具有很强的历史传承性。在历史发展的长河中，精气神理论与阴阳、五行五藏理论及两汉时期发展起来的经脉理论融为一体，使气的思想获得了无限的生命力，指导我国医学发展达两千余年。

参考文献

[1] 容镕. 中国上古时期科学技术史话 [M]. 北京：中国环境科学出版社，1991：30.
[2] 徐中舒. 甲骨文字典 [M]. 成都：四川辞书出版社，1990：38.
[3] 连劭名. 商代的四方风名与八卦 [J]. 文物，1988，(11)：40-44.
[4] 危北海. 气在报国医学中的应用 [J]. 中医杂志，1961，(3)：31-33.
[5] 刘长林. 气概念的形成及哲学价值 [J]. 哲学研究，1991，(10)：56-63.
[6] 邹学熹，邹成永. 中国医易学 [M]. 成都：四川科学技术出版社，1992：259.
[7] 丁山. 商周史料考证 [M]. 北京：中华书局，1988：154.

第五章 辩证的阴阳调节论

提要：阴阳观念曾在中国医学发展史上起过重要作用，但在既往研究中常将其起源上溯太远，且阴阳观念中相对对立概念不清，不利于澄清阴阳观念起源的时限。本章通过比较翔实的考古史料回答了上述问题，澄清了阴阳观念在中医理论中的历史地位问题。

我国先民在探讨人体调节理论的过程中曾将阴阳观念引入，其大约发生在秦汉前后。由于近代学者在探讨阴阳观念的起源时限时，往往上溯较远，或者言词比较含混，给人感觉比较模糊。本章将首先讨论阴阳观念（相对对立概念）的萌芽与起源问题。我国阴阳观念的萌芽与起源，虽与太阳的起落、阳光的明暗有关，但需要其他原始科学知识的同步发展。本章根据考古史料及传统文化史料进行探讨，论证阴阳观念渊源于数万年之前，萌芽于山顶洞人至裴李岗文化时期，形成于龙山文化前后。随后阴阳观念便为古典天文、历法以及古典医学理论所用，成为人体调节理论的组成部分之一。

我在这里反复强调用"相对立概念"为阴阳观念这一词作注，其主要原因是：作为阴阳观念这一名词，它已步入哲学的门槛；哲学概念的产生，需人们掌握丰富的知识，并从丰富的相对对立概念中提炼出阴或阳的共同属性。所以，我们认为人类认识与积累相对对立概念是较早的，而作为具有哲学属性的阴阳观念的产生则较晚了。

一、阴阳观念的萌芽与起源——从原始人群探讨相对对立概念产生的时限

我国阴阳学说的形成是建立在阴阳观念的基础之上的，那么，阴阳观念又是怎样产生的呢？它们最初可能产生于何时？两千多年来，许多学者都用《易传》"古者包（伏）羲氏之王天下也，仰则观象于天……"来解释。然而这则系辞是春秋战国时期的产物，是对"伏羲氏"时代"观象于天"以来基本过程的概述，并未说明伏羲至春秋战国时期已有多少年了。闻一多先生1942年曾作《伏羲考》，他从西汉初期的建筑装饰题材及有关文献中关于伏羲、女娲人首蛇身的明文记载中认定："人首蛇身像实有两种……画像中的人物即伏羲、女娲夫妇二人，早有定论。"闻一多先生在考证中进而说明蛇身与龙的关系，并以远古图腾崇拜为据，指出："我们疑心，创造人首蛇身型的始祖的蓝本，便是断发文身的野蛮人自身""它是荒古时代的图腾主义的遗踪。"[1]可见闻

一多先生将伏羲划在史前以远的荒古时代。"包(伏)羲氏之王天下也"这则系辞包含了"观象于天""观法于地"及"始作八卦"三个历史发展阶段,这三者之间都存在相当一段时差。在这三个历史发展阶段中,都蕴藏着原始阴阳观念的萌芽与发展过程。

根据易学发展史,可将其分为《连山易》《归藏易》和《周易》,这是三坟中早已肯定了的。宋代王应麟在《三字经》注释中说:"《连山》伏羲之易,以艮为首,山之象也。"王应麟的这段注释说明两点:其一,《连山易》由伏羲创作;其二,《连山易》是原始人类崇拜山神的产物。从一个侧面反映《连山易》产生年代之久远。近代学者潘雨廷先生在《易学史简介》中提出了易学"三古"说,指出上古易的时限为"约2万年前到公元前11世纪""代表人物是伏羲到周文王",上古易的内容"以卦象为主"。江国梁亦将《连山易》划为上古之易。江氏以1977年陕西凤鸣村出土的甲骨数字卦为依据分析后指出:"该文物出现的时间为公元前11世纪,与殷墟甲骨时间相近。并且这种符号各地屡有发现,可见这种以阴阳概念为基础的'卦象'具有普遍性意义……卦象的出现……其上限我们可以推到新石器的过渡时期即'伏羲时代',这一上限除了依据《易传》所谈之外,还可从距今两三万年前山顶洞人的葬礼和殉葬物及原始历纪与阴阳观念中见其始原。"[2]江氏还指出:"阴阳观念最早是出于对太阳升落的观察而建立起来的,是明与暗,是伏羲氏以前的事。"[2]江氏的分析以考古史料为据,有许多可取之处。但仅依太阳的升伏、光线的明暗论证阴阳观念的萌芽,似乎含混不清。我们分析阴阳观念的萌芽时期,虽可渊源于原始人类对一些相对对立概念(如明与暗等)的认识过程,但早期的原始人类要完成从相对对立概念中提炼出哲学概念来是十分困难的。阴阳观念的萌芽与起源必须在其他原始科学知识有了较大发展之后,并且具备许多对立的概念相对地集中于某一些人手中的条件时,方可由这些人进行综合分析,抽象出阴阳观念来。为叙述方便,以下凡谈到阴阳观念,便是指相对对立概念。现就有关考古资料进行简要分析。

(一)探讨许家窑人、峙峪人时期阴阳观念萌芽的可能性

我国历史发展到距今5万年左右,在山西阳高许家窑繁衍生息着一支新人,考古学家称之为许家窑人。他们留下了许多石器和雕刻器,狩猎中已广泛使用飞石索。飞石索是一种比较复杂的原始狩猎工具,它需要打制小圆球,许家窑人"用两个打制石球对击而成的正球体石球"[3],采集藤条,用细藤条将小石球捆着,狩猎时用手不停地旋转藤条,使石球产生离心力,加大石球的势能,用以瞄准并飞打较大的猎物,在当时这是一种十分先进的狩猎工具。许家窑人早已顺从"日出而作",他们的生产实践说明其思维能力是比较活跃的。根据人类的记忆特征分析,他们中间有一部分人,对于白天在天空中那个像火一样的球体产生了兴趣,他们经常议论这个球体与白天的关系,并且将白天所见天空中像火一样的大球命名为"日","日"这个词自诞生以后,沿用了数万年之久,一直到两汉时期,才逐步被"四象"中的"太阳"所替代。远古人类有时也靠月光狩猎,这是他们注意夜景的一个原因。他们注意到有时夜晚很黑,有时又有一个亮球挂在天空。若干年后,又有人将这个亮球与星星比较,给这个夜空中的

"亮球"命名叫"亮",随后又逐步产生了黑夜、天空、星等词。这些词语的产生,很显然是由当时的生产水平、人们的思维能力及人们"日出而作,日入而息"的习俗所决定的。由于"日"能给人以光明、温暖,给草木以生机,因此人们很可能常在"日"出时迎着"日"欢快地叫道"日升了!日升了"!但是此时的许家窑人及以后若干年内的人们,实践经验还很不足,在思维方面还不能进行比较复杂的推理判断,上述名词仅具有一般名词的意义。最初的相对对立概念不可能在许家窑人时期产生,我国历史发展到距今2.8万年前的山西溯县峙峪人时期,他们已从以往的生产和生活实践中总结经验,发明了标枪、弓箭,证明他们对物体的长短、曲直、大小、粗细、软硬等对立的概念有了一定的认识。他们对"日"的认识也深化了,即在日往夜来、寒往暑来的交替中体会到,当"白天"到来的时候,天空中的那个"日",有时给人以温暖(春天)的感觉,有时给人以火热(夏天)的感觉,他们甚至隐隐约约地觉察到,植物的萌发、枯萎都与"日"这个天空中的"火球"有关。可以认为,峙峪人时期的许多相对对立概念已开始建立。但在峙峪人时期,原始科学技术的发展仍然有限,还没有足够的经验(资料)供他们进行抽象思维,提炼出阴阳观念来,因此阴阳观念亦不可能在峙峪人时期产生。

(二) 山顶洞人文化至裴李岗文化是阴阳观念萌芽的滥觞

北京周口店山顶洞人生活在距今1.8万年前,他们继承了前人的一切生产、生活经验,人工取火已是常事,他们生产出几何形的刮削器,利用钻孔技术等发明了小针眼的骨针,解决了利用兽皮缝制衣服的问题,使许多人尤其是老人和小孩穿上了温暖的兽皮衣服,提高了人类战胜自然的能力。他们对生活中的美有了一定追求,已经知道选用多种颜色的砾石制作项链装饰自己。山顶洞人的最大特点是产生了一定的意识形态,如妇人和老人死后,受到尊敬,有了陪葬品,并用赤铁矿粉末撒在死者周围。这一事实证明,山顶洞人将赤铁矿粉末视为吉祥之物,将其撒在死者周围,以寄托他们对死者的祝愿,这是原始崇拜观念的萌芽。可以想象,在山顶洞人中有一部分人对"日""(月)亮"又有了新的认识,他们已明确地认识到"日"从地面升起是一天的开始,可以外出狩猎;当"日"渐渐向地面落去的时候,预示着黑夜的到来,便主动地回到山洞里去。因此他们的习俗已由顺从"日出而作"变为主动地"日出而作,日入而息"了。山顶洞人的生产和生活经历证明,他们积累了较多的经验(资料),他们已能将众多的相对事物如大小、粗细、上下、圆缺、长短、坚柔、干湿、暗亮、黑白等区别开来,认识到自己穿的兽皮衣服有正反、内外之别,知道日出(见)和白天、日落(伏)和黑夜的关系,总结出暖萌、冷藏两个季节概念,在选择住地——山洞时有了高低及向日(阳坡)、背日(阴坡)的明确要求,山顶洞人的这些主动行为和众多相对对立概念的认识才是我国阴阳观念萌芽的滥觞。

我们说1.8万年前的山顶洞人时期是我国阴阳观念萌芽的滥觞,是说山顶洞人已从生产和生活实践中掌握了众多的相对对立概念,产生了原始的意识形态和原始的萌藏季节概念,并产生了许多相应的新词汇,丰富了原始口头文化内容,为阴阳观念的形成准备了一定的物质基础。但并不等于说,山顶洞人已有了明确的阴阳观念,已能主动地采用阴阳观念分析事物、说明问题了。如果下结论说山顶洞人创立了阴阳观念，是不符合历史事实的。我国历史发展到距今八千年左右的裴李岗文化时期及仰韶文化早期，原始科学又有了许多重大发展，如裴李岗遗址、莪沟北岗遗址及磁山遗址，先后发掘出石铲、石镰及加工谷子的石磨盘。[2]在这些遗址中，保存了大量"粟类"粮食、"朴树籽"以及大量的猪、狗、羊的骨头，证明那时的农业及家庭驯养业都十分发达，陶器烧制已由早期温度较低的红陶、灰陶发展为彩陶。尤其值得注意的是，在距今7000年左右的陶器上发现了许多陶文符号，如1954—1957年陕西西安半坡出土的陶文符号计113个，其中有↑、↑、↑、↓、↘。1972—1974年在西安姜寨出土的129个陶文符号中，除了与半坡有许多相同符号外，还有♯、↓、↑、D、T、Ⴜ、y、Y、ґ等，这些陶文已有上下左右之分、对称与不对称之别。在陶文中最有影响的是1959年山东莒县陵阳河出土的距今6300年左右的一组陶文计4个，其中有"♀""♠"。邵望平认为"♀"是"旦"字，"♠"则是另一个字。[4]山东诸城前寨出土一件陶尊，上面所刻文字与陵阳河刻文中的一个相同，并涂有朱红颜色，它们很可能是用来祭日出、祈丰收的礼器。[5]上述文物告诉我们，早在七八千年前的我国先民的头脑中已有了十分明确的方位、时空观念，原始自然崇拜已十分盛行，甚至可以说，在制陶者中已拥有一部分高层次的"知识分子"，他们已掌握了多方面的科学知识与生产技能，这批"知识分子"已开始探讨文字。可以推断，在裴李岗文化前后，我国口头文化不仅进入了一个新的发展阶段，而且促进了科学知识的传播工具——文字的萌发。我们有充足的理由说明，裴李岗文化前后，原始科学技术的发展为我国阴阳观念的产生提供了坚实的物质基础。

（三）阴阳观念形成于龙山文化前后

中国天文学整理小组的同志在撰著《中国天文学史》时指出："只有到了生产力发展到使社会财富大大增加，有了初步的专业脑力劳动者从原始社会的共同劳动中分离出来，即进入阶级社会、形成了国家时，这些分散的、带有地域性的局部经验才能被有意识地搜集整理，并加以总结提高，从而达到空前的发展，形成初步具有科学形态的天文学。"[5]以上讲的是天文学的萌芽与起源过程。众所周知，我国天文学的起源与阴阳观念的起源犹如一对并蒂的莲花，实在难以分解。因此，我国天文学的萌芽与起源过程大致与阴阳观念的萌芽与起源过程相当。前文谈到裴李岗文化遗址和磁山文化遗址的出土文物，证实我国早在距今七八千年以前就有了比较发达的种植农业和家庭驯养业。恩格斯在《自然辩证法》中指出："首先是天文学——游牧民族和农业民族为了定季节，就已经绝对需要它。"根据恩格斯的论断，在我国虽然还没有充足的理由证明早在七八千年前就有了天文学，但毫无疑问，那时的生产水平已对天文知识提出了要求。有学者对我国上古史做了些考证后指出："一般人认为，伏羲、女娲时代是属于旧石器时代，仍然属于山顶洞文化范围……仰韶文化是属黄帝时代至尧舜时代的文化，为新石器时代的中期，距今五六千年；继之龙山文化，属于夏禹时代的文化……"[2]这些论断，恰与裴李岗等文化遗址出土文物及我国传统文化中保存的"观象授时"史料衔接起来了。《国语·楚语下》载："及少昊之衰也，九黎乱德，祸灾荐臻莫尽其气。颛顼受之，乃命南正重司天以属神，命火正黎司地以属民……是谓绝地天通。"《国语·郑语》亦讲："夫黎为高辛氏火正，以淳耀敦大，天明地德，光照四海，故命之曰祝融。"《左传·襄公九年》指出："古之火正，或食于心，或食于咮。"这些史料都说的是古人"观象授时"的过程。祝融生活的中原地区，春耕和春播生产宜在春分前后开始进行，而大火昏见恰当春分时节的年代，为公元前2400年左右，与传说中重黎担任帝喾高辛氏火正的年代大致相符。[6]传说尧乃颛顼和帝喾的后代，其父帝喾重视火正工作，所以尧承祖业，重视观象授时是可能的。《尚书·尧典》记载：尧帝"钦明文，思安安，允恭克让"。那时"黎民於变时雍，乃命羲和，钦若昊天，历象日月星辰，敬授人时"。除此之外，尧还命羲仲、羲叔对四季进行订正，并肯定"期三百有六旬有六日，以闰月定四时成岁"。这些记载虽可能与尧时的中原天象及历法不完全相符，但反映了我国先民"观象授时"的历史发展过程。上述史料还说明，自颛顼起，至帝喾、唐尧，这些有影响的较大部落的首领都重视天象，他们已有权力设置专职的重和黎之职观察天象。可以认为，担任重和黎这样职务的人，便是从原始社会共同劳动者中分离出来的、具有专职的脑力劳动者，他们较创造陶文的"知识分子"有更高的文化层次及更优越的环境条件，他们有可能将许多分散的相对对立概念搜集起来进行整理，提炼出阴阳观念来，并用阴阳观念说明日、（月）亮、明暗、向日与背日、冷暖、萌藏等。因此我们可以比较肯定地说，我国阴阳观念形成于龙山文化前后。这一时期，从天文学讲，人们已知黑夜天空中的那个"亮"球的运行规律，它不仅有圆有缺，而圆缺的周期是30天左右。这种观念在裴李岗文化时期完全会出现，因此在历法上，已有了月的概念，人们已给黑夜天空中的"亮"改名为"月亮"，随后又产生了朔、望等名词。

二、传统文化中的阴阳观念

考古学知识告诉我们，我国阴阳观念的萌芽应在1.8万年前的山顶洞人至裴李岗文化时期，形成于龙山文化前后。此后又经历了一个不断发展、不断丰富的漫长过程，为伏羲氏们创作《连山易》奠定了基础。后经《归藏易》至《周易》，阴阳学说已初步完善。从此，人们更广泛地用其解释诸多事物，进一步促进了阴阳学说的发展。自阴阳学说形成之日起，人们便将气的概念引入阴阳，赋予了阴气与阳气的概念。《周易》乾坤二卦的建立，"大哉乾元……同气相求""至哉坤元，万物资生"，"否卦"的"内阴而外阳，内柔而外刚"，《系辞上》的"一阴一阳之为道"都是易学中用阴阳二气解释事物的内容。《国语·周语上》记载：周幽王二年（公元前781年），伯阳父使用阴阳二气解释了地震，是当时地震学说中最先进的理论。这足以说明，早在西周时期，我国的阴阳学说已经较为成熟了。

春秋至战国时期，我国古代科学事业在数千年发展与积累的基础上继续高速发展。这一时期最突出的成就在于造就了左丘明这样的史学家，老子这样的思想家与哲学家，孔子这样的教育学家，是他们主持搜集整理了《诗经》《尚书》《左传》《国语》《易经》等一批重要史料，拯救了一批古老的典籍，功在万世。自春秋始，八方诸侯，争霸称雄，战乱连年，人心惟危，社会上兴起了如何施政才能巩固政权的广泛探讨。变革思想由此而生，形成了私人讲学、百家争鸣的局面。代表各阶层利益的各派学者、思想家们纷纷著书立说，讲解巩固政权的治国之道。众多学者在"致知在格物"（《礼记·大学》）思想指引下，对社会现象和自然现象开展了穷根究底的探讨，这是墨子光学成就、天文五星的发现与命名、历法四分历"有余""不足"规律的发现及"损有余""补不足"理论的推广等许多重大科学成就产生的重要原因，那时，能利用阴阳学说解释事物本质被视为学识渊博的表现。比古希腊哲学家苏格拉底（公元前469—前399年）早近100年的老子，从"道"（自然法则）的观点出发，首先将阴阳学说作为哲学概念广泛用以解释事物。《老子·四十二章》说："道生一，一生二，二生三，三生万物。万物负阴而抱阳，冲气以为和。"从语法上讲，老子之说与《周易·系辞》"太极生两仪，两仪生四象，四象生八卦"如出一辙。《老子·二章》说："有无相生，难易相成，长短相形，高下相倾，音声相和，前后相随。"老子在此将众多的相对概念排比出来，说明一切事物都处于对立统一之中，都具有阴与阳的属性，失去了对立的一方，另一方也就不存在了。这些思想实质上包含了阴与阳相互依存与互根互制的属性。秦汉时期的传统文化中，尤其在天文、历法中，还讲到阴阳二气相互消长的属性。《淮南子·天文训》在充分论述了阴阳二气构成万物的属性后说："道始于虚廓，虚廓生宇宙，宇宙生气，气有涯垠。清阳者薄靡而为天，重浊者凝滞而为地。"又说："天地之袭精为阴阳，阴阳之专精为四时，四时之散精为万物；积阳之热气生火，火气之精者为日，积阴之寒气为水，水气之精者为月。"认为天地日月的形成、四时万物的变化都由阴阳二气构成，反映了阴阳学说的成熟程度。阴阳二气相互消长说的代表是太极生成说。在商人看来，"太极"是物质的，是气的概念。太极生两仪，这两仪就是一阴一阳，就是阴阳二气，就是乾天、坤地。这乾天、坤地又对立统一于太极之中，它们相互依存，达到阴阳平衡。太极生化说中的两仪生四象，四象是什么，又如一日阴阳消息中的阴阳消长过程等问题，因本节内容所限，留作他文讨论。

三、阴阳观念在医学理论中的应用

我国先民将人的思维功能赋予心脏始于殷商，已有三千余年的历史了，这已在本篇第二章中做了探讨。由于商代的综合科学技术水平低下，加之人们还没有认识经脉与全身的联系，因而不能利用经脉解释人体调节问题。但商周以降的人们仍在积极地探索之中。这便是后来的人们将气的思想引入医学的原因。当人们感到气的思想不足以解释人体调节问题的时候，便想到了阴阳观念。

（一）传统文化中将阴阳观念引入医学的踪迹

古代医家将阴阳观念引入医学有两个原因：一是阴阳观念已发展到较为成熟的程度，可以用其解释诸多事物；二是医学知识在发展中亟待寻找理论依据，需要用一种恰当的理论解释众多的临床现象，用以认识人体生理、病理，指导诊断与治疗。人们将阴阳观念引入医学，始见于《周易·噬嗑》之"六二，象曰噬肤灭鼻，剩刚也"。说的是一种疾病的临床表现是"吃皮肤，连鼻子都吃光了"（似指梅毒），并认为是疾病侵犯到刚（阳）位。噬嗑卦所记载的内容很可能出于西周或西周以前。《左传·僖公十五年》（公元前645年）晋秦之战，晋侯的谋臣庆郑利用当时的医学语言比喻政局，用"阴血周作，张脉偾兴，外强中干"劝解晋侯，说明当时的医学已将血液分作阴血与阳血了。《左传·昭公元年》（公元前541年）"晋侯有疾"，问于卜巫，卜巫认为是"实沈台骀为祟"所致，大臣子产不同意，说："……则亦出入饮食哀乐之事也。"这些说法，晋侯都不满意，便求医于秦，"秦伯使医和视之"，医和察看了病情后认为"非鬼非食"，是淫生六气引起，"六气曰阴阳风雨晦明也"，强调"阴淫寒疾，阳淫热疾，风淫末疾，雨淫腹疾，晦淫惑疾，明淫心疾"。医和"六气"中的阴是指阴暗潮湿的居处，阳是指暴暑炎热的气候，具有朴素的性质。医和的六气致病学说影响我国医学理论两千余年，其中阴阳观念的影响尤为深远。用阴阳观念解释疾病，并用于精神治疗（心理疗法）最早见于《晏子春秋》。晏子生活在公元前6世纪，卒于公元前500年，《晏子春秋·内篇杂下第六》载：齐"景公病水，卦卜数日，但梦与二日斗，不胜"，恐死。景公问晏子，晏子建议请召占梦者，占梦者听了说，让我翻书看看，晏子说："你不用翻书，我教你怎么解梦就是了"。占梦者入见景公，景公告诉他梦情，占梦者回答说："公之所病，阴也，日者，阳也。一阴不胜二阳（正理也，阳已克阴），公将病已。"居三日，公病大愈。景公赏赐他们，他们互相推让，晏子说："此占梦之力也。"这则"景公病水"故事，说明早在2500年前人们已将阴阳观念引入心理疗法，并获得奇效。

以上是春秋时期传统文化中将阴阳观念用于临床的例子。司马迁在《史记·扁鹊仓公列传》中也为我们保存了一批医学史料，这批史料采用阴阳解释疾病，很有特色。如扁鹊给虢太子治病时，中庶子介绍病情是"血气不时，阳缓而阴急"，而扁鹊说他为方时能做到"闻病之阳，论得其阴；闻病之阴，论得其阳"。随后令他的学生"以取三阳五会及更熨两胁下"，治好了太子的病。不难看出，在司马迁笔下的扁鹊时期，阴阳观念在医学理论中已占有一席之地。该文还保存了西汉早期仓公淳于意的25份医案（诊籍），这是自司马迁以后没有他人更改修饰的原始医案，具有很高的历史意义与学术价值。在这批医案中，保存了仓公利用阴阳学说解释生理、病理、脉象与治则的许多内容，其理论之深，绝不亚于《内经》。从生理上讲，仓公已用六经命名方法给经脉命名，在命名中与同时代的抄本《足臂十一脉灸经》采用六经名称是一致的。在《足臂十一脉灸经·足厥阴脉》项下有"阳病折骨绝筋而无阴病，不死"之说，表明那时已有"阳病"与"阴病"之分。从病理上讲，仓公认为，周身热，脉惑者为重阳；"风蹶胸满"是"风气也……过入其阳，阳气尽而阴气入，阴气入张，则寒气上而热气下，故胸满"。仓公诊病，注重脉象，"切其脉大而实，其来难"，便断定"是蹶阴之动也"。"少阳初代，代者经病"，经病之说，与《灵枢·经脉》"是主肺所生病者"等经病是一致的。从仓公的治病原则看，刺灸并用，都在经上，如"刺足阳明脉左右各三所"，看不出取穴的痕迹。虽有"刺其足心各三所"，但不能说明"三所"都指涌泉穴。这25份医案，反映了公元前200年前后医家们利用阴阳学说指导临床工作已经达到十分成熟的程度。

（二）《内经》中的阴阳调节论

在《内经》中，人体阴阳调节理论虽分散于各个章节中，但某些内容，如人体解剖部位的阴阳属性已系统化了，这对于古代医家们用于解释临床现象是十分必要的。《素问·宝命全形论》讲："人生有形，不离阴阳。"《素问·金匮真言论》说："夫言人之阴阳，则外为阳，内为阴。言人身之阴阳，则背为阳，腹为阴。"《灵枢·阴阳系日月》讲："腰以上为阳，腰以下为阴。"《灵枢·寿夭刚柔》说："内有阴阳，外亦有阴阳……在内者，五藏为阴，六府为阳；在外者，筋骨为阴，皮肤为阳。"《灵枢·九针十二原》依五脏所在部位再分阴阳，说："阳中之少阴，肺也……阳中之太阳，心也。"在《内经》中讲述筋肌、血脉、营卫、脏腑阴阳属性的篇章很多，我们不必一一列举。古代医家们将阴阳学说引入医学时采用阴阳二分法划分人体各部位的属性，如同完成了人体解剖各部位的命名作用一样，为解释人体生理、病理、疾病过程及治病法则打下了基础。

前面说过，在我国传统文化中赋予了阴与阳"气"的属性，《内经》发扬了这一观念。《灵枢·终始》说："阴者主藏，阳者主府，阳受气于四末，阴受气于五藏。"《素问·厥论》认为："阳气起于足五指之表……阴气起于五指之里"。《内经》还认为阴阳二气在人体是通过经脉流动的。《灵枢·动输》说："其脉阴阳之道，相输之会……夫四末阴阳之会者，此气之大络也。"《灵枢·卫气》讲："其精气之行于经者，为营气。阴阳相随，外内相贯。"古代医家们利用阴阳二气说明生理、病理过程，正是人体阴阳调节论的重要内容。

阴阳离合观念是阴阳二气存在人体内的一种联系方式，同时也是阴阳二气在相互调节中的一种运动形式。《素问》专立《阴阳离合论》，指出："阳予之正，阴为之主。"专门探讨三阴三阳的离合问题，讲到"三阳之离合也，太阳为开，阳明为阖，少阳为枢。三阴之离合也，太阴为开，厥阴为阖，少阴为枢"。唐代王冰注《阴阳离合论》时说："夫开者所以司动静之基，合者所以执禁固之权，枢者所以主动转之微。"王冰不仅从阴阳离合的角度解释了人体阴阳调节问题，而且以三阴三阳经脉为基础，解释了人体经脉中的经气调节问题，这是王冰对阴阳二气调节理论的见解，对后代医家具有一定影响。阴阳离合理论强调的是"阴阳之间的对立与制约引起的阴阳的运动"[7]。所谓阴阳对立，就是阴与阳都依对方的存在而存在。《素问·阴阳应象大论》说："阴在内，阳之守也；阳在外。阴之使也。"这便是阴阳二气对立与依存的运动关系。所谓阴阳制约，就是阴阳二气在人体内的运动是相互牵制的，即阴气不能让阳气无限制地增长，反之，阳气亦不可让阴气无限制地增长，由此推动人体正常的生命活动，维持人体阴阳平衡，达到"阴平阳秘，精神乃治"（《素问·生气通天论》）。"夫阴与阳皆有俞会，阳注于阴，阴满之外，阴阳匀平，以充其形"（《素问·调经论》），也是讲人体阴阳的相互制约与协调问题。

古代医家为了说明人体生理调节过程，接受了《淮南子·天文训》的说法："阳施"就是阳天可以生风，具有吐气的属性；"阴化"就是阴地之含气，和而为雨，即阴可以"成形"。《素问·阴阳应象大论》发展了这一理论，认为"阴阳者，天地之道也，万物之纲纪，变化之父母……阴静阳躁，阳生阴长……阳化气，阴成形"。王冰在注释中指出，"阳化气，阴成形"是明前万物滋生之纲纪也。意思是说：阳化（施）气于阴，阴受阳之气而成形，是解释"万物之纲纪，变化之父母"的，是阴精与阳气在相互运动中融合产生第三者——"二生三"的根本原因。后世医家进一步发展了这一理论。阳施阴化理论也是人体阴阳调节的方式之一。

《内经》多利用阴阳二气对生理、病理现象一并叙述。《灵枢·口问》在讲述人为什么打哈欠时说:"卫气昼日行于阳,夜半则行于阴……故阴气积于下,阳气未尽,阳引而上,阴引而下,阴阳相引,故数欠。"又说:"阳气尽,阴气盛,则目瞑;阴气尽而阳气盛,则寤矣。"《灵枢·口问》还用阴阳二气相互消长的理论解释了"唏""振寒、寒栗""噫"及"泣涕"等众多生理现象,《灵枢·血络论》及其他篇章中亦用阴阳理论解释了众多的生理调节现象。

阴阳消长与阴阳平衡理论告诉我们,当人体阴阳双方不能相互制约,当阴气或者阳气过度"消"或者"长"的时候,人体阴阳二气就失去了平衡,就会出现病态现象,甚至会出现"阴阳离决,精气乃绝"的严重问题。比如说"阴不胜其阳,则脉流薄疾,并乃狂。阳不胜其阴,则五藏气争,九窍不通"(《素问·生气通天论》),"阳盛则热,阴盛则寒,重寒则热,重热则寒"(《素问·阴阳应象大论》),"阴气盛于上则下虚,下虚则腹胀满;阳气盛于上则下气重上而邪气逆,逆则阳气乱,阳气乱则不知人也"(《素问·厥论》)。《内经》中利用阴阳二气论证人体调节功能解释脉象与诊断、指导治疗的例子也是很多的,这里不再赘述。

(三)近代学者关于阴阳调节的论述

我国历代医家都很重视利用阴阳二元论建立起来的人体生理和病理理论。近代有学者指出:"阴阳理论提出事物阴阳对立双方相互影响、相互作用,潜含着对循环运动的解释。"[8]"阴阳的平衡和协调是古中医生理学理论的基础,是维持人体正常生理功能的先决条件。"[7]人体的阴阳二气处于平衡状态,是由阴阳的消长属性、升降属性、转化属性及由阴阳双方互根互制、对立统一完成的。由此我们不难看出,阴阳双方的消与长、升与降之间在互根互制过程中都存在一个相互依存问题,用现代科学概念讲,它们之间存在一个信息反馈问题。这便是人体的自我调节功能,它属生物控制论范围,是人类在进化过程中获得的。任恕先生在《祖国医学的基本理论与控制论》一文中指出:"阴阳五行生克制化学说,也是祖国医学理论体系中的重要组成部分,它同反馈论有着极为密切的关系。""所谓'生'与'克',事实上就是代表控制讯号和反馈讯号两个方面……所谓'制化',本身就具有控制调节的含义。"还指出:"从控制论的观点看来,所谓生克制化,事实上就是由控制系统、控制对象所组成的复杂控制系统来对机体的生理活动进行控制和调节,保持人体内外环境的平衡。"[9]任氏对人体阴阳调节论的认识,给我们不少启示。以女性生殖调节为例:丘脑下部—垂体—卵巢—子宫,形成了一个完整的自我调节体系。在女性生殖调节过程中,丘脑下部和垂体分泌的物质,是根据卵巢、子宫内膜生理状态进行分泌的。子宫内膜在丘脑下部和垂体的调节作用下分泌的雌激素又反作用于丘脑和垂体。一般来讲,月经前半期子宫内膜分泌的雌激素对丘脑下部和垂体起正反馈作用,月经后半期子宫内膜分泌的雌激素对丘脑下部和垂体则起负反馈作用。可见女性生殖调节是一个地地道道的复杂而完整的自我控制体系。

以上探讨了阴阳观念起源的时限、传统文化中的阴阳观念及阴阳观念在医学领域中的应用。其中对于《内经》中的阴阳调节理论进行了多方面的讨论，但仍不可能将人体阴阳调节论说清楚。因为《内经》中的阴阳学说，可分作两大部分：一为以阴阳离合、消长、升降为内容讲解阴阳平衡理论体系；二为阴阳与六经相配组成的三阴三阳经脉理论体系。前文仅论述了阴阳平衡与失调概况，而阴阳与六经相配拟留作后述，因此前文在内容上必然显得不足。单纯的人体阴阳调节论在发展早期是有生命力的，但人体众多而复杂的生理、病理状态，仅依阴阳表里的局部调节、升降消长的简单制约，不能满足临床需求。人体调节理论必然向前发展，于是便产生了五行－五脏调节理论，这也是下文要讨论的内容。

参考文献

[1] 闻一多．闻一多全集（第一卷）[M]．北京：生活·读书·新知三联书店．1982：3，67．

[2] 江国樑．周易原理与古代科技 [M]．厦门：鹭江出版社，1990：4，2，92，43，42．45．

[3] 张之恒，吴建民．中国旧石器时代文化 [M]．南京：南京大学出版社，1991：212．

[4] 邵望平．远古文明的火花——陶尊上的文字 [J]．文物，1978，(9)：75．

[5] 中国天文学整理研究小组．中国天文学史 [M]．北京：科学出版社，1981：7．2．

[6] 张正明．楚文化志 [M]．武汉：湖北人民出版社，1988：271．

[7] 内蒙古医学院中医系．阴阳五行学说 [M]．天津：天津科学技术出版社，1987：45，7I．

[8] 刘长林．内经的哲学和中医学的方法 [M]．北京：科学出版社，1982：86．

[9] 任恕．祖国医学的基本理论与控制论 [J]．中医杂志，1960，(2)：134．

第六章　人体五行—五脏调节论

提要：两千多年来，医史界对于"五行"在中医理论中的作用素有夸大倾向。本文以考古及传统文化史料为据，对"五行"词组进行了具体分析，澄清了五行、五藏调节论的产生时限，有利于正确认识中医历史。

人体五行—五脏调节论的发生与发展有一个历史过程。它有两个条件，即必须建立在五行哲学木火土金水说及五脏情识论的基础之上，它是两者相配的结果。这便是古典中医基础理论中一个重要分支——五脏病学说的早期内涵。从此，五行与中医学理论结下了不解之缘。然而在探讨五行学说的过程中，历代学者众说纷纭，但似乎存在"五行"即"五行哲学说"的错误观点。本章从考古史料与传统文化进行探讨，目的在于阐明"五行"概念及"五行哲学说"的起源，进而探讨传统文化中的五脏情识论及《内经》中的五行-五脏调节论。由于古代五行说的概念较为复杂，所以本章在探讨时分别从五行行为说、五行历法说及五行学说——五行木火土金水说进行论述。

一、五行及五行哲学说起源辨析

当我们谈到"五行"时，在头脑中便很容易与金木水火土联系起来。这有两个方面的原因：一方面，我国自清朝起，每年由朝廷颁布历书，其中除了介绍一些天文情况，讲明农时季节外，还选用金木水火土与日期相配，说明天气五日一候。我少时常帮邻居看黄历，看看哪日属木，属金，属土等。记得民谚曰："木赶土，土赶金，不下雨，三天阴。"能将黄历中的这些情况告诉邻居，为他们提供种植、收割、出门谋生的信息，他们是很高兴的。另一方面，在中医学中，自《内经》用金木水火土与五脏相配，借以说明人体生理、病理情况以后，这一理论影响我国医学达两千余年。这样一来，金木水火土便与人们的日常生活息息相关。以上两点恐怕是导致五行——金木水火土深入人心的最主要原因。其实，春秋战国时期，用五行——五种行为说明问题的例子很多，"五行"包含的内容是复杂的。

（一）五行指五种行为规范、山名及舞名

首先说说思孟的五行之说问题。《中庸》一书，据传由孔子的门人子思所著，子思在著作中提倡了"中庸之道"，强调统治者们要用严格的行为规范约束自己。约150年

之后的战国思想家荀子在《非十二子》中说："案往旧造说，谓之五行，甚僻违而无类，幽隐而无说，闭约而无解，案饰其词而只敬之曰：此真先君之言也。子思唱之，孟轲和之……"荀子在这里并未讲明子思唱的"五行"是什么内容，孟轲和的是什么内容。因而引起了后世许多学者的猜测。遍观子思的《中庸》一书，其中虽未使用"五行"一词，但通篇讲解"和也者，天下之达到也"之理。《中庸》第二十章写道："修道以仁，仁者人也，义者宜也……礼所生也……智仁勇三者，天下之达德也。"又强调："诚身有道……诚之者择善而固执者也。"子思的这些叙述，大概就是荀子讲的"唱之"的内容。在子思诉的孟子，则对人们的行为提出要求，十分强调"仁义礼智信，仁义礼智诚"，大概这便是"孟轲和之"的根本原因。当代学者庞朴著《马王堆帛书解开了思孟五行之谜》，从多方面论证荀子在《非十二子》中批判了思孟的仁义礼智信、仁义礼智诚，看不出庞氏论证"五行"即"金木水火土"的内容，庞氏指出："他们（含金木水火土）同帛书（指孟氏之说）关系不太。"[1]在传统文化中用五种行为（简称五行）规范人们言行的例子较多，如《吕氏春秋·孝行》中的"五行不隧"，指庄忠敬笃勇，《淮南子·兵略训》中的"五行"指柔刚仁义勇。此外，还有"四行"之说，如长沙马王堆出土《老子》甲本卷后佚书"四行之所和，和则同，同则善"，都是讲的人们在社会活动中行为规范。古代有用"五行"给地域命名的，如《淮南子·氾论训》之"欲筑宫于五行之山"，学者刘文典认为"五行之山，今太行山也"[2]。五行亦指舞蹈名，《后汉书·明帝纪永平三年》有"初奏文始，五行，武德之舞"。李贤注："五行者，本周舞也。秦始皇二十六年更名曰五行，其舞人冠冕衣服，法五行色。"周舞五行，可能就是周时"天数五，地数五……参伍以变……"（《周易·系辞上》）在社会学中的反映。

（二）"五行"词组与天文历法的关系

"五行"词组指天文历法，在秦汉著作中并不少见。但历代注家多有忽视。在《辞海》"五行"条下，亦未见与历法的关系。《礼记·礼运》讲："……天地之德，阴阳之交……五行之秀气也。""五行之秀气"是什么意思呢？原文解释说："天秉阳，垂日星，地秉阴，窍于山川，播五行于四时，和而后月生也，是以三五而盈，三五而阙，五行之动，迭相竭也。"这段注释中"和而后月生也，是以三五而盈，三五而阙"是讲月运变化的，是古四分历的反映。历史知识告诉我们，我国历法自《夏小正》诞生之日起，便是建立在天文知识基础之上的，后来有了朔望。所谓朔，是人们从地球中心来看日面中心和月面中心，当他们都在同一黄道经度上的时候，地球上的人看不见月亮叫作朔；当人们从地球中心看月面中心和日面中心的黄道经度正好相差半个周天的时候，月和日正好隔着地球遥遥相望，这时月面最圆，反射日光最多、最亮，故叫望。月球变化从朔到望，或者从望至朔，大约都在三个五日。《礼运》中的"三五而盈"就是指从朔到望，"三五而阙"则指从望至朔，所以《礼运》中的"五行之秀气"当指朔望月的三五之变。在《礼运》的这段话中，"五行"词组用了四次，在随后的"故人者，天地之心也，五行之端也……"中又用了三次"五行"，但都未脱离"三五而盈，三五而阙"的本意。《素问·六节藏象论》说："六六之节，以成一岁……日行一度，月行十三度而有奇焉，故大小月三百六十五日而成岁，积气余而盈闰矣。"也是古四分历的反映。《六节藏象论》又指出，凡制订历法，必须"通乎天气，故其生五，其气三"。什么叫"生五"与"气三"呢？历代注家存在不同看法，有认为"生五"是"形之所存，假五行之运用"，"气三"是"天气、地气、运气"，这是值得商榷的。笔者认为，采用《六节藏象论》原文中的注释最为合理："五日谓之候，三候谓之气，六气谓之时，四时谓之岁"，就是说，《六节藏象论》的作者认为，将五日之内天气的变化看作一个小气候，便是"生五"，三个五日之内的气候变化叫作"气"，故称"其气三"。采用《六节藏象论》中的"三候谓之气"恰好解释了《礼记·运礼》中的"三五而盈，三五而阙，五行之动，迭相竭也"。所以《礼运》中的"五行"与"五行之动"中的"五行"，以及《素问》中的"生五""气三"，都是指五日之内的气候变化。春秋战国时期的传统文化中，保存了许多反映古四分历的内容，《淮南子·天文训》"……反覆三百六十五度四分度之一而成一岁。……日行一度，十五日为一节，以生二十四时之变……日五日不见，失其位也"，也是自黄帝以降古四分历的反映，是以五日一候为基础而言的。有些注家，如唐代王冰注《六节藏象论》"五日谓之候，三候谓之气"时说："日行天之五度，则五日也。三候，正十五日也。六气凡九十日，正三月也……"陈澔注《礼运》时指出："五行之气，周而复始，国家岁有常事必取正于五行之时令，则其事亦今岁周而来岁复始也。"陈澔在这段注文中强调了"五行之气……必取正于五行之时令"与"三五而盈，三五而阙，五行之动，迭相竭也"及王冰"三候正十五日也"是一致的，是专门解释"三五"这一物候"五行"规律的。由此，我们可以断言，在反映古四分历的《礼记·礼运》和《素问·六节藏象论》中的"五行"及"皆通乎天气，故其生五"中的"五"都是指"五日一候"而言的，属于五行历法说，它们没有五行哲学说中金木水火土的含义。古历法中的"五日一候"，简称"五行"，或曰"五行之（秀）气"。

陈久金认为，五行中'行'字的含义是行动，而不是物质，五行就是五种不同气的运动……而气指节气。[3]陈氏从众多古籍中着重考证"五行"与历法的关系，认为《周易·系辞上》十个生成数代表十个不同季节。文中引孔颖达对十个生成数疏解为天一与地六相得合为水，地二与天七相得合为火……并指出《系辞》天一地二，天三地四……并不是讨论哲学概念，而是说明十月太阳历的基本结构。陈氏的这一论述，恰与我国小凉山彝族十月历的月序"一水公，二火母，三木公，四金母，五土公，六水母"一致，所以水火木金土恰是十月历月序的名称。陈氏指出：这种历法，依冬夏二至将一年分为两个半年，从冬至开始，阳气开始萌动而上升，到夏至时达到极点。然后阴气升，到冬至达到极点，这样完成一年的循环。这一历法，前半年可称为阳年，后半年可称为阴年。与《系辞》"一阴一阳之为道"的观念是一致的。我们发现，上述十月历在《灵枢·阴阳系日月》中有所反映，《阴阳系日月》正是将一年分作阳年和阴年的。《春秋繁露·暖燠常多》中"天之道……是自正月至于十月，而天气之功毕……故九月者，天之功大究于是月也，十月而悉毕"，亦证明古代是有十月历存在的。陈久金还认为："五行原来的意义是天地阴阳之气的运行，亦即五个季节的变化。"陈氏依《尚书·洪范》"五行，一曰水，二曰火……"论证五行是将一年分作五个季节的历法，并引《管子·五行》中"日至，睹甲子，木行御……七十二日而毕。睹丙子，火行御……七十二日而毕……"为据证实一年五季的存在。《管子·五行》将一年明确分为五个季节，每个季节七十二日，一年三百六十天，它们的季名是木火土金水。这一点与小凉山十月历不同。其特点是：每一年的冬至都是甲子日，其他四季的首日分别是丙子、戊子、庚子、壬子，每年年末有五至六天的过年日。陈久金的研究成果，使我们深刻认识到我国远古历法"《夏小正》……与十月历相吻合……夏代确有使用十月历和五行（笔者按：指历法中的五行之秀气）的迹象"。在古代历法中，将一年分作五个季节也是存在的。古代五行历法理论，是我国古代天文、历法学家们用以说明天气阴阳的循环变化规律的一种假说，由于用五行（五日一候，十月历月序及一年五季）较好地解释了气候变化的规律性，后来被逐渐推广并引入哲学、医学，成为我国重要的古典哲学理论之一。

（三）五行哲学——木火土金水说

众所周知，我国传统的五行哲学学说（以下简称五行学说）是由五种"原素"组成的。这五种"原素"中的木火水土早已存在于自然，而"金"为原始科学技术发展的结果，弄清"金"的起源对于阐明五行学说的起源有重要意义。据考古资料反映，到目前为止，我国考古工作者在中华广袤的土地上发现了远古铜质器物遗址数十处，其中属于仰韶文化时期的铜质遗物有辛店青铜器、临潼姜寨铜片、西安半坡古文化层出土的青铜等，在大汶口文化遗址中发现有红铜屑存在，属龙山文化的有大城山遗址出土的青铜牌，山东胶县三里河出土的铜锥，河南偃师二里头出土的青铜器."不仅有大量的生产工具，而且还有武器和礼器。青铜工具如小刀、钻、锥、凿、镂、鱼钩等，……铜兵器有镞、戈、钺……铜爵和铜铃是迄今发现的仅有的两种礼器"[4]。二里头文化是"介于河南龙山文化之间的一种青铜时代文化"[5]，但在"齐家文化地区红铜器普遍存在，铜器成分除含0.1%～0.2%天然杂质外，没有人工加入的锡、铅制成合金"[6]，偃师二里头铜器的成分平均含铜91.85%，锡5.55%。铅1.19%，其锡铅含量偏低，表现了冶炼工业的原始性。[4]上述资料反映了距今4000～7000年前我国金属冶炼业发展的概况，表明那时我国"红铜时代"和"青铜时代"没有先后之分，但存在着地域性差别。

我国远古先民遗留下来的铜质遗物从仰韶文化时期到齐家文化时期，渊源三千余年，很可能是导致人们产生五种"原素"组成万物的根由。但有一点值得注意，也就是说，"五种原素组成万物"这一概念必须产生在人们广泛地采用金属复合工具之后，这是历史唯物论，否则，"金"作为五原素之一是不可能的。考古史料告诉我们，迄今为止，我国发现的铜质复合工具，属夏文化的二里头出土的青铜器如镞、戈、钺，属早商文化的盘龙城出土的青铜甲等，都是比较简单的复合工具。龙山文化以后，我国虽在商代已是高度发达的青铜时代，但多为青铜饮具、储存器具，至先周才有大量的青铜武器和车马器等。周时在车马器中已有铜镶、铜当卢等部件，此时的马车，方可称得上比较复杂的复合工具了。从这一史料出发，似可以这么认为：只有到了周时，人们才可能认识到，"金"与其他"原素"（木火土水）相配，可以构成万物。

许多学者在讨论五行学说的起源时，往往引用《尚书·大禹谟》"水火金木土谷"作证，这是值得商榷的。《尚书》是后人根据原始口头文化及旧传反复追记、分编的产物，[7]其版本和内容经历了多次变化。旧传虞舜因夏禹辅政有功，特别是治理了洪水，便著《大禹谟》表彰禹的功绩。《大禹谟》虽然保存了许多远古时代的宝贵资料，但由于其来源于传颂中的口头文化，而且在分编和版本变化过程中可能会得到后人的修饰，因此对书中的具体问题，应进行具体分析。如"六府三事"中的"水火木金土谷"，从上下文看，并没有用五种"原素"说明事理的迹象。原文讲："德惟善政，政在养民。水火金木土谷惟修，正德、利用、厚生、惟和……地平天成，六府三事允治，万世永赖。'这段话的重点是"政在养民"。怎样做到"养民"呢？强调做到两点：一是"惟修"，二是"惟和"。前者是强调司政者应该做的工作，后者是司政者的行为规范。"惟"即罹、想，"修"即修理，整治，"水火金木土谷惟修"说的是要经常整治好六件事。蔡沈在注释中指出："六府三事，养民之政也……六者，财用之所自出。"孔颖达疏"六府三事允治"曰："府者，财用之处。"所谓"财用之所自出"，即大禹治水的财用由府库支出，府库工作保证了治水及其他费用的开支。蔡沈认定"六府"即府库工作是有道理的。可以想象，处于原始部落时期的大禹能够治理好普天之下的水患，除了他认真总结共工、鲧治水的经验外，可能还与原始科学技术水平的发展和管理水平的提高有关。据传，我国远古术数学中有一"大衍数"，它与《河图》《洛书》存在渊源关系。《周髀算经》说："禹治洪水，始广用勾股弦，故称其数为大衍数。"邹学熹认为大指大禹，衍即行水，即言大禹治水运用这一数理做测量计算。[8]古人测量、立竿为股，地面标尺为勾，勾股之斜线为弦。竿（股）高4，地标（勾）长3，其股勾之斜线（弦）得5，勾股弦三方之数自乘得积之和为50，这便是《周易·系辞》说的"大衍之数五十"。禹治洪水时，有了这样高明的计算方法协助，怎能不比共工、鲧事半功倍呢？还有，禹在治水中可能改进了管理方法，"水火金木土谷惟修"可能就是大禹改革管理制度的见证。就是说，在大禹治水时期，可能设立了"司水"即管理施水工程的府，设立了"司火"即管理饮食给养等后勤保障之府，设立了"司金"即冶炼锻造铜质开山工具之府，设立了伐木保证工程用材之府，设立了管理全部落土地赋税之府，设立了管理部落谷物粮食及施工工地谷物粮食供给之府。这便是"六府"的内涵。有了以上"六府"做物质保证，所以大禹治水就比较顺利了，这一解释与《礼记·典礼下》中"天子之六府曰：司土、司木、司水、司草、司器、司货"类同。有学者在探讨五行学说的起源时，引《大禹谟》之"水火金木土谷"作证，指出"后世五行相克的说法，就是按照这个顺序排列的"，似乎认为五行学说起源于大禹时期。但又意识到多了一个"谷"字，便接着解释说："但谷是从土里生长出来的，也可以说是土的附属品。"[9]亦有学者认为："多了一个谷字，无非是强调粮（谷）为民本而已。"[10]上述对"谷"的牵强之解，不必多言，但"五行相克"问题是有必要澄清的。"五行相克"即火可以克金（熔化金）、土可以克水（水来土挡）等。从传统文化中有关资料分析，在禹启时期，人们能不能得出"土可以克水"的结论呢？回答很简单，不能。证据如下：据载共工治水的方针是"壅防百川，堕高堙卑"（《国语·周语下》），到鲧治水时又效共工，采用"障洪水"（《国语·鲁语上》）的方法，他们治水的总方针是"堵",或许就叫"以土克水"。但是这些做法"一时虽安,历久愈甚"[11],其结果必然以失败而告终,人们怎可以得出"土可以克水"的结论呢?禹治水时,接受了前人的教训,除创立了"大衍数",改革管理制度外,着重分析水性,采取了顺水以导之的办法,将洪水导入大海,实现了"地平天成"(《尚书·太禹谟》)。禹治水成功的主要办法是"导",不可能从土克水去总结经验。因此,大禹时期,亦不可能得出"土可以克水"的结论,所以《大禹谟》中水火金木土的顺序只能是后世学者调整的结果。有学者说:"到了禹的儿子启的手上,他便正式提出五行的口号来,当他出兵到甘水旁边去和有扈氏作战的时候……举出有扈氏……的罪名仅仅是'威侮五行,怠弃三正'八个大字。"[9]刘氏"正式提出五行的口号"这一说法能不能成立呢?因为刘氏的前提是认为《甘誓》中的"五行"是"五行哲学",所以我认为他的上述说法是不能成立的。首先,"三正"应指《大禹谟》中的"正德、利用、厚生",养民之本。其次,夏启时期,根据陈久金的研究,《夏小正》也属于十月历,[3]古十月历的月序是水火木金土。或者如《管子·五行》将一年分作五个季节的历法,每一季名分别是木火土金水,这都称为五行。因此推之,《甘誓》记载,有扈氏"威侮五行",很可能是指有扈氏不按古五行历法管理办事,又欺压人民,使人民得不到"政在养民"的温暖,这样夏启怎能宽恕他?这便是启伐有扈氏的根本原因。此外,夏启前后,铜器仍然处于简单的镞刀时期,人们不可能仅依铜镞等几件简单的复合工具提炼出新的哲学概念来。夏启时候,是否有五行金木水火土哲学概念的雏形?如"黄帝曰土气胜……禹曰木气胜……"(《吕氏春秋·应同》)、"黄帝土德、夏木德、殷金德"(《史记·封禅书》)之说是否产生于黄帝时期呢?这是不言而喻的。有学者将黄帝时期的"四达自中"思想与五行学说并论,甚至认为"五行观念的产生还要早"[10],如果上述意见不指五行历法,而指五行哲学学说,那么也是值得商榷的。

到了周武王克殷以后,周武王向商之旧臣箕子问政,箕子便作《洪范》陈之,其中讲到五行,"一曰水,二曰火……水曰润下,火曰炎上……"马雍认为:"《洪范》一篇记载箕子对答武王问话,内容全系五行学说,似应是战国时期五行学说兴起以后的作品。"[7]我们暂且撇开《洪范》的陈述与马氏的评价不谈,仅就五行亦指"水火金木土"的可能性谈几点看法。殷商之末至周武王时期,我国原始科学技术及手工业有了很大的发展。首先,甲骨文已产生数百年之久,青铜时代已延续千年以上;其次,天文、历法、农业、游牧业已相当发达,民间和宫廷管辖的手工业已达"百工",说明手工业分工之细。而且"考古资料已经完全证明,先周文化是一种高度发展的青铜时期文化,它不仅有大量的青铜武器,工具和车马器等,而且有成套的青铜礼器","宝鸡岘泉墓出土的铜器,尽管其基本形制仍是商式,但经过周人从形制或花纹等方面的改造,成为具有一定周人风格的新产品""车马器西周墓葬中经常发现的一种歧形铜当卢,在先周文化中早已存在,其形制与商铜当卢各异,斗鸡台墓 B_3 的一件铭——'矢'字与《三代》18、40、1 著录的一件同铭"。[5]以上仅举数例,不难看出先周时青铜器使用之广,已用于最普通的车马器中,这便是五种"原素"构成万物的基础。《国语·郑语》记载:郑国的第一位国君恒公(公元前816—前771年在位)问政于史伯,史伯说:"故先王以土与金木水火杂,以成万物。"史伯讲的先王指周武王以降。这段记载,亦可说明五行哲学说产生于西周早期是可能的。春秋时期,五行哲学说产生的早期,已有五行相胜之说,如《左传·昭公三十一年》(公元前 511 年),曾以天文为背景讲"火胜金";《左传·哀公九年》(公元前 486 年),曾以社会为背景讲"水胜火"。孙子在研究兵法"虚实"时说"五行无常胜",《墨子·经下》亦说"五行无常胜",证明孙、墨时期或以前五行相胜思想影响较广。孙子和墨子的这些记载,揭示五行学说产生后不久,便面临了严重的挑战。战国时期,五行学说理论有了新有发展。邹衍首创"五德终始",用以解释夏商以来朝代更替等社会现象,《淮南子·坠形训》则用以解释木火土金水等自然现象。不过从《坠形训》看,五行学说又存在派别问题,不拟在此讨论。两汉时期,五行木火土金水说被医家们接受,并与五藏相配,使五行说发展到顶峰。

综上所述,春秋战国时期,"五行"一词所包含的内容是复杂的,可分作五行行为说、五行历法说以及五行哲学说(五行即木火土金水)。五行哲学说是在我国原始科学技术,尤其是金属冶炼术发展到一定的历史阶段后,即有了较多的金属复合工具之后产生的。《尚书·大禹谟》中的"水火金木土谷"及《甘誓》中的"五行"与后世的五行哲学说无关。《尚书·洪范》中的"五行"已具哲学概念,春秋战国时期五行——木火土金水说的理论日趋完备,但使用有限。用历史的观点分析:五行学说与阴阳学说一样,都属于我国古代的社会科学范畴。"五行学说正是我国古代哲学家们为了探索自然界的循环式动态平衡的规律性而提出来的一种见解"[12],它们的合理部分对我国天文、历法、医学的发展都产生了重要的推动作用。

二、从传统文化看五行——金木水火土说的早期发展及五藏相配问题

我国的五行学说的本意是将五种物质属性抽象化,如"某日立春,盛德在木"(《吕氏春秋·孟春纪》),"某日立夏,盛德在火(《吕氏春秋·孟夏纪》),用木火土金水说明事理,是一种原素学说。五行学说受夏商时期五行历法思想的影响,它大约萌芽于两周时期,已近三千年了。五行学说的萌发,还与我国古典五方、五材、五味、五色、五声等思想存在一定关系。"故先王以土与金木水火杂,以成百物"(《国语·郑语》),"天生五材,民并用之,废一不可"(《左传襄公二十七年》),说的都是五行学说的诞生背景。两周至两汉时期的学者们在探讨事物发生、发展原因时,常引五行学说(含五行历法说),当用其探讨事理时,已涉及事物的内部结构及相互关系了。从学术上分析,五行学说较"气说"(一元)、"阴阳说"(二元)复杂得多。因此,采用五行学说说明事理,必须首先摸清某些事理的特性,并将木火土金水五个要素与有关事物相配后,方可依相生、相克理论进行推导。在医学方面,历代医家探讨古人将五行学说引入医学时,一般采用《礼记·月令》、《吕氏春秋》"十二纪"中的"春……祭先脾……夏……祭先肺……"等史料,认为是五行配五脏的典型。然而《月令》和"十二纪"中的"祭先脾""祭先肺"说的是在不同的季节祭祖神的用物不同,它们与五行木火土金水引入医学时的春木肝、夏火心关系不大,或者属早期的一个派别。《淮南子·坠形训》从多方面探讨了五行相生、相胜,并将五行引入医学用以解释人体生理调节进行了尝试,认为各地方的气候、地理条件决定了各地方的人的头型、面目特

征。指出:"东方苍色属木,代表春季,配之以肝,窍通于目;南方赤色属火,代表夏季,配之以心,窍通于耳……"《坠形训》中的这个框架,为《内经》中五行学说的展开打下了基础。应该指出,《坠形训》中的"中央四达……黄色主胃"说明刘安等人并未将脾与土相配,而是用胃与土相配的。大约与刘安同时代的仓公亦讲"胃气黄,黄者土气也"(《史记·扁鹊仓公列传》)。这一事实表明,公元前140年左右,我国医家们还未将脏与腑的概念划清,还未总结出"五藏者,藏精气而不泄也……六府者,传化物而不藏"(《素问·五藏别论》);或者说这一结论还未被更多的医家接受与承认;或者说西汉时期刘安、仓公二人对五脏、六腑的界线还不清楚,这是他们用胃配土的原因。刘安、仓公后不久,医家们在人体解剖过程中发现了肝、肺、肾,还有"肝左者,胆也;下者,脾也"(《灵枢·五色》),都是实体组织,它们不像胃、肠、膀胱,有明显的管道与体外直接相通,也不像胃肠有"水谷入口,则胃实而肠虚;食下,则肠实而胃虚"(《素问·五藏别论》)等生理现象,从而得出"五藏者,藏精气而不泄也……六府者,传化物而不藏"(《素问·五藏别论》)的结论。从这时起,医家们认识到胃与脾是有区别的。当脏与腑的概念清楚以后,于是胃属于腑,而脾属于脏了,人们便用脾与土相配了。以上是从传统文化中保存的有关史料探讨了五行学说引入医学的早期发展概况。孟昭威在分析了"仓公诊籍"后指出:"《内经》中的五行和五藏关系在汉武帝时代(公元前100年左右)尚未建立。"[13]孟氏在五行配五脏的断代上虽比我们前文分析的时限晚了40年,但仍具有一定参考价值。从五行引入医学的时限分析:马王堆出土的《胎产书》在讲述胎儿发育情况时,从妊娠四个月起,分别用水、火、金、木、土、石与血、气、筋、骨、草、毛相配。这里讲的是六行,是人们探讨将五行学说引入医学的佐证之一。这则资料抄录于西汉初年,与刘安、仓公几乎处于同一时期,再次证明五行学说引入医学是秦汉之交至两汉时期的事。

三、《内经》中的五藏情识论与五行-五藏调节论

传统文化中的有关知识告诉我们,用五行学说说明事理(如历法),必须首先采用木火土金水五个要素与有关事物相配合,方能进行推导,将五行学说引入医学,用以说明人体生理、病理调节过程时,同样必须遵循这一原则。那么木火土金水五要素与人体哪几个器官相配为好呢?笔者认为,创立五行—五藏调节论的人们,总结了前人关于阴阳调节论的有关认识:即不论什么组织,只要它们处于某一相对的对立面,便具有相互调节的作用。例如,足背与足心组成一组阴阳关系,它们通过消长等机制相互影响。虽然现代生理学知识至少可以用伸肌群和屈肌群的相互作用解释足之运动平衡的原因,但那时的人们也许已经认识到,足背与足心这种阴阳关系的局部调节论,不是在心这一君主之官的控制下完成的,而将这与社会组成类比是不相适应的,因此人们决心寻找一种有君、有臣的人体调节社会化模式。在这种模式中必有发布命令的"君"和接受命令的"臣",而"君"与"臣"都应该是具有思维能力与情感的器官。于是创立五行-五脏调节论的人们便从传统文化中回溯去寻找答案。我国先民,自商代时起,便认为人们的思维能力,是由心的七个孔窍(心眼)完成的。[14]《尚书·盘庚》有"今予其敷心腹肾肠,历告尔百姓于朕志",说明自盘庚起,心、腹、肾、肠都

具有同等的情感功能。《诗·大雅·桑柔》还将"肺肠"与心并列抒发情感。《大学》亦讲"人之视己。如见其肝肺然",指出"诚于中,形于外",将肝肺代表人的品德。《诗经》和《周易》多次讲到与心有关的"逖"和"惕"。上述史料,都是人们认为心、肝、肺、肠具有情识的实证。是人们探讨人体思维与五脏调节功能的前奏,证明殷商以降的人们对人体生理、病理的调节问题长期处于苦苦探索之中。

战国末期,由于社会及科学的进步、人体解剖及视听生理的发展,人们推测的五脏情识论得到进一步发展。《庄子·在宥》讲:"愁其五藏,以为仁义;矜其气血,以规法度"。成玄英疏曰:"五藏忧愁于内,气血矜庄于外"。意思是说,用肝、心、脾、肺、肾五个器官的思谋远虑、悲喜忧愁为仁义操劳。《庄子·骈拇》讲:"多方乎仁义而用之者,列于五藏哉……多方乎骈枝于五藏之情者,淫僻于仁义之行。"上述两文,都说明庄子对统治者们假仁、假义行为的反对。庄子认为肝、心、脾、肺、肾都具有正常的情感,但认为统治者们的仁义,是"五藏之情感"以外的赘生物(骈拇)。《淮南子·修务训》有"圣人知时之难得,务可趣也,苦身劳形,焦心怖肝,不避烦难"的论述,认为心与肝具有同等的思维能力。《灵枢·本神》提出:"心怵惕思虑则伤神……脾愁忧而不解则伤意……肝悲哀动中则伤魂……肺喜乐无极则伤魄……肾盛怒而不止则伤志……"及"心藏脉,脉舍神""肝藏血,血舍魂"。《素问·灵兰秘典论》的作者,正是在上述史料的基础上发展了五脏情识论,明确指出:"心者,君主之官也,神明出焉。肺者,相傅之官,治节出焉。肝者,将军之官,谋虑出焉。胆者,中正之官,决断出焉……脾胃者,仓廪之官,五味出焉……肾者,作强之官,伎巧出焉。"我们撇开其中脏腑概念混淆这点不议,应该说,《灵兰秘典论》的作者已完成了人体调节社会化模式的框架。这一点在五行—五脏调节论中,具有十分重要的意义。有学者指出,《内经》认为进行思维的不仅有心,肝、脾、肾也对思考判断起重要作用。[12]《内经》中还用了大量篇幅来阐发五神脏理论。[15]综合上述史料,殷商至两汉时期,人们认为人体的肝、心、脾、肺、肾都有情感功能与思维能力,这一思想为医家们将五行学说引入医学创造了极好的条件。

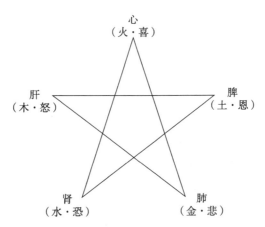

图2-6-1 《素问·阴阳应象大论》五脏情识相配示意

《素问·阴阳应象大论》在"论理人形,列别藏府"之后转入了五行配五脏及相生相胜理论的论述,讲明了"肝木……在志为怒,怒伤肝,悲胜怒;心火……在志为喜,喜伤心,恐胜喜;脾土……在志为思。思伤脾,怒胜思;肺金……在志为忧。忧伤肺,喜胜忧;肾水……在志为恐,恐伤肾,思胜恐"。《阴阳应象大论》中的上述理论体系,是指肝心脾肺肾五个器官分别主怒喜思悲恐而言的,其序以五行相胜为据(见图2-6-1),这是五行学说引入人体生理调节、病理机制的成功之作,对后世医家影响深远。然而在《内经》中,对五脏与情识相配存在不同认识,可以说存在以下几个派别:如《素问·玉机真藏论》讲"(心)喜大虚,则肾气乘矣;(脾)怒则肝气乘矣;(肝)悲则肺气乘矣;(肾)恐则脾气果矣;(肺)忧则心气乘矣,此其道也"(见图2-6-2)。

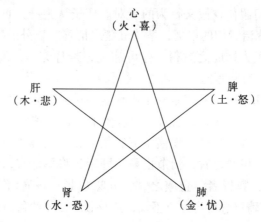

图2-6-2 《素问·玉机真脏论》五脏情识相配示意

这就是"夫邪气之客于身也,以胜相加"(《素问·藏气法时论》)的道理。从下列简表便可看出两文中五脏情识相配的不同(见表2-6-1)。

表2-6-1 五脏情识相配异同

篇名	肝木	心火	脾土	肺金	肾水
《阴阳应象大论》	怒	喜	思	悲	恐
《玉机真藏论》	恶	喜	怒	忧	恐

《玉机真藏论》还从相生、相胜方面探讨了生理、病理。如"肝受(授)气于心,传之于脾;心受(授)气于脾,传之于肺……"讲的是相生即正常的生理调节。又如:"肺痹……弗治,肺即传而行之肝……肝痹……弗治,肝传之脾……"讲的是"五藏有病,则各传其所胜"即相乘。《素问·五运行大论》还讲"气有余,则制其所胜而侮所不胜;气不及,则己所不胜侮而乘之"。比如肝气有余(病态),肝便一方面加强对脾土的克制,另一方面又反侮于肺金。可见乘侮理论是《内经》中病理调节机制的核心。所以《内经》中的人体五藏调节论,是在将其与木火土金水相配之后,通过五行相生、相胜及乘侮理论展开的。此外,《内经》将五行理论从多方面展开,用以说明人体与自然及社会关系,如《素问·六节藏象论》中的"春胜长夏,长夏胜冬,冬胜夏,

夏胜秋，秋胜春"，即是春木（肝）、长夏土（脾）、夏火（心）、秋金（肺）、冬水（肾），又说："所谓得五行时之胜，各以气命其藏。"《六节藏象论》在五季相胜理论中引入了"长夏"，为推导人体在不同季节生理、病理之不同及五行—五脏调节过程中提供了理论依据，虽然显得"很有一点牵强"[9]，但却是两千年前认识水平的反映。《内经》中还从脏腑表里、五味、五色、五音、五气等诸多方面结合人体生理、病理展开讨论，将五行相互依存、相互制约理论贯穿于五脏调节论的各个方面，充分展示了五脏病学说的起源和演绎过程，丰富了古典中医理论的内容。

综上所述，人体五行—五脏调节论是在人们认识到肝心脾肺肾五个器官都具有情识后，并与木火土金水五种原素相配，依五行生克乘侮理论展开推导的产物。在两千多年前，它较合理地解释了脏器的协调统一，并通过这种协调统一表现出整体的正常；当机体处于病态时，便利用五行理论指导诊断与治疗，调整机体使病理过程向正常方面转化，维持正常生理过程。毫无疑问，人体五行—五脏调节论有其时代的局限性。自殷商以来人们在寻找人体调节论的过程中，逐步对心—经脉与疾病的关系产生了一些新的认识，最终促使了十二经脉理论的诞生。医家们将五行—五脏调节论置于经脉理论之中使之更加完善，这是五行学说在中医古典医学理论中能够长期存在的重要原因之一。

参考文献

[1] 庞朴．马王堆帛书解开了思孟五行之谜——帛书"老子"甲本卷后佚书之一的初步研究［J］．文物，1997，(10)：63-69．

[2] 刘文典．淮南鸿烈集释［M］．北京：中华书局，1989：442．

[3] 陈久金．阴阳五行八卦起源新说［J］．自然科学史研究，1986；(2)：97-112．

[4] 黎虎．夏商周史话［M］．北京：北京出版社，1984：30．

[5] 邹衡．夏商周考古学论文集［］．北京：文物出版社，1980：103，128，316，323，316，330．

[6] 容镕．中国上古时期科学技术史话［M］．北京：中国环境科学出版社，1990：35．

[7] 马雍．尚书史话［M］．北京：中华书局，1982：6，77．

[8] 邹学熹，邹成永．中国医易学［M］．成都：四川科学技术出版社，1989：133．

[9] 刘衡如．中国医药和阴用五行的起源［J］．中医杂志，1956，(2)：107-112．

[10] 江国樑．周易原理与古代科技［M］．厦门：鹭江出版社，1990：347，12．

[11] 钟毓龙．上古神话演义［M］．杭州：浙江文艺出版社，1985：759．

[12] 刘长林．内经的哲学和中医学的方法［M］．北京：科学出版社，1982：87，112．

[13] 孟昭威．经络学说的起源形成及其展望［J］．中国针灸，1982，(4)：27．

[14] 严健民．论殷商时期的心脏解剖［J］．同济医大郧阳医学院学报，1992，(2) 59．

[15] 阎孝诚，程昭寰．对中医理论的新认识——心脑共主神明［N］．健康报，1990-12-8．

第三篇　秦汉经脉学说起源及当代"经络"新论

开篇词

近四十余年来，我国医学界对"经络"学说开展了广泛的讨论，核心问题仍然是承认古代医家在《内经》中"留下了明确的经络循行的路线图"，并依此从不同的角度寻找"经络"实体结构。其实，在今本《内经》中，"经络"这一联合词组仅出现42处，它又可分作含动词义、误字衍文及经络是经脉和络脉的简称三种情况，而脉、经脉、络脉词组等则在《内经》中出现多达千计。因此，怎样理解《内经》中的"经脉"和"经络"词组的问题，便十分严肃地摆在我们面前。这是我在这一篇中讨论的重点之一。

当我们从传统文化及今本《内经》的有关资料出发，分析我国古代医家们探讨人体调节理论的时候，深刻地认识到：我国经脉学说的起源问题绝不是"无据可考的历史问题"。从总体上讲：经脉学说的诞生，渊源于三千年前的殷商时期人们通过对心脏的解剖认识到心内有七窍及由心字的创作过程中领悟到"人心有七窍"含心主思维。可见经脉学说是殷商至两汉千余年间人们探讨人体调节理论的最终产物；它的理论的形成是建立在古典人体解剖学、生理学及临床医学基础之上的，它与人们对"脉"认识上的深化及经脉主病观念密不可分，它的起源是多途径的。在围绕上述内容进行论述时，我们认识到古典经脉理论是复杂的，在人体针刺某一穴位后引起的反应也是十分复杂的，企图用某一单纯的解剖结构来解释针刺反应是困难的。但正如百川归海一样，针刺穴位后最终由神经系统感知与反射。然而假如采用秦汉时期的临床治疗医学经验分析其对经脉理论产生的影响及当代许多学者利用背俞穴、膀胱经及督脉理论探讨针刺对内脏疾患所产生的效应，那么自主神经系统便与经脉理论结下了不解之缘，这便是我们今后应该深入研究的课题之一。

第一章 论经脉学说起源的必备条件

＊本文刊于中华医史杂志1997；(2)：86—90

提要：分析科学发展史，各类科学知识的诞生和发展，都有其自身的根由与规律。我国古典医学理论中的经脉理论发生、发展的根由是什么呢？简言之，古代医家们寻找人体调节理论是动力，古典人体解剖、生理知识及临床医学的发展是基本条件，医家们认识到经脉主病及早期脉象学的成就是核心。当我国历史发展到秦汉时期，其基本条件都已成熟，经脉理论便应运而生。

当代许多学者都认为"经络"即"经脉"[1,2,3]。经络（经脉）学说是中医学的重要基础理论，它是回答人体生理、病理调节过程的，属人体调节理论。从秦汉时期的医学史料分析，这一人体调节理论，还是用"经脉学说"这一名称为好，因为经脉学说词组全面反映了经脉学说的发生、发展。经脉学说的起源问题，早已是医史界的一个老问题了。有认为"把某些习用有效的'砭灸处'依其不同的作用而定为'腧穴'，再则将对某一类'症候群'有显著疗效的一系列'腧穴'以及发生疾病……总结而成十二经体系"[4]，这是从点到线形成说的代表；有认为先有路线、后配腧穴的，[5]有认为"从气功过程"发现经络体系是"丝毫不必隐藏"的，[6]并指出"某些特异感觉功能发现了经络体系"，[7]或者将经脉学说的诞生推到具有"特异功能的古代医生——扁鹊"[8]；或者又陷入不可知论，认为"经络学说的起源问题，也是一个无据可考的历史问题"[7]。上述意见都是值得商榷的，当然，也有不同于上述观点的，如有学者认为，经络学说是"……穴位主治……解剖生理知识的综合"[9]的结果。李鼎主编的高等医药院校试用教材《经络学》在"经脉、络脉简称经络"的前提下，从五个方面对经脉学说的起源问题进行探讨，具有一定的说服力。20世纪70年代以来，由于长沙马王堆出土医帛《足臂十一脉灸经》（以下简称《足臂》）、《阴阳十一脉灸经》（以下简称《阴阳》）等问世，丰富了经脉学说的探讨内容。笔者认为：近几十年来上述各家研究的积极意义在于推动了我国医史工作及经脉理论研究的发展，但存在一定的局限性，它没有也不可能解决我国医学事业为何发展至秦汉时期才能在较短时期产生经脉学说的问题，其中有些观点甚至是错误的。从历史唯物论出发，任何科学知识的发生、发展，都有它自身的规律性及其先决条件，经脉学说也不例外，因此我们应当将经脉学说的起源问题放到秦汉乃至商周等历史时期进行考察。以下根据这一原则仅就经脉学说起源的必备条件进行分析。

一、人体解剖知识的积累

我国经脉学说的诞生，绝不是"上古圣人，论理人形，列别藏府，端络经脉"（《素问·阴阳应象大论》）后，便在一朝形成的，也不是"无据可考"的。它是我国先民们在探讨人体思维功能与调节理论过程中经过千余年努力的结果，是先民们在漫长的解剖实践、临床医学实践中逐步认识到经脉主病后的产物。从这一点讲，它与"论理人形，列别藏府，端络经脉"有关。然而，我国先民是从何时开始探讨人体本身的思维活动，并将人的思维活动赋予心脏了呢？又是从何时起对人体心脏、经脉进行过解剖观察呢？目前已有三则史料反映了殷商时期的人们便开始了对心、血管（经脉）解剖及心主思维进行探讨。其一，《史记·殷本记》讲：商朝的末代君主纣王"淫乱不止"，大臣比干"强谏"，纣王大怒说"吾闻圣人心有七窍"，于是下令"剖比干，观其心"。"心有七窍"是什么意思呢？就是说，殷商时期人们在对心脏进行反复解剖的过程中，观察到了人心脏内有七个孔窍，这一认识是正确的。"圣人"之心有七窍，意思是说，"圣人"（即有学问的人）用七个心眼思考问题，因此"圣人心有七窍"便是殷人最早将人类的思维活动赋予心脏的记录。其二，《殷墟文字乙编》738，卜辞云："贞 出（有） 疒卩（心），唯有跎？"陈世辉指出："卜辞中的疾心，是指的精神方面病症"[10]。陈氏的这一解释是根据当时人们的认识水平出发的，因为那时的人们已经认为心是主精神与思维的，当思维功能紊乱的时候，便是心产生了疾病。其三，于省吾先生在《甲骨文字释林·释心》中搜集四个心字，作"♡、♡、♡、♡"，指出："父乙爵作'♡'（心）"。殷商时期，上述五个心字的产生，都是人们出于造字的目的，对心脏进行解剖观察后"依类象形"描绘的结果。第一个心字，是造字者站在尸体旁连同开胸的尸体及胸腔内的心脏一起描绘的；后四个心字，则是造字者们取出心脏后剖开心脏，观察心脏内部进行描绘的结果。[11]惟"父乙爵"的心字在心脏底部画了两条，代表心脏底部的四条大血管（经脉），是殷人认识到心脏底部四条经脉对全身具有重要意义的结果。于省吾先生在《释心》中，引《甲骨缀合编》177反，"多口王心若"，指出："王心若"即王心顺善之意。这一解释，也是以心主精神与思维为前提而言的。从文字学角度研究心字的演绎，对于了解心脏及心脏底部经脉的解剖史也是有益的。"父乙爵"的心字，自殷商以后，大约经过五百年，至齐灵公时期，心字作"屮"或"屮"[12]。这两个心字，都突出了心脏底部的四条大经脉，后者还表明了下腔静脉。现代解剖知识告诉我们，这四条大经脉是显露于心包膜之外的发至主动脉弓的左锁骨下动脉、左颈总动脉、无名动脉（头臂干）和上腔静脉。我们分析："叔候镈铭"的"屮"和"叔候钟铭"的"屮"字，是从商时"父乙爵"的"♡"字衍变来的，它们都十分重视心脏底部的四条大经脉，到"叔候钟铭"时，又加入了对下腔静脉的描绘。这个"屮"（心）字，铸造于公元前313年的中山壶铭[13]从之，它仅作稍许改动（𠂉），属于隶化的结果。"叔候钟铭"的"𠂉"（心）字，《说文》又从之。可见在古心字的创作过程中，突出心脏底部经脉的历史长达千余年。

从传统文化中有关史料分析，我国自商以来，先民们做过许多次解剖，传统文化中的解剖学知识是十分丰富的，如《尚书·盘庚》中的"心腹肾肠"，《大学》中的"如见其肝肺然"，《礼记·乐礼》中的"百体"，《左传·成公十年》病邪"居肓之上，膏之下"等都是先民们创立脏腑学说、经脉理论的基础。在《内经》中，保存了许多人体解剖知识，但很分散。如《素问·骨空论》关于全身骨骼形态及骨空（骨的滋养孔部位）的记录，《素问·气府论》关于部分骨空的记录，以及《灵枢》中的《骨度》《脉度》《五色》《肠胃》《平人绝谷》《忧恚无言》《经水》《经脉》《经筋》诸篇，都记载了许多人体解剖学知识。这些解剖知识都与经脉理论紧紧相连，它们都不是在一朝一夕获得的，而是千余年积累的结果，其中多数人体解剖知识在秦汉时期认定下来。早在20世纪50年代有学者对《灵枢·经脉》进行研究后指出："经脉篇所写十二经脉起止、上下、循行出入、侠属、贯连、交络、布散等非常的明划清晰，可见量度血脉的工作，原是当时人体解剖的重点。因为中国医疗理论是以'壓息脉血'为主要基础的。"[14]我们虽没有理由说秦汉时期的医家们已对人体全身的经脉做过普遍的系统解剖，但是，从《经脉》篇中看，经脉在面部、四肢的某些循行过程，是有实际解剖知识做基础的。

我国的经脉学说，从早期的《足臂》《阴阳》到《灵枢·经脉》，都是经脉理论专著，它们的经脉条数不一、分支由简到繁、起止各异以及与五藏相配、经（精）气流向等问题，反映了经脉理论初创与发展过程，这是许多学者在探讨中所公认的。《足臂》《阴阳》《经脉》都是讲解经脉主病的，都强调经脉有一定的循行规律。根据三部"经脉"中各条经脉循行的情况分析，某一经脉循行的提出，是有解剖知识做基础的。《足臂》《阴阳》中某一经脉循行，可能依可见的静脉路线做简要记述，到《经脉》时，出现了"伏行分肉之间"这样明确的解剖学术语，便是解剖所见经脉循行的结果。以手阳明之"入齿中"为例，便可见一斑。此外，在"仓公诊籍"中"龋齿，灸左大阳明脉"，与上述三部经脉内容基本一致。

表3-1-1 手阳明经脉循行路线的演进

	《足臂》	《阴阳》	《灵枢·经脉》
经脉循行	出手中指间，循骨上廉，出臑□□上，奏枕之□	（齿脉）起于次指与大指上，出臂上廉，入肘中，秉臑穿颊、入齿中，挟鼻	起于大指次指之端，循指上廉，出合骨两骨之间……其支者，从缺盆上颈贯颊，入下齿中……还出挟口……

从上表看，三部经脉中关于手阳明经的起止、循行大同小异，但《经脉》篇中更详。依现代解剖知识分析："穿颊"及"上颈贯颊"是对颈外动脉行走方向的描述。颈外动脉供血面宽，很多分支分布于面颊，由它分出的上颌动脉再分出下齿槽动脉于下颌支内面穿入下颌孔，并经下颌管出颏孔。手阳明经的"穿颊"及"其支者，从缺盆上颈贯颊，入下齿中"，这一记录就是当时的经脉学家们在面部解剖过程中见到了颏

孔有经脉穿入的实录。同样在《经脉》"胃足阳明之脉……下循鼻外，入上齿中……"是来自上颌动脉分支的眶下动脉从眶下孔穿出的实录。这一事实，说明古人在解剖过程中见到了眶下孔有经脉穿入，便记下了"下循鼻外，入上齿中"这样准确的解剖学术语。关于上、下齿脉问题，在《灵枢·寒热病》中说："臂阳明有入頄遍齿者，名曰大迎，下齿龋，取之臂。……足太阳有入頄遍齿者，名曰角孙，上齿龋，取之在鼻与頄之前"《素问·气府论》讲："面鼽骨空各一，大迎之骨空各一。"上述史料中虽穴名存在差异，但足阳明入上齿，手阳明入下齿是一致的。上述诸多解剖史料证明：人体解剖知识的积累，其中尤其是经脉（血管）解剖知识的积累，是创立经脉理论的基本条件。

二、人体生理知识的积累

我国先民关于人体生理知识的认识与积累，已有四千年左右的历史了，许多生理知识产生于甲骨文字创立之前。如甲骨文中的目字作"𥄫"，耳字作"𦔮"，听字作"𦔵"，说明造字的人们早已知道"目之于色，耳之于声"了。尤其值得提出的是关于臭字的创作过程，这个臭字，至今仍从自从犬，"自"在甲骨文中作"𦣹"（《甲》392），即人之鼻的象形，是古人用指头指着自己的鼻子称呼自己的象形会意字。那时人们不仅知道鼻的功能是闻气味的，而且还知道，犬的嗅觉比人更灵敏。因此甲骨文中的臭字从自从犬，作"𦣹"（《铁》196，3），这个字，当是比较生理学的产物。我国传统文化中，人们对五官生理功能的探讨最为丰富。《左传·僖公二十四年》（公元前636年），"耳不听五声之和为聋，目不别五色之章为昧……"《老子·十二章》"五色令人目盲，五音令人耳聋"，都是耳目功能的一般性论述。《国语·周语下》"气在口为言，在目为明"，《管子·水地》"视之黑而白，精也"，讲的是"气""精"为五官生理功能的物质基础。《庄子·庚桑楚》既不承认"气"的生理作用，也不承认"精"的生理作用，公开宣称"目之与形，吾不知其异也，盲者不能自见；耳之与形，吾不知其异也，聋者不能自闻"；《吕氏春秋·尽数》将精气的流动与形体的运动结合起来讲："形不动则精不流，精不流则郁，郁……处耳则为挶为聋，处目则为蔑为盲，处鼻则为鼽为塞。"肯定生理功能的失调与精气的郁结有关。《淮南子·原道训》则用神解释生理功能现象说："耳目非去之也，然而不能应者，何也？神失其守也。"说明耳不能听、目不能视，是神失守位的结果。古代学者们在探讨五官生理功能中，衍生出精、气、神三派观点，它们都是创立经脉理论的重要基础。

我国传统文化中反映其他生理功能的，亦多用精、气、神解释。《管子·内业》"精也者，气之精者也"。并接下去讲："气道乃生，生乃思，思乃知，知乃止矣。"认为气在一定的通道内流动，是思维功能的物质基础。孔子在《论语·季氏》中将人的一生分作三个阶段论述血气之不同。《孟子·公孙丑》云"今夫蹶者、趋者，是气也"，认为人体行为功能是否正常，亦决定于气的活动。春秋战国时期的精、气、神生理理论，是《内经》经脉理论的重要组成部分。如"心藏血脉之气"（《素问·平人气象论》），"血气者，人之神"（《素问·八正神明论》），"营卫者，精气也；血者，神气也"(《灵枢·营卫生会》)等。《内经》中的诸多论述表明,沿于两周以降传统文化中的精、气、神理论,是经脉学说理论的重要组成部分。当我们比较深入地研究我国先民们探讨人体生理、病理调节过程的时候则不难发现,我国的人体调节理论发展至秦汉时期,已经走过了早期的心-经脉调节论、朴素的脑调节论、原始的气调节论、辩证的阴阳调节论、有君有臣的生克的五行—五脏调节论等阶段,到秦汉时期,才吸收既往所有调节理论之长,产生了新型的心经脉调节论。我国人体调节理论的这一发生、发展过程,证明了经脉学说的诞生,绝不是"无据可考"的,人体生理知识的积累,是创立经脉理论的另一个基本条件。

三、临床医学知识的积累

我国的医学知识有文字可考者,已有三千四百余年历史了,它最早反映在殷商时期的甲骨卜辞中。目前甲骨卜辞中的医学史料,虽仅限于宫廷记录,但已很丰富,所反映的疾病达34种,涉及内、外、口腔、妇产诸科。[15]从《左传》有关史料分析,公元前6世纪,秦国的医学相对晋国来说处于领先的地位。秦国先后于公元前581年、前541年应邀派医缓、医和分别为晋景公、晋平公治病,这两次应邀中,医缓提出病邪致病的深浅说"居肓之上,膏之下"(《左传·成公十年》)的问题,医和则提出六气致病说(见《左传·昭公元年》)。尤其医和,是在批驳了"实沈塞骀为祟"及根据晋平公"近女室"的情况不同意"饮食哀乐之事"后提出来的,反映了当时巫医之争及致病因素的学派之争。春秋时期,周室的临床医学也是很先进的,据《周礼·天官》记载:周室将医药划在"天官"范围,表明对医学的重视,周室已用条文将各类医工的职责及全国的医事活动规定下来。其医工分医师、食医、疾医、疡医以及兽医等。"疾医掌养万民之疾病""疡医掌肿疡、溃疡、金疡、折疡……""凡疗疡……凡药以酸养骨,以辛养筋,以咸养脉……"《周礼》虽为战国时期的汇集,但公认搜集了周王室的制度,"系先秦古籍"[16]。因此,《周礼》中的有关史科虽有可能掺入了战国时期的内容,但上述医学史料,未见于战国时期其他国家的政令,这不能不使我们认识到它应该是可信的。从经脉理论讲,《周礼》中的"以咸养脉"道出了那一时期人们已知含有食盐成分的血液是在经脉中流动的真谛,是最为可贵的。《史记》记载扁鹊怀起死回生之术,救活了虢太子,他行医周游列国,"随俗为变",说明他的医学知识广博。《史记》中的扁鹊事迹,跨越数百年,虽不可全信,但战国时期存在"带下医""耳目痹医""小儿医"的可能性是较大的。秦时对于流行较广的"疠"(麻风),已由政府设"迁疠所",对疠病患者集中于"迁疠所"内,实行隔离治疗与管理,[17]是一种先进的临床医学管理制度。两周至两汉我国临床医学的发展,反映了临床经验的不断积累与丰富,也必然促进人们寻找新的生理、病理理论。

从疾病名称及其分类情况分析:我国医学发展至秦汉时期,疾病名称已从甲骨卜辞时期简单的"疾首""疾目"发展为"病在头,脓为巔,疕为秃,养为癣……在目,泣出为浸,脉蔽瞳子为脉浸……"[18]。反映了依解剖部位划分疾病的方法越来越细。参照长沙马王堆出土医帛《脉法》分析张家山出土《脉书》全文,可将其分作五个篇章,即疾病篇、阴阳经脉篇、阴阳脉死候、砭启四害、相脉之道,它们都与经脉理论息息相关。其中"疾病篇"将人体上下分作29个部位，记述疾病66种，较殷商疾病命名方法有了进步。但依解剖部位给疾病命名是十分零乱的，如张家山《脉书》"疾病篇"将头面分作11个部位记述疾病。在讲完"在身"（躯干）的疾病后，接着又讲胃、肺、心、肠的疾病；其中肠的有关疾病又分11种情况记述，表明了脏腑疾病归类存在困难与医家们对疾病分类、命名存在困惑心情，因此蕴藏着寻找新的疾病归类、命名方法的动力。事实证明，两汉时期医家们对临床经验的总结是十分活跃的。近几十年来，全国出土两汉医书、脉法等十数部，其中长沙出土的《五十二病方》中，五十二种疾病的分类方法，完全按疾病的临床表现形式分类、命名，与现代医学命名方法类似，具有代表性，但它很快被当时正在兴起的经脉主病理论所替代。江陵张家山《脉书》"阴阳经脉篇"最后附文："凡二十二脉，七十七病。"在古人看来，按经脉循行范围记述疾病较"疾病篇"记述疾病条理分明，一目了然，方便多了。不仅如此，按经脉循行范围记述疾病，深刻反映了经脉主病思想，促进了秦汉时期疾病病理、治疗医学的发展。

从脉象学讲，秦汉时期，医家们已从痈肿等疾病的临床表现与经验中总结出最早的脉象理论，记载于马王堆《脉法》及张家山《脉书》"相脉之道"中。在"相脉之道"中有一段完整的原文："它脉盈，此独虚，则主病；它脉滑，此独涩，则主病；它脉静，此独动，则生病。夫脉固有动者，骭（足）之少阴，臂之钜阴、少阴，是主动，疾则病。此所以论有过之脉也。"这是当时的作者论述"相脉之道"的核心，为临床诊断提供了客观标准。上述原文中的"主病"与"生病"是有区别的，它们是剖析"是动则病"的最好材料。"主病"是说当某一脉由盈转虚，或由滑转涩时，表明这条脉管辖范围有生病的可能；"生病"则是说当某一脉由静转动，或者原本就动之脉转入疾速跳动时，表明这条脉管辖范围已经生病了。因此，"它脉静，此独动，则生病。夫脉固有动者……疾则病，此所以论有过之脉也。"其实质便是"是动则病"，结合临床我想是不难理解的。如属于痈病的齿槽脓肿、甲沟炎等，当它们在发展过程中，痈肿周围组织撒滞，局部压力增高超过动脉压，于是压迫动脉使人产生跳痛感，这才是"是动则病"的实质。早期脉象学的产生，是早期经脉理论的重要内容，它们在发生、发展的道路上互为因果、相辅相成，促进了中医基础理论和临床医学的发展。到《灵枢·经脉》成文时期，又在前人关于人体调节理论及经脉主病理论的基础之上引入天文、历法之周而复始理论，补充经脉条数，调整精气流动方向，通过多方改进，达到经脉循行"如环无端"，近似于解决了人体循环系统以及消化、泌尿等功能，从此我国的经脉理论获得了极强的生命力，指导中国医学两千余年。

从上述史料不难看出，我国经脉学说的起源，不仅需要人体解剖知识、生理知识的积累，而且依赖于临床医学知识的积累，这便是我国医学发展至秦汉时期才能产生新型的人体调节理论——经脉学说的重要原因。

参考文献

[1] 吴考槃. 经络探讨 [J]. 中医杂志, 1963, (11): 23.

［2］李鼎．经络学［M］．上海：上海科学技术出版社，1984：2.

［3］管遵惠．经络学说的理论及临床运用［M］．昆明：云南人民出版社，1984：2.

［4］江苏省中医学校针灸学科教研组．经络起源的探讨［M］．中医杂志，1957，（5）：268.

［5］孟昭威．经络学说的起源形成及其展望（续）［J］．中国针灸1982；（5）：221.

［6］廖育群．试论医学起源［J］．大自然探索，1986，（4）：155.

［7］廖育群．从逻辑推理谈医学起源的研究［J］．医学与哲学，1986，（7）：38.

［8］苏礼．扁鹊名实考略［J］．中华医史杂志，1987，（1）：50.

［9］上海中医学院．针灸学［M］．北京：人民卫生出版社，1980：17～18.

［10］陈世辉．殷人疾病补考．中华文史论丛（第四辑）：138.

［11］严健民．论殷商时期的心脏解剖［J］．同济医大郧阳医学院学报，1992，（2）：59.

［12］马承源．西周青铜器铭文选（四）［M］．北京：文物出版社，1990：538、544.

［13］赵诚．中山壶、中山鼎铭文试释．古文字研究（第一辑）：253.

［14］黄胜白．二千年前中国的人体解剖［J］．中医杂志，1955，（4）：43.

［15］温少峰，袁廷栋．殷墟卜辞研究·科学技术篇［M］．成都：四川社会科学出版社，1983：299－348.

［16］林尹．周礼今注今译·出版说明［M］．北京：书目文献出版社，1984.

［17］睡虎地秦墓竹简·法律问答［M］．北京：文物出版社，1978：204.

［18］江陵张家山汉简《脉书》整理小组．江陵张家山《脉书》释文［J］．文物，1989，（7）：72.

第二章 今本《内经》"经络"词义研究

提要：我国医学界对"经络"的实体结构进行了多层次研究，都未取得实质性进展，招致学者们众说纷纭。甚至有学者提出了"经络学说的起源，也是一个无据可考的历史问题"[1]。笔者认为：这是不可知论在中国医史学中的反映之一。为回答经络（经脉）学说的起源问题，本章拟对秦汉经脉学说的起源问题做些研究，其中包括对今本《内经》中的"经络"词组的本意进行研究，这也是本章的宗旨。今本《内经》中"经络"词组共出现42处，根据原文之上下文义分析，可将其分作含动词义、误字衍文及"经络"是经脉和络脉的合称三种情况。在探讨中借鉴《针灸甲乙经》《黄帝内经太素》等史料印证，力求澄清在《内经》成书时代"经络"就是指经脉和络脉这一点。

经络（经脉）学说是祖国医学的重要基础理论之一。经络（经脉）学说从雏形、演绎发展至今，已有三千余年的历史，在漫长的岁月里几经兴衰。中华人民共和国成立以来，经络（经脉）学说犹如枯木逢春，在指导临床和经络理论研究方面都得到迅速发展，迫使人们深入探求经络的实体结构。几十年来，我国组织了大批人力、财力，在列宁的"现象是本质的显现"这一哲学思想指导下寻找经络实体结构，其结果已是众所周知。近几年来，诸多学者也对此进行了反思。"八五"计划又将"经络"列入国家十二个重点科研课题之一。有学者对此既十分感慨，也十分忧心，[2]也有学者指出了经络研究的"思维导向"的问题，[3]上述意见对于促进经络的研究是有益的。我们认为经络（经脉）学说的起源，有它自身的历史原因，这将在其他章节中讨论。本章仅从文献研究入手，探讨《内经》中"经络"这一联合词组的原文本意，这也是本章研究的宗旨。

在《内经》中采用"经络"联合词组共出现42处，其中《灵枢》中有20处，《素问》中有22处，归纳起来可分为三类。以下分别予以叙述。

一、含动词义类

《灵枢·经脉》篇云："……六经络手阳明少阳之大络，起于五指间，上合肘中。"本篇中"经络"二字是可以分解的，经与六合为"六经"，指手三阴三阳之六经，经后之络，含网络之意。也就是说，起于五指间的手三阴三阳经脉，与手阳明、少阳三经的大络脉相网络，向上汇合于肘窝之中。《灵枢·终始》篇云："上下相应而俱往来也，六经之脉不结动也。"这里的"六经"也是指手、足之三阴三阳经，可证。所以"六经络手阳明"之"络"是一个动词。《素问·调经论》云："夫十二经脉者，皆络三百六十五节，节有病必被经脉……五藏者，故得六府与为表里，经络支节，各生虚实……"很明显"经络支节"中的"络"字也是一个动词，即十二经脉皆网络于支节之上。"经络"含动词义，还见于《汉书·艺文志·方技略》"医经者，原人血脉经落（络）骨髓阴阳表里，以起百病之本，死生之分……"这一句读保存了汉代的本意，即刘向认为人体的藏血之脉，网络于骨髓全身各部；藏血之脉的作用在于"以起百病之本"。这里"血脉"是名词，"经落（络）"作动词，与《灵枢·经脉》"经脉者，所以能决死生，处百病，调虚实"的道理是一致的。后世学者将其释读作："医经者，原人血脉，经落（络）、骨髓、阴阳、表里……"这样一来，"经落（络）"就成了独立的名词，与"血脉"产生同语反复的毛病。

二、误字衍文类

《素问·皮部论》有"凡十二经络脉者，皮之部也"，这是《皮部论》中的一句总结性语言。《皮部论》开篇云："皮有分部，脉有经纪……欲知皮部以经脉为纪者，诸经皆然。"就是说，每一条经脉都有它自己管辖的皮部。原文举例："阳明之阳……视其部中有浮络者，皆阳明之络也。"这便是《皮部论》的中心思想。由此可见，"十二经络脉者，皮之部也"中的"经络"二字是可以分的，应理解为"凡十二经的络脉是管辖相应的皮部的"。从文法上讲，经络之间脱了一个"之"字，应写作"凡十二经之络脉者"。《灵枢·本输》云："凡刺之道，必通十二经络之所终始，络脉之所别处。"前文用"经络"，后文用"络脉"，文理似不通，重络疑误。参《黄帝内经太素·本输》作"必通十二经脉……"据改无疑。《灵枢·根结》记载："虚而泻之，则经脉空虚，血气竭枯……必审其五脏变化之病，五脉之应，经络之实虚……"能知五脉应五脏的方法，只有切循经脉才能审察。故经络之"络"疑误，参《针灸甲乙经·针道自然逆顺》作"五脉之相应，经脉之实虚"可证。《灵枢·官针》讲"病在分肉间，取以员针于病所。病在经络痼痹者，取以锋针，病在脉，气少当补之者……病在五藏同居者，取以锋针"，本段分别讲述九种针具的性能与使用范围，独有锋针在两种证候中使用，即"病在经络痼痹者""病在五藏同居者"。以《灵枢》文法推究，两者必有一衍。参《黄帝内经太素·九针所主》"病在分肉间者，取以员针于病所"之后，并无"病在经络痼痹"之句。《针灸甲乙经》卷五第二，在讲锋针治疗范围时，亦无"病在经络痼痹"之句。据此，本句属衍文。《灵枢·九针论》讲"……邪之所客于经，而为痛痹，舍于经络者也。"与《甲乙经》不同，《甲乙经》卷五第二作："……邪之所客于经，舍于络，而为痛痹者"。所以《九针论》中的这段记述，既有衍文（经），又有倒误，即"而为痛痹"误入"客于经，舍于络"之间。

三、"经络"是经脉和络脉的合称

在《内经》中经络和经脉的概念常常是等同的，以经络代表经脉和络脉者，在

《灵枢》中有20处，《素问》中有22处。《灵枢·邪气藏府病形》讲："邪之中人也，无有常，中于阴则溜于腑，中于阳则溜于经。黄帝曰：阴之与阳也，异名同类，上下相会，经络之相贯，如环无端。"原意是说，病邪侵入人体后，由于人体体质的影响，不一定在侵入的部分发病。例如病邪侵犯阴经，可以依表里关系流传到属于阳经的六腑之一；病邪侵犯到阳经的某一部位，可能流传到属于阴经的某一部位发病。阴经与阳经，虽然名称不同，但它们都是运行血气的，都属于经脉，手六经、足六经都是相互会合的，经脉和络脉相互贯通的道理，就像一个没有开口的环一样。《灵枢·根结》篇讲："逆顺五体者，言人骨节之小大……脉之长短，血之多少，经络之数……"从上下文分析，"经络"与"脉之长短，血之多少"紧紧相连，同样指的经脉和络脉。在《灵枢》中，直接将"经络"与血气并称的有"血气经络，胜形则寿"（《灵枢·寿夭刚柔》），"血气分离，阴阳破败，经络厥绝，脉道不通"（《灵枢·口问》），"太阳常多血少气，少阳常少血多气……形数惊恐，经络不通，病生于不仁"（《素问·血气形志》篇）。上述记载中，"经络"当指经脉和络脉无疑。《灵枢·岁露论》则详细论述了邪气通过"经络"侵入人体的过程。原文说："邪客于风府，病循膂而下……二十二日入脊内，注于伏冲之脉……在气随经络沉以内搏，故卫气应乃作也。"古代医家认为"疟气"从风府穴侵入经脉，到第二十二天，"疟气"注入伏冲之脉（椎管内的经脉），然后再上升到缺盆穴，进一步发展，引起疟疾发作。这是古代医家在临床工作中对疟疾进行细致观察后，提出的疟疾发病理论（包括潜伏期），其中"经络"即"伏冲之脉"。在《灵枢·阴阳二十五人》中，已讲到利用经络做诊断"切循其经络之凝涩"的例证。这一点在《灵枢·刺节真邪》篇中有更明确的论述。"故用针者，必先察其经络之实虚，切而循之，按而弹之，视其应动者，乃后取之而下之……视其虚脉而陷之于经络者取之"。显然，在古代医家的眼中，其经络不仅是可以切循的，而且当"按而弹之"时还可以"视其应动"（大的充盈的静脉被弹动后，可沿上下方向产生波动；或用指尖按压静脉，向远端推去，则这段静脉就空虚了，立即提指，可见空虚的静脉很快充盈起来）。《刺节真邪》篇的作者，将所见之"经络"描写得何等生动具体啊！古代医家观察到的可以切循其实虚的"经络"，不是经脉，又是什么？《素问·三部九候论》讲"……而后各切循其脉，视其经络浮沉"，这里的"经络"是在讲"上部天两额之动脉……天以候头角之气"后提出来的。它一可切循，二可看见，三明文写出"动脉"，当是经脉和络脉的合称。古人在治疗中记载经络的亦不少见。如"豹文刺者……以取经络之血者，此心之应也"（《灵枢·官针》），"补其不足，泻其有余，调其虚实，以通其道而去其邪……此所谓决渎壅塞，经络大通"（《灵枢·邪客》），"春亟治经络……刺手太阴经络者大骨之会各三"（《素问·通评虚实论》）。不难看出，众多"经络"都是经脉和络脉的合称。对此许多学者早有论述。[4-7]

值得指出的是，在《灵枢》中有一篇《经脉》，是专讲十二经的，长达五千余字，该文通篇讲经脉、脉、络于×××，而未言及经络。惟"经脉十二者，伏行于分肉之间"之后有"六经络手阳明……"这里的"络"是一个动词，已在前文做过分析。在《素问》中，作者专立《经络论》，看似专门讲解"经络"之特殊组织与功能的。但是，这篇不足二百字的短文，却是通篇讲络脉之色的。如"夫络脉之见也，其五色各异……经有常色而络无常变也……阴络之色应其经，阳络之色变无常，随四时而行也"，可见《经络论》实质是介绍深、浅络脉之色泽特征的。《素问·通评虚实论》还明确指出"经络俱实……经络俱虚"及"经虚络满……经满络虚"在诊断与治疗中的作用，证明《通评虚实论》的作者也认为经指经脉，络指络脉，经络是经脉和络脉的合称。由此可见，在《内经》中没有专门强调"经络"特殊内容的叙述。

综上所述，《内经》中"经络"这个联合词组的本意，含动词义及误字衍文者7处，占16.6%，泛指经脉和络脉者35处，占83.4%。《内经》中应用"经脉"解释了众多的医学理论，如"经脉为里，支而横者为络"（《灵枢·脉度》），"经脉为始，营其所行，知其度量"（《灵枢·禁服》），"是故血和则经脉流行，营复阴阳，筋骨劲强，关节清利"（《灵枢·本藏》）如此等等。与应用"经络"这个联合词组解释许多生理、病理现象是完全一致的。笔者认为在《内经》时代，人体生理和病理理论，虽依赖于阴阳、五行，比类于天地、日月、四时、六律、十二节，但是发展人体生理和病理理论更坚实的基础，还在于应用经脉这一"视之可见，切之可得"的客观存在的物质——血管作为物质基础而创立的经脉理论。《灵枢》中，专立《经脉》篇，用最长的篇幅，按三阴三阳顺序排列经脉，顺阴阳表里、经气流动讲解十二经脉起止、循行、疾病表现等等，都展示了人们对于经脉与络脉的重视与应用。《经脉》篇的产生，反映了我国秦汉时期人体调节理论日趋成熟，经脉学说日趋完备，反映了我国古典生理、病理及临床医学的先进性，是古代医学家们寻找人体调节功能的重要里程碑。因此，我们有理由说，古代医家们在创立温（脉）和眽（脉）直到《内经》成书，都说的是"经脉学说"。后世医家在临床工作中，发现了更多的生理和病理现象，均依其"经脉学说"加以解释，并予以补充，这是"任脉""督脉""带脉""蹻脉"等奇经八脉理论产生的重要原因。推动了祖国医学事业的发展。经脉和络脉是人体客观存在的有形物质。然而在发展中，有形的"经脉学说"仅在近数十年演绎为无形的"经络学说"了，这一历史过程，值得我们深思，这将在本书中专文探讨。对于《内经》中的经脉理论，我们应该进一步深入探讨研究，它是我国中医基础理论的灵魂，我们切不可弃之不顾，愿同仁共同挖掘整理。

参考文献

[1] 李瑞午. 经络研究现状分析［N］. 健康报，1989-8-5.
[2] 薛崇成. 对经络研究列入"八五"重大课题的思考［N］. 健康报，1992-7-18.
[3] 刘成基. 从经络研究进展谈思维导向的更新［N］. 健康报，1990-11-10.
[4] 上海中医学院. 针灸学［M］. 北京：人民卫生出版社，1974：4.
[5] 李鼎. 经络学［M］. 上海：上海科学技术出版社，1984：2.
[6] 管遵惠. 论经络学说的理论及临床应用［M］. 昆明：云南人民出版社，1984：2.
[7] 严健民.《灵枢》经络词义浅析［J］. 中医杂志，1984，(11)：79.

第三章 论"脉"在经脉学说起源中的地位和作用

提要：本章从传统文化中的"脉发""以咸养脉""如筋脉之通流者"及"心有四支""人有四经""所以制使四支，流行血气"等史料出发，比较深刻地阐述了人们在对"脉"的认识过程中促进了经脉学说的起源。

无数科学史料证明：某一科学成就的取得，都与同一历史时期相关科学知识的发展密切相关，可称作"科学知识的同步发展"现象。各类科学知识的起源和发展，又必然有它自身的特征。前一句指的是综合科学技术水平的相互影响，后一句则强调特定科学课题发生发展的规律性。我国古典医学领域中的经脉学说的起源与发展，便是与秦汉时期综合科学技术的发展密切相关的。因此经脉学说的诞生，是一个极其复杂的问题。从医学领域讲，它是从人们长期寻找人体疾病的病因、病理及人体调节理论过程中起步的，是人们对血、脉的认识发展到特定的历史时期的产物，它需要一定的人体解剖知识和生理知识作基础，需要临床医学知识发展到人们对疾病的病因、病理有了某些认识后方可从多方面推导完成，本章拟从"脉"的角度探讨经脉学说的起源。

一、人们对"脉"的认识从血开始

"古时，人们对自身生理的认识，最容易见到的是血"[1]。人们对"血"有所理解的历史可上溯到距今5万年左右的新人阶段，"距今约四五万年前，古人进化成了新人，这相当于旧石器时代晚期，在我国有代表性的有广西柳江的柳江人，四川资阳的资阳人，内蒙古伊克昭盟（今鄂尔多斯市）黄河河套地区的河套人，还有北京的山顶洞人等"[2]。"新人已能精制石器和骨器，爱好绘画、雕刻和艺术，营渔猎生活"[3]。在我国，许家窑人已能打制精致的小石球，小石球是狩猎工具飞石索的重要组成部分。峙峪人已能打制石镞，发明了弓箭和标枪，[2]提高了狩猎技能与生产水平，上述考古史料分别代表了距今2.8万年以前各个历史时期我国新人的智力水平。因此，可以推断，近5万年以来，我国新人们已具备了对血液直观认识的能力。如当他们因各种原因受伤流血的时候，他们中间有些留心于外伤的人们，已经摆脱了本能的束缚，为了减轻疼痛、减少流血而主动地用手将流血的伤口紧紧地捏着。与此同时，他们将伤口中流出的红色液体用"血"这一单词来表示，时间长了，当多数人都能将"血"这一单词与伤口中流出的红色液体联系起来发音的时候，"血"这个特定的单词就被口头文化固定下来了。然而原始口头文化中的许多科学知识，特别是原始人类对"血"的认识水平是难以找到实物依据的，也许它能出现在某一原始岩画群中，但现在尚未见到报道，或尚未发现。历史发展到殷商时期，反映宫廷生活的甲骨文中，对"血"已有了较多的记载。在甲骨文中血字作"ᗡ"（《甲》2473），"ᗤ"（《铁》176.2）从"ᗡ"（皿）从"。"，像器皿中盛血之形，它是对殷人血祭的描述。我国"夏商之际，盛行血祭，奴隶主常用奴隶和禽兽之血液作敬物祭祀神祖，或用其作为镇邪物祭祀鬼魂，包含了人们对血液的初步认识"[1]。血液是从血管中流出来的，人们对血管的认识可从殷商时期的"父巳爵"铭文中见其始源．据于省吾《甲骨文字释林·释心》讲：商器"父巳爵"的心字作"ᗢ"，这个心字在心脏底部画了两条，属抽象描绘，后来的心字作"ᗤ"，如《中山壶铭》《说文》等，都是对心脏和大血管的描绘。但是在甲骨文中，尚未发现血管与血液的关系。殷墟甲骨文中，多次记载"疾心"，尚未见到"疾心"与血液、经脉（血管）存在联系的记载，更未见到经脉或脉的文字。春秋战国时期的社会交往中，常可见到割臂饮血的仪式立誓缔约的例子，如《左传·庄公三十二年》（公元前662年），记载了孟任向鲁庄公表示忠心，便"割臂盟公"。《灵枢·禁服》讲：雷公向黄帝求教医术，结"割臂饮血之盟"。《禁服》中的故事，反映了早在新石器时期，我国就有以血为盟的习俗了。笔者认为：血盟习俗，促进了人们对血液的认识，是导致我国放血疗法诞生的原因之一。我国放血疗法最早产生于何时，尚无史料可证。但在《周易》中保存了三则放血疗法，具有重要的医史学价值。[4] 如《小畜》"六四有孚，血去惕出，无咎"，《需》卦"需于血，出自穴"，《涣》卦"涣其血去、逖出……涣其血，远害矣"，说明了放血的治病理论、放血的部位与放血过多的危险性。春秋时期，人们在血盟习俗和放血疗法双重实践中，理解了血液与经脉的相互关系，如放血是必须刺破血管壁的，"……此所谓十二经者，盛络皆当取之"（《灵枢·根结》）。《内经》时期的放血疗法，已分经脉放血法和络脉放血法，在放血时进一步对血液生理提出问题，并予解答，如"刺血络而仆者，何也？……血少黑而浊者，何也？……发针而肿者，何也？"（《灵枢·血络论》）的作者用当时的医学理论做了回答，甚至从临床工作中总结出"夫子之言针甚骏……能杀生人，不能起死者"（《灵枢·玉版》）这样的严重教训告诫后人。并提出了"欲以微针通其经脉，调其血气"（《灵枢·九针十二原》）的改进意见，这一意见很快得到广泛实施。为此我们可以总结出：人们对经脉的认识是从血液开始的。

二、从"脉"的史料探讨经脉学说的起源

有学者在探讨经络学说的起源问题时说："经络学说的起源问题也是一个无据可考的历史问题"[5]，这是不可知论在经络学说起源问题中的反映。笔者认为从我国传统文化中寻找有关知识，可以澄清经脉学说起源的概貌。

"脉"是我国古典医学理论中的一个特定名词。廖育群在对古代人体传导系统进行研究后指出：中国古代医学最初对这种传导系统（笔者按：指经络系统）进行描述时，

称之为"脉"[6]，并引《内经》中的"脉"作证。我们撇开古人认为人体传导系统等于"经络"暂不评论，廖氏认为"脉"具有传导作用这一认识，从某种意义上讲，应该说是正确的。其实我国传统文化中保存脉的史料较《内经》时期更为久远。《国语·周语上》讲："古者，太史顺时覛土……土气震发，农祥晨正，日月底于天庙，土乃脉发。"文中的"覛"字音脉，作视解，农祥指房星，晨正即立春之日。这段话的意思是说：古代时，朝廷设太史一职（《周礼·春官宗伯下》太史掌"……正岁年以序事……颁告朔于邦国……"其职能与《国语·周语上》"太史"之职能类同），太史在立春时节，依"观法于地"的道理观察地面气体情况，见到了土气冉冉升腾之状，即"土乃脉发"，这"脉发"代表土气的升腾现象。这现象正是春日风和日丽之时，人们伏地视之，对青草地上、麦苗颠上气体蒸腾的描绘。当然这里讲的"脉"与人体的"脉"尚无内在联系。从古典基础医学知识分析，"脉"的内涵大约有两层：一指解剖学中的经脉，一指生理学中的脉搏、脉气以及较晚提出的脉象，认为脉具有传导功能。以下史料反映了脉的内涵，《周礼·天官·疡医》中有"以辛养筋，以咸养脉"，其中的"咸"实指氯化钠，用氯化钠调养脉气，已具有较深的生理学意义了。文中脉指经脉和经脉中的脉气是没有疑义的，脉气可能是从"土乃脉发"中的脉字的意义派生出来的。《管子·水地》讲："水者，地之血气，如筋脉之通流者也。"这是采用当时医学中公认的经脉理论比类于自然水道而言的。我们注意到《水地》用的是"筋脉"，这个"筋"字表明具有一定弹力和坚韧的意思。古时人们从事解剖观察时，都是在斩杀奴隶的尸体上进行的。当斩杀后，血液流尽，大体解剖时在"分肉之间"可以见到一条条细长而有一定弹性的"筋"，它包括"中无有空"的神经干和"中有空"的动脉和静脉管道，这可能是《管子·水地》称为"筋脉"的原因。后世将"中有空"的管道称为经脉。我们还可以从古文字中发现一些具有断代意义的心血管解剖史料，借以推断人们对经脉的认识过程。如铸造于齐灵公时期（公元前581—前554年）的"叔候镈铭"和"叔候钟铭""叔候铸铭"中的心字作"镈"，"叔候钟铭"中的心作"🫀"[7]，反映了公元前六七世纪齐国人对心血管的认识水平。这两个心字都保留了殷商早期甲骨文"🫀"（心）字的核心部分和"🫀"（心）字，反映了心脏底部四条大经脉的特点。[8]在先秦以来的我国传统文化中，记载心脏底部的四条大经脉在全身生理活动中起着不可忽视作用的史料不少，这一点还可从古齐史中得到证明：齐灵公之后的第二国君齐景公（公元前547—前490年在位）曾对大臣晏子说："寡人之有五子，犹心之有四支"（《晏子春秋·景公从畋十八日不返国晏子谏第二十三》），可见齐景公更深刻地认识到人体经脉对全身生理起着调节作用。《管子·立政》讲"百体之从心"，讲的是全身一百个可活动的关节是在心-经脉的调节作用下完成自己的功能的。《素问·阴阳别论》中关于心底四条经脉的记载，可能与齐国医术一脉相承。原文讲："人有四经十二丛。"这是什么意思？考之历代注家无解。其实"人有四经"，就是齐景公讲的"心有四支"。关于"心有四支"，在《淮南子·原道训》中讲得更清楚，说："夫心者，五藏之主也，所以制使四支，流行血气。"《原道训》的作者用了"制使"二字描述心脏底部四条大经脉的重要作用，强调"制使"四支的目的是"流行血气"，"制使"二字道破了"四支"对全身血气的调节作用。可见《原道训》将心脏、经脉的生理功能讲得十分清楚了，现在我们可从春秋早期的"叔候钟铭"《晏子春秋》及《淮南子》中的有关知识为《素问·阴阳别论》中的"人有四经"做注了。"人有四经"就是讲的心脏底部的四条大经脉，即显露于心包膜之外的左锁骨下动脉、左颈总动脉、无名动脉和上腔静脉，"人有四经"长期无解的历史可以结束了。其实，从春秋至秦汉时期，人们关于心、血管的认识问题，还可以从传统文化中找到例证，不再赘述。《内经》中的"人有四经十二丛"，是《内经》整个经脉理论的概述，它贯穿于人体经脉调节理论的全过程。人体经脉理论的发生与发展始于对"脉"认识上的深化，这是毫无疑义的。秦汉时期，经脉学说又与气的思想、阴阳理论等融合为一，再度飞跃，使经脉理论达到相当完备的程度。

三、从疾病与"脉"的关系探讨经脉学说的起源

由于出土文物的不断丰富，为我们探讨我国疾病的命名与分类问题提供了可靠的史料。研究我国疾病命名问题的史料，到目前为止，首推殷商甲骨文有关记录。自1943年胡厚宣先生首次发表《殷人疾病考》以来，从甲骨文中探讨医学史料者不乏其人。温少峰、袁庭栋《殷墟卜辞研究·科学技术史》篇已汇总病名34种。这些病名，多用患部命名，如疾耳、疾齿、疾肘……可以讲，这是一种原始的命名方法。在34种疾病中，表明某一局部有炎症、疼痛性疾病达19种，占55.8%。甲骨文时期，人们对疾病起因的认识主要认为是神灵或鬼魂作祟。在致病因素方面，看不出疾病与风寒暑热及其他因素的关系。《左传》保存了公元前722—前476年的史料，文中讲到一些疾病，如"目不别五色之章为昧，耳不听五声之和为聋"（《左传·僖公二十四年》）；"阴淫寒疾，阳淫热疾，风淫末疾，雨淫腹疾，晦淫惑疾，明淫心疾"（《左传·昭公元年》），这些疾病的名称（昧、聋、寒疾、热疾……）与生理因素、环境因素联系起来了。《左传》有关疾病的记载中，看不出与经脉有关的迹象。到秦汉之际，反映疾病名称的资料较多，近20余年来，我国出土不少与脉有关的医书，其中"脉书"两部，一为长沙马王堆《脉法》，一为江陵张家山《脉书》。依张家山《脉书》的编排，大约包含五个部分。其中首篇专讲疾病的所在部位、临床表现和命名，可称作"疾病篇"，其他可称作"阴阳经脉篇""阴阳脉死候""弆启四害"及"相脉之道"（参本篇第四章）。"疾病篇"将人体从头至足，分作29个部位，讲解疾病66种，从表面上看，仍依解剖部位划分疾病，如"病在头……在鼻……"与甲骨文中的疾首、疾自（鼻）相似，但稍做分析，与甲骨文之命名原则明显不同，它出现了许多特点。如病"在耳为聋，其脓出为浇"，耳病的"浇"与疾病过程及临床表现联系起来了。尤其是目病与"脉"有了一定的联系，原文讲："在目，泣出为浸，脉蔽瞳子为脉浸。"这则史料讲到"脉浸"，强调白眼之脉浸及瞳子影响视力，指明了脉是眼病的致病因素之一，它可能是依经脉给疾病命名的先驱。长沙马王堆出土的《五十二病方》中，可辨认者计50个病名，从这些病名分析，有些给人以直观的感觉。如"诸伤"，将所有外伤都包括进去了。"痂"是以人体表皮临床病理表现为主命名的，具有直观的特征。但有些病名与"脉"密不可分了，如在痔疮范围内有一"脉者"，马王堆汉墓帛书整理小组编注的《五十二病方》及周一谋《马王堆医书考注》均引《外台秘要》等医书，释作脉痔，

已成定论。脉痔因痔静脉丛溃破流血所致，亦具有直观的特征。应该指出：在《五十二病方》中，有些病名已摆脱了直观，采用了归类法，这种命名方法较以往有了进步，如"痉病"，可分作"伤痉"和"婴儿索痉"等。在"伤痉"中记有"风入伤，身信而不能诎"，"婴儿索痉"中讲到"其肎直而口卟，筋挛难以信"，都与后世所讲的"经脉拘急"的临床表现相似。从上述专用医学术语分析"痉"病的命名，已与经脉的调节作用密不可分了。张家山《脉书》第五部分"相脉之道"，是专讲脉法的，它反映了秦汉医家按经脉中脉气的动向给疾病下诊断的思想，是我国先民们在寻找疾病病因与人体调节理论中的非凡突破。张家山《脉书》第二部分"阴阳经脉篇"（该文与长沙马王堆《阴阳十一脉灸经》同）在每一条经脉中讲完经脉循行后提出："是动则病……是××脉主治，其所生病……"这样的文书格式，反映了古人探讨经脉主病的规范化论述。《灵枢·经脉》继承了"是动则病"理论，它与"阴阳经脉篇"一样都未将"是动则病"的本意阐述清楚。回顾经脉理论，自"阴阳经脉篇"及《内经》以降，历史上留下了"是动则病"的疑案。历代注家对于"是动则病"的解释说法不一，今本《灵枢经校释》仍引张志聪："夫是动者，病因于外。"解释为经脉因受外邪侵犯所发生的病叫"是动病"[9]，属于传统的解释。既往医家们在注释"是动则病"时，将"则"字省略，演变为"是动病"，它可能始于"二十二难"中的"是动者"。但这个"则"字是不能够省略的，"是动则病"说明了当某一经脉转入异常状态时，则在这一条经脉范围产生了病态，如同《孟子·告子上》"思则得之"的"则"字不能省略一样，省"则"之后的"是动病"失去原意，就成了"疾病的种类划分"[10]了。彭坚曾发表《帛书脉法、相脉之道初探》一文，这篇文章参考张家山《脉书》"相脉之道"补正后，并以《史记》"仓公诊籍"之十为据论述"是动则病"的实质，指出："是动则病而是指每一条经脉搏动异常所主的病"。[11]彭氏采用传统文化史料作证，其论述是有据而贴切的，揭示了"是动则病"的实质，对于研究脉象的起源问题创出了一条新路。"相脉之道"的作者从临床出发，将脉分作盈虚、滑涩、静动，用以论证脉与病的关系，属于我国最早的经脉主病论[12]。秦汉时期，人们对"脉"在生理和病理作用认识上的深化，及经脉主病中的"……他脉静，此独动，则生病；夫脉固有动者，是主动，疾则病"认识上的深化，是我国经脉学说起源的重要途径之一。

参考文献

[1] 严健民．《内经》放血疗法初探［J］．中华医史杂志，1992，(20)：87．

[2] 容镕．中国上古时期科学技术史话［M］．北京：中国环境科学出版社，1990：7，33．

[3] 辞海编辑委员会．《辞海》缩印本［M］．上海：上海辞书出版社，1989：1673．

[4] 严健民．《周易》放血疗法初探［J］．国医论坛，1993，(6)：10．

[5] 廖育群．从逻辑推理谈医学起源的研究［J］．医学与哲学，1986，(7)：38．

[6] 廖育群．古代解剖知识在中医理论建立中的地位和作用［J］．自然科学史研究，

1987,(3):244-250.

[7] 马承源.西周青铜器铭文选(四)[M].北京:文物出版社,1990:538,544.

[8] 严健民.论殷商时期的心脏解剖[J].同济医大郧阳医学院学报,1992,(2):59.

[9] 河北医学院.灵枢经校释(上卷)[M].北京:人民卫生出版社,1982:223.

[10] 廖育群.汉以前脉法发展演变之源流[J].中华医史杂志,1990,(4):193.

[11] 彭坚.帛书脉法、相脉之道初探[J].中华医史杂志,1993,(2):102.

[12] 毛良.古医书"脉法"诠释[J].上海中医药杂志,1983,(10):44.

第四章 从张家山《脉书》探讨经脉学说的起源

提要：江陵张家山《脉书》的出土，在文字方面补充了马王堆《脉法》的内容，丰富了秦汉经脉理论，为我们探讨我国经脉学说的起源与发展提供可靠的宝贵史料。但张家山《脉书》在发表时未立篇目，虽有可取之处，却未揭示每一段文字的本意，不利于研究中使用。本章为探讨张家山《脉书》全文对我国古典经脉理论的影响，特将其逐一扼要分析，暂定作五篇，分别予以命名，并依此探讨了它在经脉理论创立过程中的作用。

数十年来，我国先后在长沙马王堆、江陵张家山出土汉代《脉书》两批，为我们研究经脉理论的起源提供了最为原始的素材。从时限上讲，马王堆医帛的"写成还要比吕后元年（公元前187年）早一个相当时期"[1]，说明这批医书，至少著录于秦汉之交或更早。马王堆医帛包括《足臂十一脉灸经》（以下简称《足臂》）、《阴阳十一脉灸经》（以下简称《阴阳》）、《脉法》《阴阳脉死候》和《五十二病方》五部，一起抄录在一幅长帛上。中医研究院医史文献研究所将其分作古经脉学佚书（《足臂》、《阴阳》）、古诊断学佚书（《脉法》《阴阳脉死候》）和《五十二病方》。[1]张家山《脉书》"竹简出土时已散乱，依文意拼缀编联"[2]，该文在发表时未如马王堆医帛一样附加篇目，而是顺文意成段，分段依次排列。但参照《五十二病方》读之，可依《阴阳》为界分作诸篇。从"病在头……"至"巨阳之脉"之前为第一篇，此文集中叙述疾病部位、临床表现，蕴藏疾病命名等诸多史料，可称之为"疾病篇"；从"巨阳之脉"到"凡阳脉十二……七十七病"止，即"阴阳"或曰"阴阳经脉篇"；以下"凡三阳，天气也……"至"夫骨者柱也"之前，基本与《五十二病方》之《阴阳脉死候》一致，可借用该篇名称之；"夫骨者柱也……有脓者不可灸也"这段文章计约400字，主要讲生理、病理及排脓治痈过程中的"砭（砭）启四害"，如按《文物》1989年第7期发表的意见，并参《五十二病方·脉法》可称《脉书》，即与张家山《脉书》总题相适应。如考虑到秦汉作者的意图，重点在于告诫破痈排脓时的砭（砭）启四害，将篇名称作"砭（砭）启四害"，也许更可反映该文本质；张家山汉简《脉书》整理小组的专家们将竹简中的"相脉之道"另成一段，突破了《五十二病方》的编排框架，反映了古代作者的本意。该文是我国古脉法的核心,"相脉之道"即可作为这段文字很贴切的篇名。因此本人拟将张家山《脉书》分作五篇,即疾病篇、阴阳经脉篇、阴阳脉死候、砭(砭)启四害和相脉之道。分析上述五文并不是出于同一时代,有些成文甚早(如"疾病篇"),有些成文较晚(如"阴阳脉死候")。不论是马王堆医帛,还是张家山医简,都属汉代医书的合集。本章的宗旨虽是"从张家山《脉书》探讨经脉学说的起源",但因经脉理论起源的多元性,所以这五文中的"阴阳经脉篇"将在本篇第八章中讨论。"砭(砭)启四害",将在本篇第五章中讨论,"阴阳脉死候"创作较晚,与经脉起源无关,不拟讨论。这样本章实际仅从"疾病篇"与"相脉之道"两个方面探讨经脉学说的起源问题了。

一、"疾病篇"在经脉学说起源中的地位

我在本篇第一章中曾言及经脉学说的起源依赖于临床医学知识的积累。早期的临床医学理论是围绕疾病命名展开的,它贯穿于商周至两汉时期的全过程中。原始社会末期很可能已有疡、创等病名,殷商甲骨文中有病名34种,命名方法多以人体局部为准,如"疾首""疾目""疾肘"等。以临床表现命名者较少见,如"疾心""疾蛔"。个别含有社会学意义,如"虐",指临床症状凶猛,含暴虐之意。在病因探讨方面,只见"蛊""祸风",反映了当时的医学认识水平。在探讨病名时近代学者常常举《山海经》为例,认为山海经中许多文辞都显得古奥,所保存的病名全是较早的,此观念值得注意。《山海经》的病名,多在《中山经》之前,包括临床症状、情绪变化计56种以上,在疾病名称中如痔、瘿、癣、瘅、疠、疫、疣等都较成熟,包含了病因、病理内容,与刘歆所在的年代是一致的。但因它是民间山海经三十二篇由刘歆等人"今定为一十八篇",保存了殷商以降至秦末诸多资料。[3]所以对于该书的56种病名所代表的年代应做具体分析。与《山海经》汇集成书同时代的"仓公诊籍",其疾病名称除疽、瘅外尚有山跗病、热蹶、肾痹等全部反映了西汉初年的水平。[4]与张家山《脉书》"疾病篇"所载内容一致,代表了一个比较集中的年代。它晚于殷商甲骨文史料,又较《山海经》中之痔、癣、瘿、瘅、疠、疫等病名原始,"疾病篇"将66种疾病分布于29个解剖部位,仍然保留了病"在头""在鼻""在肩"等原始的命名方法。但它与甲骨文史料有了本质差别,如"病在头,脓为豗,疕为秃,养为蠚",较甲骨文中所反映的疾病内容复杂得多。"疾病篇"对于病因、病理有了较多探讨,如"病在目,泣出为浸,脉蔽瞳子为脉浸""在肠中,痛,左右不化,泄,为唐(溏)、叚(瘕)",证明人们对疾病认识的加深。应该指出,"脉蔽瞳子为脉浸"一语,又明显带有刚刚兴起的经脉主病的痕迹,但未见五藏主病。而"仓公诊籍"则不然,"仓公诊籍"中除"病主在肝""病主在肾"等五藏主病外,还有许多脉象学与经脉理论,其中有足之六经、手之阳明。上述情况说明"疾病篇"较"仓公诊籍"早一个相当长的时间(没有排除从仓公至司马迁撰文约百年期间对"仓公诊籍"的干扰),因此,"疾病篇"很可能是战国末年的医家们从临床出发重点探讨疾病命名、分类及寻找致病因素的专著。它是人们尚未寻找到"经脉主病"之前的产物,因此对于我们探讨经脉学说的起源具有一定价值。张家山《脉书》中的"阴阳经脉篇"是在"疾病篇"后一段相当长的历史时期

才产生的,"阴阳经脉篇"将77病分列于11条经脉之下,条理分明,一目了然,在古人看来,较"疾病篇"的命名方法先进得多,它克服了按解剖部位命名的零乱性,这是《足臂》和《阴阳》能够继续向前发展的重要原因之一。

二、从"相脉之道"探讨经脉理论中的"是动则病"

《灵枢·经脉》在论述完十二条经脉的循行后常常使用"是动则病",张家山《脉书》"阴阳经脉篇"(含马王堆《阴阳》)亦经常可见"是动则病"。因此,"是动则病"之语,肯定产生于秦汉之交。当代学者研究指出,"是动则病"是古典脉象学的专用术语,弄清"是动则病"的实质,对于理解经脉理论具有十分重要意义,这也正是历代医学家都力求解释清楚的原因。但历代注家各说不一,今本《灵枢经校释》引张志聪"夫是动者.病因于外……"解为:经脉因受外邪侵犯所发生的病叫"是动病";当代学者廖育群多次指出:"是动"与"所生"不是疾病的种类划分,[5]而是早期脉学著作;[6]另外,彭坚论证了"相脉之道"与"是动则病"的关系,也给予我们不少启示;[7]张家山《脉书》有一段完整的原文:"它脉盈,此独虚,则主病;它脉滑,此独涩,则主病;它脉静,此独动,则生病。夫脉固有动者,骬(足)之少阴,臂之巨阴,少阴,是主动,疾则病,此所以论有过之脉也。"这是"相脉之道"的作者论述的核心,是专讲什么叫"是动则病"的,是古典脉象学的精髓。

其一,"相脉之道"是我国最早采用脉象诊病的基本理论专篇,作者从临床出发,对经脉进行动态观察,将其分作盈虚、滑涩、静动,用以说明脉与病的关系。其中"动"是主要的,原文强调"它脉静,此独动"是脉有病的表现之一。即原来不动的脉,现在使人感到跳动了,代表病态,叫作"有过之脉"。所以到目前为止,可以认为"相脉之道"是我国最早的"论有过之脉"的著作,是最早的经脉主病论。[8]其实在汉初的资料如《史记·扁鹊仓公列传》中也有"是动则病"的记载。"仓公诊籍"之一讲:"热上则熏阳明,烂流络……故络交,热气已上行,至头而动,故头痛。"此指手阳明脉动引起的头痛(包括齿痛等)。"仓公诊籍"之十讲:"切其脉大而实,其来难,是蹶阴之动也……言蹶阴之络结小腹也,蹶阴有过则脉结动,动则腹肿。"当我们将"相脉之道"与"仓公诊籍"之十对照阅读时,便可想象早在公元前200年之前,在我国南楚北齐的广大地区的医家们已将疾病的原因赋予经脉本身生理功能的正常与否了。《内经》中有不少关于经脉"是动则病"的记载:《灵枢·终始》有"凡刺此者,以指弹之,脉动而实且疾者疾泻之",这一记述反映了有病之脉受到一定刺激时,就会搏动,或感到疼痛;《灵枢·刺节真邪》也有"按而弹之,视其应动者……"的记载;论述最为清楚的当属《灵枢·经脉》所云"脉之卒然动者,皆邪气居之,留于本末,不动则热,不坚则陷且空,不与众同,是以知其何脉之动也"。由此不难看出,在秦汉时期,我国先民在寻求疾病病理过程中创立的经脉主病理论,是经脉学说的起源与发展的动力之一。

其二,从目前的医史资料看,"相脉之道"的三组脉象讲明了经脉"是动则病"的两层意思,即"则主病""则生病"。在古代医家看来,"主病"和"生病"是有区别的,"它脉盈,此独虚,则主病;它脉滑,此独涩,则主病",是说当某一条脉出现虚、涩脉象时，这一条脉存在生病的可能，但不一定已经生病了；当不动之脉发展至"它脉静，此独动"的时候，则肯定这条脉已经生病了。或者说当某条脉由静转为动时，表明这条脉的管辖范围生了病，这便是"主病"与"生病"的不同点。举例说明：《灵枢·刺节真邪》在讲述痈病病理时写到"虚邪之客于身也深……寒胜其热，则骨痛肉枯；热胜其寒则烂肉腐肌为脓"。这里讲明了痈肿化脓的全过程，它包括红、肿、热、痛、功能障碍。在红肿热痛阶段，局部高度瘀滞，压力增高，跳痛感很强，生痈过程中的跳痛，便是"此独动"的内容之一，这是痈病患者可以直接感受到的。当时的医家亦存在生痈或者患甲沟炎、齿槽脓肿的可能，当医家们生了这些病的时候，他们便可体会到患病局部高度瘀滞、压力增高、出现跳痛等"此独动"现象。"此独动"是"脉结"（瘀滞）导致的"脉结动"（局部压力增高产生的跳痛感），"脉结动"就是"是动则病"的另一个医用术语，便是已经生病的表现。

其三，"相脉之道"的作者进一步指出"夫脉固有动者"，比如"足之少阴，臂之钜阴、少阴"，它们本身就是"主动"的。即在这三条脉的气口可以触及脉气的搏动，这应该是正常生理现象。怎样判断"固有动者"的脉是否属于病态呢？答案是"疾则病"，在它们搏动比平时之脉象疾促时，才是病态表现。因此，"相脉之道"对于"每一条脉搏动异常所主的病候"的脉象表现都讲述得很清楚了。

"相脉之道"的"它脉静，此独动，则生病"及"脉固有动者……是主动，疾则病"便是"是动则病"的实质。从上文分析，"是动则病"是"相脉之道"的核心，是最古老的脉象法。[11]因此当我们利用"相脉之道"解释清楚了"是动则病"的实质之后，就不会再认为在《阴阳》和《灵枢·经脉》中存在"是动病"与"所生病"了。

张家山《脉书》的"疾病篇""相脉之道"理论，都是古代医家们在探讨疾病命名、分类、寻找致病原因过程中逐步从临床知识中加深对经脉的认识，从而创造人体生理、病理调节论即经脉主病的原始证据。

参考文献

[1] 马王堆汉墓帛书整理小组．五十二病方［M］．北京：文物出版社，1979：181，131.
[2] 张家山《脉书》整理小组．江陵张家山汉简"脉书"释文［J］．文物，1979，(7)：72.
[3] 任乃强．山海经新探·试论山海经的成书年代与其资料来源［M］．成都：四川省社会科学院出版社，1986：315-336.
[4] 何爱华．淳于意生卒的探讨［J］．中华医史杂志，1984，(2)．
[5] 廖育群．阴阳十一脉灸经研究——兼论经络体系的形成与发展［J］．中华医史杂志，1989，19(1)：20.
[6] 廖育群．汉以前脉法发展演变之源流［J］．中华医史杂志，1990，20(4)：193.
[7] 彭坚．帛书脉法、相脉之道初探［J］．中华医史杂志，1993，(2)：102.
[8] 毛良．古医书脉法诠释［J］．上海中医药杂志，1983，(10)：44.

第五章 从"用砭启脉"探讨经脉学说的起源（兼论针刺疗法的起源）

提要：针刺疗法是在治疗医学实践中发展起来的，它与用砭启脉存在一定的渊源。从出土《脉书》"砭启四害"及《灵枢·刺节真邪》中的有关资料分析，早期的"砭启"，主要用于破痈排脓。当痈病理论发展以后，对于"热者"的针刺才有"数发针而浅刺之出血"的记载，此法具有放血疗法的性质，证明用砭启脉理论有了新的发展。根据砭可以破痈排脓推断，早期的砭刺是否用于放血疗法？虽存在可能，但至今尚未发现有关史料。至《新唐书·则天武皇后传》，才有"帝头眩不能视……风上逆，砭头血可愈"的记载弄清用砭启脉的实质、治则及"砭启四害"的演绎过程，有利于阐明砭石刺病在经脉理论起源中所具有的影响。参本篇后附文：秦汉时期砭、砭、砭之发音考辨。

一般认为，针刺疗法起源于砭石，[1]论证者常引《山海经·东山经》之"箴石"[2]为据。但是针刺疗法如何从砭石发展而来，至今尚未见论证者。且《东山经》只讲"箴石"而未用"砭石"或"砭石"。"砭"之医用，目前首见于马王堆汉代医帛《脉法》"痈肿有脓，则称其小大而砭启之"，明确指出"砭启"的目的是破痈排脓。《说文》解："砭，以石刺病也。"如按《说文》解之，"砭"是一个动词，但《说文》"刺病"，既未讲明破痈，也未讲明放血，怎样利用砭石刺病，是比较含混的。

马王堆《脉法》开卷就有"以脉法明教下"，表明该书是秦汉时期的医家们教授学生的教科书，书中内容在当时具有规范化意义。《脉法》中讲到生理学的脉气，病理学的有余不足，诊断学的视有过之脉，治疗学的砭灸之法。通过对《脉法》及《内经》中有关章节的研究，一可弄清"用砭启脉"的实质，二可从"砭启四害"的演绎追述砭启—放血—针刺发展史上的概况，三可从中探讨经脉理论的起源。

一、《脉法》"用砭启脉"的实质

远古之气候条件常变，如我国 8000—3000 年前，不论是辽宁南部还是长江上游，都比现在的平均气温高 2℃ 左右。我国著名科学家竺可桢在《中国近 5000 年来气候变迁的初步研究》中根据山东龙山镇龙山文化遗址出土炭化竹节等遗物认定：当时整个黄河中下游的气温亦比现在高2℃。气温偏高，人们在暑热季节皮肤分泌的汗液也多，加之远古卫生条件很差，皮肤生痈（包括疖、痈和蜂窝组织炎）的可能性较大。那时候生了痈，全靠自己身体内部调节，得不到"清热""抗菌"治疗，如脓液不能及时排出，小疖肿可能发展为大脓包（周代时统称肿疡），并有可能向菌血症和败血症发展，因此生痈而死人的事是时常发生的，这引起了人们的注意。另一方面，从我国有关考古史料分析，我国外治疗法中的刺痈排脓疗法，可以上溯到新人代表中的柳江人至山顶洞人时期。到了距今八千年前后，即裴李岗文化至仰韶文化时期，应该说我国先民采用尖状物破痈已有数万年的历史了。但是由于人类早期积累经验的艰辛与传播、保存经验的困难，很可能出现这样的情况：甲地的民众正在使用尖状物破痈，而乙地的民众还没有理解尖状物的这一功用；或者听说尖状物可以破痈，自己也不敢使用；或者在同一地区的居民中，前一个世纪曾用尖状物破痈，而后一个世纪失传。在原始社会，这些情况都是可能发生的，所以在原始社会每一科学成就的发展都有反复性。

我国近数千年前到秦汉之际，先民们患痈病较多的史实，还可从《内经》中窥见一斑。在《内经》中，有16篇都从不同角度探讨了痈病的病因、病理、治则，还立《痈疽》专篇，论述痈的病理，讲明痈与疽之不同特征，并从丰富的临床经验出发，将痈按发病部位从头至足分作21个病名，记述各种痈疽之不同特征，讲解其临床表现，不失为秦汉时期的痈疽专著。《内经》中的痈病理论如同《脉法》一样，总是将痈与脉紧密联系，如"脉热血败，荣卫不行，必将为脓"（《素问·气穴论》），"此皆鼠瘘寒热之毒气也，留于脉而不去者也"（《灵枢·寒热》）。因此，在弄清"用砭启脉"的实质之前，还必须了解我国脉学的发展概况。我国医家们很早就认识到人体之经脉（血管）与人体的生理现象是密不可分的。从这一观念出发，我国脉学的起源，可上溯到殷商至两周时期。那时人们出于造字的目的，先后对人体心脏进行了反复解剖，在解剖过程中认识到"心有七窍"，随后又对心脏底部的四条经脉展开思考，分析它们的生理作用，于是便造出了"❸"字，后来演绎为"❤"字，并明文记载"心有四支""夫心者，所以制使四支，流行血气"（《淮南子·原道洲》）。上述史料证明，从殷商至战国的千余年间，我国先民们在探讨人体生理功能的道路上，自始至终都是围绕心-经脉展开的，它便是我国早期脉学的内容。战国时期，脉学用于诊断、解释经脉主病，后来又发展为经脉学说。如张家山《脉书》依脉象的盈虚、滑涩、静动诊断疾病，《黄帝扁鹊脉书》和《脉书上下经》（见《史记·扁鹊仓公列传》），马王堆出土的《足臂》《阴阳》，《内经》中的《本输》《经脉》《寒热病》《逆顺肥瘦》诸篇，无不从各自的角度阐明疾病与脉的关系，反映了经脉理论的发展过程。

现在让我们回过头来探讨为何用砭破痈叫作"启脉"。《脉法》原文讲"用砭启脉者必如式，痈肿有脓，则称其小大而砭启之，砭启有四害"，很清楚"砭启"就是破痈排脓。秦汉时期，由于人体解剖学、临床医学的发展，促进了人们对病理的探讨，痈病的病理理论便在这一基础上发展起来。那时，痈病的病因主要是"邪""寒邪"；痈病的病机主要表现在"阴与阳别，寒与热争，两气相搏，合为痈肿者也"（《灵枢·玉版》）；"寒邪客于经络之中则血泣，血泣则不通，不通则卫气归之，不得复反，故痈肿"（《灵枢·痈疽》）；"寒与热相搏，久留而内着，寒胜其热，则骨痛肉枯，热胜其寒，则烂肉腐肌为脓"（《灵枢·刺节真邪》）。可见，血脉不通是痈病产生的重要的内在原因。从病名分析，痈病名称在《周礼》中称"肿疡"，属"疡医"主管范围。战国时期将"肿疡"命曰"痈"。而"痈"字早期写作"廱"，从病从雝，"雝"古通"壅"，《毛公鼎》铭"勿雝（壅）律庶民"，《释名》"廱，壅也"。用廱（痈）字给肿疡命名，本身就指明了"邪溢气壅，脉热肉败，荣卫不行，必将为脓"（《素问·气穴论》）的道理。应该看到，《脉法》记载的"用砭启脉者必如式……"是较为原始的，它是"用砭启脉"早期的内容，主要是指痈已成熟，用砭石破痈排脓，当脓液排出后，局部瘀滞情况很快改善，痈肿病灶组织很快向好的方向转化，使血液的流通恢复到正常，便是用砭石破痈排脓启脉的实质。到《内经》时期，《灵枢·刺节真邪》已将痈病按病程分类，这是一个认识上的飞跃。为进一步说明问题，以下将有关资料列一简表，目的在于一览痈病各病理阶段的不同治则。

表3－5－1　《灵枢·刺节真邪》篇中痈病的病程及治则

五邪	痈者	容大者	狭小者	热者	寒者
按病程分期	刺痈者	刺大者	刺小者	刺热者	刺寒者
治则	用铍针	用锋针	用圆利针	用镵针	用毫针

表中"五邪"按《刺节真邪》顺序排列，从"痈者"至"容大者""狭小者"是针对肿疡已经形成的痈肿（包括疖）的大小而言的，而"热者""寒者"实际是指痈病发展早期的两个阶段。为分析痈病的病理发展，我们将其倒过来讲，即寒者、热者、痈者，这就是"虚邪之客于身也深……寒胜其热，则骨痛肉枯；热胜其寒，则烂肉腐肌为脓"的痈病病理发展过程。结合现代医学知识分析典型痈病的"寒胜其热"阶段，当是化脓性细菌侵入皮内开始繁殖之后，局部水肿、白细胞浸润、血液循环受阻、组织质地比较坚硬的时期，此时局部略显苍白，尚无明显温度升高，甚至较周围温度偏低，疼痛已逐步加剧，出现跳痛，此期延续8～48小时不等。典型痈病的"热胜其寒"阶段，细菌的毒素已广泛侵犯毛细血管壁，使管壁破坏，血液瘀滞，组织液渗出，白细胞等向病灶部位大量浸润，局部水肿加剧，呈红色或紫色，局部温度高于正常组织，表现为明显的瘀滞状态，组织质地坚硬，压力增高，自觉跳痛感加剧。这一时期贯穿着"烂肉腐肌为脓"的全过程，病程较长，大约在2～3天或更长。古代医家用"寒与热相搏"说明痈病病理，是经验医学的反映，是有道理的。

《刺节真邪》指出，刺寒者用毫针。《灵枢·九针十二原》言"毫针长三寸六分""尖如蚊虻喙"。《灵枢·官针》中"治寒气之浅者"的刺法是"引皮乃刺之"。"引皮乃刺之"是一种与体表平行的横刺法，是治疗"寒者"阶段的浅刺法。《官针》后文又有"始刺浅之，以逐邪气，而来血气"，为何"引皮乃刺之"的横刺方法可以"治寒气之浅者"，即达到"以逐邪气，而来血气"的目的呢？原因在于这种浅刺，可以刺激局部神经末梢，促进和改善血液循环，调动白细胞等的浸润速度，加快细菌的死亡与减少，使炎症逐步消退。可见用毫针对"寒者"浅刺，其目的在于"以逐邪气，而来血气"，这便是"寒者"阶段"用砭启脉"的实质。《刺节真邪》指出"刺热者用镵针"，《九针十二原》有"镵针，长一寸六分""头大末锐，去泻阳气"。这里的"阳气",指"热者"病态的阳邪,与《刺节真邪》的"阳病"相似。《九针论》认为"用大其头而锐其末"的针刺病,其目的是"无令得深入而阳气出",将这一理论用于治痈病的"热者"即"热胜其寒"阶段,如《官针》所云:"赞刺者,直入直出,数发针而浅刺之出血,是谓治痈肿也"。什么叫"数发针而浅刺之出血"呢?就是在"热者"的表面多处进行浅刺,使之出血。我们试想,在细菌毒素释放较多,组织液向病灶部位大量渗出时期,局部瘀滞,于痈的表皮多次浅刺或划痕,使之造成点状或条索状出血,必然导致已瘀滞的血液和组织液渗出体外,有利于细菌毒素的排出,改善局部"不通""壅遏"的状况,使血液循环逐步向正常方向转化。此外"数发针而浅刺之出血"还可促使局部白细胞浸润速度加快,加强生理调节功能,不利于细菌的繁殖,有利于痈病的痊愈。这便是痈病"热者""热胜其寒"阶段"用砭启脉"的实质。两千年前的医家们在痈病的治疗过程中总结出的治痈原则,是有疗效的。我幼年生活在江汉平原农村,多次见到长者用破瓷碗打成小片,挑选其锐利者,在患者痈肿表面交叉划痕,治疗痈病。我大约七岁时接受了这一治疗过程,只见紫黑色的血液慢慢向外渗出,不久这些划痕便不断渗出黄色而黏稠的液体,局部的肿胀、疼痛渐渐减轻。不知过了几天痈肿终于消退了。《刺节真邪》言及在脓已形成阶段刺小者用圆利针,刺大者用锋针,刺痈用铍针,都是为了排脓。脓液排出后,局部血液循环改善,病态组织迅速向好的方向转化,这一过程是痈脓已成后"用砭启脉"的实质。《刺节真邪》的作者,按照痈病发展的不同阶段采用不同的针刺方法都是为了"以逐邪气"(排除瘀滞与脓液),"而来血气"(使血液循环改善与恢复正常),与《脉法》"用砭启脉"的道理是一脉相承的。

二、从"用砭启脉"的治则探讨针刺理论的起源(兼论针刺疗法起源于放血疗法)

以上我们在"用砭启脉"的实质探讨中,引述《灵枢》中《刺节真邪》《九针论》《官针》诸篇的有关资料,论证秦汉医家认识到痈病的病程可分作"寒者""热者"及"痈"三个发展阶段,由于这三个发展阶段的病理基础不同,因而"启脉"的方法也不同。总体而言是为了"以逐邪气,而来血气",以求解除局部的瘀滞状态,改善血液循环,达到治疗痈病的目的。从马王堆《脉法》"用砭启脉"达到排脓治痈的情况分析,那时的治痈方法,具有等待痈肿已经形成后再破痈排脓的被动治疗的性质。到《刺节真邪》时,古人在用砭石排脓的被动治疗过程中,终于创造性地将痈分作"寒者""热者""痈者"三个病理过程开展治疗,前两个阶段的治疗目的是"以逐邪气,而来血气""主痈热出血",这已是对痈病早期开展的主动性治疗了。《灵枢·玉版》中"故圣人自治于未有形也,愚者遭其已成也",就是针对痈病早期的治疗方法而言的。那时的医家们已不再被动地等待痈肿有脓后才用铍针取脓了,这便是治痈史上的进步。

从《内经》的有关资料分析,我国针刺疗法、针刺理论的起源与砭启是分不开的。前文已讲,对痈肿施砭可以改善痈肿局部的血液循环。再做分析,砭石可以破痈排脓,古代医家是否在放血疗法中也采用砭作为放血工具呢?至今尚无史料可证。当痈病理论发展以后,《灵枢·刺节真邪》的作者对"热者"的治疗采用了"数发针而浅刺之出血",具有放血的性质,这是毫无疑问的。《内经》中的放血疗法,有理论基础,有治疗范围,有放血工具与取穴方法,有注意事项与严重问题,并惊呼"夫子之言针甚骏,能杀生人,不能起死者"!就是说:那时的医家们在长期的放血实践中,确实见到刺破经脉适当放血,对于治疗疾病可以收到疗效,但又有死人之危。为了发扬其优点,医家们便开始寻找比砭刃及铍锋更小的"微针",并希望通过用微针刺入经脉内,一可驱逐邪气,二可达到调理血气的目的,但又没有放血死人之危,《灵枢·九针十二原》中"欲以微针通其经脉,调其血气"就反映了上述思想,于是以微针通其经脉的针刺疗法便诞生了。《灵枢·官针》云:"豹文刺者,左右前后针之,中脉为故。"《灵枢·邪气藏府病形》说:"刺涩者,必中其脉,随其逆顺而久留之……已发针,疾按其痏,无令其血出,以和其脉。"《素问·调经论》云:"神不足者,视其虚络,按而致之,刺而利之,无出其血,以通其经,神气乃平。"上述资料说明针刺疗法发明早期,是直接将微针刺入经脉之中的。《灵枢·终始》说:"脉实者,深刺之,以泻其气;脉虚者,浅刺之,使精气无得泄.以养其脉。"这段文字似乎要求在针刺之时,不一定将针刺入脉管之中,可视作针刺疗法中"以微针通其经脉"的发展。这便是我们从《内经》中发现的"砭启—放血—针刺"治疗发展过程的概貌,是秦汉时期针刺疗法起源于砭启、放血的历史过程。

三、从"砭启有四害"的演绎探讨由砭至针的发展概貌

马王堆《脉法》云:"痈肿有脓,则称其小大而砭启之,砭启有四害。"《脉法》中的"砭启",是指痈肿已经化脓,用砭石破痈排脓的方法。"砭启有四害"是讲破痈排脓的四害,是古代医家从临床经验出发.对施术者和后人的告诫,是我国早期外治医学知识系统传承的重要内容。《脉法》虽言"砭启有四害",但缺文较多。根据江陵张家山汉简《脉书》补之,为"脓深砭浅,谓之不逮,一害;脓浅而砭深,谓之太过,二害;脓大而砭小,谓之淰,淰者,恶不毕,三害;脓小而砭大,谓之泛,泛者,石蚀肉也,四害"。第一害中的逮(dài)作及解,《墨子·迎敌祠》"城之外,矢之所逮。"不逮即不及,指用砭刺痈浅了,未达到破痈排脓的目的。第三害中的淰(liàn殓)指浸渍,《广韵》云"淰,渍也"。"淰者恶不毕"是说当砭刃小,砭石不足以排脓,脓液未排出,必然继续浸渍正常组织,导致痈病向周围扩大,甚至向全身发展,形成败血症。第四害中的泛,当指泛滥,是讲当脓小砭刃过大,砭石刺伤了不需要刺伤的部位,使病灶扩大故叫作砭石蚀肉。《脉法》说明,两千多年前的医家们在破痈排脓过程中经验已相当丰富。然而科学技术总是在总结前人经验的基础上不断向高层次发展的,当古代医家们把"用砭启脉"逐步发展为"以微针通其经脉,调其血气"后,医家们又在医疗实践中逐步对临床经验进行总结,提出了行针时的一系列注意事项。《素问·刺要论》云:"病有浮沉,刺有浅深……过之则内伤,不及则生外壅。壅则邪从之。浅深不得,反为大贼。"这则文字虽不讲用砭破痈排脓,但它仍属针刺疗法兴起之前的刺痈理论。《灵枢·九针十二原》则不同,作者以当时的生理、病理理论为基础指出:"夫气之在脉也,邪气在上。浊气(营气)

在中，清气（化其精微之气）在下。故针陷脉（刚接触压下脉）则邪气出，针中脉则浊气出，针太深则邪气反沉，病益（溢）。"《九针十二原》中的这段文字，是以病邪侵入肌肤的浅深理论为基础的，可能源于医缓时期。《九针十二原》已提出了行针浅深的利弊关系。最著名的行针有四害理论，记录在《灵枢·官针》中，为叙述方便，现以《脉法》"砭启四害"为标准，将《官针》行针四害顺序适当调整，列表于下，进行比较分析。

书名	一害	二害	三害	四害
《脉法》（砭启四害）	脓深砭浅，谓之不遝	脓浅而砭深，谓之太过	脓大而砭小，谓之泆，泆者，恶不毕	脓小而砭大，谓之泛，泛者，石蚀肉也
《灵枢·官针》（行针四害）	病深针浅，病气不泻，支为大脓	疾浅针深，内伤良肉，皮肤为痈	病大针小，气不泄泻，亦复为败	病小针大，气泻太甚，疾必为害

《脉法》"砭启四害"，主要是指痈病已经烂肉腐肌为脓的情况下，强调在破痈排脓时首先要根据痈病病情对砭刃的大小进行挑选，随后在用砭破痈排脓时，要求施术者要掌握好施砭的深浅。《灵枢·官针》所言"四害"，初看似专讲针刺，细研之却有其深刻的内涵。原文讲："疾浅针深，内伤良肉，皮肤为痈；病深针浅，病气不泻，支为大脓；病小针大，气泻太甚，疾必为害；病大针小，气不泄泻，亦复为败。"第一第二条，是从《脉法》"四害"演变过来的，具体而言，第一条是《脉法》"四害"中二、四两害的总会，是指治疗小疖肿时，用针刺入过深，导致内伤良肉，使疖、痈中的脓液细菌扩散到良肉，发展为痈。第二条是《脉法》"四害"中一三两害的总合，是指痈发展的中晚期，病灶范围较大、较深，用针刺入过浅，"病气"排泄不出来，进一步发展为大脓。第三、四两条看不出与排脓有关，其中最典型的句子是"气泻太甚""气不泄泻"，"气"可以理解为有形的"血气"，也可理解为无形的"脉气"。如为"血气"，可从放血疗法考虑，如为"脉气"，当以针刺疗法论之。所以《灵枢·官针》中的"针刺四害"，显而易见，是在"砭启四害"的基础上产生的，它的内涵是与《脉法》"四害"不同的，它包括了所有疾病的针刺治疗原则。两文比较，后者是一个进步，它是"欲以微针通其经脉"实施之后，即针刺治疗发展以后产生的新理论。从"砭启四害"发展至"行针四害"的历史过程，也从另一个侧面反映了经脉学说的起源与发展过程。

参考文献

[1] 上海中医学院. 针灸学 [M] 北京：人民卫生出版社，1980：267.
[2] 袁珂. 山海经校注 [M]. 上海：上海古籍出版社，1979.

第六章　秦汉时期大脑及颅底解剖在《内经》经脉理论创立中的作用*

＊本文曾以"秦汉颅脑解剖在《内经》医学理论中的作用"为题刊于《自然科学史研究》1995年第2期162－167页。

提要：本文从出土秦汉时期的几个脑字的创作及《灵枢》之"眼系""跷脉"在颅底的循行为据，探讨秦汉医家们对脑的解剖及在《内经》经脉理论创立中的作用。

祖国医学经历了漫长的医疗实践，发展到秦汉之际，进入了理性认识的高峰时期，在医学上出现了百家争鸣的大好局面。各派医学家们利用当时的科学成就（包括人体解剖学、临床医学成就等）创立了许多医学理论及撰著了许多医学著作，于是《足臂十一脉灸经》《阴阳十一脉灸经》《五十二病方》《养生方》《脉书》《脉书上下经》《五色诊》《药论》《黄帝内经》《黄帝外经》《扁鹊内经》《扁鹊外经》《汤液经法》等众多的医学书籍先后问世，从这个时代起，我国医学在世界医学史上一度领先。

医学是人类与疾病作生死斗争中逐步积累、发展起来的一门科学。医学的发展，必然导致人类对自身解剖结构、生理功能、心理活动和行为活动认识上的深化。从传统文化分析，秦汉时期，人们已对脑产生了浓厚的兴趣，在脑的解剖方面做了许多工作。本文拟从秦汉时期脑字的创作、《内经》对大脑的解剖认识、眼系、跷脉、维筋相交理论及脑的生理、病理诸方面探讨大脑及颅底解剖在《内经》医学理论创立中的作用。

一、秦汉时期人们对大脑的解剖

（一）从出土脑字的初文探讨人们对大脑的解剖

脑，这个重要器官，藏在颅腔之内，质地柔弱，似无形态规律可循。在科学不发达的商周时期，人们对脑尚未产生认识上的要求，在造字方面也未给予足够的注意力，这是商周时期的甲骨文、金文中尚未发现脑字的原因之一。笔者认为：在我国，人们对五官生理功能的认识是较早的。人们对五官生理功能认识上的深化，促进了人们对脑的认识要求。关于五官生理功能的史料，可从甲骨文中见其始源。甲骨文的创造者们在创立见字时从目从人，突出了目的作用；听字从耳从口，突出了耳的作用。说明造字者们已经理解到目之于色、耳之于声的作用。甲骨文中的"🙾"应是思的初文，意在描述抓后脑壳进行思考，它与见、听的生理功能都发生在头，似有相互促进的可能。《国语·周语下》"夫目之察度也……耳之察和也……夫耳目，心之枢机也。"又说："气……在目为明……气佚则不和……有眩惑之明。"《左传·僖公二十四年》《管子·水地》《老子·十二章》等也都对五官生理功能进行了探讨。值得重视的是，在《周语》中，虽认为"耳目，心之枢机"，但又认为气不和是造成"有眩惑之明"的原因，与《灵枢·大惑论》中"神有所恶……则精气乱，视误故惑，神移乃复"的精神基本一致。《素问·脉要精微论》云"头者，精明之府"，认为视觉功能在于脑。上述史料证明：在我国，人们对五官生理功能的探讨相对于其他生理功能处于领先地位，它促进了人们对其他生理功能的探讨；同时，促进了人们对大脑的解剖与生理功能的探讨。

历史发展至秦汉时期，许多文字工作者们已经认识到有必要造出一个脑字来了，于是他们对脑的形态给予了更多的关注，也就有了许多脑字的初文问世。1973年，长沙马王堆出土了一批汉代医帛、竹简，其中《养生方》《五十二病方》两书中保存了几个脑字，《养生方》中的脑字作"𦣞"，《五十二病方》中的脑字作"𦣞"和"击"。1975年，在湖北、云梦睡虎地出土的秦墓竹简《封诊式》中及后来安徽阜阳出土的汉简《万物》中的脑字均作"击"。这些脑字都是距今2200年前后的原文，没有受到后人的修饰，代表了脑字创立早期的字形，它们都强调从匕、从上、从山、从止。为何会如此呢？现代解剖知识告诉我们，大脑表面成沟回状排列，如筷子（箸）粗细，有起有伏。当我们面对大脑外侧面细看时，紧靠"额中回"的前下方沟回阴影便是一个十分清楚的"山"字形；从前额面看"中央后回"的沟回阴影也有"山"字形，或者"上"字形；在大脑表面寻找"止"字形阴影较难，但"匕"字形阴影极为普遍。所以上述脑字（击、𦣞、𦣞）都是不同的造字者打开颅盖骨后各自从不同角度，面对脑组织表面形态特征进行抽象思维后概括描摹的产物，不属讹变。在传统文化中保存了一些脑字，如《周礼·考工记·弓人》中的脑字作"䐓"，《墨子·杂守》中的脑字作"䐓"，这两个脑字存在讹变是没有疑问的，因为"刂"与脑组织形态没有任何关系。但这两个脑字从止，保留了脑字创立早期的特征。在《说文》中，脑字作"𦣞"，许慎指出："𦣞，头髓也，从匕、匕相匕箸也。"许慎收集的脑（𦣞）字，除从"亻"（人）外，"𦣞"则是依颅顶外形抽象描摹的，应该说也是一个脑字的初文，但除从匕外，"𦣞"不同于出土脑字（击等）完全依颅内脑组织表面形态进行描摹的特征。许慎所言脑字"从匕，匕相匕箸"应如何理解呢？《说文·竹部》："箸，饭欹也。"即今之筷子。我国使用筷子进餐历史悠久，据《韩非子·喻老》记载商纣王使用象牙筷子进餐，据《史记·留侯世家》中所载，刘邦也用筷子进餐，所以"匕相匕箸"是说脑组织像吃饭用的筷子那样排列着。从许慎收集的脑字（𦣞）和他的注释分析，其字形以描摹头顶外形为主，而注释则重在解释颅内的脑组织表面形态特征，两者似有分离之嫌，说明他的取材来源不一,他本人又未见过脑组织表面形态特征及其他脑字的初文,所以他在"🧠"字条下写作"亻"(人)旁,又说"从匕",说明许慎对于"🧠"字存在着一种矛盾心理。古书中的脑字从肉,始见于南朝梁陈之间的顾野王撰著的《玉篇》。从总体上看,脑字规范为从肉是较晚的。这些出土的脑字无不证明,秦汉时期的造字者们确实曾对大脑表面形态特征进行过解剖与观察。

(二)从《内经》"眼系""跷脉"探讨人们对颅底经脉的解剖

《素问·阴阳应象大论》记载了人体从头至手足存在一些左右交叉的生理现象,有学者认为,古人是以"天人相应"为依据来解释这些生理现象的。[1]我们认为,《阴阳应象大论》中对"右耳目不如左明也……左手足不如右强也"的解释中存在天人相应观点,是阴阳学说引入人体生理学的反映。但不能仅以此文代表《内经》的全貌,并由此否定了秦汉医家对脑组织形态与颅底做过解剖的事实。在《内经》的许多篇章中讲到"眼系""跷脉",并提出了"维筋相交"理论,"跷脉"与"维筋相交"理论都是秦汉医家们用来解释人体左右交叉的生理和病理现象的。[2]以下就《内经》中有关脑组织及颅底经脉的解剖知识进行探讨。《灵枢·海论》对脑组织的解剖部位划了一个界限,指出"脑为髓之海,其输上在于其盖,下在风府",意指颅腔内的脑组织,其上达颅盖骨,其下在风府穴以上。换句话说,风府穴以上的脑组织属脑,风府穴以下与脑组织相连的脊髓属髓。这一事实还说明,那时的人们就已知道脑与脊髓是相连的。那么风府穴在什么地方呢?《素问·骨空论》指出"风府在上椎",上椎即第一颈椎。《实用针灸词典》风府定穴:"后发际正中上一寸,即枕骨粗隆直下,两侧斜方肌之间的凹陷中。"[3]我国传统医学认为,风府穴属督脉,在枕骨与第一颈椎之间,它上有脑户,下有哑门,从脑户至哑门这段椎管内,素有"七节之旁,中有小心"及"刺头中脑户,入脑立死"(《素问·刺禁论》)之说,说明《内经》的有关作者早已认识到脑户至哑门这段脑组织及脊髓的重要性。现代医学知识告诉我们,脑户穴下的脑组织是人体呼吸、血压等生命中枢的所在地,"刺头中脑户,入脑立死",正是秦汉医家们临床经验的总结,可见《灵枢·海论》给脑组织划的界限与现代脑组织的解剖部位完全一致。在《内经》中,记载了脑组织与"眼系""项中"的解剖关系,《灵枢·大惑论》讲到眼内的解剖结构时指出:"……裹撷筋骨血气之精而与脉并为系,上属于脑,后出于项中。"这段文字表明:眼球后方上属于脑的有两种组织,一为"裹撷筋骨血气之精"的视神经等,一为"与脉并为系"的"脉",它们组成眼系,并从视神经孔进入颅腔,与脑组织相连。当然相连的是视神经,而脉则从颅底"后出于项中"。毫无疑问,撰写这段文字的作者,如果没有内眼解剖与颅底解剖知识作基础是写不出来的。《灵枢·动输》还认为大脑的营养物质是从眼系输送进去的,"胃气上注于肺……上走空窍,循眼系,入络脑"。《灵枢·寒热病》云"足太阳有通项入于脑者,正属目本,名曰眼系",这一记载,恰与《大惑论》相呼应。《大惑论》认为与视神经伴行的经脉进入颅底后有一支在颅底向后延伸达项中,《寒热病》则认为伴随脊髓经枕骨大孔进入颅底的经脉是从后项向前颅底行进的。《寒热病》的作者接下去写道:"在项中两筋间,入脑乃别,阴跷阳跷,阴阳相交,阳入阴,阴出阳,交于目锐眦。"应该指出,《寒热病》的这段记述是十分翔实的,它突出讲到跷脉(阴跷、阳跷)是秦汉医家们对颅底经脉进行详细解剖观察时,利用阴阳理论解释"伤左角右足不用"(《灵枢·经筋》)这一临床病例过程中创立"跷脉"与"维筋相交"理论的真实记录,绝非凭空而得。古人发现了"伤左角右足不用"这一病例后,在解释这一现象时是花了不少心思的。那时,阴阳、五行学说,天人相应理论十分盛行,但这些不留名的解剖、生理学家们将其一律弃之。从十二经脉讲,在《灵枢·经脉》《灵枢·经筋》时期,各经脉(经筋)循行之道已经约定俗成,《寒热病》的作者们并未简单地采用约定俗成的"足太阳之脉"解之,而是在朴素唯物思想指引下另辟蹊径,结合颅底经脉循行,创立"跷脉"与"维筋相交"理论,比较圆满地解释了"伤左角右足不用"的现象,这在当时是十分先进的。现代颅底解剖知识告诉我们:左右两侧的椎动脉从枕骨大孔进入颅底后,会合成一条基底动脉,再向前伸,又与由颈内动脉分支的、起于视交叉前外侧的大脑中动脉及大脑前动脉相互吻合,组成动脉环。颅底经脉的这些形态特征,大约就是"阴跷阳跷,阴阳相交,阳入阴,阴出阳"的物质基础。不过,由于当时科学技术水平的限制,人体解剖、生理知识的不足,秦汉医家们误将大脑运动神经在脊髓段的交叉及其功能赋予颅底经脉了。另外,颈内动脉循至颅底后,分出眼动脉,从视神经孔穿入眼眶,供给眼球的血液,它与视神经伴行,只是方向相反。可以说,颈内动脉的解剖循行,与《灵枢·大惑论》《灵枢·动输》的有关记录比较,除方向相反外,也是完全一致的。古人的这些记录都是以解剖为基础的,是秦汉时期的医家们进行过颅底解剖的铁证。

我们再根据上述史料对"维筋相交"的解剖基础进行分析。《灵枢·经筋》篇中足少阳之筋的"维筋相交"理论很可能出于两点:其一,从枕骨大孔向前颅底看,是以颅底经脉如左右椎动脉、基底动脉、动脉环的解剖循行而言的;其二,从视神经孔向后颅底看,可能与视路中的视神经、视交叉及视束的解剖结构有关,前者是"入脑乃别"的基础,后者则是"上属于脑,后出于项中"的实录。从《灵枢·寒热病》和《灵枢·大惑论》中的"瞋目""瞑目"与"跷脉"的关系分析,"跷脉""维筋相交"理论似与视路的关系更为密切,而视路组织恰是与经脉不同的,它是"中无有空"的条索状物质,古人是可以依此将其归入"筋"的。也许这一点正是"维筋"的由来。在《灵枢·脉度》中的"跷脉从足至目……阳跷而上行"等,是"跷脉""维筋相交"理论创立后的补充,它的臆测成分,不用赘述。从文字学角度分析,《诗·大雅·板》《大雅·崧高》都多次用"跷",都作"骄傲、矫健"解,到《说文》解"跷,举足小高也,从足,乔声。""跷"便有了抬腿运动的意义。这一解释,当是跷脉理论创立后的产物。《说文》从一个侧面证明,跷脉理论产生于两汉之交或更早。

在《内经》中,还有关于"液"的论述,并提出了"脑液"之说。《灵枢·决气》"谷入气满,淖泽注于骨,骨属屈伸,泄泽,补益脑髓,皮肤润泽,是谓液"。可见人体之液专属于脑,是五谷转化而来,它濡润肌皮、孔窍,滑利关节,补益脑髓。这液与关节运动、脑脊液都有关。《素问·刺禁论》说"刺膝髌出液为跛"。膝髌即膝关节,当用较粗的针刺破了关节腔时,关节腔液流出后,便行走困难了。现代医学知识认为关节腔液与脑脊液是无关的。《灵枢·五癃津液别》说"髓液皆减而下",似乎说明髓中有液或者髓、液有别。不论其"髓液皆减而下"中髓与液的本意如何，但在这里"髓液"属于解剖学名词。"髓液"概念也不是古人凭空而得的，如"刺膝髌出液"一样，是人们见到关节腔液的记录。"髓液"概念的提出，对于创立脑的生理与病理理论是十分必要的。

二、关于脑的生理与病理

在《内经》时代，人们已认识到脑与脊髓是有联系的。但由于科学水平的限制，古人又是将脑、髓、骨髓、鼻涕、关节腔液及阴精（男性的精液）联系在一起的，古人的这些认识是从长管骨髓、鼻涕、精液之形态及有关的解剖部位联想、推导的结果。秦汉时期关于脑的生理、病理理论基本形成，已有"禽气以充脑""于脑也施（弛）"[4]及"气在头者，止之于脑"（《灵枢·卫气》）的论述。《内经》认为，脑与髓的关系是"脑为髓之海"。而"髓海"与"精""气""津"一样，存在"有余""不足"，与脑有关的生理、病理，都因髓海有余、不足引起。而髓海有余、不足，又是通过"髓液"的增减表现出来的。如《灵枢·决气》所云："液脱者，骨属屈伸不利，色夭，脑髓消，胫酸，耳数鸣。"《灵枢·五癃津液别》说："五谷之津液和合而为膏者……而下流于阴股，阴阳不和，则使液溢下流于阴，髓液皆减而下，下过度则虚，虚则腰背痛而胫酸。"《灵枢·口问》之"上气不足，脑为之不满，耳为之苦鸣，头为之苦倾，目为之眩"，都类似于现代医学中神经衰弱的临床表现，但从"目无所见，懈怠安卧"看，又似指忧虑型精神症状了。《素问·脉要精微论》讲到视觉的生理与病理："夫精明者，所以视万物，别白黑，审短长"，这里的"精明"指视觉功能无疑。接下去有"以长为短，以白为黑，如是则精衰矣"。文中强调："头者精明之府，头倾视深，精神将夺矣。"《脉要精微论》的作者认定，"头者，精明之府"，即人的视觉功能的中枢在脑，这比《国语·周语下》"夫耳目，心之枢机也"的认识有了本质的进步；并认为当视觉深沉凝涩时，人的精气和神气都败夺了，说明视觉与脑的生理是分不开的。《灵枢·大惑论》论述视觉病理时指出："邪入于脑，则脑转，脑转则引目系急，目系急则目眩以转矣。"认为"精散则视歧，视歧见两物"或"视误故惑，神移乃复"。可见视觉的病理变化，都是邪入于脑引起的。

综上所述，秦汉时期，由于人们对五官生理功能认识上的深化，促使人们对脑的认识提出了更高的要求，即最先人们是在对五官生理功能的探索中认识到脑与五官生理功能存在一定关系的，并在实践中体会到创造脑字的必要性，进而为创造脑字开始对脑组织表面形态进行解剖观察，因此不同的造字者分别造出不同的脑字的初文。然而造字者们的成就，促进了秦汉医家们对脑生理、病理的认识。那时的医家们在做眼内解剖时，发现了视神经及伴随视神经走行的经脉，且视神经与脑组织是相连的，并有一支经脉从颅底通向后项。与此同时，他们做过颅底经脉循行的解剖观察，见到了左右椎动脉进入颅底后汇合为基底动脉及动脉环，并根据阴阳学说对其进行分析，在解释"伤左角右足不用"的临床病例的过程中创立了"跷脉"与"维筋相交"理论，解决了下肢运动的调节问题，丰富了经脉学说理论的内容。医家们在脑的解剖过程中，发现了脑与脊髓是相连接的。不仅如此，他们还发现了脑脊液，从而创立了"脑为髓之海"及"髓海"有余、不足理论，为解释临床所见之"轻劲多力，自过其度"及"目无所见，懈怠安卧"等生理、病理现象提供了理论依据，丰富了古典医学理论的内容。秦汉时期的大脑解剖成就及为建立相应的中医传统医学理论所做的贡献，是值得我们认真总结的。

参考文献

[1] 谭世珍. 浅谈《黄帝内经》关于头与躯干神经交叉现象的记述[J]. 中华医史杂志, 1985, (3).

[2] 严健民.《灵枢》"维筋相交"与大脑功能定位. 见：全国首届中医心理学学术讨论会编：中医心理学论丛（第一辑）. 成都：1985.

[3] 实用针灸词典[M]. 北京：知识出版社，1990：189.

[4] 周一谋. 马王堆医书考注[M]. 天津：天津科学技术出版社，1988.

第七章 秦汉中医基础理论中的天人合一及人与天地之自然因素相参新论

提要：本章从人类原始思维、思维进化史、社会学中的天人合一（天人感应）观诸方面深入剖析，阐述了秦汉中医理论中的天人合一观，论证了临床医学中的人与天地之自然因素相参的合理性。

近百年来，由于殷墟甲骨史料的不断发掘、释读、整理，秦汉时期的原本秦汉医学史料如木牍、竹简、帛书等的不断出土，为我们研究秦汉医学史提供了许多宝贵的原始史料。回顾我国秦汉中医理论及中医理论框架的形成，它的内容是丰富、质朴的，保留了人类原始思维过程中的许多痕迹，秦汉中医理论中的原始思维内容集中反映在天人合一及人与天地之自然因素相参中。

一、中国式的原始思维——天人合一观

人类自打制第一块石器始，便已获得了一定的思维能力。但人类具有比较系统的思维能力，则是从古人进化为新人（即近四五万年）才具有的。在我国如许家窑人已能生产比较复杂的狩猎工具飞石索，证明许家窑人的思维能力比较复杂了。这一时期的人类，由于在数百万年的进化过程中所获得的知识一代又一代地潜移默化，所以新人初期的生活知识，包括对天、地、日、月的知识逐步丰富起来。到了山顶洞人时期，他们已知将赤铁矿粉末撒在成年女性死者周围，表达了他们对妇女的尊敬与祭奠。山顶洞人的这一行为反映了母系氏族社会人们比较复杂的心态，其间蕴藏着人类以梦境为基础的原始思维，认为人死后仍有灵气存在。20世纪50年代山东莒县陵阳河出土距今六千余年的陶文四个，其中"☉"被释读为旦，"☥"则是另一个字；又山东诸城前寨出土一件陶尊，上面所刻文字与陵阳河刻文相同，并涂有朱红颜色，被认为很可能是用来祭日出、祈丰收的礼器。这些史料证明，早在六千多年前，我国先民已有崇敬太阳的思想。我国的《周易》，据称由《连山易》《归藏易》发展而来，闻一多先生对"始作八卦"的伏羲氏进行过考证，将伏羲的生活年代认定在史前以远的荒古时代。江国樑先生对易学进行考证，将《连山易》划为上古之易，指出："……还可从距今二三万年前山顶洞人的葬礼和殉葬物以及原始历纪与阴阳观念中见其始源。"[1]《周易》

所反映的思想至少源于殷商巫卜，是人们企图通过卦象寻找利用已知的自然变化规律来说明人事吉凶的。有学者评论易学是"浅之则格物穷理之资，探之则博文约理之具，精之则天人合一之旨"，易学所探求的在于人与天地相通之理，亦即通常所说的天人合一观。从人类进化史分析：人类从直立行走，语言发生，大脑的进化以及触毛和保暖密毛的退化，汗腺、皮脂腺的发达，无不与天地日月、自然环境的变化有关。用进废退，适者生存，都反映了人类在整个进化过程中与自然环境的统一。由此看来，我国的天人合一观强调的是人类在生存过程中必须与自然环境取得一致。在人类进化史中，人类思维进化史是很独特的。人类曾经有过拟人化的原始思维阶段，那时的人类认为人有生命，他们熟悉的动物有生命，植物也有生命，总之他们赋予万物以生命，并认为天上的星宿与地面的动、植物都具有和人类相似的要求、情感和愿望，并且这些情感就像在我们身上一样，这与列维·布留尔《原始思维》中的互渗律基本一致。人类拟人化思维进化史在现代2～6岁的幼儿中仍然不同程度地重复着，说明我国的天人合一观是有思维进化史背景的。

我国天人合一观源于新人早期，盛行于殷商巫卜时代，殷商时期的许多卜辞都反映了"天帝""祖宗"的恩赐与作祟。这一思想经过近千年的演绎，到战国时期子思提出："唯天下致诚……可以赞天地之化育，则可以与天地参矣。"（《中庸》）这里的"参"作参与、等同解，即认为只要人（有一定地位的人）能实施"诚"的德行，帮助他人除去私欲，信奉天命，这样的人就可以与天地并立了，随后孟子、董仲舒等人都以社会生活为背景对天人合一观进行表述。纵观上述天人观念，主要认为天与人一样是有意志的；是天神管理着人间，天神有权"降大任于斯人"，也可采取各种灾异手段惩处犯罪的人。而这一点正是统治阶级利用天威镇压、奴役人民的口实，我们姑且将其称作社会学中的天人合一观，亦即天人感应。在今本《内经》中天人合一的思想是很丰富的，它被看作是中医理论的"核心""特色""整体观"，但它与社会学中的天人合一观念是截然不同的。

二、秦汉中医理论中的天人合一观

秦汉之际我国医学包括基础医学和临床医学的发展都十分迅速，那时医家们纷纷著书立说．如《白氏内经》《白氏外经》、马王堆《脉书》《五十二病方》等等。更为重要的是：秦汉医家们认识到自殷商起开始探讨的心—经脉调节论发展至春秋齐鲁"人有四经"说及"秦汉十一灸经"说后，仍然不能用于临床解释人体生理、病理；虽然管仲时代人们已知"凡心之形，自充自盈"，但至秦汉时期人们仍然没有弄清楚心－经脉的解剖特征是一个循环往复的封闭系统，这对于我国人体调节理论的完善及中医理论的建立是一个很大的障碍。秦汉医家们面对这一难题，不能不独辟蹊径，希望从已知的古代科学领域中寻找到新的支持点。我国秦汉以往最大的科学成就之一就是以天文为基础的历法，自尧"命羲和钦若昊天历象日月星辰，敬授人时"到"璇玑玉衡，以齐七政"发展至秦汉时期六种历法制度的应用，说明了那一时期天文、历法已相当成熟。所以孟子曾讲："天之高也，星辰之远也，苟求其故，千岁之日至可坐而致也。"我国古六历广泛采用四分历制，具有日往月来、春生秋杀、周而复始的可重复性特性，在人们心目中十分神秘。当医家们认识到古天文、历法的科学性，其中尤其是一日之周而复始，一月（阴历）之周而复始，一年之周而复始以后，便试图将天文、历法理论，全面引入正在创立的经脉理论之中，这就使得《足臂十一脉灸经》《阴阳十一脉灸经》获得了无限的生命力，很快向十二经脉理论方向发展。《灵枢·经脉》就是在这一前提下得以完善的，秦汉医家为建立秦汉中医理论终于创出了一条天人合一的新路。《灵枢·经脉》与十一脉灸经相比，虽然存在较多差别，但核心的或曰最根本的区别在于经（精）气在经脉内循行如环无端、周而复始。而这一点对于秦汉中医理论的形成是极其重要的，因为十二经脉在全身的分布不仅解决了人体体表部位的划分问题，替代了划分人体解剖部位的作用，而且经（精）气在经脉内如环无端、周而复始地循行，近似于解决了血液循环系统生理、消化生理和泌尿生理，使秦汉中医理论建立在比较合理的基础之上。这一时期，我国医学理论水平已经发展到相当高的程度，秦汉医家们为创立独特的医学理论立下了千秋功业。

三、秦汉临床医学理论中的人与天地之自然因素相参

前文我们已经论证了《内经》中的天人合一观不同于古代社会学中的天人合一（天人相应）观，秦汉医家们引入古天文、历法中的二分二至、寒来暑往（阴阳气候交替）理论，为创建中医基础理论中的经（精）气循行如环无端理论寻找到了依据和立足点。在这一理论指引下，《内经》临床医学中为说明生理、病理、治则，又广泛采用了人与天地之自然因素相参（取类比象）的手法进行解释，使秦汉临床医学得到迅速发展。

（一）人体生理与古历法理论中的阴阳理论相参

《素问·阴阳离合论》云："天为阳，地为阴，日为阳，月为阴，大小三百六十日成一岁，人亦应之。"从总体上说，这段文字是围绕"大小三百六十日成一岁"而言的，它的实质是将四季（寒暑）之客观环境分为阴阳，强调生活在这一环境中的人应该适应，为人体与其他自然因素相参提供了依据。《素问·四气调神大论》云："阴阳四时者，万物之终始也，死生之本也，逆之则灾害生，从之则苛疾不起。"这里的"阴阳四时"，不是单指"阴阳"和"四时"，而是讲"冬至四十五日，阳气微上，阴气微下；夏至四十五日，阴气微上，阳气微下"的四季阴阳寒暑气候交替规律的，强调人们在寒暑交替的环境中生活要遵循自然规律才会苛疾不起。《素问·太阴阳明论》说："阳者，天气也，主外；阴者，地气也，主内。"将天地之气与人体生理类比，由此引出"阳道实，阴道虚"，转而强调"犯贼风虚邪者，阳受之；饮食不节、起居不时者，阴受之。阳受之则入六腑，阴受之则入五脏。"使论点转移到太阴脾、阳明胃的本质上来，从而讲明了它们的表里关系，解释了脾、胃病证之相互影响。《素问·生气通天论》说："自古通天者生之本，本于阴阳。"作者单刀直入，将人体生理直接与天地之阴阳相参。须知，这里的阴阳是与后文"皆通乎天气，其生五，其气三"相一致的，它是古天文、历法的内容。"其生五，其气三"是历法中的"五日为候，三候为气"的另一表述方式。该文从阴气和阳气两个方面解释病理和生理，并提出"阴平阳秘，

精神乃治；阴阳离决，精气乃绝"。在病因方面，引出了"春伤于风……夏伤于暑……秋伤于湿……冬伤于寒……"发展了中医致病理论。《素问·金匮真言论》从"天有八风"展开人体生理病理讨论。"天有八风"是古历法理论中"九宫八风"的内容，该文讲到人体生理与一日之阴阳相参，说："平旦至日中，天之阳，阳中之阳也；日中至黄昏，天之阳，阳中之阴也；合夜至鸡鸣，天之阴，阴中之阴也；鸡鸣至平旦，天之阴，阴中之阳也。故人亦应之。"这段文字之后估计有脱文，脱文内容大约与《灵枢·顺气一日分为四时》中的"朝则人气始生……日中人气长……"及《灵枢·卫气行》中的"水下一刻人气在太阳……"相似。《金匮真言论》的作者用昼夜阴阳交替参比于人一周日之生理变化规律是很有道理的。现代生理学一再证明：人体许多生化过程、各类激素水平在每个时辰都是不同的，它是人类在与自然界各种环境因素长期生存竞争中获得的，毫无疑问，属于人与自然环境的统一。

（二）人体皮肤腠理与本质之坚脆相参

秦汉时期人群是分等级的，在医家看来，有"布衣"和"大人"之分。"布衣"和"大人"的体质是不同的，故而提出"刺布衣者，以火焠之；刺大人者，以药熨之"（《灵枢·寿夭刚柔》）的原则。在《内经》中，人的性格是按"五形之人"划分的，人的体质则是以皮肤、腠理、䐃肉之形态认定的。认为人之体质好坏与致病存在重要关系。《灵枢·五变》说几个人在相同环境条件下"一时遇风，同时得病，其病各异"，这是为什么呢？作者采用已经观察到的木质情况回答说："木之阴阳，尚有坚脆，坚者不入，脆者皮弛。"又云"一木之中，坚脆不同，坚者则刚，脆者易伤……"随后作者将木质类比于人说："木之所伤也，皆伤其枝，枝之刚脆而坚，未成伤也。人之有常病也，亦因其骨节皮肤腠理之不坚固者"。用木质类比于人之生理，虽在《内经》理论中影响不大，但它是古人在探讨人体生理、病理的一种尝试。

（三）人之经脉与"寒则地冻水冰"相参

在《内经》中，为说明生理、病理，采用已知的自然因素与人体相参的内容是很多的，但影响最广、实用价值最大的就属"寒则地冻水冰"一类了。《素问·离合真邪论》云："……地有经水，人有经脉。天地温和，则经水安静；天寒地冻，则经水凝泣；天暑地热，则经水沸溢；卒风暴起，则经水波涌而陇起。"作者采取气候之"温和、天寒、天暑、卒风"四种自然现象中观察到对经水（较大的河水）的影响，类比于人之血脉，接下去又说："夫邪之入于脉也，寒则血凝泣，暑则气淖泽，虚邪因而入客，亦如经水之得风也，经之动脉，其至也亦时陇起，其行于脉中循循然，其至于寸口手中也……"后者成为寸口脉法的理论之一。《灵枢·刺节真邪》在讲暑气对人的影响时说："人气在外，皮肤缓，腠理开，血气减，汗大泄，皮淖泽。"接着讲寒对人的影响："寒则地冻水冰，人气在中，皮肤致，腠理闭，汗不出，血气强，肉坚涩。"对风寒引起的疾病应该如何治疗呢？作者指出："当是之时，善行水者，不能往冰；善穿地者，不能凿冻；善用针者，亦不能取四厥。"作者认为"血脉凝结，坚搏不往来者"是不能直接进行治疗的，并用类比手法提出治疗依据，"故行水者，必待天温、冰释、冻解．而水可行，地可穿也"，指出"人脉犹是也，治厥者，必先熨调其经，掌与腋、肘与脚、项与脊以调之。火气已通，血脉乃行"，然后才可视其病情进行其他治疗。这里提出了治厥的原则是"必先熨调其经"，应达到"火气已通，血脉乃行"，这一原则成为后世治疗风寒疼痛的重要理论。现代在治疗风寒疼痛中涌现出千奇百怪的热疗手段，如热水浴、熏蒸、蜡疗、沙疗、泥疗、各类电热疗等等，都没脱离"必先熨调其经"及"血寒故宜灸之"的原则。在《内经》中"寒邪客于经络之中则血泣，血泣则不通"（《灵枢·痈疽》），"寒则皮肤急而腠理闭"（《灵枢·岁露论》），"寒温不时，腠理闭而不通"（《灵枢·贼风》），"胫寒则血脉凝涩"（《灵枢·百病始生》）等病理过程都因寒而起，充分说明了风寒对人体生理病理的影响。风寒致病，具有现实意义，值得后人认真研究。

在《内经》的取类比象（人与天地之自然因素相参）理论中也有许多不尽如人意的内容，如将头比天、足比地，将双目比日月，将天不足西北、地不满东南比左右耳目手足之利拙等都是没有意义的，它是作者受当时客观条件所限的反映，我们不必苛求古人。

《内经》中的天人合一观是人类原始思维和思维进化史的反映，它古朴无华，没有《史记·天官书》中为统治阶级服务的天人感应观，也与秦汉社会学中的天人合一观有着严格区别。如果说某些章节中还残存着天人感应，这也不足为怪，后人能正确加以取舍即可。古代医家从古历法中汲取循环往复、如环无端的理论说明医理，是中国医学的真正独创与特色。从秦汉医学理论中探求合理的天人合一及人与天地之自然因素相参说明医理，仍是今后发展中医事业不可缺少的。

参考文献

[1] 江国梁．周易原理与古代科技［M］．厦门：鹭江出版社，1990：4.

第八章　经脉学说创立早期的几个问题

提要： 本章对经脉学说创立早期的几个代表性问题，包括《足臂十一脉灸经》和《阴阳十一脉灸经》中某些经脉循行范围的来源和循行方向的确立、《灵枢·经脉》篇中某些经脉循行路线与血管的解剖部位的关系、经脉的三阴三阳条数与经气的如环无端问题、是动则病问题等展开了讨论。

自长沙马王堆出土医帛《足臂十一脉灸经》（以下简称《足臂》）及《阴阳十一脉灸经》（以下简称《阴阳》）以来，国内外许多学者结合今本《内经》中的有关章节进行研究，达成的基本一致的意见是：《足臂》《阴阳》中经脉的条数为十一，循行点的简略，绝大多数经脉的向心性循行，分支极少，未见络脉及经脉与内脏相关等特点，是经脉学说处于发展早期的表现，反映了两者早于《灵枢·经脉》。当前医史学术界对于经脉（经络）学说的起源及本质问题仍然存在众多认识：如"经络系统是一种低电阻传导路线"[1]"经络系统是第三平衡系统"[2]"是整体区域全息论"[3]"经络是在自然界与体内电磁场支配下的""生物管离子体在生物超导体内有规律的运动状态"[4]，甚至有学者采用进化论将经络体系的形成上溯到单细胞的原浆整调功能，"设想经络功能的结构可能有两种模式，介于海绵虫与兴奋运动器……"[5]即以猪蛔虫为研究对象研究经络实体结构，认为"8 条子午干神经系作为经络原型不仅有生物进化背景方面的合理性，而且可系统地全面地解释经络实质及有关现象"[6]，学者们的这些论述都是在其深厚的理论基础上所取得的成就，也许对于我们弄清人体生理过程中的某些环节会有意义。但是如果硬要用于论证两千多年前的人们发现经络实体结构，或者感传现象，是值得商榷的。首先，这些研究的理论基础与手段之高深，对于秦汉时期的医学工作者们来说是望尘莫及的，正如任继愈先生所说的："我们不能代替古人讲他们自己所不知道的东西。"[7]那时的人们虽然早已用"阳伏而不能出，阴迫而不能蒸"（《国语·周语上》）的假说来解释地震，早已用"今夫蹶者、趋者，是气也"（《孟子·公孙丑》）的假说来解释人的步履，但直到秦汉时期我国的科学实验水平是很原始的。有史料反映，自鲁隐公元年起，我国历法制度就采用十九年七闰。[8]到孟子时期，孟子曾讲："天之高也，星辰之远也，苟求其故，千岁之日至可坐而致也"（《孟子·离娄下》），但其测量工具仅是简单的圭表。在基础医学中，虽《内经》间接反映出许多人做过人体解剖，但那时的解剖技能是很低的，甚至需要"巧屠"参加才能完成。对于血管的解剖，除度量长短外，充其量只能做到"以竹筵导其脉"（《汉书·王莽传》）。从现有史料考证，那时在医学界还没有从事解剖的医生，还没有人在解剖过程中掌握对血管、神经进行剥离的技能，更没有具备纵向连续解剖和局部层次解剖的能力与要求。因此，秦汉时期的人体解剖是有限的、零乱的，它们不可能将经脉（经络）学说的理论建立在"特殊感觉生理线路图"、具备生物电性质的"皮肤通电抵抗"[9]及"高发光线"[10]等高科技水平基础之上。从秦汉治疗医学史料分析，那一时期实施比较普遍的三种治疗方法如灸疗法、放血、以微针通其经脉的针刺疗法，都是直接作用于经脉（血管）之上的，秦汉时期的医家们只能从简陋的医疗条件出发，将经脉理论建立在四肢经脉（血管）"视之可见，切之可得"的直观，或者亲身体验如生痈时的跳痛及简单的人体解剖或某些人体经脉解剖的基础之上。以下就经脉学说创立早期的几个问题予以讨论。

一、《足臂》《阴阳》中的某些经脉循行范围的来源和循行方向的确立

我在本篇第三章中根据春秋战国时期人们对人体经脉的认识水平讨论了一些问题，可以断言，人们对经脉（血管）的认识过程是多途径的，有它自身的发展规律。当以经脉主病为基础的经脉理论（经脉的盈虚、滑涩、静动）提出来的时候，经脉中血气循环流动情况的变化，就已经具备了诊断学的意义。早期的经脉理论如《足臂》《阴阳》，其经脉循行方向，是依四肢浮见于皮表之下的静脉为基础论述的。那时，创立经脉理论的医家可能对皮表大静脉进行了"扪而循之……推而按之，弹而怒之……"（《素问·离合真邪论》）的具体观察。他们在"扪而循之""推而按之"的时候，只可能顺经脉的纵向上下按推，这一行为恰好可以发现静脉存在瓣膜。比如：用一手指将充盈的静脉向上推去，被推的静脉段略显平坦，但看不出明显的空虚界限。提起手指时，也不会见到明显的充盈情况。反之，当将静脉向下（离心方向）推去时，则因静脉瓣控制了血液反向流动，被推的静脉段（静脉瓣以下的一段静脉）空虚的界限十分明显，提起手指，可见血液很快从远端向上冲去。医家们的这一直观行为所获得的知识，便成了《足臂》《阴阳》经脉向心性循行的理论依据，正如何宗禹指出："经络路线图……早已有作为经络系统雏形的血管系统原型——足臂、阴阳十一脉循行路线（主要指示静脉的循行路线）的明确记载。……理应把它认作提出经络路线图的主要依据"。[11]经脉向心性循行理论在《灵枢·本输》《灵枢·根结》及《素问·阴阳离合论》等篇中存在，在经脉学说创立早期，由于认识上的原因，其经脉循行点是比较简单的。如《足臂》臂少阳脉，除具有直走特点外，仅三个循行点，为跳跃式循行。《阴阳》之钜阴脉，虽有十个循行点，亦为跳跃式直走，他们都依赖于可见静脉的循行。如《足臂》之臂太阴和臂少阴脉，它们的起点在指掌部位均无叙述，直接从"循筋上廉"（臂太阴）、"循经下廉"（臂少阴）开始叙述。两脉之中的"筋"是什么部位呢？根据现代解剖知识分析：这"筋"便是"掌长肌腱"。当我们将手腕稍向后扬，便见掌长肌腱微起，触之坚硬。古人便以这条可见、可触的"筋"作为臂太阴、臂少阴的分界线了。伸出前臂，我们可以见到肘关节以下的"循经上廉"的臂少阴脉正与肘正

中静脉及由肘正中静脉分出的皮支循行情况一致。"循经下廉"的臂少阴脉正与皮表可见的尺侧静脉及其分支的循行情况一致，可见早期经脉理论中某些经脉的某一段的循行路线，是建立在可见静脉循行路线基础之上的。《足臂》《阴阳》中的经脉理论是淳朴的。它们只求解释经脉主病、疾病归类（归经）、诊断（是动则病）与治疗（皆灸××经），还没有考虑到经气与在历法中的周而复始循环理论类比，或者还未观察与理解到动脉和静脉血液循环的封闭式循环特点，因此经气的流动不是"如环无端"的。我们说早期经脉循行方向依赖于人们对静脉血液流向的认识过程，但不是如某些学者所言的，"经脉主要是指的人体的血脉"[12]。人体组织内部结构是很复杂的，如四肢组织内神经干与血管的界限是很清楚的，但它们多在同一个血管神经束内伴行，且血管壁上又有许多自主神经纤维分布，刺激血管壁，也可引起神经系统的一系列反应，因此，我们不应该简单地认为"经脉主要是血脉"或者"如果承认经络就是神经，则中医'玄得很'的时代也就此结束"[13]。显然这些意见都是值得商榷的。有关经脉理论的起源问题，还将在下文中进一步探讨。

二、《灵枢·经脉》篇中某些经脉循行路线与血管的解剖部位的关系

在经脉学说创立早期，由于医家们认识上的原因，其经脉循行点是比较简单的，从《足臂》《阴阳》看，经脉循行点的描述都是跳跃式直走。当历史发展至《灵枢·经脉》成文时期，《经脉》篇中的经脉理论具有许多新的特点：如经脉循行方向的双向性、循行点明显增加等，最主要的是在描述经脉循行过程中出现了许多解剖学术语。如"脾足太阴之脉……循行内侧白肉际，过核骨之后……""肾足少阴之脉……循内踝之后，别入跟中，以上踹内"，其中"过核骨之后""别入跟中"等都具有解剖学术语的意义。现在在我们仍以《足臂》之手太阴、手少阴为例，说明《经脉》篇中某些经脉的某一段循行路线的确定确实是依赖于血管的解剖所见。肺手太阴之脉（因《经脉》中该经为逆心性循行，本文采用倒叙法）主支起于大指之端，分支从次指内廉之端向上至腕汇入主支，即"从臂内上骨下廉，上肘中，行少阴心主之前……"这句话带有明显的解剖学术语性质。其中"上肘中"三字，便将这段经脉循行固定于前臂了。那么，"上骨"是哪一块骨呢？当我们将掌心向内侧伸手，尺骨与桡骨便有了上下之分，"上骨"当指桡骨无疑。手太阴经脉在前臂的循行路线是"上骨下廉"，这种清清楚楚的记述，说明它是循行于两骨之间的。局部解剖学知识告诉我们，前臂前区有四条血管神经束，其中只有骨间前血管神经束是循行于两骨之间的，这一束中有骨间掌侧动脉，因此"上骨下廉，上肘中"是对起于骨间总动脉的骨间掌侧动脉走行情况的描述。用骨间掌侧动脉解释肺手太阴经脉，恰好说明了它的逆心性循行，说明那时的医家做过前臂的解剖，但是他们没有做过纵向连续解剖。或者可能也做过，但发现骨间总动脉汇入肱动脉了，与经脉理论在上臂的排列不相符，因此放弃了肱动脉，而采用了已经命名的手少阴心经脉给予定位，于是便有"上肘中，行少阴心主之前，下循臑内……"这些记述说明：手太阴肺经在肘以上的循行路线与头静脉循行一致。应该指出《灵枢·经脉》中手太阴肺经的循行范围不同于《灵枢·本输》。《本输》中有"……

动而不居……肘中之动脉也",在《经脉》中仅提到"入寸口","入寸口"是为了满足"寸口脉法"的要求。《经脉》中的心手少阴之脉,(本文亦采用倒叙法)起于小指内侧,入掌内后廉,抵掌后锐骨之端,循臂内后廉,上肘内,行太阴心主(应为肺经)之后。根据对手太阴肺经的分析方法,手少阴心经在前臂前区的循行,与尺血管神经束的循行范围也是一致的。如"入掌内后廉,抵掌后锐骨之端"与尺血管神经束中的尺动脉"达碗豆骨的桡侧入手掌"[14]及"到碗豆骨桡侧经腕掌侧韧带和腕横韧带之间达手掌"[15]的描述是一致的。上述两文证明《经脉》篇的作者确实做过前臂解剖。手少阴之脉在肘以上的循行亦采用了已经命名的手太阴肺经为准,故写到"循太阴肺经之后",心手少阴之脉在肘以上的循行与贵要静脉循行范围一致。所以说,在《灵枢·经脉》篇中,经脉在四肢的循行路线有以动脉为依据的,亦有以静脉为依据的。它们在四肢的循行范围严格遵循六经在臂胫周径上的分布原则——直线行走,深刻反映了人为排列的性质,这一点下文还要讨论。

三、经脉的三阴三阳条数与经气的"如环无端"问题

从《足臂》《阴阳》分析,经脉学说在创立早期,已有三阴三阳在臂胫周径上依序排列的概念了。但是在《足臂》《阴阳》以前或稍后的我国传统文化中,尚未找到三阴三阳的直接内容。分析《周易》,可以说从阳爻、阴爻派生出乾有三男、坤有三女。王旭东在《试论阴阳学说中的一分为三》中指出"来源于《易》,《易经》中阴阳各生三子(三男三女)……厥阴为阴之极,太阴为阴之初,少阴则为两者的中间状态;阳明为阳之极,太阳为阳之初,少阳便为中"[16]。王氏之说属于传统观点。从《内经》经气在臂胫周径上的排列顺序分析,不同意见较多,王氏之说难以将各派统一(参见表3-8-1)。与《足臂》《阴阳》抄于同一时代的《淮南子·天文训》中"太阴"是指岁星(木星),稍后的《史记·天官书》中"太阴之精"是指月亮之精。惟这一时期的《春秋繁露·天辨在人》在用四时配阴阳时说:"少阳因木而起,助春之生也;太阳因火而起,助夏之养也;少阴因金而起,助秋之成也;太阴因水而起,助冬之藏也。"《天辨在人》仅用二阴二阳,后世朱熹称之为四象,其中没有阳明和厥阴,并且看不出二阴二阳与经脉理论创立早期有什么直接联系。《足臂》和《阴阳》证明三阴三阳理论为经脉理论所独有。

关于经脉的条数问题,即经脉理论创立早期以三阴三阳为基础的经脉条数是取十二、还是取十一的根由问题,对其展开讨论,也许是没有意义的。但考虑它的存在,想必古人为之费了不少心思。有学者认为"经脉的条数是由当时的术数观念决定的"[17]"经脉的数目合于阴阳家的术数之学"[18]。我们认为,经脉的条数取十一,也许与"术数"有关,但更重要的是"类比"的结果。《国语·周语下》记载,单襄公有疾,召见他的儿子顷公,教导他治国方略,指出敬、忠、信、仁、义……等十一条行为准则,强调"天六地五,数之常也,经之以天,纬之以地,经纬不爽,文之象也"。《周语下》未讲明"天六地五"的具体内容。从"经天""纬地"分析,似指当时的天文与立法的重要内容。单襄公仅是将"天六地五"这一重要常数类比于治国方

略，说明春秋时期十一常数是很重要的。"天六地五"传统解释为天有六气，地有五行，似无异议。但《汉书·律历志》另有一说："日有六甲，辰有五子，十一而天地之道毕，言终而复始。"《律历志》的"十一而天地之道毕"出于六十甲子中的"六甲""五子"。六甲即甲子、甲戌、甲申、甲午、甲辰、甲寅，五子即甲子、丙子、戊子、庚子、壬子，它们都是干、支相配的结果。我国殷商时期，早已使用干支纪日，以六十日为一个周期，周而复始。一年三百六十日，这便是"六六之节，以成一岁"（《素问·六节藏象论》）纪年的由来，它反映了天地阴阳变化终而复始的规律，属历法的内容，与人们的关系极为密切，因此认为《汉书·律历志》的"六甲五子"说是《周语》"天六地五"的根由，"天六地五"可能与古历法的内容更接近。至《周语》以降，十一常数思想在传统文化中亦有不少反映。《管子·牧民》中的"六亲五法"，《淮南子·天文训》中的"五官六府"，都是"天六地五"的反映。其实秦汉时期医学中的五藏六府学说中的六府，可见者只有胆、胃、大肠、小肠、膀胱，医家们为了适应十一常数，便创立了"三焦"之府。由此推之，秦汉医家们在创立经脉理论的时候，取十一作为经脉条数是很自然的。张家山《脉书·阴阳经脉》篇后附文指出："阳脉十二，阴脉十，大凡二十二脉，七十七病。"很显然，这二十二脉当指左右两侧脉数之和，阳脉本为六条，两侧之和十二，阴脉本为五条，两侧之和十。说明阳脉六、阴脉五与"天六地五"存在一定关系。今本《内经》之《素问·刺热》《灵枢·本输》等六文中亦用十一脉。到《灵枢·经脉》时，经脉条数取十二，则是为了类比于十二月（十二丛应十二月，参《素问·阴阳别论》），同时也是为了解释经气流行如环无端的需要，因而，它吸取了古历法中的周而复始理论。关于三阴经、三阳经在臂胫周径上的排列问题，尚未找到可靠的理论依据。惟《素问·阴阳离合论》透露了一些信息，说："圣人南面而立，前曰广明，后曰太冲，太冲之地，名曰少阴，少阴之上，名曰太阳……"后文转入经气在穴位的离合问题了。这段文字很不完整，不能说明阴阳二气在臂胫周径上的变化规律。唐代王冰所补《素问·天元纪大论》用十二地支与岁次排列："天以六为节，地以五为制……子午之岁，上见少阴；丑未之岁，上见太阴；寅申之岁，上见少阳；卯酉之岁，上见阳明；辰戌之岁，上见太阳；巳亥之岁，上见厥阴。"这是目前我们见到的关于三阴三阳运行的最完整的记录。当代学者邹学熹、邹成永在《中国医易学》中将其归纳为"十二地支、三阴、三阳合图"，使人一目了然，借录于后（图3-8-1）。据此三阴三阳之排列顺序，可简化为厥阴、少阴、太阴、少阳、阳明、太阳、这一循环，与王冰注《阴阳类论》中指出的"一阴厥阴也，厥，犹尽也"的本意是一致的。但是，经脉理论形成早期，存在着百家争鸣的局面，各派学者，说法不一。今本《内经》中三阴三阳的排列顺序，至少可分作三派，即以《素问·天元纪大论》为代表的天文派，以《灵枢·阴阳系日月》为代表的日月派，以及《足臂》《阴阳》《经脉》派。以下排一简表，供读者参考。

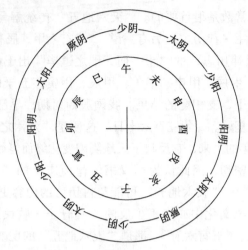

图3-8-1 十二地支、三阳、三阴合图

表3-8-1 《内经》中三种派别的三阴三阳经气周径排列顺序

派别	篇名	三阴经			三阳经		
天文派	《天元纪大论》	太阴	少阴	厥阴	太阳	阳明	少阳
	《六元正纪大论》	太阴	少阴	厥阴	太阳	阳明	少阳
	《阴阳类论》	太阴（三阴）	少阴（二阴）	厥阴（一阴）	太阳（三阳）	阳明（二阳）	少阳（一阳）
日月派	《阴阳系日月》	手足阴右			手足阳左		
经脉派	《足臂》	足厥阴	太阴	少阴	太阳	少阳	阳明
		手	太阴	少阴			
	《阴阳》	足厥阴	太阴	少阴	太阳	少阳	阳明
		手	太阴	少阴			
	《经脉》	足厥阴	太阴	少阴	太阳	少阳	阳明
		手太阴	太阴	少阴			

天文派来源于天文，类比于医学，说明人体经气（精气）与天文历法自然规律一样，周而复始地变换着，上文已做简介。日月派是根据《灵枢·阴阳系日月》归纳的，该派按十二地支配十二月排列，曰："寅者，正月之生阳也，主左足之少阳；未者，六月主右足之少阳……"这一派三阴经三阳经排列独特，十二经脉均依月次排之。其月次1、2、3、10、11、12六个月属左，主手足之阳；4、5、6、7、8、9六个月属右，主手足之阴。这一特点与我国小凉山彝族十月历似有渊源，小凉山十月历将一年分为两个半年，前半年可称作阳年，后半年称作阴年。[19]这一特征与《灵枢·阴阳系日月》有关内容一脉相承，它具有原始特征，是经脉理论创立早期的一个派别，在《内经》经脉理论中没有多大的指导意义。三派中的经脉派，是《内经》中经脉理论的主流派，它渊源于殷商时期，形成于秦汉之交至两汉时期，包括《足臂》《阴阳》《经脉》三部

经脉专著,在经脉理论起源与临床应用中具有重要的医史学价值。这三部经脉专著中三阴经、三阳经围绕臂胫周径上的排列顺序一致,遵守内阴外阳原则,独《经脉》篇中,由于从十一脉改进为十二脉,在手二阴中加入一条厥阴,引起了一些混乱,如将厥阴排在太阴与少阴之间,失去了"厥,犹尽也"的意义。有学者指出:"手少阴经循行路线及所属经穴,即后世称为手厥阴经及其经穴。"[20]这一认识是有道理的,不拟赘述。《灵枢·经脉》篇中,三阴经三阳经在臂胫周径上的排列顺序及经脉循行路线的安排原则有三。其一,如前所述,经脉条数从十一发展为十二,是经脉理论发展的需要。其二,在经脉理论中吸收了五行学说,而五行学说引入医学理论时又必须与脏腑相配,从而在经脉理论中便有一个经脉与脏腑相配问题,在脏腑相配中,又有一些原则必须遵循,如"阴脉荣其脏,阳脉荣其腑"(《灵枢·脉度》),这一原则要求阴经在循行过程中属于脏而络于腑,阳经属于腑而络于脏,由此确立脏腑阴阳表里关系。不仅如此,而且还要考虑到腹之上部(胸腔内的肺、心、心包)与手阴经相配,腹之下部的肝、脾、肾与足阴经相配。手足三阳经除了属府络脏外,还必须循头,这便是"手之三阴,从脏走手;手之三阳,从手走头。足之三阳,从头走足;足之三阴,从足走腹"(《灵枢·逆顺肥瘦》)原则。应该补充说明的是:"足之三阳,从头走足"并非完全直走,它有许多分支,都必须安排达到相应的腑去。其他经脉在循行过程中,也都存在着许多人为安排的痕迹。其三,经气(精气)流动"如环无端"原则,这一原则要求将《足臂》《阴阳》中经脉向心性循行方向进行改造,即由单纯性向心性循行改造为双向性流动。经气(精气)双向性流动产生的原因,可能是为了解释历法周期"如环无端",但也可能是这一时期人们已经发现了动脉血液的逆心性流向。如《灵枢·血络论》已经记载了"刺血络而仆者……血出而射者"的区别(前者为静脉血,后者为动脉血)。总之《经脉》篇在考虑经脉排列与循行路线的时候,冲破了其他派别的排列方式,满足了(吸收了)阴阳、五行-五脏理论及天文、历法之周而复始理论,建立如环无端的经气(精气)封闭流动理论的要求,把经脉理论推进到了相当的高度。必须指出:我国的经脉理论(现代曾称经络学说)是古代医家们经过千余年探索的产物,是医家们在寻找人体调节理论中创造的一种新型的人体调节假说,因此,十二经脉在臂胫周径上的排列顺序,全是人们在直观下或者在简单的前臂解剖所见为基础之上人为排列完成的。正如有学者指出:"古典经络图应当是一个模式图"[21]"古图是一个相当概括的示意图"[22]。众多学者认为,十二经脉循行排列顺序的建立,不是以高深的科学实验为基础的,而是具有人为的排列因素。笔者认为,如果我们能够勇敢地承认上述事实,那么,对于我们今天研究"经络的实体结构"是有益的。

我国经脉理论的诞生,从人们对心脏底部四条大经脉有所认识开始,到"心有四支,故心得佚""夫心者,所以制使四支,流行血气"(《淮南子·原道训》)及以《足臂》《阴阳》为代表的"经脉主病"论的产生,随后发展至《灵枢·经脉》时代,历经一千余年,在每一个历史时期,都曾将经脉理论推到一个新的高度。它证明"经脉学说的起源问题也是一个无据可靠的历史问题"[23],这一不可知论是值得商榷的,同时也证明经脉学说的起源并非圣人的一时之作。从传统文化及医学史料(包括尚未出土的古医书)中探讨经脉学说的起源及进一步弄清古典经脉学说的内涵,仍然是我们今后需要继续完成的任务。

四、"是动则病"是早期经脉理论的重要内容

在我国,人们认为经脉在人体具有重要生理作用,大约是从殷商时期开始的;春秋时期,齐国的人们已经认为经脉对全身起治理、调节作用;战国末期的淮南王已明言经脉是"流行血气"的,这一时期,医家们已从疾病分类及病因的探讨方面认识到经脉主病。如《足臂》论述完经脉循行后,常规写道:"其病……诸病此物者,皆灸××脉。"《足臂》中的这种叙述形式,是按局部划分疾病过渡到按经脉划分疾病的早期形式之一。它还没有考虑到利用经脉对疾病进行诊断,自《阴阳》起,在论述完经脉循行后,常规讲:"是动则病……是××脉主治,其所产病……"《阴阳》中的"是动则病"便是利用经脉诊断疾病的内容了。这一观点与方法,后来被《灵枢·经脉》的作者接受。"是动则病"这一早期诊断学术语,为历代医家们重视,但因《灵枢·经脉》的作者只是照抄他说,没有讲明"是动则病"的具体诊断内容,给后来之士留下悬案,所以传统解释为"是动病"与"所生病"。当代学者一再指出"是动与所生,不是疾病的种类划分""而是早期脉学著作"[24],认为"是动则病"的实质,"是指每一条脉搏动异常所主的症候"[25]。我国出土两部脉书,一部在长沙马王堆,另一部在江陵张家山。其中张家山《脉书》"相脉之道"保存文字最全。"相脉之道",顾名思义,是依脉法诊断疾病的专著。在"相脉之道"中有两句明言,一为"它脉静,此独动,则生病",一为"脉固有动者……是主动,疾则病",这两句话便是"是动则病"的实质。前一句讲的是不动之脉转入搏动则是生病了,后一句讲的是本来就搏动之脉,较平时搏动疾促、宏大,也是这条脉管辖范围之内生病了。《史记·扁鹊仓公列传》中保存仓公25篇诊籍。诊籍之一记载:"……故络交,热气上行至头而动,故头痛。"诊籍之十说:"蹶阴有过则脉结动,动则腹肿。"都说的是某一局部经脉的跳动异常,表明该局部产生了疾病。如患龋齿、牙龈炎或牙槽脓肿时,局部组织液渗出,血流瘀滞,患侧面部红肿,组织内压力增高,当压迫有关动脉时,患者便感到局部跳痛难忍。又如患甲沟炎时,局部也会产生持续性的跳痛。这些情况,便是"是动则病"理论产生的临床基础。因此,《阴阳》《经脉》篇中的"是动则病"是依经脉动、静情况判断疾病的一种最早的诊断方法。"相脉之道"的出土为我们揭示了"是动则病"的实质,说明早在秦汉之际,我国对疾病的诊断方法中就有了客观依据。

经脉学说理论体系的建立是艰辛的,碰到的问题也是很多的。本文仅从四个方面进行探讨,目的在于说明我国经脉学说的诞生,深深扎根于基础医学和临床医学之中,它可上溯至殷人对心脏底部血管解剖的观察,来源于秦汉时期人体解剖活动的兴起及临床医学的新发展。从现有史料分析,经脉理论创立的动力是历代医家们对人体调节理论的探索。通过他们的大量工作,为我们留下了早期的心—经脉调节论、朴素的脑调节论、原始的气调节论、辩证的阴阳调节论以及五行—五脏调节论(参阅本书第二篇)。历史发展至秦汉时期,上述理论都汇集于经脉学说之中,使经脉理论发展至相当

成熟的程度,这是两千余年来无人对经脉理论进行重大修改的根本原因。

秦汉时期,基础医学和临床医学的发展为经脉理论的诞生提供了丰富的沃土。秦汉医学的发展迫切需要新型的人体调节理论作为指导,它作为内因促进了经脉理论的诞生。

参考文献

[1] 周楣声. 灸法对经络传感作用的探讨 [J]. 中国针灸, 1982, (3): 20.
[2] 孟昭威. 第三平衡系统——经络系统 [J]. 中国针灸, 1983, (1): 25.
[3] 孟昭威. 经络学说新探——第三平衡理论和整体区域全息论 [J]. 中国针灸, 1983, (5): 20.
[4] 陈思平. 经络实质量子观简介 [N]. 健康报, 1980-1-2, 6.
[5] 王玉良. 经络研究的我见 [J]. 中医杂志, 1962, (3): 33.
[6] 刘燕明. 经络原型的初步研究 [J]. 大自然探索, 1991, (4): 81.
[7] 任继愈. 老子新译·绪论 [M]. 上海: 上海古籍出版社, 1985.
[8] 中国天文学整理研究小组. 中国天文学史 [M]. 北京: 科学出版社, 1981: 72.
[9] 肖友山. 从皮肤通电抵抗所看到的经络形态 [J]. 中医杂志, 1958, (2): 121.
[10] 中国针灸学会. 第二届全国针灸针麻学术讨论会论文摘要. 1984.
[11] 何宗禹. 马王堆医书中有关经络问题的研究 [J]. 中国针灸, 1982, (5): 33.
[12] 钟益生. 关于经脉之我见 [J]. 中医杂志, 1956, (12): 617.
[13] 虞宜忆. 经络的物质基础是什么 [N]. 健康报, 1993-6-4.
[14] 徐恩多. 局部解剖学 [M]. 北京: 人民卫生出版社, 1979: 199.
[15] 中国医科大学. 人体解剖学 [M]. 北京: 人民卫生出版社, 1978: 288.
[16] 王旭东. 试论阴阳学说的一分为三 [J]. 医学与哲学, 1985, (6): 8.
[17] 廖育群. 阴阳十一脉灸经研究——兼论经络体系的形成与发展 [J]. 中华医史杂志, 1989, (1): 20.
[18] 连劭名. 江陵张家山汉简脉书初探 [J]. 文物, 1989, (7): 75.
[19] 陈久金. 阴阳、五行、八卦起源新说 [J]. 自然科学史研究, 1986, (2): 97.
[20] 吴弥漫. 从《内经》看十二经脉理论的形成过程 [J]. 中华医史杂志, 1992, (4): 240.
[21] 张缙, 李永光. 循经感传气至病所的研究. 见中国针灸学会编. 第二届全国针灸针麻学术讨论会论文摘要. 1984: 183.
[22] 孟昭威. 新十四经图. 见: 中国针灸学会编. 第二届全国针灸针麻学术讨论会论文摘要. 1984: 183.
[23] 廖育群. 从逻辑推理谈医学起源的研究 [J]. 医学与哲学, 1986, (7): 38.
[24] 廖育群. 汉以前脉法发展演变之源流 [J]. 中华医史杂志, 1990, (4): 193.
[25] 彭坚. 帛书、脉书、相脉之道初探 [J]. 中华医史杂志, 1993, (2): 102.

第九章　当今经络实质研究中的几个问题

提要：现代科学技术的不断发展，促进了中医事业的进步。在中医基础理论中，经络理论的探讨最为活跃，国内外许多学者开展了研究，发现了许多尚未进一步阐明的生理现象，但在经络实质的研究中仍未找到答案，看来在脱离经脉学说创立早期的具体情况下是不能找到答案的。回顾近半个世纪以来的经络研究史，笔者认为：有形的"经脉"嬗变为无形的"经络"过程、"气至病所"的出处及其与"循经感传"是否等同等问题，是最应该澄清的。

我国经络实质研究的兴起，始于20世纪50年代，已历经40余年。研究周期之长、范围之广、耗资之多，已是人所共知。近些年来，医史界对其进行了反思，许多学者对于这段历史从不同角度进行回顾，指出："决不能将经络系统看作是唯一的信息通道"[1]"建国以来，在探索经络实质的道路上……描绘出一幅曲折而令人深思的画面"[2]"为什么十一和十二经脉的起止循行既不同于血管，又不同于神经……但要想获得它（按：将经脉与血管、神经等关系解释清楚），须跨过古代医家与现代医家之间的巨大鸿沟，却非易事"[3]这些学者我国经络实质研究的实践为据，提出的问题都是十分中肯的。纵观我国商周至秦汉时期传统文化中有关医学史料所反映的经脉学说的孕育过程，以及数十年来经络实质研究的浩瀚资料，可以发现当今我们在经络研究中的基本认识上存在一些问题，主要表现在"经脉"与"经络"概念、"气至病所"与"循经感传"、功能调节系统的进化与返祖及借用小动物探讨人体经络实质等方面。以下分别予以讨论。

一、对有形的"经脉"嬗变为无形的"经络"过程的探讨

我国经脉理论的产生过程，笔者已在本篇第一章、第三章等篇章中进行了讨论。两汉时期，当经脉主病理论与传统的气的思想、阴阳观念及五行—五脏调节论融为一体的时候，我国的经脉理论便获得了无限的生命力，成为那一时期世界上独树一帜的最为先进的人体生理、病理调节理论，指导我国医学实践两千余年，真可谓长盛不衰。但当代学者们探讨"经络"一词起源的根由时，似有欠妥之处，这是本节不得不围绕"经脉"嬗变为"经络"展开讨论的原因。

经脉学说创立早期，"经络"二字的踪迹如何？过去研究我国医史者有人常以神话

传说为据，如"俞跗……炊灼九窍而定经络"（汉·刘向《说苑》），"上古之时，医有俞跗……一拨见病之应，因五藏之输，乃割皮解肌，决脉结筋……"（《史记·扁鹊仓公列传》），这些传说都产生于西汉，并将俞跗拟定为黄帝时代人。然而，古典医学知识的发展依赖于原始综合科学知识的同步发展。用这一观点分析，黄帝时期的医学水平不可能发展到"割皮解肌，决脉结筋"的程度，何况"一拨见病之应"纯属神话呢！至于"炊灼九窍而定经络"中的"九窍"二字，按战国时期的习称，当指头面七窍加前阴和后阴二窍，不指九个穴位。在九窍上进行炊灼，远古可能有过，但凭此定"经络"，可能就显得"玄"了。有学者以《说苑》为据，将"九"转释为"久"——"灸"，并认为：古代名医俞跗用灸法为人治病……观察循经感传的循行路线，从而认定了经络[4]。此说看似有一定道理，但稍加分析便可知，俞跗认识经络是不可能如此轻而易举的。再者根据殷商甲骨文字分析，至殷商时期，人体解剖名词仅有耳、目、口、齿、舌、心、腹、胃、骨、手、足、肘等，与脉有关的仅有"血"一个单词，至今尚未在甲骨文中发现"经脉"或者"血管"的记录，这一点足以说明：殷商时期的医学知识尚未能涉及经络问题。黄帝时期的俞跗至多是掌握了较常人多一些的医学知识，"经络"概念和经络学说都不可能在黄帝时期产生，更不可能由俞跗一人创立。当代学者在探讨经络起源时，常从传统文化中寻找依据，这一方法是可取的，但在论证中有些欠妥，如孟昭威在分析了《庄子·养生主》中的"经"、《史记·扁鹊仓公列传》中的"中经维络"后指出："显然公元前100—前30年间，是'经'与'络'二字向'经络'一词过渡的年代，也是开始逐步形成经络学说的年代。"[5]孟氏的前提不是将经络理论独立于经脉理论之外的，因此孟氏认为早在西汉时，"经络"不是专指特定组织的专用名词。这篇文章是1981年发表的，那时1973年长沙马王堆出土的《足臂十一脉灸经》和《阴阳十一脉灸经》早已公诸于世，《足臂》《阴阳》中虽未采用"经络"二字，但学术界公认它们都是《灵枢·经脉》的祖本。而《足臂》《阴阳》都抄于"要比吕后元年（公元前187年）早一个相当时期"[6]。根据《足臂》《阴阳》抄写时间分析，我国经脉理论的形成至少比孟氏意见早一百年。孟氏在同一文中强调："'经络'一词最早见于西汉末年刘向所著经班固转录的《汉书·艺文志》"。孟氏断读"医经者，原人血脉、经落（络）、骨髓、阴阳、表里……"指出："这说明运用经络治疗疾病，开始形成经络学说的年代应为西汉时期。"这一结论似有合理之处。但就"经落"一词分析，孟氏取"落"作"络"之假借用，并与他所采用的断读方式相配，将"经落"释为"经络"，这是欠妥的。这一断读与《汉书·艺文志·方技略》之原文不同，"方技略"作"医经者，原人血脉。经落骨髓阴阳表里，以起百病之本，死生之分，而用度针石汤火所施，谓百药齐和之所宜"，这一断读方式至少延续于唐颜师古时期。今本世界书局的影印本亦从之。我们分析，影印本的断读保持了刘向的本意，就是说"经落"中的"落"字作"经过"解，如同"济栖溪而直进，落五界而迅征"一样，"落"是一个动词，指"经"原是人体的血脉行走经过肌肤骨髓，阴阳表里……如将"落"作"络"的假借亦可，相当于《灵枢·经脉》"六经络手阳明、少阳之大络"中用作动词的前一个"络"字。"方技略"的原意是：医学上的经脉，原是人体的血脉网络于肌肤骨髓阴阳表里，无所不在。它是诊断、调理百病和决定生死的根本。所以"方技略"中的"经落（络）"二字，全属动词，不指经络。刘向的本意与《灵枢·经脉》"经脉者，所以决生死、处百病、调虚实"的意思是完全一致的。全句中"医经者"中的"经"才是名词经脉。今本《内经》中，"经脉"与"经络"并用，两者意义没有区别，惟"经络"词组共见42处，尚可分作三种情况：即含动词义类、误字衍文类和"经络"是经脉与络脉的简称类。《内经》全文未见经脉理论与经络理论各异的记载。笔者认为，中医基础理论中的经脉与经络的内涵应该是一致的，但历史上存在嬗变过程，那么"经脉"是何时嬗变为"经络"的呢？在此有必要将经脉学说产生之后的历史概况再作简要回顾。《内经》以降，《难经》从第一至第二十二难是讲脉法的，从第二十三至第二十九难是讲经脉的。随后分别讲"枢机"（古典解剖知识）、疾病证候、穴位及脉法。虽言荣卫"通行经络"（第三十二难），但这里的"经络"绝无与经脉理论相抗之意。东汉张仲景在《伤寒论》中采用六经辨证，发展了经脉主病论，但未用"经络"一词。张仲景在《金匮要略》第一篇的篇名突出了"经络"二字，但文中所讲的是"……经络受邪……血脉相搏，壅塞不通，为外皮肤所中也"，指病邪侵入人体的深浅问题，与"夫邪去入络于经也，舍于血脉之中"（《素问·离合真邪论》）的道理是一样的。当代学者杨百茀在《金匮集解》中明确指出："篇名的含义脏腑主人体的生理功能，经络是行血脉的通道。"杨氏将"经络"解释为可通气血的解剖组织，亦未突破《内经》中经络、经脉词组意义等同的认识范畴。从我国重要医籍如《黄帝内经太素》《针灸甲乙经》《诸病源候论》《太平圣惠方》以及《类经》中看，凡使用经络词组者，都未突破《内经》经脉理论的叙述范围，未见提出经络理论与经脉理论各异的说法。金元医家张从正在《儒门事亲·卷二》中指出"经实者，络必虚；络实者，经必虚，病之常也"。这些论述与《内经》的基本精神也是一致的。据清代唐宗海在《本草问答》中所言之"……且西洋剖视，只知层析，而不知经脉……"来看，唐氏是讲经脉主病的，说明直至清末，医学家们仍未将经脉与经络概念分开。"自清代以来，由于当时士大夫阶级重方剂而不重针灸，知识分子学习针灸愈来愈少……而经络学说也就无人研究了。"[7] 20世纪以来，由于殖民文化的影响，中医险遭灭顶之灾，更谈不上对经脉学说开展深入讨论了。虽在清末有学者如周学海提出经络是血管，[8]已涉及对经络实体的探讨问题，但在那样的历史条件下，不足引人注目。20世纪40年代，我国出现了经络—神经说，其代表人物朱琏从临床中积累了丰富的经验，在理论方面进行了比较深入地探讨，形成了朱氏针灸理论体系。中华人民共和国成立以后由她编著的《新针灸学》于1951年出版，推动了我国针灸医学的发展。应该承认，朱琏的经络—神经说，在当时产生了较大影响，《新针灸学》先后被翻译为朝鲜语和俄语出版，受到有关国家医学界的重视。关于经脉和经络之间的概念问题，当代学者是怎么认识的呢？20世纪60年代吴考槃认为，"分言之曰经曰络，合言之，则曰经络"[9]，李鼎认为"经脉、络脉简称经络"[1]。管遵惠亦说："经络是经脉和络脉的统称。"[10]这些认识是在特定的历史条件下（即经络学说独立于经脉学说之外）产生的，具有十分重要的现实意义。回顾我国经络理论、经络实体结构的研究和发展过程，它的繁荣时期当从20世纪50年代算起。这一时期，日本学者也对针灸理论进行了多方面的研究，如泽田健氏采用的自律神经刺激学说发明太极针法，[11]长滨善夫的"针响"及所著的《经络之研究》[12,13]，中谷义雄的良导络[14]，赤羽氏的经络诊断治疗法[15]等，对于正在探讨针灸治疗原理的中国医学界来说是很有借鉴意义的。从 20 世纪 50 年代起，我国医家开始将针刺镇痛用于手术麻醉（简称针麻），数十年来针麻手术涉及颅脑、心胸，创造了无数的奇迹，促进了人们对经络认识上的深化。20 世纪 50 年代的学者们在研究经络理论中的指导思想是"现象是本质的显现"（列宁），也就是说，经络既然可以镇痛，那么镇痛这一现象必然是由经络的本质结构完成的。在这一思想指导下，经络实体结构问题逐步被提到议事日程，全国各省市先后组织人力、物力，从经络形态学（尸解）、经络生物电学、生物物理学等多方面、多层次进行了研究，在研究中采用电、声、光热、机械振动、同位素追踪等一系列比较先进的科研手段，目的在于寻找到经络的实体结构。有学者结论说："建国以来，在探索经络实质的道路上……描绘出一幅曲折而令人深思的画面。"[2] 用唯物论观念分析，上述研究，除形态学研究外，学者们在四肢所发现的一系列与经络走向一致的"线性现象（生理现象）"，无疑是有益的，但是要借这些"线性现象"论证经络实体的存在，却是徒劳的。在经络实体的研究中，有一个值得注意的问题，就是经脉概念与经络概念是等同的，《内经》在经脉理论中反复强调"视之可见，切之可得"，在描述经脉循行中多次采用"从臂内上骨下廉，上肘中"（《灵枢·经脉》）这类带有明显的解剖学术语性质的语句，是经脉在四肢的循行产生于解剖基础之上的证据。

以上论证了我国的古典经脉理论就是经络理论，自 20 世纪 50 年代起，国内外学者在寻找经络实体的时候，有学者提出："所谓经络，只是生理上的一种感应线路，不是在目前解剖刀下所能找到的线样径路"[16]，这一"感应线路"与《内经》中经脉理论已有区别了。这一时期的许多文章都讲到经脉、血管、神经不同于经络的问题，如邓暮石著文批判了朱琏的神经说，指出："她对十四经的经路，不无有所怀疑，这种怀疑不难看到是从解剖眼光出发的。"[17] 邓氏接着引日人长滨善夫采用"针响"理论治疗视神经萎缩的病人取得成功为例，指出："针响在皮肤上可以投影的感觉阈，它与神经、脉管所走的方向有着非常相同，因此可以确定有经络存在。"从理论上讲，这些论述也是将经络理论独立于经脉理论之外的，也是值得商榷的。就从这一时期起，"皮肤上可以投影的感觉阈"同《内经》中十二经脉在四肢的向心性行走路线一致，成为论证经络存在的重要依据，随后出现了更多的采用"红线""白线"以及同位素追踪测定等一系列线样上行现象论证人体"经络"结构存在的依据，但就在深入研究的同时被实践否定了。那么，问题在哪里呢？是众多的"线性现象"观察有误吗？不是。是皮肤低电阻现象有误吗？也不是。问题在于我们应不应该将两千多年前的经脉理论硬性与经络理论分离开来；在于我们是否澄清了两千多年前的经脉理论产生的基础及其特性；在于我们能不能采用这些"线性指标"论证经络实体的存在。我国近半个世纪经络研究的实践证明，经络概念是不应该从经脉概念中分离出去的。然而确有典型替代的事例，有学者在研究经络与血管的关系时指出："那么，为什么（古人）总是掺入血管的叙述呢？据考查，开始可能误认为感传和血管有关，或即血管。因此，马王堆文献中只有脉无经。此后到《灵枢·经脉》改为经脉，这是过渡的名词。再进而采用'经络'，把'脉'字去掉，完全和血管无关了……经脉和'经络'在《内经》中交互使用恰好说明了这种过渡的情况。"[10]这便是用"经络"置换"经脉"的典型代表,作者的前提是古人们已经发现了经络实体结构,只是开始误认为与血管有关,后来逐步纠正了。作者随后又拿出一个简单的公式强调说:"这种演变可以总结为脉(即经)—经脉—经络",这样作者明明白白地认为《灵枢·经脉》成文时期,经脉理论本来就与经络理论有别了。我们不能同意这一认识,因为它与《内经》的本意不符。秦汉之交的"它脉盈,此独虚,则主病;它脉滑,此独涩,则主病;它脉静,此独动,则生病"(张家山《脉书》),《内经》经脉的"视之可见,切之可得"都是我们在研究经脉理论中不可忽视的。近半个世纪以来,我国古典有形的"经脉"理论嬗变为无形的"经络"理论这一过程是我国经脉研究史上的一次严重教训。有关经络"感传"术语的演进,将在后文讨论。我们注意到孟昭威曾讲"根据上述说法,经络本体似有一部分在血管上,另一部分在血管外。它是一个复合的体系"[8],孟氏两文差距的原因不用多议,后一意见是有参考价值的。可惜孟氏并未讲明为何"经络本体有部分在血管上",这一点我在本篇第八章中已做了回答。

二、"气至病所"与"循经感传"概念问题

当代学者在研究经络实体的时候,常采用"气至病所"这一术语,并与"循经感传"现象等同起来论证经络实体的存在[18,19]。上述情况是可以理解的。因为人们在寻找经络实体的过程中,恰好在四肢周径上发现了一些"红线""白线""低电阻线"等线性现象,它们的循行恰好与古典经脉在四肢周径上的循行路线基本一致,且其感传速度多在0.1米/秒左右,恰与"呼吸定息,气行六寸"(《灵枢·五十营》)的经气速度基本一致。更主要的是由于受到寻找经络实体观念的束缚,学者们未从其他生理角度认真探求诸多线性现象的生理意义,便于古典经络循行路线联系起来,认为这些线性现象便是经络实体存在的证据。正如李瑞午指出的:"目前研究工作中,很多人只是照搬经络循行示意图上的十四经线,认为只有完全符合示意图上的线才是经络。这种错误地把经络循行示意图当作经络循行路线的标准图的做法,是目前经络研究中的一个很大的弊病。"[2]为了澄清"气至病所"的出处、"气至病所"能不能代表《内经》时代医家们的本意及我们能不能将"气至病所"与"循经感传"等同看待等问题,我们有必要在下文做详细论证。

(一)"气至病所"不出于古典医籍

当今研究经络实体的文章中常常出现"气至病所"一语,为了弄清出处,我们从古医籍中做了一些检索,未见"气至病所"的记载。《灵枢·九针十二原》中只载有"气至而有效"强调"刺之气至,乃去之"。《灵枢·终始》解释为"所谓气至而有效者,泻则益虚……补则益实",说明"气至而有效"的实质是指进针后的总体反应。《灵枢·邪气藏府病形》讲"中气穴则针游于巷",它揭示了医师对进针时的感受,偏重于强调局部针感。金元医家窦杰在《标幽赋》中描述针刺得气的感受时说:"轻滑慢而未来,沉涩紧而已至。"指出:"气之至也,如鱼吞钓饵之沉浮。"更清楚地描写了医师在施针时对施针局部得气的体会,可见早期针刺理论中的"气至而有效"包含了进

针后的总体反应和局部反应,且偏重于局部反应。早期的医籍中未见"气至病所"一语,我国的针刺疗法是从"砭启"—放血—"微针通其经脉"发展而来的,这一点我在本篇第五章中已做过论述。《内经》的许多篇章中保存了大量的放血疗法知识,其中有放血理论、放血方法、放血注意事项等,[20]证明秦汉时期我国的放血疗法也曾有过辉煌的历史。但那时因放血而死人的事情时常发生(参《素问·刺禁论》原文),古代医家们惊呼道:"夫子之言针甚骏,能杀生人,不能起死者"(《灵枢·玉版》),于是提出"欲以微针通其经脉"(《灵枢·九针十二原》)的改进意见,这一方法受到许多医家的拥护,并逐步用于临床。如血"不足,则视其虚经内针其脉中,久留而视,脉大,疾出其针,无令血泄"(《素问·调经论》),"刺脐左右动脉,已刺按之"(《灵枢·杂病》),并总结出:"刺涩者,必中其脉,随其逆顺而久留之,必先按而循之,已发针,疾按其痏,无令其血出"(《灵枢·邪气藏府病形》)。《内经》中的这些记载,是针刺疗法由放血疗法经"微针通其经脉"而诞生的依据和证明。"视其虚经内针其脉中……脉大……"其中"虚经"经"内针"后转变为"脉大",便是针刺局部"气至"的表现。所以针刺疗法早期的利用微针通其经脉,其目的在于利用微针"调其血气"(《灵枢·九针十二原》)。用微针通其经脉与放血疗法比较,不仅疗效好,而且又无"杀生人"之忧,深受医家和病人的欢迎。医家们在临床实践中对"微针通其经脉"进行了认真总结,并逐步发展为不单刺经脉,凡病处皆刺,如"用针者,必先察其经络之实虚,切而循之,按而弹之,视其应动者,乃后取之而下之"(《灵枢·刺节真邪》),"春取络脉诸荥大经分肉之间,甚者深取之……夏取诸腧孙络肌肉皮肤之上。秋取诸合,余如春法。冬取诸井诸腧之分,欲深而留之"(《灵枢·本输》),"治在燔针劫刺,以知为数,以痛为输"(《灵枢·经筋》),这便是两汉时期由微针通脉发展到针刺任何有病部位的证据。早期的针刺理论是建立在病邪侵入机体时由腠理至血脉、筋骨的疾病深浅说的基础之上的(参《史记·扁鹊仓公列传》之"疾之在腠理……在血脉……"),我国传统文化中的疾病深浅说始见于《左传·成公十年》中病邪"居肓之上,膏之下"。在《内经》中更提出了"气之在脉也,邪气在上,浊气在中,清气在下"(《灵枢·九针十二原》)的假说,医家们根据上述认识采取了与之相配的以微针通脉的针刺手法,曰:"针陷脉则邪气出,针中脉则浊气出,针太深则邪气反沉"(《灵枢·九针十二原》)。与此同时,医家们还依病邪侵入腠理—血脉—筋骨说提出了"三刺法",曰:"凡刺之属,三刺至谷气"(《灵枢·终始》)。《灵枢·官针》解释说:"所谓三刺则谷气出者,先浅刺绝皮,以出阳邪;再刺则阴邪出者,少益深,绝皮致肌肉,未入分肉间也;已入分肉之间,则谷气出。"《官针》在这里提出了针刺入分肉之间时,能调动谷气,并认为深刺可下谷气。对于谷气,《灵枢·终始》解释说:"所谓谷气至者,已补而实,已泻而虚。"可见,谷气即指针刺局部的由五谷转化的精气,亦即针刺局部时施术者感受到的"气至"。前文提及的"所谓气至而有效者,泻则益虚……补则益实……"其语法结构与"谷气至者,已补而实,以泻而虚"是一致的,两者仅是"气至"与"谷气"之别。"三刺至谷气"可以看作是针刺局部"气至"的一种表述形式。后来的医家们又对千变万化的针刺反应进行总结,认为"百姓之血气各不同形"是造成进针后"或神动而气先针行,或气与针相逢,或针已出气独行,或数刺乃知"(《灵枢·行针》)等六种情况的原因,很明显这六种情况都是针刺时局部气至的记录,所以至少可以说,早期的针刺理论中,只讲针刺局部得气,不讲"气至病所"。到了明代《针灸大成》问世时,虽言"有病远道者,必先使气至直达病所",但又重申"针下沉重紧满者,为气至之",此语继承了早期的针刺局部得气理论。我们不否认在《内经》的针刺理论中,后来有了许多发展,如"气反者,病在上取之下,病在下取之上""左刺右,右刺左……邪客于足阳明之经……刺足中指(趾)次指(趾)爪甲上"等远位取穴法,但在这些疗法的疗效观察中,只记录"已""立已""不已",亦未见"气至病所"的记载。由此看来,《内经》时期的"气至而有效"的内涵,不等于近十几年来的"气至病所"概念。当我们澄清了"气至病所"并非《内经》本意之后,便可知在经络实体的研究中将"气至病所"与"循经感传"等同并用其论证经络实体的存在这种方法是不恰当的。

(二) 20世纪50年代以来针刺得气术语的演进

自20世纪50年代起,学者们对经络概念和经络实体展开了广泛的研究,针刺得气概念有了新的发展,学者们逐步将"气至病所"与"循经感传"等同起来。我们认为"气至病所"一语的出现,应该是有其背景的,但根结在哪里呢?下面做一简要分析。

承淡安先生在《经络问题不能从解剖的角度去理解》一文中引长滨善夫的《经络之研究》谈到"针响"传导的区域时采用了"针下感传情况"[12]这一术语。王新华提出:"所谓经络,只是生理上的一种感应路线。"[16]裴斌则提出"感觉"说,裴氏并阐述了针刺后的"感觉性质""感觉传导方位"[21]。朱式夷提出"感应路线"[22]。1963年中医杂志第一期发表沈穉芳先生《近代针灸经络一般机制研究成就综述》列举国内外研究意见,在"针刺感应的研究"一节中讲到:"酸胀感觉向远处扩布,即是针刺感应,针刺感应路线常可与经络运行路线相仿。"随着针刺理论研究的深入,人们认识到,当施针后,是"感觉神经把针感信号向中枢传送……"[23]后来在针麻研究工作中又提出"循经传导"[24]和"经络感传现象"[25]。上述"感传""感觉传导""感觉路线""循经传导""经络感传现象"等名称,出于全国各地学者之手,都是对针刺得气的概括。为统一认识,推动经络研究,1979年在北京召开的第一届全国针刺麻醉会议预备会议上,经代表们协商将诸多"传导"等名词统一起来命名为"循经感传"[26]。到了20世纪80年代早期,孟昭威在《经络学说的起源形成及展望》一文中引沈阳医学院初头朗医院新医疗法室《经络压敏现象与循经性立体反射》意见,认为经络的经指的是感传线,明确提出"气应理解为感传",随后孟氏又在《第三平衡系统——经络系统》[27]中指出:"古人称这种感传为气。"又在(《灵枢·九针十二原》)"气至而有效"中加入"病所"二字,改作"气至病所而有效",这样孟氏就比较简单地为自己于1982年提出的"气至病所"(仅从"气至病所而有效"中删掉后三字)找到了理论依据。我们认为:两千余年来的临床针刺证明,"气至而有效"是重要的,它虽包括针刺某穴后的远位反应,但重在针刺的局部感觉;当今在经络实体的研究中,将已发现的诸多线性现象命之曰"循经感传",这一名词概括了诸多线性现象沿古典经脉径路扩延的特征,当然是无可非议的。但是假如将古医籍中不存在的"气至病所"一词硬性与"循经感传"并用,将有损于"循经感传"的意义。我们分析孟氏将"气至病所而有效"与"循经感传"等同的目的在于说明"气至病所"是古人论证经络存在的证据。因此,只要我们找到"气至病所"现象,也就可以证明经络实体的存在了。从逻辑方法讲,这种推断能不能成立呢?依孟氏推导:"气至病所而有效"是经络实体完成的,"循经感传"具有气至病所的特征,所以"循经感传"是代表经络实体结构的。这个推断的结构是:只要发现了循经感传线,便知经络实体的存在。殊不知在这一推断中,"气至病所"是经络完成的这一大前提,古人没有讲到,现代科学没有证明过,因此必然严重地动摇了大前提的可信性,因此企图用"气至病所"与"循经感传"现象等同,从而证明经络实体的存在也必然是徒劳的。有学者指出:"古人用砭石、骨针、火灸治病。试想,古人以如此粗劣的针具及简单的灸灼……出现走向分明的全部经络的感传现象,不能不给人以紫疑之点。"[28]可见将《内经》中的"经络"一词从经脉理论中独立出来,认为两汉时期或者更早的先民们发现了经络结构是难以令人信服的。事实证明:"即使在科学昌盛的现代……对于针刺感传现象的测验,依然是未能十分满足于要求"[28]。所以我们只能将诸多"循经感传"现象看作是在某种条件下出现的生理现象,其生理学意义有必要进一步阐明,但它们与经络实体结构没有任何关系。

三、人体功能调节系统的进化与返祖问题

我国从 20 世纪 50 年代末发展起来的以尸解为中心的寻找经络实体的热潮,由于 20 世纪 60 年代早期"凤汉小体事件"而逐渐冷却下来,但其他研究仍在进行。此时我国有些学者从进化论角度对经络问题开展了讨论。如王玉良先生说:"根据现代比较生理学、比较生态学、系统发生学、进化论等知识,证明有机体的任何形态结构与生理功能都不是偶然的产物……这一生物学的普遍原理,已为科学界所公认。"[29]王氏以进化论为基础探讨人体调节体系在系统发生过程中"从无到有、由低级到高级",其出发点是正确的,但他从"阿米巴的原浆兼有兴奋传导调节职能"讲到"原始神经网""高级神经的整调功能",目的在于证明"经络很可能是一种比较低级的整调功能"。王氏"设想经络功能的结构可能有两种模式,其一介于海绵虫的兴奋运动器与水母神经网之间的一种较低级的、原始的整调装置;其二没有特化的组织结构,基本上类似单细胞动物原浆整调的一种综合组织的联引动力过程"。为了证明上述意见的正确性,王氏还以"人类肠肌中还有类似腔肠动物水母的网型神经丛"以及成人虹膜、心脏的浦肯耶纤维作证。在这里,王氏完全忘记了开篇所说的"有机体的任何相态结构与生理功能都不是偶然的产物",偏离了动物器官用进废退原则,走到了经络结构返祖论的边缘。这篇文章曾对国内外的经络研究产生了深远的影响。

20 世纪 80 年代早期,国外有学者在研究针刺效应的时候,曾提出真皮层的"原位丛"结构说。认为从种系发生讲:原位丛在两栖类的皮肤普遍存在,一直到人,只留下一些残迹。针刺时,术者感到针紧沉,是针刺在原位丛中所致。《生物学杂志》于 1988 年第 3 期发表了刘燕明对猪蛔虫神经系统进行观察的文章,到 1991 年,刘氏又在《大自然探索》提出经络原型论,指出:"从进化的角度探讨经络及其现象本身,就是经络科学研究的不可或缺的领域。它不仅有助于提供简化的实验研究模型,而且有助

于了解经络的起源和演化。"[30]刘氏还认为,"人为后口动物……如把人还原返祖为无肢无头的长卵形形态……"(笔者按：不知作者在此将人类返祖到哪一个阶段去了)。当刘氏分析体液与经络感传无关,血管、淋巴结构不是经络原型后指出:"该体系(经络体系)必须具有8条子午线传导网络的结构特点,并同时具有与内脏和体表定域联系的功能特点。"随后刘氏引用其对猪蛔虫神经系统的研究成果指出:"这种联系情况,与经络学说中一些提法有惊人的吻合性,如十二经脉是十二脏腑的所属经脉……""猪蛔虫神经系统的子午神经干……与经络原型的模式情况相似。"刘氏撇开古典经脉理论的形成过程及古典经脉理论的内涵,通过他的诸多研究认为：人体现有的"经络系统",基本可与猪蛔虫神经系统的结构特点画等号了。刘氏在实践中体会到,"实际上众多的经络现象显示经络与自主神经系统关系密切……临床上发现显性循经感传阳性率不高"。这些体会都是很宝贵的,但他又推论说:"经络可能是某些原始传导系统的进化残留物……以前的所谓经络敏感人,可能与返祖现象有关。"20世纪90年代早期,吕承福提出:"现代人类的躯体神经系统,可能是由腔肠动物的外神经网进化而来；自主神经系统可能来源于腔肠动物的内神经网。"它们可能是"经脉内属脏腑、外络肢节"[31]的基础。时隔不久,吕氏又撰文指出:"针感沿体表出现的纵行传导现象,可能与人类远祖经历梯形神经系、链状神经系、板状神经系、管状神经系有关,可能是人类远祖由于经历了这些神经细胞纵向排列的神经系阶段,使中枢内神经细胞的排列组合按其敏钝性呈现纵行排列现象构成了无形的路线。"[32]吕氏前文说的是人体调节系统的种系发生过程,基本没有离开进化概念。而后文则认为现代人体内仍然保留了梯形神经系以降的种系发生过程中的纵行排列现象,而且用的是"无形的路线"这样的语言,不能不使人读后玄而又玄。吕先生在一百多天内发表的两篇文章,由人体调节系统的进化论十分简单地走上了返祖论。十多年来在经络现象的探讨过程中还有一些返祖论观点,不必赘述。

上述几种返祖论的代表性观点,一方面为我们提供了学习机会,另一方面为我们澄清思想提供了素材。我们都承认,人类是由低等动物进化来的,人的神经系统或者说人体功能整调系统也存在种系进化问题。作为神经系统的种系发生,原生动物细胞体内仅有部分能对刺激产生反应的原浆,这些原浆,兼施类似神经系统的整调功能；多细胞动物的细胞功能逐步分化；腔肠动物的神经细胞散在,但这些神经细胞膜突起,结成网状；蛔虫的神经细胞集中于头部,表现为头化现象；人类的大脑皮层高度发达,在功能上它统领所有神经结构功能。在胚胎发育时期,人脑组织的发育,却重复种系发生过程。在妊娠30～100天的胚胎,端脑极度扩大,最终发育为大脑,执行神经系统的统一调节任务。但是,作为进化论看,我们必须承认：神经系统的种系发生"在功能上是新的控制旧的,旧的隶属新的"[33]。这种种系神经进化规律,是任何人也无法否定的。换句话说：在人类,是大脑皮层统领整个神经系统,它通过动自主神经、神经－体液、感受器与介质,或者还有细胞之间的离子道等多种形式维持人体正常生理平衡,保证了人体各个器官的协调统一。因此,不管人体存在什么样的原始神经结构残存体,它们都应在大脑皮层的控制之下完成自己的生理功能。与此同时,神经系统在进化过程中,还严格遵循用进废退原则,也就是说,神经系统在某一些器官的结构特征是根据这一器官的功能特征决定的。它必须满足这一器官功能需要，决定自己的存废与进化，保证这一器官功能的顺利实施。前文提到，王玉良认为"人类肠肌中还有类似腔肠动物水母的网型神经丛"，并指出，它是"执行胃肠的机械运动"。这一意见是正确的，说明了人体调节功能的进化，是随着某一器官功能的进化而进化的。我们的祖先早在汉代就观察到胃满肠虚、肠满胃虚现象，食物在胃肠以下的推进过程，在于胃肠的蠕动和摆动。胃肠器官的这一生理功能，要求它的神经结构与之相适应。现代解剖知识告诉我们，大小肠肠壁外层肌为纵形，内层肌为环形，各肠段都具有节律性分布运动即蠕动和摆动功能，它们在自主神经即交感神经和副交感神经的调节之下完成上述功能。但并不是说肠壁的运动不受大脑的控制，如受惊吓时，有时可引起肠蠕动增强而产生腹泻。应该指出：人类肠肌中保存的类似水母的网形神经丛，是维持肠腔的蠕动和摆动的需要，根据"在功能上是新的控制旧的"这一原则，肠肌中残存的网型神经丛也应在交感和副交感的控制之下发挥作用。由此推之，胃肠肌中如果没有网型神经丛，胃肠的消化与排泄功能可能会受到一些影响。但在人体的某些部位，如果没有生理功能的需要，则不应残存网型神经丛。如下肢通过举步完成人体运动，下肢的神经系统便进化为健全的运动神经系统，由于人体不需要靠蠕动来完成行进任务，因此在人体下肢则不应保存网型神经丛。如果在下肢的某一部位还有残存，它也不会在人体行进中起作用了，从而也就完全丧失了对人体正常运动的调节作用，因此也就没有探讨价值了。

继王氏后，国外曾有学者提出真皮层的原位丛经络穴位说，将真皮层的原位丛与针刺入后的紧沉感结合起来思考问题，是有益的，临床中进针时便感到针紧沉也是存在的。但是进针超过真皮层之后产生紧沉，或者是较多见于针尖进入真皮层之后的滞针现象，这就不大可能用原位丛解释了。因为经络的穴位，绝不仅在真皮层，"故刺法曰：始刺浅之，以逐邪气而来血气；后刺深之，以致阴气之邪；最后刺极深之，以下谷气"（《灵枢·官针》），"……三刺则谷气至"（《灵枢·终始》），都说明进针之深。如果要用原位丛来解释"气至而有效"，那就更困难了。

其后刘燕明提出的经络原型说，大胆地"将人体还原返祖为无肢无头的长卵形形态"，用对猪蛔虫神经系统的研究成果解释人体经络实体结构，认为两者"有惊人的吻合性"。王玉良曾着重指出："经络……在进化史上可能介于神经与原浆整调方式间的中间产物。"刘氏便找到了猪蛔虫神经系统这样的"中间产物"。试问：现在人们所说的经络现象是人体普遍存在的，那么，人体是否存在猪蛔虫神经系统似的经络实体结构呢？刘先生是否在人体见到了如同猪蛔虫神经系统似的经络实体结构呢？如果没有，我想作为科学工作者是不应该简单地认定猪蛔虫神经系统与人体经络学说中一些提法"有惊人的吻合性"的。猪蛔虫属蠕虫（线虫纲），如果调节人体功能的经络与猪蛔虫神经系统"相吻合"。根据种系神经系统进化与动物运动形式的一致性，那么人体的整个运动形式就应该回到线虫纲阶段了，这岂不是太荒谬了！

纵观经络结构返祖论者的观点，其特征是最终都认为经络结构是无形的，它存在否定经络（经脉）理论的危险性。因此，在讨论经络实体过程中，人体功能调节系统的进化问题与经络结构的返祖观是不容混为一谈的。

四、借用猫、兔、鼠等小动物探讨人体经络结构的有关问题

在医学科学研究中，采用动物实验寻找与分离致病因素、探讨疾病病理过程、筛选低毒高效药物，都是常用而十分有效的方法。在基础医学——生命科学的研究中，学者往往选用狗、猴、猩猩等动物作为研究对象，常能取得预期效果。这是因为学者们在设计自己的科研方案时根据实际情况制作的动物模型是符合客观规律的，也为积累与发展生命科学做出了贡献。

近几十年来，在寻找人体经络实体的研究中，学者们亦采用了动物实验方法，且多用猫、兔、鼠等小动物作为实验对象。本来有些研究过程是无可非议的，如在探讨疼痛中枢及神经递质关系时，采用猫、兔、鼠作研究对象，当在某些"穴位"给予一次量电针刺激后，立即将动物断头取脑冰冻，再按皮层、丘脑、下丘脑或者脑、脑干分解、提取有关递质进行测量比较，基本达到定性分析的目的。但是假如希望从小动物的某一穴位，或者对某一穴位着手解剖与进行神经分离，论证经络的镇痛作用，那就值得商榷了。最大的问题是小动物的体态与人体体态的差异带来了一些不可比较的因素。我们见到不少学者利用大白鼠之"足三里"穴探讨镇痛原理的文章，其中尤以吕国蔚等采用双兔作标本的实验设计较为周全，并认为"本工作有可能为针麻原理和穴位经络研究提供一个比较理想的针刺镇痛模型"[34]。笔者认为，在研究经络穴位形态过程中，猫、兔、鼠与人体某一同名穴仅因体态差异就不具备可比性。以"足三里"处为例：成年大鼠后肢"足三里"处周长不足 2 厘米，截面积不足 1 平方厘米；成年猫、兔后肢"足三里"处周长在 7～11 厘米，截面积 4～5 平方厘米；而成人（男性）足三里处之周长在 35～40 厘米，截面积在 97～127 平方厘米，这是由局部的骨骼及软组织多少决定的。它告诉我们：在大鼠"足三里"处进针深度不足 0.4 厘米，猫、兔之"足三里"处进针深度仅在 1 厘米以内，而人体足三里穴位进针深度在 3～6 厘米。我们知道，在人体软组织中，尤其是穴位区内，蕴藏着丰富的神经血管及各类感受器。上海中医学院解剖教研组早已证明：在尸体上针刺 309 个穴位再做层次解剖，发现直接刺中神经者 152 穴，针刺点旁 0.5 厘米内有神经者 73 穴，两者占 70%，不包括神经末梢；针刺直接刺中动脉干者 24 穴，针刺点旁 0.5 厘米内有动、静脉干通过者 262 穴，两者占 90% 强，[35] 不包括毛细血管。根据软组织内各类感受器的分布情况进行分析，试想当在人体足三里穴进针时，有可能碰到皮肤的神经纤维，当针进入皮肤后有可能碰到汗腺、立毛肌、毛细动脉和静脉，它们都接受自主神经纤维的调节。在皮肤下，存在大量的触、压、痛、温感受器，当它们受到刺激时都将刺激向中枢传送。上述情况虽然对于人、猫、兔、鼠是基本一致的，但其性质是有区别的。如人体汗腺发达，针刺时受到刺激的机会多于小动物，必然引起自主神经系统的反应，而且人体皮下的上述感受器都比动物灵敏，它所产生的效应当然就有区别。前文已证明，人体足三里较小动物足三里处之软组织丰富。一般来说，在软组织中毛细血管无所不在，肌纤维伸到哪里，动、静脉毛细网就延伸到哪里，与之相伴行的交感神经就分布到哪里。且有学者发现在穴位处有肌梭的密集分布，[36] 因此在人体"足三里"穴进针越深，碰到感觉神经纤维、毛细血管及交感神经的机会就越多，这是猫、兔、鼠"足三里"

处无法比拟的。有资料反映，在人体足三里穴深层，还见到腓总神经与腓深神经分支到胫前动脉，并与动脉上的交感神经丛相吻合。[37]这一发现可能与"皮下结缔组织、骨骼肌、肌间结缔组织肌膜、关节囊……受肾上腺能和交感胆碱能神经双重支配"[38]所导致的生理效应一致。有关资料指出："用改良蓝点法观察足三里等穴位16个针感点，见明显针感全部分布于深部组织，同时发现酸和胀的针感主要与骨骼肌有关，在以蓝点为中心1～4平方毫米视野范围内，见到结构的比例是：神经束35.2%，游离末梢14.8%，肌梭4.5%，血管45.5%"[39]，可见在人体某穴位进针，其针刺激效应绝非某一单独的神经血管或者某一感受器受到刺激而引起的效应。假如采用猫、兔、鼠等小动物的某一穴位下组织进行观察，如采用大鼠"足三里"探讨镇痛作用时，直接将腓神经分离，并对其A、C类传入纤维分别观察镇痛效果，[34]这种分法是对腓神经生理功能的探讨，只能称作"腓神经镇痛效果的观察"，它与在活着的人体足三里穴进针后所引起临床效果绝对不能画等号。

有学者指出：小白鼠体表面积和人体体表面积相差数百倍，如果将人体全部穴位模拟在小白鼠身上进行研究，"其结果也是令人难以折服的"[40]。

还有资料表明：细的有髓纤维和无髓纤维在后根进入脊髓处集中于其外侧部，通过Lissauer束，在脊髓内上下行走2～3个脊髓段，终止于胶状质。并证明："在人、猴有这种纤维，而猫、大鼠没有这种纤维。"指出："应该注意动物间的这种差别。"[41]因为在细纤维中含痛觉纤维，因此在小动物的某一穴位上进行神经镇痛作用的探讨并不能代表人体某一同名穴位的针刺效应。

本章对于有形的"经脉"嬗变为无形的"经络"，"气至病所"不能与"循经感传"并论、功能调节系统的进化与返祖论、在经络研究中小动物的某一"穴位"与人体同名穴位不能比较等问题进行了探讨。目的在于澄清经脉理论中的有关问题。我们应该认真利用先秦至两汉时期的传统文化及古典医籍中的有关史料，为还原经脉学说的历史面貌而努力。

参考文献

[1] 李鼎. 经络学 [M]. 上海：上海科学技术出版社，1984：114，3.
[2] 郭义. 经络研究四十年（上）[M]. 健康报，1989-12-30.
[3] 彭坚. 马王堆医书学术研究一瞥——上篇帛书、经脉四种. 见：中华全国首届马王堆医书学术讨论会论文专集（下册）. 1990：61—66.
[4] 刘澄中. 中国经络现象研究的历史 [J]. 医学与哲学，1986，(10)：40.
[5] 孟昭威. 经络学说的起源形成及发展. 见中医研究院编. 针灸研究进展. 北京：人民卫生出版社，1981：9.
[6] 马王堆汉墓帛书整理小组. 五十二病方 [M]. 北京：文物出版社，1979：181.
[7] 赵荣瑮. 经络之研究读后的感想 [J]. 中医杂志，1957，(1)：25.
[8] 孟昭威. 经络学说的起源形成及其展望（续）[J]. 中国针灸，1982，(5)：25.
[9] 吴考槃. 经络探讨 [J]. 中医杂志，1963，(11)：23.

［10］管遵惠．论经络学说的理论及临床运用［M］．昆明：云南人民出版社，1984：2.

［11］谢永光．对于日本针灸学上"古典""科学"两派争论的见解和看法［J］．中医杂志，1957，(5)：250.

［12］承淡安．经络问题不能从解剖的角度去理解［J］．中医杂志，1957，(4)：200.

［13］徐立孙．经络的探讨［J］．中医杂志，1958，(8)：551.

［14］肖友山．从皮肤通电抵抗所看到的经络形态（介绍中谷博士的良导络研究）［J］．中医杂志，1958，(2)：121.

［15］肖友山．从赤羽氏法"经络诊断治疗法"的临床看经络现象［J］．中医杂志，1958，(7)：480.

［16］王新华．经络学说之我见［J］．中医杂志，1957，(6)：283.

［17］邓暮石．漫谈经络学说［J］．中医杂志，1957，(4)：204.

［18］张缙，李永光．循经感传、气至病所路线的研究．见：中国针灸学会编．第二届全国针灸针麻学术讨论会论文摘要．1984：199.

［19］程连瑚．循经感传"气至病所"对心血管系统功能状态的影响．见：中国针灸学会编．第二届全国针灸针麻学术讨论会论文摘要．1984：205.

［20］严健民．《内经》放血疗法初探［J］．中华医史杂志，1992，(2)：27.

［21］裴斌．有关针刺感觉的初步探讨［J］．中医杂志，1957，(10)：520.

［22］朱式夷．经络学说的实质与今后研究方向的我见［J］．中医杂志，1958，(5)：333.

［23］白康桐．针刺麻醉中的辩证法［N］．解放日报，1974－8－27.

［24］福建省医药研究所针麻理论研究组．中医经络学说与针刺麻醉原理研究．全国针麻资料选编．1974：116—119.

［25］襄樊市区针麻协作小组．经络感传现象3442例统计分析．湖北省针刺麻醉资料汇编．1976：116—119.

［26］薛崇成．经络·循经感传·神经［N］．健康报，1992－9－19.

［27］孟昭威．第三平衡系统——经络系统［J］．中国针灸，1983，(1)：25.

［28］刘精微．经络学说的起源及经络实质之我见［J］．中国针灸，1982，(5)：39.

［29］王玉良．经络研究之我见［J］．中医杂志，1962，(3)：33－36.

［30］刘燕明．经络原型的初步研究［J］．大自然探索，1991，(4)：81－86.

［31］吕承福．关于经脉内属脏腑、外络肢节的探讨［N］．健康报，1991－11－9.

［32］吕承福．试论"气至病所"［N］．健康报，1992－3－21.

［33］中国医科大学．人体解剖学［M］．北京：人民卫生出版社，1981：394.

［34］吕国蔚．"足三里"针刺镇痛效应外周传入神经纤维的分析［J］．中国科学，1979，(5)：495－503.

［35］上海医学院．针灸学［M］．北京：人民卫生出版社，1980：98.

［36］吕国蔚．穴位针刺效应的神经传导通路．见：中医研究院编．针灸研究进展．北京：人民卫生出版社，1981：115.

［37］边长泰. 人体足三里阑尾穴位解剖的观察［J］. 新医药研究，1977，(1)：24-32.

［38］针灸经络研究所形态组化组. 交感神经形态分布与针感传入、经络实质关系的研究. 见：中医研究院情报资料室编. 中医研究院、北京中医学院科学成果选编. 1977：65.

［39］西安医学院、山东医学院、安徽中医学院针感形态协作组. 穴位针感结构的形态学观察［J］. 针刺麻醉，1979，(2)：59-64.

［40］华兴邦. 论动物的穴位［J］. 中医杂志，1987，(4)：65.

［41］何广新，曲延华. 疼痛针灸治疗学［M］. 北京：中国中医药出版社，1994：7，14.

第十章 关于经脉学说的总体认识问题

提要：我国的经脉理论从殷商起经过千余年认识上的深化与发展，终于在秦汉之交至两汉时期，形成了在当时和以后相当长的历史时期内被认为是不可动摇的经典经脉学说体系。从总体上说，经脉学说起源于多途径，它集古典调节理论于一体。

我在本篇前九章中立足于先秦至两汉与医学有关的史料，重点讨论了经脉理论起源过程中的有关问题，基本阐明了经脉理论的起源与发展过程。其实一门科学理论体系的形成，绝非一朝一夕可以完成的，越是古老的科学体系，其成熟周期越长。经脉理论体系的形成过程长达千年以上，是世界科学史上最为典型的代表。

一、经脉学说起源于多途径

我国经脉学说的起源有一个复杂而曲折的过程，它是在古典基础医学与临床医学都有了相当的发展的基础上诞生的，其渊源关系至少可以上溯至殷商时期人们对于心字的创造过程，[1]与商纣王同时代的"✺"（心）字，便是直接的见证。殷商末期，纣王曾说过："圣人心有七窍。""人心有七窍"的结论是正确的，这七个孔窍是指肺动、静脉孔，上、下腔静脉孔，左右房室孔和主动脉孔。值得深思的是"圣人心"，是指有学问的人是用七个心眼在思考问题，它蕴含着那时的人们对于人体思维功能与人体调节功能的最初认识，属于古人对人体生理功能的探讨。用现代知识分析：思维与调节是两个不同的概念，但在殷商时期，人体思维功能与调节功能是不可能严格区分开来的。自殷商后的一千余年，我国的人体调节理论经历了早期的心—经脉调节论、朴素的脑调节论、原始的气调节论、辩证的阴阳调节论以及生克的五行—五脏调节论，这些学说都各自代表了一定历史时期人们对人体生理功能的认识水平。由于客观条件的限制，后一学说虽比前一学说的内涵丰富而合理，但都不可避免地带有历史的局限性；各学科的局限性反过来激励后人深入思考，从而也就促进了人们在更深刻的内涵上进行探索，于是在秦汉之交至两汉时期的近三百年间最终导致了新型的心–经脉调节论（经脉学说）的诞生。

殷商时期，人们对心脏及心脏底部大血管的认识是肤浅的。从实践知识讲，由于人们尚未对全身经脉进行最为一般的观察，因此，这一时期，人们对心及心脏底部经脉的认识只能停留在较低的水平上。从齐桓公到齐景公的百余年间，人们对心脏生理功能的认识有了一次飞跃。《庄子·外物》说："心若悬于天地之间……胞有重阆，心有天游。"唐代陆德明释:"胞,普交反,腹中胎。"言下之意,胞指腹中的胎胞。故然腹中的胎胞,具有"重阆"——两个空腔的特征,但这一解释与前后文的心完全无关了。笔者认为,"心若悬于天地之间",一指心脏的解剖结构悬于胸腔或者心包腔之内;一比类于心主思维,正如成玄英疏"心绚有为,高而且远……"从前后文及"胞有重阆"综合分析《庄子·外物》的这段文字,当指心脏在心胞内跳动。就是说"胞有重阆"是指胸腔内的心脏藏于心包膜之中;心脏在心包膜内自由地搏动,便是"心有天(自然、自由)游"的实质。其实"心有天游"一语,也有其历史传承。《管子·内业》"凡心之刑,自充自盈……一来一逝,灵气在心"的认识,比"心有天游"更直观,更质朴。可见春秋战国时期,人们对心脏的解剖观察较殷商时期深刻多了。齐景公曾说"心有四支,故心得佚焉",认为心脏底部的"四支"(四条经脉)对全身起调节作用,是我国"人有四经"理论的最早记载。秦汉时期,医学知识和其他科学知识一样达到一个发展高峰,这与人们千余年来苦苦探索人体调节理论是分不开的。秦汉时期临床医学的发展十分迅速,已总结出用砭石破痈排脓启脉中的"砭启四害",此时治疗医学中的古典放血疗法开始兴起,在放血疗法中已总结出"能杀生人,不能起死者"(《灵枢·玉版》)的严重教训,并提出了"欲以微针通其经脉,调其血气"(《灵枢·九针十二原》)的改进意见,从而导致了针刺疗法的诞生。有关文献证明:秦汉时期,人们对经脉进行了一些体表观察和解剖观察,发现表浅静脉有脉实、脉虚之分;在给经脉命名与描述经脉循行过程时,已讲明"足太阴过于外踝之上,无所隐故也"(《灵枢·经脉》)并扪到颈动脉、腋内动脉、耳前动脉等。在尸体解剖中人们观察到"伏行于分肉之间"(《灵枢·经脉》)的经脉,并对某些经脉的循行路线作了具体描述。如出现了"循臂内上骨下廉""入上齿中""入下齿中"(《灵枢·经脉》)这些古典的解剖学术语。在经脉的循行过程中还有许多古典的解剖记录,本文不拟赘述。从《内经》分析,当我们读到汉人"以竹筳导其脉,知所始终"(《汉书·王莽传》)是不足为怪的。秦汉之际,人们对脉在认识上产生了一次飞跃,这便是经脉主病论与脉诊法的诞生。江陵张家山《脉书》开卷有:"病在头,脓为赣。"直至"赣阳之脉"止,实际是按解剖部位排列疾病的一种原始的疾病分类法,它代表了经脉主病理论尚未建立以前人们对疾病的认识水平。司马迁在《史记》中转载了"扁鹊脉法"。江陵张家山出土《脉书》"相脉之道"具体指出:"它脉盈,此独虚,则主病;它脉滑,此独涩,则主病;它脉静,此独动,则生病。"及"夫脉固有动者……疾则病"。"扁鹊脉法"和张家山"相脉之道"都是秦汉之交的脉法专著,且"相脉之道"实质是讲"是动则病"的,就是说:《脉书》"相脉之道"的这段简明的原文,回答了《灵枢·经脉》篇中长期未决的"是动则病"与"其所生病"疑案。秦汉时期,经脉主病理论内容日趋丰富,"相脉之道"四组脉象原文,便是当时经脉主病理论的核心。因此临床中便用"相脉之道"四组脉象观察疾病、进行诊断,所以它又是我国最早的脉象诊断法。两汉时期临床医学不断发展,诸如"砭启四害"的总结,"微针通脉"的提出,天文、历法中周而复始理论的引进,促进了经脉理论在较短时期内达到了相当完善的程度。笔者认为:远古治疗医学中的用砭排脓启脉疗法,稍后的放血疗法,殷商以降,人们对心-经脉的认识及传统文化中所保留的人体调节理论的不断发展,都是促使我国经脉学说产生的原因。经脉学说产生的多途径问题，可以从下图中窥见一斑。

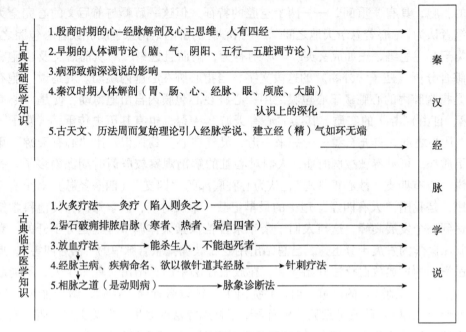

图 3-10-1　经脉学说起源的多途径示意

二、经脉学说集古典人体调节理论于一体

我国人体经脉调节理论是建立在比较丰富的人体解剖知识基础之上的。但因时代的局限性，当解剖知识还很贫乏的时候，人们便从早期的人体调节理论中吸取了部分知识用以说明人体解剖部位、生理、病理。因此，经脉学说集古典的人体调节理论和天文、历法中的周而复始理论于一体，在一个较短的历史时期便发展到相当成熟的程度。

（一）经脉学说中的气调节论和阴阳调节论思想

我国经脉学说完成于两汉时期，它是古代医家们在探讨人体调节理论过程中经过千余年努力而完成的，吸取了前代医家们的理论精华，如气调节论及阴阳调节理论等在经脉学说中得到了很好的发挥。由于气概念的多样性，在各科学领域中其内涵也有所不同。在医学领域内，当人们还不能对某些生理、病理现象进行解释的时候，便将"气"引入医学，创立了邪气、血气、神气等理论，用以解释生理、病理，应该说古代医家的尝试是有意义的。如《灵枢·邪气藏府病形》记载："血气皆上注于面，而走空窍，其精阳气上走于目而为睛，其别气走于耳而为听，其宗气上出于鼻而为臭，其浊气出于胃，走唇舌而为味。"《灵枢·营卫生会》认为："营卫者，精气也；血者，神气也。"强调："血之与气，异名同类。"可见在人体内的"气"不仅具有调节功能，而且在调解过程中便表现出物质性，或"更倾向于作为生命基础的运动能量"[2]。马王堆《脉法》曾讲"气也者，到下而害上"，讲的是人体之正气在上下流通，又说："气上而不下，则视有过之脉当环而灸之""厥气走喉而不能言"（《灵枢·杂病》），后文的"气",已包含致病的邪气了。《内经》中的"气"在病理、生理方面具有更深刻的意义,《素问·举痛论》讲:"寒气入经而稽迟,泣而不出,客于脉外则血少,客于脉中则气不通,故卒然而痛。"又解释说:"寒气客于脉外则脉寒,脉寒则缩蜷,缩蜷则脉细急,细急则外引小络,故卒然而痛。得热则痛立止。"《举痛论》在下文利用寒热关系解释了治病过程中的"不可按也"与"痛止",在当时看来,是很有道理的,这一疼痛假说指导我国疼痛治疗达数千年。

在秦汉医学史料的研究中,我们发现虽然那时人们已进行了不少解剖,获得了比较多的人体解剖知识,但都比较零乱,而且理解不深,甚至连人体解剖部位都不明确,表现为解剖知识不能满足临床的需要,这给经脉理论的建立带来了许多困难。为此我国医学家们(或者经脉学家们),想到了阴阳二元论,便将阴阳概念引入经脉学说,将经脉分作阴阳进行命名,并使经脉在臂胫周径上的循行按三阴三阳进行排列,如张家山出土的《脉书》"阴阳经脉篇"已有"阳脉十二,阴脉十,凡二十二脉……"之说。它们在臂胫周径上的排列也严格遵循内阴外阳原则,这一排列起到了局部解剖定位作用,为经脉学说及临床医学的发展创立了独特的基础理论。到《内经》时期,《素问·阴阳应象大论》提出:"阴在内,阳之守也;阳在外,阴之使也。"在《灵枢·脉经》篇中,经脉之经气(精气)的循行发展为"如环无端"。于是围绕经脉循行路线提出了"阴脉营其脏,阳脉营其腑"(《灵枢·脉度》),"阳受气于四末,阴受气于五脏"等原则,使经脉理论发展更为完备。同时络脉亦分阴阳,《灵枢·百病始生》讲"阳络伤则血外溢……阴络伤则血内溢,血内溢则后血",不难看出《百病始生》中的络脉分为阴阳,是按表里划分的,与十二经脉分阴阳的方法不同。用阴阳给十二经脉命名,使每一条经脉所在部位具有了鲜明的解剖学意义。比如当听到手太阳脉、足阳明脉便知该经脉所在的大致解剖部位和范围,给临床工作带来极大的方便。阴阳观念在完善经脉理论中,起到了划分人体解剖区域的作用。

(二)经脉学说中的五行–五脏调节论思想

在我国经脉理论的发展史上,经脉理论与五行—五脏调节论相结合是比较特殊的,它主要表现在与阴经的配属上。自马王堆医帛出土问世以来,当代不少医家指出,《足臂》《阴阳》中的经脉在循行过程中与脏腑之间并没有密切的关系,然而在《内经》中经脉理论与五脏关系十分密切。首先具有解剖生理学意义的是五脏之精气流动与经脉的关系,即"五脏之道,皆出于经隧,以行血气",并指出"血气不和,百病乃变化而生"(《素问·调经论》)。《灵枢·玉版》亦指出:"胃之所出血气者,经隧也。"又解释说:"经隧者,五脏六腑之大络也。"唐代王冰为《素问·调经论》注曰:"隧,潜道也。"王冰意指经隧即潜藏于胸腹腔内的经脉体系。《调经论》《玉版》及王冰的注释似将腹腔中大小网膜及肠系膜上的动、静脉称作经隧,说明五谷在胃肠中腐熟后所转化的精气(营养物质)是通过大小网膜、肠系膜上的动、静脉(即经隧)输送到全身的,这便是"精专者行于经隧"(《灵枢·营气》)的本意。《素问·阴阳应象大论》中"肝主目……在窍为目;心主血……在窍为舌……"《素问·五藏生成论》"心之合脉也,其荣色也……肺之合皮也,其荣毛也……"都是各派学者对于五脏所主生理作用的认识,具有时代意义。《灵枢·经脉》中,十二经脉的循行均与脏腑密切相关,它们或起于脏腑,或止于脏腑,它们的原则是"阳受气于四末,阴受气于五脏"(《灵枢·终始》),"阴脉营其脏,阳脉营其腑"。这些认识如同阴阳学说被引入经脉理论一样,都出于满足经脉理论发展的需要,其中尤其是经气流动"如环无端"的需要。

应该指出:经气流动"如环无端"理论反映了秦汉医家们对血液循环理论的探讨。那时的医家已知"诸血皆属于心"(《素问·五藏生成论》),"心主身之血脉"(《素问·痿论》),已知静脉的循行是"血和则孙脉先满溢,乃注于经脉"(《灵枢·痈疽》),又有"营卫之道……循心主出腋""营气者……注之于脉,化以为血,以荣四末,内注五藏六府"(《灵枢·邪客》),似说的是动脉流向。《灵枢·血络论》中"血出而射者何也?"便是对动脉血的探讨。但是秦汉医家毕竟没有澄清大小循环及循环系统的关系,他们又无法解释循环系统"如环无端"现象。怎样克服经气流动"如环无端"这一难题呢?秦汉医家们引阴阳二元论及五行—五脏调节论与经脉理论相结合,采用类比于天文、立法之周而复始的方法建立"经脉十二者,外合于十二经水"(《灵枢·经水》),"六律建阴阳诸经而合之十二月,此五脏六腑之所以应天道"(《灵枢·经别》),由此将经脉由十一条修订为十二条,并根据"五脏为阴,六腑为阳"(《灵枢·寿夭刚柔》)的原则,使之"阳受气于四末,阴受气于五脏",让"经气"在经脉内顺阴阳—阳阴—阴阳……流动,完成如环无端,这一理论的建立可真谓使经脉循行达到了"以通神明之德"的程度。从这个意义上讲,将五行—五脏调节论引入人体经脉调节论,其最大的功绩,在于近似地解决了循环系统功能的经气流动"如环无端"问题,促使人体经脉调节论发生了本质的飞跃。

经脉理论在创立后,反作用于五行—五脏调节论,指导与丰富了五行—五脏调节论。《素问·调经论》提出神、气、血、形、志的五有余、五不足理论,认为五有余、不足"皆生于五脏也"。指出:"五脏之道,皆出于经隧,以行血气,血气不和,百病乃变化而生。"所以《内经》中采用经脉理论解释五脏致病及对有关藏象的认识,又促进了五脏病学的诞生。

(三)经脉学说中"神"的思想继承于朴素的脑调节论

在《内经》的经脉理论中,心具有"君主之官"的重要地位,这是"心之官则思"所决定的。经脉理论中继承了"神"的思想,《灵枢·本神》云:"心藏脉,脉舍神,心气虚则悲,实则笑不休。"在针刺治疗中强调"凡刺之法,必先本于神"。说明古人已将"神"引入经脉理论之中了。《灵枢·营卫生会》说:"营卫者,精气也;血者,神气也。"古人采用"神"说明病理,如《素问·调经论》说:"神有余则笑不休,神不足则悲。"同文在论述治疗时说:"神有余则泻其小络之血……神气乃平;神不足,视其虚络,按而致之,刺而利之,无出其血,无泻其气,以通其经,神其乃平。"那么"神"是什么呢?吕再生根据《灵枢·海论》中"髓海有余,则轻劲多力,自过其度;髓海不足,则……"的理论认为:"古人已认识到脑髓已有维持整个人体活动的功能,亦即神的功能。"吕先生还指出"'神'不但包括西医的大脑皮质的功能,且包括了皮质下中枢及脊髓的功能"并提出"'神'是一个抽象的名称"[3]。吕氏的这些论断不无道理,然而《素问·八正神明论》中关于神的认识与《灵枢·海论》比较,则另有新意。作者在认定"血气者,人之神"之后回答"何谓神"时说:"神乎神,耳不闻,目明心开而志先,慧然独悟……昭然独明。"从总体上说,《八正神明论》的作者对于神的认识是抽象的、含混的。"目明心开而志先,慧然独悟……昭然独明"基本上说的是人体思维功能,甚至可以与现代的"灵感"概念画等号了。从古代医学理论中精、气、神在某些内容方面互通情况分析:《灵枢·口问》中"上气不足,脑为之不满,耳为之苦鸣,头为之苦倾,目为之眩",《素问·脉要精微论》"头者,精明之府,头倾视深,精神将夺矣",《素问·解精微论》中"不泣者,神不慈也……志去则神不守精,精神去目,涕泣出也"等都与古典朴素的脑调节论密不可分。

从秦汉之交至两汉时期近三百年间形成的人体经脉调节理论,是我国医学史上的重大事件,也是世界医学史上的重大事件。迄今为止,它的内涵仍然值得我们认真挖掘与整理。

参考文献

[1] 严健民. 论殷商时期的心脏解剖[J]. 同济医大郧阳医学院学报, 1992, (2): 59.

[2] 小野泽精一, 等. 气的思想·原序[M]. 李庆译. 上海: 上海人民出版社, 1990.

[3] 吕再生. 试论中医学中的"神"[J]. 中医杂志, 1960, (1): 57.

第十一章 采用科学实验的可重复性理论恢复经脉学说的历史面貌

提要：我国古代医家们在寻找人体调节理论中，最终创立了经脉理论，两千余年来，为历代医家们公认。经脉理论包括经脉与络脉，简称经络。近代学术界逐渐将"经络"从经脉理论中分离出来，并极力寻找经络实体结构，给古老的经脉学概念带来了混乱。从殷商以降的有关史料分析，经脉学说的产生有它自身的规律，其中人体解剖、生理及临床医学的发展，是经脉学说产生的根本原因，它具有鲜明的科学性。采用科学实验的可重复性理论衡量"经脉"与"经络"概念，是澄清经脉理论的重要方法之一。

孙振玉曾在《健康报》撰文探讨气功中的超心理学内容，文章中重复了科学实验的可重复性三含义：即原原本本地重复、效应重复、建设性重复。[1]上述含义对于我们澄清古典人体调节理论——经脉学说的内涵，放弃"经络"概念，还原"经络"即经脉和络脉的本意，恢复经脉学说的历史面目是有益的。

自20世纪50年代起，我国经脉研究走过了形态学研究、经络生物电研究、循经感传研究及多学科交叉研究四个阶段[2]。当经络生物电研究出现困难时，人们便将针刺得气理论用于研究经络实体结构，并首创"气至病所而有效"[3]，后来简称"气至病所"并与"循经感传"并论。在经络实体的研究中认为只要在刺激某一经脉时，出现"循经感传"现象，便证明这一"感传现象"代表了该经络实体的存在。本来古人认为，针刺得气的感觉具有多样性（参《灵枢》"九针十二原""终始""小针解""官针"等篇）。20世纪50年代裴斌曾发表文章探讨了针刺感觉的性质及感觉传导位向的"四外放散"特性，指出："每次针刺时很难控制使它的放散感觉得到一致"[4]，这是穴位下组织结构的复杂性所决定了的。何宗禹撰文指出：我国约19万余例（经络感传）受试者中，测得感传出现率为20%左右，但多条经络感传超过三个大关节者仅0.2%~0.8%[5]。何氏在另一篇文章中指出：经络"敏感性占总人数的0.7%~2.2%"[6]。说明"循经感传"现象并不具普遍性。重庆医学院生理教研组所做300例针感现象的普查资料分析指出：多数针刺均可产生放散性针感，其走向无一定规律，有循经、不循经和大面积放散等特点。认为"将正常人身上针刺引起的针感反应视作'经络现象'是值得商榷的"[7]，可见我国在全国性的"循经感传"研究中亦出现了困难，"循经感传"不具备"原原本本地重复"之含义。那么，原因在哪里呢？回答很简单，原因在于我们忘记了《内经》中"经络"的本意是指经脉和络脉，即"经络"是经脉和络脉的简称；还在于脱离了秦汉实际，误将古典经脉循行示意图当作不可修改的经络路线实体结构。采用科学实验可重复性三含义分析：现在我们赋予"经络"的"经络概念"是应该放弃的。我们不应该让"经络概念"打上超心理学烙印，成为"只对信仰者成立的'科学'"。怎样认识与评价古代科学理论的发生与发展过程，还是任继愈先生说得好："只要把具体研究的对象放在当时的历史条件下来考查，是可以做出科学判断的。"[8]当我们放弃了现在赋予的"经络概念"、恢复了古典经脉学说内涵的时候，经脉理论便具备了可重复性三含义。其一，某些经脉循行路线可原原本本地重复，如"足太阳过于外踝之上""手阳明……入下齿中""足阳明……入上齿中"以及"肺手太阴之脉……循臂内上骨下廉"等等，都具有原原本本的重复性。其二，在"效应重复"方面，《灵枢·厥病》对六种"厥头痛"的总体治疗原则是取头部之"动"脉适量放血。这一方法在《新唐书·则天武皇后传》中仍有记载："帝头玄不能视……风上逆，砭头血可愈。"与《灵枢》治则基本一致。当代治疗血瘀性头痛，亦提倡用"阿是穴可点刺出血"[9]。《素问·调经论》中"血不足，则视其虚经内针其脉中，久留而视，脉大……"是可重复的，是典型的"效应重复"。其三，从"建设性重复"讲，近几十年来，我国临床中的针刺麻醉，早已成功地应用于颅脑、心胸等重大手术领域，应是最有说服力的建设性重复的实例。当然古典镇痛原理和当今镇痛原理的认识深度是不同的，我在本书第三篇开篇词中讲，古代医家采用经穴治疗疾病，由于针刺某一穴位后引起的反应是十分复杂的，它有如百川归海一样，针刺某一穴位后，最终由神经系统感知与反射，达到治病目的。采用科学实验可重复性三含义衡量古典经脉理论，将增强我们继承经脉学说的信心，并在继承中求发展，让祖国经脉学说更加发扬光大。

参考文献

[1] 孙振玉. 只对信仰者成立的"科学"[N] 健康报，1990-10-6.
[2] 郭义. 经络研究四十年（上、下）[N]. 健康报，1989-12-30，1990-1-6.
[3] 孟昭威. 第三平衡系统——经络系统 [J]. 中国针灸，1983，(1)：25.
[4] 裴斌. 有关针刺感觉的初步探讨 [J]. 中医杂志，1957，(10)：520.
[5] 何宗禹. 马王堆医书中有关经络问题的研究 [J]. 中国针灸，1982，(5)：33-37.
[6] 何宗禹. 关于经络研究的若干问题 [J]. 新医药学杂志，1979，(2)：30.
[7] 重庆医学院生理教研组针麻组 [J]. 四川科技情报，1973，(10).
[8] 任继愈. 老子新译·绪论 [M]. 上海：上海古籍出版社，1985.
[9] 实用针灸辞典 [M]. 北京：知识出版社，1990：469.

第十二章　自主神经系统在经脉学说中的地位

提要：经脉理论的产生依赖于临床医学的发展，这是我们在研究了先秦传统文化中的一系列医学史料及《内经》中的一系列经脉理论后得出的结论之一。秦汉时期，临床治疗医学中的灸灼、放血、微针通其经脉是经脉理论产生的重要基础。从这一唯物史观出发，本章结合当今学者们在临床工作中总结出的许多与自主神经有关的特定穴位对于内脏疾病的特殊疗效，扼要论证了自主神经系统在经脉理论中占有的特殊地位。

两千多年以前，我国先民对于脑、颅底经脉及视神经系与脑的关系做过解剖，[1]并将两侧颈总动脉、颅底的基底动脉、动脉环、视交叉等血管解剖结构称作"阴跷、阳跷，阴阳相交，阳入阴，阴出阳，交于目锐眦"（《灵枢·寒热病》）。从而产生了主管运动功能的跷脉理论。跷脉理论的提出，恰与散在于《灵枢·经筋》中的"上过右角，并跷脉而行"及"伤左角右足不用，命曰维筋相交"的理论衔接，已涉及大脑运动功能定位问题。[2]但由于当时医学科学水平、医疗实践经验的限制，人们在创立经脉理论的过程中将阴阳观念与经脉理论结合，组成三阴三阳经脉，并将其分配与人体上、下肢的周径上，起到了局部解剖定位作用；将五行—五藏调节论与经脉理论相结合，使五脏在经脉理论中依木、火、土、金、水的生克关系相推及取古天文、历法中周而复始理论类比于十二经脉经（精）气流注"如环无端"，近似于解决了循环系统的生理功能，但从此人们的思想也受限于上述古典经脉理论，影响了人体解剖学的发展，同时也就影响了人们对大脑及神经系统解剖的进一步研究。换句话说，在我国古典医学人体调节理论中，是经脉调节论替代了神经调节论，经脉（血管）是经脉调节论的主体之一。古代医家们对经脉理论的认识过程虽是多途径的，但依赖于临床治疗医学的发展。秦汉时期，我国古典治疗医学中"陷下则灸之"的灸疗、"盛则泻之"的放血疗法及"以微针通其经脉"的针刺疗法都是直接对经脉施治的。因此，当我们研究经脉体系的调节功能时，是不应该忘记上述历史过程的。承认经脉调节论替代了神经调节论，弄清经脉（血管）的实体在十二经脉循行中的某些模式地位，阐明经脉学说创立早期"经脉"在生理、病理调节理论的核心内容，仍然是当今医学理论家们应该严肃正视的问题。现在让我们回到秦汉时期探讨经脉理论的早期内涵。

一、从秦汉时期的放血、刺灸部位窥视医家们对经脉的认识

重温我国古典医学史料，便知秦汉时期我国的治疗医学中仍然偏重于外治疗法，如那时仍然使用古老的火灸方法[3]以及熏疗、熨疗等[4]。从总体上讲，这些疗法，都是以火焰或热能为治病物质，施治面积大，热力强，容易取汗，有许多可取之处。但受到条件限制，而且烤灸面积过大，具有一定的盲目性，医家们便将其不断改进，促进了古典治疗医学的发展。值得注意的是，在上述情况下，一些点状治疗方法的兴起，使治疗手段具有了一定的目的性。如放血疗法、微针通脉疗法、陷下灸之疗法，都以经脉为直接刺激对象，其中放血疗法是直接利用锐器刺破某一点的血管壁，使之放出一定数量的血液，达到整调机体功能与治病的目的。在《内经》中的放血疗法86刺，治疗疾病48种，有理论依据，有注意事项。[5]《灵枢·癫狂》说："病至，视之有过者泻之。"该文放血疗法6刺，多次讲到"血变而止"。《灵枢·阴阳二十五人》说："脉结血不和，决之乃行。"《素问·三部九候》说："……上实下虚，切而从之，索其结络脉，刺出其血，以见通之。"都具有"气至"与"得气"的意义。秦汉时期由于医学水平的限制，导致因放血而死人的事情时常发生，于是有医家提出了"欲以微针通其经脉，调其血气"（《灵枢·九针十二原》）的治疗方案，导致了针刺疗法的诞生。《内经》资料表明：针刺疗法产生的早期，都强调直接刺入血管之中，目的在于既可刺激血管壁，调其血气，又没有放血死人的危险。用直接刺激经脉调其血气的方法达到治病的目的，毫无疑问，比放血疗法先进得多。它是一种纯粹的调动机体自我调节因素的自然疗法。如："刺涩者，必中其脉，随其逆顺而久留之……以和其脉"（《灵枢·邪气藏府病形》），"豹文刺者，左右前后针之，中脉为故"（《灵枢·官针》），"血不足，则视其虚经内针其脉中，久留而视，脉大，疾出其针"（《素问·调经论》）。用微针通脉后的"以和其脉""久留而视、脉大"都是直接将针刺入脉中后的反应，都具有针刺"得气"的意思。《灵枢·刺节真邪》搜集了一则秦汉时期治疗热症的按摩疗法："大热遍身，狂而妄见，妄闻、妄言，视其足阳明及大络取之……因其偃卧，居其头前，以两手四指挟按颈动脉，久持之，卷而切推，下至缺盆中，而复，止如前，热去乃止，此所谓推而散之者也。"这则秦汉时期的按摩疗法，也是直接作用于血管壁的。

我国的灸疗渊源久远，它是由古老的火灸疗法发展而来，灸疗发展至《足臂十一脉灸经》时期，已规范为按每一条经脉施灸了（诸病此物者，皆灸××脉）。马王堆出土的《五十二病方·癫》第十八治方亦云"而灸太阴、太阳"。"仓公诊籍"多次强调："灸其足少阳脉……灸其足少阴脉"（《史记·扁鹊仓公列传》）。在《内经》中反映直接在经脉上施灸者达数十处之多，如"陷下者，脉血结于中，中有着血、血寒，故宜灸之"（《灵枢·禁服》）。在《素问·骨空论》《灵枢·经脉》等篇中一再指出："足阳明跗上动脉灸之""陷下则灸之"。不难看出，秦汉时期的灸法，主要是在经脉上直接施灸的，它的理论依据是"治寒以热之"（《素问·至真要大论》），"血寒，故宜灸之"。

上述史料反映，以经脉为直接施治对象的治疗方法，是建立在先民们对经脉有所

认识的基础之上的,当放血、微针通脉及灸疗普遍实施之后,医家们又从医疗实践中总结临床经验,进一步提高了经脉对生理、病理调节作用的认识,促进了经脉理论的发展。东汉早期的王充在《论衡·顺鼓》中指出"投一寸之针,一丸之艾于血脉之蹊,笃病有瘳",恰好反映了直接在经脉上进行刺灸的历史过程。因此,当我们探讨古典经脉理论内涵时,必须以经脉(血管)为基础展开讨论。孟昭威在研究经络实质时曾说:"所谓经络,按中医的说法,是很具体的,有形的东西……从《内经》直到清末的观点,认为经络是和血管有极密切的关系……临床上,刺血管壁,按经络学说,自然也即涉及刺经络了。"[6]他指出:"根据上述说法,经络本体似有一部分在血管上,另一部分在血管外,它是一个复合的体系。"孟氏的这段论述与秦汉时期经脉理论的基本内涵是一致的。古代医家们依直接刺破经脉放血、微针通脉、视经脉陷下者直接对经脉施灸及其他认识而建立起经脉理论,因此说秦汉时期的经脉调节功能是与经脉(血管壁)的实体结构密不可分的。

二、从当代医家们的诸多研究中窥视医家们对经脉理论的认识

近百年来,由于医学科学的进步,医家们在临床研究工作中对于许多生理、病理现象都作出了一些比较合理的解释。法国学者海特(Head)于一个世纪前发现:内脏有病,可在体表浅层出现过敏带或者过敏点现象,这一现象与神经节段分布似有一定关系。认为是由内脏感受器发出神经冲动,传导到脊髓内的中枢部分,再由脊髓反射到皮肤浅层感受点。从某种意义上讲,属保护性反射作用。学术界将这一现象称作海特过敏带(点)。它不是探讨经脉理论过程中的产物,然而,近代学者们在研究经络理论过程中常反推之,指出:"针灸之道,即是反其道而行之,即由外向内的一种异常反应。如在体表的一定处所,加以适当刺激,则可由反射作用,使内部疾患趋于好转。这些作用当然是通过神经系统来完成的。"[7]甚至认为:"经络穴位与海特过敏带是有许多一致的地方,例如肺俞、胃俞等背部穴位,相当于这些脏器在海特带上的最高过敏带。"[8]

日本学者中谷义雄在20世纪50年代早期提出"良导络学说",证实人体全身370多个最能通电的良导点几乎与我国古典经穴一致。肖友山在介绍"良导络学说"时指出:"为什么在疾病中能出现这种特别容易通电的良导点(经穴)呢?经研究是和毛囊孔开口大小有关。而毛囊孔的开闭,是受自主神经(自律神经)所支配的。"[9]日本学者小野昌子在讲"良导络疗法"的特点时还说:"良导点与良导络假说还认为,自主神经系统除离心的即从内可向外调节作用外,还有翻转的从外周向中枢的调节作用,而这可能就是中医经络与内脏器官相关的科学基础。"[10]

我国学者在临床工作中总结出许多对内脏器官治疗有效的经验。如王维庭通过按压胸7～8棘突之间的至阳穴,对于冠心病发生心绞痛患者时能产生立即镇痛的奇效。王维庭通过多方面的研究,发明了ZIY—I型"心宝"。"心宝"是一种微型的埋藏于至阳穴下的助压器,对于治疗不稳定型心绞痛具有独到的作用。[11]原广西中医学院院长韦贵康教授,采用手法按摩反应点治疗脊柱相关疾病颈椎性血压异常而名扬海内外。他观察发现一些心动过速者伴有颈部疼痛,尤以右侧为甚,即相当于前斜角肌处有反应

点，压痛明显，X片正常，心电图提示窦性心动过速，无心衰、心肌损伤等器质性心脏病。韦氏认为，这类病可能与颈前肌损伤、痉挛、星状神经节受刺激有关。因右侧星状神经节节后纤维主心率调节，故采用手法按摩刺激星状神经节体外反应点调节神经功能，有效率达93.5%。[12]湖南医科大学第二附属医院周裕民教授在"针刺人迎穴鉴别心脏病"的研究中使54%的心脏神经官能症患者从器质性心脏病的误诊中解放了出来[13]。新疆维吾尔自治区人民医院的洪圣达等对110例通过胃镜检查证实的胃病患者进行体检，用左手拇指指腹沿着脊椎棘突两旁或沿膀胱经第一侧线由下向上推压……重点在9～12胸椎两旁寻找两种异常变化反应物（即条索状物或结节状物），在110例中都有不同程度异常变化存在，无一例外。认为，在足太阳膀胱经背俞穴上寻找异常变化反应物，证实背俞是脏腑经气输注之处。[14]近来，笔者拜读了杨正烽所著之《杨氏经络疗法》，作者首创"机体自动调节功能（BAR）"概念，在介绍杨氏经络疗法的"常规治疗法"时指出："病人呈俯卧位，先循推运督脉1～3遍，接着从臀部至肩循经推运两边膀胱经各1～3遍，并捏拿或抓拿肩部组织，随后再采用二指捏拿法补肾……"强调"特别循经推运督脉更有一些特殊作用……第三，是督脉背部循行部位有31对脊神经，所以治疗督脉的同时，也对31对脊神经具有较强的刺激作用，以激发它们的活力，使相应的器官得到刺激。"[15]本人对于杨氏"机体自动调节功能"认识不深，但从"常规治疗法"中领悟了其基本精神，原来"机体自动调节功能"的核心在于"激发起"31对脊神经的"活力"，可"使相应的器官得到刺激"。

上述五则资料的共同特点是：他们在分析中或采用经络穴位探讨治病效果，出现了奇效；或利用膀胱经理论检查与治疗内脏疾病，临床效果都十分满意；或不出于研究经络的成果如海特过敏带，被当代医家多次引用以论证经络现象，上述情况不能不引人深思。半个世纪以来，与经络问题有关的科学实验、临床实践资料浩如烟海，但学者们在经络理论的探讨中已经对自主神经系统给予了一定的注意。

三、自主神经系统在经脉学说中的地位

大量的科学研究和医疗实践证明，"经络"现象是复杂的，从古典经脉理论的内容分析也是如此，企图用某一单纯的解剖生理知识解释古典经脉（经络）现象必然也是困难的。如对于行之有效的针刺麻醉，多数学者的解释倾向于传入神经纤维——大脑边缘系统。[16,17,18]许多资料又反映交感神经系统在针刺镇痛原理中占重要地位，[19]同时证明，大脑皮层在针刺镇痛原理中的主导作用。[20]应该指出，上述资料反映的是现代疼痛生理的研究内容，人们对疼痛生理的认识，将会随着科学水平的提高而不断深化。然而我们不能忘记，在探讨经脉理论中的镇痛原理时，必须以创立经脉理论时期的临床治疗学内容作为出发点之一，这是万万不可忽视的。因为当时的临床治疗学内容是医家们创立经脉理论的基础之一，当我们统一了这一认识后，就可以较局限而合理地认识经脉理论的实质了。我们在前文中引用了秦汉时期临床治疗学中的三种直接作用于血管壁的治疗方法，即陷下则灸之，放血疗法，以微针通其经脉、调其血气的治疗方法。古人判断三者治疗效果的术语多为"决之乃行""以见通之""久留而视，脉大、疾出其针""所谓气至而有效者，泻则益虚……补则益实……"这些术语都有

"气至"的意义。上述原文的本意讲的是当对血管壁施灸、直接刺破血管壁放血及以微针通其经脉时,当血管壁受到上述刺激后产生的一系列复杂的反应,它蕴藏着经脉体系能够在上述刺激下,产生活动,整调病理过程向生理过程转化,达到治病的目的,这便是古典经脉理论的真正内涵。但是由于当时客观条件的限制,人们不可能将其真正的内涵解释清楚,至多仅能采用阴阳平衡、五行相克、脏腑表里进行表述。用科学发展史观念分析,这些解释,是两千多年的假说,我们没有理由过分挑剔,应该承认:当时的医家们将阴阳学说引入经脉理论,丰富了经脉理论的内容,解决了人体解剖部位划分问题;将五行—五脏相配引入经脉理论及将天文、历法之周而复始理论引入使十一经脉发展为十二经脉,解决了经气流动"如环无端"问题,而恰好与循环系统的"如环无端"一致。所以经脉理论发展至两汉时期,由于阴阳、五行-五脏相配的引入,满足了古代医学理论的需求,为中医基础理论奠定了坚实的基础。在解剖、生理学尚不发达的年代,是经脉调节保证了中医理论在发展中立于不败之地。但从人体解剖学、生理学分析,上述理论反作用于解剖、生理学,抑制了古典解剖、生理学的继续发展,这才是我国解剖、生理学在两汉以后不能继续发展的真正原因,也是经脉理论给我国人体解剖、生理学带来的悲剧。

关于对经脉直接施治可以整调病理、生理的真正内涵问题,近百年来,我国医家已开始探讨。清末周学海提出经脉血管说,20世纪50年代朱琏提出神经说。随后许许多多的学者在临床实践中真实地记载了他们的临床经验与实验资料,虽然各人都从不同的角度提出了一些切合实际的看法,但在恰当地解释古典经脉理论的道路上还存在一定距离,或者说仅一步之遥的小溪也难以跨越过去,这里的根本原因在于他们脱离了经脉理论创立早期的实际情况,这便是我在这一章中要强调的。

我们承认:对血管壁直接施治,当血管壁受到某种刺激后是会引起一系列反应的,有利于病理过程(在一定条件下)向正常生理转化。它是古典经脉理论中整调机制的真正内涵。现代解剖知识告诉我们,在血管壁上分布着自主神经。有学者认为:自主神经系统,除离心的即从内向外调节作用外,还有翻转地从外周向中枢的调节作用。[10]甚至发现足三里穴深层还见到腓总神经与腓深神经分支到胫前动脉,并与动脉上的交感神经丛相吻合,[21]说明人们对血管壁上交感神经的认识还在进一步深化。自主神经系统中的交感神经系统最为庞大,它们来源于脊髓前根,组成交感干分布于脊柱两旁,对内脏器官主持整调功能,故有自律神经之说,如结合经脉理论分析,它恰好揭示了"气在腹者,止于背俞"(《灵枢·卫气》)的本质。笔者认为Head过敏带便与交感神经的纤维分布有关,这一本质的揭示有待解剖、生理学家们进一步澄清。中谷义雄的良导络学说已表明与接受交感神经支配的毛囊孔的开闭有关;我国学者按压胸7~8棘突之间的至阳穴治疗心绞痛;刺激颈前斜角肌星状神经节体表反应点处,可以缓解心动过速;在胸9~12椎旁寻找到条索状反应物,证实胃内正在患病;以及《杨氏经络疗法》中给"31对脊神经较强刺激可以激发它们的活力,使相应的器官得到刺激"这一核心内容等,都与交感神经功能有关。

但是,我并不主张古典经脉理论完全等于交感神经系统。我承认在上述条件下的临床治疗过程中所观察到的疗效无不与交感神经有关,但并不排除当血管壁承受各种刺激时的复杂性。如在血管区施灸时，首先皮神经丛、皮肤下的温觉感受器等受到刺激。就放血疗法而言，其机制已十分复杂了。[5] 又如针刺麻醉中的许多特定穴位，都可对相应的手术范围起到麻醉作用，它的镇痛原理远较灸灼、放血、微针通脉复杂，属于现代镇痛原理的研究范围了。现代解剖知识告诉我们，经脉多行走于血管、神经束内，多与运动神经与感觉神经伴行。解剖学上的这些特点是古代的灸灼、放血过程中难以避免使运动神经和感觉神经同时受到刺激的。现代针刺疗法仍然强调提插。在提插中，前一次刺激到的解剖组织与后一次刺激到的解剖组织很可能是不同的，这便是产生不同反应的原因。因此，我们再次重申：

其一，我国的古典经脉理论渊源于殷商时期人们对心脏的解剖与对经脉认识上的深化；源于春秋时期齐鲁地区人们对心脏"自充自盈"（《管子·内业》）、"心有四支"即心脏通过"四支"（心脏底部的四条大经脉）对全身起调节作用的认识过程。随后便有了"心者，所以制使四支，流行血气"（《淮南子·原道训》）的纯生理学认识；与此同时，病理学中的疾病深浅说促进了病理学的发展，外治疗法中的古老的火灸疗法逐步被灸灼疗法替代。医家们在临床医学中逐步加深了对经脉的认识，使临床治疗医学中的灸灼、放血与经脉理论结合起来，最终发展为用经脉解释生理、病理的经脉主病论，为"欲以微针通其经脉，调其血气"提供了丰富的理论基础。

其二，针刺疗法是由放血疗法经过"微针通脉"过程发展来的。就是说早期的针刺法以刺入血管为主，后来发展为按穴位施针，当针刺某一穴位后，它所产生的刺激作用是极其复杂的。但是我们将经脉理论仅限于创立早期，或者仅限于背俞穴、膀胱经探讨这些穴位与内脏关系时，自主神经系统在古典经脉理论中就占有相当特殊的地位了。

其三，在古典经脉理论中某些经脉的循行是以经脉（血管）的行走方向为基础的。但就三阴三阳经在股肱周径上的排列顺序曾受到术数影响和人为类比排列的影响而言，经脉理论中所讲到的经脉循行过程，尤其是经脉在躯干的循行过程（不包括督脉）并不能反映人体整调系统的实体结构。因此企图寻找到与经脉循环路线完全一致的经络的实体结构是不可能的。我国数十年来寻找经络实体结构的实践证明，脱离了古典经脉理论创立时期的医疗实践去研究经络理论与实体结构是不切实际的，也是不可能成功的。

参考文献

[1] 严健民. 秦汉时期大脑及颅底解剖在《内经》医学理论创立中的作用 [J]. 自然科学史研究, 1995, (2): 19.

[2] 严健民.《灵枢》"维筋相交"与大脑运动功能定位. 全国首届中医心理学学术讨论会编. 中医心理学论丛（第一辑），成都: 1985.

[3] 严健民. 论古老的火灸疗法 [J]. 湖南中医学院学报, 1993, (2): 52.

[4] 严健民.《五十二病方》物理疗法概述 [J]. 湖南中医学院学报, 1991, (1): 52.

[5] 严健民．《内经》放血疗法初探［J］．中华医史杂志，1992，(2)：87-88.
[6] 孟昭威．经脉学说的起源形成及其展望（续）［J］．中国针灸，1982，(5)：25.
[7] 徐立孙．经络的探讨［J］．中医杂志，1958，(8)：551.
[8] 上海中医学院．针灸学［M］．北京：人民卫生出版社，1980：93.
[9] 肖友山．从皮肤电阻抗所看到的经络形态［J］．中医杂志，1958，(2)：121.
[10] 国外医学·中医中药分册 1983；(3)：36.
[11] 探索按压至阳穴治疗心绞痛的奥秘——访解放军二六六医院副主任医师王维庭［N］．健康报，1989-12-10.
[12] 手法按摩与心动过速［N］．健康报，1994-1-21.
[13] 针刺人迎穴鉴别心脏病——周裕民针灸诊病方法通过鉴定［N］．健康报，1992-2-27.
[14] 洪圣达．从经络诊检查看胃病与背俞的关系［J］．中国针灸，1982，(2)：29.
[15] 杨正烽．杨氏经络疗法［M］．北京：科学普及出版社，1993.
[16] 徐维，等．电针穴位对丘脑中央中核束旁核神经元伤害性反应的影响．见：中国针灸学会编．第二届全国针灸针麻学术讨论会论文摘要．1984：247.
[17] 滕海滨，等．伤害性刺激猫内脏大神经的海马诱发电位以及电针和吗啡的作用．见：中国针灸学会编．第二届全国针灸针麻学术讨论会论文摘要．1984：262.
[18] 许德义，等．杏仁核在电针镇痛和吗啡镇痛中的作用．见：中国针灸学会编．第二届全国针灸针麻学术讨论会论文摘要．1984：265.
[19] 中国针灸学会．第二届全国针灸针麻学术讨论会论文摘要．1984：433，435，438，466，468.
[20] 中国针灸学会．第二届全国针灸针麻学术讨论会论文摘要．1984：353，356，357.
[21] 边长泰．人体足三里、阑尾穴位解剖的观察［J］．新医药研究，1977，(1)：24-32.

附文：秦汉时期砭、碣、砌之发音考辨

提要：本文通过详实的考辨，认定砭、碣、砌之发音应以《说文》"砭……乏（丆）声"即段氏注之房法切或者孚梵切为准。

秦汉时期存在"碣刺"疗法是没有疑问的。因长沙马王堆《脉法》、江陵张家山《脉书》都是西汉早年的抄本，书中都有"用碣（张家山《脉书》作砌）启脉者必如式"一语。两者揭示了"碣"和"砌"是一种"启脉"的医用工具。《脉书》出土之后，"碣"和"砌"之释读均作"砭"。1986—1990 年出版的《汉语大字典》将"碣""砌"作为"砭"的异体字，而"砭"古作方验切，此说已成定论。从语言学角度细究"砭"之史料，"砭"之发音又作房法切，由此动摇了"砭"之传统发音，又影响到"碣、砌"之释读，因此有必要就有关史料展开考辨。

一、砭之发音考辨

砭字在传统文化中首见于反映春秋齐鲁史料的《管子·法法》，叫作"痤疽之砭石也"，但《管子》一书为西汉末年刘向整理，这个砭字不见于先秦诸子古籍，很可能是刘向整理的产物。从辞书讲，砭字首见于东汉许慎《说文》，《说文·石部》"砭，以石刺病也，从石乏声"，砭之"从石乏声"将砭之发音问题直接摆到了我们面前。"乏"当如何发音呢？考《说文·正部》收集乏字作"丆"，并引"春秋传曰：反正为乏"。清代段玉裁领悟春秋传之"天反时为灾……民反时为乱。乱则妖灾生，故文反正为乏"后注云："此说字形而意在其中矣……房法切，古音在七部。"用段氏之注文转注砭之"从石乏声"，砭当作房法切，而段氏在注砭之发音时又作"方廉、方验二切"。由此看来，段氏对砭、乏之发音的注释并未统一，而方验切成为砭之传统发音，或许古时砭为多音字，但许慎在著《说文》时未收入或说清，段氏亦未澄清砭字的两种发音问题。

许慎明言："砭，以石刺病也，从石乏声"。许慎强调用石（名词）刺病之动作叫砭，砭作动词。汉以后的传统文化中砭作动词者较多，《新唐书·则天武皇后传》："风上逆，砭头血可愈。"段氏注砭说："以石刺病曰砭，因之名其石曰砭石。"段氏亦认为砭作动词，石作名词，砭石作动名词。传统辞书认为"砌"是"砭"之异体字，《玉篇》"砭，刺也，以石刺病也"，《玉篇》之"砭"也是动词。笔者认为：既然砭在传统医学史料中多作动词，那么就存在一个用石刺病的手法问题，也许弄清用石刺病之手法，有利于澄清砭之发音。为此以下借用䂞之发音与文意再作考辨。

二、䂞（砭）之发音与文意考辨

1973 年长沙马王堆出土的汉代医帛《脉法》中有"用䂞启脉者必如式"，10 年后江陵张家山出土的汉代《脉书》中亦有"用砭启脉者必如式"。两书中之䂞、砭二字，注家们都称之为砭的异体字，其发音自然从方验切。然而从六书形声原则而言，䂞从汜从石，石为意符，汜应为声符。《集韵》认为"汜，孚梵切"，与泛之孚梵切同。由此推之，䂞之发音应为孚梵切。用段玉裁为《说文》"砭……从石乏声"及"乏（𠬝）……反正为乏"注云："以其御矢谓之𠬝……房法切"证之，汜（䂞）之孚梵切及乏（砭）之房法切音近，如依段注云，"砭、䂞"之释读应以房法切或孚梵切为准。前文讲到"汜"，秦汉时期"汜"的文意如何呢？《庄子·天下》有"墨子汜爱"，汜作广泛解。《孔子家语·郊问》有"汜埽清路"，王肃注："汜，遍也。"由此推之，"用䂞启脉"当是用治病之石在有病部位进行广泛性刺激的治法。在䂞的考辨中我们注意到，较马王堆医帛晚 100 年左右成文的《史记·扁鹊仓公列传》中多次提及用镵石治病，学者们在探讨中多认为镵石后来发展为镵针，它的形态可从《灵枢》窥见，《灵枢·九针十二原》说："镵针者，头大末锐，去泻阳气"。《灵枢·刺节真邪》认为"刺热者用镵针"。"阳气""热者"都指痈病的早期，那么镵石和镵针的用法如何？《淮南子·泰族训》在讲述古越人"文身"习俗时写道："夫刻肌肤，镵皮革，被创流血……""镵皮革，被创流血"是细石器时代古越人利用镵石在人体皮肤按照一定图形进行广泛地镵刺，使之留下痕迹达到纹身的目的，是勇敢者的行为。秦汉时期的医家们在治"热胜其寒"阶段的痈病过程中，吸取"镵皮革"之长，在红肿发热的痈病组织表面用镵石刻划，取得了疗效。当发明九针时，专仿镵石制作成"头大末锐"之镵针用于治疗痈病，尤其"数发针而浅刺之出血，是谓治痈肿也"道破了医家们利用镵石、镵针采取"镵皮革"式在痈病组织表面做广泛浅刺的用针手法，此证与汜作为䂞的意符（即汜作广泛解）的内涵是一致的。关于砭，应为从石从汜。但造字者在组字中又将汜省为"乏"当作声符，意符石作偏旁成砭，这种现象是在秦小篆兴起时字体简化的反映。砭之组成与䂞之从石从乏（泛）省去氵形式相同，因此，砭之发音亦应为房法切或孚梵切。怎样理解"用䂞（砭）"可以"启脉"呢？《灵枢·刺节真邪》讲述痈病病理最详，我们从中可以得到一些启示。《刺节真邪》将痈病分作三个不同的发展阶段，即发病早期的"寒者""热者"和发病晚期的痈（含"狭小者""容大者"）。"寒者"的病理特征是"寒胜其热，则骨痛肉枯"；"热者"的病理特征是"热胜其寒，则烂肉腐肌为脓"。《刺节真邪》的作者在讲治则中强调"刺寒者，用毫针；刺热者，用镵针"。用现代科学分析，当局部痈肿组织处于"寒胜其热"或者"热胜其寒"尚未化脓阶段的时候，采用某一锐器（䂞石、镵石、镵针）在痈肿表面作"镵皮革"式浅刺划痕的时候，局部神经末梢受到强烈刺激，调动各类白细胞的浸润速度，划痕部位排出部分组织液，有利于减少细菌毒素，改善瘀滞环境，促进血液循环向正常方向发展，使炎症逐步消退。试想：当细菌毒素排出痈肿皮表之外，病灶组织的"不通""壅遏"状况得到改善，当红肿热痛消退的时候，不就达到了"去泻阳气"的目的了吗！不就达到"启脉"（使血液循环恢复正常）了吗！所以"用砭（砭）启脉"是用砭（砭）石在尚未化脓的痈肿表皮多次划痕的一种浅刺法。这种用锐器在皮表划痕的方法，在鄂西北农村仍然存在。1965年我大学毕业的前夕，参加了全国第一次赴农村巡回医疗队，在湖北襄樊清河店巡回医疗。四月的一天，有一老妇抱着她不满半月的孙子前来求医。当老妇边诉说"病情"，边解开婴儿上衣的时候，我们在场的三人都惊呆了。只见婴儿前胸至脐周有大片划痕，血痂和组织渗出液共存，惨不忍睹。患儿有气无力地躺在老妇的怀里，我们听心肺、触肝腹，未发现有阳性体征。问诊中老妇告诉我们：孩子三天前有些咳嗽，不愿吃奶。村里一神婆说孩子是"娘娘伏体"，只有施"泛术"才可"逐鬼"，保孩子平安。于是找来一个陶瓷片再打碎，选其锐者在孩子上腹部胡乱划痕。现在想起神婆的"泛术"不自主地与"用砭（砭）启脉"及"病在皮肤无常处者，取以镵针于病所"联系起来。神婆的"泛术"不是治痈，其方法是广泛地划破皮肤，这一点与"镵皮革"的镵刺手法有共同点，也许他们之间本来就存在一种渊源关系，它所反映的大约就是"无令得深入而阳气出"的镵刺手法。以上我们对砭和砭的发音、文意及"镵皮革"似的镵刺手法进行了考证，澄清了砭、砭、镵的本意。秦汉时期氾、砭、砭、镵诸字并存，从音韵学讲，《说文》"氾，从水巳声"，段注："巳孚梵切"。段氏之说从《集韵》"氾，孚梵切"。《说文·金部》"镵，从金毚声"。《说文·毚》只说"毚，狡兔也"，并无读音。到《玉篇》时，镵作士衫切，毚作山嵒切。士衫切和山嵒切音近。回顾《论衡·定贤》："无方毚微不愈"中毚作"才"解，山嵒切与才之读音基本一致，可见汉时毚本有士衫切或山嵒切的读音，但《说文》未录，段氏亦误注为士衔切。尤其当我们将砭、乏、砭、砭、镵等字之发音进行综合比较之后，不能不提出，砭之古时发音，很可能还作房法切或孚梵切。其实《说文》中的"砭，从石乏声"，"乏即𠀌"，段氏注𠀌为房法切，以及氾之孚梵切，镵之士衫切，毚之山嵒切等史料足以纠正砭之发音，砭当作房法切或孚梵切。

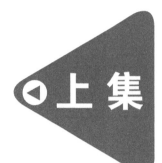

论原始中医学

余 序

最近,我泛览了一部令人耳目一新的论著——《论原始中医学》。作者严健民先生多年来寝馈于此并力求在广搜博览相关文献的基础上,以历史唯物主义和辩证唯物主义的观点分篇阐论。该书的编成是一项较为重要的学术建树,故首先我要向作者致以衷心的祝贺。

中医药学在当前世界传统医学中的领先位置,是由我国悠久历史所积淀的学术、临床丰富内涵所决定的。其基础理论体系的完整性和诊疗方药的实用价值,提示了中医药学的继承、弘扬与发展一定具有璀璨的前景,也一定能充实、提高现代临床医学的总体水平。

我过去曾多次强调:中国传统医学的学术、临床,其奠基水平是很高的。在早期的经典医著中,《内经》《难经》《神农本草经》等书,奠定了中医药的理论基础;东汉张仲景的《伤寒杂病论》(后世将之分为《伤寒论》和《金匮要略方论》二书),则是临床医学奠基的名著。但在中医学术界,人们往往忽视这奠基水平,是经过漫长的"原始中医学"发展所逐步形成的。严健民先生经过多年的学习、探索和研究,在博览群书和精思求实的基础上编撰此书。全书着重阐介"原始中医学"的思维萌芽和《内经》等典籍成书以前的中医学术理论及其诊疗实践概况,并追溯原始中医学理论产生的根由以及探讨秦汉医学理论之真谛。作者提出在原始中医学发展到一定阶段,已对心脏进行系统解剖,并阐述"心主思维"的学理。至于经脉理论的形成与发展等问题,作者也进行了分析、论证。特别是对殷商时期所创建的理论基础,作者能从多方面、多层次予以探析、归纳,使读者了解在《内经》成书以前相当长的一段历史时期所达到的较高医学水平。

《论原始中医学》的成书,充实、填补了医学史研究和中医学术领域中的薄弱环节。难能可贵的是,作者在编写过程中,参阅了很多医学以外的史学、儒学、古代哲学、杂家名著等多学科著述,并在"辨章学术,考镜源流"方面狠下功夫,这是值得赞誉的。健民先生通过对所论专题的系统阐述，使读者对中医药学的源头迄秦汉以前的发展概况，有一个比较全面和深刻的认识。

有鉴于此，我郑重地向读者荐阅此书，并杂谈上述刍见以为序。

全国古籍领导小组成员
中国中医研究院学术委员
中国中医药学会文献分会主任委员
余瀛鳌
2001 年 7 月

钱 序

 2000年9月中国中医药学会中医药文献专业委员会在承德市召开学术研讨会,会上有一位年逾花甲、头发花白、声音洪亮、双目炯炯有神的老先生在做报告。题目是"秦汉经脉理论形成过程",好一个吸引人的题目!他开头就说:"中医理论的起源是建立在基础医学与临床医学基础之上的,中医理论框架形成于殷商至西汉之间千余年间;中医理论的核心是人体调节理论,中医人体调节理论的心——经脉调节论是人体调节论的主纲。上述内容便是中医基础理论的真正特色之一,已在我的《中国医学起源新论》一书中做了较为翔实的回答,论证了秦汉经脉理论的创立过程。"颇具吸引力的文章标题和内容新颖的论述,一下子吸引了听众的注意力。这位做报告者就是湖北省十堰市太和医院的严健民先生,我们在这次会上相识了。

 最近在一本论文集上(2001年10月刊行)看到了严老先生的又一篇论文,题目是"论原始中医学",研讨的是比先秦时代更古老的中医学即原始中医学。拜读完毕以后,我想,这位老先生一定食于斯寝于斯,着迷了,全部身心都投入这项困难重重、极难讨好的研究工作中去了。否则,他怎么能拥有这么多材料,诸如甲骨文、金文等古文字学、先秦时代古典哲学、考古学及近代出土的上古时代的医学资料等等,使用这些资料看似信手拈来,分析时却条分缕析,丝丝入扣,史论结合,极有逻辑。达到这样好的水平,没有别的窍门,靠的全是科学严谨的实事求是的态度与锲而不舍执着追求真理的精神。

 严先生看我对远古中医学也颇有兴趣,特意从十堰市寄来一部《论原始中医学》手写书稿复印件。细细阅读之后,我深深感到,这部著作不仅体现了严老先生最新的研究成果,而且对中国医学史的上古史部分的研究,极有启发,极有裨益。至今仍有不少学者认为,中国医学的历史虽然十分悠久,底蕴极为深厚,但从现存文献资料来看,在《黄帝内经》以前,尚未形成理论框架(哪怕是初步的),而《黄帝内经》却将中医基础理论体系较为完整地建立起来,凡物皆有其渐。那么,《黄帝内经》的理论体系的形成与先秦时代的中医理论有何继承关系呢？《论原始中医学》会给您不少回答。

我国的中医药学是中华民族传统文化中极为宝贵的一部分，中医药悠久的历史最近又被考古学所证实。2002年2月7日《北京晚报》第12版刊登这样一篇文章，标题是："14碳年代测定结果石破天惊，浙江文明史上溯两千年"。文章第一段是这样写的："北京大学文博学院实验室对杭州萧山跨湖桥遗址五个地层所出土的六个木头标本进行了碳测定，近日公布的结果石破天惊——跨湖桥遗址所处年代为据今八千至七千年间，也就是说，比名扬世界的河姆渡人至少还早两千年。"第四段是关于中医药在七八千年前状况的介绍："跨湖桥遗址中新近证实身份的中药罐，带给我们更大的惊喜——距今八千年的跨湖桥人原来已会煎药治病！遗址出土了一只盛有植物茎枝的陶釜，从现场观察，当属因故（陶釜烧裂）丢弃的煎药罐，药材的具体药性与名称，因有机质不足不能确定。医学界将中药起源定在《黄帝内经》出现的战国时期，但事实上史前人们就早已认识到自然物材的药用价值了。传说商初重臣伊尹发明复方草药，而这次出土的显然是单方草药。据业内人士评价，这一珍贵资料，对研究我国中草药起源尤其是煎药起源具有重要价值。"

看了这段报道，您对原始社会存在中医药学（当然是极为简单、初步的）还有怀疑吗？《论原始中医学》的出版，将有力地证明：中国医学理论的起源是建立在原始基础医学与原始临床医学基础之上的。为此欣然作序，祝《论原始中医学》早日面世。

钱超尘

2002年马年农历正月初五于北京中医药大学

朱 序

"科学研究的成功决定于正确的思维方法",这是数千年来众多成功的科学家总结出的一句真理,医学科学也不例外。在数千年的医学发展史中,西方医学的科学家们,由于他们掌握了正确的思维方法和研究措施,因而近百年来在科学研究方面取得了飞速的发展。但是由于某些缺陷又使其在某些方面陷入了停顿。中国医药学的科学家们,由于掌握了正确的思维方法和研究措施,数千年来取得了辉煌的成就,并解决了按照西方医学研究方法所不能解决的一些问题。因此,如何认识两种医学的思维方法与研究措施,并探讨其形成的来源,无论是现在和将来都是必要的。

在当前研究中医药的思维方法和措施中,存在着两种指导思想和研究方法,其一是按照西方医学的思维方法和研究措施研究中医,并以西方医学的标准衡量中医的正确与谬误。其二是按照中国医药学的思维方法和研究措施研究中医,并把标准落实在实事求是和提高生命质量上。前一种研究方法虽然在数十年中取得了一定的成就,并在药物的开发上取得了如青蒿素的很大成果,但由于西方医学的某些方法不能揭示按照中医固有的研究方法所取得的成就,如事实上具有的提高生命质量的一些临床疗效,因此急需一些科学工作者在这方面进行认真的探讨。

严健民先生高举按照东方文化本来面目研究方法的大旗,原汁原味地研究先秦早期中医学,著《论原始中医学》一书,从源流上探讨中国医药学的起源、发展,并抛弃简单的说教,如"医源于圣""医源于本能""医源于巫"的提法,明确提出"直观思维——原始中医学知识萌芽的基础""推理判断——殷商创建中医理论的基础""我国古代有一种学术思想支配着人们的言行,这个学术思想就是格物致知,就是穷究精神""穷究精神促进了殷商至两汉中医学理论的形成""由原始相对对立概念发展而来的辨证思维,是建立传统中医理论的重要思辨武器""取象比类则是将已知的事物通过类比、推导,用于需要说明的问题。因而我国的取象比类比法国的互渗律要高一个层次"等论点,这无疑澄清了原始中国医药学的历史面目,为对传统中医理论进行解构与重建提出了一个可行的方案。

严先生寄来复印书稿后，因当时诊务、教学过于繁忙，未曾立刻拜读，及至一看，立刻为书中的文字所吸引，于是拿起放大镜一气读完。含英咀华，委实获益匪浅。我以为此书的出版定会为如何研究中国医药学上带一个好头，因以为序。

朱进忠
2000 年 12 月 18 日于山西省中医药研究院

自 序

我自 1982 年 8 月步入中国医学史以来，在学习《灵枢》和《素问》的过程中，拜读到许多学者的研究成果。是众多医史学家们及古人类学家们的佳章开阔了我的眼界，将我的思想一步一步引向相关学科史；是众多相关学科的史学家们的佳章帮助我懂得了一些人类发展史、人类思维进化史及相关远古科学史，为我深入探讨远古中国医学发展概貌提供了可能。

关于传统中医理论对祖国医学事业的贡献，路人皆知。许多朴实无华的医疗实践与理论，至今仍然放射着光芒，人们不可能也不应该忘却中国医学的丰功伟业。假如我们以今本《黄帝内经》为准探讨传统中医理论，在《黄帝内经》（《灵枢》《素问》）中确实掺入了许多经不起历史考验的东西，那是那个历史时代遗留下来的历史轨迹，我们没有"稀奇古怪"可言，更不必责罚古人。我们的态度和责任十分简单，在承认历史过程的前提下，对历史遗存逐步进行深入探讨，在重新审视探讨的基础上对历史遗存进行解构与重建。目的在于澄清中医理论萌芽、发展的来龙去脉，在于澄清原始中医理论的历史面目，促进中医理论早日回复到本来的历史面目之中，促进中医事业在新的历史时期更加发扬光大。

出于上述目的，我曾花十数载从医学知识起源、中医理论框架、秦汉经脉学说三个方面展开讨论，著《中国医学起源新论》，在众多名家的支持与努力下，北京科学技术出版社于 1999 年出版。

本来自《中国医学起源新论》出版以后，我想虽然先秦至秦汉医学史中还有许多问题需要讨论，但我对有关秦汉中医理论中的一些想法被掏空了，以后只能在如何宣传《新论》中的一些观念做些工作了。1999 年 3 月 15 日接中国中医研究院医史文献研究所李经纬教授来函，说他"近期接受一个难度较大的研究课题《中医学思想史》，作为大型《学科思想史文库》丛书之一"。李教授之意，想邀我参加该书第一章《中医学思想萌芽》的撰著。作为半路出家的我，恐难如愿。于 3 月 18 号将我的思想向李教授汇报。李教授于 4 月 15 再次来函，从多方面阐述有关问题，讲明指导思想，对我进行启迪，我只好遵嘱"写个提纲"送李教授审阅，终因我在数十年来，从未认真思考过中医学思想萌芽问题，在"提纲"和回函中甚至错误地提出：中医学思想萌芽属于中医理论范畴，应在探讨中医理论的起源时把握，外治医学知识在起源中没有医学思想萌芽的支配，因此所列"提纲"不可能达到阐明中医学思想萌芽的目的。因而李教授再次对我进行启迪后，为我取消了这一任务，我的思想感到了十分轻松。

但是李教授的多次启迪，常常不自主地浮于脑际。1999年8月的一个夜晚，突然考虑到原始医学知识的起源过程中是有思想做指导的。新人时期的人们，当他们正在忍受各类外伤痛苦时，萌发了求治愈欲，并在求治愈思想指导下主动寻找清清的溪流洗涤伤口的时候，原始医学思想不就处于萌芽状态了吗？由此感知：原始医学知识的起源与原始医学思想的萌芽是一对难舍难分的孪生兄弟，直观思维是原始医学思想萌芽的重要途径，我深知我的上述认识实际是在李教授的反复指导下认识上去的。

当上述思想认识上去以后，对于已经思考的问题做了调整，决定从关于中医学思想的反思、新人时期外治医学思想萌芽概说等四个方面着手撰写"中医学思想萌芽与起源"。当这篇近三万言的文章完成以后，对于今本《黄帝内经》成书以前的中国医学的概貌有了一些新的认识，认识到殷商、两周至秦汉时期我国医学已经初步具备了完整体系，它包含比较成熟的思维方法体系、医学基础理论体系和临床医学体系，认为我国古代医学的发展过程可以依今本《黄帝内经》成书为界。今本《黄帝内经》成书及其所包含的内容属传统中医理论体系，今本《黄帝内经》成书以前的中医学思维方法及基础医学理论体系和临床医学理论体系属于古朴的中医理论体系，我称之为原始中医学。原始中医学概念提出不久，便围绕两周思维特征完成了《论原始中医学的思维特征》一文，增强了我对原始中医学认识的信心。由此决定将我近六年来的一些文稿进行清理，拟定原始中医学思想萌芽篇、先秦基础医学理论篇、先秦临床治疗医学篇及期盼篇四个方面进行编审与补撰。在编审中，将原稿《中医学思想萌芽与起源》改写作五章构成首篇，突出中医学思维内容。在各篇各章之前，依次补撰开篇词、提要等，希望达到章节分明，首尾呼应，观念简扼，宗旨不忒。近八个月来，基本完成夙愿。

《论原始中医学》各篇各章之中的所有素材都来源于传统文化和考古史料。由于本人学识所限，引用史料中可能存在欠妥之处；在素材引证中为达到说明问题的目的，可能有重复较多之嫌，但我力求轻重适度、主次有序。有关问题，盼请学界斧正。在原始中医学新概念之下我所论及的内容有限，很可能还有许多考古发现可以进一步丰富其内容，有待未来之士耕耕出新，愿古朴的原始中医学闪耀出更加光辉的奇彩。

感谢李经纬教授的指导。

严健民
2000年3月18日于十堰市富康花园秋实居

绪　论

提要：我国的医学发展史，应从近 5 万年以来人们产生了远事记忆及"求治愈欲"之后对自身的外伤、皮肤病等主动寻求治疗方法之时算起，直到今本《黄帝内经》成书以前，当古典基础医学理论与临床医学的发展都未受到"五行""时间医学"等影响的时候，将此段土生土长的中国医学称之谓原始中医学。

关键词：原始中医学；人体调节理论；人体经脉调节理论

一、关于原始中医学

当我们研究传统中医理论体系的时候，不论中外学者，必以《黄帝内经》为准则。这是因为在传统中医文献中，中医经典论著《素问》《灵枢》属传统中医理论的源头。传统中医理论认为，阴阳、五行哲学说是创立传统中医理论的重要依据，已为历代中医史学家们共识。

学界公认：《素问》《灵枢》中保存了许多先秦史料，如具有鲜明哲学意义的阴阳观念，气的思想、气血、精神等史料。但其成书，多认定在秦汉时期，且一度失传。至王冰注《素问》时，"对全元起本做了重大改编，增补了近三分之一内容，我们今天看到的《素问》，又非《汉书·艺文志》著录之《素问》，亦非全元起《素问训解》之《素问》。"[1] 从《灵枢》讲：《灵枢》原名《九卷》《针经》，唐宋时期，"在国内已无全本"。南宋史崧"所献之本，乃哲宗元祐八年校正颁行之本"[2]，学界对于两书的总体认识是："秦汉以后，兹始竹帛，传写屡更，不无错乱。"[3]

上述简录，证明传统中医理论源于春秋战国时期，成书于秦汉，原著早佚，当今版本，多有后人增补，很难避免魏晋尤其唐宋时期的医学成果掺入。

我们的研究证实，中国医学理论的起源与发展，不是春秋战国时期有了古典哲学思想指导后突然产生的。假如仅依阴阳、五行考究中医理论体系问题，那么中医理论的产生仅从春秋战国时期起步。由此论之，中医理论的创立岂不成了空中楼阁，春秋以远的所有中医理论的发展情况便成了空白。

我认为对于中国医学史的研究，除了根据传统中医观念以《黄帝内经》为对象，对"内经学"进行深入研究外，还应该依据《素问》《灵枢》中保留的许多先秦史料，尤其尚未被传统中医理论体系广泛注意，尚未被今人认可的史料（如依"百骸"等认定实指颈椎的"故上七节"，属于原始诊断学的"是动则病"，阐述人体经脉理论的

"人有四经十二丛",论证痈病病理的"热者""寒者"),并结合殷商至秦汉的与医学有关的考古史料进行研究,对此我称之谓原始中医学。换句话说:"我国古代医学的发展过程,可依今本《黄帝内经》成书为界,今本《黄帝内经》成书以前的中医学思维方法及基础医学理论体系和临床医学理论体系,属古朴的原始中医学理论体系,或曰"原始中医学"。近百年来,我国考古事业方兴未艾,与医学有关的考古史料日益丰富。考古史料证明:中国人的阴阳观念与先祖们的相对对立概念的建立分不开。如在仰韶文化时期的陶纹符号就有↑↓、ㄥ、ᙎ、ӿ,当我们从多方位对先民们的相对对立概念进行研究后,我们不难得出一个结论:"我国阴阳观念形成于龙山文化前后""渊源于数万年之前"[4]。考古史料证明:殷商至秦汉时期,我国基础医学史料和临床医学史料都很丰富,它们朴实无华,不受传统中医理论体系约束,绝无五行观念,时间医学介入,代表了原原本本的中医发展史。

回顾中医史学界的学术情况,既往虽然许多学者从各自的角度,依有关史料探讨过《黄帝内经》成书以前的医学史,但都未提出原始中医学概念,更未见依原始中医学史料阐明原始中医学概貌的文章。学术实践证明,在中国医学史的研究中,区别传统中医理论体系与原始中医学理论体系,将使我们认清《内经》成书以前的中医学是建立在当时的基础医学和临床医学基础之上的;它将增强我们重新认识传统中医理论中一些不尽如人意内容的信心,鼓舞我们努力对传统中医理论进行解构与重建。为此,我撰写发表过一些拙文,实属粗浅,但希望成为一块粗制的砖坯,引出学界的琼钰。

二、原始中医学的思维方式

原始中医学探讨的是土生土长在中国黄土地上的医学,它包含新人以来至今本《黄帝内经》成书以前的数万年间中国医学的萌发概貌。研究证实,医学知识的起源是有医学思想做指导的,原始医学知识的起源与原始医学思想的萌芽是一对"孪生的兄弟"。原始医学思想的萌芽是在无数代人感受到各类外伤、慢性溃疡痛苦的情况下产生"求治愈欲"后萌发的,我国的原始医学思想是十分丰富的。

直观思维是创立原始中医理论的基本思维方式,直观思维指的是人们在对具体事物的直接感知下对事理的简单推导得出的新知,如在山高河低及水往低处流的感知下认识到择居于高山之上可以减少洪患,是远古人类直观思维的范例。许家窑人在狩猎中认识到飞石的力量,发明了飞石索;峙峪人认识竹、木的曲、直、坚、柔及其弹力,发明了弓箭,都是我国的新人们在直观思维下改进生产工具,提高生产力的证明。到殷商时期,甲骨文中反映殷人在直观下感知,给疾病命名34种,如疾首、疾目、疾齿[5],都是建立在直观思维基础之上的。

推理判断是殷人创立"圣人心有七窍——心之官则思"的重要思维方式。建立在夏文化基础之上的殷商时期,种植农业文化、制陶文化、造房文化、编织文化、纺织文化、筑井文化、家畜驯养文化、青铜文化等原始科学技术都迅猛发展,人类积累的知识越来越丰富。从人类思维发展史讲,由于各类生活经验的积累,为丰富思维方式提供了可能,直观思维已向推理判断发展。其实殷人的推理判断能力已很强了,因为所有甲骨文字的创立都离不开推理。如造字者们从直观出发,描绘了目(罗)、耳

（𠂉），但从推理中才创作了见（𠂊）、听（𠂎）。当造字者们对人体心脏进行反复解剖观察后，在弄明白了心内有七个孔窍，有两组瓣膜及瓣膜有向上与向下的区别之后创作了一系列的原始心字，由此才在推理判断过程中总结出"圣人心有七窍"（《史记·殷本记》），即将人的思维能力赋予心脏了。

格致穷究精神促进了中国特色的人体经脉调节论的诞生。我们中华民族的祖先们自远古以来对于事理的追求便养成了一股穷追到底的作风，在商周时期形成比较独特的思维体系，就是格物致知，就是穷究精神。《大学》提出："致知在格物，物格而后知至"。孔夫子的"学而不思则罔，思而不学则殆""多闻阙疑，慎言其余"[6]，《周易·系辞》"穷天地，被四海……矢志不渝"都是格致穷究精神的反映。独具中国特色的人体经脉调节理论自殷商始，直至两汉，历时千余年，先后经历四经说，十经脉说、十一经脉说，最终修订为十二经脉调节理论，并广泛用于临床。中国的人体经脉调节论，充分展示了中国人的穷究精神。

独具特色的取象比类是创立原始中医理论的重要思维方式。周代以来，人们在创立原始中医理论的过程中，认识到人类生活环境条件与自然因素息息相关，从这一点出发，古代医家广泛采用了取象比类方法。什么叫取象比类呢？《系辞》讲："是故易也者，象也；象也者，象也；像，相似之谓也。"可见取象比类就是人们在思考问题的过程中取已知的自然之象或已知的事物类比于需要说明的问题。换句话说，是人们在思考问题时根据两个对象中某些相同属性（如水与血都是可以流动的）做参照对比，并取甲对象的某些与乙相同属性类比于乙对象，推导出乙对象也可能存在与甲对象相同的另一些性能。如古代医家在创立致病理论时观察到自然界"寒则地冻水冰"，医家们在探讨病因时将血液与水之冰冻类比推导出"夫邪之人于脉也，寒则血凝泣"，认为风寒致病的病理机制是"积寒留舍，荣卫不居"，导致"卷内缩筋，肋肘不得伸"；进而创作出古典疼痛理论："寒气人经而稽迟。泣而不行，客于脉外，则血少；客于脉中，则气不通，故卒然而痛。"不仅如此，医家们还抓着这一致病理论，推导出治疗方法，指出"善行水者，不能往冰；善穿地者，不能凿冻；善用针者，亦不能取四厥"；强调"故行水者，必待天温、冰释、冻解．而水可行，地可穿也"。进而类比，"人脉犹是也，治厥者，必先熨调其经……火气已通，血脉乃行"。古代医家创立的风寒致病与熨疗方案，含从火灸疗法发展起来的灸疗理论应该成为当今五花八门热疗仪器及腊疗、泥疗、沙疗的理论基础，可惜，当今医学理论界的学者们对于风寒致病的机理尚未展开研究。

除风寒致病外，《吕氏春秋·尽数》反映古代医家还采用"流水不腐"类比于人体气血运行创立痈病理论，后来发展为气血瘀滞理论；采用木质坚脆与人体皮肤腠理相参论证"五行之人"，结论说："人之有常病也，亦因其骨节、皮肤、腠理之不坚固者。"

殷商至秦汉时期，先祖们丰富的思维方式促进了原始中医学的发展。

三、原始中医学中的基础医学与临床医学概述

医学是研究人体生理、病因、病理、疾病的治疗与转归的一门科学，世界上不论

哪一个民族的医学，在起步与积累、理论的萌芽与演绎的过程中，都将不同程度地受到基础医学的支配与临床医学的影响。

我国原始基础医学的起步是从面部感觉器官开始的。有史料可考者，仰韶文化时期，人们在彩陶盆内描绘人面鱼纹时，人体面部耳、目、口、鼻的解剖部位就摆清楚了。到了殷商时期，造字的学者们在创作甲骨文中，明确告诉我们：他们已经深刻地认识到目之于色，耳之于声等人体感觉器官的生理功能，并造出了具有深刻情感色彩的惧（ ）、思（ ）、臭（ ）等字。上述解剖、生理知识成为原始中医学理论萌发、演绎的重要基础。殷商时期，造字者们出于造一个心字的目的，对人体心脏进行了反复解剖观察，除创"心之官则思"外，殷商时期人们认识到心脏底部的几条大经脉对全身起调节作用，围绕人体调节理论展开探讨。由此探讨人体调节理论成为原始中医学理论框架的核心，它经历了早期的心—经脉调节论，朴素的脑调节论，原始的气调节论，辩证的阴阳调节论；在人体调节理论中，人体经脉调节论是先秦医家们关注的重点，如春秋齐人根据心脏底部的四条大经脉创"心有四支"调节论，今本《素问·阴阳别论》"人有四经十二丛"反映了春秋经脉调节论；秦汉蜀地的十经脉调节论，楚域的十一经脉调节论，至两汉时期吸取天文、历法之周而复始理论及"天之道损有余而补不足"理论修订为十二经脉理论。医家们在创立经脉理论的过程中，结合临床对痛病病理的感知与体验提出了经脉"是动则病"的原始诊断方法；[7]在对经脉"盛则泄之"的临床放血疗法过程中，常因放血导致死人，总结出"欲以微针通其经脉，调其血气"，从而促进了针刺疗法的诞生。经脉理论指导中医临床两千余年。所叹，20世纪50年代以来，原始的经脉学说被曲解为经络学说，[8]严重影响了当今中医事业的发展，这一历史遗憾，不知何时才能纠正。原始中医学中的风寒致病理论，不知哪日才能被病理学家们、临床医学家们广泛关注与展开广泛研究。

原始中医学的临床医学，犹如一块刚刚剥开的，尚未雕琢的璞玉，淳朴无华。仅以成书于秦汉之交的帛书《五十二病方》为例，自1973年在长沙马王堆出土以来，研究之佳章屡见不鲜。学界公认，《五十二病方》"早于《黄帝内经》纂成时期，是现已发现的我国最古医方"[9]。书中载病名103个，医方含283治法。笔者分析：由于帛书残损，依《五十二病方》目录19～27、38均残损严重，无法统计治法，所以，上述283法，实出于42方。在42方中，许多治法难以考证，如《瘕》的第2、5治法，《睢》的第5、10治法都无法考证。且许多治法中又存在一方多法．如《胗伤》第2治方，本属热药水浴，但后文记载"……病不愈者，一入汤中即瘳（刮除）"，强调"瘳痈而新肉产"，说明在热药水浴治疗过程中还可采用手术刮除疗法。笔者从保存较好的42个方中统计：明确记载使用方法者294法，其中沃、洒、封涂、按药粉、外敷药及"以布约之"等计146法，占49.5%；属古典物理疗法（含熨、熏、水浴、火炙、灸）45法，占15.3%；采用物理疗法治疗疾病30种，占103个病名的28.1%，可见，在原始中医治疗学中物理疗法应用较广。在《五十二病方》中，内饮药62法，占21.8%，内饮药治疗疾病21个，治外伤、痉症、皮肤病等，占103病的20.3%，说明秦汉时期内用药的使用已在稳步发展。另有汗法5则，包含了治疗学中的整体观。

《五十二病方》中病名103个,纯属"内病"(含药物中毒者)仅13个,占12.6%,因其他疾病与外伤引起痉症者8个,可以看出在"内病"中人们首先关注的是痉症。属外科疾病和皮肤科疾病90个,占87.4%,说明在《五十二病方》中,外伤和皮肤病占绝大多数。

　　在《五十二病方》中虽然收载了一些远古的疗法如牛舐、脱肛倒悬吊、祝由等,但记载了6则手术治疗方法,在秦汉时期是极其先进的,这些手术都是可以重复操作的。如拔疣的方法是采用灸疗麻醉疣末,趁热拔之。治疗牡痔的赢肉亦是"疾炙热,把本小而盭绝之"。牡痔的第3治方指出:对大如枣的痔核,可"……剖以刀"。尤其对"巢塞朣者"的手术方法极为先进,采用新鲜狗脬(膀胱)"以穿籥,人朣中,吹之,引出,除以刀剡去其巢……"这则手术过程中除未交代麻醉方法外,其他内容一目了然。

　　《五十二病方》中所反映的原始中医学的临床医学史深深植根于临床医学实践之中,没有受到"哲学思想"的干扰,值得我们进一步探讨。

参考文献

[1] 钱超尘,贾太谊.《素问》王冰注的哲学思想及其他[J].中医文献杂志,2000增刊:9-15.

[2] 钱超尘,马志才.《灵枢》命名简考[J].中医文献杂志,2000增刊:26-29.

[3] 王洪图.《黄帝内经》研究大成[M].北京:北京出版社.1997:2531.

[4] 严健民.中国医学起源新论[M].北京:科学技术出版社,1999:83-90.

[5] 温少峰,袁廷栋、殷墟卜辞研究、科学技术篇[M].成都:四川社会科学出版社,1983,299-348.

[6] 五经四书·上册·论语·为政[M].天津:天津古籍出版社,1988:6-7.

[7] 严健民.中国医学起源新论.北京:科学技术出版社,1999:149-151.

[8] 严健民.中国医学起源新论[M].北京:科学技术出版社,1999:130-137,180-224.

[9] 马继兴,李学勤.我国现已发现的最古医方——《五十二病方》[M].北京:文物出版社,1979:179:195.

第一篇　论原始中医学思想萌芽

开篇词

当前中医学术界对医学史的研究步步深入，取得了可喜进展，但其研究内容多限于医药发展史或医学知识起源发展史或多限于秦汉以降中医药发展史，很少见到有关医学思想萌芽的论述。我个人曾错误地认为：中医学思想萌芽属于中医理论范畴，起步较晚；新人以来，当外治医学知识起源时，没有医学思想萌芽的支配，认识不到原始医学知识的起源与原始医学思想的萌芽本来就是一对"孪生的兄弟"。近年来，在李经纬教授的反复启迪下使我对原始中医学思想萌芽有了一些认识，并在中医学思想史研究过程中提出了原始中医学概念。但对原始中医学概念的内容认识有限，愿请同仁切磋，愿请学界廓清。

人类的思维活动是大脑神经细胞工作的结果。从人类思维发展史讲，它的条件之一就是人类的大脑不仅要进化到脑容量达到现代人（新人）水平，而且脑神经细胞的发育及功能的分化也必须达到现代人水平，其中最为主要的是远事记忆能力的增强。因此人类开始思考自己的疾病痛苦，开始产生"求治愈欲"的时限应在新人以来，即人类原始思维活动中的"求治愈欲"的产生，与人类早期的医事活动——外治疗法（主动寻找清清的溪流洗涤伤口）的时限是一致的。从另一方面讲，早期人类的思维活动是建立在实践基础之上的，是一种直观思维；人类的原始医疗实践反作用于人脑，丰富了人们对原始中医学的思考范围，促进了原始中医学思想的发展。既往认为医起源于圣、神、巫，中国人也崇此说，应予反思。

根据我国医学知识的起源与发展史分析：我们必须将中医学思想萌芽的时限放到"新人"以来的医事活动中去考查。

考古史料证明，仰韶时期我国先民的思维已具有许多特色，殷商时期先民们在甲骨文字的创立过程中所反映的推理判断能力成为中国人思考心—经脉调节理论的重要基础。心-经脉调节论发展至十一经脉理论后，又借助于天文、历法理论中的"周而复始"理论完善为十二经脉理论，是中国人的原始思维方式推进了原始中医学的发展。

中国人的思维方式和相应的历史条件迫使传统中医理论打下了一些不尽如人意的

时代烙印。我们的目的在于采取解构与重建的方法澄清各个历史时期的历史尘埃对于传统中医理论的干扰,还原中医理论的本来面目,促进中医理论在新的历史条件下按照医学发展的固有规律向更高层次发展。

第一章　新人早期外治医学思想萌芽概说

提要：我国考古史料证明许家窑人已发明狩猎工具飞石索，峙峪人已发明弓箭，这些发明提高了新人时期的生产能力和生活水平，证明新人们的大脑生理功能已进入一个新的历史时期，为积累原始生活经验、推进人类发展史创造了条件。从此，以远事记忆能力为基础的原始科学知识逐步被发现，原始医学知识在新人以来的人群中逐步产生，与此同时外治医学思想逐步萌发。

关键词：新人早期；外治医学知识起源；外治医学思想萌芽

我曾在《中国医学起源新论》中探讨过原始人类医学知识起源的必备条件，认定人脑组织结构的进化及人脑生理功能的进化是产生原始医学知识的基本条件，其中最重要者当属人类远事记忆能力的增强，原始医学知识的产生依赖其他原始科学知识的同步发展。并对元谋猿人至马坝古人数百万年的人类大脑发育情况进行讨论，排除了古人以远医学知识产生的可能性，将医学知识的起源断代在近5万年以来的新人时期，从而澄清了"有了人类的出现，就有了医疗活动"等诸多概念不清的认识。[1]

关于原始人类医学思想萌芽问题。此前，当李经纬教授约我参编"中医学思想萌芽"的时候，对于"中医学思想萌芽"概念我感到陌生，因为既往从未考虑此问题。当接触"中医学思想萌芽"词组的时候，甚至认为医学思想萌芽与医学知识起源无关；医学思想萌芽是与医学理论起源紧紧相连的；还错误地认为在医学知识的起源中没有医学思想的支配，现在想起我这认识是极其幼稚的。没有原始医学思想萌芽的支配，便不可能有原始医疗行为，便没有原始医学知识的产生。中医学思想萌芽应追溯至新人时期。

一、远事记忆能力的增强，是许家窑人原始医学思想萌芽的基础

在李经纬教授的反复启迪下，我个人在思想认识上有了进展，有所深化。现在我已理解原始医学思想的萌芽，是原始医学知识产生的基础；原始医学知识的逐步产生，丰富了原始医学思想产生的内涵；原始医学知识伴随着原始医学思想的产生而产生。

医学的萌芽与起源是一个笼统的概念，它包含医学知识的萌芽与起源及医学思想的萌芽与起源两个不同层次的概念。

医学知识的萌芽与起源，是人类早期对某些与疾病（主要是外伤）有关的一些事

例的感知，这些感知是建立在远事记忆能力增强的基础之上的，充满了直观的认识过程。比如新人时期的许家窑人，已不满足于数百万年以来的旧石器，他们为了生存，对前人生产的石质球状器进行分析，打制出重量在 100 克左右的小型石球，[2]证明他们的直观认识能力与抽象思维能力都有提高。小石球是原始狩猎工具飞石索的重要组成，它可以使人在较远距离飞打较大的猎物，提高了原始生产能力。许家窑人对社会活动及早期医事活动都有了较高层次的认识，由于他们积累的原始医学知识多了起来，为抽象思维提供了素材，他们在前人对外伤流血现象直观认识的基础上创造出"血"这个单词，到山顶洞人时期又有了"流血"词组的产生。"流血"词组的产生，证明人类能在直观的过程中用动态的目光观察与审视受伤伤口中血液的动向，因此才能用"流"这个单词来说明伤口处于动态的血，叫"流血"，因直观而产生的"流血"[3]词组在人类医学思想萌芽中具有一定的地位。从山顶洞人到裴李岗人，当他们能主动寻找清清的溪流洗涤感染了的伤口或者疖痈排脓后遗留在皮肤上的污染物，或者清洗慢性溃疡面上的硬痂的时候，其目的在于减轻痛苦，促进伤口愈合，这一"目的"便是医学思想的萌芽，它的实质是"求健康"，或称作"求治愈欲"。

二、原始医学知识的起源与原始医学思想的萌芽是"一对孪生兄弟"

早期人类因各种原因导致外伤的事时有发生，如肌肤破裂、流血感染、红肿热痛，这些比较容易为人们感知的病态现象，成为早期人类议论与口头传授的内容。如峙峪人已经发明了石矢，是他们已经创造了弓箭、标枪的物证，峙峪人时期经口头传承下来的原始文化的内容丰富起来，经口头传承的原始医学文化也丰富起来。由于弓箭、标枪的发明，峙峪人的生产活动范围扩大，劳动强度增加，因各种原因受伤的机会增多；与此同时，他们对疾苦的感知内容及对外伤的主动治疗方法也增多。如峙峪人以降的人们，当他们肌肤破裂、流血感染的时候，他们不仅可用手紧按伤口、压迫止血，而且还可能在止血之后，摘一片嫩绿的植物叶揉一揉贴敷在伤口上。到山顶洞人以后，人们还可能有选择地摘一片艾叶，或者紫苏叶，或者薄荷叶揉一揉贴敷在各类伤口上.人类的这些行为，都是在希望伤口早日愈合的基础上进行的。换句话说，都是在一定的原始医学思想指导下进行的，这种思想便是处于萌芽状态的医学思想。摘薄荷叶揉一揉贴敷在小伤口上是我小时候干过的事，薄荷叶敷伤口不仅可止血，而且有一种清凉感觉，具有止痛、消炎多重作用。山顶洞人至裴李岗人，他们完全具备了传授上述知识的能力，因此，他们的口头医学文化的传授内容日益丰富，他们掌握的原始医学思想也较多了。

从方法论讲，建立在直观思维基础之上所获得的原始医学知识在口头传授过程中，各人又将各人的经验加了进去，成为口头医学文化发展的重要途径。其间，深深包含着建立在直观思维基础上的原始医学思想的萌芽与发展过程。从这个意义上讲，原始医学知识的萌芽与起源及原始医学思想的萌芽与起源是一对难以分解的"孪生兄弟"。

三、直观思维是原始医学思想萌芽的重要途径

关于"痛"的感知与命名，同样反映了原始医学思想的萌芽与起源问题。比如具

有生理性质的早已为母亲感知的分娩痛，当产妇在分娩的关键时期牙关紧闭、面红耳赤、双手握物，大喊大叫的时候，在场的人们都会为之捏一把汗。胎儿一旦坠地，母亲松一口气，紧接着喜上眉梢。对于这样的情景，新人以前的人们是不大注意的，新人以后的人们只能认为是分娩的必然。实际上直至当今也没有医家将分娩痛当作病态处理。但是新人以来的人们对外伤流血中的巨痛感、对于痈肿过程中或者齿槽脓肿过程中的跳痛感（局部肿胀、压迫动脉）都能感知为病态。他们根据直接感受到的疼痛的轻重，或者眉头紧锁，或双手托着下颌，或者用手指轻轻抚抹肿胀的病灶，最终用语言表达，创造出一个"痛"的单词。当人们都能用"痛"来表达处于痈肿状态下的感受的时候，人们便会在看见对方用手托着肿胀的下颌时，问对方"你痛吗"？这种问话也是对他人痛苦表象的直观感知。人们对疾病痛苦的感知被口头医学文化传承下来，给"痛"命名大约是近三万年以来完成的。从医学发展史讲，"痛"这个单词的产生及"痛"所包含的医学概念，毫无疑问是人们认识上的深化，也反映了医学思想萌芽的过程。

我曾在《中国医学起源新论》中探讨过原始医学知识的起源过程，断定医学知识的起源，首先是治疗医学知识的起源；在治疗医学知识的起源中，首先又是外治医学知识的起源。因此在原始医事活动中，外治医事活动是先于内治医事活动的。比如许家窑人生了痈肿，在外出狩猎或采集中被尖石或者植物刺刺破排脓，促进了痈肿的愈合。许家窑人对于排脓与痈肿愈合的关系虽比前人感知多一些，但仍是一种朦朦胧胧的感知；山顶洞人、裴李岗人及其以后的人们，特别是他们中间对于痈肿比较留心观注的人们，当他们在患痈时，他们能够从直观中认识到或理解被尖状物刺破排脓后促进痈肿愈合的事实、并记忆（积累）下来，以后当他们患了疖痈，或者见到别人患了疖痈及疖痈成熟的时候，在求治愈欲的支配下他们便能主动地用一枚植物刺挑破脓头排脓，或者打制一小块尖石刺破脓头排脓。这种在求治愈欲支配下的行为，恰好证明了原始医学思想萌芽过程。从原始医学文化分析，由于原始医疗实践的积累，近两万年以来人们的原始口头医学文化也丰富起来。这一时期人们很可能在治痈的实践中创造了"刺""脓""排脓"这样的单词或词组，并将疖、痈统称为疡。在裴李岗人时期，"血"与"脓"的概念已经分离，这是医疗实践的需要，也是原始思维发展的必然，他们的抽象思维能力又向前发展了。

新人以来，由于原始外治医事活动不断传承，在传承过程中那些留心于外治医事活动的人们又将自己的经验不断加了进去，使外治医事活动不断积累与丰富起来。由此我们推断，至裴李岗人时期，外治疗法的内容已有植物叶贴敷、水洗、火灸、刺痈排脓了，原始医学思维更加丰富。

从生理学讲，我国先民关于"目之于色""耳之于声"的认识是很早以前的事，如山顶洞人他们已有可能在有意无意中、在似理解非理解中"注意到目"的生理功能，这种"注意"具有顿悟性质，不久又消失了，忘却了。山顶洞人以降至全新世的人们，他们有点像现在3～4岁的小孩一样，对许多事情都想问一个为什么，但又很难得到他人的回答，他们只能在"注意"中观察事物的发展，摸索事物的真相，行程十分艰辛。也许就在这一时期，有人对自身的最为一般的生理现象"做过一些实验"，如当他们从强烈的阳光下走进黑乎乎的山洞时,感到眼前一片漆黑,并本能似的摇摇头,或本能地用手揉一揉眼球。当在山洞中紧闭双眼,多站一会儿后再睁开双眼,眼前又明亮起来,人们的这一行为似乎在于探讨"目之于色"的生理功能。当人类能够采用这种直观的方法主动注意与观察自己身边的自然现象与生理现象的时候,他们对于"目之于色"的认识便深化了一步,作为基础医学知识的生理学已处于萌芽状态了。历史发展至仰韶文化时期,当人们在陶盆内绘制人面鱼纹的时候,人们已在研究人体面部器官及面部形态了,这些器官中包括耳、鼻、目、口等。人面鱼纹盆证明,绘制彩陶盆的工艺师似乎已经掌握"目之于色""鼻之于臭""耳之于声""口之于味"或"口之于言"了,原始的人体生理知识又向前发展了一步。

我国考古史料一再证明,从万年仙人洞时期到龙山文化时期,正处于中全新世(距今8000~3000年)的气候温湿期,[4]这一时期正是我国种植农业迅猛发展时期。与此同时,家庭驯养业、制陶业、编织业、纺织业、印染业、冶炼业等原始科学事业相继发展,人们在诸多行业中劳动,各有各的心得,各有各的创造,当他们坐在一起各讲各的体会时,这便是人类远古的口头传授文化。不难推断:在仰韶至龙山文化时期,由于原始科学知识的积累,促进了人们对有关问题认识上的深化。仰韶文化时期,我国的口头传授文化已可分作原始种植农业口头传授文化,制陶技术口头传授文化,造房技术口头传授文化,以及制井、编织、纺织等等口头传授文化。这些口头传授文化存在的可能性,都先后为浙江的河姆渡遗存、西安半坡遗存以及其他仰韶、龙山文化证实,原始科学知识的发展为原始医学知识及原始医学思想萌芽提供了可能。各类原始科学知识的起源与发展都是通过言传身教传承下来的,各类科学思想的萌芽与发展也是通过言传身教传承下来的,原始医学思想的萌芽与发展遵循这一规律。

参考文献

[1,3] 严健民. 中国医学起源新论[M]. 北京:北京科学技术出版社,1999:4-10,19.

[2] 中国历史博物馆. 简明中国历史图册·原始社会[M]. 天津:天津人民美术出版社,1978:39-41.

[4] 王会昌. 中国文化地理[M]. 武汉:华中师范大学出版社,1992:24-26.

第二章 殷商时期原始中医学理论萌芽概说

提要：殷商时期，我国先民在甲骨文字中记下了许多基础医学知识，最为重要的是殷人完成了心脏的大体解剖，知道心内有七个孔窍，心脏底部有几条大经脉，并推导心脏是主思维的。因而自殷商起，殷人已在直观思维、推理判断的过程中对原始中医理论提出了一些看法，由此原始中医理论框架的构建已经起步。

关键词：殷商时期；直观思维；推理判断心—经脉调节论

医学起源、发展与人类生活息息相关，早已为人们重视与共识。但对医学思想萌芽问题，特别是对于人类早期医学思想的萌芽问题讨论甚为少见。我在前文中对新人以来原始医学知识的萌芽与起源及原始医学思想的萌芽情况已作初步探讨。不难看出，原始医学思想的萌芽是一种简单的"求伤口愈合"思想，是建立在直观方法论基础之上的。

殷商时期，我国原始中医学已步入医学理论萌芽时期，其重要标志是比较系统、成熟的甲骨文问世；在甲骨文中关于解剖、生理知识较多，是探讨中医理论起源的好素材。殷商时期医学理论的萌芽可从以下几方面探讨。

一、直观思维促进了殷商医学理论萌芽与发展

直观思维是人类通过远事记忆能力积累原始知识的一种重要的思维方法，这种原始的认识方法在科学知识不发达的殷代乃至当今仍然占着十分重要的地位。

自20世纪40年代胡厚宣先生从卜辞中探讨医学史料以来，佳作不少。温少峰、袁廷栋著《殷墟卜辞研究》，为我们从临床知识中探讨中医学思想萌芽提供了可靠的史料。温袁二氏在科学技术篇第七章"医学"中首先从10个方面探讨了与疾病有关的一些问题，随后归类疾病病名34种，涉及殷人给疾病的命名问题。从总体上讲，殷人已认识到疾病可分作"内病"与"外病"。换句话说，殷人对"内病"已有一定认识，这一点在人类对疾病的认识史上具有意义，但殷人给疾病的命名仍属"直观认识"范围。

给疾病命名，是人们对疾病认识上的深化，是对千差万别病症归类的需求。殷人对疾病的命名法主要靠"直观分类"，如依局部解剖部位的命名方法，即病在什么部位，就依那一解剖部位命名，如疾首（病在头）、疾目、疾齿、疾足等计16种，占47%；依直觉感知临床表现给疾病命名，如腹不安、疾软、疾旋等计11种，占32%。

略加分析，后者并不是简单的"直观"命名。在依临床表现给疾病的命名中，疾👁、🦷、奶执等都是对肌肤表面疾病的"直观"命名，而腹不安、疾软、疾旋、疾心等属内科疾病，命名者们对内科疾病的认识，肯定有一个临床经验的长期积累与推理判断问题。叉如夋是指腹内肿块，它与腹不安有别，因此另立一名，说明殷代医家思维过程比较复杂。在 34 种疾病中酒精中毒、小儿疾、妇人疾、疟各一例，其中"疟"统指症状暴疟的流行疫疾，都表明殷商医家的直观认识过程。以上仅从殷商疾病命名分析，直观思维是殷人思考与疾病有关问题的重要思维方法。

二、推理判断是殷商医学理论萌芽的另一个思维方法

历史从远古走来，发展至殷商时期，原始医学思维的萌芽已走向比较高级的层次，已可从人体生理学的产生及疾病命名两个方面比较清楚地感知了。

从考古史料分析，我国的原始生理学知识大约发端于仰韶文化时期，突出表现在先民对五官生理功能的感知与重视。在甲骨文中反映五官生理功能的文字较多，但未见与五官有关的解剖记录．这是中国人体解剖、生理史的一大特色，它证明在我国相当长的一段时期人体生理知识是领先于解剖知识的。从视觉功能讲，萌芽于山顶洞人前后人们对视觉功能的感知过程，成为原始中医学思想的滥觞之一。到人们创造甲骨文时，五官生理功能跃然纸上。如目字描绘为👁或👁，造字者们在此基础上创造一个见字作👁或👁，从目从人，突出了目的作用，它是人们探讨视觉功能时认识到"目之于色"的见证。五官中的耳，甲骨文描绘为👂和👂；造字者们在探讨听觉功能时创造出一个听字作👂或👂，从耳从口，论证了"别人从口里说出话来，我是用耳朵听见的"道理。殷商时期的造字者们在创作鼻字时，大约进行了许多推敲，最后在"会意"思想指引下，采取人们常用的用一个指头指着自己的鼻子称自，代表自己，因而鼻字作👃（自）；当造字者们探讨鼻的生理功能时，并未简单地沿袭"见"字与"听"字的造字方法创作"臭"字，而是采用了比较生理学的方法，将人的嗅觉与狗的嗅觉相比较，通过观察与推理判断，得出狗的嗅觉比人的嗅觉灵敏的结论后，造出一个臭字作亯，它从自从犬，至今仍然使用。可见殷商时期人体五官生理功能已经建立，它是建立在推理判断基础之上的。在中医基础理论中"目之于色""耳之于声""鼻之于臭"的思想占着相当地位，中医对五官生理的认识至晚源于殷商是没有问题的。

尤其值得注意的是，殷人还在那样简陋的条件下，创造出了具有深刻思维内含的表明恐惧心态的惧字作🙀，这个🙀（惧字《遗珠》565），从双目从人，描绘的是人们在紧急状态下，对远方威胁自己安全事物的关注，表现为昂首张双目，身躯软弱，神态清晰，惊恐之状，历历在目。这个🙀（惧）字，后来发展的瞿或懼，将惊懼与心理活动联想起来，它是更高层次的推理判断的结果，🙀成为后世"心惕忕"理论与"恐伤肾"理论的滥觞。

在甲骨文中看不出人们对大脑的解剖，也没有创作出一个脑字。但有几个字反映了人们对大脑生理功能的推导性认识。如反映颠、顶的字有🦴、🦴等，反映头颅、首的字有🦴、🦴。后一个🦴字许多学者释读作思。[1][2][3]有一则卜辞中载🦴（《殷墟文字缀合》380），它是在🦴的基础上创作的。笔者在《中国医学起源新论》中释作思，🦴（思）的创作过程是造字者们经过多方观察与推理判断之后对人们在思考问题时常用手抓后脑壳行为表象的描绘，它深刻描绘了人们进行思维时的行为表象，表明脑主思维，它属大脑生理功能的记述，成为秦汉时期人们对大脑进行解剖、创作脑字及颅底解剖的先驱，成为秦汉时期中医理论中的"伤左角，右足不用""维筋相交""跷脉"理论及"髓海"有余、不足理论的重要源头。[4]

在殷墟卜辞中的临床医学内容主要表现在疾病的命名方面，前文我们分析到依疾病临床表现给疾病命名问题，它需要关心诸病的人们积累更多的有关知识并通过推理判断之后方可给予命名。最具意义者是蛊和祸风，涉及病因，蛊和祸风的命名方法，对后世影响深远。

推理判断是殷人在比较丰富的临床医学知识及生理知识基础之上认识与开创中医学理论的有效方法。

三、对心脏进行系统解剖、直观推导是建立"心主思维"及经脉理论的重要方法

对于中医理论有着重要影响的"心之官则思"理论，过去认为源于战国，其实不然，它在殷商时期早已形成，它渊源于远古人类对心脏的感知与返想，它是殷商时期人们在心字的创作过程中的结果。在殷商以前的一段相当长的时间内，人们对心脏在人体内的解剖部位及心脏有节律的跳动情况大约已有一定的认识，其认识的来源可能是对动物的活体剖杀，也可能是权贵们对奴隶任意屠杀过程中所观察到的。到了殷商时期，当文字创作被推上历史舞台的时候，当人们需要记述与心脏有关的一些感知的时候，创作心字的迫切性便摆到了造字者们的面前。殷商时期的造字者们出于造字的目的，对人体心脏进行了长期、反复的解剖与观察，至商纣王时期，他们弄清了心内有七个孔窍，孔窍间有两组瓣膜存在，瓣膜有向上与向下之分。在心脏底部的心包膜之外还发现有粗大的经脉通向全身，后来被证明为四条大经脉。[5]在殷商的200余年间，人们先后创作五个心字，最后一个心字作🫀，它表明这时的造字者所描绘的是心内瓣膜向下（左右房室瓣）及心脏底部有大经脉通向全身的含义，可见殷商时期的造字者们对于心脏生理功能的认识不出于简单的直观，而是建立在人体解剖学基础之上的。准确点讲，是建立在人体心脏解剖基础之上的，这与两千年后中世纪西方医学派创立西医理论的方法是一致的。当我们将纣王讲的"吾闻圣人心有七窍"稍做分析：圣人，即有学问的人，强调有学问的人是用七个"心眼"在思考问题，可见"圣人心有七窍"的说法其实质就是"心之官则思"，成为后世中医基础理论的重要组成部分。

应该指出，在秦汉中医基础理论中处于十分重要地位的经脉理论深深扎根于基础医学理论之中，与甲骨文心（🫀）字具有十分明显的渊源关系。起源于殷商时期的

心-经脉调节论，春秋时期发展为"人有四经说"，到两汉时期发展为十脉、十一经脉说和十二经脉说，成为中医人体调节理论中的主纲，可惜上述发展过程为历代医家忽视。

我国的人体解剖起源于殷商，它是对心脏的解剖，三千多年前的殷人对心脏解剖掌握如此之细、之准，是同时代的任何民族无法比拟的。一方面说明了殷商学者们对心脏生理的重视，另一方面证明殷人抓着了"人体调节理论"这一核心问题。起源于殷商时期的心-经脉调节论不同于当今的"经络"，时值今日，经脉调节论仍有许多问题值得探讨，仍然具有很强的生命力，有待于中国当代的医学理论家们、临床医学家们共同努力挖掘。

关于殷商时期的医学理论萌芽问题，我们已从三个方面进行了探讨。总体讲：殷商时期的医学知识除宫廷外，还广泛分散在殷商民间。由于殷商朝政重巫术而不重医药，散失在民间的原始医学知识尚无条件集中于少数知识层次较高的人手中。到了两周时期，朝廷设医师之职，主管全国医事，为积累民间医药知识创造了条件，同时也为创立中医理论创造了较好条件。

我国中医理论的产生和其他民族医学理论的产生一样受原始思维方法的影响。中国传统文化中的取象比类、天人合一（人与天地之自然因素相参）都属原始思维范畴，加之中国的格致思维、原始辩证思维都成为推动秦汉中医理论发展的重要原因。

参考文献

[1] 李学勤. 西周甲骨的几点研究 [J]. 文物, 1981（9）: 7-10.
[2] 胡厚宣. 甲骨文与殷商史. 第二辑. 第353页.
[3] 陈梦家. 殷墟卜辞综述 [M]. 北京: 科学技术出版社, 1956: 327.
[4] 严健民. 秦汉颅脑解剖在《内经》医学理论创立中的作用 [J]. 自然科学史研究, 1995（2）: 162-167.
[5] 严健民. 中国医学起源新论 [M]. 北京: 科学技术出版社, 1999: 58-60.

第三章　论原始中医学的思维特征

提要：原始中医学讲的是土生土长在中国的医学及其思想的起源发展过程，它包含新人以来至今本《黄帝内经》成书以前数万年间中国医学的发展概貌。医学知识的起源是有思想做指导的，中国人最初的医学思想是简单的"求治愈欲"，它和医学知识的起源是一对"孪生的兄弟"。

直观思维是新人时期人类的共同规律，是建立在远事记忆能力基础之上的。

推理判断能力的获得是人类思维进入高层次的表现，它需要人类积累丰富经验，我国殷商先民推理判断能力已经较为成熟了。

新人以来的中国人早已养成锲而不舍的穷究精神，是穷究精神支配着殷商至两汉先民经过千余年的努力完成了经脉调节论。

中国人所建立起来的独特的相对对立概念及取象比类思维方式来源于生活，指导了原始中医理论的发展。

关键词：原始中医学；思维特征；直观思维；推理判断；相对对立概念；取象比类

何谓"原始中医学"呢？任何事物都有起源与发展过程，传统中医学亦如此。在传统中医理论尚未形成以前，或曰在今本《黄帝内经》尚未成书以前，由此上溯至原始医学知识与原始医学思想同步起源时的数万年间，我称之为"原始中医学"。它是土生土长在中华大地的医学，是秦汉以降传统中医理论的先驱。阐明原始中医学的思维特征，有利于我们揭示中国医学的起源与发展，愿学者们都努力恢复中国医学的本来面目。

从人类发展史讲，自猿人起我国人类已有200万年的历史。一般来讲，人类进入猿人时期，已具有了一定的思维能力，否则就不可能打制出第一块石器。但是猿人期间，不论早期猿人还是晚期猿人，他们的思维能力都很有限。大约30万年前，猿人进化为古人，至5万年前古人又进化为新人。古人类学家们对人类进化过程的划分除依据骨骼、体态的进化外，还有重要的一面，就是神经系统及大脑的进化，就是语言、记忆、思维的建立。中国的新人们如距今5万年左右的许家窑人创造了飞石索，2.8万年前的峙峪人发明了弓箭，距今2万年左右的山顶洞人采用多种工艺制作出十分精细的、可以缝制皮衣的骨针。足见新人以来由于人类大脑进化到一定水平之后，远事记忆能力增强，为积累原始生活知识创造了条件。原始生活知识的积累丰富了人类的思维内容。人类的早期思维主要是建立在直观思维基础之上的。现在让我们对原始中医学的思维特征做些探讨。

一、关于原始医学思维问题

既往人们很少将医学知识的起源问题与人类进化史及人类思维进化史结合起来考察，那是因为建立在考古学及古人类学基础之上的人类进化史，人类思维进化史都起步较晚。历史进入20世纪80至90年代，我国古人类学家们纷纷利用考古资料著书立说，将我国古人类进化史、人类思维进化史之内涵不同程度地展现在人们面前，为我们探讨我国医学知识的起源及原始医学思维问题提供了可能。

原始医学思维的出现，是建立在人类远事记忆能力增强基础之上的。而远事记忆能力的增强，根据我个人的考察是近5万年左右，是古人进化为新人（如许家窑人）的一大特征。假如许家窑人没有远事记忆能力，他们就不可能将狩猎中的经验积累起来进行总结提高，发明飞石索。

原始医学思维的出现与早期人类原始医事活动有关。如人类对水的认识过程，早期人类对水的依赖如渴了要寻找水喝，那是一种本能行为；人类在生存活动中，难免掉入水中，最初掉入水中的人或冻或溺，九死一生，人们十分恐惧；当人类的大脑进化到可以积累经验，并从经验中认识到流水与静水、深水与浅水的时候；当天气炎热的时候掉入浅水中能体会到舒适感觉的时候，人们开始认识到水并不可怕。甚至当天气闷热时，便主动寻找浅水跳入水中以求避暑。当某些患有各类感染或者患有各种皮肤病的人们跳入水中避暑（浸泡）的时候，那些存在伤口的地方或痒或痛，并用手去摸去搔，或者剥掉已经泡软了的痂壳，这些举动无疑对于各种伤口的愈合是有益的。[1]当人们的上述实践经过积累与传承之后，至山顶洞人、裴李岗人时期，人们终于可以理解清清的溪流对伤口愈合是有益的，后来当人们伤口感染，经久不愈时，便在"求治愈欲"的支配下主动寻找溪流蹲在水旁洗涤……人类的这种在"求治愈欲"的思想支配下的主动行为包涵了原始医学知识的积累与原始医学思想萌芽的双重过程。所以我们说：原始医学知识的起源与原始医学思想的萌芽是一对"孪生的兄弟"。

二、直观思维——原始中医学知识萌芽的基础

前文讲到人类对水的认识过程从始至终贯穿着直观思维过程，其实直观思维是新人以来人们认识事物的总体特征。新人们离开了他们亲身经历的事物就无法借用推理判断方法认识事物，如许家窑人中的男子汉们，当他们在外出狩猎时，碰到一些小的野兽，如兔、野猫、狐狸等便顺手捡一块石头打去，有时也可打着猎物；当寻找不到石块时，有时也可能顺手拔起一株小植物连同带泥土的植物一同甩出，发现较重的植物兜在前，也可打着猎物；但刚拔的植物兜易破散，且打击力量不大，许家窑人的男子汉们在上述直观思维的启迪下，为方便狩猎，便在平时用黄泥捏作一团，中间夹以树枝或藤条，待泥土干后，使用起来投掷较为顺手，也可打着猎物。但泥团易破，打击较大猎物难以致死，于是他们想到石质球状器，不知经过多少代人的努力，小石球

终于在许家窑人手中诞生了，狩猎用的飞石索终于在许家窑人手中诞生了。[2]

其实，许家窑人以降的人们如峙峪人、山顶洞人、裴李岗人等他们对各类外伤中的疼痛、对痈肿、齿槽脓肿所致跳痛的认识过程，给痛命名过程，他们给伤口中流动着的红色血液的命名叫"流血"等都是在直观思维过程中感知与命名的。我分析过山顶洞人以降的人们对于"目之于色"的认识过程：当他们从强烈的阳光下走进黑呼呼的山洞时，感到眼前一片漆黑，本能似的摇摇头或用手揉一揉眼球。当他们在山洞中多站一会儿以后，眼前又明亮起来，或者顺着某一缝隙射进来的一束光线望去，便感到这束光线给山洞带来一线生机。上述过程，都是采用直观方法主动注意与观察自己身边的自然现象及生理现象的，他们的目的似乎在于探讨"目之于色"的生理功能，人们对"目之于色"的认识深化了，从医学理论讲，作为基础医学知识的人体生理学已处于萌芽状态了。

我们说直观思维是新人以来人们认识事物的总体特征，在科学知识不发达的殷商时期人们的直观思维仍然占着十分重要的地位。甲骨文史料告诉我们，殷人已给疾病命名34种，已有"内病"与"外病"之分，但在多数情况下它仍属于直观认识范畴。如依局部解剖部位的命名方法：疾首、疾目、疾齿、疾足；属于内病的命名，如腹不安、疾软、疾心等。[3]殷人对于内病的认识多数是从临床表现中依直观感知而命名的，

直观思维在原始中医学知识的积累与发展中起着重要的作用。

三、推理判断——殷商创建中医理论的基础

人类的思维有一个发展过程，是以大脑解剖及大脑生理功能为基础而发展的。如果人类单凭直观思维认识世界，那么人类就无法改造世界。原始人类由于在直观下感知，将感知的知识积累起来，又在直观下将感知记忆而积累起来的知识进行比较，在比较中获得新的领悟，这就是直观思维的全过程。假如人类的原始思维仅停留于"领悟"而不在"领悟"的基础上做推理判断工作，那么人类的思维就会停滞不前，世界上的事物就不可能向前发展。

原始人类从何时开始才具有了推理判断的能力呢？从整个人类的发展史讲，由于各氏族处于人类发展的阶段不同，他们所积累的原始知识的数量不同，他们所掌握的原始知识的层次不同，因而他们进入推理判断阶段的时限不同。在中国，以吴越、中原文化发展为例，属百越范围的河姆渡遗址曾出土过人工种植的水稻，说明我国的种植农业在七千年前已有了一段相当长的发展史了，许多学者推导我国的种植农业大约起步于全新世早期，与传说中神农氏所属年代大体一致，已有近万年的历史。笔者认为：这一推导，与河姆渡人工种植水稻的发展里程应该是一致的。不仅在水稻，而且还有原始纺织、编织、房屋、水道运输等许多反映原始科学水平的遗存，[4]都证明河姆渡人的思维早已从直观思维中解脱出来。在河姆渡人以前人们已经积累了较多的原始生活知识，已经具有了推理判断的能力。我国素以陶器著称，考古史料证明我国的红陶史已有八千年，著名的仰韶彩陶文化在世界文明史上应为首屈一指。彩陶所代表的不仅是陶器史，彩陶之彩色图案是原始社会中华民族先祖们所创造的丰富的文化内涵的集中体现，它反映了人们的推理判断的能力是很强的。但由于历史的原因及医学发

展的特殊性,在考古史料中尚无史料证明河姆渡人时期,仰韶文化时期我国的先民们已在原始医疗实践中,采用推理判断。历史跨越数千年,至殷商时期,殷人为我们提供了有力的证据。

在传统中医理论中,"心之官则思"早已成为真理。一般认为它产生于秦汉,其实它产生于殷商。殷商时期由于各类原始科学技术的迅猛发展包括冶炼、青铜铸造等高科技技术的发展,对文字提出要求,促进了甲骨文的诞生与发展。应该说殷商甲骨文的创造与逐步规范化,是在数千年陶纹符号及陶文发展的基础上发展起来的。每一个甲骨文字的创造,几乎都包涵了造字者的推理判断。殷商时期,人们对心的解剖部位早有"目染",在反复的"目染"中,对心的生理功能也开展了推导,于是人们有了造出一个"心"字的迫切要求。由此出于造字的目的,造字的人们对人体心脏开展了有目的的反复解剖,先后造出了五个心字,甲骨文中出于不同时代的五个心字证明了殷人在200余年的解剖实践中基本摸清了心脏内外的解剖结构特征。[5]结合纣王"吾闻圣人心有七窍"的分析,那时的人们已将人的思维功能赋予心脏了。这种"赋予"没有实验依据,是建立在"人有思维能力,心脏有搏动,当心脏停止搏动,人的思维能力也停止"基础之上的。从思维方法讲,纯属推理判断,因此我们说推理判断是殷商时期创建中医学理论的另一个思维方法。

四、格致、穷究精神促进了殷商至两汉中医学理论的形成

我国古代有一种学术思想支配着人们的言行,这个学术思想就是格物致知,就是穷究精神。一般认为格致思维产生于两周,其实不然,进入新人以来,我国先民就养成了对未知事物穷追到底的格致精神。试想5万年前的许家窑人如果不从顺手捡起的石块打猎物中,不从顺手拔起的植物蔸投掷猎物中,不从黄泥团块飞打猎物中穷究狩猎的道理,能够凭空发明飞石索吗?峙峪人如果不对树枝、竹茎的弹力进行穷究以及无数次的实践能凭空制造石矢,发明弓箭吗?山顶人如果不在"格致"的思维过程中追索,能够采用原始综合工艺制作出可以缝制皮衣的骨针吗?早在数万年前中华民族的先祖们就在征服自然的斗争中养成了对事物的格致与穷究精神。

从传统文化分析,格致思维首见于《礼记·大学》:"致知在格物,物格而后知至。"说明了对事物的穷究根由。春秋鲁国的孔夫子十分注重穷究,"学而不思则罔,思而不学则殆""多闻阙疑,慎言其余"[6]以及"疑思问"[7]等等都充分反映了孔子的严格治学与穷究精神。"易穷则变"(《周易·系辞》)、"穷天地,被四海……矢志不渝"(《管子·心术》)都是中国先民们穷究精神的写照。假如用格致精神来考察我国殷商至两汉中医学理论的发展情况,不难看出:是格致与穷究精神支配着先民们、医家们抓着人体调节理论不放,进行了长达千余年的、锲而不舍的追求。

我国的人体心—经脉调节理论,源于殷商末期人们对心脏的生理功能及心脏底部几条大经脉的认识,到春秋齐景公时,便有了"心有四支,故心得佚焉"[8]之说;春秋人有四经调节理论继续发展,丰富了经脉主病内容,发展为十脉[9]及指导灸疗的十一经脉理论;[10]两汉时期经脉学家们又借天文、历法中的周而复始理论完善经脉学说,发展为"循环往复、如环无端"的十二经脉理论。在十二经脉理论完成之后,医家们又

结合临床取自然界的风寒可使水结冰之象，类比于经脉中流动的血液进行推导，从此经脉理论与风寒结合派生出"通则不痛，痛则不通"等疼痛理论，指导临床数千年。因此我们可以说殷商至两汉的千余年间是格致与穷究精神促进了心脏大体解剖的完成，促进了人体经脉学说的诞生，促进了两汉中医理论的深化、发展与形成。

五、原始相对对立概念在中医思想萌芽中的地位

我们的祖先进入新人以来，在"日出而作，日入而息"的习俗中，在旱涝交替的变迁中，在风雨寒暑及春萌秋杀的生活环境中领悟到许多相对对立事物的存在，并逐步形成了一些相对对立的概念，如发明弓箭的峙峪人他们对于坚柔、锐钝、曲直的相对性质领悟较多。距今六千余年的半坡人在陶器上留下了许多陶文，如↑、小、朳、米、丩[11][12]等等都具有浓厚的相对对立概念的性质。

原始人类在对自然界直观认识的过程中建立起来的相对对立概念，后来发展为辩证思维，大禹治洪水时吸取先人的治洪经验，从"堵"改作"导"，成功地将洪泛引入江海，充分显示了禹的辩证思维才能。在传统文化中如诗、书、易、礼及诸子著作中辩证思维的内容十分丰富。将辩证思维引入医学首见于《周易·噬嗑》："噬肤灭鼻，剩刚也。"《左传·僖公十五年》"阴血周作，张脉偾兴，外强中干"，以及秦医和的六气致病理论都是先辈们采用辩证思维探讨医理的尝试。在仓公二十五诊籍及八问中，仓公熟练地利用阴阳学说解释了许多生理病理现象，成为传统中医理论中的重要组成部分。一般认为仓公诊籍早于《内经》，是自司马迁以后没有他人更改、修饰的原始医案，具有重要的医史学意义。考古史料证明：长沙马王堆出土的两种十一脉灸经及《五十二病方》《养生方》等许多医理的建立都充分显示了辩证思维的能力。江陵张家山《脉书》《武威汉代医简》，无不包含着先辈们采用辩证思维观念建立医学理论的内容。今本《内经》中的"阳予之正，阴谓之主""阴在内，阳之守也；阳在外，阴之使也"以及"阴平阳秘，精神乃治"成为两千余年来中医辩证思维的核心。由原始相对对立概念发展而来的辩证思维，不仅为创建原始中医理论提供了可能，而且是建立传统中医理论的重要思辩武器。

六、原始思维——取象比类在中医学思想史上的重要地位

原始思维指的是原始人类发展到一定阶段后所获得的一些思维能力，它是建立在大脑解剖结构与大脑生理功能逐步进化基础之上的。早期人类如30万年前的猿人他们的思维能力都比较简单，30万年以来当人类进入古人阶段，人类的思维能力有了发展，但仍很原始。人类发展至近5万年的新人时期，由于远事记忆能力的建立，为积累原始生活知识提供了可能，于是思维能力有了飞速发展，因而一般来讲人类的原始思维是指新人以来人类在思维过程中所表现的一些特征而言。由此我们可以界定，原始思维指的是近5万年以来的新人们对周围事物展开思维过程中的思维方式，如直观思维，是建立在人类对周围变化着的事物的直观感知基础之上的；当人类对自身的生理现象如死亡、情感、思考问题等有了一些粗浅的认识以后，他们又将人类的这些生理现象推断到天上的星辰、地面的动植物，认为它们都如同人类一样有生命、有情感，这就

是法国学者列维·布留尔的人类的原始思维——互渗律,可见原始思维除直观思维外,还具有拟人化的思维内涵,具有类比、比拟、比照等性质。我国有学者认为,人类发展的早期阶段存在着"以我观物,故物皆著我之色彩"的"移情观",将"移情作为一种自发的普遍的对外界事物的态度,已成了原始人类所特有的一种思维方式",这一认识与"互渗律"一致。

在我国古代没有原始思维这个名词,但从传统文化分析,中国古代的许多思维方式充满了原始思维的性质。我们注意到人类思维进化史的独特性,建立在远事记忆能力基础之上的原始思维进化史表明:当他们足以记忆父辈和祖辈的许多生活情景、警言、遗训的时候;当他们能够记忆梦境中父辈们的许多言行的时候,他们不可理解,感到了神秘,由此推动了人类的思维过程,引发了幻想,进而产生了图腾崇拜,后来又有了神灵思维的产生,构成了中国式的原始思维。人类原始思维的"互渗律"及"移情"现象,大约就产生于这一时期。在我国传统文化中,有一种思维方式叫取象比类,是中国人原始思想的集中表现之一,它不同于互渗律。

什么叫"取象比类"呢?《周易·系辞》讲"是故易也者,象也;象也者,像也;像,相似之谓也"。孔颖达疏曰:"谓卦为万物象者,法像万物。"可见,取象比类就是人们在思考问题的过程中取已知的自然之象或已知的事物类比于需要说明的问题。换句话说,是人们在思考问题的过程中根据两个对象某些相同属性(如水与血都是可以流动的)中取已知甲对象的某些已知属性类比于乙对象,推导出乙也可能存在与甲相同的另一些性能的一种思维方法。可见"互渗律"是将人类的情感等比拟于他物,取象比类则是将已知的事物通过类比、推导,用于需要说明的问题,因而我国的取象比类比法国的互渗律要高一个层次。取象比类在我国有一个发展过程,如"仰则观象于天",除了可以弄清"天"的某些规律外,也为利用"天象"(如北半球可见的北斗七星现象及金星之春启明,冬长庚现象)类比于人事积累了知识。当人们根据许多植物春萌、夏长、秋收、冬藏规律总结出"天地欣合,阴阳相得……草木茂""天地之道,万物自然"及"天地之道,寒暑不时则疾"等一系列朴实无华认识的时候,取象比类为进一步认识事物(含医理)创造了条件。取象比类在中国传统文化中使用频率很高,《诗》《书》《易》《礼》《春秋》诸子百家均广泛采用。在《内经》理论的形成过程中,依取象比类说明人体生理病理的事是很多的,以下仅从三个方面做些介绍。

1. 取已知的天象、历法知识与人体生理、病理相参

《素问·阴阳应象大论》讲:"地气上为云,天气下为雨;雨出地气,云出天气。"这是当时已知的气象学知识,古人在这里将已知的气象变化过程类比于人之生理,指出:"故清阳出上窍,浊阴出下窍;清阳发腠理,浊阴走五脏。"这里的"清阳"指五谷在胃中腐熟之后的精微物质,"浊阴"指胃肠中的食物残渣,并将"清阳"类比于"天气",将"浊阴"类比于"地气",在古人看来利用"天气"和"地气"之变化规律,比较合理地解释了消化生理及体内某些新陈代谢的规律。历代学者认为这种比拟是合理、成功的。《素问·六节藏象论》在讲古历法理论时说:"……日行一度,月行十三度有奇焉,故大小月三百六十五日而成岁,积气余而盈闰矣。"这是已知的古四分历历法理论。在这段文字中按古四分历大小月推算应为"三百五十六日而成岁(或三百五十五日)",因而才产生"积气余而盈闰"的十九年七闰制。古历法中的盈闰理论即有余不足理论或损有余而补不足理论,被《内经》中广泛采用。在《内经》成书的数百年间,各篇作者采撷了当时的许多科学成就类比于医理,取得了很好的效果。"五脏者,所以参天地、副阴阳而连四时"就是将已知的某些天地之自然现象及四时变化规律类比于五脏生理功能提出来的。历代学者都将上述诸多内容视作传统中医理论中的"天人合一整体观"。近些年来,持中医理论"天人合一整体观"者认为,天人都有相同的内涵因素,相同的情感,或曰"人和宇宙都是由"元气"组成的"。持这种观念的学者没有阐明"元气"的本质,也不可能阐明"元气"的本质,更不可能阐明"宇宙的元气"与"人体的元气"有什么不同。用现代科学知识分析,天人都由相同的"元气"构成说是站不住脚的。且历代学者在处理"天人合一整体观"中,对于"天人合一""天人相应""天人感应"未作区别,将其统称为传统中医理论中的"天人合一整体观",这种含混的认识是不切实际的。从《内经》中的许多资料分析:"天人合一"应指人类在长期的进化历程中,每向前发展一步,都接受天地之自然现象(因素)的制约。故人类学知识及现代医学知识告诉我们,人类各个器官的进化,最为典型者如人体保暖密毛的退化,汗腺和皮脂腺的发达,都与气象冷暖变化及人类的生活环境相关。生活在一定经度和纬度上的中国人,在进化的历史长河中既要接受冰期和间冰期的洗礼,又要适应四季的更替及"春行冬令"等反常气候的煎熬。人类正是长期在这冷暖气候的煎熬中及人类自身寻取生存的长期斗争中获得了保暖密毛基因的退变,促进了汗腺和皮脂腺基因的发达,使人类逐步由相对变温动物进化为相对恒温动物。[13]它证明人类在进化过程中,人对天(自然环境)的依赖与适应性。因此《内经》中的"天人合一观"是合理的,是可以接受的。在《内经》中有不少"天人相应""天人感应"问题,它的内涵略有区别。尤其"天人感应",强调"天"与"人"的相类、相通;强调天有意志,能干预人事;人的行为也能感应上天,自然界的灾异和祥瑞表示天意对人的谴责和嘉奖。历代统治者恰恰是利用了这一"天威"统治着臣民,所以"天人感应"属于社会学范畴,虽然《内经》理论中,掺入了一些"天人感应"的内容,只要我们能引以为戒并加以区别就行了。

古代医学家们取已知的天象、历法知识类比于人体生理、病理,为创立传统中医理论做出了一定贡献。

2. 取"寒则地冻水冰"类比于人体生理病理

在人类的生活史上长期与风寒搏斗,"天寒地冻"或者"寒则地冻水冰"现象早已司空见惯了。"地冻水冰"的概念是什么呢?如本来就可流动的河水,在"地冻水冰"的情况下断流了,哪怕是"善行水者"也"不能往冰",迫使水上运输中断,给人类生产、生活带来不便。秦汉医家正是在这一基础上认识到风寒对人体经脉、血气的影响,观察到"天地温和,则经水(较大的河流)安静;天寒地冻则经水凝泣;天暑地热,则经水沸溢;卒风暴起,则经水波涌而起"等自然现象。古代医家依上述自然现象推断(类比)风寒侵入人体后的变化,指出"夫邪之入于脉也,寒则血凝泣""寒则地冻水冰,人气在中,皮肤致,腠理闭,汗不出"。认为风寒致病的病理机制是"积寒留舍,荣卫不居",导致"卷肉缩筋,肋肘不得伸……"最为可贵者,古代医家还由此引申出数条疼痛假说，指导中医临床 2000 余年。如"寒气入经而稽迟，泣而不行，客于脉外，则血少；客于脉中则气不通，故卒然而痛"。这则假说就是有名的"通则不痛，痛则不通"。"寒邪客于脉外则脉寒，脉寒则缩蜷，缩蹙则外引小络，故卒然而痛"以及"风寒湿气客于分肉之间，迫切而为沫，沫得寒则聚，聚则排分肉而分裂也，分裂则痛"等秦汉时期的疼痛理论假说，都是建立在已知的风寒导致"地冻水冰"基础之上的。在治疗方面，古代医家亦取已知风寒知识进行类比，"善行水者，不能往冰；善穿地者，不能凿冻；善用针者，亦不能取四厥"，强调"故行水者，必待天温，冰释，冻解，而水可行地可穿也"，进而类比指出"人脉犹是也，治厥者，必先熨调其经，掌与腋、肘与脚、项与脊以调之。火气已通，血脉乃行"，然后再根据病情采取治疗措施。上述治病理论至今仍不失色，它应是当今五花八门热疗的理论基础。

3. 取"流水不腐、户枢不蠹"类比于人体血气、痈病理论

我国先民对痈病的认识，在殷墟卜辞中已有记载。那只是对痈病外型的描绘，不属殷人给疾病命名。我国先民给疖、肿、疡命名大约在两周时期，它是人们认识到自然界"川壅为泽"后，将其类比于人体气血瘀滞、壅塞不通形成肿块而命名的。《左传·襄公九年》"瘨疽生疡于头…痈病目出"，记录了痈病的历史，反映了痈病的命名时限。但是，仅靠"川壅为泽"难以说清痈病病理。秦国吕不韦组织的学者们在修《吕氏春秋》时于《尽数》篇中取那一时期人们已经观察透彻的自然现象"流水不腐"及"户枢不蠹"是因为"流水"和"户枢"长期处于运动状态的原因。人们将这两组自然现象类比于人体生理和病理，指出："形气亦然，形不动则精不流，精不流则气郁，郁处头则为肿为风……"是"流水不腐"等现象帮助人们深刻地认识到"形不动则精不流"是痈病产生的根本原因。《吕氏春秋·达郁》还说："血脉欲其通也，筋骨欲其固也……精气欲其行也。若此则病无所居，而恶（邪气）无由生矣。"结论说："病之留，恶之生也，精气郁也。"也是依"流水不腐"原理而阐发的。

"形不动则精不流"成为《内经》许多篇章中论述痈病病理的重要理论，如"营卫不行，乃发为痈疽""邪溢气壅，脉热肉败，荣卫不行，必将为脓""寒邪客于经（脉）络（脉）之中则血泣，血泣则不通，不通则卫气归之，不得复反，故痈肿"，取"流水不腐，户枢不蝼，动也"之自然现象类比于气血，推导出"形不动则精不流"这一生理现象及"精不流则气郁"病理过程，指导了秦汉中医理论的发展。在《五十二病方》中对于痈病的治疗，强调"痈肿有脓，则称其小大而碧（砭）启之"，又讲"用砭启脉者必如式"，《灵枢·刺节真邪》强调痈病的不同阶段采用不同的砭刺方法进行治疗，因此我们理解"用砭启脉"就是根据痈病的不同阶段采用不同的砭刺方法，疏通瘀滞的气血。在那一时期治痈效果是满意的，在某种意义上讲，"形不动则精不流"是真理。

我们将《内经》成书以前的处于萌芽状态的原始中医学知识及原始中医学思想称作原始中医学，是为了与传统中医学加以区别。换句话说，原始中医学界定在秦汉以远至新人以来的所有与原始医学知识及原始医学思想有关的原始医学内涵。许多史料证明原始中医学的产生是朴实无华的。新人以来的中国人在与各类外伤、痈肿及内病的斗争中，他们的思维特征除直观思维外，还表现在推理判断，格致穷究，及取象比

类思维方式。对中国人讲，上述思维方式都具有原始思维性质，是中国人的原始思维促进了原始中医学的发展。

参考文献

［1，2］严健民. 中国医学起源新论［M］. 北京：科学技术出版社，1999：21－22，16－19.

［3］温少峰. 袁廷栋殷虚卜辞研究·科学技术篇［M］. 成都：四川社会科学出版社，1983：299－348.

［4］浙江省博物馆自然组. 河姆渡遗址动植物遗存的鉴定研究［J］. 考古学报，1978（11）.

［5］严健民. 论殷商时期的心脏解剖［J］. 原同济医大郧阳医学院学报，1992（2）：52.

［6］五经四书上册论语·为政天津：天津古籍书店出版，1988.6—7.

［7］五经四书上册论语·季氏天津：天津古籍书店出版，1988.71.

［8］吴则虞. 晏子春秋集解（上册）［M］. 北京：中华书局，1962：83－85.

［9］马继兴. 中医古文献遗产实物的发掘研究及其重要现实意义［J］. 中医文献杂志，2000年增刊：5.

［10］马王堆汉墓帛书整理小组.《五十二病方》［M］. 北京：文物出版社，1979：1－19.

［11］西安半坡考古学专刊. 丁种. 第14号，1963.

［12］陈全方. 周原出土陶文研究［J］. 文物，1985（3）：72－75.

［13］严健民. 中国医学起源新论［M］. 北京：科学技术出版社，1999：173.

第四章 关于中医学思想萌芽的反思

提要：既往人们对于医学（包括医学知识与医学思想）的起源曾提出过许多看法，有些看法接近于医学发展实际。但也有偏离历史实际，陷入医源于圣、神、巫的。为澄清医学思想的萌芽过程，专立"反思"一章。

关键词：中医学思想萌芽；反思

医学是人类发展到一定历史阶段之后的产物，是众多原始科学领域中最为古老、最为重要的一门学科。就现代意义讲：医学是研究人类生命过程以及人类同疾病作斗争的一门科学体系，它的探讨范围包括人类生命活动与自然环境、生态、地理、气候变迁诸因素的关系，探讨人类疾病发生、发展、预防、治疗的一般规律以及增进人类健康，提高劳动能力，延年益寿等问题的科学。因此，探讨医学的内涵，应该包括基础医学、临床医学和预防医学三个方面。但在人类原始医学知识的萌芽与起源时期及原始医学思想的萌芽时期，原始医学的内涵，仅指一些零星而简单的外治医学知识、卫生保健知识及简单的"求治愈欲"。随着人类大脑、生理功能的进化，记忆能力的增强，原始医学知识、原始医学思想和其他原始科学知识一样才有了积累与发展的可能。原始医学知识的起源与原始医治行为不可分割，与此同时，便有了原始医学思想萌芽；原始医学思想的萌芽又反作用于原始医疗实践，促进了原始医学的发展。

医学的萌芽与起源是一个笼统的概念，它应该包括医学知识的萌芽与起源及医学思想的萌芽与起源两个不同层次的概念。医学知识的萌芽与起源是人类早期对某些与疾病有关的一些事例的感知，这些感知充满了直观的认识过程，并由此而产生了简单的原始医治思想，上述内容经人类的远事记忆能力的记忆及无数代人的言传身教传承下来。人类在数万年的感知、记忆的前提下逐步加深认识后，简单的原始医学思想才会逐步发展至原始医学理论的产生阶段，它实质上是当人类能够对感知与积累的知识进行分析、综合，提出一些最为一般的看法的时候，原始医学思想才会逐步发展至原始医学理论的产生阶段，它们在时限上跨越数万年。

然而，中国医学是产生在中国这块黄土地上的医学，它的产生是怎样的？简言之，它受中国特定地理、物候环境条件的制约，它渊源于数万年前许家窑人时期，渊源于新人以来人们对原始医学知识艰辛积累。但是既往对中医学的起源问题真可谓众说纷纭，且多偏离原始医学发展史。仅此，就应该引起我们的反思。

用辩证观念分析医学的起源与发展，有一个从感性认识到理性认识的漫长的发展过程，原始医学知识从感性认识到理性认识过程中包含着原始医学思想的萌芽过程。反之，在原始医学思想的指行下，原始医学知识才可能更好地发展。当原始医学知识由萌芽、积累、发展至一定程度的时候，当人们感到有必要对致病因素、病理机制或者疾病分类、治疗方法及治疗原理等问题进行探讨的时候，感性认识的事物才会在人们头脑中进行加工，经过人们的综合分析、推理判断，得出一些原始的医学理论来。但是在科学不发达的远古，当人们对许多医疗现象不能理解的时候，他们不可能知道在医学知识起源时期还有一个原始医学思想萌芽问题，更不知道医学起源来源于医疗实践，于是就有了"医源于圣""医源于神""医源于巫"诸说的产生，甚至影响到当今医史界。由此看来，首先澄清医学起源问题是十分必要的。澄清中医学起源，有利于我们阐明中医学思想及中医学理论的产生。

一、医源于圣、神说的反思

产生于中国大地上的医学是怎样萌发与起源的呢？两千余年前我国先民已有不少推究。只不过这些推究受到历史条件的限制，虽然原始而质朴，但多留下神话色彩，深深刻下了时代的烙印。如"……民食果瓜螺蛤，腥臊恶臭而伤肠胃，民多疾病。有圣人作钻燧取火，以化腥臊，而民悦之，使王天下，号之曰燧人氏""神农……尝百草之味，一日而遇七十毒""伏羲氏乃尝百草而制九针"。上述故事中人物与情节质朴无华，来源于人类的原始生活应该是没有疑问的，但都具有不少神化色彩。今本《内经·素问》开卷就讲："昔在黄帝……成而登天，乃问于天师曰……"说明除了黄帝这位能登天的神仙了解一些医学知识外，还有天上的"天师"更明医理。《素问·移精变气》讲"色脉者，上帝之所贵也"，也是讲医理神授的。《史记》中的"长桑君取其《禁方书》给扁鹊"。俞跗能"因五脏之输，乃割皮解肌，决脉结筋……漱涤五脏，炼精易形"。还有僦贷季的理色脉，伊尹制汤液，都是秦汉以远的先民们对远古医事活动的推究与追记，反映了我国远古人民的生活，又无限的神秘，没有反映我国原始医学思想的萌芽与原始医学知识的起源过程。

上述传统文化中的医学史料包含了医源于圣、医源于神两个方面，其中医源于圣如燧人氏、伏羲、神农较为质朴，神秘较少。因为他们的保健、医学知识都来源于钻燧取火，来源于"尝"，又根据治疗经验"制九针"。他们应该是代表父系氏族社会时期一些较有作为的代表人物，如酋长等人在农、医、保健方面对社会有所创见，做出较大贡献者。如果断代，他们应该是新人以来中国医事活动中的先驱代表，他们的贡献为人们怀念，经口头文化流传下来。医源于神则是在人们对某些医疗奇迹感到无法理解的时候，在人们已经产生了先祖崇拜、神灵思想以及图腾崇拜的基础上产生的。在中国传统文化中，"神"可以代表天意，不受自然规律的约束，上述天师、长桑君，扁鹊，就是医源于神的代表人物，他们实质上是作者笔端的灵魂再现。在传统文化中"黄帝"既有普通人"圣"的一面，又具有"神"（成而登天）的一面，是一位"圣"至"神"的过渡人物的代表。对于传统中医理论的创立，绝非"黄帝"一人所为。

值得注意的是，近十数年来，我国出现一股逆流，在"人体科学"的幌子下鼓吹扁鹊是一位具有特异功能的神医，持此观念者已经陷入超自然的泥塘了。更为严重的是，当伪气功泛滥的时候，许多"经过艰苦修炼"的张大师、李大师、周大师们都纷纷出山，"为民造福"医治各种"疑难杂症"。在学术界除了鼓吹扁鹊是一位具有特异功能的神医外，一些学者对传统中医理论有恃无恐地进行践踏，抛出中医理论是"媒体性属性抽象医学"观念；有学者在所谓《黄帝内经白话解》的前言中说《黄帝内经》的作者是"上古元阳真人或另一个超文明社会的外星人"；又有人杜撰所谓"新疾病学"外还发表"发现黄帝内经"，将整个医学理论践踏得面目全非，令人发指。当传统中医理论正有望健康发展的时候，我再次请求那些捣得周天寒彻的学者们笔下留情。

中国医学思想的萌芽，中国医学的起源与"圣"和"神"无关。

二、医源于本能说的反思

医源于本能说者认为："生物之有生存本能而有医学。"学者们从这一前提出发，采用各类动物的一些本能行为，如热天动物知入水中沐浴，冷时知向阳取暖，受伤知用舌舐疮面，被刺刺入皮内知用前爪拔除异物等，甚至观察到埃及鹤发生大便干结时，能用长嘴呷水插入自己的肛门将水吐入肛内，帮助排便，以及黑猩猩的许多自救本能借以论证人类的医事活动起源于本能。然而上述动物表现虽是客观存在的，但它不能代表人类医事活动的起源。因为各类动物的诸多本能行为不可能在动物的记忆中作为经验保留下来，各类动物不可能将它们的本能行为进行积累与总结提高，本能行为不可能上升为理性认识与主动行为。比如，猴能用前爪拔掉刺人皮肤的刺，但猴不能制造一把"镊子"，并用"镊子"拔掉刺伤皮肤的刺，因此，猴的自救本能不能当作医学起源的依据。可以断言，各类动物的自救本能，是没有医学思想萌芽做基础的。

人类发生、发展与进化知识告诉我们：当人类从古猿走来，经过猿人、古人的漫长发展阶段，由于大脑发育水平的限制，人类确实与其他动物一样走过一段本能自救里程，那时的人类不知道自己健康与病态的区别，远事记忆能力很低，不能更多地积累自己经历过的事物，无法在自己有病的状态下主动寻找治疗方法。那一时期人类对于疾病的反应只能是一些零星的本能自救。但是当人类从古人向新人阶段发展的时候，人类就逐步显出了与动物不同的许多特征，原先只会打制比较粗糙石器的双手，现在可以打制比较细小的石器了，人类的手足更灵巧，记忆能力增强，思维范围广阔了。人类不同于其他动物的最大特点是：到了新人时期，大脑的发育与近代人一样，远事记忆能力增强，可以对已经经历过的事物过程作为经验记忆下来，积累下来了。经验的积累成为分析综合、推理判断的基础，为创造原始科学知识包括创造原始医学知识提供了可能。考古证明，五万年前的许家窑人继承了远祖打制石质球状器的经验，发明了小型石球与狩猎工具飞石索，两万八千年前的峙峪人发明了弓箭，一万八千年前的山顶洞人发明了钻孔技术和缝制皮衣的骨针。尤其山顶洞人前后的人类从经验中知道自己健康与疾病的区别了，知道自己生病的痛苦，有了求健康的欲望，或者说是求健康的欲望促使山顶洞人寻求对痛病的治疗方法。当痛肿化脓时能用刺将痛挑破排脓了，他们可以在求健康欲望的驱使下，从自己病态时或他人病态时好转过程中与某些事物相关的经验中总结出医事活动的经验了。我并不是讲：自山顶洞人起，人类已经知道了许多医疗知识，我只是说：山顶洞人已经具备了积累某些医疗经验、总结某些医疗知识的能力。正因为山顶洞人医疗经验不足限制了山顶洞人对于疾病与医疗知识的认识水平。因此，山顶洞人的医疗知识是很有限的。

应该指出，当人类发展至知道自己健康与疾病状态的区别时，当能够主动寻找治病方法的时候，人类的这些医事活动与"本能"是绝无关系的了，正如恩格斯指出："动物仅仅利用外面的自然界……而人则以他所引起的改变来迫使自然界服务于他自己的目的来支配自然界。"[1]医学知识的产生必然服从于这一自然辩证法。

关于"医源于动物本能说"，李经纬、李志东先生早在1990年的《中国医学史略》及陈道瑾先生早在1991年的《中国医学史》中都做了回答，陈先生指出："本能论无视人与动物的本质区别，混淆动物的本能救护与人类医学之间的严格界限，这样从根本上否定了人类社会实践的决定作用，因而同样是错误的。"

三、医源于巫及医巫关系的反思

巫是人类发展到已经具备了比较丰富的思维能力以后，当许多自然现象不能得到解释的时候，当梦境中的先祖"显圣"、鬼怪作祟及图腾观念树立起来的时候，当人们主动寻找降魔术，又因心理作用而能见效的时候，巫的形象逐渐产生与发展起来。有学者将巫的产生断代于原始社会末期，盛行奴隶社会，这一论断与中国历史发展基本一致。其实我国甲骨卜辞中的巫卜史料极丰，春秋齐侯召桑田巫，晋侯求神巫视疾，皆载于正史，说明我国商周巫卜兴盛，与上述结论大体相当。古代统治阶级为了奴役民众的需要，将世界分为天地人神，能沟通天地人神关系的少数特殊人物便是巫觋。巫和觋便可由"明神降身"后上天入地，从而沟通人神关系，干着"宣神旨，达民意"的勾当。商时的巫觋地位很高，他们观天文，测吉凶，参朝政，还可能参与研究甲骨文字，是当时的高级知识分子。在我国神话传说中，巫咸曾为黄帝"与炎帝争斗于涿鹿之野"时卜筮战机。有学者对西安半坡仰韶文化遗址出土之彩陶盆上的鱼形人头花纹进行研究后与《山海经》之巫师常"珥两青蛇"相比，又依郭璞注云"古巫师以蛇贯耳"，结论说："半坡的人面'以鱼贯耳'好像是巫师的一种形象"。从时限上讲，此证我国巫师的出现与黄帝的时限基本一致。

1. 医源于巫的反思

在中国古代的传统文化中，医学与巫术常常混在一起，如《太平御览》卷721引《世本》说："巫咸，尧臣也，以鸿术为尧之医。"成为近人论证医源于巫的理由之一。金景芳认为："《周礼·夏官》马医称'巫马'，应看作是医出于巫的一证"[2]。《山海经》中许多巫的记载，被用来证明"医源于巫"。《山海经·大荒西经》"大荒之中……有灵山，巫咸……巫罗十巫，从此升降，百药爱在"。但我们从上述记载中看不出巫如何创造了医。袁珂在解释"从此升降，百药爱在"时说："即从此上下于天，宣神旨，达民情之意。灵山，盖山中天梯也。"袁珂也没讲巫创造医。有学者专门研究《山海经》中的中药种类，更无法结论说《山海经》证明医源于巫。[3]《国语·楚语下》说："……其圣能光远宣朗，其明能光照之，其聪能听彻之，如是则明神降之，在男曰觋，在女曰巫。"《楚语》只讲巫觋的言行，也不讲医源于巫。

数十年来不少学者对医学巫源说提出非议，指出："医源于巫观点是舶来品。""'巫一般认为是医之父母''毋庸置疑医学起源于巫术'都是舶来品"。邱仁宗先生早在1981年指出：关于"医学巫源说，起源于19至20世纪，当时随着资本主义之发展到帝国主义阶段，各主要的帝国主义国家都攫取了大片殖民地和半殖民地，在这样的历史背景下，欧美的历史学者和考古学者纷纷去拥有数千年文明史的古国（如埃及……）去发掘……去考察，（医学）巫源说就是在这些发掘和考察的基础上提出来的。"邱氏指出："但是他们不了解医学对社会实践的依赖关系。不去考察医学起源这一复杂的、曲折的全部历史过程，而是把医学发展中的一个阶段，一个片段当作历史过程的全部。因而使他们在医学起源问题上得到了错误的结论。"[4] 邱教授的这篇文章采撷了国内外的许多宝贵史料，论说有据，有力地反驳了医学巫源说，又基本澄清了巫医之间的多层次关系，是一篇不可多得的好文章。

2. 巫医关系的反思

事隔三年，即1984年，薛凤奎先生撰《医学巫源说和医学起源问题读后——论巫对医的控制》，其史料来源，多取于商周传统文化，目的在于阐述商周时期巫对医的控制。结论说："巫对医的控制，是巫的职能对医药活动权力的攫取"[5]，肯定了巫控制着医，将巫医关系从另一个层次提到我们面前。回顾历史，本人不敢苟同，以下我们再做讨论。

（1）殷商时期的巫医关系问题

我们应该怎样看待巫医关系呢？或者说在我国历史上有没有巫对医的控制阶段呢？要澄清这一问题，应该由另一些有力的史实来回答。

前文我们讲到医学知识的起源是人类进化至新人阶段后，当远事记忆能力增强，可以积累经验的时候，当知道自己病态与健康区别的时候在自己病时，在求健康欲（原始医学思想萌芽的一种表现形式）的支配下主动寻找治病方法，医学知识才在这样的条件下逐步产生了，它已有数万年的历史。关于巫的萌芽与起源，它不同于医，巫的萌芽与起源应在人类产生了意识形态之后。如一万八千年前的山顶洞人时期人们对成年妇女死后的哀思之情也许为巫之先驱，假如此说可取，巫之起源较医之起源晚数万年。历史发展至殷商时期，殷商王朝已设专门制龟，占卜之官职，已有巫、卜、祝由之分。殷墟出土甲骨材料，统称卜辞，从现有甲骨材料分析，凡宫廷事务，不分巨细，都要先占吉凶。据有关资料统计：现有大量殷墟卜辞中涉及病名者仅323片，415辞，疾病名称34种，[6] 大部按人体解剖部位来区分。虽在殷墟卜辞里记载着许多疾病名称，但少见药物与治疗方法。商王武丁（公元前1324—前1266年）曾患牙疾，仅向先祖祈祷，未载其他治疗方法。卜辞云："武丁病齿，祭于父乙，以求赐愈"。假如仅依宫廷卜辞分析殷商医学概貌，殷人用药物治病就成了空白。但在《尚书·商书·说命上》分明记载："若药弗瞑眩，厥疾弗瘳。"《尚书》证明，商时是有用药治病习俗的。造成殷墟宫廷卜辞中不见治病药物的原因是复杂的，也许统治者相信天命，相信先祖的保佑，相信鬼怪的报复起着重要作用。从医学起源、发展的内在规律分析，我们相信：由于人们的记忆内容受个人兴趣、观念和经验多少的影响，因此，商时的口头医学文化在传播过程中比较多地集中在对人们健康状况给予关注的人手中。留心于原始医学知识的人们是原始社会的天才医学家,也是商时的天才医学家。由此推之,在殷商的广大农村、社会下层,必然有许多原始医学知识在传播,必然有许多留心于原始医学知识的人们自觉与不自觉地在为人们排除疾苦。但是,民间的医事活动没有条件被龟占刻制下来;广大市民、乡下的老百姓是没有条件将自己的病态及治疗过程刻制于龟板之上的。殷商时期,广大民间的医疗情况无法得知,或者住在乡下的权贵们刻有有关疾病与治疗卜辞,现在尚未发掘。马堪温先生于1955年指出:"尽管在医学发展中掺入了宗教、巫术,也不能阻止人民由生活经验中积累起来的医药知识的进展。"[7]马氏分析说中了要害。1973年我国考古工作者在河北藁城县台西村商代遗址挖掘出桃仁、杏仁、郁李仁及其他植物种子30余枚,[8]有学者研究后指出"不能排除台西遗址出土郁李仁、桃仁作为食用的可能性,也可能是'药食同源论'的根据。"[9]因此认为商时没有药物治病是不可取的,仅依殷墟宫廷卜辞内容结论"巫统治了医"也是片面的。有学者于1982年说:"在这样的巫术泛滥的历史阶段中,巫一度统治了医,利用了医,并在利用的同时在某些点上发展了医。"[10]该学者的"统治、利用、发展"论在文中论据欠佳,谈不上有什么说服力,"巫统治了医"也是不能成立的。从历史学讲:周由商发展而来,周之医药与医政都较完备,如果周不吸取商时医药事业之长,从知识传承规律分析是很难想象的。周史及周之传统文化证明:说商时没有药物治病也是不可信的。

(2) 两周时期的巫医关系问题

从两周宫廷史料看,《周礼·天官》"医师掌医之政令,聚毒药以共医事。凡邦之有疾者,疕疡者,造焉。则使医分而治之",说明两周宫廷不仅设有医师,而且宫廷还向社会发布与医药有关的政令,负责采收药物供医者使用,发现了疾病并命医者去对疾病分门别类给予治疗。在《周礼》中记载有食医、疾医、疡医、兽医,其中"疾医掌养万民之疾病",指出:"四时皆有疠疾……凡民之有疾病者分而治之,死终,则各书其所以而入于医师。"可见两周王朝对于医事管理之细。稍加分析,不难看出,周礼中的"疠疾""民之有疾病者"都不是群众中分散的疾病,而是具有较大流行趋势的急性病,这是"分而治之"的根本原因。《周礼》记载:"疡医掌肿疡、溃疡、金疡、折疡之祝药劀杀之齐……凡有疡者,受其药焉"。这一记载反映的"祝""药",可能是周人对于较大范围的外伤、骨折、金枪伤感到束手无策时如某一局部战乱之后伤员太多才使用祝由的,它应是医的一种补充,看不出巫对医的控制。《周礼·夏官·司马》讲:"巫马掌养疾马乘治之,相医而药攻马疾。"有学者讲"马医称巫马,应看作是医出于巫的一证",但《夏官》分明记载"相医而药攻马疾",巫马仅是马医的一个名词,不可能证明医出于巫。在《周礼》中,卜、祝、巫有别,其不同点在于分工与层次,职权有别,如"大卜,掌龟灼之玉兆,瓦兆、原兆之变",大卜项下记载"八命……八日瘳"。林尹注释为"瘳,《说文》'瘳,疾愈也'。按谓卜问其病能否复原也"。《周礼》:"司巫掌群巫之政令……国有大灾,则帅巫而造巫恒……掌巫降之礼。"可见"司巫"的权限很大。但"国有大灾"包括的灾情很广,人类的瘟疫只是"大灾"中的部分。大巫和小巫虽可以参与与疾病有关的巫事活动,但这一活动不应算作医事活动，它不属"医疗"。只能说是"与疾病有关的巫事活动"。一部《周礼》，搜集周王室制度，系先秦古籍，它将国家医事制度分列出来，不论从那方面研究，都不支持巫对医有控制作用。春秋三传作为正史，记载了不少巫医关系的史料，典型而系统者莫过于公元前6世纪晋景公两次求医于秦。《左传》记载：成公十年（公元前581年）晋景公梦大厉……召桑田巫问梦，桑田巫束手无策，晋景公病倒了，"公疾病，求医于秦，秦伯使医缓为之"。医缓还未到，晋侯又梦见这次病是"二竖子"作怪，二竖子中间的一个怕医缓，说："彼，良医也，惧伤我，焉逃之。"另一个说："居肓之上，膏之下"，怕他干什么？晋侯怀着害怕心情记着了二竖子的对话。医缓来了，经诊断后说："疾不可为也，在肓之上，膏之下，攻之不可，达之不及，药不至焉，不可为也。"晋景公听了说"良医也"。晋侯的病好了，后来下令将无能的桑田巫杀了。这则史料虽欠完善，但他已证明医未被巫控制。

过了四十年，到昭公元年（公元前541年），晋平公有疾，召子产问疾。子产依"卜人"说晋平公是"实沈臺骀为祟"，还对晋平公讲了许多典故。平公不满意，又求医于秦，秦伯使医和视之，医和看了病后，认为是"近女室，疾如蛊，非鬼非食……"所致。指责平公身边的大臣说："良臣将死，天命不佑。"然后提出著名的"六气致病"理论，强调："女阳物而晦时，淫则生内热，惑蛊之疾。今君不节不时，能无此疾乎？"大臣赵孟听了说："良医也，厚其礼而归之。"这则史料深刻地批判了卜巫论，怎能说巫对医的控制呢？

（3）商周时期中医理论的发展不支持巫对医存在控制阶段

我们说医有医自己的发展规律，那么商周时期的千余年间，中医面貌如何？它在哪些方面发展较好？由于历史的原因，中医临床资料保存不多，以下仅就这一时期的中医理论框架形成情况做一简介。

在中国黄土地上成长起来的中国医学发展至殷商时期，已进入医学理论的萌发时期。从殷墟甲骨文所反应的医学史料分析，已可分基础医学与临床医学了。如造字者们已创作出目、耳、见、听许多具有生理、解剖意义的字，说明人们已经认识到目之于色，耳之于声，鼻之于臭等许多生理现象。又如人们为了造出一个心字，他们在200余年的时间内对人体心脏进行了反复解剖，不仅弄清了心脏的大体解剖，还认识到心脏底部四条大经脉对全身的调节作用。商纣王听说的"圣人心有七窍"，反映了"心之官则思"的观念；春秋时期齐景公说"……心有四支，故心得佚焉"，也是讲的"心之官则思"，并强调心是通过心脏底部的四条大经脉对全身起调节作用的。

应该指出，殷商时期，以造字者们为代表的一批学者们对于人体五官生理功能及心、经脉生理功能展开了思考，并且逐步发展为对人体调节理论的思考。起源于殷商，建立在心、经脉解剖基础之上的心—经脉调节理论，在千余年的发展过程中走过了人有四经说、十经、十一经脉说和十二经脉说。这一最具中国特色的人体调节论，由于历史的原因恰巧被历代中医界遗忘了，怎不叫中国人心酸。在殷商甲骨文中除了反映心脏解剖的不同历史时期的五个心字的原文外，还可窥视那一时期的造字者们对大脑认识的踪迹，到秦汉时期医家们或者经脉学家们对大脑给予了一定的关注，在对大脑及颅底解剖观察的基础上创造了一批脑字已被近代考古史料一再证实；此外他们还独创"跷脉"与"维筋相交"理论，较好地解释了临床中发现的"伤左角，右足不用"现象，反映了从商至秦汉的脑调节理论的发展过程。上述两条中医理论的起源与发展过程都不支持巫对医的控制问题。此外，我们还应该知道：两周至秦汉之交我国人体调节理论中还包涵原始的气调节论、辩证的阴阳调节论、生克的五行—五脏调节论，在两汉时期，它们都统归于十二经脉调节论，构成了独具中国特色的中医理论框架，他们也不支持巫对医的控制。

中国医学知识与医学理论的萌芽、起源、发展过程遵循着医学自身发展的规律.遵循着医疗实践中的实践、认识、再实践、再认识辩证思维的认识路线。医学的萌芽、起源与巫毫无关系。

参考文献

[1] 恩格斯. 自然辩证法［M］北京：人民出版社，1956.145.
[2] 金景芳. 中国奴隶社会史［M］. 上海：上海人民出版社，1983.99.
[3] 赵璞珊. 山海经记载的药物、疾病和巫医. 山海经新探. 成都：四川社会科学院出版社，1986：264-276.
[4] 邱仁宗. 医学巫源说和医学起源问题. 中华医史杂志，1981，(1)：6-10.
[5] 薛凤奎. 论巫对医的控制. 中华医史杂志，1984，(1)：59-60.
[6] 臻志亚. 中国医学史. 北京：人民卫生出版社，1991，42-43.
[7] 马堪温. 关于医学起源的问题［J］. 中华医史杂志，1955，(2)：155.
[8] 文物. 1974（8）：42.
[9] 薛愚. 中国药学史料［M］. 北京：人民卫生出版社，1984：17.
[10] 马伯英. 试论祖国医学基础理论奠基时期的认识论与方法论特征［J］. 中华医史杂志，1982，(4)：196-199.

第五章　今本《黄帝内经》成书以前原始中医学思想的形成问题

提要：认为今本《黄帝内经》汇集于两汉，在医史界基本共识，那么两汉以前中医学思想（理论）情况如何？以下从穷究好学、辩证思维、取象比类三个方面展开讨论。其中取已知的天地之象类比于人体生理、病理，是《内经》中常用的手法，也是原始中医理论常用的手法。如天象中的月之圆阙（三五而盈、三五而阙），历法中的"损有余而补不足"及"周而复始"，气象之"地冻水冰"等都被广泛引用。

今本《内经》成书以前的中医学理论，是一部朴实无华的纯素理论。

关键词：穷究好学；辩证思维；取象比类；原始中医学理论

在第四章中我们对殷商时期的中医学理论萌芽进行了探讨，本章拟以对两周至秦汉时期中医学理论形成问题展开讨论，名之曰"今本《内经》成书以前原始中医学思想的形成问题"。

今本《黄帝内经》被历代学者认作为《素问》《灵枢》，是传统中医学的基础理论，为历代医家重视。唐宋至明清学者们对其研究甚广，近五十年来尤为热烈。关于《素问》《灵枢》的成书年代及相关问题讨论者甚多，基本达成共识：两书是"以医学为主体的科学论文汇集，汇集于两汉时期"，在《内经》理论中蕴藏着许多先秦思想。因由两汉学者汇集，又有后世学者增补，难免掺入汉后医理，研究者们应予注意。当我们探讨两周至秦汉时期中医理论形成问题的时候，拟不直接涉足于《黄帝内经》内容，力求从先秦传统文化中寻找根基。由于我们已经认定：殷商时代人们最为关注的是心脏，殷代的造字者们在前人对心脏认识的基础上对心脏的生理功能产生过许多遐想，在弄清心脏大体解剖的同时，第一次提出了心主思维（圣人心有七窍）的假说，成为我国早期的心-经脉调节理论。随后我们还证实：从殷商至秦汉时期，我国的医学理论主纲是探讨人体调节理论，其内容纷繁，可归纳为早期的心-经脉调节论、朴素的脑调节论、原始的气调节论、辩证的阴阳调节论、生克的五行-五脏调节论及新型的心-经脉调节论六个不同的发展阶段，形成了具有中国特色的秦汉中医理论框架。在这个框架中，心-经脉调节论贯穿于千余年间的历史过程中，它的发展也走过了早期的心-经脉调节论、四经调节论、十经脉、十一经脉调节论和十二经脉调节论，上述观念都详录于《中国医学起源新论》之中。现在的问题是古代医家学者们为何能在长达千余年的时间内如此锲而不舍地对人体调节理论展开讨论,以下再做回答。

一、格致、穷究精神结硕果

在研究殷商至秦汉中医理论框架及千余年间经脉学说发展过程的时候,我常常思考着一个问题:殷商时期的人们对心脏进行反复解剖的目的是什么?人们不断探求人体调节理论的动因是什么?换句话说,是一种什么精神支配着中国的先辈们对人体调节理论进行了不懈的追求?

我国殷商至秦汉时期,有一种学风——学术思想支配着人们的言行,就是穷究与好学精神。这一思想渊源于殷商以远,后世有文字可考者首见于春秋。比如殷人在200余年的时间内对心脏进行了反复的解剖观察,创造出五个心字,可是纣王还要借机"剖(大臣)比干,观其心"。在这里我无意夸耀纣王的"科学态度",只求证明:那一时期的人们已有了科学求证精神,这就是对事物进行穷究的根由。《礼记·大学》曾经提出:"致知在格物,物格而后知至。"《大学》还说:"古之欲明明德于天下者,先治其国……欲修其身者,先正其心;欲正其心者,先诚其意;欲诚其意者,先致其知;致知在格物,物格而后知至。"可见《大学》是在研究治国方略的基础上提出来的。《大学》提出"正心"必先"诚意"。所谓"诚",《中庸》第25章"诚者自成也……诚者物之始终,不诚无物"。《中庸》第26章以"诚"做指导探讨"天地之道博也……"都是在穷究思维影响下探讨天地之道——自然规律的。当代学者在研究"格物致知"对古代科学的影响后指出:"格"具有人的主动行为,还有"正""检括"之意。[1]学者根据《尚书·冏命》"绳愆纠谬,格其非心"引历代注文后指出:"孔颖达《正义》较接近于大学原意,'格'还有穷究、穷原竟委的意识;'格物致知'是一个动态过程,包括对客观事物的考察,检验和穷究。"

从传统文化史料分析,孔子的穷究精神可嘉。《论语·为政》:"学而不思则罔,思而不学则殆。"《雍也》:"多闻阙疑,慎言其余。"《季氏》:"疑思问。"《子张》:"博学而笃志,切问而近思"及"君子学以致其道"无不贯穿着对事物的穷究与格致精神。其实,孔子一生追求"礼""仁",想用"礼""仁"治国安邦。晚年明白自己脱离社会实际,六十八岁时周游列国后返鲁,致力于教育与诗、书整理及"春秋"的删修,留下了不朽篇章。两周以降学者们的穷究事例是很多的,《周易·系辞》"易穷则变,变则通"。《中庸》讲"博学之,审问之,慎思之,明辨之,笃行之"。《老子》中格致了许多自然规律——天之道;穷究了许多社会现象——人之道。在第77章将天道与人道相比说:"……有余者损之,不足者补之,故天之道损有余而补不足",由此抨击人道说:"人之道损不足而奉有余……"此有道者乎?《老子》中阐明的许多自然之道(客观规律)都是在穷究精神与辩证思维指导下取得的,成为祖国文库中的宝贵财富。在传统文化的陶冶下,创立传统中医理论的学者们都继承了穷究精神。《素问》"针穷其所当补泻也",《灵枢》"当穷其本",后世《甲乙经》"穷神极变而针道生焉",无不强调对未知医理的穷究。

格物致知是我国先民早期认识论的一个命题,属于古典哲学认识论范畴,应该说在殷商至春秋战国时期对中医理论的形成产生过重要影响。但是既往传统观念认为阴阳、五行哲学说促进了传统中医理论的产生与发展，或者传统中医理论是建立在阴阳、五行哲学说基础之上的。笔者认为此说欠妥。"五行"介入医学，一则在两汉，时限较晚；二则社会色彩太浓，与原始中医学发展史不相称。"五行哲学说"引入医学后虽起到过一些作用，但那是两汉及两汉以后的事。我国医学史证明，是格致与穷究精神支配着殷商至秦汉时期的学者们、医家们对人体调节论进行了锲而不舍的追求，促进了对心脏大体解剖的完成，促进了人体经脉学说的诞生。因此，我们可以说：我国的原始哲学思想——格物致知是促进原始中医学理论萌芽与起源的重要指导思想之一。

二、原始思维的瑰宝——辩证思维在原始科学知识萌芽过程中的威力

我曾讲过人类原始思维进化史中的一些独特情况。当我们粗略地研究了人类原始思维的一些独特情况后，使我们认识到许家窑人以来人类所反映的一些思维特征。毫无疑问，许家窑人的大脑生理功能在当时自然环境的变迁、劳动生产、生活事例的刺激下迅速地发展着。由于他们远事记忆能力的增强，他们积累的原始生产、生活知识为他们开展分析因果，判断是非提供了可能，这是许家窑人对粗制大石质球状器进行改造、发明飞石索的重要原因。我分析许家窑人在改造石质球状器的过程中他们的思维是很活跃的，其中考虑到石球的大小、轻重等相对对立概念，考虑到石球的实用性。假如我们由此将人类思维过程中的相对对立概念上溯，那么早期人类在选择居住环境过程中既要求近水，又考虑防洪泛；在山洞的选择上，较晚的北京猿人就将山洞选择在"向阳"而较高的地方。当我们考查峙峪人发明弓箭的时候，他们的相对对立概念更丰富，他们已经知道硬软、坚韧、锐钝、以及曲直中的力学变化，可见原始思维中的相对对立概念的建立对于原始科学知识的积累与发展起着十分重要的作用。

考古证明，距今七千年左右的制陶人员在陶器上刻画了许多代表相对对立概念的陶文符号，如⺁、⺁⺁、⺁⺁[2]、⺁[3]等等，半坡人留下的这些宝贵史料证明了他们的辩证思维过程。1959年在山东莒县陵阳河出土的陶文如 ，进一步证明了六千多年前的人们对于山顶上日出情景的描绘。在另一组相同陶文中被涂上朱红颜色，被学者们认为是祭日出的礼器，证明了六千年前人们较为复杂的辩证思维水平，他们的阴阳观念进一步显露。[4]我国历史上有一段大禹治水的历史，大禹治水的成功，原因较多，但大禹对先祖共工、鲧治水经验的总结：克服"障洪水——堵"，改进为"导"是分不开的。大禹从"堵"至"导"的认识过程，不就充分显示了他的辩证思维才能吗！

两周以来传统文化中的辩证思想是很多的。如《诗·天保》"……如月之恒，如日之升"，《诗·小明》"……明明上天，照临下土"，都是采用比兴手法反映出相对对立概念的佳句。《墨子》中的辩证思想也很丰富，《墨子》中的光学史料为同一时期其他民族无法比拟。《墨子》光学史证明是墨子的辩证思维观促进了墨学及墨子光学的产生与发展。

由原始思维中相对对立概念发展而来的辩证思维观至两周时期，人们已明确提出

阴阳概念，这一时期最为著名的地震理论就用"阳伏而不能出，阴迫而不能蒸，于是有地震"来解释，成为西周时期最先进的地震理论。将阴阳理论引入医学者始见于《周易·噬嗑》，"六二、象曰，噬肤灭鼻，剩刚也"，刚，阳也，这里指面部中心的鼻梁，说明临床表现中有一种病将鼻子都吃（烂）光了。《左传·僖公十五年》记载"阴血周作，张脉偾兴，外强中干"。最有名的是秦医和提出六气致病说理论，即"阴阳风雨晦明"强调"阴淫寒疾，阳淫热疾"。从认识论讲，六气致病理念直观而朴实无华。在《史记·扁鹊仓公列传》中，扁鹊提出"血气不时，阳缓而阴急"问题；在仓公诊籍中不难看出仓公熟练地利用了阴阳学说解释了许多生理、病理现象，这是自司马迁以后没有他人更改、修饰的原始医案。从这个意义上讲，仓公诊籍比今本《黄帝内经》更真实、更可贵。

《内经》成书以前阴阳理论已用于经脉命名，如《足臂十一脉灸经》《阴阳十一脉灸经》，已有"阳病""阴病"之分。今本《黄帝内经》中的阴阳理论除用于经脉学说外，还大量用于阴阳辩证，"阳予之正，阴为之主""阴在内，阳之守也；阳在外，阴之使也""阴平阳秘，精神乃治"成为《内经》阴阳调节理论的核心。不难看出，《内经》中的阴阳辩证就是从原始思维中的相对对立概念发展来的。两汉时期辩证思维又被用于五行相生相互辩证。

由原始思维中相对对立概念发展而来的辩证思维成为两周至两汉期中医学理论框架形成的基础之一，因此，仅认为"传统中医理论是建立在阴阳、五行哲学说基础之上的"论据是站不住脚的。

三、取象比类在原始中医学思想史上的重要地位

在中国古代虽然没有原始思维这个名词，但从传统文化中分析，中国古代的许多思维方式都充满了原始思维。原始思维指的是人类对周围事物展开思考的过程中的一种思维方式，它是以人类自身的一些生理现象的粗浅认识为基础的一种思维方式。原始思维认为，人有生命有情感，天上的星辰、地面的动物、植物都和人类的情感一样。可见原始思维是一种拟人化思维，法国学者列维、布留尔称作互渗律。

我们注意到在人类进化史中，人类思维进化史是很独特的。人类进入新人阶段以后，当他们的远事记忆能力发展到足以记忆父辈和祖辈的许多生活情景、警言、遗训以及许许多多的梦境以后，由此推动了人类的思维过程，引发了幻想，构成了原始思维的基础，产生了图腾崇拜，后来又有了神灵思维的产生。新人以来，人类曾经有过拟人化的原始思维阶段，那时的人类认为人有生命、有灵魂，他们熟悉的常在梦境中出现的动物如狗、猪有生命、有灵魂，植物在萌发、成长、收获也有生命和灵魂，并认为天上出没的星辰、昼夜更替的日月等等都具有和人类相似的情感、要求和愿望，人类拟人化原始思维进化史在现代2～6岁的幼儿中仍然不同程度地重复着。

在我国传统文化中有一种思维方式叫取象比类。什么叫"取象比类"呢？《周易·系辞下》讲："是故易也者，象也；象也者像也，像，相似之谓也。"孔颖达疏曰："谓卦为万物象者，法像万物。"可见取象比类就是人们在思考问题的过程中，取已知的自然之"象"（已知的事物）类比于需要说明（论证）的问题。换句话说，是人们

在思考问题的过程中根据两个对象某些相同属性（如水与血都是可以流动的）中取已知甲对象的某些已知性能类比于乙对象，推导出乙对象可能存在与甲对象相同的某些性能的一种思维方法。

取象比类在我国有一个发展过程。《周易·系辞》在谈到八卦产生过程时说："近取诸身，远取诸物，以通神明之德，以类万物之情，于是始作八卦。""近取诸身，远取诸物"是取象比类的最早表述形式，比较明确地表述了比类（类比）的思维过程。从某种意义上讲，我国天文学发展史中"仰则观象于天""观象授时"等概念，都具有取象比类性质。当人们根据许多植物春萌夏长秋收冬藏规律总结出"天地欣合，阴阳相得……草本茂""天地之道，万物自然"，同时也观察到"孟春……行秋令，民则大疫"[5]等一系列朴实无华的认识，取象比类为进一步认识事物（含医理）创造了条件。

"取象比类"在中国传统文化中的使用频率是很高的，《诗·小雅·小旻》中"……不敢暴虎，不敢冯河……战战兢兢，如临深渊，如履薄冰"，将"暴虎冯河之患"给人们健康的威胁写得十分生动了。"深渊"和"薄冰"这两个"象"对人的危害是人们熟知的危象，当人们处于这两个危象之一时，使之战战兢兢，多么生动啊！《小旻》是西周古诗使用比兴手法中最完美的一首。《论语·为政》中有"人而无信，不知其可也。大车无輗，小车无軏，其何以行之哉"。这是一例用已知的驾车的重要部件輗（辕端横木）和軏（辕端上曲）的作用来比拟人之言行——信的重要性。这一类比是很成功的，试想一个人在他的朋友面前失去了信用，当没有人相信他的言行的时候，他又怎么样在朋友面前做事呢？《国语·鲁语下》记载了一则故事，鲁昭公元年，各诸侯国寻求之盟，会于虢，独楚公子围穿的服饰超出大夫范围。鲁国的大夫叔孙穆子见了对别人说："今大夫设诸侯之服，其有心矣……夫服，心之文也。如龟乌，灼其中必文于外。"龟灼是指用龟壳灼兆探讨吉凶的一种常见的行为。叔孙穆子在这里使（取）用龟灼之象类比于楚公子围的内心世界，很有说服力，后来楚公子围终于发动宫廷政变。《老子·六十四章》对世人做事常无恒心，深有感触，指出："民之从事常于几成而败之。"老子用了三组人们熟知的"象"劝解人们，不论做什么事都要持之以恒，写道："合抱之木，生于毫末；九层之台，起于累土；千里之行，始于足下。"要求人们树立"慎终如始"的思想做好自己的工作。《老子》还用"飘风不终朝，骤雨不终日……而况于人乎？"类比于人之生理变化，充满了辩证思维观念，给人以很多启示。传统文化中的取象比类思想对于原始中医学理论的形成起到了重要作用，在《内经》理论的形成早期，依取象比类说明人体生理、病理的事是很多的。从总体讲：主要采用人与天地之自然因素相参等三个方面最为密切。

1. 取已知天地之象与人体生理、病理相参

在《内经》中人与天地相参的内容是很多的，强调人和其他生物一样与自然环境变化的一致性。一部《内经》，在成书的数百年间，各学者采撷了当时的科学成就用以类比于医理，如古天文、历法等诸多理论都被用来说明人体生理、病理。《素问·离合真邪》："夫圣人之起度数、必度于天地，故…地有经水，人有经脉……"《灵枢·刺节真邪》："……与天地相应，与四时相副，人参天地故可为解……"《素问·阴阳离合论》："天为阳，地为阴……大小三百六十日成一岁，人亦应之。""与天地相应""与四时相副"都是讲的利用已知自然之象与人体生理、病理类比，"五脏者，所以参天地，副阴阳而连四时"就是取已知的天地之象类比提出来的。但在人与天地之自然因素相参中，历代学者将"天人合一""天人相应""天人感应"未做区别，统称作传统中医理论的"天人合一整体观"，这种含混的认识是不切实际的。持中医理论为"天人合一整体观"者认为：人天都有相同的内涵因素，相同的情感，或曰人和宇宙都是由"元气"组成的。持这种观念的学者没有阐明"元气"的本质，也不可能阐明"元气"的本质，更不可能阐明宇宙的"元气"与人体的"元气"有什么不同。用现代科学知识分析：天人都由相同的"元气"构成说是站不住脚的。假如我们采用《内经》中的许多史料为基础，将天人合一观来一个解构与重建，那么"天人合一观"就可专指"人与天地之自然因素相参"了，它的实质就是"取象比类"。我们注意到人类早期的天人合一观中反映了"人类进化史"的一些独特的内涵。"人类进化史"的独特内涵是什么呢？或者讲人类在进化过程中与天象、物候发生过怎样的关系，现代科学告诉我们：人类在进化史中，无不与自然气候冷暖相关，无不与其他生活环境条件相关；人类各个器官的进化，无一不受冷暖气候的制约，无一不受人类活动量的影响。其中最为表面、典型者是人体保暖密毛的退化，汗腺和皮脂腺的发达。现代学者强调，大脑内人体生物钟的存在这一点应该是不言而喻的。以中国为例因为生长在中国这一经度和纬度上的中国人在进化的历史长河中，既要接受冰期和间冰期的洗礼，[5][6] 又要适应四季的更替及"秋行冬令"等反常气候的突发，还要依日出而作生活，这里，最为关键的因素是冷暖。假如他们在气候常变的情况下人体内关于皮肤结构的"基因"不产生微妙的变化，变化了的"基因"又不能遗传，那么这种刻板的个体，当然要被自然界淘汰。我们可以比较肯定地说：人类在某一历史时期是气温的变化幅度及人类的活动量促进了与保暖密毛、汗腺和皮脂腺有关的一系列基因的逐步变化、遗传，使人类逐步由相对变温动物进化为相对恒温动物，使人类的皮肤结构维持于现状。在《内经》中，人的生命受自然环境约束的思想表现为古朴无华，反映在《宝命全形》及《五常正大论》《六节藏象论》《邪客》及《岁露论》《五癃津液别》诸文之中。是两周至秦汉的学者们将人的一些生理、病理现象与已知的天地之自然因素相参促进了原始中医学理论的萌芽与发展。

取已知的天地之象类比于生理，是建立原始中医理论常用的方法。先秦学者们继承前人认识，又经过若干代人的努力，认识到月象之"三五而盈，三五而阙"的周而复始规律，著《礼记·礼运》的作者将其撰入《礼运》。当医家们为说明人体气血变化时，采用月象规律类推，提出"五日为候，三候为气，六气为时，四时成岁"之终而复始观，记入《素问·六节藏象论》，成为传统中医理论的重要组成部分。但《六节藏象论》的作者没有见到"其生五""其气三"的原文，无法弄清"其生五""其气三"的本意，错误地结论说："故人者，天地之心也，五行之端也。"这个教训在于将"五日为候"与"五行"相配，谬矣。

2. 取风寒之象类比于人体生理病理

在《内经》中取风寒之象说明医学理论是十分生动的，这种原始思维方式是指导

《内经》理论产生的原因之一。《素问·离合真邪》在取河流（经水）与人之经脉相参后接着说："天地温和则经水（较大的河流）安静，天寒地冻则经水凝泣，天暑地热则经水沸溢，卒风暴起，则经水波涌而起。"作者依天气变化取河水的四种表象类比于人之血脉，指出："夫邪之入于脉也，寒则血凝泣……"又如"寒则地冻水冰，人气在中，皮肤致，腠理闭，汗不出"。在治疗方面，古代医家对"血脉凝结，坚搏不往来者"的治疗方法也用风寒致病理论做指导，写到"善行水者，不能往冰；善穿地者，不能凿冻；善用针者，亦不能取四厥"，强调"故行水者，必待天温、冰释、冻解，而水可行，蜷可穿也"。用以类比指出"人脉犹是也，治厥者，必先熨调其经，掌与腋，肘与脚，项与脊以调之。火气已通，血脉乃行"，然后再根据病情采取其他治疗。上述治病原理不正是春秋战国之交扁鹊为虢太子治疗的全过程吗！太史公笔下的虢太子得救，正好说明了春秋战国时期民间医理中取"地冻水冰"之象类比于血脉促进中医理论的发展过程。

应该指出，古代医家借用"寒则地冻水冰"之象与血脉类比，推导出古典疼痛假说三则，其临床价值之大，远非他国同时代的医理所能比。我国自经脉理论形成时期，古代医家就借用经脉主病与风寒致病创立了三组疼痛假说，指导中医临床两千余年。《素问·气穴论》说："积寒留舍，荣卫不居，卷肉缩筋，肋肘不得伸……"在《内经》中将风寒导致水结冰现象类比于人之血脉受风寒后引起疾病的记载是很多的。

其一，"寒气入经而稽迟，泣而不行，客于脉外则血少，客于脉中则气不通，故卒然而痛"。这组疼痛假说的物质基础是脉、血气和风寒。后来发展为"通则不痛，痛则不通"，当今临床常用作衡量病理发展与转归。

其二，"寒邪客于脉外则脉寒，脉寒则缩蜷，缩蜷则外引小络，故卒然而痛……寒邪客于肠胃之间膜原之下，血不得散，小络急引故痛"。这组假说是取人遇风寒缩踡身躯之象，类比于脉遇风寒引起"脉"之缩蜷推导疼痛的产生。

其三，认为"风寒湿气客于分肉之间，迫切而为沫，沫得寒则聚，聚则排分肉而分裂也，分裂则痛"。这组假说是风寒引起水的聚积（结冰）之象，类比于血气在分肉之间聚积（结冰），导致分肉之间的分裂从而引起疼痛，可见先民们在创立疼痛假说的过程中十分细致地取自然之象进行比类，中国的疼痛假说是中医理论的重要特色之一。

3. 取木质坚脆之象与人体皮肤腠理相参

《灵枢·五变》的作者观察到众人在同等自然条件下"一时遇风，同时得病，其病各异"的事实。对于这样的事实，作者采用了已知的木质坚脆之不同进行类比，说"木之阴阳，尚有坚脆，坚者不入，脆者皮弛"，认识到"一木之中，坚脆不同，坚者则刚，脆者易伤"。指出："人之有常病者，亦因其骨节、皮肤、腠理之不坚固者。"在《内经》中用木质类比于病理虽不多见，但也算古人借以探讨人体生理病理的一种尝试，仅此录之。

4. 取气、脉气类比于经脉生理

人类对于风（气）的感知与认识是很早的事了。我国在西安半坡等地出土距今六千年左右的陶埙，便是人们利用口吹气流发音的远古乐器，它是人们仿风吹树窍发音制造的。古埙反映了人们对气的认识水平。气的思想在殷商后期逐步树立起来，《国语·周语下》"川，气之导也"。《国语》强调"天地之气"是有序运动的，失其序便是地震的原因，成为两千八百年前最为先进的地震理论。《管子·幼官》强调四季之气的不同，指出"地知气和，则生物从"。《老子·四十二章》"中气以为和"等，都是春秋先民对气的认识与应用。人们对"鼓之以雷霆，奋之以风雨"的感知应该是深刻的，提出"天籁"和"地籁"的认识是对风、气认识的深化。近代有学者在比较系统地研究了气的内涵后指出："中国气概念，不属于一家一派，不是时兴于某一特定的历史时期，也不局限于一两个学术领域，而是赋予整个中国文化以生命的一个要素。"[7]这一评价阐明了中国气思想的本质。

在医学领域中，先民们对自身气的认识，大约与各种原因引起的肠鸣音增加有关，与某一局部患痈肿导致跳痛感有关，与人们触摸到动脉的搏动及心脏的搏动有关。在人们对人体之"气"认识深化的过程中，气概念影响了原始中医学理论的建立。在上述背景下，人们采用类比方法推导自己的生理. 提出"气在口为言，在目为明"，也就顺理成章了。《管子·内业》假想人的"思维之气"，在"气道"内活动，认为"气道乃通，通乃思，思乃止"。随后又有学者提出"今夫蹶者，趋者，是气也"（《孟子·公孙丑上》）的认识，先秦气概念成为后世中医理论发展的重要依据。

人类对自身红色血液的认识已有了数万年的历史，曾将外伤伤口中处于动态的血液命名为"流血"，甲骨文中有了对血的描绘，那时血多作祭物。春秋早期在统治者们的交往中常见的"割臂饮血之盟"促进了人们对自身血液的认识，成为后世放血疗法的先驱。在《周易》中记载放血疗法三则，深刻反映了西周时期的医学水平。[8]我国两周医学在"观法于地"的影响下，逐步认识到"土气震发""土乃脉发"这一自然现象，"脉发"是人们在春日清晨的春阳照射下迎着阳光伏地而视所见到的地气升腾现象的描述。"脉"后世为医家采用。《周礼》曾讲"以咸养脉"，这一概念的提出，应该是证明古人将血与脉结合起来表述的结果。

从周时的基础医学知识讲，"脉"的内涵大约有两层意思，一指解剖学中的经脉，一指生理学中的脉搏、脉气以及较晚提出的脉象。《淮南子》对于心脏底部四条大血管有一描述："夫心者……所以制使四支，流行血气，"反映了我国经脉学说的发展过程。春秋战国时期的血脉理论成为马王堆《脉法》，张家山《脉书》的重要基础，反映了气、脉气（血气）的发展过程。

马王堆《足臂十一脉灸经·足厥阴脉》记载"掐脉如三人参舂"是秦汉之交医家们在掐脉过程中触摸到三联率后，采用古时舂米的三联脚踏石臼同时由三个人舂米之声音类比于三联率形容脉象杂乱无章而写出来的，形象十分生动，而这一类比恰是人们利用生产过程中的现象类比于脉气的结果。江陵张家山出土秦汉《脉书》，其文字保存较好，恰是马王堆《脉法》的补充。张家山《脉书》保存了古脉法的一段原文："故气上而不下，则视有过之脉，当环而灸之""……他脉盈，比独虚，则主病；……他脉静，比独病，则生病……""气上而不下"是对冲盈乃至怒张之脉讲的，是采用人处于忿怒之时经脉怒张类比于脉气描述的。"他脉静，此独动，则生病"则是古脉法的"是动则病"的真实记载。《脉书》证明：我国古脉法的诞生，是建立在临床之上取自然气之"象"类比于脉气的结果。

其实在经脉理论的产生过程中，古代医家广泛采用了取象比类方法，在心—经脉调节论发展的千余年间，经脉理论的发展可分作四个时期，前两期如早期的心—经脉调节论、人有四经调节论反映了心、经脉的解剖特征；而十一经脉调节论和十二经脉调节论是古代医家们在探讨中医人体调节理论的过程中取天六地五（或六甲五子）十一常数类比的结果，它们也属于取象比类。当十一经脉理论诞生后的百余年间，十一经脉理论除可用于疾病归类外，很难用于说明复杂的生理、病理，很难用于临床指导治疗。医家们在这一历史状态下，再取天文、历法中早已为大家公认的一日之周而复始、一月（阴历）之周而复始、一年之周而复始、有余不足理论及十二月十二时理论类比于经脉，创十二经脉理论，从而解决了经（精）气在经脉内循行往复，如环无端，近似于解决了循环系统的生理、病理，使经脉理论广泛用于临床，指导临床两千余年。

应该指出，秦汉经脉学家们在创十一和十二经脉理论时，对于经脉在人体的循行问题，十一经脉在臂胫周径上的循行，某些经脉以表浅静脉向心性循行为基础进行描述；而十二经脉在臂胫周径上的循行，某些经脉则以解剖所见为基础对其进行描述了十一和十二经脉的排列，都是人为排列的结果。

在《内经》中还有许许多多的采用各种自然之象、社会之象类比于人体生理病理的例子，有些例子超出了客观规律，在此不一一评说。

中医学思想的萌芽过程是简单而复杂的，它渊源于数万年以来的人类所有主动医疗行为及医学知识的起源过程中。假如新人以来没有原始思想的支配，没有求治愈欲的支配，就不可能有主动医疗行为的产生，就不可能有原始医学知识的产生。反过来原始医学知识的丰富，促进了原始医学思想的萌芽向更深层次发展，最终导致原始中医学理论的逐步诞生。

参考文献

[1] 林文照．郭永芳．格物致知学说及其对中国古代科学发展的影响［J］．自然科学史研究．1988，(4)：305-310．
[2] 西安半坡考古学专刊丁种第14号．1963．
[3] 文物．1975（8）：45．
[4] 邵望平．远古文明的火花——陶尊上的文字［J］．文物．1978，(9)：75-78．
[5] 李四光．冰期之庐山．中央研究院地质研究所专刊乙种．1947第二号
[6] 张之恒，李建民．中国旧时器时代文化［M］．南京：南京大学出版社，1991，21．238，251．
[7] 刘长林．气概念的形成及哲学价值［J］．哲学研究．1991，(10)：56-63．
[8] 严健民．《周易》放血疗法初探［J］．国医论坛．1993，(6)：10．

第二篇　先秦基础医学理论新论

开篇词

原始中医学理论的起源久矣，至两汉之今本《黄帝内经》成书已数千年。今本《内经》被历代医家视为传统中医理论之宗，其理论之产生，"非圣贤而莫能为之"，神圣而不可动摇。历代医家还认为：传统中医理论是建立在阴阳、五行哲学说基础之上的。考之，此说与历史事实不符。我们认为：国内外各民族医学的发展，都来源于他们的先祖们对原始医学知识的逐步认识与实践，都是建立在基础医学知识与临床医学知识基础之上的。

考古史料可证：我国早在殷商时期，人们对于基础医学中的五官生理功能及神情心态（含脑生理功能）已有较深层次的认识，主要表现在耳、听、目、见、鼻、臭及惧思等文字的创作过程之中，它们都是原始中医学理论及传统中医理论的重要组成部分。

反映原始中医学基础理论的内容还表现在先秦时期人们对脏腑的认识及依脏腑生理功能而进行脏腑归类的认识，殷商以降人们对致病因素展开过探讨，对天文、历法理论中的"天之道"与原始中医学的关系展开过探讨，因而"天之道，损有余而补不足"及"天之道，终而复始"都成为创立原始中医理论的重要组成部分。

原始中医学理论中反映的临床诊断方法，如五色诊、内踝诊法、三部九候诊法虽在《黄帝内经》均有记载，但它们都不是两汉经脉理论趋于成熟时期的产物，它们代表的是西汉早年十一经脉理论时期或以前的脉学诊断法的发展过程。

关于传统中医理论起源于阴阳、五行哲学说的问题，我曾论证五行理论属社会学范畴，五行哲学说介入医学是东汉前后的事，在原始中医学理论中绝无五行哲学说的干扰。为澄清先秦"五行"词组本意，特在本篇编入《有益的论证五行哲学说与原始中医学理论无关——五行及五行学说起源辨析》，澄清五行哲学说与原始中医学理论的关系，有利于还原早期中医学理论的本来面目。

我国殷商至两汉时期原始中医学基础医学理论的内涵是丰富的。

第一章 论殷商时期的医学概貌
——兼论一部被扭曲了的殷商药学史

提要：自甲骨卜辞问世以来，先贤们从多方位研究殷商时期的医学史料，已取得丰厚成就。我这篇文章，重在从殷商时期的基础医学与临床医学史料中取材论证那一时期的医学概貌，澄清殷商时期的部分医学史。

关键词：基础医学；药物治疗；应该辨释的问题

温少峰、袁廷栋二位学者对于甲骨文的研究是有见树的，他们在前人研究的基础上考释，在殷商医学史的研究方面又取得了许多新成果。温、袁二氏以殷商宫廷甲骨卜辞为准，总结出殷人探讨过与疾病有关的10个问题，并给疾病命名34种，对于我们进一步探讨殷商医学史提供了可能。

医学的概念，不论古代的、现代的，中医的、西医的，他们都应该包括基础医学理论、临床治疗医学两大部分。当我们探讨殷商时期医学概貌的时候，我们将从基础医学与临床医学两个方面展开讨论，它是我国原始中医学发展规律的必然。

一、丰富的基础医学理论

在其他文章中我们多次探讨过我国原始医学的特征，证明人类对人体生理功能的认识与探讨，其中尤其对目、耳、鼻、口生理功能的认识与探讨是比较早的，大约在全新世早期人类对于"目之于色""耳之于声"问题就比较注意了。但由于原始生活经验的限制，那时的认识是比较模糊的。历史发展数千年后，殷商甲骨文中的目（ ）、耳（ ）、见（ ）、听（ ）等许多反映人体生理功能的文字产生了，这些文字便是殷人在前人生活经验积累的基础上对耳、目等生理功能认识水平的最好见证。

尤其当殷人造出 （瞿、懼）字的过程，深刻反映了殷人感觉到周围危险事物如路遇猛兽对自己的严重威胁，因而 字的表象表明受惊惧的人"昂首张双目，踮足远眺，惊惧之状，历历在目"[1]，连当事者的生理变化和心态活动都描绘出来了。还有关于臭

（🐕）字的创作过程，造字者们认识到犬的嗅觉比人的嗅觉灵敏，因而臭字从自（鼻）从犬，现在仍用，它是比较生理学的产物，反映了殷人对五官生理功能的认识水平。

从甲骨文看，殷人对于脑主思维也有一定认识，甲骨文中有一个思字作🖐，它是造字者们对人们在思考问题时常常不自主地用手抓后脑壳这一行为表象的描绘，造字者们对思维过程中的行为表象的感知与描绘，深刻反映了殷人对人体头脑生理功能的总体感知，可惜由于历史的局限性，直到两汉前后，人们才对头骨内的脑及颅底进行了解剖并创作了数个脑字，[2]为《内经》理论提供了理论依据。

但是，殷人在创作上述文字的过程中，仅凭造字者对某一器官功能的感知，只见生理，没有解剖做基础。殷人对心脏的认识就不同了，殷人认为"圣人心有七窍"，意思是说："有学问的人用七个心眼思考问题。"由此将人的思维功能赋予心脏了。"心之官则思"产生于殷商，应该指出：这一认识是建立在整个殷商时期的200余年间造字者们对人体心脏进行反复解剖观察基础之上的。在200余年间，殷人先后造出了五个心字，到了殷商晚期，甲骨文的心字作🫀，证明殷人认识到心脏底部血管对全身起着重要的调节作用。它是人们创造早期的人体心—经脉调节论的基础，成为后世传统中医理论框架中的核心理论之一。在甲骨文中还有一个胃（🫁、🫁）字，也是人们通过对人胃或动物胃进行解剖后造出来的。仅就现在甲骨文分析，殷商时期的基础医学理论是丰富的。

二、贫乏的药物治疗史料

在殷商甲骨文中反映临床医学史料的内容是丰富的，但反映药物史料的内容显得贫乏，与同一历史时期基础医学的内涵及其他临床医学的内涵很不相称，我这认识也许难以被学者们接受。以温、袁二氏研究成果为例，殷人虽然从多方面探讨过与疾病有关的问题，如"疾延"被义引出"转移，拖延"等诸多意义，"疾辞"释为病情好转，"疾正"释为疾病得到治疗，"疾民（萌）"指疾病初起，而"疾己"之"己"可转释为"起"指疾病有起色之意[3]等。证明殷人在疾苦面前考虑很多。但在卜辞中殷人的卜问都属巫卜范围，这些行为应该说都不是医疗行为，充其量只能看作是"与医事有关的、饱含巫术性质的巫事活动"。

在疾病的命名方面，温、袁二氏已归类为34种疾病，包含了许多内病和外病，但其命名方法是原始的，如病在头称"疾首"。病在耳称"疾耳"，以及"疾目""疾齿"等等。这些疾病的命名是以原始的皮表解剖部位为基础命名的，看不出疾病的性质。在"疾腹""疾软"的命名中，采用了推理判断，但仍与直观思维分不开，也是一种原始的命名方法。应该承认，殷人给相应的疾病命名，反映了那一时代的医学水平，甚至到江陵张家山出汉代"疾病篇"，其疾病命名方法与殷人一脉相承。但是，根据张家山汉代疾病记述情况分析，殷墟宫廷卜辞中的疾病名称，不是巫卜师命名的，这些疾病名称应该来源于那一时期民间人群中比较关注人们疾病痛苦的"民间医家"，是"民间医家"们给予某些疾病采取了定位式命名，被巫卜者们应用于卜辞之中。评价殷商临床医学水平的关键应从治疗方法入手，这一点正是殷商卜辞中很少药物治疗留下的遗憾。在殷墟与疾病有关的卜辞中，多为问语，问疾病能不能好？会不会拖延？或者问是不是先祖或神灵作祟或者请先祖或神灵保佑等。这些情况成为当今某些学者提出"巫统治了医"的理由之一。我们注意到在殷墟卜辞中关于鱼、枣的记载。如同《五十二病方·蚖》的第10治方中"煮鹿肉若野猪肉，食之饮汁"一样据有药物的意义。但在卜辞中反应治疗药物之少，与那一时期的丰富的基础医学理论不符，与疾病名称之多不符，与传说中的伏羲、神农早已"尝百草"不符，与伊尹为汤王制作过汤液不符，与《尚书·商书》中"若药弗眩瞑，厥疾弗瘳"不符，与《逸周书·大聚》"乡立巫医，具百药以备疾灾"不符，更与1973年台西殷代遗址出土的桃仁、杏仁、郁李仁不相符合。产生这一现象的原因与殷商统治者们信奉神灵，只求苍天神灵、先祖保佑，拒绝从民间吸取单方、验方入宫有关，造成了殷商宫廷采用药物治疗疾病的贫乏现象。因此，我们说殷墟卜辞所反映的殷商宫廷用药贫乏，是一部扭曲了的殷商医学史和殷商药学史。

三、应该辨释的几个问题

从殷商甲骨卜辞中研究与医学有关的史料存在一定难度，尤其先行者们已经付出了许多心血。研究卜辞之难点在于释读，在于对有关历史史料的综合评议，使之与相应历史时期的科学水平相一致。从这个观念出发，以下我们就与针刺、艾灸有关的几个问题进行探讨。

1. 关于"&"的辨释

有学者根据&字形断定为针刺疗法，说殷商时期开创了针刺疗法的历史。根据我个人的考证，这一断言不能成立。从《周易》和《内经》分析，在两周至两汉时期我国放血疗法有一段方兴未艾时期。正因如此，一些医技不高的人在从医放血时，常因放血过多，而导致死人的事情发生。那时，学者们惊呼放血"能杀人生，不能起死者"（《灵枢·玉版》），提出："欲以微针通其经脉，调其血气"（《灵枢·九针十二原》），从而导致了用针刺入经脉，后来又刺深部组织的针刺疗法的诞生，所以我国的针刺疗法产生于经脉理论诞生之后的秦汉时期。那么我们应该如何解释&呢？它可能是殷人有腹疾时，采用砭（砭）在腹部皮表划痕；

或者更像用砭（砭）破乳痈排脓[4]，殷商时期绝无采用尖状物刺入皮肉深处的具有针刺意义的针刺疗法的诞生。

2. 关于"&"的辨释

关于&康殷先生在《文字源流浅说·医术》中考释为灸，指出："∫像人股，在股周围多处用微火'灸'灼……"笔者认为欠妥。这个&字，应是灸的本字。因为字形表明，造字者描述的是一次治疗过程，是对古老的火灸疗法施治过程的描述。&之字形表明是在有病之股的四周放置小明火，明火离股有一段距离，比字恰与古之灸字意同，其治疗意义与《五十二病方·痔》的第十七治方之"燔陈刍若陈薪，令病者背火灸之"的道理是一致的。《诗》毛传曰："加火（上）曰燔，抗（支掌、举起）火曰灸。"清段玉裁《小笺》指出："燔与火相著，灸与火相离。"强调"考灸"时有病部位不与火相接触。这个 ![字] 字恰是在有病之股四周放火,而火未与股接触,说明是烤灸而不是烧(灸)灼,可称之谓"股火炙之"。《素问·异法方宜》"北方者……其治宜灸焫"。这个焫字过去理解为灼,指灸灼。但《灵枢·病传》"或有导引行气……灸、熨、刺焫、饮药之一者",文中灸、焫是两种不同的治法,"焫"是古老的烧烤疗法,[5] 即火灸疗法。《灵枢·官能》"大寒在外……火自当之"及"经下陷者,火则当之"的火,都不是灸灼,而是用较大的火源进行烤灸。

3. 关于"乂"的辨释

关于"乂"的辨释。古老的火灸疗法在民间流传,于孔子时代已发展为疤痕灸(丘所谓无病自灸)。近人将卜辞中的"乂"释艾,并用此证明殷商"灸疗"的存在,同样值得商榷。将"乂"释艾,可,但"艾"不一定就是"艾灸疗法"。西汉扬雄撰《方言》,他在卷一中解"胎,养也",说:"汝、颍、梁、宋、之间曰胎,或曰艾。"由此,扬雄记录下春秋战国时期陕西韩城以南,河南北部的汝水颍河至商丘、淮河等广大地区(恰好包括殷墟)的方言"胎,或曰艾",记下了这一地区的语言习俗。但是这种语言习俗,绝非两周形成,它应是夏商遗俗。当我们在释"乂(艾)"时,我们不能忘记在殷墟卜辞中有大量的与孕、产、育有关的象形、会意文字,及预卜是否受孕,预卜生男、生女问题的卜辞存在。如(《合》470)"戊午卜、贞:妻乂(有)乂(艾)?今月"很清楚,这则卜辞不是问"是否给妻子用艾灸治病"而是卜问"在这个月妻子是否会怀胎"?同一龟板接下去刻"戊午卜,至:妻(御)父戊,良,乂(有)乂(艾)",同一天由"至"主卜,说妻子会怀胎(有艾)。所以"乂"不能证明殷商有"艾灸疗法"的存在,艾灸疗法的产生如"七年之病,求三年之艾"应是由孔子时期的疤痕灸疗法发展而来。

我们承认殷墟卜辞反映了我国殷商时期大量的医学史料,含接骨、拔牙术等,特别是诸多的反映孕、产情况的象形、会意字,及预测男女、推算预产期的史料,都反映了殷墟卜巫必须适应宫廷统治者的需要。1955 年,马堪温先生指出:"尽管在医学发展中掺入了宗教、巫术,也不能阻止人民由生活经验中积累起来的医药知识的进展。"[5]我们相信殷商时期民间的医事活动是丰富的,特别是民间医生用草药、用民间流传的单方、验方为民众解除病痛的事实可能大量存在,但他们的临床经验、用药方剂没有条件用龟板刻制下来。也许商朝封国国君所在的都邑、诸侯国的首府刻下了相关卜辞,但现在尚未发掘,有待后来之士发掘、整理、阐发,它将证明殷商时期民间用药较宫廷用药为多。

殷商时期的民间治疗医学实践具有更为丰富的内涵。

参考文献

[1] 严健民. 中国医学起源新论 [M]. 北京:北京科学技术出版社,1999,65.

[2] 严健民. 秦汉大脑及颅底解剖在《内经》经脉理论创立中的作用 [J]. 自然科学史研究,1995,(2):19-25.

[3] 温少峰. 袁廷栋. 殷墟卜辞研究·科学技术篇 [M]. 成都:四川社会科学出版

社，1983.

[4] 严健民. 中国医学起源新论［M］. 北京：北京科学技术出版社，1999，153 - 162，239 - 243.

[5] 严健民. 论古老的火灸疗法［J］. 湖南中医学院学报，1993，(2)：13 - 14.

[6] 马堪温. 关于医学起源的问题［J］. 中华医史杂志，1955，(2)：155 - 157.

第二章 论殷商时期的心脏解剖

提要：两千年来，人们对于传统中医理论框架的产生总认为是在"阴阳、五行哲学思想"指引下产生的，其实这是一种误解，是在对我国远古医学史没有进行认真研究而得出的一种误解。如将我国经脉理论推至"也是一个无据可考的历史问题"[1]一样，都是对远古中医史缺乏认真研究而盲目下的结论。

人类医学理论的起源有一个共同的规律，都是建立在基础医学与临床医学基础之上的。

中国的原始中医学理论的产生亦与基础医学——人体解剖学分不开。

我国的人体解剖史有它自己的特色：出于造字的目的为弄清其某一器官的形态特征而进行解剖。

殷商的造字者们在解剖心脏的过程中认识到心脏内部有七个孔窍及心脏底部经脉的生理作用，并推导出心之官则思；由此导致了中国式的人体调节理论——心—经脉调节论的诞生，成为原始中医理论框架的核心。

关键词：殷商时期；心脏解剖；心有七窍；心有四支；心之官则思

我国是人类发祥地之一，也是人类医学的发祥地之一。

医学是研究人体疾病发生、发展、治疗过程的科学，研究医学必然贯穿着探讨人体的解剖结构、生理病理，这是人类医学起源与发展史上的一个共同规律。在我国《内经》中的许多篇章中如《骨空论》中关于骨的解剖，《大惑论》中关于眼球的解剖，《五色》中关于胸腹腔及五脏六腑部位的解剖，都与生理、病理、疾病诊断紧紧相连。然而由于我国古代的人体解剖行为常常成为暴君惩治反叛者的手段，因而不得人心，致使在上述解剖过程中做过解剖的人一不敢成章，二不敢留名。从表面上看，殷商时期，医巫不分，后来又受特殊的伦理观念束缚及阴阳五行、天人相应、取象比类引入医学，导致我国医学理论独辟蹊径，人体解剖学迟迟未能健康发展。

一、殷商时期的造字者们已完成人体心脏的大体解剖

历代医家，尤其近代医家们常强调我国医学独具特色，这些特色多指"阴阳、五行"之哲学思想，不知中国医学理论萌芽于仰韶文化至殷商时期，更不知道我国关于心脏的大体解剖完成于殷商时期。

我国甲骨文字素以"依类象形"原则造字著称，在甲骨文中反映人体解剖知识者常有之，如骨字作✦[2]，胃字作✦或✦[3]，齿字作✦[4]，以及许多反映生理功能的文字问世，都证明殷商时期我国与医学有关的人体解剖、生理知识都已起步。

自1899年在殷墟发现甲骨文残片以来，许多学者从甲骨文中为探讨我国远古医学做出了贡献，早在1943年胡厚宣先生就发表了《殷人疾病考》，认为武丁时期（公元前1324—前1266年）人们所患疾病已包括眼疾、耳疾……腹疾等十多种疾病。[5]在腹疾中有一则卜辞云："贞，✦（有）✦（✦）（心），唯✦（有）陀。"[6]这个✦（心）字，外周部分"✦"代表头和胸腔，胸腔内的"✦"是简单描绘的心脏。据于省吾《甲骨文字释林·释心》记载："甲骨文中心字作✦，亦有省作✦的，'多□王（心）若'，即王心顺善之意。"这个✦（心）字，与头和胸腔分开，即从胸腔中取出心脏单独描绘心脏形态，其中心内有瓣膜两片。于省吾又讲："商器祖乙爵作✦，父已爵作✦。"

从语言发展及文字学讲，殷商以前的若干年间，在人们的生活中对禽兽类胸腔中可见跳动的心脏，早有了"心"的读音。到了夏、商时期，关于心及其读音问题，赵诚先生在《甲骨文字的二重性及其构形关系》一文中指出："✦这个象形字在以形表意的甲骨文字时期就有了'心'的读音……"[7]

殷商以前，由于天文、历法、医学、农业、物候等科学事业的不断发展，"刻纹记事"远远跟不上时代的需要，人们要求解决思想交流的工具文字，文字的发展迫在眉睫。在盘庚定居于殷以后的273年间，是我国甲骨文字进入系统发展的高峰，后期的甲骨文字不仅由单体文字趋向于合体文字，而且有了大量的形声字。那时从事造字的人们以造字为目的，对各种实体进行描绘，诸如车字作✦[8]，鹿字作✦[9]，耳字作✦[10]，无不栩栩如生，象形极了。上述✦、✦、✦、✦、✦五个心字，都是当时造字者通过尸体解剖描绘而成的，他们在描绘时，或立于尸体仰卧位前连头、胸腔、心脏一起抽象描绘（✦），或将心脏取出，观察心脏的外形及心脏内部的构造等特征后抽象描绘的。特别是后两个心（✦、✦）字，笔画圆润秀丽，并描绘心脏底部有大血管两条与实体心脏内外形态十分接近。古人将心脏剖开十分细心地观察了心脏的内部瓣膜的结构，分析主动脉瓣和肺动脉瓣的人将心内瓣膜朝上描绘，分析房室瓣（三尖瓣和二尖瓣）的人，将心内瓣膜向下描绘，证明此时人们已认识到房室瓣的重要性了。在✦（心）字面前，谁能否认殷商时期造字的人们对心脏的外形和内部结构进行过系统的解剖与观察呢！殷商时期，人们在解剖心脏时，还注意到心内有七个孔窍。商朝的末代君主纣王曾讲"吾闻圣人心有七窍"（《史记·殷本纪》）。现代医学告诉我们，心脏内部的七个孔窍是左、右房室孔，上下腔静脉孔，肺动、静脉孔及主动脉孔，说明商纣时期"心有七窍"的结论是正确的，它正是汉代《难经》中早已讲述的"心有七孔三毛"的真实反映。只不过"心有七孔三毛"的认识是殷商时期造字者们早已认识到的，对于心脏底部的血管,父已爵画了两条,我们称之谓"抽象描绘"。其实心脏底部的血管有四条,即显露于心脏底部包膜之外的左锁骨下动脉、左颈总动脉,无名动脉(头臂干)和上腔静脉,反映春秋齐史的《晏子春秋》晏子谏第二十三有一段记述,讲齐景公回答晏子说:"寡人之有五子,犹心之有四支;心有四支,故心得佚焉。"这个佚字做安闲解。就是说齐景公(公元前547—前490年在位)及其同时代的人们知道心脏的底部有四条血管与全身相连,支配全身各部位的活动,全身各部位在心脏底部四条经脉的支配与调节下开展正常的活动,所以心脏就很安闲平和,这一记载成为"春秋,人有四经调节理论"的重要证据。

二、关于心藏解剖的发展阶段问题

从上述五个心字看,假如从断代分析,大体可分作两组,即 ☒、☒、☒ 和 ☒、☒。前一组创作的时间比较早,卜辞云:"贞、☒(有)☒……"本条卜辞断代的关键在"☒",董作宾《甲骨学六十年》第一百一十五页指出"祖庚用☒,祖甲用☒",又说:"祖甲一律改☒为☒。"据此,上述三个心字的创作年代属甲骨文第二期。后两个心字创作时间较晚,以祖乙爵为例,应属甲骨文第四期。丁山《商周史料考证》第一百五十九页卜辞举例:"亥贞,又来告方出,从北☒末其☒告□祖乙、父丁。"丁山指出"祖乙、父丁连文,显为武乙、文丁的尊称"。据此,"祖乙爵"之"祖乙",并非指从邢迁居于疵的祖乙(汤的第六世孙),而是帝乙为祖父武乙造爵的尊称。对于甲骨文五个心字的断代表明:殷商时期,心藏的解剖从仰卧尸解的心(☒),到知道心内有瓣膜和七个孔窍,大约经历了200余年;殷商晚期,虽在心脏底部描绘两条线,表明殷人对心脏底部大血管(经脉)的重视,但概念不明确,到进一步理解心脏底部的血管与全身相连,对全身起着重要作用(齐景公时期),又用了500余年的时间;1977年在河北平山县出土"中山壶"和"中山鼎",壶铭中的心字均作☒。这个☒(心)字,无疑是从☒隶化而来,它突出了从心脏发出的血管对人体的功用。即心脏底部的两条血管隶变为四条血管(经脉)。心尖部又下一延条血管(经脉),意指下腔静脉,而心脏本身则只占很小部位了。赵诚先生在《中山壶、中山鼎铭文试释》中指出:"……中山王错之十四年,即铸器之年,很可能在公元前313年之后,即平定燕乱的第二年之后。"[11]赵诚先生的分析是有道理的。就是说,人们认识下腔静脉对全身同样起作用约在公元前313年左右。从齐景公时期人们对心脏底部血管的认识,到"中山壶"时期人们对下腔静脉的认识又经过了200年左右的时间。中山壶铭文的☒(心)字,《说文》从之。到了《灵枢》时期,已对心脏底部的经脉提出"心系"概念,并认为"心系"对全身起着调节作用,成为经脉学说重要的组成部分,并用之探讨生理、病理,指导诊断与治疗。

古人对心胞的认识,《庄子·外物》曾讲"心若悬于天地之间……胞有重阆,心有天游",单就"阆"解,古指空旷,亦作城郭。唐代陆德明释阆即"胞",为"腹中胎",言下之意"胞"指妊娠妇女腹中的胎胞,故腹中的胎胞具有"重阆"——用两个空腔保护胎儿的特征，但此解与原文之"心"无关了。笔者认为：这一记录讲的是胸腔内的心脏潜藏于心包膜之内，讲明了"心若悬于天地之间"的重要原因，说明庄子时代的学者们对心脏所处的环境有了进一步认识，这一知识的获得当然是建立在人们对心包进行解剖观察的基础之上的。到《灵枢·胀论》的作者则明确指出："膻中者，心主之宫城也。"认识到心包膜对于心脏和心脏底部大血管的保护作用。

综上所述，殷商时期，造字的人们利用奴隶主们在斩戮奴隶和战俘时，对人体心脏进行了反复的解剖观察。由于那时解剖心脏的标本都是斩戮后的尸体，全身血液流尽，心脏内根本看不见血液（水），这是众多的造字者在描绘心字时都没有"水"痕迹的原因。因此，殷商时期的人们认为心脏是一个空腔脏器，不知心脏与血液的关系，只知"心有七窍"这"七窍"似指具有思维能力的"心眼"，"吾闻圣人心有七窍"是说圣人（有学问的人）用七个心眼进行思维，所以足智多谋。《管子·内业》"凡心之形，自充自盈"，是人们对活体心脏观察的记录，它对我们探讨人体生理功能的探讨时限具有一定意义。"诸血皆属于心"当是秦汉之交或两汉时期的事了，在甲骨文中，还有许多解剖知识，有待我们认真挖掘。

参考文献

[1] 廖育群. 从逻辑推理谈医学起源的研究 [J]. 医学与哲学, 1986, (7): 38-40.
[2] 于省吾. 甲骨文字释林·释骨.
[3] 丁山. 商周史料考证 [M]. 中华书局, 1988: 154.
[4] 于省吾. 甲骨文字释林·释齿.
[5] 胡厚宣. 殷人疾病考、学思, 1943, (2).
[6] 殷墟卜辞乙编, 738.
[7] 古文字研究. 第六期, 第211页.
[8.9.10] 徐中舒. 甲骨文字典 [M]. 成都：四川辞书出版社, 1989: 1079, 1499, 1285.
[11] 赵诚. 中山壶、中山鼎铭文试释. 古文字研究第一辑, 253.

第三章 中国人原始骨骼学史概说
——兼论"故上七节"之归宿

提要：从考古史料及传统文化寻觅有关人体骨学知识，探讨中国人的原始骨学概貌。考释"故上七节"之归宿，还原人体"百骸"概念，是一条可行之路。

关键词：中国人的原始骨骼学；"故上七节"之归宿

我国的原始中医学理论中人体骨骼学占着相当重要的地位。传统中医理论中的髓海理论虽与秦汉时期的颅底及大脑解剖有关，[1]更与早期人类对人体长管骨（如胫骨）、脊髓的认识有关。我国先民将骨髓与脑联系起来，大约是秦汉时期的事。秦汉时期当放血疗法常常导致死人的事情发生时，"欲以微针通其经脉"的针刺疗法诞生以后，当针刺疗法与穴位结合的时候，在选穴、定穴过程中有学者将穴位与穿入骨滋养孔（骨空）的"阴络"结合起来，这是《素问》设《气穴论》《气府论》《骨空论》《水热穴论》的根本原因。追索人类对骨学认识的历史，可以丰富原始中医学内涵。

一、中国人原始骨骼学史概说

人类对自身解剖、生理的认识具有许多独特的特征。如新人时期，人类对自身外伤流血的认识及给动态的血液命名过程，这是人类最早认识的生理知识。大约过了一万余年后，人类逐步对视觉产生了一些感性认识，认识到看事物是由长在鼻子两侧，闪闪发光的"目"完成的，他们甚至还在山洞里做过"试验"，认识到"目"的生理功能在于"视亮光"，后来的数千年间，又对"耳之于声""鼻之以臭"及"口之于味"的认识进行过探讨。一句话，人类对自身生理功能的某些认识是先于解剖的。

人类虽然在五官生理的认识过程中已经探讨过耳、目、鼻、口相对部位，属人体解剖学概念，但那还不是有目的地认识解剖学知识。只有当人类有目的地对人体某一解剖器官的形态结构进行分析的时候，即人类在自觉基础上掌握的解剖知识才具有人体解剖学意义。

人类对人体解剖结构的认识首先在骨。早期人类在杀兽以食的过程中就认识到存在长管骨与扁平骨之分，曾有人利用长管骨做过原始工具——骨笛。我国先民对人体整体骨架进行研究者大约发生于商周时期，1983年，考古工作者在陕西北面的清涧县李家崖村发掘一座商周古城遗址时，出土一尊雕刻在砂岩石上的人体骨骼结构图像——骷髅人像。它被证明是鬼方族的遗物，已有三千余年的历史，这尊骷髅雕像的正面，是人的正面骷髅像，头部两颊狭长，圆窝形双眼，肋骨是以正面绕于背面的横向粗阴线雕表示，左右肋骨线条鲜明，说明雕刻者使用了透视手法。背面正中的"介"字形图案，当是人的脊骨……它证明早在三千年前我国先民"已经掌握了一定的人体骨骼结构知识和人体解剖知识"[2]。殷商时期人们对人体骨骼是有研究的，甲骨文《粹》1306中的骨字作，它是对肌肉腐尽，筋骨（长管骨）相连之骨架形态的描述，是人们研究过长管骨的见证。商末君主纣王"斮朝涉之胫"，一方面反映了纣王的残暴，另一方面也反映他想看一看怕寒水刺骨的壮士其胫骨中的骨髓，是不是与常人不同，上述史料都具有对人体骨骼研究的意义。

成书于战国中期的《庄子·齐物论》曾讲"百骸、九窍、六藏"，历代注家都说："百骸，指百骨节。"即指人体共有一百个可活动关节。秦始皇执政前夕，吕不韦组织门客著《吕氏春秋》，在《尽数》篇中讲："将之以神气，百节虞欢。"《尽数》中这段文字讲的是饮食卫生，要求进食时，要细咀慢咽，才可使神气通达周身，使百节清利快乐。"百节"亦指人体一百个可活动关节，百节观念在《内经》中也有记载，《素问·诊要精终》"百节皆纵"指全身的病态现象。我们说"百骸"和"百节"，都是指人体百个可活动关节，是这样的吗？现代人体解剖学证实了它的正确性。我们知道人体双上肢至肩，可活动关节34个，双下肢至髋，可活动关节36个（含双髌膝关节），下颌关节两个，枕颈至颈七之关节7个，颈七至骶骨关节21个，共有100个可活动关节。所以战国中期的医家、学者们对人体骨骼可活动关节数目的认识是正确的。

二、人体脊椎骨之"故上七节"归宿问题探讨

历代注家在注《灵枢·骨度》"故上七节至于膂骨"时，都注释为大椎穴以下胸椎骨的上七节，这是一种严重的误解，有待我们澄清。

1. 历史的启示

在《内经》的许多著作中，常常因为编辑者对历史史料的严重散失认识不足，留下许多遗憾。有学者指出："在先秦两汉许多著作的形成，一开始只是一些零散的篇章，后来才被人编纂成书，确定书名。成书定名之后，还会有人继续增补、修订、更名、改编，《内经》就是这样"[3]，朱熹对《素问》的形成亦有同样认识。[4]对于相关历史史料难以把握，是后世注家在注释中闹出许多不伦不类笑话的根本原因。如《灵枢·经脉》中的"是动则病"。"是动则病"本属秦汉经脉理论逐步成熟期，将经脉主病理论与临床痈病局部跳动相结合用于诊断的一句名言。它是建立在张家山出土《脉书》"……他脉静，此独动，则生病。夫脉固有动者……疾则病"基础之上的。但当这些原著未被挖掘出来时，或者重新问世以后尚未被学术界理解的时候，学者们在注释中往往重弹"是动病"与"所生病"的老调。又如《素问·阴阳别论》中"人有四经十二丛"之"人有四经"，一直被误解为"四季脉象"。从历史原因讲，《阴阳别论》的作者没有见到甲骨文及甲骨文中的心（）字早已反映了心脏底部有几条大经脉对全身起着一定的生理作用；没有理解《晏子·春秋》中齐景公讲的"寡人之有五子，

犹心之有四支"的真正含义，或者《阴阳别论》的作者们没有收集到春秋齐鲁地区的医家们已经根据心脏底部的四条大经脉创立过"人有四经调节论"，甚至对《淮南子·原道训》中的"夫心者，所以制使四支，流行血气"也没有一个正确认识，更没有将"心制使四支，流行血气"与《阴阳别论》中"人有四经"结合起来认识。使渊源于殷商、创立于春秋齐鲁地区的历史脉络十分清晰的"人有四经调节论"淹没2500余年。上述史料被一再误解，使人揪心。在《内经》文辞的注释中，类似事例很多。如针刺疗法仅起源于砭刺，砭刺四害与针刺四害相混；创立于两汉时期的以经脉主病，风寒致病为基础的三则疼痛理论假说，一直被深深埋于故纸堆中，等等，都十分令人心寒。考古发掘：传统文化中与医学有关的史料及《内经》中无数类似史料的命运给我们留下的启示够深刻了。

2. "故上七节"考释

《灵枢·骨度》原文："项发以下至背骨长三寸半，背骨以下至尾骶二十一节，长三尺。上节长一寸四分分之一，奇分在下。故上气节至于膂骨，九寸八分分之七，此众人骨之度也。"

这节原文是探讨人体脊椎的，但因历史诸原因，上述文辞中脱漏误衍都很严重，给"故上七节"的注释留下了困难。首先原文讲"项发以下至背骨长三寸半"，这"项发以下""背骨"具有定位意义。但"背骨"一般是椎骨的统称，此句似有脱文。马莳注云："项发以下至背骨者，自项后之发际，至背骨之大椎也。"[5]马莳用"大椎"为上文"项发以下至背骨"句中的"背骨"定位，指出"背骨之大椎"。大椎，常作穴名，这里指颈部脊骨中的大骨，当指第七颈椎，马莳补白了原文本意。当我们从后发际测量至大椎骨的距离时，恰好与三寸半相近，证明背骨（大椎骨即第七颈椎）在发际下三寸半是正确的。

原文讲"背骨以下至尾骶二十一节，长三尺"，应理解为大椎穴下的第一胸椎至尾骶脊骨总节数及长三尺都是正确的。问题在于"故上七节至于膂骨"，从文法讲，一个"故"字使我们想起前文必有与"上七节"有关的交代，但这则原文脱漏了，所幸这句原文叫作"上七节至于膂骨"。此句法如"项发以下至背骨"一样，"背骨"具有定位意义，依马莳定位作"背骨之大椎"。在"上七节至于膂骨"句中，"膂骨"亦有定位意义。马莳又注曰："脊骨为膂，膂骨以下至尾骶二十一节。"马莳在这里很自然将膂骨认作大椎骨了。在马莳笔下，背骨等于大椎骨（第七颈椎），大椎骨等于膂骨，膂骨等于背骨。马莳注文中的隐意是马莳没有讲清楚的，说明马莳在上述注文中考虑不多，或者对《骨度》之原文本意尚缺乏认识，因而后文注"故上七节至于膂骨"时，错误地注曰："故膂骨以下，计有七节，乃至膈俞而上至膂骨之数也。"马莳错误地将"故上节七"归属于胸椎了，马莳的错误对后世影响颇大。

近代李锄先生专著《骨度》研究一书，李先生注云："据本文云'项发以下至背骨''上七节至于膂骨'，则所谓'背骨'，乃指胸椎的上七节而言。""'上节'本文云'脊骨以下至尾骶二十一节'，上节即'上七节的各节'之意。"[6]李先生的这种解释附会了马莳解"故上七节"的错误观念，是我们不能同意的。1989年出版的《中国医易学》第261页"脊柱，古分二十一椎"，也是一个重大错误。我们说"故上七节"语法独特，独特在强调一个"故"字，表明它应是在前文讲了"上七节"的许多情况的基础上为补充解释"上七节"中没有说明的问题，才出现了"故上七节"之语法或句式。因此，在原文中，存在脱文。"故上七节至于膂骨"句中，仅从"至于膂骨"四字，就应该将"上七节"定位在膂骨（大椎）之上，由此可知，《骨度》的作者认为人体膂骨的总节数不是21节，而是21节加"上七节"共28节。

（1）"百骸"证明人体脊骨为28节

前文已引战国诸文人体骨骼称百骸，即100个可活动关节。在百个可活动关节中，脊椎骨为28节，包括"上七节"即颈椎7节，假如当今仍依马莳注文将"上七节"置于大椎之下，那么脊椎只有21节。那么人体骨骼就不是"百骸"，只存93骸了。战国时期人们都弄明了的东西，我们怎么反糊涂了呢？

（2）"故上七节"指颈椎七节

我们认为"项发以下至膂骨长三寸半"，是在颈后皮表的度量数据，它证明脊骨以上还有椎骨。在"膂骨以下至尾骶二十一节"句中，如从尾骶向上倒数至21节，则膂骨的定位点正好在大椎，与"膂骨，即脊骨，此处之大椎而言"[7]解释基本一致。我们强调在膂骨以上还有椎骨，这椎骨数就是"故上七节"。这个意见可得到《内经》其他文章的支持，《素问·疟论》讲："邪客于风府，循膂而下……日下一节，二十五日下至骶骨，二十六日入于膂内，注于伏膂之脉。"关于"风府"穴在"顶部后发际正中上一寸处，即枕骨粗隆直下两侧斜方肌之间的凹陷中，计一穴"[8]，即在枕骨和第一颈椎之间。《疟论》的作者认为，脊椎骨的总数是25节，这个数目当然较实际数目少了3节。但25节之数，后世许多学者都难以接受。王冰分别在《疟论》和《风府》中，都认为是24节，[9]全元启在新较正本认为是21节，《素问·刺热论》讲"项上三椎，陷者中也"，亦认为项椎以上至少还有三块椎骨。但这句话的前后文是不全面的，原文存在脱漏。《黄帝内经太素·五藏热》篇指出："为荣在项上三椎陷者中"，其意与《刺热》篇同。应该指出：王冰在注《素问·骨空论》时是很有见树的，原文讲："髓空在脑后三分，在颅际锐骨之下，一在龂基下，一在项后中复骨下，一在脊骨上空在风府上。"王冰注"颅际锐骨之下"曰："是谓风府，通脑中也。"他注"项后中复骨下"曰："谓瘖（哑）门穴也，在项发际宛宛中。"关于"背骨上卒在风府上"注曰："此谓脑户穴也，在枕骨上……"可见王冰对脑户、风府、瘖（哑）门三穴的解剖部位是十分清楚的。证明膂骨以上还有许多椎骨，它们都是"故上七节至于膂骨"即颈椎七节的旁证。

战国时期人体100个可活动关节的认识是正确的。《灵枢·骨度》认为人体脊椎是28节、骨骼有大小、广狭、长短之分。《素问·骨空论》指出"扁骨有渗理腠，无髓孔，易髓无空"，认为人体扁平骨和管状骨不同，扁平骨没有明显的滋养孔。没有骨髓腔，其骨质内藏有比较疏松的红骨髓，它与管状骨髓腔内的黄骨髓是完全不同的，这就是"无髓孔、易髓无空（腔）"的本意。

中国的原始骨骼学史，丰富了原始中医学内涵，为传统中医学理论奠定了基础。

参考文献

[1] 严健民.中国医学起源新论[M].北京:北京科技出版社,1999:163-171.

[2] 吕智荣.我国最早的人体结构刻像[J].中华医史杂志,1987,17(3):159.

[3] 刘长林.内经的哲学和中医学的方法[M].北京:北京科学出版社,1982:8.

[4] 朱子大全·卷七十二·古史余论.

[5] 古今图书集成·医部全录·点校本.第二册.医经注释下.北京:人民卫生出版社,1988:157.

[6] 李锄.骨度研究[M].上海:上海科学技术出版社,1984:19-20.

[7] 河北医学院.灵枢经校释[M].北京:人民卫生出版社.1982:330.

[8] 实用针灸辞典[M].北京:知识出版社,1990:189.

[9] 黄帝内经素问·疟论[M].北京:人民卫生出版社,1963:202,314.

第四章 殷商至秦汉脏腑解剖、生理史新论
——关于脏腑归类问题的探讨

提要：在传统中医理论中，脏象学说占相当重要的地位，它由早期的脏腑理论发展而来。澄清秦汉以远脏腑之解剖、生理史，界定脏腑归类的时限，对于了解中医理论的发展过程是十分必要的。这就是本文的宗旨。

关键词：脏腑解剖；生理史；五脏情识论；脏腑归类

中国秦汉以远医学理论的产生是十分独特的，它走过了一条漫长而曲折的道路。殷商至两汉时期人们对脏腑进行了反复的解剖观察，在解剖的基础上通过临床与自身的体会，推导出脏腑之生理功能，并在此基础上逐步提出归类方案，至两汉时期，完成了脏腑归类。有学者认为"在中国医学的发展过程中，脏腑（包括心、肝、脾）概念的内涵，经历过一次质的变化，最初它们是指结构上相对独立的解剖器官，后来它们主要是机体整体功能的划分"[1]，这位学者的见解是正确的。我曾在《中医理论起源及中医理论框架形成新论》[2]中指出：商周以来我国先民们经过不断努力，在基础医学和临床医学基础之上创建过以心—经脉调节为主纲的中国式的人体调节理论。应该强调：心—经脉调节论是秦汉中医理论的特色之一；而采用社会模式，并以脏腑为基础建立起来的有君有臣的五行－五脏调节论，在秦汉以后又进一步发展为藏象学说，也是中医理论的一个特色，不拟在本文中论述。为了说明先秦时期脏腑理论的发展过程，本文将就先民们对脏腑的认识情况展开探讨。

一、关于先秦时期脏腑解剖历史的探讨

在秦汉以远中医基础理论的创建过程中，学者们对人体有关器官的解剖给予了相当的注意力。首先是心脏，早在殷商时期一批有学问的造字者们，也许在诸多条件下看到了心脏的搏动，或体验过快跑之后心跳加快，或因接触某一激情情景时心跳加快，从而推论心在思维过程中的作用，认识到创作一个心字的重要性。造字者们出于造字的动机，开创了有目的地对人体心脏进行反复解剖观察。从甲骨文中五个心字的创作年代进行分析：早期的心（♡）字，是描述的仰卧位的尸体和胸腔内的心（♥）脏。后来人们将心脏从胸腔取出进行解剖观察，创作出 ♡（心），这种描述，它仅说明心脏

是一个空腔器官，说明早期从事心脏解剖的造字者们对心内的观察是粗略的。后来人们对心脏内部结构的观察就注意到心内有两组瓣膜，且瓣膜有向上与向下之分。于是就有心（🙂、🙃、🙂）字的出现。到了商末，造字者们又在解剖与思考过程中认识到心脏底部显露于心包膜之外的四条大经脉对全身的重要生理作用，所以甲骨文中最后一个心字写作🙂，即在心脏底部加了两条。殷商200余年期间，造字者们在对心脏的反复解剖过程中弄清楚了心内有七个孔窍，成为纣王所讲"吾闻圣人心有七窍"（《史记·殷本记》），于是成为下令"剖比干、观其心"的借口。现代心脏的大体解剖证明：心内七个孔窍即肺动、静脉孔，上、下腔静脉孔，左、右房室孔和主动脉孔。[3]汉时《难经》所讲"心有七孔三毛"，恰是殷商先民们对心脏解剖特征的认识，所以我国心脏的大体解剖完成于殷商时期，"心有七孔三毛"的结论不出于汉，而渊源于殷商；结合"圣人心有七窍"分析，"心之官则思"不出于孟子，亦渊源于殷商。

在甲骨文中关于脏腑的文字还有一个胃字，早已被丁山先生证明，[4]这个胃（🙂、🙂）字的初文也是人们对胃进行解剖观察后的产物。殷商时期人们仅注意到脏腑的两个器官，说明商时人们对内脏的认识是很不够的。反映西周生活的《诗经》中记载有肺、肠、脾，且在使用上多与心并列用以抒发感情。从医学讲，属生理概念，它还说明西周早年人们对肺、肠、脾已有命名，这种情况当然是建立在解剖认识基础之上的。《尚书·盘庚》提到心、腹、肾、肠，《左传·成公十年》（公元前581年）已有肓、膏之称，《大学》曾讲："人之视己，如见其肝肺然。"春秋时期古人关于心肺肝肾脾的命名与记录，都应有解剖学做基础。到了《灵枢》成文时代，关于脏腑所在的部位等都有了比较详细的记载。《灵枢·胀论》讲："夫胸腹，藏府之郭也。"讲明人体的五脏六腑分别位于胸腹腔内。《灵枢·五色》的作者以面部色诊为由，巧妙地记述了五脏六腑的解剖部位，原文讲："……阙中者，肺也。下极者，心也……肝左者，胆也。下者，脾也。方上者，胃也。中央者，大肠也。挟大肠者，肾也。当肾者，脐也。面王以上者，小肠也。面王以下者，膀胱子处也。"以上记述之肝、胆、脾（胰）、胃的解剖部位，与仰卧位时腹腔中的肝、胆、胰、胃的解剖部位完全一致。[5]原文讲"面王"，"面王"是什么部位？面，前面之意《考工记·匠人》"左祖右社，面朝后市"。面即前，指前朝后市；王，大之意，如一国之君主称国王。当人们将尸体的胸腹腔打开，掏出各器官，研究脊椎骨时看到骶骨岬向前突起，向后下成王字形，且骶骨岬处又是脊椎骨中最大的故命曰"面王"，"面王以上者，小肠也。面王以下者，膀胱子处也"。是以骶骨岬为界讲的，恰好记述了小盆腔以上是小肠所在；小盆腔内是膀胱和子宫所在，与现代人体解剖（女性）部位完全一致。在《灵枢》的《肠胃》《平人绝谷》篇中还进一步度量了各器官的长短、径线、容量，记载了大、小肠的走向，这些解剖知识都是在人体解剖观察中的记录；且记载大、小肠之长5.58丈，食道长0.16丈。肠与食道长度之比为35∶1，恰与现代解剖之比一致；古人并在解剖过程中观察到"胃满肠虚，食下，肠满胃虚"。人们对胸腹腔内各脏器的反复解剖与认识，为创立中医脏腑理论打下了基础。

二、关于先秦脏腑生理功能的探讨

殷商至两汉时期，历代医家和学者们不断地寻找着人体调节理论，如除了早期的心-经脉（人有四经说[6]）调节论之外，尚有朴素的脑调节论，原始的气调节论等先后提出[7]。我们的祖先在探讨人体调节理论的过程中，促进了人体解剖和人体生理研究的进展，促进了人们对内脏器官的重视，同时也促进了人体社会化模式调节理论的诞生。以下分两方面进行讨论。

1. 早期的脏腑情识论

早期的脏腑情识论在人体社会化模式调节理论中的地位，在探讨先秦中医理论的产生过程时，我们不能忘记中国古代有两种思维方式左右着学者们的思维。一为格物致知，一为取象比类。"格致"使人穷理，促进了古代科学事业的发展，同时也促进了人们对生理功能中的人体嗣节理论进行了持续千余年的探讨。学者们在古代医学理论的探讨中广泛采用了"取象"手段。"取象"有利于思维的明朗化，人们在说明事理中常常借用已知的，或者公认的某些事理说明自己想说明的问题，提高了说服力，这是秦汉时期医家们想利用有君有臣的社会化模式说明人体调节理论的重要原因。应该说秦汉时期的医家们在这一思维过程中是费了不少心思的，首先他们回溯古人对内脏器官的格致认识过程，发现古人早已赋予内脏器官具有情感的认识，如《周易》《诗经》中多次讲到"心惕""心逖"，认为人体的紧张情绪是由心脏发出与感知的。《诗·大雅·桑柔》将肺肠与心并列抒发情感，说明古人认为肺肠与心一样都具有情感，《尚书·盘庚》讲到"今予其敷心腹肾肠，历告尔百姓予朕志"表明商王盘庚迁都后治理国家的决心。《大学》讲："如见其肝肺然。"在古人心目中，人体中的肝肺肾肠及每一个器官都具有情感，而这一点对于医家们按照社会化模式创立有君有臣的人体调节理论是极为有利的。《素问·灵兰秘典》的作者正是在上述史料的基础之上发展了脏腑情识论，明确提出："心者，君主之官，神明出焉。肺者，相傅之官，治节出焉。肝者，将军之官，谋虑出焉。胆者，中正之官，决断出焉……脾胃者，仓廪之官，五味出焉……肾者，作强之官，伎巧出焉。"《灵兰秘典》的作者认为肺是管全身治理的，肝是管出谋献策的，胆是管决断的，肾是管工艺技巧的。这一理论对后世临床影响不大。在《灵兰秘典》中胸腹腔器官都论及，脾胃均列入仓廪之官，脏腑概念不清，属于早期的社会化人体调节模式。从总体上讲，自《灵兰秘典》起，在中医人体调节理论中已完成了人体调节理论的社会化模式框架，为五行—五脏社会化模式调节理论的建立开了一个头。人体五行—五脏调节论仅限于五脏，它是在古代医家们完成了脏腑归类之后提出来的。以下就先秦脏腑归类问题进行探讨。

2. 关于先秦脏腑归类问题的探讨

关于先秦脏腑归类的探讨，前文我们在探讨脏腑情识论中可以看出春秋至战国早期人们对内脏功能的认识是比较笼统的，他们还没有认识到脏和腑的区别，也没有这方面的要求。那么人们从何时起开始了对脏和腑的研究呢？回答是：目前尚无确凿史料可证。在《素问·五藏别论》中曾提出"余闻方士，或以脑髓为藏，或以肠胃为藏，或以为府"问题。回答说："脑髓骨脉胆女子胞，此六者，地气之所生也，皆藏于阴而象于地，故藏而不泻，名曰奇恒之府"。《五藏别论》文辞不长，好像是专讲脏腑归类的。但首先问的和首先回答的是奇恒之腑的有关内容，在回答"奇恒之府"时强调"藏而不泻"与后文关于"府"的概念不一；且在六者中有"胆"混入，而"胆"又是可泻的，所以仅从这段文字分析，可能脱文较多，我们不能从这段文字中总结出脏腑归类原则和推断出脏腑归类时限。在"奇恒之腑"中首先提到脑、髓，这应是人们对脑和髓进行了一番解剖研究后写下的。澄清人们对脑、髓的解剖研究时限，有利于分析脏腑归类史。我曾研究过秦汉时期的学者们对人体大脑及颅底经脉解剖史，[8]在我国人们对大脑及颅底解剖的研究可以断定在公元前3世纪以前，它有出土的诸多脑字的初文作证。从传统文化中考查可知，商鞅（公元前390—前338年）在《算地》篇提及"劳其四肢，伤其五藏"，将四肢与五脏并论，证明"五脏"当指人体胸腹器官是无疑问的。

比商鞅小21岁的庄子和他的学生们在《庄子》一书中多次取医学理论的最新成就"五脏六腑"说类比于政论，《庄子·在宥》讲："故君子苟能无解其五脏……愁其五脏，以为仁义……"

《庄子·骈拇》讲："多方乎仁义而用之者，列于五脏哉……多方乎骈技于五脏之情者，淫僻于仁义之行……"上述两文都是庄子反对统治者们假仁假义行为的。作者尖刻地指出，假仁假义者们"骈枝于五脏之情"达到"淫假于仁义之行"的欺骗目的。《庄子·列御寇》讲："形有六府。"《庄子·德充符》讲："自其异者视之，肝胆楚越也"，可见《庄子》的作者们对肝胆之解剖与生理功能的理解是不一般的。换句话说，他们认为肝和胆虽然相依，关系甚为密切，用不同的眼光看，肝属于脏，胆属于腑，他们的形态和功能都是不同的，就像比邻的楚国和越国风土人情的情况不同一样。证明作者们对五脏六腑概念的认识是比较清晰的。由此看来，很可能在公元前4世纪，我国先民已完成了对五脏、六腑的划分。但是考虑到《庄子》一书中有秦汉医理掺入的可能，又从其他有关史料分析，关于脏腑归类问题的研究，也许从公元前4世纪一直争论到公元前2世纪方才定下来。因为在《淮南子·坠形训》中讲："中央四达……黄色主胃。"与撰《淮南子》的刘安处于同一时代的仓公也在诊籍中讲："胃气黄，黄者土气也。"文中"中央"与"胃"相关联，"胃"又与土相关联，反映的是五脏与五方、五行相配问题，是五行—五脏调节论的重要内容。在《素问·六节藏象论》中也讲："脾胃大小肠……其色黄……通于土气。"可见作为脏的脾又与作为腑的胃肠相混了，说明刘安和仓公时代关于脏腑归类的标准还未总结拟定出来，或者拟订出来后还未约定成俗，为大家公认。但那时的学者们对脏腑的研究仍然艰难地进行着，《灵枢·肠胃》《灵枢·平人绝谷》等文大约就是这一时期的产物。《灵枢·本神》中"是故五藏，主藏精气也……肝藏血……脾藏营……心藏脉……肺藏气……肾藏精"都不是凭空或简单的结论。《本神》论的作者对五脏的认识比较精细，是有比较深刻的解剖和生理知识作基础的。以"脾（胰）"为例，它居于胆的下方（肝左者，胆也。下者，脾也）。体积虽小于肝，却与五谷所蒸化的营气有着密切的联系。现代生理学告诉我们，胰（脾）脏所分泌的胰岛素时刻影响着人体血糖（营气）的正常活动，古代医家们如果不对胆之"下者，脾也"的胰进行观察研究，能够得出"脾（胰）藏营"的结论吗？须知"脾藏营"这一概念是不能利用某种自然物与之"比类"而推导出来的。在《内经》的许多文章中反映了秦汉医家们对脏腑解剖的记录与对脏腑生理功能的推导。《灵枢·本藏》讲："五脏者，固有小大、高下、坚脆、端正、偏倾者；六腑者，亦有小大、长短、厚薄、结直、缓急。"这些记录，虽然简洁，但很清晰，内容极为丰富。

就五脏而言，文中提到"固有"，"固有"当然是指本来就存在的五脏之形态与解剖结构，那时的医家们对五个器官进行解剖比较后发现它们存在大小、高下、坚脆等五个方面的情况不同，这五个方面是当时人们在解剖过程中观察的内容，朴实无华地反映了当时的解剖水平，它是人们对胸腹器官进行分类的基础之一。《灵枢·经水》讲"五脏六腑之高下，小大，受谷之多少亦不等"，《灵枢·本藏》还说："五脏者，所以藏精神血气魂魄者也；六腑者，化水谷而行津液者也。"这些分析出于解剖的认识，也是在解剖基础上进行生理功能推导的结果。古代医家们的这些讨论，为脏腑归类扫清了思想障碍，到《素问·五藏别论》时，便明确提出："五脏者，藏精气而不泻……六腑者，传化物而不藏。"举个例子：古代医家从当时掌握的解剖与生理特征出发，看到肝脏的血液非常丰富，没有发现它与其他器官有明显的通道，断定它是"藏血"而"不泻"的，于是将它加入脏；而肝脏左侧的胆囊内贮有胆汁，用手拧之，发现胆汁可以从十二指肠部排出；他们还从临床体会到"邪在胆，逆在胃，胆液泄，则口苦，胃气逆则呕苦"（《灵枢·四时气》）。就是说当病邪在胆，胆中的胆汁可以逆行到胃中，当胃气上逆时，又可以"呕苦"，他们将呕苦"故曰呕胆"。所以胆囊中的胆汁是"泻"而"不藏"的。胆能排泄胆汁，故归入腑，叫"中精之府"（《灵枢·本藏》）。《灵枢·胀论》中将六腑中的小肠功能与咽喉并论，说："咽喉小肠者，传送也。"换句话说，小肠的功能之一就像咽喉一样，起传送食物的作用，叫作"传化物而不藏"，六腑之胃、大肠、小肠、膀胱、三焦的功能都是转化物而不藏的，因此"藏而不泻"与"泻而不藏"就是脏腑归类的依据与原则。

史料证明，建立在对脏腑解剖观察与推导生理基础之上的脏腑理论，为创立有君有臣的五行—五脏调节调节论打下了基础，至魏、晋、唐宋发展为藏象学说，藏象学说在中医理论的发展史上做出过一定的贡献。早期对于结构上相对独立的解剖器官，后来是如何嬗变为功能的划分问题，它涉及中医发展史上与之相关年代的综合科学技术水平，传统文化的发展方向等诸多因素，将在以后的文章中探讨。

参考文献

[1] 傅延龄. 论脏腑的实质. 97中医药博士论坛. 北京：北京科学技术出版社，1997：26－29.

[2，7] 严健民. 中医理论起源及中医理论框架形成新论［J］. 医学与哲学，1997年增刊，39－41.

[3，5] 严健民. 论殷商时期的心脏解剖［J］. 原同济医大郧阳医学院学报，1992，59－60.

[4] 丁山. 商周史料考证［M］. 北京：中华书局，1988：154.

[6] 严健民. 素问·阴阳别论"人有四经"考释［J］. 湖南中医学院学报，1997，(3)：6－7.

[8] 严健民. 论秦汉时期大脑及颅底解剖在《内经》医学理论创立中的作用［J］. 自然科学史研究，1995，(2)：19－23.

第五章　原始中医学致病因素初探

提要：人类在医学领域中对致病因素的认识是在给疾病命名、归类过程中不自主地逐步认识到的，远古人类没有明确地寻找致病因素的目标。春秋战国时期，我国先民在取象比类思维方法的指引下逐步认识到风雨寒暑可以致病。在秦汉之际的《五十二病方》中古代医家探讨致病因素十一种，深刻反映了秦汉时期的医学水平。

关键词：原始中医学；致病因素

一、殷商至战国致病因素初探

我国的原始中医学从远古走来，至殷商时期，人们为了记述的方便，已开始对疾病按体表部位进行划分，这一行为具有了给疾病命名的性质，同时也蕴含着对致病因素的探讨。在整个先秦时期，我国学者们都在不自主地围绕疾病命名、致病因素问题进行探讨，他们没有明确地寻找致病因素的目标，只是在给疾病的命名中，许多疾病病名本身反映了人们对该病的认识，包含致病因素的认识。如殷商甲骨史料中反映殷人已给疾病命名34种，如疾首、疾足、疾心、疾软等，是依体表一般临床表现和通过问诊了解病人的一般感触而命名的，涉及病因者仅"疾回"一名，可以视作殷人认识到蛔虫可以致病。

反映两周社会生活的诗经中记载与疾病有关的字在20个以上，如疾、痒、瘅、疢、痛等，仅瘅可能指"劳疾"。古代的"劳疾"概念范围很广，只能说瘅可能与劳累有关；其他疒字旁的字，因诗经的内容是文学，反映疾病的资料不全，因而这些字除可初步判断为每一字分别代表不同的病外，无法推论它们所反映的致病因素，有待考证。至公元前6世纪秦医和提出六气致病说，可以视为两周时期我国医界最为唯物的医学致病理论，这一理论后来成为传统《内经》致病理论框架的基础之一。

春秋战国时期，战乱连年，民心思安，各派学者围绕社会学中的治国安邦问题展开讨论，史称百家争鸣，各派学者们在争鸣过程中为了尽力表白自己的观念，取象比类成为学者们的重要思维方法。《管子·水地》"水者，地之血气，如筋脉之通流者也"，就是取已知的人体筋脉通流血气类比于水，希望说明水在地面上处于流动循环状态的道理。秦汉时期，取象比类已广泛用于医学理论的创作之中，《吕氏春秋·达郁》说："血脉欲其通也……精气欲其行也。"这是讲的正常生理，由此引出"病之留，恶之生也，精气郁也"，强调病理过程是人体精气郁滞的结果。"寒则地冻水冰"在秦汉医理的创作过程中起过重要作用。《素问·调经论》："血气者，喜温而恶寒，寒则泣而不能流。"讲的都是"寒"作为病因而引起的疾病。又云："风雨之伤人也，先客于皮肤，传入于孙脉，孙脉满则传入于络脉，络脉满则传入于经脉。"连风雨致病及其途径与病理过程都进行了推导，它朴实无华，没有神秘感，两汉时期曾将致病因素统称之曰"邪气"。

二、秦汉《五十二病方》致病因素初探

属秦汉之际的作品《五十二病方》出土以来，许多学者从多方位进行了探讨，为我们认识它的价值开阔了思路，它所保存的原始资料为我们分析战国时期的医学概貌提供了方便。深化对《五十二病方》的认识，仍然是学术界需要继续进行的工作。根据文物出版社于 1979 年出版《五十二病方》[1]时指出：《五十二病方》出土以后，是依该书后文记"凡五十二"而命名的，但在五十二种病名之后还有"囗筮"等病方，1979 年出版的《五十二病方》及后来出版的《马王堆医书考注》[2]等书都未将"囗筮"列入书目。仅将"囗筮"之原文录入《五十二病方》正文之后，因此《五十二病方》实际收入五十三种病名与治疗。但因年代久远，帛书残破较多，除残损字外，在"人病马不痫"之后至"瘙"病之前有五种疾病只存病名，不见病因、症状与方剂；只存病名者还有"㾓"之前的"囗者"；"烂者"之前的"囗囗"，共七方均无正文。关于文字行数，现在划分的 462 行，不包括缺文中的行数，462 行是出土后依次编审时加注的。

从先秦医家对《五十二病方》的编辑存在一定的混乱情况分析：《五十二病方》的成书，正处于医家们对医学理论领悟时期，正处于医家们希望将临床经验汇集整理时期。但散在于民间的临床经验应该如何汇集，尚无经验借鉴。《五十二病方》给疾病命名时摆脱了前人的命名方法，主要依临床表现给疾病命名，如诸伤、金伤、婴儿病痫等。在五十三种病名中，有 46 个病名及方剂较为完整，描述疾病及病因可分以下几类。

1. 诸伤类

这类疾病包括"诸伤""伤痉"。在"诸伤"中讲明"刃伤""金伤"者四例，其他应包括了所有致伤原因如跌打损伤、兽类致伤等。"伤痉"第三治方就讲："诸伤，风人伤、伤痈痛。"说明"伤痉"是指因各种原因致伤后出现感染，导致痉证症候群，"伤痈痛"当指感染、化脓。

2. 动物致伤及虫蚀类

这是一个较大的外伤症候群，包括犬咬伤、狂犬伤人；蠚（蝎子）及蠪（毒虫）蜇伤；水蛭伤人；蚖、毒蛇、蛇啮伤人；在虫蚀类中如"巢者""牝痔"中的"蛲白徒""其虫出"；"朐养"中的"有白虫时从其孔出"，以及"虫蚀""蝱""囗筮""蛊"等计 15 种，占 46 个病名的 1/3，可见各类外伤，在当时的治疗医学中占有十分重要的地位，与原始医学的发展规律是一致的。

3. 痈、疽及皮肤病类

这类疾病包括："疽病"项下的"烂疽""血疽""气疽"以及"烂者方""胻伤"

"痈病""身疣""痂病""干瘙""夕下""疣""白处""大带"计11种病名，在这类皮肤病中，医家都未涉足于病因的探讨。

4. 烧伤类

存一方，病名曰"胻膫"，指小腿烧伤。

5. 痔疮类（在古代医家看来属"虫蚀"所致，在上文"虫蚀类"中已提及

在《五十二病方》中记有"脉者""牡痔""牝痔"（含血痔），还有"朐痒"。开卷就用"痔"给"朐痒"定性。后世医家将痔分为五痔，与《五十二病方》一脉相承。《五十二病方》反映出在2300年以前中国人对痔疮的治疗方法是先进的，将在先秦治疗方法中专门探讨。

6. 疝气类

《五十二病方》中记载疝气类病方两个，即"种橐"和"癃"。从施治情况看，古人对疝的神秘感很强。以上就外科范围的疾病做了些分析，以下疾病与内科有关。

7. 婴儿疾病的致病因素

《五十二病方》中载"婴儿索痉""婴儿病痫方"和"婴儿瘛。"这三则疾病的记载中都反映了一些较为关键的临床症状，十分宝贵。如"婴儿索痉"讲"索痉者，如产时之居湿地久，其育（肓）直而口钳，筋挛难以信（伸）"。虽仅22字，但讲到病因是临产时在潮湿的土地上停放的时间太长了，及与脐带（索）有关，从"其育直而口钳，筋挛难以伸"典型的临床症状分析，婴儿索痉，即新生儿破伤风。"婴儿病痫方"中，一个痫字反映了婴儿在病中存在惊厥症候群。原文指出："痫者，身热而数惊，颈脊强而腹大。""身热而数惊"一语便告诉我们这则病例属于高烧惊厥。可惜，当代注家将此病释作"小儿癫痫"[3]，是值得商榷的。"婴儿瘛"一文中讲："婴儿瘛者，目繲䀏然，胁痛，息嘤（嘤）瘿（嘤）然……"从上述记载探讨病因也许是可行的。繲，解纽，含失去纲纪之意，䀏，《玉篇》"目邪如瞚，张目也"，原文意指病孩表现为眼球失去正常调节，如眼球上翻。"嘤嘤"，《诗·小雅·伐木》"伐木丁丁，鸟鸣嘤嘤"，"息嘤嘤然"当指病儿在呼吸过程中有鸟鸣一样的声音。结合《素问·玉机真藏论》中"病筋脉相引而急，病名曰瘛"分析，婴儿瘛也属于小儿惊厥之类的疾病，在本例中古代医家未讲病因。

《五十二病方》另记"癫疾"，文中没有反映癫疾的临床症状，但记有"发，即以刀剟其头，从头到项即以犬矢温之"。这个"发"字，是否可告诉我们"癫疾"平时不发，待"发病"时再进行有关治疗。如此论可立，"癫疾"，与现代的"癫痫"基本一致，其病因在颅内，古人不可能得知。因此，笔者释作头癣感染。

8. 痒——泌尿系统的疾病

在《五十二病方》中比较详细地记载了泌尿系统的疾病，认识到疼痛可分为"血痒""石痒"及"女子痒"之分。对于痒病的临床表现原文写道："痛于脬（膀胱）及衷（耻骨正中下方）"，有时出现"溺时痛亦甚"或者表现为"溺不利，脬盈"，这些症状，与现代泌尿系感染后的临床症状完全一致。毫无疑问，"血痒"与泌尿系统结石等症有关。"石痒"肯定为结石，指在排尿过程中有石头排出体外。凡痒（溺不利）均包括泌尿系统的各类感染。在痒病项下，病因各异，古人当然难以澄清。

《五十二病方》的汇集者们还另立"溺□沧者"和"膏溺",应该说都属于泌尿系统感染。

9. 人病马不痫

应属于内科疾病,它主要是讲"痫症"的。

10. 植物及植物药所致的疾病

在药物的起源中传统观念认为:古人在采集植物充饥时就逐步认识到某些植物的药用价值。自商代起就有"若药弗瞑眩,厥疾弗瘳"之说,与伏羲、神农尝百草中毒的传说相呼应。在《五十二病方》中记载漆过敏症的治疗及因在治疗过程中使用鸟喙用量过大而中毒的治疗,证明战国末期医家们已经认识到药物中毒的治疗问题。

11. 文中有"魃"一病

《说文》"魃,小儿鬼",属于迷信产物。但它在五十余病名中仅此一例,不足为怪,更不能证明医源于巫。且汇集者们将"魃"放在第五十位,治疗方法用祝由之术,说明当时的医家在思想上存在徘徊心情。

根据上文分析,战国时期我国医界对外科疾病认识较多,对内科疾病的认识集中在痉症及痒症方面,在痉症病因的探讨中认识较为深刻,"如产时之居湿地久""痫者,身热而数惊"等反映了撰文的医家们在临床工作中观察细密,忠实地记录下了自己的经验。

秦汉之际我国先民对于致病因素的认识已较丰富了。

参考文献

[1] 马王堆汉墓帛书整理小组. 五十二病方 [M]. 北京:文物出版社,1979.
[2,3] 周一谋,萧佐桃. 马王堆医书考注 [M]. 天津:天津科学技术出版社,1988: 49-227,73.

第六章 从远古天文、历法理论中探讨原始中医学理论中的天人合一观

提要：从我国古天文历法之"损有余而补不足"及"终而复始"理论的两个方面探讨我国秦汉时期经脉理论及有关中医理论框架的形成与发展，是一件十分有意义的事，是医史界学者们仍然需要深入探讨的内容之一。

关键词：十二经脉理论；损有余而补不足；终而复始

天人合一观是秦汉传统中医理论中的重要组成部分之一，其内含复杂，良莠并贮。天人合一观何以能对传统中医理论产生如此重大影响？考之，战国末期人们将"流水不腐，户枢不蠹"类比于人体之精气，指出"形不动则精不流"是导致人体生病的原因之一，为广大医家接受。西汉初年，正当原始中医理论中"人有四经说"发展为十一经脉理论后，仍然不能用于临床的时候，经脉学家们在创立十二经脉理论的过程中吸取了古历法中的周而复始理论，[1]完成了精气在经脉内循环往复如环无端之后，使医家们受到鼓舞，看到了采用天文、历法中的已知理论类比医学理论的重要性。与此同时，西汉学者董仲舒广泛摄取天文、历法、物候知识，说明他想说明的问题，促进了西汉时期学术发展。董氏认为："天之道，有序而时，有度而节，变而有常。"道出了春萌冬藏的自然规律。董氏在《春秋繁露·阴阳义》中讲："是故天之道以三时（按：指春、夏、秋三季）成生，以一时（指冬季）丧死。"指出："死之者，谓百物枯落也。丧之者，谓阴气（指：寒风）悲哀也。天亦有喜怒之气，哀乐之心．与人相副。以类合之，天人一也。"在以上原文中，假如仅从董氏采用四季物候表象类比于人，说明人之某些生理特征是有道理的。董氏之思想明显受到中国人原始思维规律的影响，但董氏的思想全貌在于说明天人感应，他认为"天子"受命于天（《为人者天》），或"人始生有大命"（《重政》），"人之形体，化天数而成；人之血气，化天志而仁"（《为人者天》），总体反映的是君权神授。董仲舒的天人感应观对传统中医理论产生了一定影响，现在，当我们从天文、历法知识中探讨原始中医理论中的天人合一观时，我们将对传统中医理论中的天人感应采取回避态度，目的在于直接说明"损有余而补不足"及"终而复始"两个问题对原始中医理论的影响，还原始中医理论中朴素的天人合一观的本来面目。

一、关于天文、历法知识的萌芽、起源及对原始中医理论的影响时限问题

对于古天文、历法知识的认识，到现在为止，我还是一个门外汉。但在十数年的学习生活中认识到人类原始思维过程中的一些发展规律、人类对远古天文知识的一些认识与人类对原始医学知识的认识过程有相似之处。

在人类发展史上，尤其是原始科学知识中原始医学知识和原始天文知识是人类最早给予关注的两大问题。当人类进化至新人阶段以后，由于大脑的进化，他们的远事记忆能力增强，为积累原始科学知识创造了条件。在我国，近五万年以来山西的许家窑人、广西的柳江人、四川的资阳人、北京的山顶洞人等，他们对于天空中日、月的伏见都产生了一定的兴趣，逐步认识到日往月来现象，对于白天、黑夜的概念有了比较明确的认识。应该说：生活在中国（中原）这块土地上的人类，在近五万年以来的生存竞争中，首先对白日天空中那个明亮的球体有了较多的关注与认识，认识到它有时温暖，有时炎热；后来又认识到当寒风刮来的时候，当大雪纷飞、草木凋谢的时候，只有白日当空时才给人们一片温暖的感觉。当草木茂盛或花果交映的时候，白日天空中那个明亮的球体给人以炎热，有时简直如火一般，烤得人心烦意乱。后来人们又通过记忆的回索认识到草木的茂盛与凋谢、天气的炎热与寒冷是相互交替进行的，天气炎热与草木茂盛合一，寒风飞雪与草木凋谢同时。有学者将早期人类的上述认识过程称之为"最早的以自然界物候现象来确定季节的自然历"[2]。根据中国考古发掘成果对新人进化史分析：我国分寒、暖二季自然历的产生时限较晚，大约在山顶洞人至裴李岗人或龙山文化时期。在殷墟卜辞中有春秋二季的记载，标志着人类已在深入探讨天文、历法的规律性。

考古史料证明：北京山顶洞人已有简单的葬礼仪式，产生了一定的意识形态。我国河姆渡遗址出土人工种植的水稻，并发现其将樟科植物做特殊保存；西安半坡则出土了谷物种子和白菜籽。河姆渡与半坡都是六千余年前的我国先民遗址，考古表明那一时期中国由西至东广袤的土地上都出现了人工种植农业，并且过着定居的生活。根据恩格斯对早期游牧民族和种植农业的研究成果分析：河姆渡先民和半坡先民对天文、历法知识都有了较为明确的要求。但由于实践经验的不足及原始天文知识的局限性与分散性特点，可能甲地的先民已经认识到北斗七星在旋转过程中存在一定规律；黑夜天空中的那个亮球（月亮）盈亏的规律是20多天；而同时代乙地的先民还一无所知；丙地的先民知蛰虫始出，即已进入播种时期；而丁地的先民可能已注意到大火昏见了。总之，产生于民间的原始天文知识的局限性与分散性严重影响了天文、历法知识的发展。"只有到了生产力发展到使社会财富大大增加，有了初步的专业脑力劳动者从原始社会的共同劳动中分离出来，即进入阶级社会，形成了国家时，这些分散的带有地域性的局部经验才能被有意识地搜集整理，并加以总结提高，从而得到空前的发展，形成初步具有科学形态的天文学"[3]。学者们的上述认识，总体讲是对的。但在我国，当国家尚未形成以前，在较大的原始部落中，就已经设立了专业脑力劳动者，专门从事"观象授时"工作。这一事实在我国多种典籍中早有记载。《国语·楚语下》："及少昊

氏之衰也，九黎乱德……祸灾荐臻，莫尽其气。颛顼受之，乃命南正重司天以属神，命火正黎司地以属民。……"《国语·郑语》亦讲："夫黎为高辛氏火正，以淳耀敦大……"传说尧乃颛顼和帝喾的后代，其父帝喾重视火正，所以尧承祖业，重视观象授时。《尚书·尧典》记载：尧帝"钦明文，思安安，允恭克让"。那时，"黎民于变时雍，乃命羲和，钦若昊天，历象日、月星辰，敬授人时"。尧还命羲仲、羲叔对四季气候进行订正，并肯定"期三百有六旬有六日，以闰月定四时成岁"。上述史料总体讲是可信的，但关于"闰月"，笔者则认为：肯定"闰月"有据可考者在殷商时期，与尧相去甚远。笔者还认为：尧帝主持观象授时过程当在龙山文化时期，龙山文化时期人们已知黑夜天空中的那个'亮'球的运行规律，它不仅有圆有缺，而圆缺的周期是 29～30 天，人们已给黑夜天空的"亮"改名为"月亮"。因此，从历法讲，至龙山文化时期，首先有了月的概念。[4]

新人以来，我国天文知识的萌芽与起源产生于人们对日、月逐步加深认识的过程中。与此同时，伴随着原始医学知识及原始医学思想的萌芽与起源。当天文、历法进入"观象授时"时期，我国原始医学知识中已对外治疗法、疾病知识、药物知识、人体五官生理知识都有所认识，他们的发展贯穿于整个龙山文化时期。从秦汉传统中医理论的整体构架分析，天文、历法知识对原始中医学的影响主要在原始中医学的理论萌芽及理论框架的构建时期。这是下文探讨的宗旨。

二、"天之道，损有余而补不足"理论对原始中医学理论的影响

"天之道，损有余而补不足"是《老子·七十七章》中的一句名言，它反映的是我国古天文、历法的内容。我们要问"天之道，损有余而补不足"的理论基础是什么呢？春秋《左传》鲁史记载，从鲁隐公元年（公元前 722 年）至鲁哀公十九年（公元前 476 年）的 246 年间，总计安排 90 个闰月，平均 2.7 年排入一个闰月，此即十九年七闰制，它是我国古典历法中较为成熟的一种历法制度，绝非春秋早期突然完成。有学者认为：殷初实行过三十日为一月的历法制度，这一认识与殷墟出土的龟板刻六十甲子相呼应，如此论确立，其年周期应为 360 日，与回归年比少了 $5\frac{1}{4}$ 日，亦即回归年余 $5\frac{1}{4}$ 日，按"损有余"原则，每隔 5～6 年就必须安排一个闰月，在殷墟卜辞中，确有"十三月"（年终补闰）的记载，证明殷代时已用四分历了。到殷中后期，出现年有平闰，月有大小，以新月为一月之首，属阴阳合历，已有测定分、至的知识。[5] 根据殷商甲骨史料对我国天文、历法做上述判断是符合我国古历法学发展史的。因此将"期三百有六旬有六日，以闰月定四时成岁"认定在尧时欠妥，"以闰月定四时成岁"很可能发生在夏商之际至商代早期。

从闰月的设定讲，在依天文而订历法时，已经存在"损有余而补不足"了。我国的古六历都属古四分历，即那时人们已从天象观察中知道某一天象周而复始的周期是 $365\frac{1}{4}$ 日，它恰与地球公转一周的周期一致。阴阳合历闰月的产生，恰是将 $365\frac{1}{4}$ 日多余日数（11～12 日）"损"下来，补足于所设闰月之不足，这是用"年"的观念来议

损补。从"月"的概念讲,一个朔望月比二十九天半稍长,按朔望月排历谱,只好取29天、30天为一个月,因而月分小月大月交替进行,即取29日之有余,补30日之不足构成大月,这就是月之损补。按阴阳合历计算,一年为354~355日,短于$365\frac{1}{4}$日的回归年,为此每隔2~3年插入一个闰月,使月份和寒暑季节基本相适应,构成十九年七闰制,所以"天之道,损有余而补不足"。

从我国考古史料及今本《黄帝内经》分析,我们发现,于公元前168年随葬的长沙马王堆帛书《足臂十一脉灸经》《阴阳十一脉灸经》《脉书》《阴阳脉死候》《五十二病方》及其他出土医书中均不见"损有余而补不足"理论,在上述古医书中,连虚实的认识也不见记载。虽在《天下至道谈》中提及"七损八益",似与"损有余而补不足"有关。但"七损八益"在《内经》有载,历代注家都认为它是古房中术的内容,与临床疾病理论无关。出土于武威的东汉医简中也未见"有余不足"理论,《史记》仓公传中反映的是公元前100年以前的医史,在仓公诊籍及八问中仅记"有过"之脉,所以"损有余而补不足"理论至早于西汉中晚期以后才被江南等地引入临床医学。当我们对今本《内经》进行了一些研究以后,我们认识到"损有余而补不足"理论主要用于十二经脉理论之中。换句话说,自西汉中、晚期,当十一经脉理论发展为十二经脉理论时,吸取了"天之道,损有余而补不足"。《灵枢·海论》在十二经脉理论指导下,认为"十二经脉者,内属于脏腑,外络于肢节,夫子乃合于四海乎"?随后《海论》的作者利用"有余不足"理论对水谷之海及血海、气海、髓海的生理、病理现象进行解释,其中以髓海的解释最为深刻:"髓海有余,则轻劲多力,自过其度;髓海不足,则脑转耳鸣,胫酸眩冒,目无所见,懈怠安卧。"前者讲的是病态性"自过其度",后者则相当于神经衰弱的病症。《素问·调经论》则讲"神有余则笑不休,神不足则悲",与《灵枢·海论》如出一辙。《素问·脉要精微》在讲全身性病理过程时指出:"阳气有余,则身热无汗;阴气有余,为多汗身寒""气有余,则喘咳上气;不足,则气息少气。"这些都是在古历法"损有余而补不足"理论影响下完成的。

古代医家依"损有余而补不足"理论指导按经脉施治,也是很有特色的,并取得了较好效果。如《灵枢·百病始生》指导治疗的总原则是"有余不足,当补则补,当泻则泻"。《灵枢·邪客》指出:"补其不足,泻其有余。"《灵枢·经脉》在对每一条经脉进行诊断,明确虚实后,均采用"盛则泻之,虚则补之"的治疗原则指导治疗。《灵枢·根结》亦强调:"有余者泻之,不足者补之。"上述施治原则,都可视作放血疗法的治疗原则。当十二经脉理论建立之后,依经脉施治的放血疗法出现了许多"杀生人"事件,古经脉学家们惊呼:"夫子之言针甚骏,能杀生人,不能启死者。"(《灵枢·玉版》)于是提出改进意见:对经脉施治,不采用放血,而改进为"欲以微针通其经脉,调其血气"(《灵枢·九针十二原》)。这一改进很快得到临床医家和病人拥护。《素问·调经论》反映了这一历史过程,其指出:"血不足,则视其虚经,内针其脉中,久留而视,脉大,疾出其针,无令血泄。"从针刺疗法发展史分析,自"欲以微针通其经脉",至"内针其脉中,久留而视"导致了针刺疗法的诞生,改进了补泻方法。《内经》对神不足者的治疗方法是"视其虚络,按而致之,刺而利之,无出其血,无泻其气. 以通其经，神气乃平"，强调"气有余则泻其经隧，无伤其经，无出其血，无泄其气"。《灵枢·终始》还提出"一方虚，浅刺之，以养其脉"的针刺补法，又说："脉实者深刺之，以泻其气；脉虚者，浅刺之，使精气无得出，以养其脉。"其强调针刺疗法的补泻问题。《内经》中依经脉之虚实对其进行针刺补泻的施治方法，都来源于古天文、历法理论中的"损有余而补不足。"它是传统中医理论天人合一观的重要组成部分。

三、"天之道，终而复始"理论对中医理论的影响

"天之道，终而复始"出于《春秋繁露》，是西汉儒家董仲舒（公元前179—前104年）的代表作。他在《阴阳终始》开卷便提出"天之道，终而复始"观，其结论来源于对四季气象与物候的分析。我国先民自观象授时以来，人们逐步从日之东升西沉、月之盈亏更替、气候之寒来暑往、万物之春萌冬藏现象的循环往复中认识到自然界存在终而复始规律。当居住在中原地区的我国先民们在长期的夜空观察中认识到斗柄旋天规律的时候，当认识到春启明、冬长庚同属一个星体的时候，当认识到"大火昏见"可以报春的时候，当能够采用圭表测日影，认识到日影之变化规律与年相关的时候，"天之道，终而复始"成为真理被固定下来。"终而复始"是我国最早的天文常识，是我国古历法的基础。我国的"天之道，终而复始"理论产生于何时？从殷商至两周史料分析，"终而复始"观念久矣。殷人用六十甲子记日，一年中有十三月的记载不就是终而复始的反映吗？期三百有六旬有六日以闰月定四时成岁不也是终而复始的反映吗？我国的终而复始观大约产生于四千年前。

战国时期，学者们曾将终而复始理论称作"圜道"（《吕氏春秋·圜道》），那时的学者们曾利用"九窍"的生理功能来说明病态。"圜道"中说："以言说一，一不欲留，留运为败，圜道也。"认为人之九窍都应该相互通达。假如其中一个孔窍闭塞，就会影响其他八个孔窍正常生理功能的运行，就会招致病态。上述认识的时限在公元前3世纪中叶，是人们将终而复始理论用于医学的一个尝试，但这一认识后世无传。

终而复始在今本《黄帝内经》中改作周而复始，广泛用于十二经脉理论之中。所以我认为周而复始理论是两汉经脉学家们在创立十二经脉理论的过程中从古历法理论中引进来的。[6]《灵枢》专立"终始"篇，指出："终始者，经脉为纪。"但在"终始"篇下，内容过杂。《灵枢·邪气藏府病形》讲："经（脉）络（脉）之相贯，如环无端。"《素问·举痛论》指出："经脉流行不止，环周不休。"都为十二经脉有序循行提供了理论依据。古代医家还将终而复始理论用于解释营气和卫气的运行。《灵枢·营气》说："营气之道，内谷为宝……常营无已，终而复始。"《灵枢·卫气》说："……六府者，所以受水谷而行化物者也……其浮气之不循经者，为卫；其精气之行于经者，为营气。阴阳相随，外内相贯，如环之无端。"《灵枢·营卫生会》说："营在脉中，卫在脉外，营周不休，五十而复大会。"由此可见采用终始理论解释生理现象是古代医家的目标之一。从总体讲，周而复始理论引入十二经脉理论后，不仅完善了经脉理论，而且使起源于殷商、发展了千余年的经脉理论更加接近于人体生理实际，接近于解决了循环系统的生理功能及营气、卫气、精气在经脉内循环"如环无端"问题，

使十二经脉理论发展至古人无可挑剔的程度。十二经脉理论在终始观的指引下，使精（经）气起于手太阴肺经，循手阳明、足阳明，直至足厥阴，周而复始，并总结出"手之三阴，从藏走手；手之三阳，从手走头；足之三阳，从头走足；足之三阴，从足走腹"的原则，使精（经）气、营气都在封闭的经脉系统内循行，给人以十分合乎生理功能的感觉，这是两千年来无人更改经脉理论的根本原因。

"天之道，终而复始"对传统中医理论框架的建立做出了重大贡献，终而复始理论也是传统中医理论中天人合一观的重要组成部分。

原始天文知识的萌芽、发展几乎与原始医学知识的萌芽、发展处于同一时期，它们都与新人们的大脑发育、生活实践息息相关。上述认识对于世界各民族的发展史讲，具有共性，但两者在萌芽以后的数万年间相互影响不大。从起源于北半球中国（中原以及陕甘、吴越）广袤土地上的中医学发展史分析，当中国人进入殷商、两周以来，一直在不懈努力探讨中医理论及构建中医理论框架。事实证明，殷商以降的学者们在构建中医理论的过程中抓着了心—经脉这一主纲，抓着了人体调节论。只是道路曲折，前程坎坷，发展缓慢。直至两汉时期，以心—经脉调节论为主纲的人体调节论才从人有四经说、十经经脉说发展为十二经脉理论，此间得益于天文、历法理论中的"损有余而补不足"及"终而复始"的启迪，巩固了中医理论中的天人合一观，使经脉理论发展为封闭式系统理论，达到无可挑剔的程度。由此促进了我国以"微针"为代表的针刺疗法的诞生，促进了疼痛假说的问世，促进了后世脉象学及药物归经理论的发展，将中国医学推向了世界医学的高峰。

参考文献

[1，4，6] 严健民. 中国医学起源新论 [M]. 北京：北京科学技术出版社，1999：175，90，187.

[2，3，5] 中国天文学整理研究小组. 中国天文学史 [M]. 北京：科学出版社，1981：2，15.

第七章　从"饩"字探讨春秋时期学者们对消化生理的认识

提要：创作于春秋时期的"饩"字，从食、从米、从气，是一个合文会意字，春秋史料广泛使用。这个"饩"字所反映的本意，渊源于殷商人们对胃的认识；揭示了创作这个"饩"字的人们已经比较深刻地认识到五谷经过胃肠腐熟转化为生命活动所需要的"气"的全过程。

关键词：饩；胃肠腐熟；消化生理

一、关于饩之本意的历史探讨

当我们从传统文化中探讨气的思想引入医学过程的时候，发现"饩"（xì）字是不可忽视的。这个"饩"字，从食、从米、从气，是一个合文会意字，大约创作于西周时期，早已具有多意。《周礼·秋官·司寇》云："掌四方宾客之牢礼饩献饮食之等数……"《左传·桓公六年》（公元前706年），郑犬子忽救齐有功，"齐人馈之以饩"。《国语·周语中》："廪人献饩。"《左传·僖公十五年》："是岁晋又饥，秦伯又饩之粟。"《仪礼·聘礼》："凡饩大夫黍粱稷筐五斛。"上述饩字，都指赠送五谷之类的食物。传统文化中的饩字有指牲畜的。《论语·八佾》："子贡欲去朔之饩羊。"《礼记·聘义》："饩客于舍，五牢之具陈于内……"《左传·僖公三十三年》："……唯是脯饩牵竭也。"陆德明释文："牲腥曰饩，牲生曰牵。"杜预注："生曰饩。"杜预认为，在食物中，不论动、植物，凡未烹饪熟的食物都称饩。《国语·越语上》："生三人（三胞胎），公与之母（乳母）；生二人（双胎）公与之饩。"《越语》之饩，具有俸禄、给养的意义。《国语·鲁语上》："马饩不过粮莠。"《鲁语》的饩，指草料。《说文》："氣，馈客刍米也。"其指出："饩，氣或从食。"可见许慎时期，饩已省作氣了。由上述史料不难看出，注家们的解释多突出米的内涵。东汉王充在《论衡·道虚》中讲了一句话，说："且人之生也，以食为气；犹草木生，以土为气矣。"王充的本意是说人的生命活动的基础是从食物中吸取营养物质，好比草木从泥土中吸取营养物质一样，其阐明了人的生命活动与气的关系。

二、从餼字组成探讨餼所含生理功能

现在的问题是：西周时期的人们为何要用食、米、气造出一个餼字来？而且这个餼字使用频率很高，是与食物紧紧相连的。笔者设想，食米气这三个字中，食字是否作动词，表示吃东西；米字作名词，表示五谷之类的食物；而气则既为声符，又是意符。餼即指人们将米吃进胃肠，在胃肠中"腐熟"，其精微物质被人体吸收，便转化为人体生命活动所必需的"气"。近代学者邹学熹、邹成永在探讨人体气化功能时指出："气，古作氣，从米，从气，指一种维护生命的物质和它转化的能量。"[1]二邹的意见是可取的。假如我们的推断可以成立，那么，早在春秋餼字创作时期，"餼"便具有消化生理功能的意义了。

这种设想能不能找到什么根据呢？或者说造字的人们在造餼字的时候是一个怎样的认识过程呢？回答这一问题可以从殷商时期说起。我们知道，甲骨文中有一个"胃"字作 ▨，卜辞云："丁酉卜，亚酗从以涉于▨，若。"丁山存释▨时指出："▨，当是胃字的初写……胃，石鼓文谓字的偏旁作 ▮，其上之 ▨，当是 ▨、▨ 直接的形变。"[2]《说文》："▮，谷府也。"其 ▮ 与石鼓文胃字的偏旁"▮"之形同。应该指出：以上资料反映，胃字的初文作 ▨ 和 ▨，是创作甲骨文的人们解剖过胃，亲眼见到胃内的食物——五谷及胃的形状后描绘的。创作甲骨文 ▨、▨ 字的人们，大约已经理解到五谷在胃肠内腐熟（消化）、吸收的大概意义了。到了石鼓文和《说文》时期，胃（▮）不仅从米，而且从月（肉）了，其解剖、生理意义显而易见。后来又有了"谷入于胃"（《灵枢·营气》）、"泌糟粕，蒸津液，化其精微，上注于肺脉"（《灵枢·营卫生会》）这样一些古典消化生理论述，它们回答了五谷经过胃肠"腐熟"转化为生命活动所需要的"气"的全过程，与餼所反映的生理意义是完全一致的。

综合上述史料，甲骨文 ▨、▨ 字的创作过程，已经揭示了五谷在胃肠内消化、吸收的生理意义；到创作"餼"字的时候，创造这个"餼"字的人们已经比较深刻地认识到五谷经过胃肠腐熟转化为生命活动所需要的"气"的全过程了，因此我们可以得出结论：我国消化生理的历史渊源于殷商至两周时期。

在原始中医学理论中，"餼"是对人体消化生理功能的概括。

参考文献

[1] 邹学喜，邹成永.中国医易学[M].成都：四川科学技术出版社，1992：259.
[2] 丁山.商周史料考证[M].北京：中华书局，1988：154.

第八章 五行哲学说与原始中医学理论无关
——五行及五行哲学说起源辨析

提要：本文采用比较翔实的考古史料及传统文化中的有关史料进行论证。指出：弄清"金"的起源及"金"作为复合工具的组成部分的时候，人们才可能认识到"金"与"木、火、土、水"相配组成五行学说。因此，我国具有哲学意义的五行学说可能萌芽于商周之交，形成于春秋战国。至两汉时期才被引入医学构成社会模式（有君有臣）的五行－五脏调节论。

关键词：五行行为说；五行天文、历法说；五行木、火、土、金、水说

在古典中医基础理论中有一个重要的分支——五脏病学说，便是建立在五行学说基础之上的，因此"五行"与传统中医学理论结下了不解之缘。然而，在探讨五行说的过程中，历代学者众说纷纭，好似存在"五行"仅"五行哲学说"的错觉。本文仅借考古史料与传统文化中的有关史料进行探讨，目的在于将"五行"概念及"五行说"的起源弄得清楚一些。

当我们谈到"五行"，在我们头脑中很快便与金木水火土联系起来了，这是因为除了两汉时期医学理论中已采用五行学说外，我国自清代起，每年由朝廷颁布黄历（历书），在历书中常介绍一些天文知识，讲明农时季节，还选用金木水火土配日，说明天气五日一候与晴雨的关系。笔者少时常帮邻居们看黄历，报晴雨，翻开黄历看看哪日属木，哪日属土……记得民谚曰："木赶土，土赶金，不下雨，三天阴。"能将黄历中的这些预示天气变化的情况告诉邻居，好似为他们提供了种植、收割、出门谋生的信息，他们是很高兴的。这样一来，木、火、土、金、水便与人们的生活息息相关，无人不晓。中国的这种情况，是导致木、火、土、金、水深入人心最主要的原因。其实，春秋战国时期，用"五行"说明问题的例子很多，"五行"包含的内容是很杂的，甚至有用"四行""六行"说明问题的。[1]

一、五行指五种行为规范、山名及舞名

首先讲思孟的五行之说问题。相传《中庸》一书由孔子的门人子思所著，子思在著作中提倡了"中庸之道"。约150年后，战国思想家荀子在《非十二子》中说："案

往旧造说，谓之五行，甚僻违而无类，幽隐而无说，闭约而无解，案饰其词而只敬之曰：此真先君之言也。子思唱之，孟轲和之……"荀子在这里并未讲明子思唱的"五行"是什么内容，孟轲和的是什么内容，因而引起了后世许多学者的猜测。通观子思之作，子思在《中庸》中确实未用"五行"一词，但通篇讲解"和也者，天下之达道也"之理。《中庸》第二十章写道："修道以仁，仁者人也……义者宜也……礼所生也……知（智）仁勇三者，天下之达德也。"又强调："诚身有道……诚之者择善而固执之者也。"子思的这些叙述，大概就是荀子讲的"唱之"的内容。子思强调的是统治者们的行为规范。比子思晚出生一个世纪的孟子，则对人们的行为提出要求，十分强调"仁义礼智信""仁义礼智诚"，大概这便是"孟轲和之"的根本原因。近代学者庞朴著《马王堆帛书解开了思孟五行说之谜》[2]，从多方面论证荀子在《非十二子》中批判了思孟的仁义礼智圣、仁义礼智诚，看不出庞氏论证"五行"即"金木水火土"的内容。庞氏指出："它们（含金木水火土）同帛书（指思孟之说）关系不大。"在传统文化中用五种行为（简称五行）规范人们言行的例子较多，如《吕氏春秋·孝行》中的"五行不遂"，指庄忠敬笃勇；《淮南子·兵略训》中的"五行"指柔刚仁义勇。此外，还有"四行"之说，如长沙马王堆出土《老子》甲本卷后佚书"四行之所和，和则同，同则善"，都是讲人们在社会活动中的行为规范。古代有用"五行"给地域命名的，如《淮南子·汜沦训》："欲筑宫于五行之山"，近代学者刘文典解为"五行之山，今太行山也"[3]。"五行"亦指舞名，《后汉书·明帝纪永平三年》："初奏文始，五行，武德之舞。"李贤注："五行者，本周舞也。秦始皇二十六年更名曰五行，其舞人冠冕衣服，法五行色。"周舞五行，可能就是周时"天数五，地数五……参伍以变……"（《周易·系辞上》）在社会学中的反映。

二、"五行"词组与天文、历法的关系

《礼记·礼运》讲："……天地之德，阴阳之交……五行之秀气也，故天秉阳，垂日星；地秉阴，窍于山川，播五行于四时，和而后月生也，是以三五而盈，三五而阙，五行之动，迭相竭也。五行、四时、十二月还相为本也。"我引用的这段话，毫无疑问，与历法有关。"……和而后月生也，是以三五而盈，三五而阙"是讲月运变化的，是古四分历的反映。《礼运》在这段话中，"五行"词组用了四次，随后又在"故人者，天地之心也，五行之端也……"中用了三次。值得指出的是：古人将"五行、四时、十二月"并列，说明"五行"深刻反映了月运三五之变的规律。文中强调："阴阳之交……五行之秀气。"这段文字应该与"三五而盈，三五而阙"有着不可分割的联系。《素问·六节藏象论》中的"六六之节，以成一岁……甲六复而终岁，三百六十日法也"，是六十甲子在历法中的反映，它的基础是"五日为候，三候为气，六气为时"，也是古四分历的反映。古人认为，凡制订历法，必须"通乎天气，故其生五，其气三"（《素问·六节藏象论》）。什么叫"生五"与"气三"呢？历代注家在《素问·生气通天论》及《素问·六节藏象论》的注释中都存在不同看法，"生五"是"形之所存，假五行之运用"[4]；"气三"是"天气、地气、运气"[5]。历代注家的这些传统注释，都是值得商榷的。笔者认为，采用《六节藏象论》中自己的注释最为合理。原文讲：

"五日谓之候，三候谓之气，六气谓之时，四时谓之岁。"就是说《六节藏象论》的作者认为将五日之内天气的变化看作一个小气候，便是"生五"，三个五日之内的气候变化叫作"气"，故称"其气三"。它们的基础是月运中的"三五而盈，三五而阙"，所以《礼运》中的"五行、四时、十二月还相为本也"中的"五行"与"五行之动"中的"五行"，以及《素问》中"生五""气三"，都是指五日之内气候变化讲的。春秋战国时期的传统文化中保存了许多反映古四分历的内容，如《周易·系辞上》"参伍以变，错综其数，通乎变遂成天地之文；极其数，遂定天下之象"，《管子·五行》"立五行以正天时"，《管子·幼官》"五和时节"，《淮南子·天文训》"……反覆三百六十五度四分度之一而成一岁……日行一度，十五日为一节，以生二十四时之变……日五日不见，失其位也"，都是自黄帝以降古四分历的反映，是以五日一候为基础讲的。《汉书·天文志》讲："分阴阳，建四时，均五行，称节度……"这里的"五行"都与金木水火土无关。其实有些注释家如唐代王冰注《六节藏象论》"五日谓之候，三候谓之气"时说："日行天之五度则五日也，三候正十五日也，六气凡九十日，正三月也……"陈澔注《礼运》时指出："五行之气，周而复始，国家岁有常事必取正于五行之时令，则其事亦今岁周而来岁复始也。"陈澔在这段注文中强调了"五行之气……必取正于五行之时令"与"三五而盈，三五而阙，五行之动，迭相竭也"也是一致的，是专门解释"三五"这一物候"五行"规律的。综上所述，我们可以断言，在反映古四分历的《礼记·礼运》《素问·六节藏象论》中的"五行"及"皆通乎天气，故其生五"中的"五"都是指"五日一候"而言，它们没有五行哲学说中金木水火土的含义。古历法中的"五日一候"简称"五行"，或曰"五行之（秀）气"。

三、五行——金木水火土说及其引入医学的时限

众所周知，我国传统的五行哲学说是由五种"原素"组成的，这五种"原素"中的木火土水早已存在于自然，而"金"为原始科学技术发展的结果。弄清"金"的起源，对于弄清五行学说的起源有重要意义。据考古资料反映，到目前为止，我国考古工作者在中华广袤的土地上发现了远古铜质器物遗址数十起，其中属于仰韶文化时期的铜质遗物有辛店青铜器[6]、临潼姜寨铜片[7]、西安半坡出土的青铜片[8]等；在大汶口文化遗存中发现有红铜屑存在，[9]属龙山文化的有大城山遗址出土的红铜牌，[10]山东胶县三里河出土的铜锥，[11]河南偃师二里头出土的青铜器"不仅有大量的生产工具，而且还有武器和礼器。青铜工具如小刀、钻、锥、凿、锛和鱼钩等……铜兵器有镞、戈、戚……铜爵和铜铃是迄今发现仅有的两件礼器"[12]。二里头文化是"介于河南龙山文化与商文化之间的一种青铜时代文化"[13]，但在"齐家文化地区红铜器普遍出现，铜器成分除含0.1%～0.2%天然杂质外，没有人工加入锡、铝制成合金"[14]。"偃师二里头铜器的成分平均含铜91.85%，锡5.55%，铝1.19%，其锡、铝含量偏低，表现了冶炼工艺的原始性"[15]。上述资料反映了我国距今7000～4000年左右，金属冶炼业存在的概况，表明在距今7000～4000年这段时间内我国"红铜时代"和"青铜时代"没有先后之分，但存在地域性差别。

我国先民遗留下来的铜质遗物从仰韶文化时期到齐家文化时期，渊源3000余年之

久,很可能是导致人们产生"五种原素"组成万物的根由。但有一点值得注意,即"五种原素组成万物"这一概念中重在"组成"。换句话说,这一概念必须产生在人们广泛地采用金属复合工具之后,这是历史唯物论,否则"金"作为五种原素之一是不可能的。考古史料告诉我们,我国迄今为止,所发现铜质复合工具属夏文化的二里头出土的铜兵器如镞、戈、钺、属早商文化的盘龙城出土的青铜甬[16],都是比较简单的复合工具。龙山文化以后,商代虽已是高度发达的青铜时代,但那时的铜器"多为青铜饮具,储存器具,至先周文化,才有大量的青铜武器和车马器"[17]等。周时"在车马器中已有铜镶、铜当卢","西阎墓葬中经常发现的一种歧形当卢……其形制与商当卢迥异"[18]。上述考古史料证明:周时的马车,方可称得上是比较复杂的复合工具了。从这一史料出发,似可这么认为:只有到了周时,人们才可能认识到"金"与其他原素(木火土水)相配可以构成万物。

许多学者在讨论五行哲学说的起源时,往往习惯引用《尚书·大禹谟》"水火金木土谷"作证,这一传统观念是值得商榷的。《尚书·大禹谟》和整个《尚书》一样,是后人根据原始口头文化及旧传反复追记、分编的产物,[19]其版本和内容经历了多次的变化。旧传虞舜因夏禹辅政有功,特别是治理了洪水,便著《大禹谟》表彰禹的功绩。《大禹谟》虽然可能保存了远古时代的许多宝贵史料,但口头文化及后世分编版本变化过程中可能会不断为后人的修饰,因此,对书中的具体问题应具体分析。如"六府三事"中的"水火木金土谷",从上下文看,它们没有用"五种原素"说明事理的迹象。原文讲:"德惟善政,政在养民,水火木金土谷惟修,正德、利用、厚生惟和……地平天成,六府三事允治,万世永赖。"这段话的重点是"政在养民",怎样做到"养民"呢?强调做到两点,一是"惟修",二是"惟和"。前者是强调司政者们应该做的具体工作,后者是司政者们的行为规范。"惟"即思念、想,"修"即修理、整治。"水火木金土谷惟修",讲的是要经常想到整治好六件事。蔡沈在注释中指出:"六府三事,养民之政也……六者,财用之所自出。"孔颖达疏"六府三事允治"曰:"府者,财用之出处。"[20]所谓"财用之所自出",即大禹治水的财用由府库支出。府库工作保证了治水及其他费用的开支。可见蔡沈在注释中强调"六府即金木水火土谷也,六者,财用之所自出",认定"六府"即府库工作是有道理的。可以推想:尚处于原始部落时期的大禹能够治理好普天下的水患,除了他认真总结共工、鲧治水的失败经验外,可能还与原始科学技术水平的发展及管理水平的提高有关。据传,我国远古术数学中有一"大衍数",它与《河图》《洛书》存在渊源关系。《周髀算要》说:"禹治洪水,始广用勾股弦,故称其数为大衍数。"当代学者邹学熹讲:"大指大禹,衍即行水。即言大禹运用这一数理作治水的测量计算。"[21]古人测量,立竿为股,地平标尺为勾,勾股之斜线为弦。竿(股)高4、地标(勾)长3,其股勾之斜线(弦)得5;勾股弦三方之数自乘得积之和为50,这便是《周易·系辞》说的"大衍之数五十"。禹治洪水时有了这样高明的计算方法协助,怎能不比共工、鲧事半功倍呢!还有,禹在治水中可能改进了管理方法,如"水火木金土谷惟修",可能就是大禹改革管理制度的见证。就是说,在大禹治水时期,可能设立了"司水"管理施水工程的府,设立了"司火"负责管理炊食给养等后勤保证之府,设立了"司金"即冶炼锻造铜质开山工具之府,设立了"司木"（伐木）保证工程用材之府，设立了管理全部落土地赋税（司土）之府，设立了管理部落谷物粮食调运（司谷）之府，这便是大禹时期"六府"的内涵。有了以上"六府"作物质保证，所以大禹治水就比较顺利了。这一解释与《礼记·曲礼下》"天子之六府曰：司土、司木、司水、司革、司器、司货"似可类同。有学者在探讨五行学说的起源时，引《大禹谟》之水火金木土谷作证，指出："后世五行相克的说法，就是按照这个顺序排列的。"似乎认为五行学说起源于大禹时期，但意识到多了一个"谷"字，便接着解释说，"但谷是从土里生长出来的，也可以说是土的附属品"[22]。亦有学者认为："多了一个谷字，无非是强调粮（谷）为民本而已"[23]。上述对谷字的牵强之解，不必多证，但"五行相克"问题是值得澄清的。"五行哲学说"中的相克，即火可以克金，土可以克水（水来土挡）……从传统文化中有关资料分析，在禹、启时期，人们能不能得出"土可以克水"的结论呢？回答很简单，否！证据如下：据载，共工治水的方针是"壅防百川，堕高堙卑"（《国语·周语下》）。到鲧治水时，又效共工采取"障洪水"（《国语·鲁语上》）的办法，他们治水的总方针是"堵"，或许就叫"以土克水"。但是，这些做法"一时虽安，历久愈甚"[24]，其结果以失败而告终。人们怎么能得出土可以克水的结论呢？禹治水时，接受了前人的教训，除创立大衍数、改革管理制度外，着重分析水性，采取了顺水以导之的办法，将洪水导入大海，实现了"天平地成"（《尚书·大禹谟》）。禹治水成功的主要经验是"导"，不可能从土克水的角度去总结经验。因此，大禹时期亦不可能得出土可以克水的结论，所以《大禹谟》中"水火金木土谷"的顺序只能是后世调整的结果。有学者讲："到了禹的儿子启的手上，他便正式提出五行的口号来，当他出兵到甘水旁边去和有扈氏作战的时候……举出有扈氏……的罪名仅仅是'威侮五行，怠弃三正'八个大字"[25]。刘氏"正式提出五行的口号"这一说法能不能成立呢？我想也是不能成立的。首先《大禹谟》称水火金木土谷与正德、利用、厚生为"六府三事"，其中水火金木土谷没有哲学意义。其次，启承父制，当然要全力维护"六府三事"。当有扈氏轻慢"六府三事"，欺压人民，人民得不到"政在养民"温暖的时候，启怎能宽恕他，这便是启伐有扈氏的根本原因。由此，有扈氏的罪名应该是"威侮六府，怠弃三正"。我这样改"威侮五行"为"威侮六府"，不仅可以使《尚书·大禹谟》与《尚书·甘誓》的内容及所反映的史料统一起来，而且反映了从禹至启的数十年内国家管理制度的一致性，是历史唯物论。此外夏启前后，铜器仍处于简单的镞、刀时期，人们不可能仅依铜镞等几件简单的复合工具提炼出新的概念来。夏启时期，是否有"五行学说"的雏形？缺乏史料支持。至于"黄帝曰土气胜……"（《吕氏春秋·应同》）及"黄帝土德，夏木德……"（《史记·封禅书》）之说出于两周以后，不能作为五行哲学说产生的依据。有学者将黄帝时期的"四达自中"思想与五行哲学说并论，甚至认为"五行观念的产生还要早"[26]也是值得商榷的。

历史发展至周武王克殷以后，周武王向商之旧臣箕子问政，箕子便作《洪范》陈之，其中讲到五行："一曰水，二曰火……水曰润下，火曰炎上……"马雍先生认为："《洪范》一篇，记载箕子对答武王问话，内容全系五行学说，似应是战国时期五行学说必起以后的作品"[27]。我们避开《洪范》的陈述与马先生的评价暂且不议，仅就五行指"水火木金土"的可能性谈几点看法。殷商之末至周武王时期,我国原始科学技术及手工业有很大的发展。甲骨文已产生数百年之久,青铜时代已延续千年以上,天文、历法、农业、游牧业已相当发达,民间和宫廷管辖的手工业已号称"百工",说明手工业等分工之细,而且"考古材料已经完全证明,先周文化是一种高度发展的青铜时期文化"[28]。此时青铜已用于最普通的车马器中,这便是"五种原素"构成万物的基础。《国语·郑语》记载:郑国的第一任国君桓公(公元前816—前771年在位)问政于史伯,史伯讲:"故先王以土与金木水火杂,以成百物。"史伯讲的先王当指周武王以降。《郑语》的记载,说明"五行学说"的雏形产生于西周早期是可能的。至公元前6世纪,已有五行相胜之说,如《左传·昭公三十一年》曾以天文为背景讲"火胜金";《左传·哀公九年》曾以社会为背景讲"水胜火"。这些说法引起了孙、墨的注意,孙子在所研究兵法"虚法"时说"五行无常胜",《墨子·经下》亦说"五行无常胜",证明孙墨时期或以前五行相胜思想影响较广。孙子和墨子的记载,一方面揭示五行学说产生后不久,便面临了严重的挑战,另一方面证明五行哲学说思想正在深入发展。"战国时期,五行说理论……且颇为流行,五行相生、相胜理论"[29]日趋完备,邹衍首创"五德终始"用以解释夏商以来朝代更替等社会现象。《淮南子·坠形训》中用之以解释木火土金水等自然现象,不过从《坠形训》看,五行说又存在派别问题,不拟在此讨论。我国医史名家范行准先生于1947年指出:"而五行生克之义,余观历世学人,多未名其起始……且五行更生,惟有二家之说,邹衍以相胜立体,刘向以相生为义……"[30]范先生的论述对于我们明了五行引入医学的时限很有意义。

综上所述,五行——木火土金水说,是我国原始科学技术,尤其是金属冶炼业发展到一定的历史阶段后,即有了较多的金属复合工具之后产生的。因此《大禹谟》《甘誓》中的"五行"与五行哲学说无关,五行哲学说与《洪范》存在一定关系。春秋至两汉时期五行理论日趋完备。用历史的观点分析,五行说与阴阳说有别,它属我国古代的社会科学范畴。五行哲学说引入医学后,丰富了五行—五脏调节论的内容,后世又促进了藏象学说的发展,在传统中医理论的历史中刻下了历史的一笔。

参考文献

[1]《周礼·天官·大司徒之职》"六行曰孝、友、睦、姻、任、恤".
[2] 庞朴.马王堆帛书解开了思孟五行说之谜——帛书《老子》甲本卷后古佚书之一的初步研究[J].《文物》,1977,(10):63-69.
[3] 刘文典.淮南鸿烈集解[M].北京:中华书局,1989:442.
[4,5] 黄帝内经素问[M].北京:人民卫生出版社,1963:63,15.
[6,8] 骆宾基.中国上古社会新论[M].北京:华文出版社,1991:200,119.
[7] 中国古代史[M].福建:福建人民出版社,1985:28.
[9,10,14] 容镕.中国上古时期科学技术史话[M].北京:中国环境科学出版社,1990:35.
[11] 黎家芳,高广仁典型龙山文化的来源、发展及社会性质初探[J].文物,1979,

（11）：56 - 62.
[12][15] 黎虎. 夏商周史话[M]. 北京：北京出版社，1984：30.
[13][16][17][18][28] 邹衡. 夏商周考古学论文集[M]. 北京：文物出版社，1980：103，316，330，128，323.
[19][27] 马雍. 尚书史话[M]. 北京：中华书局，1982：6，76，77.
[20] 汉语大字典[M]. 成都：四川辞书出版社，1987：877.
[21] 邰学熹，邹成永. 中国医易学[M]. 成都：四川科学出版社，1989：133.
[22][25] 刘衡如. 中国医药和阴阳五行的起源[J]. 中医杂志，1956，（2）：107 - 112.
[23、26] 江国梁. 周易原理与古代科技[M]. 厦门：鹭江出版社，1990：347，12.
[24] 钟毓龙. 上古神话演义[M]. 杭州：浙江文艺出版社，1985：759.
[25] 辞海[M]. 上海辞书出版社，1989：34.
[30] 范行准. 中华医学史[J]. 中华医史杂志，1947，（1）：49 - 52.

第九章 被忽略了的重要经脉理论
——《素问·阴阳别论》"人有四经"考释

提要：对"人有四经"进行了考释，认为"四经"是指心脏底部的四条大血管，为十二经脉派生于心脏底部的四条经脉打下了确凿的解剖学基础。

关键词：人有四经；十二丛；心脏底部四大经脉

《素问·阴阳别论》开卷即设下一个悬案——人有四经。原文"黄帝问曰：人有四经十二丛。何谓？岐伯对曰：四经应四时，十二丛应十二月，十二月应十二脉。脉有阴阳，知阳者知阴，知阴者知阳""四经应四时"后的这段文字与"人有四经"不符。

"四经"是什么？王冰没有对《阴阳别论》的全文做系统分析，不知"人有四经"的本意，顺"四经应四时"注释："春脉弦，夏脉洪，秋脉浮，冬脉沉，谓四时之经脉也。"显然，他认为四经是四季的正常脉象。《阴阳别论》全篇都是讲的如何根据脉的阴阳来判别死生预后，将"四经"释为四季脉象，与全篇内容虽合，但有顺文敷衍之嫌。

倘若"四经"不是脉象学名词，而是四条经脉的话，它们是哪四条经脉呢，它们与在同一句话中紧接着出现的"十二丛"（十二经脉）又有什么关系呢？自王冰而后，历代注家似乎无人做出过令人满意的回答。本文拟从一个新的角度就此疑难问题初浅探讨，并权作引玉之砖，以求教于有关的专家学者。

一、"人有四经十二丛"新释

这句话是由"人有四经"与"十二丛"两部分组成的，它是一个完整的句子。历代注家多认为"十二丛"是指十二经脉，因此，十二丛如同经脉一样属于解剖学名词。那么经脉（十二丛）与心脏是什么关系呢？《灵枢·经脉》讲："心手少阴之脉，起于心中，出属心系……"讲明手少阴经是从"心系"分出来的。又云："其支者，从心系上挟咽……其直者，复从心系却上肺""脾足太阴之脉……别上膈，注心中""肾足少阴之脉……其支者，从肺出络心。""复从心系却上肺"和"从肺出络心"是讲肺心之间经脉往复的，"心系"是经脉的重要组成部分。怎样理解"心系"的含意呢？1991年天津科学技术出版社出版的《黄帝内经词典》在解释"心系"时说："心系，指心脏与其他周围脏器、组织相联系的脉络。"这样我们可以理解经脉是从心脏分出来的，"心系"即心脏底部的经脉。因此，经脉和"心系"都是解剖学名词。明代医家张介宾在《类经·经络类》中曾讲："心当五椎之下，其系有五，上系连肺，肺下连心……"张介宾的这一注释，当然是指心脏底部的经脉（血管）了，其中"上系连肺，肺下连心"恰是"复从心系却上肺"和"从肺出络心"的阐发，是讲小循环的。证明"心系"当指心脏底部的大血管（经脉）无疑。在《素问·阴阳别论》中，依次提到"四经""十二丛""十二脉"，而"人有四经"与"十二丛"并列，且"人有四经"冠于"十二丛"之首。丛者，聚也，集也。"十二丛"，即十二经脉聚集于一起。显然，《内经》如此行文，意在说明心有四条脉，又是十二经脉聚集之处，人体之十二条经脉是从四经派分并由心脏发出的。那么，这样一种论点有没有事实依据呢？让我们脱离一下《内经》原文，从先秦的医学文化背景中进行一番考查。

二、从考古与传统文化中探讨"人有四经"的本意

从考古与传统文化中研究我国的人体解剖、生理知识史料，不难得出一个结论：即我国先民首先研究了生理学知识，而我国早期的人体生理学知识，从五官生理功能开始的。[1]在我国早期有目的的解剖，则是从人体心脏开始的。[2]这一点在甲骨文中有着丰富的内涵，它充分地反映在"心"字的创作过程之中，本文不拟赘述。然而有一个"心"字，确是我们考释"人有四经"的出发点。古文字学家于省吾先生在《甲骨文字释林·释心》中搜集到父己爵上的"心"字作，这个"心（）"字的特点是在心脏底部刻画了两条线，是其他甲骨文"心"字中所未见，画这两条线绝非无用之举。殷商时期，人们出于造字的目的，对人体心脏的解剖特征研究较多，促进了人们对思维功能的认识，并将思维与心脏内部的"心眼"联系起来，司马迁《史记·殷本纪》中"吾闻圣人心有七窍"，便是那时的人们认为有学问的人是用七个"心眼"思考问题，[3]可见"心之官则思"的观念源于殷商。父已爵中的"心（）"字，在心脏底部刻画两条线，应该是对心脏底部经脉的生理作用有了一定认识。在考证中我们注意到春秋齐鲁史料，公元前6世纪前后，齐鲁地区的人们对于心脏及经脉的生理功能研究较多，《管子·内业》讲："凡心之形，自充自盈。"心脏"自充自盈"当然是指心脏有节律的自主搏动过程。齐灵公（公元前581—前554年在位）时期所铸之叔候镈铭、叔候钟铭的"心"字形态，它们分别作 和 [4]。这两个心字与父已爵之心（）字比较，反映心脏底部经脉的成分加大了，它们在心脏底部恰好突出了四条线。在《晏子春秋》中对这四条线说得很清楚。齐景公曾对晏子讲："寡人之有五子，犹心之有四支；心有四支，故心得佚焉"（《晏子春秋·景公从畋十八日不返国晏子谏第二十三》）。这则故事是因齐景公从畋十八日不返国主事时，晏子劝他返国，齐景公利用当时的基础医学理论类比朝政讲的。意思是说：我有五位谋臣（子中、子游、子羽、申用、晏子）为我主持朝政，好比心脏有四条经脉通向全身各部，心脏通过四条经脉调整全身，全身各部位的组织也乐于在四条经脉的调理下活动，所以心脏很安闲；我有五位谋臣为我主事，我有什么不安闲的呢？晏子也认为"若乃心之有四支，而心

得佚焉，可"，说明齐景公时期的人们早已认识到心脏底部的四条经脉对全身的调节功能。以上史料从多方面证明，春秋时期齐鲁地区的先贤们对心脏及心脏底部的经脉有了比较深刻的认识。汉初刘安在《淮南子·原道训》中对于心脏底部四条经脉的生理功能讲得更为清楚。原文讲："夫心者，五藏之主也，所以制使四支，流行血气。"《原道训》的作者用了"制使"二字强化心脏底部四条大经脉的重要作用，指出"制使四支"的目的是"流行血气"。应当指出，从殷商到春秋，是我国先民对心脏、经脉由感性认识向理性认识转化的时期，即经脉理论的启蒙与发展时期；秦汉之际是经脉理论深化发展成熟时期，即《内经》中经脉理论的系统形成时期，《原道训》中的"制使四支，流行血气"恰好证明了这一点。现在我们可以利用父已爵、叔候镈铭、叔候钟铭、《晏子春秋》、《淮南子》及其他春秋史料为"人有四经"作注了。"人有四经"就是讲心脏底部的四条大经脉，那么，它们分别是哪四条经脉呢？两周时期，人们对胸腔及心脏的解剖是比较粗略的，他们可能是在将胸腔打开后，在纵隔部将左右肺揭开，并清理部分纵隔，暴露心脏底部观看的。现代解剖证明，在这一解剖过程中可见心包在心脏底部包裹于大血管根部，这里最显著的大血管（经脉）有四条，即显露于心包膜之外的由主动脉弓发出的左锁骨下动脉、左颈总动脉、无名动脉（头臂干）和上腔静脉。这便是"心有四支"即"人有四经"的本意与现代注释。因此，"四经"属于人体解剖学名词；"四经"即"心系"，只是名称不同，"四经"与脉象学无关。

综上所述，"人有四经十二丛"是说人体之心脏底部的四条大经脉是派生出十二条经脉的根本点，为十二经脉理论提供了解剖学基础。本文根据古文字资料和先秦文献的有关记载，从医学文化背景的角度，大胆地对《素问·阴阳别论》中"人有四经"之说做了新的解释，《素问·阴阳别论》中"人有四经"之说长期无解的历史可以结束了。

参考文献

[1] 严健民. 略论《灵枢》的解剖学成就 [J]. 浙江中医杂志，1984，(5)：197–198.

[2] 严健民. 论殷商时期的心脏解剖 [J]. 同济医科大学郧阳医学院学报，1992，(2)：59.

[3] 严健民. 中国医学起源新论 [M]. 北京：北京科学技术出版社，1999：59.

[4] 马承源. 西周青铜器铭文选 [M]. 北京：文物出版社，1990：538–544.

第十章　原始中医学临床诊断方法起源初探

提要：原始中医学临床诊断方法的起源问题，包括望、闻、问、切，是古代医家、学者们在早期人体调节理论及临床工作中、在给疾病的命名过程中逐步总结出来的。古代医家在经脉学说的创立过程中根据动脉搏动的特点创立切脉诊法，对于医家了解患者生命信息的重要因素——循环系统的功能是切合生理、病理实际的。澄清原始中医学临床诊断方法的内涵是一件十分必要的任务，它有利于现代中医切脉诊法及临床诊断方法的完善。

主题词：临床诊断方法的起源；切脉诊法的起源

当我们对人类医学知识及医学思维的起源做了一些粗略的研究以后，我们认识到不论哪一个民族、哪一种原始医学知识的起源，都是建立在人类大脑进化及远事记忆能力增强基础之上的。近年来仍然有学者发表文章，认为"自从有了人类就有人类的医疗活动"[1]的说法是值得商榷的，这实质上是不加分析地沿袭已经过时了的苏联学者巴甫洛夫的意见。我们的研究证明：当原始医学知识发展到一定阶段以后，人们就在给疾病的命名过程中不自主地逐步走上了临床诊断方法的道路。

一、原始中医学临床诊断方法的起源——自发的体表病症诊断法

原始医学知识的发展和其他一切原始科学知识的发展一样，遵循量变、质变规律，有一段循序渐进的发展过程。一般来讲，在原始医学知识的起源中，人们对治疗医学知识的认识是先于对疾病认识与分类命名的；在治疗医学知识中，外治医学知识先于内治医学知识；自然物理疗法先于寻求药物治疗。当原始医学知识与原始医学思维积累到一定数量以后，人类开始寻求给疾病分类、命名，这应是新石器时代以来的事。就原始中医学来讲，有据可考者，此一行为发生于殷商时期，是殷商甲骨文史料为我们保存了一批三千余年前的原始医案。当今学者研究证明：殷人已给疾病命名34种，反映了殷人对疾病的认识水平。当我们探讨原始中医学临床诊断方法起源问题的时候，很自然地与先祖们给疾病命名问题联系起来。可以断言：殷人给疾病命名方法是十分原始的。既然给疾病命名，当然包含着诊断的意义。从这个意义上讲，殷商时期的疾病名称如腹不安、疾心等都蕴含着原始的临床诊断方法。殷商以后，《周易》等先秦史料都记载过与心病有关的"心遏""心惕怵""心遂"，以及痈、疽、疡、疠等症，每

一病症都包含着一些特定的临床症候群,是医家临症审视的结果。如给痈、疽的命名等过程中也可能包含了医家的亲身体验。但是,应该指出:上述临床意义上的诊断方法,不是人们主动寻找临床诊断方法的结果。江陵张家山《脉书》出土以后,许多学者对其进行研究,并有专著问世。[2]我曾撰《从张家山脉书探讨经脉学说的起源》,依原文将张家山《脉书》分作五篇,[3]首篇专论疾病,反映了秦汉医家对疾病的新认识。在《疾病篇》中秦汉医家将人体分作 29 个部位,记述疾病 66 种。资料表明:秦汉医家在疾病命名中更加注意临床表现。如病"在目,泣出为浸,脉蔽瞳子为脉浸"。"脉浸"当属秦汉眼病之病名,它的条件就是临床中必须看到白眼中有"脉"向中央发展,当"脉"侵犯黑眼珠到瞳子(瞳孔)影响视力时,就叫"脉浸"。秦汉医家将"脉浸"的诊断标准讲清楚了,但它仍不属于主动寻找诊断方法。如病"在篡、痈,如枣、为牡痔;其痈有空,汁出,为牝痔",牡痔和牝痔的诊断都依临床表现症状为依据。又如病在身的疾病中给疟命名的条件是:"身寒热、渴、四节痛,为疟。"此亦即疟的诊断标准,它们都是依临床体表症状提出来的,严格讲都不属于主动寻找诊断方法。秦汉医学在发展中,当以体表病症为基础的五色诊问世的时候,原始中医学的临床诊断方法便诞生了。

二、原始中医学临床诊断方法的起源——"是动则病"脉象诊断方法之祖

春秋至战国时期的数百年间,我国原始综合科学知识虽然有了较大发展,但就医学讲,步履维艰。发端于殷商时期的我国人体解剖学有据可考者仅限于心脏和胃,到五百年后的春秋齐鲁地区虽有学者继续对心脏之解剖生理进行观察,提出了"凡心之型,自充自盈"及"心有四支,故心得佚焉"等新的认识,这些认识与殷商人们已认识到心脏底部几条大经脉的重要性及心主思维的初步认识有着明显的传承关系。在对诸多史料进行了综合分析之后,我们可以说,"心有四支,故心得佚焉"反映了我国以心—经脉为基础的人体调节理论至春秋时期已处于"临盆"的境地。[4]但谈何容易啊!春秋以降的数百年间古代医家、学者们对于经脉理论如何用于临床的问题,尚不知从何处入手为好,只能有待临床经验的逐步积累。春秋战国时期我国医学事业的发展,从基础医学理论讲,主要表现在气、精、神理论的引入,这些理论散在于诸子著作之中。"视之黑而白,精也""气在口为言,在目为明""今夫蹶者,趋者是气也"等认识代表了这一历史过程。诸多史料反映:人们仍在艰辛的条件下锲而不舍地追求人体经脉调节理论。《管子·水地》记载:"水者,地之血气,如筋脉之通流者也。"假如这则材料的时代性可信,那么文中的"如筋脉之通流者也"与"凡心之型,自充自盈"具有同等重要的意义,它是我国"人有四经"经脉理论的重要组成部分,为后世经脉学说的发展做了奠基[5]。马王堆和张家山《十一脉灸经》及《脉书》的出土,揭示了按经脉归类疾病与施灸治疗的发展过程,揭示了病人在疾病过程中可以依各部经脉所表现的不同体征判别死生及诊断疾病的认识水平,揭示了古代医家、学者寻找到经脉理论与临床相结合的途径。马王堆和张家山《脉书》中的"相脉之道"便是专讲依经脉之体征诊断疾病的。

众所周知，在《灵枢·经脉》的每一条经脉项下，除介绍经脉循行外，还讲经脉主病，其中在原始诊断学方面用了一个术语叫"是动则病"。由于《灵枢·经脉》的作者在引用这句术语时，没有见到"是动则病"的有关原文，不知"是动则病"的原文本意，给后世留下一桩悬案，闹出了不伦不类的"是动病"笑话。长沙马王堆《阴阳十一脉灸经》出土以后，又因《阴阳十一脉灸经》中也有"是动则病"的简单记载，学者们在论述中重弹"是动病"老调，使人啼笑皆非。张家山《脉书》出土以后，《脉书》中有一段"相脉之道"，原文保存较为完整，为补正马王堆《脉书》中的"走而求之"之后残缺文字提供了条件，为解开原始中医学中脉象学诊断之起源提供了原始素材。"相脉之道"有一段原文："在□□□□□案之，右手直踝而簟（弹）之，他脉盈，此独虚，则主病；他脉滑，此独涩，则主病；他脉静，此独动，则生病。夫脉固有动者……是主动，疾则病。此所以论有过之脉也。"可喜的是，有学者在研究了《脉书》后，结合《足臂十一脉灸经》中"揗脉如三人参舂"，指出"诸多迹象表明：'是动'与'所生'病，不是疾病种类的划分，而是早期脉学著作……"[6]，"'是动则病'即指某条经脉的动脉搏动异常而该脉出现的疾病"[7]。当代上述研究比较接近秦汉时临床医学实际与脉学发展情况。

"他脉静，此独动，则生病。"这组原文中，能够说明疾病存在的一个关键问题就是"脉动"，脉动与不动是一个体征，古代医家如何才能观察到这一体征呢？我认为古代医家能够认识到脉有动静之分，首先靠医家自己的亲身体验，即对经脉的某些生理现象或病理现象的领悟。据甲骨文记载，殷商宫廷患疖痈及齿类疾病者不少，春秋战国时期史料对于痈疖疾病屡有记载。那一时期的医家、经脉学家们也可能患上各种痈疽疾病。根据《灵枢·刺节真邪》分析，当痈疽处于"热者"的化脓阶段时，组织液向病灶局部渗透，局部充血水肿，压力增高，当患部压力高于动脉压时，病灶局部便会出现跳痛感，尤以手部痈疽、甲沟炎、齿槽脓肿为甚。当医家、经脉学家们感受到这些病理性疼痛的时候，当经脉学家们能够从经脉之生理功能中感知动脉、静脉的存在，能够从痈病病理中感受到痈病过程中的跳痛时，医家们、经脉学家们便可总结出"他脉静，此独动，则生病。夫脉固有动者……是主动，疾则病"的结论。所以没有医家们患痈过程中的亲身感知，"是动则病"就总结不出来。当医家们有了这个感受以后，便可将这一感受与病人情况结合起来思考，逐步发展为问、切。"他脉静，此独动"属于病人的体征，只能靠医家的触摸、"切脉"才能感知。然而医家们的认识是不应该停顿的，当医家们利用自己的亲身体验去按病人之脉象（含对静脉的推案）情况的时候，由此积累临床经验，丰富了对经脉认识的内涵与设想。可以推论，是古代医家们在"是动则病"思想指引下，提出了按经脉归类疾病的认识，使经脉理论由春秋齐鲁地区的"心有四支（人有四经调节论）"，发展为十一经脉调节论。

"是动则病"是在医家们的亲身经历中建立起来的，其促进了按经脉归类疾病即经脉主病的诞生；当"是动则病"理论建立之后，医家们又依某一经脉之异常搏动情况诊断某经之疾病的存在，由此反作用于经脉理论，巩固了经脉理论的地位；促进了各种依经脉变化诊断疾病的古脉法的发展，"是动则病"是脉学诊断方法之祖。

三、原始中医学脉学诊断方法概述

前文在探讨原始中医学诊断方法的起源中讲到了依临床所见体表症状给疾病命名（含诊断）的原始诊断法和依据临床所见经脉体征给疾病下诊断的方法。前者派生出"五色诊"，后者依脉学诊断疾病的方法在秦汉时期已广泛流行，以下作简要概述。

1. 五色诊

五色诊始见于《史记·扁鹊仓公列传》，其实质实际属络脉诊法范围，是古代医家在主动寻求诊断方法的过程中，以人体在气候寒暑条件下肌肤之络脉变化为基础提出来的。如《素问·经络论》说："夫络脉之见也，其五色各异，青、黄、赤、白、黑不同……寒多则凝泣，凝泣则青黑；热多则淖泽，淖泽则黄赤。此皆常色，谓之无病。"讲明了体表各部正常范围内的色泽变化。《素问·皮部论》说："其色多青则痛，多黑则痹，黄赤则热，多白则寒。"《灵枢·五色》讲："青黑为痛，黄赤为热，白为寒。"两文都讲人体皮表颜色变化代表的病态过程。上述原则成为五色诊的诊断标准。《灵枢·经脉》明确提出："凡诊络脉，脉色青则寒且痛，赤则有热。"以下又以鱼际之络脉色泽变化强调："胃中寒，手鱼际之络多青矣；胃中有热，鱼际络赤；其暴黑者，留久痹也；其有赤、有黑、有青者，寒热气也；其青短者，少气也。"《灵枢·经脉》的作者对于络脉的上述认识与临床所见基本一致，反映了秦汉时期风寒致病经验医学的成就。后世又有学者提出："目赤者，病在心；白在肺……"或"目脉赤为心痹，目脉白为肺痹，只脉青为肝痹……"《素问·五藏生成论》的这些认识企图将五色诊与五行、五脏相配，脱离了实践论与朴素唯物论，使五色诊陷入了不可思议的境地，影响了五色诊的临床使用价值。

2. 内踝弹诊法

内踝弹诊法是以内踝局部之静脉（大隐静脉）为基础，对其进行按揣，观察经脉变化的一种较为原始的诊断方法，散见于《史记·扁鹊仓公列传》及《素问》《灵枢》诸篇之中。长沙马王堆汉帛《脉书》出土以后，虽见"……走而求之……"等文，因残字太多，不知原文本意。有幸江陵张家山再次出土同时代的《脉书》，为我们澄清马王堆《脉书》及《仓公诊籍》、《内经》所载内踝弹诊法提供了原始文字依据。江陵张家山《脉书》中有一篇"相脉之道"，出土以后保存文字较好，如"左□□□□案之，右手直踝而篹（弹）之"。正好补正了马王堆《脉书》"走而求之"之后的一段文字，揭示了原始内踝弹诊法的本意。《素问·三部九候》记载："以左手足上，上去踝五寸按之，庶右手足当踝而弹之，其应过五寸以上蠕蠕然者不病……"从文辞上讲，这组文字中存在衍文漏字，给人以文意不清的感觉，但基本讲明了内踝弹诊法的本意，因而为后世医书反复引用。内踝弹诊法是在五色诊法基础上发展起来的，更接近于络脉诊法或本属于络脉诊法，只不过因"内踝"这一特定部位使内踝弹诊法具有重要意义。古医家看来，内踝部经脉表浅粗大，具有特殊的临床诊断意义。《灵枢·经脉》特别指出："经脉十二者，伏行分肉之间，深不可见，其常见者，足太阴过于内踝之上，无所隐固也。"古代医家还认为足之三阴经交会于内踝之上，名之曰三阴交。三阴交在临床针刺疗法的应用中较广，仓公诊籍中多次讲到足厥阴经的临床诊疗价值，说明秦汉医家对内踝部位经脉的重视。我曾对四肢的静脉（含"上过内踝之上"的大隐静脉）做过"视其应动"的实验，发现"大的充盈的静脉被弹动后，可沿上下方向产生波动；或用指尖按压静脉，向远端推去，则这段静脉就空虚了，证明这段静脉内的静脉瓣将近心端静脉血控制返流了。这时，立即提起手指，可见空虚的静脉很快充盈起来"[8]。

古代医家对比较虚弱的病人，通过对内踝部位大隐静脉"脉气"的观察，是可以掌握一些生命信息的。内踝弹诊法促进了人们对"脉气"的认识，这是内踝弹诊法能够诞生的根本原因，但临床使用价值有限。秦汉医家在临床上，常用观察经脉与络脉的虚实判断疾病转归，指导临床治疗。《素问·离合真邪》："……必先扪而循之……推而按之，弹而怒之……"这正是《灵枢·刺节真邪》"……必先察其经（脉）络（脉）之实虚，切而循之，按而弹之……"等资料能够保存下来的根本原因。

3. 三部九候诊法

三部九候诊法是以络脉诊法及动脉搏动为基础的一种较为原始的脉象学诊断法，因涉及三与九，历代学者均认为它与术数存在一定关系。从原始中医学中临床诊断方法的起源与发展讲，它是我国经脉学说及原始临床医学诊断学发展到一定历史时期的产物。"三部九候论"者们实际上是在总结了先祖们比较混乱的临床经验——人体各部络脉存在虚实、经脉存在搏动现象中总结出来的，《素问·离合真邪论》《素问·八正神明论》诸多篇章中都有论及，但以《素问·三部九候论》最为正统，它的最典型的表述形式是在头部的三候，如"上部天，两额之动脉；上部地，两颊之动脉；上部人，耳前之动脉。中部天，手太阴也；中部地，手阳明也；中部人，手少阴也。下部天，足厥阴也，下部地，足少阴也，下部人，足太阴也"，认为上部"天以候头角之气，地以候口齿之气，人以候耳目之气"，由此说明了头部的天地人三候部位为临床中依解剖部位给疾病命名（含下诊断）提供了依据。但在三部九候的全篇中对于中部三候定位于手太阴、阳明、手少阴，下部三候定位于足三阴经，此一情况与上部之天地人依动脉搏动部位之定位方法不同；且在中部定位仅见太阴、少阴，未见厥阴，好似反映了十一经脉理论，说明三部九候篇撰著时间约在秦汉之交。但又插入"阳明经"，至少存在意见不一。从三部九候全文分析：除载内踝弹诊法外，"足太阳气绝者，其足不可屈伸……"及"经病者治其经……"，与三部九候关系不大，似有不同学派的材料收入其中。三部九候诊法反映了古人采用局部脉象了解局部疾病的观念，使用较为麻烦，又难以用于内科疾病的诊断。更主要的是在三部九候中上部天地人之气口明确，中部及下部之气口均十分含混，难以掌握，反映了三部九候理论的不成熟，不久被淘汰。

4. 脉学诊断法概述

脉学诊断法是在既往五色诊、络脉诊（含内踝弹诊法）及三部九候法等基础之上发展起来的。脉学诊断法起源于对经脉功能认识上的深化，起源于认识到经脉存在搏动、经脉主病及"是动则病"的认识过程，在发展中经人迎、寸口脉法至独取寸口，后世学者又将寸口脉法分作三部九候，可称之为"寸口三部九候"，其发展走过了一段十分曲折的道路。脉学诊断法的基础是动脉的搏动，是医家在切脉过程中根据动脉搏动的性质判断生理和病理过程的新型诊断方法。在脉学诊断法的早期阶段如《足臂十一脉灸经·足厥阴脉》记载"揗脉如三人参舂"（相当于现代三联律）如张家山《脉书·相脉之道》记载的脉象之盈虚、滑涩、动静，都是秦汉医家在切脉过程中对动脉搏动的实际感受，是对心脏及循环系统生理功能的客观反映。当代学者多将"三人参舂"及相脉之道的三组脉象视为早期脉学诊断法的重要内容，笔者认为，相脉之道的原文中包含了不同层次的内容。为便于分析起见，将这段原文抄录于此：

"相脉之道，左手踝上五寸（原文缺依《素问·三部九候》补之）按之，右手直踝而弹之。他脉盈，此独虚，则主病；他脉滑，此独涩，则主病；他脉静，此独动，则生病。夫脉固有动者，足之太阴，臂之太阴，少阴，是主动，疾则病。此所以论有过之脉也。"

对于上述原文，学者们在讨论中都认为保存了我国早期脉学原貌，这一结论大约没有问题。数十年来，由于许多学者对秦汉脉学诊断进行"考证""考源"，为我们对古脉学诊断法的认识开阔了视野。根据学者们展现的脉学诊断法发展概貌，对上述原文可做如下分析。

上述原文可分作三段或三个层次。其一，"左手踝上五寸按之，右手直踝而弹之"属内踝弹诊法的内容，属于络脉诊法范围，它与后文三组脉象无直接关系。其二，"它脉盈……他脉静，此独动，则生病"三组脉象，虽都是依脉象判断生理病理的，但稍做思考，还有区别。第一组盈虚脉象可以是医家对病者某一络脉的视诊，也可以是医家切动脉或推按静脉的结果。第二、三组脉象，滑涩、静动则是专指以手切气口（动脉）感触的描述。其三，"夫脉固有动者"以下文字讲的是医家对本来就处于动（气口脉搏的搏动）的经脉在切循中要参考正常状态的搏动，只有当它的搏动较正常状态疾迅时，就表明这条经脉生病了。后一句"有过之脉"是对"疾则病"的总体认识，这里没有记载气口（动脉）之虚弱情况。由此看来"相脉之道"原文证明：相脉之道诊法确属早期脉学诊法；秦汉时的脉诊法离不开"望、切"，后世望、闻、问、切四诊与相脉之道一脉相承。

四、原始中医学临床诊断方法有关问题

我国自商代起，医家们或者巫卜师们在依病人体表症状给疾病命名中就不自主地引出了原始中医学诊断方法的起源，那是一种最为原始的诊断方法。但甲骨文中的"疾蛔"、《五十二病方》中的"漆疮"，都属直观的病因诊断法，反映了依病因给疾病下诊断的历史过程。后世由于医疗经验的积累、科学技术的发展，逐步完善了病因诊断法及其他诊断法。

关于脉学诊断方法的起源，源于人们对"脉"的认识过程，源于医家们自身患痈病过程中对病灶局部跳痛的感知。这是秦汉时期人们总结出"相脉之道"中"脉静，此独动，则生病……"的根本原因。

秦汉时期，由于经脉学说——人体调节理论和临床医学的迅速发展，给疾病归类命名及临床诊断提出了新的要求。属于临床诊断方法的五色诊法（络脉诊法），脉症法，三部九候诊法，四时脉法，相脉之道、人迎、寸口法等先后用于临床，脉学内容之丰富，令人眼花缭乱。从切脉诊法讲，"相脉之道"中的盈虚、滑涩、静动三组脉象

最为原始，质朴无华，与临床表现一致。《内经》中的许多脉象，如人之常脉分作大小、滑涩、浮沉，四季脉象如弦、钩、浮、营（沉），用阴阳指导脉象者如疾徐、实虚、浮沉、滑涩等的分类与描述，都与相脉之道脉象存在渊源关系。脉象学早期的发展与对脉象的描述，是当时医家们对临床经验的总结，它所反映的人体生命信息，实质上是通过循环系统的功能状态表现出来的。然而，在今本《内经》中，有近30篇讲述过脉象或脉象诊断。有学者统计，《内经》脉象名词多达50余种，反映了那一时期脉学派别之争，学术界的混乱及脉象学中术语的规范化等都存在问题。此外有学者指出：脉学在起源与发展中受到术数学的干扰，在脉象学的发展过程中在五行哲学思想指引下与五脏相配，引出肝脉、肾脉、脾脉、胃脉；或者认为"寸口脉中手短者，曰头痛；寸口脉中手长者，曰足胫痛；寸口脉中手促上击者，曰肩背痛……寸口脉沉而横，曰胁下有积……"的时候，已将朴素的脉象学引入了不可思议的紊乱状态。从自然科学与哲学的关系讲，有一位学者指出："当哲学思想、概念与自然科学知识产生联系时，自然科学知识既有向理论跃进、升华的一面，也有被引向脱离客观实际，牵强附会的危险"。[9]传统中医理论中的肝脉、肾脉等，正是在五行哲学说的影响下使本属古朴的脉象学诊断走向了牵强附会的危险境地。

  传统中医理论的诊断步骤是望、闻、问、切四步，具有规范化意义。用唯物史观分析，四步诊法的产生有一个历史过程。甲骨文中给疾病命名仅限于"视"（直观），到反映秦汉时期的张家山《脉书·疾病》篇时已有了闻和问。如《疾病》篇给"火疢（chèn）"的命名是："在身，炙痛已行身，为火疢。火疢，赤气也。"其中反映了医家问病人病程，病人讲自己的感受时答到"炙痛已行身"。"赤气也"，是医家根据病情对"火疢"病因的认识。在《疾病》篇中，医家对"内瘅"（全身性疾病）的认识分十种疾病进行描述，在每一疾病的描述中都包含了望、闻、问过程，如"身、面、足、胻尽盈（水肿），为庐张（胀）""腹盈（腹水）、身、面、足、胻尽肖（消瘦），为水""头身痛，汗不出而渴，为温（瘟病）"等。在张家山《脉书·疾病》篇中未见依脉象诊断疾病的，说明《疾病》篇成书较早，或者《疾病》篇的作者尚不知道利用"相脉之道"诊断疾病。但从《疾病》篇中的"脉浸""左右血先出，为脉"分析，《疾病》篇成书时期离经脉主病与"是动则病"的提出已为期不远，这正是张家山《脉书·疾病》篇之后收录《阴阳十一脉灸经》及《相脉之道》的重要原因。

  原始中医学中临床诊断方法的起源是多途径的，望、闻、问是原始中医学临床诊断方法最古老的诊断方法。切脉诊法起源于经脉理论发展至较为完善之后；依切脉诊法的萌芽过程中切脉方法分析，派别丛生，名词繁多，切脉方法难以规范。更有甚者，由于五行哲学说的介入，将古朴的脉学诊断法部分地引向脱离客观实际，走向牵强附会的道路。数百年后，当王叔和撰著《脉经》的时候，脉学问题得到了初步规范，反映了晋代前后医家们的一些认识。当我们将脉诊法的有关问题提出来的时候，我们的希望在于澄清古代脉诊法，促进脉诊法的正常发展，促进中国医学的振兴。

参考文献

[1] 张慰丰. 医学的起源[J]. 中华医史杂志，2000，(1)：48-51.

[2] 高大伦. 张家山汉简《脉书》校释 [M]. 成都：成都出版社，1992.
[3] 严健民. 中国医学起源新论 [M]. 北京：北京科学技术出版社，1999：146 – 152.
[4][5] 严健民. 素问·阴阳别论"人有四经"考释 [J]. 胡南中医学院学报，1997，(3)：6 – 7.
[6][9] 廖育群. 汉以前脉法发展演变之源流 [J]. 中华医史杂志，1990，(4)：193 – 198.
[7] 彭坚. 帛书《脉法相脉之道》初探 [J]. 中华医史杂志，1993，(2)：102 – 105.
[8] 严健民. 中国医学起源新论 [M]. 北京：北京科学技术出版社，1999：134.

第十一章　从《庄子》看庄子时代的医学概貌

提要： 先秦百家争鸣时期，庄子和他的学生们对许多问题提出了自己的看法，抨击了那一时期社会上层人与人之间的假仁假义行为。庄子和他的学生们在抨击社会时弊时，巧妙地引用了当时的一些科学成就，其中包括那一时期的基础医学理论与临床医学史料，为我们探讨《内经》成书以前数百年间医学水平提供了可能。

关键词： 庄子时代；医学概貌

《灵枢》《素问》是我国重要的传统中医学专著，历代学者多公认两书合称《黄帝内经》，大约成书于秦汉之际。但《素问》曾由唐王冰撰注，并补入七篇大论。今本《灵枢》则由南宋史崧于1155年依"家藏旧本"进行校正，难免掺入后世医理。1973年于长沙马王堆出土的《五十二病方》，虽然肯定抄录于公元前168年之前的若干时间内，仍不能表明《五十二病方》的成书年代，因此在研究我国古代医史发展过程时，难以利用上述三部古医学史料论证战国中期我国的医学概貌。综合各家之说，庄子约生活于公元前375—前275年，《庄子》一书是庄子和他的学生们在数十年间论著的合集，约成书于公元前3世纪中叶之前，虽不属医学专著，却蕴藏着丰富的医学史料，有些内容是在其他史料中从无记载的医学史料，因而十分可贵。细读《庄子》中取当时的医学成就与其他事物进行类比的有关内容，对于认识战国中期我国原始基础医学和临床医学概貌是有帮助的。我个人认为，不论中国的、外国的医学理论的起源与发展，都是建立在基础医学知识与临床医学知识基础之上的，从《庄子》中所反映的基础医学与临床医学的水平论证战国中期的医学概貌，就是本文的出发点。

一、庄子时期的基础医学

在庄子以前的许多资料中，都有取形体、四肢、耳目、腹肠与其他事物进行类比的记载，只不过年代越远久，类比越简单就是了。到了庄子时代，庄子和他的学生们在许多论述中取当时的医学成就与其他事物进行类比，保存了战国中期的几则人体解剖知识，值得重视与探讨。《庄子·齐物论》说："百骸、九窍、六脏赅而存焉。"《庄子·田子方》讲"则四肢百体，将为尘垢"，"百体"即"百骸"，"百骸、九窍、六脏"都是人体解剖学概念，分别探讨于后。

1. "百骸"——战国中期的骨学理论

在甲骨文中创一个骨字 ，它是对人体骨骼整体骨架的描绘，证明公元前1300年左右我国先民已经关注人体骨骼结构了。1000年后到庄子时期，《庄子》所讲"百骸"是什么意思呢？《说文》："骸，胫骨也"，后引申为凡人之骨称骸。"百骸"，唐成玄英疏解为"百骨节也"。就是说：庄子时代，人们对人体骨骼进行过解剖研究，认为人体有100个可活动关节。现代医学认为：人体双上肢至肩，有可活动关节34个；双下肢至髋，有可活动关节36个（包括左右髋膝关节面）；再就是下颌关节2个，头颅、脊椎可活动关节28，合计100个可活动关节，恰与"百骸"概念一致。"百骸"二字虽简，却是一幅完整的人体骨架呈现在我们面前。

庄子时期我国的人体解剖水平如何？《庄子》没有记载，其他古籍也没有记载。但《庄子·养生主》为我们留下了庖丁为文惠王解牛的故事，反映了战国中期我国动物解剖（解牛）的水平，值得借鉴。文中描述庖丁解牛之过程，"手之所触，肩之所倚，足之所履，膝之所踦"，可见庖丁解牛之雄姿，栩栩如生，连解剖骨肉的声音"砉然响然"都描绘出来了。文惠王赞庖丁问：你解牛的技巧为什么这样高明？庖丁回答说：我解牛时间长了，知道牛的骨架结构的道理，是根据牛的骨骼解剖结构进行解剖的。刚开始解牛时，我看见的是一头完整的全牛，不知道从何处下手。现在解牛时我知道一头牛可分作头、颈、四肢、百骸，是由"枝经肯綮"连接起来的。由于我知道了牛的骨骼结构特点，所以我在解牛过程中"以神迁而不以目视，官知（凭感觉）止而神欲行"，顺着各个关节间隙将大骨节的间隙剖开，遇到筋骨盘结的地方，我就顺着骨缝，小心用刀，刀尖微微一挑，盘结的筋骨就解开了……可见战国中期我国的动物解剖水平之高。根据远古综合科学技术水平同步发展的道理分析，以及自殷商起，奴隶主们常杀奴隶的情况分析，战国至秦汉之际，我国的人体解剖知识应当有了一定水平，它正是在"巧屠"的协助下可以"度量五脏及以竹筵导其脉，知所始终"（《汉书·王莽传》）的根本原因，也是战国中期医家学者知道人体有100个可活动关节的根本原因。

2. "九窍"——战国中期的比较解剖学概念

我国古籍《礼记·乐礼》曾讲"胎生者不殰，而卵生者不殈"，是讲胎生者夭折于胎，卵生者夭折于卵的，没有讲窍孔问题。那"九窍"是什么意思呢？在《庄子》中讲"九窍"者共三则，是我国古籍中关于"九窍"的最早记载之一。《齐物论》中讲"百骸、九窍、六脏"；《达生》中讲"汝得全而形躯，具而九窍"；《知北游》中则讲："精神生于道，形本生于精，而万物之形相生，故九窍者胎生，八窍者卵生。"《知北游》将战国中期我国的比较解剖学知识（胎生和卵生）摆到了我们面前。所谓"九窍"，系指动物头面部的耳、目、鼻、口共七窍，再加上"前阴"和"后阴"二窍，合为"九窍"。在古代医家、学者看来，"九窍"的共同特点和作用是沟通体表内外的通道，是可贵的。《知北游》的作者指出，"九窍者胎生，八窍者卵生"，这种正确的结论不可能属于信口开河，它应是当时的学者们做了广泛的调查之后的结论，属于比较解剖学概念。我们知道，胎生动物（包括人类），其大便排泄与生殖，是由肛门与产道分别完成的；而卵生的动物，其排泄、生殖器官在接近体表时共为一腔，称泄殖腔，所以前者共为九窍，后者为八窍。《知北游》的这一记载，将我国的比较解剖学的产生年代，推进到了两千三百年以前。

3.《庄子》中的基础医学理论——脏腑学说

先秦时期我国学者对于人体内部器官有了一定认识，并给内脏器官命名，后来逐步产生了脏和腑的概念。它有一个鲜明的特点，即是建立在内脏器官都具有情感、思维基础之上的。我国人体器官情识论反映在先秦的许多典籍之中，是我国原始思维的特征之一。《尚书·盘庚》："今予其敷心腹肾肠，历告尔百姓于朕志"，说明殷商时期人们认为心、腹、肾、肠都具有同等的情感与功能。在《诗经》中曾将"肺、肠"与"心"并列舒发情感。《大学》亦讲："人之视己，如见其肝肺然。"先秦学者们对于脏腑具有情感、思维功能的认识，在《庄子》书中有了进一步发挥，成为构建传统中医理论的重要基础。但是在传统中医理论中有一个悬而未决的问题，就是人体"脏"和"腑"的概念起源于何时？回顾史籍，《商鞅·算地》讲到"劳其四肢，伤其五脏"。商鞅约生活于公元前390—前338年，他非常明确地将"四肢"概念与"五脏"概念并论，可能在那一时期，学者们对于"五脏"的概念已经比较明确了。比商鞅小二十余岁的庄子和他的学生们，在《庄子》一书中对人体脏、腑的记载有了新内容。《庄子·骈拇》说："多方乎仁义而用之者，列于五脏哉！……骈枝于五脏之情者，淫僻于仁义之行。"《庄子·在宥》说："故君子苟能无解其五脏，无擢其聪明……愁其五脏以为仁义，矜其气血以规法度。"在《庄子》中还讲到"穷有八极，达有三必，形有六府"，以及《列御寇》等记载都包含了战国时期十分宝贵的医学史料，我们应该怎样理解这些史料呢？

《庄子》书中有一个基调，即不是正面歌颂某一科学成就，而是采用当时已经知的科学知识类比于想说明的某一事物。如《逍遥游》中的"朝菌不知晦朔，蟪蛄（夏蝉）不知春秋"，是当时已知的动物学知识，作者用于与彭祖之长寿类比，起到了渲染的作用。《骈拇》之立题就是为了批判上层人物中的假仁假义行为，文中开卷便引当时医学理论中的五脏情识论类比于假仁假义，批判"仁义"是骈枝（强加）于五脏情识论之上的东西。《庄子·在宥》则用"愁其五脏以为仁义，矜其气血以规法度"评说黄帝和尧舜"以养天下之形"的功德，又指责黄帝"始以仁义撄人之心"。文中讲尧舜为了人民的疾苦到处奔走劳累得"股无胈，胫无毛"，然而尧的行为还是不能改变人心。尧和讙兜产生矛盾，将讙兜放逐到崇山去了。尧舜他们的"罪在撄取人心"，可见《庄子》的落脚点仍在抨击黄帝和尧舜。在《庄子》书中对于脏腑的记载，最有意义的是《德充符》中的对肝、胆的认识："自其异者视之，肝胆楚越也。"意思是说：肝和胆虽然相邻，关系甚为密切，用不同的眼光看，肝属于脏，胆属于腑，他们的形态和功能都是不同的，就像比邻的楚国和越国的风土人情的情况不同一样。假如庄子时代，没有人将肝和胆做详细地比较与研究，那么，《德充符》的作者们能够这样形象地取肝胆类比于楚越吗？但是"脏"的概念是什么？"腑"的概念又是什么？哪些器官属于脏？哪些器官属于腑？都不明确。后世《吕氏春秋》《淮南子》虽已讲到过脏腑的一些内容，并未讲明根据什么原则对脏腑进行划分。到《内经》各篇成篇时期，许多篇章中都反映了五脏六腑的不同功能，逐步揭示了五脏六腑的一些新概念。我们分析：两汉时期人们在对人体脏腑解剖的过程中认识到"……肝左者，胆也；下者，脾也；方上者，胃也；中央者，大肠也；挟大肠者，肾也……"（《灵枢·五色》），以及"五谷入胃，则胃满肠虚；食下，础肠满胃虚"现象。上述认识成为那一时期人们探讨消化（六腑）生理功能的基础。《灵枢·本藏》讲："五脏者，所以藏精神血气魂魄者也；六腑者，所以化水谷而行津液者也。"《灵枢·卫气》讲："五脏者，所以藏精神魂魄者也；六腑者，所以受水谷而行化物者也。"《本藏》和《卫气》对于脏腑生理功能的认识基本一致。关于精神魂魄，当指"五脏"各器官都具有情感和思维能力，与两周以降五脏情况论一脉相承。但是它们对五脏六腑的划分原则仍然没有说清楚。到《素问·五藏别论》成篇时，将其划分原则讲清楚了，说："五脏者，藏精气而不泻；六腑者，转化物而不藏"，这就是通俗讲的"五脏藏而不泻，六腑泻而不藏"，它们都是建立在胸腹解剖基础之上的。我们仍以《德充符》之肝胆为例：古人在解剖过程中看到肝没有管道与外界相通，其功能是"藏而不泻"，而胆则有一条管道通向十二指肠，胆囊中的胆汁排泄于十二指肠，其功能是"泻而不藏"，这才是将肝划入脏、将胆划入腑的原因。其他如胃、大肠、小肠、膀胱、三焦都有管道向下排去，直至排出体外，这才是"腑""泻而不藏"的根本准则。所以《德充符》告诉我们：庄子时代，我国中医的基础理论——脏腑学说基本形成。到两汉时期，在人体解剖过程中，当十二经脉理论形成以后，逐步使脏腑学说丰富与固定下来。

二、庄子时代的临床医学

在《庄子》中，对于临床医学的反映面较广，言简意深，内容丰富，以下简录几则。

1. 《庄子》对致病因素的认识

人是怎样生病的？它所提出的问题，是当今临床医学理论中的一个重要问题，也是原始中医学理论中的一个重要问题。《庄子·德充符》说："无以好恶内伤其身。"人之"好恶"属于情感，甲骨卜辞中的"王心若"，《周易》中的"心惕怵"，都与人之"好恶"有关。《庄子·达生》指出："忿滀之气，散而不反，则为不足。上而不下，则使人善怒；下而不上，则使人善忘；不上不下，中身当心，则为病。"这则记载，以非正常的"气"为因素展开讨论，指明了基本属于生理状态的"怒"和"忘"与"气"的关系，同时又讲到当人对某种事物的出现感到不能接受的时候，在思想上产生愤愤不平的愤怒感，可以伤人。正如《内经》中的"怒伤肝"一样，成为战国中期人们认识到"忿滀之气，中身当心，则为病"的重要的致病理论。《庄子·在宥》还围绕情识因素展开讨论，说："人大喜邪？毗于阳；大怒邪？毗于阴。阴阳并毗，四时不至，寒暑之和不成，其反伤人之形乎！"其将致病因素向前推进了一大步，不仅讲过喜、过怒可以致病，还将阴阳失调致病理论及四时、寒暑不时致病因素引入医学，当是公元前3世纪早期即庄子的学生们的见解，这一理论被《内经》广泛采用。《庄子·齐物论》说："民湿寝则腰疾偏死。"这则致病理论与前述不同，它将人感受湿邪导致腰腿疼痛联系起来，与寒邪致病类似。长沙马王堆出土的《五十二病方·婴儿索痉》

记载：婴儿索痉（脐带风）与胎儿临产时在潮湿（羊水湿地）的地上躺的时间长了，受湿邪侵犯有关（如产时之居湿地久）。此观念与《齐物论》一致。《灵枢·顺气一日分为四时》等有类似记载。在《庄子》中多次讲到"内热之病"，含义各不相同，《人间世》内热指内心烦焦之疾，《达生》讲内热之疾与《人间世》基本一致；而《则阳》中的"内热发于背"当指背部的痈疽，"内热溲膏"属于小便的白浊之症，可见"内热"之病的病因复杂，它对《内经》理论产生广泛影响。

2.《庄子》对疾病的认识

在《庄子》的许多篇章中，援引过前人关于人体畸形、耳目疾患（聋、盲）等证之名，还反映了关于大瘿、痔、喘、瀍疽、疥、痈、附赘悬、疣等许多疾病。在《庄子》中是将疾病用于说明其他问题的，说明这些疾病的名称正为广大民众或者医家们公认，其中《则阳》"内热溲膏"较前人的认识深入了一步。在传统中医理论中，"内热溲膏"是热邪侵犯下焦，膀胱所致的症候群，临床表现为"白浊。"《五十二病方》中记载《膏弱（溺）》一篇，讲："膏弱（溺）是谓内复。"弱（溺）指小便，膏溺即小便时流出的白色物质即"白浊"。《素问·玉机真藏论》讲："少腹冤热而痛，出白。"这些病症，都与《则阳》中的"内热溲膏"的病症相似。

3.《庄子》有关药物的记载

在《庄子》中比较系统地讲药者，共有两处：其一，《逍遥游》记载"不龟手之药"方；其二，《徐天鬼》中讲药物疗效的总体认识。《逍遥游》："宋人有善为不龟手之药者。世世以拼澼絖（漂洗丝絮）为事。客闻之，请买其方百金……客得之，以说吴王。越有难，吴王使之将，冬与越人水战，大败越人……"这则记载简明扼要，陈述了一位常年以漂洗丝絮为生的工人。配制了一种在寒水中漂洗丝絮也不会使手足冻裂的"不龟手之药"。有一位远方来的客人，看中了"不龟手之药"的价值，于是不惜用"百金"买下了这个方剂。客人带着这个方剂去说服吴王，叫吴王冬天与越国水上交战，吴王接受了建议，聘客人为大将，将"不龟手之药"配备给全军，保证吴军将士水战时手足不会皲裂，士气必然旺盛。结果冬天与越兵水战，因越兵手足皲裂，难以应战而大败。这则记载合乎情理，是可信的。那么"不龟手之药"的组方大致如何？根据秦汉时期的《五十二病方》中关于膏脂类药物的使用情况分析，它的组方应与动物之膏脂类物质有关。《五十二病方》大约成书于3世纪中晚期，记载283方，其中膏脂类计32方，占11.3%。在《五十二病方》中，动物之膏脂类多用于外伤及慢性皮肤病的治疗。如《痂》病，计24个治方，其中动物之膏脂类计16方，占66.6%。"痂"病为皮肤慢性溃疡面上的干痂，与因寒冷所致的皮肤"龟裂"（皲裂）相似。可以断言："不龟手之药"的主要用药当为动物之膏脂类，战国时期我国外治药物已有很大发展。

《庄子·徐无鬼》云"药也其实，堇也（乌头），桔梗也，鸡靡也（鸡头草）、豕零也（猪苓根）是时为帝者也"，就是说《徐无鬼》中对药物疗效的认识是唯物论观念，认为乌头、桔梗、鸡头草、猪苓根这些普通的草药没有什么贵贱之分，主要看它在治疗中的实际效果。唐代成玄英在读了这段叙述后疏解："夫药无贵贱，愈病则良，药病相当，故便为君主。"成玄英以实践为基础所做的疏解是非常贴切的。从药学史讲，两汉成书的《神农本草经》中强调上、中、下三品，后世中药理论中又强调君臣佐使。也许药学中的上述理论都来源于战国中期的"……是时为帝者也"。

在《庄子》一书中还讲了许多阴阳理论和其他科学知识，如《徐无鬼》关于"夏造冰"理论是"以阴召阴"。在历史发展经过两千二百年后，人工造冰已经实现了。《徐无鬼》还记载了音律学方面一次有名的"同声相应"实验，即"于是为之调瑟，废（置也）一于堂，废（置也）一于于室，鼓宫宫动，鼓角角动，音律同矣"，这一记载说明《庄子》中的"同声相应"理论是有实验作根据的。因此《庄子》中所反应的医学知识也是实在可信的。《庄子·人间世》"医门多疾"从另一个侧面反映战国中期有许多医家为黎民百姓的健康操劳，为了中华民族的繁衍付出了艰辛的劳动。

第三篇　先秦临床治疗医学篇

开篇词

殷商甲骨文中潜藏数以千计记载某人患某病的卜辞，但很难见到自然疗法或药物疗法的内容；在整个先秦传统文化史料中虽有许多基础医学理论散见于百家之言，异彩夺目，但未见学者们留下临床治疗医学内容。因而在殷商以降的千余年间，我国古典淳朴的自然疗法以及药物疗法一片空白，成为"巫统治了医"的论点之一。《五十二病方》的出土，引起了世人震惊。几十年来，每有学者论及，佳作连年。学者们基本断定，《五十二病方》是先秦末期的一本临床实用的外科学手册。我本人有同感，从总体上讲，它是我国原始医学早期发展中的部分治疗经验资料的汇集，是一本先秦时期的临床治疗学。假如从疾病的命名与划分方法分析，它又蕴含着丰富的致病因素及原始临床诊断方法，此点已在有关文章中探讨。

文物出版社于1979年出版了《五十二病方》，记载283方，成为学者们研究中引用的重要资料。应该指出，这一统计是依每一病名项下的文字段落为依据统计的。我们分析，由于帛书文字的残损，脱落方剂无法统计；在所指283方中许多治方难以考证用法，许多治方又存在一方多法。如脐伤第二治方，本属热药水浴疗法。但文中记载："病不愈者，一入场中即瘳（刮除）"，强调"瘳痈而新肉产"。我认为这个"瘳"字代表了采用刮除方法进行手术治疗。因此，古人对"脐久伤者痈"的治疗包括两个治疗方法。同样，"犬筮人伤者"第一治方中包括熨疗与外敷两个治疗方法。笔者统计，在《五十二病方》中明确记载使用方法294法，其中沃、洒、封涂、按药粉、外敷及以布约之计146法，熨、熏、水浴、火炙等45法，汗法5法，手术6法，牛舐1法，脱肛悬掉1方，内饮62法（含石烹饮一法），祝由28法。

对于《五十二病方》中的治疗方法，可分先秦治疗医学中的物理疗法——《五十二病方》物理疗法概述、论古老的火炙疗法等文进行专题介绍。

前文讲到，由于帛书出土时古文字残损较为严重，本文在引用与阐释过程中多依帛书之前后文文义推敲，并参有关文献进行补正，力求较好地还原帛书的原文本意。凡补正文字，均用□符号点明。

以下就先秦临床治疗医学展开讨论。

第一章　先秦治疗医学中的物理治疗学
——《五十二病方》物理疗法概述

提要： 本文对抄录于秦汉之交的《五十二病方》中的物理疗法进行了整理和归类。该书共载物理疗法45方，占全书283方的15.9%；用物理疗法所治疾病30种，占全书103种疾病的28.1%，这说明了早在两千多年前，《黄帝内经》成书以前，我国对物理疗法的运用已十分广泛，它反映了先秦临床医学的一大特色。

关键词： 先秦；物理疗法

《五十二病方》中记载了许多物理疗法，据初步统计，全书记载各种物理疗法45方，归纳起来可分为5类，即水疗4方，熨疗9方，熏疗8方，火灸疗18方，灸疗6方，占283方的15.9%；45方涉及病名30种，占103个病名的28.1%，可见我国古典物理疗法应用之广。45方中除灸疗6方外，各方用药1～3味，最多达8味，涉及药物56味；45方中除冷药水浴1方外，均采用不同方法给药物等加热后施治，或先涂药后火灸。总体上讲，《五十二病方》中的物理疗法不仅十分丰富，[1]而且具有自身的独特之处，是原始中医学在历史进程中的真实反映。

一、水疗概述

《五十二病方》记载水疗4方，其中冷药水浴1方，热药水浴2方，热水坐浴1方。冷药水浴收在《婴儿病间（痫）方》项下，原文为："取雷尾（矢）三果（颗），冶，以猪煎膏和之。小婴儿以水半斗，大者以一斗，三分和，取一分置水中，挠，以浴之。"这个冷药水浴疗法用来治疗"间（痫）者，身热而数惊，颈脊强而复（腹）大"（婴幼儿高热惊厥），其施浴方法是"日一浴，三日已"。值得指出的是，此冷水浴方中以雷丸为主药，现代药物分析，雷丸含雷丸素，溶解脂肪的作用较强，在冷水浴时，雷丸素溶解皮脂，能加快皮肤的散热作用，在当时讲是一个治疗婴幼儿高热惊厥较好的方法。既往在讲水浴疗法时，常从公元652年成书的《千金要方》中引用冷水浴法。长沙马王堆《五十二病方》的出土，将我国的冷水药浴史提前了900年。

《五十二病方·胻伤》第2治方，是用热水浴治疗小腿慢性溃疡的一个方剂，其设计是十分科学的。治疗时在可以持续加热的热药水容器内放入一块小木板，"入足汤中""践木滑⬚"；强调"汤寒则炊之，热则止火""朝已食而入汤中，到晡时出休"。这种持续性的热药水浴，对局部血液循环的改善、局部组织新陈代谢的加强及加速病灶的修复无疑是有好处的。原文进一步强调："病不愈者，一人汤中即瘳（指损害，引申为刮掉）……其瘳殹（也）⬚痈，⬚痈而新肉产。"这是当时对临床表现为"胎久伤者痈（溃疡面上的腐肉），痈溃，汁如靡（糜）"采用的最先进的治疗方法。近代治疗慢性溃疡，常用硝酸银腐蚀溃疡面的腐肉，或浸润麻醉后用刀刮除肉芽组织，与"瘳痈而新肉产"具有十分明显的渊源关系。

二、熨疗概述

《五十二病方》中保存熨疗方9个，其中治疗全身性疾病（婴儿索痉——新生儿破伤风）1例，治疗局部性疾病8例，后者治病范围含"伤痉""犬筮（噬）人伤者""痔""烂者方""痂""身疕"等。所用的介体有食盐、蚯蚓矢、井上甕（壅）断处土、封殖土、囷土、冻土、牡鼠、葱、隋石及药物等。如"伤痉"第一治方即为用食盐熨治"身信（伸）而不能诎（屈）"者。原文强调："更燰（炒）盐以熨，熨勿绝。一熨寒汗出，汗出多，能诎（屈）信（伸）止。"要连续熨治四天，每次熨治完后要求做到"囵囬衣，毋见风，过四日自适"。不难看出，患"伤痉"的病人身体某部处于长期僵急的状态而不能做屈伸运动，但当给予持续性温热熨疗，达到"寒汗出，汗出多"，就可以做屈伸运动了，连续治疗四天病就好了。

在"犬筮（噬）人伤者"方下，记载了用蚯蚓矢和井上甕（壅）断处土作为热能的介体。取两者等量，混合炒热，再用好醋"⬚⬚⬚⬚调之"，做成丸状，用滚动式方法熨治伤口。[2] 值得指出的是：其一，井上甕断处土为井台旁小水塘的淤泥，这种淤泥中动、植物残骸一定不少，与现代泥疗中选泥要求完全一致。其二，在熨治过程中见到了"犬毛"。这"犬毛"是什么呢？根据现代医学进行分析，当是热醋与皮肤表面的皮脂、汗液、脱落上皮细胞残片及犬咬伤伤口的组织渗出液等接触时形成的一种黏状物质。原文指出："犬毛尽，傅伤而已。"当见不到黏状物质时，将热泥丸碾平，贴敷在伤口上就可以了。

三、熏疗概述

《五十二病方》中，收集熏疗8个治方，主要用于熏治肛周疾病。在8个治方中，治"牝痔"4方，治"朐痒"和"巢者"各1方，治"虫蚀"和"烂者"各1方。其实，单列于"牝痔"之外的"朐痒"和"巢者"都属于"牝痔"。"朐痒"开头就讲："痔，痔者其直（脽）旁有小空（孔）……有白虫时从其空（孔）出。"这一记载，与"牝痔"第三治方"牝痔之有数窍，蛲白徒道出者"是一样的病症。"朐痒"这个名词，只不过是"牝痔"发作时"寻然类辛状"这一症状的别名。而"巢者"可能是全身各部位生长的慢性溃疡。但考虑到"牝痔"中的"未有巢者""巢塞直（脽）者"，此处的"巢者"当是指肛门四周的病症，因此"巢者"可同属于牝痔之列。在古代医家看来，肛门周围伤口为虫蚀所致。如肛病反复发作，病灶隆起，或在创面上出现乳突状组织，形成溃疡，便生动地描写为"有赢肉出，或如鼠乳状，末大本小，有空

(孔)其中",这就是虫居之巢。古时以烟熏鼠,可见鼠从穴出,由此产生以烟熏虫居之巢,认为虫必出而巢愈。

熏疗的燃烧容器,或"抒置甕中,埋席下,为窍,以熏痔",或"穿地深尺半,袤尺,广三寸,燔园炭其中",或"燔以穿地"用地穴作为燃烧容器进行熏疗,反映了熏疗的远古性或原始性。对于施熏过程,以"朐痒"描写最详。原文载:"为穿地,令广深大如盍,燔所穿地,令之干;而置艾其中,置柳蕈艾上;而燔其艾、蕈;而取盍,穿其断,令其大圈寸,以复(覆)之。以土雍(壅)盍,令毋圈,烟能泄,即被盍以衣,而毋盖其盍空(孔),令烟熏直(膻)。熏直(膻)热,则举之;寒,则下之;圈(倦)而休。"

这段原文讲的是对地穴的要求及熏疗过程,如按要求将地穴挖成后,要用桑木炭将地穴烧干、烤热,将艾放在底下,将柳蕈放在艾上,将艾、蕈烧燃(不要明火)。再取准备好的陶盆(盍),将陶盆的底打掉,仅用陶盆的圆圈复盖在地穴的上面,用土将陶盆的圆圈埋严实,不要让烟从圆圈泄出。再将准备好的衣服围在陶盆的上面,当病人坐下时,让艾、蕈的烟直接熏在肛门上。当病人感到热时,将臀部抬起,过一会儿凉一点了再坐下去,病人感到疲倦了就休息,可见原始中医学中的熏疗方法既原始又合理,其科学性应予承认。

四、火灸疗法概述

《五十二病方》中属火灸疗法18方,其中治疗"痂"病7方,"干骚(瘙)"2方,这9方中指明润滑药者6方,其润滑药分别是缸脂、久脂、豹膏、蛇膏、殺脂、车故脂。上述"痂"和"干瘙",其病灶部位都处于干枯状态,用膏脂类作为局部润滑药无疑是必要的。在施灸中多强调"以(某)脂若的豹膏团而炙之""寿(捣)庆(蜣)良(螂),籥以醯,封而炙之""以攻(缸)脂籥而傅,傅,炙之""以牡□膏颤血籥,先以酒洒,燔朴炙之",或"炙殺脂弁,热傅之"。总的特点是涂药于病灶后在火上烤炙,或先将药炙热后热敷。这种古老的火炙方法,既有热能作用于局部,使局部毛细血管扩张,改善血液循环;又有热膏、脂的浸润作用,有利于痂的溶解、药物的浸透及新生皮肤的生长。我国古老的火炙疗法,对后世医学的影响是深远的。清代吴师机所著《理瀹骈文》一书,就记载"炉烘"疗法,恰是"燔地穿而入足"的再现。

五、灸疗概述

《五十二病方》记述灸疗6方,其中记载了原始的疤痕灸法。如"㾦"的第三治方:"取枲垢,以艾裹,以久(灸)㾦(癫疝)者中颠(中央),令烂而已。"就是说,治疗患癫疝的病人,用艾叶包裹粗麻外面的皮垢作为火源,放在癫疝的中央,点燃艾叶进行灸疗,灸至起泡就行了。这是一种原始的疤痕灸疗法。在我国,瘢痕灸疗法比较盛行的时期大约在孔子时代或以前,因孔子讲过:"丘所谓无病而自灸。"[3] 瘢痕灸是比较痛苦的。从施灸方法看,它与火炙疗法相比有许多优越之处,如火源较小,简单易行,治疗作用点准确,易被病者和医家接受等。这是灸疗能够沿用至今的内在原因。早期的灸疗是用于麻醉的。如《五十二病方》疣的治疗中,记载着用细麻绳系于疣的蒂上，点燃麻绳，当病人感到灼痛时，即"拔疣去之"。在《五十二病方》成书时代，灸疗已开始与针刺疗法配合使用并按经脉施灸了。如"㿉"的第 18 治方："以砭穿其隋（脽）旁……而久（灸）其泰（太）阴泰（太）阳。"

通览《五十二病方》，其保存的古典物理疗法十分丰富，与古希腊医师希波克拉底关于古典理疗的记述相比，其治病范围更广，使用介体品种更多，施治方法更科学。无论火灸疗法、熏疗，还是灸疗，都充分显示了它们的原始性及持续施热治疗的特征。许多疗法如"胻伤"的热药水浴疗法、"朐痒"的熏疗，其设计合理，科学性较强，对后世医学的影响较深，值得我们进一步挖掘和研究。

产生于秦汉之交的《五十二病方》中所保存的原始中医治疗学史料是其他古籍中无法比拟的。

参考文献

[1] 马王堆汉墓帛书整理小组．五十二病方［M］．北京：文物出版社，1979：27-128.

[2] 严健民．《五十二病方》井上甕（罋）断处土释义［J］．中华医史杂志，1990，20（2）：118.

[3] 陈鼓应．庄子今注今释［M］．北京：中华书局出版，1983：780.

第二章 论古老的火灸疗法

提要："火灸疗法"是根据《五十二病方·癃》第十七治方"令病者背火灸之"命名的，它是我国远古人类在自然医疗实践中逐步总结出来的一种最原始的物理疗法，在传统的外治疗法发展中占重要地位。《五十二病方》中保存火灸疗法之多，为其他古籍所不能比。为还原我国远古原始物理疗法之本来面目，特立此论。

关键词：古老的；火灸疗法

一般认为用火直接烧灼皮肤的"灸疗"是医用物理疗法中最古老的，虽有学者早已指出："艾火之前，很可能是采用了干草、树枝，诸种木柴作燃料来做熏、灼、熨等方法来消除疾病"[1]，但未深入研究灸疗之起源。康殷先生探讨过"𤉢"字与医术的关系，但释灸，[2]这是一桩误解。本文依1973年长沙马王堆出土的《五十二病方》为据，结合《内经》有关论述，探讨远古的火灸疗法，并为之正名。

火灸疗法以火焰为治病物质。我国考古工作者证明：早在69万年以前，北京周口店古猿人居住的山洞里，堆积数米厚的燃烧灰烬及未烧完的紫荆木炭、烧石、烧骨等，是原始人群引用火源于居住地燔炙兽肉、照明取暖的证据。火的使用，使人类逐步脱离了茹毛饮血时代，促进了体质和大脑的发育，增强了人类与自然界做斗争的能力。从原始人类的生活史看，我国古人类在引用火源以后，经历几十万年的经验积累，在认识火、掌握火与运用火的实践中体会到火的热力不仅能烧炙禽兽之肉，给人以照明取暖及消除疲劳的作用，且在火焰的直接而适当的烤炙下，还能缓解因风寒侵袭引起的腰脊疼痛、肢体麻木及筋肌劳损所致的痛苦，并逐步从感性认识提高到理性认识。当人类第一次主动地设计出以火焰为治病物质的治疗方法的时候，古老的火灸疗法便诞生了。《五十二病方·癃》第十七治方"燔陈刍若陈薪，令病者北（背）火灸之，两人（手）为靡（摩）其尻，癃已"。这是一则典型而原始的直接利用火焰作为治疗手段烤炙病者臀部，配之以双手按摩，达到治愈小便不通这一目的的火灸疗法。"令病者背火灸之"这一治病方法，恰与康殷先生在《文字源流浅说·医术》中讲到的"𤉢"字蕴含的内容一致。但康殷先生释"𤉢"为灸。指出："∫像人股，在股周围多处用微火灸灼，字形明确，经非焚烧人骨。"康殷先生的分析是正确的。但释灸，有待商榷。其实这个"𤉢"字，是炙的本字。其一，"𤉢"字在股四周的四个火源都是小明火，离股有一段距离，字形确实明确。《说文》释"炙，炙肉也"，这是后世的人们将炙用于烹饪方法的解释，如同《诗·瓠叶》"有兔斯首，燔之炙之"，亦可说许慎不知远古的医学知识中还有一种火炙疗法。为说明何谓炙，古人另有注释，毛传曰："加火（上）曰燔，抗（支掌，举起）火曰炙。"段玉裁《小笺》："燔与火相著着炙与火相离"，都强调炙不与火相接触。《毛传》和《小笺》之意与"❀"字蕴含的内容一致。其二，《素问·异法方宜论》："北方者……其治宜灸焫。"王冰注："火艾烧灼谓之灸焫。"王冰认为灸、焫没有区别。《说文》"灸，灼也"，段玉裁云："今以艾灼体曰灸。"都强调灸法之火源必与体肤接触。古人关于灸的论述与"❀"蕴含的内容不一。其三，在"❀"字中，古人将小火源放在股的四周，是烤炙而不是烧，目的在于给有病之股以炙热（辐射热）作用，达到缓解股病的目的，可称之谓"股之炙之"。假如我们将《疒》第十七治方"令病者背火炙之"写作"个"或"个"，不正是用火焰烤炙臀部之状吗！所以"❀"（股火炙之）与"个"（背火炙之）恰恰都是对原始火炙疗法的描绘。"❀"字是炙的本字。因此，历史上曾经使用过的药条雀啄灸，实质上是一种点状火炙疗法。

从文字发展史讲，古代的人们在文字尚未发明前，其语言交流的内容就十分丰富了。赵诚先生在《甲骨文字的二重性及其构形关系》一文中对♡（心）字进行分析时说："……♡这个象形字在以形表意的甲骨文时期就有了♡（心）的读音。"并指出："语言是先于文字的。"所以在"❀"（炙）字创作之前，人们久已无数次地使用"令病者背火炙（个）之"或者"股火炙（❀）之"的方法治疗疾病了。换句话说。在"❀"（炙）字尚未创作以前，人们在火上或火旁进行各种烤炙的火炙疗法行为就已经有了"炙"的读音了。前文提到《黄帝内经》中有一个焫字，似与火炙疗法关系密切，值得探讨。《素问·异法方宜论》"北方者……其治宜灸焫"中这个焫字，过去都理解为灼，似指灸灼，但又好像不是，如《灵枢·病传》"或有导引行气，乔摩、灸、熨、刺焫、饮药之一者"，很清楚地说明灸与焫视为不同的两种治疗方法。考焫，《礼记·郊特牲》："故既奠，然后焫萧合膻芗。"陆德明释文："焫，烧也。"《文选·陈琳为袁绍檄豫州》："若举炎火以焫飞蓬。"李善注：《声类》曰，"焫，烧也"。《广雅·释古二》："焫，爇也"。王念孙疏证："焫，即爇字。"《左传·昭公二十七年》："将师退，遂令攻郤氏，且爇之。"杜预注："爇，烧也。"诸多先秦至两汉古籍都讲焫作烧、爇解。现在的问题是，"焫"用于医学中的治疗方法，我们应该怎样理解它的内涵？是否含灸灼意，或者根本不是灸灼。假如依灸灼解之，为何《灵枢·病传》在灸疗之后又讲"刺焫"？前文论证❀是在股周围放小明火烤炙，是古老的火炙疗法，其特点是"炙与火相离"，《病传》中"焫（烧烤）疗"很可能是在针刺的同时再加火炙。应该指出，焫（烧烤）疗法或曰火炙疗法是一种面积较大的烤炙疗法。《灵枢·官能》"大寒在外……阴阳皆虚，火自当之"及"经下陷者，火则当之"的火，都不是指灸的，而是用较大的火焰进行烤炙的焫疗。《素问·气交变大论》中警告人们不慎使用"火燔烱",可以导致"病反谵妄狂越",这里"燔"与"烱"并用,从另一个侧面证实蒳疗并非灸灼。烱疗是古老的火灸疗法在《内经》时代的又一个名称。

在《五十二病方》中记载火灸疗法十九则,其中直接用火烤灸患处者十一则,用火烤灸他物再以烧灸之物进行治疗八则。如《加(痂)》第三治方讲:"治仆累,以攻(缸)脂鳝而傅,傅,灸之。"讲的就是在患部敷药之后,再在火上(或火旁)进行烤灸,使缸脂渗入痂溃,促进痂的溶解,有利于痂下溃疡面愈合。《痈》第七治方"……稍取以涂身体肿者而灸之",讲的是将调配好了的药物涂在身体肿胀的地方后再进行烤灸。火灸疗法在后世的医书中并不罕见,仅采《灵枢经》中一例述之。《灵枢·经筋》:"足阳明之筋……腹筋急,引缺盆及颊,卒口僻,急者目不合;热则筋纵,目不开。颊筋有寒,则急引颊移口……治之,以马膏,膏其急者,以白酒和桂,以涂其缓者,以桑钩钩之,即以生桑炭置之坎中,高下以坐等,以膏熨急颊,且饮美酒,啖美灸肉……"(此文有脱倒)这里讲的是面神经麻痹或痉挛的病例,其治疗方法的共同点就是:在室内筑一座土台,土台与人坐下来时面部一样高,土台的顶部做成坑形,治疗时,将桑木炭点燃后放入"坑中",在面部麻痹或痉挛处涂药之后,将涂药的部位靠近炭火,利用炭火的辐射热对有病的面部进行烤灸,古老的火灸疗法与现代辐射热疗法治病原理一致。

古老的火灸疗法虽可上溯至远古人类引用火种于居住地照明取暖、烤灸兽肉之时,但那时的人类毕竟处于蒙昧时期,当人类发展(含人脑的进化、发育,科学技术的进步)到第一次有目的地设计一堆火源并将"病所"主动靠近火旁"灸之"的时候,这种原始的物理疗法便诞生了。它约诞生于新石器时代前后,经数千年的发展,在《五十二病方》中利用火灸疗法治病达八种之多,说明先秦时期是火灸疗法的兴盛时期。后来发展、分化出灸疗。火灸疗法在我国远古原始中医学发展史上做出过不可磨灭的贡献,我们应当为之正名。

参考文献

[1] 邵虹. 灸的历史研究 [J]. 新中医, 1983, (4): 15.
[2] 康殷. 文字源流浅说 [M]. 北京: 荣宝斋出版, 1979, 559-566.

第三章　略论我国古典理疗法——熨疗

提要：我国的古典熨疗法已有一段十分悠长的历史了。假如考虑到北京猿人在火堆旁拾起一块烧热的石头感觉到了"石头被烧热了"，那种感觉没有医学意义。原始医学知识的积累与传承是近5万年以来的事，人类拾起烧热的石头感到舒适，或者将热石放在某一痛处，甚至发现可以缓解某些疼痛，其历史大约在万年左右。学者们常提到的"砭熨"已是人类的主动医疗行为，如果考证"砭熨"，其大约发生在龙山文化早期。本文主要就秦汉之交的《五十二病方》中所反映的远古熨疗进行探讨。

关键词：古典理疗法；熨疗

理疗学是研究自然和人工的各种物理因素作用于人体治疗疾病的一门科学，是一门既古老又年轻的治疗科学。古希腊医生 Hippocrates（公元前460—前377年）认为，水有镇静、消散等作用，指出矿泉、海水、日光都可以治病，成为世界上最早记述物理疗法的医生之一。我国古代的物理疗法十分丰富，从汉代以前的有关史料分析，其主要收载于长沙马王堆三号汉墓的帛书及《灵枢经》中，包括熨疗、炙热疗（辐射热疗）、灸疗、蒸熏、水热疗、推拿按摩、针刺等。

熨疗是以某一物体作为热能的导热体，即将某一物体进行烧、烤、煮、炒，使热能贮存在该物体内，再以该物接触人体，使导热体内的热能传导到人体内，达到治疗疾病的目的。可见我国的古典熨疗，与现代理疗学中传导热疗法的原理是一致的。古往今来，研究医学起源的人们指出，远古猿人在烧兽肉时，取烧热的石块、树枝灼治痛处，能使疼痛得到缓解，这种原始的灼治法，是医学起源的成因之一。马王堆汉墓出土的医书《五十二病方》，就有以石为熨的例子，"牡痔之居窍廉（廉，旁边；窍廉即肛门旁边，全句指肛门旁边的雄痔），大如枣覈（核）……燔（烧）小隋（椭）石，淬醯（醋）中，以熨。不已，有（又）复之，如此数"。即在肛门旁，有痔核突起（古称雄痔），大如枣核者，可将小卵石烧热，投入醋中，很快拿起来熨疗雄痔局部，一次不愈，重复熨疗几次便可痊愈。用小卵石熨疗雄痔的方法，可以说是对原始时代石热灼疗的改进。据《史记》载，扁鹊给虢国太子治病（尸蹶），用厉针砥石取三阳五会之后，又以"五分之熨"以更熨两胁下，太子起坐。施针、熨之后，收到了起死回生之效。据介绍，[1] 以三门峡上村岭古墓中出土的两件铜戈卜（刻有铭文"虢太子元徒戈",以及之后在此地出土的西周、东周文物证明,三门峡等地是公元前655年为晋献公所灭的北虢国所在地,并认定上述古墓为虢太子墓。扁鹊为公元前7世纪人,如上述考证及《史记》记述无误,那么在我国,熨疗的应用至今已有两千六百余年历史,比Hippocrates记述水和日光的治疗作用要早200年。

在《五十二病方》中,收载了283种治疗方剂,所治病名103种,其中用熨疗9起,占治疗方剂总数的3.1%,治疗疾病11种,占病名总数的8.7%,可见我国古代熨疗应用之广。在熨疗中,贮存热能的导热体,除小卵石外,还有食盐、泥土、蚯蚓屎、灸药布、牡鼠、乌喙等。《五十二病方·犬筮人伤者》篇第一治疗法:"取丘(蚯)引(蚓)矢(屎)二升,以井上甕■处土与等,并熬(炒)之。而以美醯'囹圄囿圊'(原缺,根据《五十二病方·诸伤》第十六治疗:'皆合挠'及本篇前后文应补)之,稍垸(丸),以熨其伤。犬毛尽,傅伤而已"。这里记载犬咬伤后的治疗方法之一是取蚯蚓屎与井上甕■处土作导热体进行熨疗。不过本段记述有一疑点,即"井上甕■处土"是何种土?为《五十二病方》作注者解甕(瓮)为"吸水的陶器","甕(瓮)■"为"瓮底"。按此解分析,"井上甕(瓮)■处土"乃是附着在陶瓮底部的土。我们知道,古代瓮底、口小,中腹大,小小的瓮底能附着多少土?假如它放在井台作吸水器,常将瓮投入井内取水,泥土又如何附着于瓮底?况且写《五十二病方》的医家,在甕(瓮)之前,特冠以"井上"二字,由此疑甕为壅。壅,堵塞也;以《左传》"川壅为泽"之意解释,"井上壅"即井台旁边被堵塞后的小水塘,可见为《五十二病方》"甕■"作注者,释甕为吸水陶器与原文本意不符。[2]关于"■",《庄子·至乐》讲"得水则为■,得水土之际则为鼃蠙之衣(青苔)……"庄子在这一节里,是讲物种起源变异与自然条件的变化有关。历代注家给"■"作注,归纳起来,可分两类,一作继,即此如青苔之类的低等植物,得水土之气及相继而生;一作断,即荬(读续),荬断(水葛),此草寸寸有节,得水而生,名曰续断。综上所述,"井上壅■处土"可释作井台旁边小水塘里长有青苔之类低等植物的淤泥。就是说遇到犬咬伤的患者,可以取蚯蚓屎二升及井台旁边小水塘的淤泥等量,放在锅里炒干,再用好醋合调成丸,用热丸在犬咬伤处作滚动性熨疗,当犬毛被消除后,再换一粒热泥丸碾平敷于伤口。近代理疗学中的泥疗,仍是一种受人欢迎的疗法。有人对淤泥做过研究,证实淤泥中含有大量的动、植物腐败后的残骸。推想蚯蚓屎和井台旁边水塘的淤泥中,动、植物的腐败残骸一定不少,说明古代医家们在熨疗中对于泥土的选择是有道理的,与近代泥疗对泥土的选择相一致。

《五十二病方·伤痉》中的熨疗,是以食盐做导热体。"痉者,伤,风入伤,身信(伸)而不能诎(屈)。治之,燔盐令黄,取一斗,裹以布,卒(淬)醇酒中,入即出,蔽以市,以熨头。熬(灼痛)则举,适下。为'布'裹更熨,熨寒,更燔盐以熨,熨无绝。一熨寒汗出,汗出多,能诎信,止。熨时以熨四日内,'囮囮衣,毋见风,过四日自适。熨先食后食次(恣,意任凭),毋禁,毋时",这是痉伤第一治疗法的全文。痉,是一个症状,是指因各种原因引起肌肉紧张的痉挛状态。古代医家认为痉挛是"经筋"有病。《灵枢·经筋》篇:"足少阴之筋……循脊内挟膂,上至颈,结于枕骨……病在此者,主痫(癫痫)瘛(肌筋急)及痉,在外者不能俯,在内者不能仰。

故阳病者腰反折不能俯,阴病者不能仰。"这是《灵枢》时代对"身信而不能诎"的最佳注释。《五十二病方·伤痉》原文详细介绍了治疗"痉伤"的熨疗,即取食盐一斗,炒黄,使热能贮存在盐内,用布包裹好,投入醇酒中,立即取出,再用兽皮制成的围裙(亦名蔽前、蔽膝)包起来,使温度缓慢散发,用它直接熨治头部,如果太烫,就间歇一会儿,待盐的温度降低些,将皮围裙取下,用布包裹直接熨头。当盐冷却时,再更换炒热的盐接着熨,不要间断,直到熨后汗出,人能屈伸时停止。要连续熨四天,这四天内,不要更衣,不要见风,四天后疾病可愈。这种熨疗,饭前饭后均可进行,没有食物禁忌,也无时间长短的限制。可见,痉伤"身信而不能诎"的患者,用炒热的食盐,淬醇酒中,急取出进行熨治,就能治愈。据现代理疗学研究,热盐接触皮肤可以促进腺体(汗腺如皮脂腺)的分泌,并能刺激皮肤持久充血,[3] 加之酒可活血散瘀,改善局部血液循环,促进局部的吸收。所以古代医家以食盐作导热体,进行熨疗,也是很有道理的。

　　《灵枢》将熨疗叫"内热"疗法。这一名字与近代"传导热"疗法的名字更趋接近。《灵枢·寿夭刚柔》篇:"刺营者出血,刺卫者出气,刺寒痹者内热……刺寒痹内热奈何?"答曰:"刺布衣者,以火焠之;刺大人者,以药熨之。"原文接下去讲药熨的方法:"用醇酒二十升,蜀椒一升,干姜一斤,桂心一斤,凡四物(疑为三物)皆㕮咀(㕮咀,古意用口细嚼,本文泛指捣碎)渍酒中,用绵絮一斤,细白布四丈,并内酒中。置酒马矢煴中,盖封涂,勿使泄。五日五夜,出布绵絮,曝干之,干复渍,以尽其汁。每渍必晬其日,乃出干。干,并用滓与绵絮,复布为复巾,长六七尺,为六七巾。则用之生桑炭炙巾,以熨寒痹所刺之处,令热入至于病所,寒复炙巾以熨之,三十遍而止。汗出,以巾拭身,亦三十遍而止。起步内中,无见风,每刺必熨,如此病已矣。此所谓内热也。"本文所讲的是治疗寒痹证的"内热"疗法——炙药布熨疗。古代内热疗法分为两种,对于身体壮实的劳动人民(布衣者),用火烧烤法(包括炙热与炙疗),对于身体虚弱者,则用炙药布熨治。系将蜀椒一升,干姜一斤,桂心一斤,三种药物捣碎,浸泡于醇酒二十升内,再取绵絮一斤,细白布四丈,浸泡在酒里。然后将酒器盖好,用泥土封严,细火煨药,煨五天五夜,取出布和绵絮,晒干后再浸泡药酒中,如此反复暴晒,直到将药酒全部吸收为止。最后将晒干的布裁成六七尺长一条,做成六七个布袋,将药渣分别装在布袋内,用烤热的药布袋熨治寒痹针刺的部位。当药布袋冷却时,再换炙热的药袋熨治。如此轮换进行,熨治30遍为一次,每次换药布袋时,都要将身上的汗拭干,也是30次,疗毕在室内散步,要避风。每针刺一次,必用这种方法熨治一次,寒痹将痊愈,这就是温经散寒的内热疗法。如此考究的熨疗法,只有王公大人们才能享受。

　　《灵枢·上膈》还记载有蛔虫性肠梗阻的病理过程及治疗方法,称梗阻的包块为"痈","微按其痈,视气所行,先浅刺其旁。稍内益深,还而刺之,毋过三行,察其沉浮,以为深浅。已刺必熨,令热入中,日使热内,邪气益衰,大痈乃溃"。《上膈》的作者未讲用何物做导热体进行熨治,仅述刺熨并用后蛔虫梗阻的包块终于消失。

　　在《五十二病方·睢病》第三治方,熨疗另有一用:"睢(疽)始起,取商牢(商陆)渍醯(醋)中,以熨其种(肿)处"。疽开始发病,红肿热痛都较明显,用醋拌商陆（未加热）冷敷患处，可镇静消散，加之商陆本身有"熨除痈肿"的作用。所以这种冷敷，效果较好。从此例看，我国的古典熨疗，又具有冷敷和外敷的意义。

我国的古典理疗方法，源远流长，多以热疗为主，其中熨疗的创立仅次于古老的火灸疗法，对于研究治疗医学的起源具有一定的历史意义。

参考文献

[1] 郎需才. 扁鹊活动年代及事迹考 [J]. 中医杂志, 1980, (4): 68-70.
[2] 严健民.《五十二病方》"井上罋（甕）断处土"释义 [J]. 中华医史杂志, 1990, 20 (2): 118.
[3] 郭万学. 理疗学 [M]. 北京: 人民卫生出版社, 1984: 632-634.

第四章　先秦水浴疗法的临床应用

提要：原始医学在寻求治疗方法的发展过程中都与自然物质息息相关，这便是水浴疗法问世的原因，它属于自然疗法。《五十二病方》中保存的水浴疗法与药物结合，已经克服了它的原始性，虽仅载有四方，但已用于治疗全身性疾病，值得我们深入研究。

关键词：先秦；水浴疗法；临床应用

人类对于水具有十分深刻的依赖关系。世间有一句名言，叫作"没有水便没有生命"。因此，没有水当然也就没有人类。我们曾考察过在整个人类的进化史中人类与水的关系：人类形成（产生）以后的早期阶段，对于水的需求都在本能的支配下完成。当人类进化至五万年以来的新人时期，在远事记忆能力增强以后，人类对水的认识产生了质的飞跃，在能够认识到自己存在外伤或者皮肤病的情况下，可以主动寻找清清的溪流洗涤伤口，这一行为大约是近两万年以来山顶洞人至裴李岗人干过的事情，无疑，他们的行为促进了伤口的愈合。当人类社会逐步向前发展至原始社会晚期，人类在采集中发现了天然生长的稻、麦等种子是可以食用的，随后又在山火的过程中认识到烤熟了的种子更可口，又在生活经验的积累中发明了烧热的石板可以灼烤种子的原始石板烹饪法，后来又发明了石烹法。原始石板烹饪法和石烹法的应用促进了人工种植农业的发展，而原始石烹法的应用是人类将水第一次纳入熟食，促进了人类的进化过程，并在更大范围促进了种植农业的发展。人类过渡至传说中的"神农时代"至原始社会晚期，我国已有许多原始科学技术发展起来，如制陶、编织、印染、彩绘、石刻、玉琢、纺织、冶炼等等。上述原始手工业的出现，证明原始生产能力有了较大发展，逐步促进了原始社会的解体。当奴隶社会逐步建立起来的时候，人类创造的许多原始科学技术逐步被奴隶主们所占有。这一时期，奴隶主们一方面占有了原始科技成果，一方面有了较好的条件集中了一批原始科技人才，改进与探讨新型原始科学技术，促进了原始天文、历法、房屋、马车制造及水井的发明等事业的发展。在卫生保健方面创造了汤王洗澡用的"盘"，到了周朝权贵们的洗浴十分讲究。如洒面曰沫，濯发曰沐，澡手曰盥。他们"进盥"时，"少者奉槃，长者奉匜，清沃盥，盥卒，授巾"。就是说，他们洗手，必须由一人掌盛水的匜，另一人掌盛水的盘，用匜浇水洗手，可以说是一种原始的流水洗手法，从一个侧面反映了商周时期上层人物的卫生保健水平。假如他们的手上长有陈旧性伤痕，用流水洗手也是有治疗作用的。

水的医用价值在先秦传统文化中很难见到记载，撰《灵枢》《素问》的先贤者们也没有重视水的医用，至多提到"渍形以为汗"（《素问·阴阳应象大论》）或"沐浴清水而卧"（《素问·五藏生成论》）。因此今本《灵枢》《素问》不能反映原始中医学中的水疗面貌。1973年长沙马王堆三号汉墓出土一批医帛，其中《五十二病方》为先秦临床专著，于公元前168年随葬，是未经后人修饰的先秦原著，学者们公认其学术价值很高。在《五十二病方》中保存了一批先秦水浴疗法，计四则，以下探讨于后。

一、热药水浴疗法

《五十二病方》中热药水浴疗法计两方，一方是治疗胻久伤的，另一方是治疗干瘙病的，特别是胻久伤的治疗方案，在当时讲，其设计是十分先进的。

1.《五十二病方·胻伤》热药水浴原文摘及释意

"胻久伤者痈，痈溃，汁如糜（糜）。"胻久伤是什么疾病？经考证是小腿慢性溃疡。文中讲到"痈"，这"痈"不指痈肿，而是指小腿慢性溃疡面上的腐肉。当溃疡面上的腐肉破溃以后，渗出的液体像米汤一样，古代医家的临床描述与现代小腿慢性溃疡的临床表现完全一致。对于小腿慢性溃疡的治疗，古人采用了热药水浴疗法。从方法学讲，这个方剂在实施中是很独特的，治疗效果也是可信的。这个方剂采用郁李仁、苍术等三味药，经捣碎后，放入可以盛米加热的较大容器内，将药液加热，当温度适宜的时候，用一块小木板放进药液中，将患病之足踏在木板上，作"践木滑圂"的动作，让药液不断冲洗伤口。药液冷了再加热，药液热了就止火，让病人感觉到舒适就可以了。这种治疗方法，早晨吃了饭就可以进行，到晚上吃饭的时候休息，治疗一段时间慢性溃疡病就好了。假如病情严重，溃疡面上长有腐肉（痈），用上述方法治疗几天也不见病情好转，就应该改进治疗方法，在进行热药水浴的过程中对溃疡面上的腐肉用锐器刮除。原文强调："其瘳也，瘳痈，瘳痈而新肉产，肉产，即无入汤中矣。"意思是说用锐器在溃疡面上刮掉的是什么呢？回答说刮掉的是溃疡面上的腐肉。当溃疡面上的腐肉刮除以后，新的肉芽组织就长出来了，新的肉芽及皮肤长好以后，就不必再进行热水浴了。这个方剂最后强调：内服药没有什么禁忌，治疗也没有时间的限制，患小腿慢性溃疡的病人用这个方法治疗都可以愈合。

这则原文计150字，言简意明，除一味药名难以补正外，其他缺文9字，都可依《五十二病方》中其他原文及本文之前后文意补正，补正后顺理成章，它是先秦临床治疗医学中水浴疗法的重要史料。

2.《五十二病方·干瘙》第七治方的热药水浴

"煮桃叶，三沸（汋）为之汤。以温内，饮热酒，已，即入汤中。又饮酒其中，虽久瘙已。"

这则原文虽仅28字，但将"干瘙"的这则以桃叶为药物的治疗方法讲清楚了。《神农本草经》载："桃仁、桃花、桃枭、桃毛、桃蠹。桃仁味苦平，主瘀血、血闭。"未载桃叶。在本方中："沸考证为汋，为笔误。《庄子·田子方》"夫水之于汋也。"王先谦解："汋乃水之自然涌出。"本文中"煮桃叶、三汋"，即煮沸三次，与古典中药煎剂要求一致。文中说将煮好的药液拿到内室，让病人根据自己的酒量，饮一些热酒后再进入药液中浸泡洗浴。文中强调：因为饮热酒，酒气剽悍在体内向外发散，可疏通皮毛，调理腠理与卫气，因而虽然长期患干瘙病也可以治好。

笔者读完这个方剂受到一些启示：①在"干瘙"中是否包括牛皮癣？在临床中牛皮癣确属"久瘙"之证。②有条件的学者们能不能先做点动物实验，如给动物饮热酒后将动物放入热桃叶液中浸泡，观察有关生理变化。③根据实验结果判断本方能否移植于牛皮癣的治疗。

二、冷药水浴疗法

在《五十二病方》中收载了一则冷药水浴疗法，它是一个内病外治的方剂，原文载"婴儿病痫方：取雷丸三颗，冶，以猪煎膏和之。小婴儿以水半斗，大者以一斗，三分和，取一分，置水中，挠，以浴之"。短短数语，将方剂的组成与制作方法全部讲清楚了。在这个方剂中首先应该弄清"婴儿病痫"是什么病？马王堆汉墓帛书整理小组编《五十二病方》认为"婴儿病痫即小儿痫"。《马王堆医书考注》指出"今谓之小儿癫痫病"[1]。上述意见似可商榷，有价值的是婴儿病痫作者在后文做了注解，原文写道："痫者，身热而数惊，颈脊强而腹大。"所以本病例具体指婴幼儿高烧惊厥，并非当今的癫痫病，因为"身热而数惊"的临床表现与癫痫病不符，由此我们认识到古代医家医疗经验的丰富。在这个方剂中，医家用了雷矢，《急救篇》《名医别录》都讲雷矢即雷丸，亦名竹苓，为竹之余气所结，主癫痫狂走。近代研究证明，雷丸含雷丸素，对于脂肪具有较好的溶解作用，当高烧惊厥的孩子在含有雷丸素的冷水中洗浴时，一方面冷水降温，一方面雷丸素溶解孩子皮肤上的皮脂也有利于体温的散失，因此治疗小儿高烧惊厥，这个冷药水浴方是一个理想的方剂，当然只适用于热天。原文中还讲了一些注意事项，有利于洗浴过程中的操作。

三、热药水坐浴疗法

《五十二病方·牡痔》："未有巢者，煮一斗枣，一斗膏，以为四斗汁，置盘中而踞之，其虫出。"

从《五十二病方》记载分析：战国中期，我国医家对于痔疮已有较深认识，并根据临床表现分别命名。"牡痔，未有巢者"就是命名之一。"巢"当何解？《说文》"鸟在树上曰巢。"段玉裁注："巢之言高也。"段氏意指鸟巢高出于树干之上。换言之，"巢"指某一物体高出于某一平面之上。《五十二病方》中的"巢者""未有巢者"，"巢塞脏者"，均以某一局部病态组织高出于该局部平面而言。《五十二病方·巢者》第一治方讲："巢者……主冥冥人星。"笔者认为"冥冥人星"四字，是考释巢者的关键。关于"冥冥"，《诗·小雅·无将大车》："无将大车，维尘冥冥。"朱熹注："冥冥，昏晦也。"《集韵》："冥冥，昏昧貌。"《说文》"冥，窈也。"段注："冥，夜也，引申为凡阇昧之称。"星，古通腥，《说文》"腥，星见食豕，令肉中生小息肉也。"段引郑玄云："腥当为星，声之误也，肉有如米者似星。"这就是"冥冥人星"中"星"的本意。所以《巢者》中的"冥冥人星"并非指"腥臊（体臭）"，而是人体某部之伤口内生长了若干个高出于体表而且界限不太清楚的米粒状肉芽组织而言,[2]或指"肉中生小息肉者"。本方"未有巢者"是承认在疾病群中存在着"巢者"的前提提出来的,是古代医家对痔核早期或者肛瘘早期的描述。

这个方剂是采用一定药物煮水让病人坐浴达到治病目的,但后文讲,当坐浴以后"其虫出",病就好了。"其虫出"指明那时医家认为痔疮的产生是因为有虫蚀的结果。在《五十二病方》痔疮的治疗中还多次采用熏疗,也出于将虫熏出的目的,而且那时的医家还看见了"蛲白徒"(牝痔第三治方)即误将他们见到的蛲虫视为产生痔瘘的原因。

这个方剂属于坐浴,在这个方剂中两味药各用"一斗",用水"四斗"。根据秦汉量制计算"一斗"等于2000毫升,"四斗"计8000毫升,可能用量有误。

《五十二病方》中的水浴疗法,为了解我国先秦治疗医学水平提供了可靠史料。

参考文献

[1] 周一谋.马王堆医书考注[M].天津:天津科学技术出版社,1988:73.
[2] 严健民.《五十二病方》巢者考释[J].中华医史杂志,1991,21(2):79–80.

第五章　先秦动物膏脂类疗法

提要：临床医学的起步与发展离不开药物。药物的品种具有鲜明的时代特征。远古许多常用物质都可成为药物，如《五十二病方》中所保存的"井上甕断处土""蚯蚓矢""敝蒲席""女子布"等早已淘汰，但许多药物如雄黄、甘草、乌喙、芍药、防风等至今仍为良药。膏脂类药物是原始中医学临床医药的重要组成部分，在中医发展史上膏脂类起过重要作用。数千年来膏脂类的使用虽有变更，但不论中医、西医，如膏脂类缺如，临床治疗医学将会面临许多困难。

长沙马王堆出土《五十二病方》保存了先秦动物膏脂疗法，为我们探讨先秦医学概貌提供了可靠的史料。

关键词：先秦时期；动物膏脂类；疗法

远古人类将动物膏脂类用于疗疾，已有一段相当长久的历史了。自人类处于严寒时期，当他们能够认识到手足皲裂是一种病态，并从对猎物的剖杀中认识到猎物的膏脂对于手足皲裂的滋润作用。当他们中间某人正在患手足皲裂，能主动寻找膏脂类涂抹于皲裂处，起到了减轻痛苦作用的时候，从这时起，动物之膏脂类便有了药用的价值。这一行为大约渊源于山顶洞人时期，已有近两万年的历史了。早期人类对于膏脂类有一个认识过程：用火烤膏脂，会化为油滴，油滴滴在火上会立即冒烟与燃烧；吃在口里，不如肌肉有味；吃多了又会拉肚子等，因而对膏脂类有一种神秘感。当宗教逐渐兴起之时，膏脂类便成为祭祀祖先和神灵的礼品。《周礼·考工记·梓人为筍虡》中"……宗庙之事，脂者，膏者为之牲"讲的就是每当到宗庙祭祀祖神的时候，使用动物之膏脂做祭物，以示尊严。对于膏、脂的认识，春秋战国时期已有界定，认为："无角者膏""有角者脂"，如兔猪头上无角，其脂肪称膏；牛、羊头上长角，其脂肪称脂。先秦我国先民早已将牲畜之膏脂类与脑髓联系起来，认为脑髓是膏脂类上品，在统治者当中有了"盐其脑"的习俗，"敲骨吸髓"反映了这一历史过程。古人对膏脂类的认识是多方面的，《周礼·考工记·鲍人》将膏脂类作为手工业原料，如在制革的过程中认为"脂之则需"（柔软），《吕氏春秋·季春》记载："羽箭干（杆），脂胶丹漆，各为一库"，即分库贮存，上述史料都说明古人对膏脂类的重视，为进一步认识它的药用价值提供了可能。

一、《五十二病方》膏脂类药物概说

长沙马王堆出土西汉早年的墓葬帛书《五十二病方》保存了一批膏脂类疗法史料,这批史料无后人修饰,深刻反映 2200 年前的医学概貌,十分可贵。该书记载 283 方,其中膏脂类 34 方(不计一文二方)占 12%。在 34 方中以猪膏为主,但猪膏名称较多,如彘膏、豕膏、猪膏都指猪膏,可能因方言或者反映了年代不同。其他如猪煎膏,特指将猪肥肉或者脂肪煎成纯膏;豨膏脂阉割了的公猪之膏,牡彘膏指未阉割公猪膏,以及臘膏等计 24 方,其他如豹膏、蛇膏等亦有记载。从猪膏使用频率占膏脂类的 75% 分析,大约与当时已广泛圈养猪有关。关于脂类仅记载羖(公羊)脂、缸脂,还有头脂。从《庄子》分析,庖丁解牛技术高超,证明当时家庭养牛不少,但仅见牛脂药用 2 方,可能与牛脂冷后干硬有关。关于头脂,后文再议。

二、《五十二病方》中膏脂类药物的临床使用范围

在《五十二病方》中膏脂类药物的使用范围主要在外伤,如诸伤、脪伤、牡痔、牝痔、癃、大带(可能为"缠带风"或"麻风")、痂、干瘙及婴儿病痫等十类疾病,占 103 种疾病的 9.7%,说明秦汉之际膏脂类药物治病范围之广。从膏脂类治疗疾病类型分析,使用膏脂的目的主要在于滋润皮肤。如治疗"痂病"共 24 个方剂,其中明文保存膏脂类计 16 方,占 66.6%,其中《痂》第二、三治方:"冶仆纍,以缸脂鳝而傅。傅炙之……"第十五治方:"冶笞荚,苦瓠瓣,并以彘肒膏弁,傅之,以布裹而约之。"第二十二治方"干痂,冶蛇床实,以牡彘膏鳝(加热)先刮痂溃,即傅而……"从总体上讲,秦汉时期治疗慢性痂疾,多用药物如乌喙、燔陈葵茎、燔腐荆箕、笞荚、蛇床实等,而膏脂类只用作调和滋润剂,其他药物都要冶,燔冶为末后使用,在调和时有要求鳝(加热)的,有要求弁(用手捣匀)的,有要求洗后再涂药的,有要求刮一部分干痂后再涂药的,在涂药以后有要求用布包扎的,有要求在火上烤炙的。总之,古代医家强调根据具体病情施治,古代医家的这种根据临床施治的实事求是精神是十分可贵的。在《干瘙》的治疗中,膏脂类亦占十分重要地位,该书记载《干瘙》八个治方,膏脂类占去五个治方。其总体原则基本如《痂》。

值得注意的是,秦汉医家还用膏脂类治疗内科疾病。《五十二病方·婴儿病痫方》记载:"取雷矢三颗,冶,以猪煎膏和之,小婴儿以水半斗,大者以水一斗,三分和,取一分置水中,挠,以浴之……"这是一则取膏与雷矢(雷丸)调制后采用水浴疗法治疗小儿"身热而数惊"(高烧惊厥)的方剂,后世《太平圣惠方》卷八十二收载了类似方剂言:"小儿寒热,惊啼不安,用雷丸三分配牡蛎、黄芩、细辛、蛇床子,浴之……"在婴儿病痫方中猪膏的作用不在滋润,而在于溶解雷丸素,有关问题将在水浴疗法中再作探讨。

三、头脂考释及头脂的药用价值

在《五十二病方》中采用头脂两起,分别用于《痂》和《干瘙》,《痂》第十三治方云:"燔礜(按:礜,《说文》"毒石也",《神农本草经》载礜治"寒热鼠瘘,蚀疮

死肌风痹"、冶乌喙。藜卢、蜀菽、庶（按：庶疑蘆。《武威汉代医简》第50简："蘆治金创内漏，血不出者，……蘆三分……"）、蜀椒、桂各一合，并和，以头脂□□□布炙以熨，倦而休。"这个方剂采用传统中药七味，均经粉碎后，和匀，再用一定量的头脂调和，用布浸药在火上烤炙后熨敷于痂上，药布凉了再烤炙后，熨敷，疲倦了就休息。这个方剂除头脂剂量外，应属完整。但头脂为何物？假如参《五十二病方·癃病》第十三治方"渍濡颈及头垢中"分析：头脂是否为头垢？假如两者等同，那么上述七味药"各一合"，数量较大需要多少"头垢"才能调和。且《干瘙》第一治方提出"头脂一升"依秦汉量制一升合今200毫升。假如两者等同，怎样才能收集到"头垢"200毫升？因而头脂与头垢一定有别。考《五十二病方》中，脑亦为药，《五十二病方·牡痔》第四治方"取龟脑"；《五十二病方·身疕》第十二治方"以兔产（生）击（脑）涂之"。我国十六国时期王嘉撰《拾遗记》，说孙权的儿子孙和不小心烫伤了邓夫人，医生用白獭的脊髓与白玉等合成外用药，使邓夫人白里透红，更加娇艳；《本草纲目》三十二卷蜀椒附方："手、足皲裂，椒四合，以水煮之，去渣渍之，半时顷，出令燥，须臾再浸，候干，涂猪羊脑髓。极妙。"《本草纲目》第五十一卷也有使用兔脑的记载，但《本草纲目》晚出千数百年，难以定论。求证当以同时代史料为确。考《说文》"脑，头髓也""髓，骨中脂也"，清段玉裁依《说文》指出："头髓，头骨中脂也"故笔者怀疑"头脂"为"头骨中脂"，即动物的脑髓。根据"戴角者脂"判定，头脂（头骨中脂）就是指有角的牛羊等兽类的脑髓。现代医学证明，脑髓为结构脂肪组成，与其他脂肪有相似之处。在中国商纣王就"斩脛"观察到长管骨中有黄骨髓。《灵枢·大惑论》中的"裹撷筋骨血气之精而与脉并为系，上属于脑，后出于顶中"及《内经》中的许多记载证明：秦汉医家已做过颅底解剖，认识到脑及脑与脊髓有关，且"脑为髓之海"，所以《五十二病方》中采用牛羊的"头脂"——脑髓调和其他药物治疗痂、干瘙是很自然的。[1]

四、臘膏考释

在《五十二病方》中采用"臘膏"调和药物者共七方，治疗疾病四种，都属外治。其中《痂》病项下四方，看来采用臘膏调和药物之目的主要在于滋润痂溃。这七方中臘膏名称有别，如直用"臘膏"3方，用"甕臘膏"2方，"猪臘膏"1方，"三岁臘猪膏"1方。关于膏的考释，《说文》："膏，肥也，从肉，高声""肥，多肉也，从肉，巴声。"我国古代在食物中常将膏粱并论。《国语·晋语七》说："夫膏粱之性难正也……"韦昭注："膏，肉之肥者。"《灵枢·根结》："膏粱菽藿之味。"膏亦指肥肉。古人强调"无角者膏"，意思是说"膏"是指头上没有角的兽类动物的肥肉，如猪之肥肉称膏。

那么"臘膏"是何物？在《马王堆医书考注》中，于《诸伤》第十四治方、《牡痔》第一治方项下注家对"臘膏"进行了注释，一曰"臘膏亦黏的油脂"，二曰"臘膏，即猪背中部的肥肉之膏"，三曰"臘通胆，胆膏即直肠部的脂肪"。上述三解，似乎都有道理，因为统指油脂类，用其调和外用药物，无疑对各类皮肤疾患是有好处的，然而解释太多，临床不知所从；上述解释又显得有些曲折，似可商榷。简考之，《辞海》释"胑，即朕"。朕首见于战国成书的礼制汇编——《仪礼》。在《仪礼·聘礼》中有"荐脯五朕"，郑注："朕如版然者，或谓之脡。"可见《聘礼》中的"朕"，是说明"脯"的。《仪礼·乡射礼》"荐脯用边五朕"，其"朕"之含义与《聘礼》同。综合上文看，朕是指一块较大的肉。郑玄将其与脯脡紧紧结合起来，后世从之。如《集韵·职韵》："朕，脯脡也，长尺有寸。"脯脡即干肉条。《周礼·腊人》"掌干肉，凡田兽之脯腊"，"脯腊"即冬天制作的干肉；其实，在《五十二病方》中也有一证，《五十二病方·痂》第十九治方讲："……以肥满剡猪膏。"此文中有一剡字与"猪膏"紧联，好似修饰"猪膏"的。《说文》："剡，锐利也，从刀、炎声。"古剡通燅，清代朱骏声《说文通训定声·谦部》："剡，假借为燅。"《说文》："燅，火行微燅燅也，从炎畾声。"《广韵》："燅，炎初着也。"依剡与燅通用，那么"以肥满剡猪膏"，就应指将猪肥肉放在微火上烤炙，使之向下滴油。所以，"朕膏"是指将猪肥肉放在微火上烤炙时滴下的油，也可理解为冬天制作的脯腊——干猪肉条上的肥肉滴下的油脂。现在，我们所见，经过热天，猪腊肉上的肥肉可自行滴油，不必煎烧，取之易得，在江汉平原民间常用猪腊肉的油脂调和硫黄治疗疥疮。《五十二病方·痂》第二十一治方"取三岁朕猪膏，傅之……"强调的是取陈放三年之久的猪腊肉条上的油脂，也许陈放年久的朕膏对皮肤有更好的滋润作用。

膏脂类的药用价值具有无限的生命力。

参考文献

[1] 严健民.《五十二病方》头脂释义 [J]. 中华医史杂志，1990，20（4）：118.

第六章　从《五十二病方》看先秦手术治疗学

提要：在人类治疗医学史上手术疗法的产生，是治疗医学知识发展到一定历史时期的产物，是医学发展的必然与医学趋于成熟的表现。《五十二病方》中反映的手术治疗方法，大约产生于战国中晚期，在原始中医学的治疗医学史上占着十分重要的地位。

关键词：原始中医学；手术治疗学

司马迁在《史记》中借用虢国大臣中庶子的口记下了一段关于我国汉以前医家采用手术方法治疗疾病的故事："臣闻上古之时，医有俞跗……因五脏之输，乃割皮解肌，诀脉结筋，搦髓脑，揲荒爪幕，湔浣肠胃，漱涤五脏，炼精易形。"在正史中出现的这则故事，首先是讲给扁鹊听的。在司马迁笔下，扁鹊的医术来源于神传："……长桑君乃出其怀中药给扁鹊"，令他"饮是以上池水，三十日当知物矣"。三十日后，扁鹊果能"尽见五脏症结"了。故事的前半部讲的是上古手术治疗史，后文讲的是"仙药"及神医扁鹊，这样的故事，怎么能叫人折服！且俞跗所操的手术疗法，虽可能出于先秦临床实践，但文辞过分简练，历代注家难以诠释，也许将来有部分考古史料可以验证。

反映秦汉之际的《五十二病方》不同，其中记载手术疗法六则，每一手术过程都十分明确，依记录可重复操作，不愧为手术之实录。《五十二病方》中的手术治疗方法古朴无华，不见于今本《黄帝内经》，肯定比《黄帝内经》早一个相当长的历史时期，属于原始中医学的治疗医学瑰宝。

《五十二病方·疣》第一治方云："取敝蒲席若籍之蒻，绳之，即燔其末，以灸疣末，热，即拔疣去之。"当我们读到这一原文的时候，感到十分通俗，拔疣过程，历历在目。当今切除较大的疣，或用手术刀摘除，或用激光切除，或用电灼，都必须在麻药的前提下进行。而古代医家，就地取材，采用旧蒲草席中的蒲草搓成细绳，将细绳系在疣的细蒂上，点燃细绳的一端，当燃烧的细绳烧至疣蒂，病人感到灼痛时，将疣拔掉就行了。这一手术的关键是利用旧蒲草作为灸疗的火源，利用灸疗做麻醉方法，它是在瘢痕灸基础上改进的结果，可见先秦医家与现代医家切除疣的方法没有原则区别。

《五十二病方·牡痔》第一治方中也有类似手术："牡痔，有羸肉出，或如鼠乳状，末大本小，有空其中，治之，疾灸热，把其本小而盭绝之……"这里没有讲灸之取材与具体的灸疗方法，反映了常用灸法作为麻醉的常规过程，因而省略不语，只强调"疾灸热"。"疾灸热"三字是以告诉人们在治疗"末大本小"的牡痔时，采用如"以灸疣末"的办法一样利用灸疗做麻醉，将如鼠乳状的赢肉扭断。所以《牡痔》第一治方摘除牡痔核的办法如同摘疣的方法一致。

《五十二病方·牡痔》第三治方："牡痔居窍旁，大者如枣，小者如枣核者方：以小角角之，如孰二斗米顷，而张角，絜以小绳，剖以刀，其中有如兔髋，若有坚血如抇末而出者，即已。"当代注家注云："小角"，指牛羊角做成的小火罐。"角之"[1]，即用拔火罐的方法将痔核拔出来，将痔核系以小绳，提起痔核，用刀剖之，将如兔实一般的痔核组织，或有瘀血部分去除就行了。牡痔第四治方亦讲到"先劙之"，也是讲用刀割开痔核。

《五十二病方·牝痔》第七治方："巢塞膻者，杀狗，取其脬（膀胱），以穿蒿，入膻中，吹之，引出，徐以刀劙去其巢……"这则医案描述的是内痔脱出的手术治疗方法。除未讲麻醉方法外，手术设计十分精细。古代医家考虑到如何将内痔核引出肛外，其方法是用新鲜的狗膀胱做引出物。其方法是将杀取的膀胱的三条管道结扎两条，将细竹管插入另一管道备用。将准备好的狗膀胱塞入患者肛内，向狗膀胱内适当吹气，向外牵引充气的膀胱，迫使肛门外翻，引出内痔核，再用刀将内痔核切除。放气，取出狗膀胱。

《五十二病方·胻伤》第二治方："胻久伤者痈，痈溃，汁如糜。治之……病不愈者，一人汤中即瘳……其瘳也瘳痛，瘳痛而新肉产……"这是一则采用热药水浴为主方治疗小腿慢性溃疡医案。原文指出：当用热药水浴数日后仍不见好转时，就应该加手术疗法了。这个手术疗法就是在热药水浴前提下，对慢性溃疡面上的腐肉进行刮除，这种刮除方法每天进行，刮除到有新的肉芽组织长出为止。当代治疗慢性溃疡的方法，也要设法清除溃疡面上的腐肉，可见古今原则基本一致。

《五十二病方》中保存的手术疗法，是自公元前 168 年陪葬以来没有人修改的原文，它真实地反映了秦汉时期我国手术疗法的水平。我们注意到当今版本古希腊名医希波克拉底文集中，关于痔疮的治疗，在痔疮的治疗中记载了许多手术方法，但国内外学者公认：希波克拉底文集最初是他的儿子、女婿和他的学生们汇集而成的，在手抄本的流传中，后世学者又在重新手抄或刊印时"增添了一些内容，并非完全出于一人之手"[2]。由此推之，希波克拉底文集，也非出于同一时代。如同我国今本《素问》《灵枢》一样很可能掺入了唐宋医学内容，如王冰补撰七大论一样。因此，对于希波克拉底文集中的史料虽可做评价参考，但不可绝对盲从。由此视之，《五十二病方》中的手术治疗史较希波克拉底文集中的手术治疗史更为可贵。

《五十二病方》证明，至秦汉时期，我国的手术治疗法已具备相当水平。但医学知识的积累绝非易事。如参照殷商心脏、胃的解剖史以及先秦内脏器官生理史、经脉学说发展史分析，《五十二病方》中反映的诸种手术疗法的产生是有基础的，是可信的，它的起源大约渊源于两周时期，产生于战国中晚期，《五十二病方》中的手术治疗法属于原始中医学中临床治疗医学的重要组成部分。

在未来的秦汉以远的考古史料中很可能还有原始手术治疗史料问世。

参考文献

[1] 周一谋．马王堆医书考注 [M]．天津：天津科学技术出版社，1988：157．
[2] 赵洪钧，武鹏．译．希波克拉底文集 [M]．合肥：安徽科学技术出版社，1990：168-175．

第七章　论秦汉时期痈病理论与痈病治则

提要：人类对自身疾病的认识是从外病开始的，它包括外伤及疖痈一类的疾病。殷商时期人们已对疖痈有所认识，痈病的命名产生在两周之际，痈病病理完成于两汉时期，集中反映在《灵枢·刺节真邪》《灵枢·痈疽》等篇章中。本文揭示了我国春秋至两汉时期痈病理论、治则形成的历史。

关键词：秦汉时期；痈病理论；痈病治则

人类对痈病的认识过程是从自身患痈的实践中逐步认识的，即经过一段十分遥远的历史，远古人类在炎热季节可能很难逃避痈疽之灾，但不能认识它的原因，更谈不上主动寻找治疗方法。至有文字记载以来，疖痈之类的疾病已为人们重视。温少峰在《殷墟卜辞研究·科学技术》篇中汇集34种疾病，其中19处与疖痈及炎症有关。卜辞："有𤵸……"（《小屯乙编》7488）温氏指出："𤵸是在𠂇（手）字上加一个小方形符号……小方形符引所表示的就是疾病的所在和形态。""这应表示发生在肘部的'疖肿'之类的疾病"[1]。在传统文化中记载疖痈者始见于《左传·襄公九年》，春秋至两汉时期常因痈疽导致死亡引起了人们的注意。

一、古典痈病命名及痈病理论起源小考

殷商甲骨文中的象形文字"𤵸"，不能算作给痈病命名，痈这个病名能定下来大约在两周时期。从文字学讲，古人为之命名是费了一番苦心的。痈的繁体字作癰，古代癰、雝、雍、壅、邕互通，早已具有多意。西周末年的毛公鼎铭文："勿雝律庶民"。陈初生指出："雝通壅，障蔽。"[2]具有壅塞、阻滞之意。"瘫疽生疡于头……雍病目出"（《左传·襄公九年》），文中将瘫、疽、雍并列，说明那时已有痈疽之类的病名。《吕氏春秋·尽数》明文写道："郁处头则为肿为风……"郁即郁滞，与壅滞意同。到王充时，痈肿理论与血脉相连，他说："夫山崩壅河，犹人之有痈肿，血脉不通也。"王充《论衡·感虚》的痈肿理论与《内经》完全一样。在《内经》中有关痈肿理论甚多。回顾以上史料，从首载"痈病目出"到《内经》痈肿病理的产生，大约经历了四五百年，可见古代医学理论产生之艰辛。

二、秦汉中医对痈病病理的认识

春秋至秦汉时期由于我国人体解剖、临床医学的发展，促进了人们对病理的探讨，痈病病理便在这一基础上发展起来，其痈病病理的有关学说如下。

1. 原始的阴阳邪气致痈论

春秋战国时期，当血气、经脉理论尚未完善的时候，医家们还未将痈病理论与血气、经脉联系起来，提出了阴阳邪气致痈说"阴气不足，阳气有余，营气不行，乃发为痈疽；阴阳不通，两热相搏，乃化为脓"（《灵枢·玉版》）。这一派在深入研究痈病临床过程时指出"气伤痛，形伤肿。故先痛而后肿者，气伤形也；先肿而后痛者；形伤气也"（《素问·阴阳应象大论》）。强调"夫痈疽之生，脓血之成也，不从天下，不从地出，积微之所生也"（《灵枢经·玉版》），认为阴阳邪气对肌肤的破坏，不是一下子造成的，它有一个积滞发展过程。阴阳邪气致痈理论大约产生于两周之际，它是"阳伏而不能出，阴迫而不能蒸，于是有地震"（《国语·周语上》）等阴阳学说在医学理论中的反映。

2. 荣卫瘀滞致痈论

阴阳邪气致痈论只说明邪气作用于人，在探讨人体对邪气的反应时，只从总体上讲"形"的反应，对于痈病病理的解释不够深入。孔子时期四气派产生以后，荣卫气血理论逐渐诞生，为荣卫瘀滞致痈理论创造了条件。《素问·生气通天论》载有"荣气不从，逆于肉理，乃生痈肿"，《素问·气穴论》强调"肉分之间，溪谷之会，以行荣卫……邪溢气壅，脉热肉败，荣卫不行，必将为脓"。荣卫瘀滞致痈论虽不全面，但它代表了我国痈病理论发展的一个历史时期，为创立新型的经脉瘀滞致痈论打下了基础。

3. 经脉瘀滞致痈论

上述两派对痈病病理过程的解释都不够深入。到了秦汉时期，当经脉理论逐步入成熟时期，人们将痈病病理与经脉理论联系起来，并引入人与天地之自然因素相参（取象比类）说明痈病病理过程。它的理论基础有二：其一是经脉，认为痈病的发生在于经脉不通。其二是风寒，认为风寒导致血脉凝涩是致痈的根本原因。这一理论是在"天人合一"思想影响下取严冬季节河流冰封的自然现象类比于人之血脉提出来的，如"寒则经水（较大的河流）凝泣……人脉犹是也，寒则血凝泣""寒邪客于经（脉）络（脉）之中则血泣，血泣则不通，不通则卫气归之，不得复反，故痈肿"（《灵枢·痈疽》）。《灵枢·刺节真邪》从全身情况讲："虚邪之中人也，洒淅形动起毫毛而发腠理……搏于脉中，则为血闭不通，则为痈……虚邪之入于身也深，寒与热相搏，久留而内着，寒胜其热，则骨痛肉枯；热胜其寒，则烂肉腐肌为脓。"值得探讨的是古人是怎样在痈病的发展过程中认识"寒气化为热，热胜则肉腐，肉腐则为脓""寒与热争，两气相搏，合为痈肿"（《灵枢经·九针论》）的呢？为此对《刺节真邪》的有关文意进行分析，该文对痈病病理讲"五邪"，即痈，容大者，狭小者，热者和寒者。但痈，容大、狭小都是按化脓后痈之大小讲的，因此"五邪"的实质是讲痈病的病理过程即化脓后的痈和未化脓前的热者和寒者。现在倒过来看即"寒者""热者""痈"便可清楚地看到痈病的三个发展阶段，它实质上正是该文作者强调的"虚邪之客于身也深……

寒胜其热（寒者），则骨痛肉枯；热胜其寒（热者），则烂肉腐肌为脓（痈及痈之小者、大者）"，与现代痈病发病过程一致，且强调"寒者"阶段的重要性，为强调早期治疗（上工治未有形者）提供了理论依据。上文不难理解：典型痈病的寒胜其热阶段，是化脓性细菌侵入皮内以后形成局部水肿，血液循环受阻，组织质地比较坚硬时期。此期病灶略显苍白，局部温度偏低，疼痛已逐步加剧，"寒者"阶段大约延续 8～12 小时或更长。典型痈病的热胜其寒阶段化脓性细菌的毒素已对毛细血管壁起到破坏作用，组织液渗出，白细胞等向病灶浸润，局部水肿加剧呈红色或紫红色，温度高于正常组织，表现为明显瘀滞，组织质地坚硬，疼痛加剧，甚至出现跳痛。这便是烂肉腐肌时期，此期病程较长，大约 2～3 天或更长。古代医家用"寒与热相搏"说明痈病病理是经验医学的反映，这在当时是很有道理的，它为制订痈病治疗措施提供了理论依据。在《内经》有 16 篇文章从不同角度探讨了痈病病因、病理与治则，《灵枢》还专立《痈疽》讨论痈病病理，讲明痈、疽之不同特征。《痈疽》的作者还以丰富的临床经验为基础，将痈的发病部位从头至足依临床特征给痈病命名 21 个，不失为秦汉时期的痈病专著。

三、秦汉痈病治则

关于痈的治疗，长沙马王堆、江陵张家山分别出土西汉早年《脉书》两部，两书中都讲："用砭（砭）启脉者必如式……痈肿有脓则称其小大而砭（砭）启之。"这是当时治痈排脓的准则。随着时代的发展《脉书》的这一准则在《灵枢·刺节真邪》中有了新的内涵。前文讲到《刺节真邪》将痈病病理分作三个病理阶段，因而这三个病理阶段的治则也是不同的。应该指出"称其大小而砭（砭）启之"是专讲痈化脓后排脓原则的，是针刺疗法与九针尚未发明之前的治痈原则。《刺节真邪》中的针刺治痈原则强调：

1. 对"寒者"的治则

对"寒者"的治疗是"刺寒者用毫针"。《灵枢·官针》讲"以治寒气之浅者"的刺法是"引皮乃刺之"。"引皮乃刺之"是一种用毫针与体表平行的横刺法，[3] 是治疗寒者（寒胜其热）阶段的浅刺法。《官针》后文又讲："始刺浅之，以逐邪气，而来血气"。为何"引皮乃刺之"的横刺法可以治疗"寒气之浅者"即达到"以逐邪气，而来血气"的目的呢？原因在于这种浅刺可以刺激局部神经末梢，促进和改善血液循环，调动白细胞等的浸润速度，减少或消除细菌的危害，使炎症逐步消退，这便是"寒者"阶段用砭（砭）启脉的实质。

2. 对"热者"的治则

对"热者"的治疗，《刺节真邪》讲："刺热者用镵针。"《灵枢·九针十二原》讲："镵针者……头大末锐，去泻阳气。"《灵枢·九针论》讲："用大其头而锐其末"的镵针刺病，其目的是"无令得深入而阳气出"，都是治疗"热者"（热胜其寒）的目的，是"用砭（砭）启脉"的发展。试想在细菌毒素释放较多，组织液向病灶部位大量渗透时期，于痈的表层多次浅刺出血，必然使已经瘀滞的血液和组织液渗出体外，有利于细菌毒素的排出，改善局部的"不通、壅遏"状况，使血液循环逐步向正常方向转化。这便是热者阶段用镵（针）启脉的实质。两千多年前总结出来的这些治痈措施，不仅是有理的，而且是有效的。笔者儿时生活在江汉平原，多次见到长者用破瓷碗打成小片，挑选其锐利者在患者红肿发烫的痈肿表面交叉划痕治痈的情景，当乌黑的血液慢慢向外渗出，既而流出色黄而黏稠的体液后，局部肿胀和疼痛则渐渐减轻。

3. 对"痈"的治疗

当痈肿转化为脓液时，脓液较少者用圆利针，脓液较多者用锋针，痈用铍针都是为了排脓，脓液排出后局部血液循环大为改善，病灶组织迅速向好的方向转化，这些情况属于用针启脉当然是无可非议的。《刺节真邪》的作者按照痈病的不同病理阶段采用不同的针刺手法施治，与出土《脉书》"用砭（砭）启脉"的道理一脉相承。

参考文献

[1] 温少峰，袁廷栋. 殷墟卜辞研究·科学技术篇［M］. 成都：四川社会科学出版社，1983：316.
[2] 陈初生. 金文常用字典［M］. 西安：陕西人民出版社，1987：428.
[3] 河北医学院. 灵枢经校释［M］. 北京：人民卫生出版社，1982：164.

第八章　西汉时期针刺疗法起源考

提要：针刺疗法是传统中医治疗学的一大特色。既往学者们在探讨针刺疗法的起源时，多用单一的砭刺起源说，难以使人折服。当我们围绕针刺疗法的起源问题对殷商至秦汉有关医学史料进行了较为系统的研究以后，可以断言：我国针刺疗法起源于多途径。治疗痈病的"用碥（砭）启脉"术，促进了针刺疗法胚芽的萌动；"盛则泻之"的放血疗法，为针刺疗法的起源奠定了临床基础；起源于殷商，发展至秦汉时期经脉理论的成熟，为针刺疗法的起源铺平了道路。

我国的针刺疗法起源于秦汉或者两汉时期。

关键词：针刺疗法；起源

我们中华民族有一部辉煌的秦汉医学史。在秦汉医学史中经脉调节论与针刺疗法是最具中华特色的。应该声明：我这里所指的针刺疗法，是指破痈排脓以外的，将治病工具——"针"刺入经脉内或者皮肌之下的一种治疗方法，就是《灵枢·九针十二原》"无用砭石，欲以微针通其经脉，调其血气"所指的针刺疗法。关于针刺疗法的起源问题，历代学者在探讨中都与砭石紧紧相连，常举《山海经》《素问·异法方宜》《管子·法法》等史料证明针刺疗法之远古。甚至明文追记："然其端绪却可上溯到距今数万年乃至数十万年前的旧石器时代"[1]，殊不知这些意见是缺乏依据的。从《山海经》等先秦史料中探讨针刺疗法史，无可非议。随着社会的进步，历代学者的探讨，出土文物的增多，为我们重新审视针刺疗法的起源开阔了眼界，加深了探讨的层次。从总体讲，针刺疗法的起源是多途径的，它走过了十分漫长的里程。以下予以分述。

一、关于尖状器、砭石、镵石、镵针与针刺疗法的渊源关系问题

近几十年来，学者们在探讨砭的历史时往往指出："针刺治疗在我国具有悠久的历史……早在旧石器时代就有用砭石治病，新石器时代已有专门的箴石或骨针。"[2]原始社会的人们"用燧石切开脓肿……用骨针或棘刺放血"[3]，"已出土的小型石器工具中，包括了一定数量的砭石……"[4]好似认为针刺疗法直接起源于砭石。但没有学者阐明砭如何发展为针刺疗法，没有学者阐明针刺和砭刺究竟有什么不同，在针刺疗法起源的时限上也是十分含混的。

1. 秦汉时期砭（碥、砭）石的用途

对于砭（碥、砭）的实际用途，有据可考者，是1973年以来长沙马王堆、江陵张家山先后出土的西汉早年的两部《脉书》，两书在讲"用碥（砭）启脉"的治病目的时都记载"痈肿有脓，则称其小大而碥（砭）启之"。说明秦汉时期碥（砭）石的作用是切破脓疱，并强调临床医师在用碥（砭）石切脓疱时一定要根据脓腔的大小，浅深选择碥（砭）石，严防碥（砭）石启脉四害的发生。

然而，同在两书中又有"用碥（砭）启脉者必如式"句，强调"用碥"的目的在于"启脉。"关于"用碥"为什么可以"启脉"？《脉书》中没有谈及，学者们对这一句的研究甚少。笔者认为："用碥（砭）"可以"启脉"，是秦汉医家在用碥（砭）治病过程中临床经验的总结。"用碥（砭）启脉"在秦汉时期具有重要的临床使用价值，它是建立在先进的痈病理论之上的。利用秦汉史料探讨"用碥（砭）"为什么可以"启脉"，有利于我们弄清楚碥（砭）刺、镵刺的本意，有利于澄清针刺疗法的起源时限。

2. 秦汉时期用碥（砭）启脉与针刺疗法的关系

关于"用碥（砭）启脉"理论，由于《脉书》在汇集过程中搜集散在于民间的资料有限，难以采用出土《脉书》说明。后世《灵枢·刺节真邪》等有关文章中分别保存了一批秦汉医史，恰好补充了"用碥（砭）启脉"的道理，值得深究。《刺节真邪》的作者将痈病病理过程分作痈、容大者、狭小者、热者和寒者，这一分法具有重要的病理学意义，前三种情况是痈肿化脓以后的大小问题，"热者"和"寒者"代表痈肿早期病理过程，它采用的是倒叙方法。用现代医学理论将上述病理过程倒过来分析，正是《刺节真邪》强调的"虚邪之客于身也深……寒胜其热（寒者），则骨痛肉枯；热胜其寒（热者），则烂肉腐肌为脓（含痈及容大者，狭小者）"。这段原文是从痈之最初感染到痈病化脓成熟讲的，换句话说，典型痈病的"寒者"阶段，是化脓性细菌侵入皮内以后，局部水肿，血液循环受阻，组织质地比较坚硬时期，此期病灶部位略显苍白，尚无明显的温度升高或略低于正常组织，疼痛已逐步加重，古代医家将此称之谓"寒者"，"寒者"阶段大约延续8～12小时或更长。典型痈病的"热胜其寒"阶段从"寒胜其热"发展而来，即化脓性细菌的毒素已对毛细血管壁起到破坏作用，组织液向病灶部位渗出，白细胞、巨噬细胞大量浸润，局部水肿加重皮肤呈红色或紫色，表现为明显的淤滞，局部温度高于正常组织，古代医家将此称之谓"热者"。此期病程较长，约2～3天或更长，可见《刺节真邪》中的"寒者""热者""痈"的病理分期与现代痈病病理过程完全一致。这一理论为秦汉医家制订治疗方案提供了理论依据。

《脉书》"用碥（砭）启脉"是秦汉医家的治痈方案，其治痈过程"始刺浅之，以逐邪气，而来血气"如（镵皮革，被创流血），反映了"用碥（砭）启脉"至放血疗法与针刺疗法的渊源关系。《刺节真邪》的作者对痈病临床进行分析，建立"寒者""热者"及"痈"的概念以后，提出治疗方案："刺寒者用毫针，刺热者用镵针。""刺痈用铍针。"现在我们可以解释"用碥（砭）"为什么可以"启脉"了。《灵枢·官针》讲"以治寒气之浅者"的刺法是"引皮乃刺之"。"引皮乃刺之"是一种利用毫针与体表平行的横刺法，是治疗"寒胜其热"阶段的浅刺法。当用毫针在痈肿早期的皮下横刺时，可以刺激局部神经末梢，促进或改善血液循环，调动白细胞、巨噬细胞的浸润速度，达到逐步消灭细菌的目的，使炎症逐步消退。所以《官针》又说："始刺浅之，以逐邪气，而来血气。"这便是"寒者"阶段"用砭（砮）启脉"的实质。可见"引皮乃刺之"是痈肿早期的治疗方法，是对"未有形者"的早期治疗。它与"痈肿有脓，则称其小大而砭（砮）启之"的破痈排脓方法是截然不同的。

关于"刺热者用镵针"问题。镵针"头大末锐"，《灵枢·九针论》讲用"大其头而锐其末"的针刺痈，其目的是"无令得深入而阳气出"。考镵针之根由，镵石肯定是细石器时代的产物。《史记·仓公传》中多次讲镵石，但在仓公传中关于镵石的用法未记载，有幸《淮南子·泰族训》中记载了"夫刻肌肤，镵皮革，被创流血……""镵皮革，被创流血"是古越人利用镵石在人体皮表按照一定图形进行广泛镵刺（浅刺）使之留下痕迹，达到"文身"目的的一种镵刺手法，由此不难理解刺热者用头大末锐之镵针，是采用"镵皮革"式手法达到"无令得深入而阳气出"的目的。现代医理告诉我们，在痈病红肿热痛阶段，病灶部位细菌毒素释放较多，组织液渗出体外，不仅有利于细菌毒素的排出，而且改善局部的"不通""壅遏"状况，使病灶组织逐步向正常方向转化。这便是痈肿"热者"阶段"用砭（砮）启脉"的实质。然而用镵针在痈肿"热者"表面采用"镵皮革"式浅刺与"痈肿有脓，则称其小大而砭启之"的破痈排脓方法也是截然不同的。

毫无疑问，秦汉时期的医家们在治痈的实践中积累了临床经验，丰富了痈病理论，创造了新的治痈方法，为推进我国古代医学事业做出了贡献。从根据病情"用砭启脉"到"称其小大而砭启之"的破痈排脓，不仅说明治痈学中的进步，而且孕育着放血疗法与针刺疗法的胚芽，揭示了针刺疗法的萌动过程。远古的砭刺，是我国针刺疗法起源的途径之一。

二、远古放血疗法促进了针刺疗法的诞生

远古人类是何时开始采用放血疗法的？回答难度较大，既往说法比较含混。如说原始人类曾用棘刺放血，针刺疗法由此产生。从断代讲："原始人类"这一概念就比较含混。我们承认放血疗法与针刺疗法存在一定渊源关系，澄清放血疗法的历史对于阐明针刺疗法的起源具有重要意义。关于人类对自身血液认识的历史，"古时，人们对自身生理的认识，最容易见到的是血"[5]。"古时"大约指什么时候呢？从人类学讲，我们将其定在新人以来，"距今约四五万年前，古人进化成了新人"[6]。新人的特征是大脑解剖结构、生理功能和现代人完全一样了，已具备了对血液直观认识的智力水平；远事记忆能力增强，为积累经验创造了条件。当多数人反复见到红色的血液并发出"血"的声音的时候，"血"这个单词逐步产生，后来又被口头文化传授下来。但并不是说四万年以前的新人就知道放血疗法了，虽然原始人类常因外伤、兽伤流血，但那不是放血疗法，没有医疗意义。放血疗法的产生也是有条件的。首先要人类积累的与疾病有关的知识足以使人认识到健康与疾病的区别，即要人类知道自己有病，并主动寻找治病方法的时候；其次要人类在流血（出血）的实践中认识到出血可以缓解某些病痛的时候，才可在自己有病时主动采用尖状物刺破血管壁放血，只有这种放血才具

有放血治病的意义，才称得上放血疗法。历史发展到殷商时期，反映宫廷生活的甲骨文中血字作"☲"（《甲》2473）、"☲"（《铁》176.2），它们从皿从丶或o，像器皿中盛血之形。"夏商之际，盛行血祭"[7]，☲（血）是对血祭的描述。春秋战国时期，在社会交往中常有割臂饮血盟誓习俗。笔者认为：外伤流血，血祭、血盟及被创流血为人们在流血的实践中认识到放血可以缓解某些病痛创造了条件。由此推之，我国的放血疗法大约产生于殷商前后，有据可考者在《周易》中保存了三则放血疗法，具有重要的医史学价值。[8]春秋时期，人们在血盟习俗和放血疗法的双重实践中提高了对放血疗法的认识，促进了放血疗法的发展。在今本《内经》中放血疗法记载于47个篇目中，采用经脉放血86刺，治疗疾病48种，它的理论基础是"病在脉，调之血"（《素问·调经论》），"夫邪之入于脉也……刺出其血，其病立已"（《素问·真邪论》），可见秦汉时期我国的放血疗法是十分盛行的。医家们在放血实践中进一步对血液生理提出问题并予以解答，如"刺血络而仆者，何也？"《灵枢·血络论》。当医家们广泛采用放血疗法（盛则泻之）时，由于施术者对人体各部位大小动、静脉的特点没有认识及砭锋过大、使血管壁开口过大，致使因放血过多而死人的事情时常发生，引起了学者们的重视，惊呼道："夫子之言针甚骏，能杀生人，不能起死者。"《灵枢·玉版》的这一告诫，导致了秦汉外治疗法的改革，提出了"无用砭石，欲以微针通其经脉，调其血气"《灵枢·九针十二原》崭新的外治方案，很快为医家病者接受。秦汉放血疗法的历史与针刺疗法的关系最为密切，甚至可以说是放血疗法的实践，促使医家们加强了对血气经脉的认识，并在放血疗法的临床实践中，促进了针刺疗法的诞生。

三、秦汉经脉主病理论的发展，为针刺疗法的起源铺平了道路

我国经脉主病理论完成于秦汉时期，[9]它是殷商以降历代学者寻找人体调节理论的产物，这一点反映在象形文字造字的要求及心脏在所有器官中为唯一可见可扪的具有自主缩舒能力（可自充自盈）的器官，因而早在三千多年前，人们就将人的思维能力赋予心脏了。殷商父已爵中的心（☲）字，纣王的"圣人心有七窍"，管子的"凡心之型，自充自盈"，齐景公的"心有四支，故心得佚焉"，孔子的血气分期说至淮南子的"夫心者，所以制使四支，流行血气"等等，都反映了经脉理论成长的里程。四川双包山汉墓出土木人十脉图像，[10]长沙出土的秦汉之交的两部灸经被学者们公认为我国经脉理论的早期之作，随后才有了《灵枢·经脉》的产生。我国的经脉主病理论是建立在有限的人体解剖、生理及临床医学基础之上的。既然人们认识到经脉主病，那么当经脉理论建立以后，其治疗方法也就直接作用于经脉进行治疗了。如对虚经的"推而按之，弹而怒之"，放血疗法的"盛则泻之"，灸疗中的"陷下则灸之"等，都直接将治疗手段作用于经脉。前文分析了秦汉医家从总结放血疗法的临床经验入手，提出"欲从微针通其经脉"也是将针刺治疗直接作用于经脉的，可见经脉理论的建立为针刺疗法的起源铺平了道路。

在《内经》中，针刺疗法的早期都是将针直接刺入经脉（血管壁）内的，如"刺涩者，必中其脉，随其逆顺而久留之……无令其血出，以和其脉"（《灵枢·邪气藏府

病形》），"……视其虚经内针其脉中，久留而视，脉大疾出其针，无令血泄"（《素问·调经论》），"针中脉则浊气出"（《灵枢·九针十二原》），"……经刺者，刺大经之节络经分也"（《灵枢·官针》）。秦汉时期，由于微针通脉及临床经验的积累，医家们认识到许多疾病并不直接与经脉有关，如游走性疼痛（病在皮肤无常处者）该怎么用针？如腹痛（脉之所居，深不可见者）该怎么用针？临床医学中的许多问题迫使医家们向更深层次进行探讨，促进了秦汉医学的迅速发展，许多新的针刺手法从微针通脉中解脱出来。如"刺痛无常处者"采用"直内无拔针，以左手随病所按之，乃出针，复刺之"的报刺法，或"脉之所居，深不可见者刺之，微内针而久留之"。这些刺法都不强调将针刺入经脉（血管壁）之内，说明医家们认识到将针刺入经脉以外的地方同样可以取得疗效。可见起于"微针通脉"的针刺疗法很快向"偶刺""齐刺""短刺""浮刺"（《灵枢·官针》）方向发展。《素问·调经论》中的刺微法讲"取分肉之间，无中其经，无伤其络"，代表了秦汉针刺疗法的发展方向。其实《灵枢·本输》中的"春取……""夏取……"与上述刺法一样既不强调刺经，也不强调刺穴，都是微针通脉理论建立后的发展。三国魏晋时期，我国针刺理论再度飞跃，完成了按经穴施治，为中华医学特色写下了辉煌的一页。

四、关于"微针"制作的时限

探讨"微针"的制作时限，有利于澄清针刺疗法诞生的具体时间，这一共识我想是比较容易达成的。所谓"微针"当是金属针具，在九针中当以毫针称为"微针"最为贴切。因为只有毫针最细，它较三棱针、锋针、铍针等在进针时对皮肤、血管壁的损伤小，只有毫针"通其经脉"之后可在经脉内"久留"，且可保证血液不会顺毫针流出血管壁之外。当代考古证实：我国第一枚金属针具是 1978 年在内蒙古达拉特旗发现的"青铜针"，它长 4.6 厘米，横断面呈棱形，与 1963 年在内蒙头道洼出土的磨制石针"非常相似"[11]，经鉴定这枚"青铜针"为战国至西汉器物。1978 年在河北蒲城西汉刘胜墓出土四枚金针、五枚银针，银针残损，无法辨认。金针长 6.5～6.9 厘米，针身断面皆为圆形。经鉴定：锋针 1，毫针 2，另一支很可能属圆利针。[12] 上述九针于公元前 113 年随葬，可见我国金属针具的生产年代在秦汉之交或西汉时期，证明金属针具的产生与十二经脉理论的完善时限是一致的，我国采用"微针通其经脉"的时限至早在西汉中期。

独具中华特色的针刺疗法渊源于远古的砭刺，中华先民在"称其小大而砭启之"的破痈排脓实践中认识到痈之发展有"寒者""热者""痛"三个病理过程；对于痈之不同病理过程可以采用不同的砭启手法达到"自治于未有形也"的高水平，丰富了"用砭启脉"的内容。殷商至秦汉时期我国放血疗法兴起，先民们及时总结了临床放血经验，提出"无用砭石"的微针通脉理论并用于临床。是"启脉"和"放血"的医疗实践为针刺疗法的起源奠定了临床基础，是秦汉时期经脉理论的建立为针刺疗法的顺利问世铺平了道路，孕育了千余年的针刺疗法至西汉时期如一朝分娩。西汉时期的针刺特别是从微针通脉很快向"刺痛无常处"及"取分肉之间"发展的，秦汉时期的针刺理论与实践值得我们进一步总结。

参考文献

[1] 甄志亚．中国医学史（高等中医院校教学参考丛书）［M］．北京：人民卫生出版社，1991：25．

[2] 李良松，郭洪涛．中国传统文化与医学［M］．厦门：厦门大学出版社，1990：45．

[3] 宋大仁．原始社会的卫生文化［J］．中华医史杂志，1995，(3)：196．

[4] 马继兴，周世容等．考古发掘中所见砭石的初步探讨［J］．文物，1978，(11)：80．

[5、7] 严健民．《内经》放血疗法初探［J］．中华医史杂志，1992，(2)：87．

[6] 容镕．中国上古时期科学技术史话［M］．北京：中国环境科学出版社，1990：7．

[8] 严健民．《周易》放血疗法初探［J］．国医论坛，1993，(6)：10．

[9] 严健民．论经脉学说起源的必备条件［J］．中华医史杂志，1997，(2)：87．

[10] 马继兴．双包山汉墓出土的针灸经脉漆木人形［J］．文物，1996，(4)：55－65．

[11、12] 甄志亚．中国医学史［M］．北京．人民卫生出版社，1991：27．

第九章　灸疗起源于古老的火灸疗法

提要：在传统中医治疗学中，灸疗占着一席之地。因至今有关史料欠缺，对它的起源、断代之意见尚未一致。灸疗起源于古老的火灸疗法，恐为一家之言，盼学界斧正。

关键词：灸疗的起源；春秋时期

我国的灸疗到底是如何起源的，早已为医史界关注。

邵虹同志在《新中医》1983年第4期发表《灸的历史研究》中追溯灸疗的起源时指出"艾火之前，很可能是采用了干草、树枝、诸种木柴作燃料来做熏、灼、烫等方法来消除疾病"的，邵虹同志的这一推断是正确的。

1973年在长沙马王堆三号汉墓出土了一批医帛，其中《五十二病方·癃》的第十七治方说："燔陈刍若陈薪，令病者北（背）火炙之，两人为靡其尻，癃已。"癃，即癃，《说文》癃，籀（zhòu）文癃省。《素问·宣明五气》说："膀胱不利为癃。"所以，癃指尿闭症。燔，焚烧。陈刍（chú），干饲草。陈薪，干柴。两人，疑为两手。靡，疑摩。尻（kāo），屁股。就是说，我国战国以前的医家们治疗尿闭的方法，是点燃一堆干饲草，或者一堆干柴后，叫病人背向着燃烧的柴火烤灸背部，并用双手不断地按摩骶尾两侧，尿闭的问题就解决了。比《五十二病方》成书较晚的《灵枢经》也有类似治疗方法，只不过时代不同了，人们已经大量地烧制木炭，可以用木炭作为火源治疗疾病。《灵枢·经筋》记载足阳明筋病时写道："……其病引缺盆及颊，卒口僻，急者目不合……治之以马膏膏其急者，以白酒和桂，以涂其缓者，以桑钩钩之，即以生桑炭置之坎（台）中，高下以坐等，以膏熨急颊……"古代医家认为急性口角偏僻（偏斜），目不能合拢的病人，是因为寒热两个致病因素伤筋后引起"筋弛纵缓""引颊移口"，属足阳明筋的病症之一。根据以上病证分析，这个以"卒口僻"为主的病证，就是面神经麻痹症。原文介绍的治疗方法，是在左右面部涂上不同的药物后，再用桑树枝叉做成的钩子将口角弛缓的一侧钩着，让病人坐在土台旁靠近炭火，烤灸面部拘急的一侧，使马膏熨疗急颊。不难看出，在"以膏熨急颊"的综合性治疗方案中，其火源就是土坎（台）中央燃烧的一堆桑术炭。

以上两例，都是一堆柴火或者一堆炭火给病人进行烤灸的治疗方法，笔者借"炙"暂命曰"火炙疗法"，它在灸疗的起源中占有相当重要的地位。我们知道，炭火较柴火有体积小而集中，火的辐射热能量强大等优点。进而发展下去，就是可以放在病者患处的瘢痕灸疗法了。1979出版的《五十二病方》第七十九页记载以艾叶包裹"枭垢"放在"颓者中颠"进行灸疗，"令阑（烂）而已"；第五十五页用破旧的蒲草席上的蒲草搓成细绳，系在疣蒂上，点燃绳的一端进行烧灼趁热拔掉疣赘等治疗方法，都是灸疗早期的施灸方法，这就是由火灸疗法向灸疗过渡的古典医疗实践史。所以邵虹同志对灸疗前生的推断是正确的，灸疗的前生就是古老的火灸疗法。

关于我国灸疗的起源时限，虽可渊源于原始人类引用火种于山洞烤炙兽肉，照明取暖之时，但那时的人类远事记忆能力差，不可能从自己的经历中积累经验。因此各类原始医疗行为都不可能产生。我曾从殷墟甲骨史料中的"㚣"进行考证，它只能属于古老的火灸疗法，已如前文论及，不属灸疗。学者们在探讨灸疗中指出早期灸疗，属于瘢痕灸疗法。春秋时期孔夫子曾讲："丘所谓无病自灸。"[1]说明灸疗的痛苦，孔子讲的就是灸疗的早期瘢痕灸。战国时期孟子说："七年之病，求三年之艾。"说明我国的灸疗趋于成熟。到秦汉时期已有足臂十一脉灸经在长沙马王堆问世，至此我国秦汉以前的灸疗发展史明朗了。

我国的灸疗渊源于远古人类对火的认识，渊源于古老的火灸疗法。春秋时期，瘢痕灸疗法问世；战国至秦汉时期，基本以艾灸为主。《五十二病方》中灸疗6方，说明西汉时期在临床中灸疗使用已比较普遍了。

注：坎，田坎，门坎。本文指在室内筑起一个土台，土台的高度与病人坐下时面部的高度相等，土台中央凹陷，以备燃烧桑木炭作烤炙面部用。

参考文献

[1] 陈鼓应. 庄子今注今译［M］. 北京：中华书局出版社，1983，780.

第十章 《周易》放血疗法初探

提要： 我们已经考证，我国医学的起源，外治医学在先，已有数万年的历史。殷商甲骨史料中虽有许多与疾病有关的记载，但细细品之，它是一部被扭曲的临床医学史，我们只能在适当范围使用。《周易》不然，从《周易》中探讨与医学有关的史料是可信的。从两周至两汉我国放血疗法有一个方兴未艾时期，后来人们发现放血疗法"能杀生人，不能起死者"，于是在经脉学说趋于成熟时期，人们提出"微针导脉"疗法，从此导致了针刺疗法的诞生，本文从《周易》三卦辞中探讨两周时期的放血疗法。

主题词： 周易；放血疗法

《周易》与古代科技息息相关，已是近人十分关注的课题。[1]《周易》的成书是建立在较为成熟的古天文、数理、哲学诸学科基础之上的。换句话说：《周易》中的天文、数理、哲学等无不反映当时的科技水平。在《周易》成书的数百年间，虽原始中医学尚不发达，然其基础医学中的解剖、临床医学中的疾病、预防医学中的饮水卫生、治疗医学中的放血疗法已在《周易》中有较多的记载，是《周易》成书的基础之一。从发展的辩证的观念分析，《周易》中的阴阳观、刚柔论、气的思想无不为春秋、战国以降原始中医学理论框架的逐步建立起到了借鉴与促进作用。

为挖掘远古医学史料，本文就《周易》中的放血疗法进行初步探讨。

《周易》中的放血疗法有三则。

一、《小畜》"血去惕出"

《小畜》："六四有孚，血去惕出，无咎。象曰：有孚惕出，上合志也。"《小畜》卦的卦象是"风行天上（☰）""密云不雨"，为夏季闷热天气，给人以烦闷之感，对于心脏疾病和精神因素疾病患者不利。在解六四卦爻时，历代注家的解释都是含混的。朱熹只是说："是有孚而血去惕出之象也。"[2] 他没有指出"血去"与"惕出"的内在联系。近人胡朴安在《周易古史观》中讲："无咎者，血去，惕出则无咎也。"[3] 胡氏虽指出"血去，惕出，则无咎"，但亦未阐明"无咎"的根本原因。邹学熹、邹成永著《中国医易学》，在《小畜》串讲中，引陈梦雷语"血去身可无伤，惕出心可无忧，得以无咎矣"[4]。但二邹亦未讲清"血去惕出"的根本含义。笔者认为：在解《小畜》六四卦爻时，首先要弄清"孚"与"惕"的本意。何谓"孚"？《姤》卦云："羸豕孚踯躅。"王弼注："孚，犹务燥。""孚"在本《小畜》爻词中可转释烦躁、烦闷，与"密云不雨"的闷热天气一致。何谓"惕"？《玉篇》曰："惕，惧也。"《马王堆医书考注·阴阳十一脉灸经·少阴脉》云："气不足，善怒，心惕。"心惕是心（含心及精神方面）的病态表现，是一个症状。秦汉之际医家常用"惕"描绘精神状态。《素问·脉解》篇："恶人与火闻木，音则惕然而惊者。"《伤寒论·辨阳明病脉证并治》："循衣摸床，惕而不安。"阳明为病，久之邪热可内伏肠中，便硬小解，潮热谵语，循衣摸床，惕而不安，是邪热犯心之征。《小畜》中的"六四有孚，血去惕出，无咎"指卜贞者在密云不雨的夏季患心中烦闷之疾时，应采取放血疗法（血去）进行治疗，当放出适量的血后，心中烦闷、惕而不安的病态现象就解除了。这才是"无咎"的根本原因，所以爻象接着指出"有孚惕出，上合志也"，志，志愿，愿望，即当进行放血疗法后，心中烦闷、惕而不安的病态解除，是合乎卜贞者愿望的。

二、《需》卦："需于血，出自穴"

《需》卦："六四，需于血，出自穴。象曰：需于血，顺以听也。"《需》卦的卦象是"云上于天（☲☵）"，坎水在上，如天之欲雨，同样给人以闷热、烦闷之感，朱熹解此卦时指出："血者，杀伤之地，穴者险陷之所。"许多易学者都沿朱熹之说。如"需于血，出自穴者，寇至攘夺而有杀伤之事也"（胡朴安《周易古史观》），"坎为血卦，故曰需于血……六四已入于坎阴之境……"（邹学熹、邹成永《中国医易学》）。笔者认为：这些解释与《需》卦之卦象联系欠密。"需"当作何解？"象曰：需，须也。"朱熹注："需，待也。"言天之欲雨，待时而落，指闷热天气。由此我们理解"需于血，出自穴"是讲卜贞者在闷热的天气感到心惕时，或因某种疾病使患者心惕需要采用放血疗法时，就必须选择一定部位进行放血。爻象接着说："需于血，顺以听也。"历代注家对此无解。考之，听，做考察解。《尚书·洪范》在讲"五事"时说："四曰听。"孔传："听，察是非。"《战国策·秦策一》"王何不听乎？"高诱云："听，察也。""听"，在本爻象中转释"诊察"，即卜贞者在采取放血疗法之前，主施放血疗法的人（巫或医）一定要详细诊察病情，选择一定部位才能放血，顺《需》卦之卦象解释"需于血，顺以听也"也是合乎《需》卦之卦象本意的。

三、《涣》卦："涣其血，远害也"

《涣》卦："上九，涣其血去，逖出，无咎。象曰，涣其血，远害也。"《涣》卦的卦象是"风行水上（☴☵）"，激动波涛，为散失之象。朱熹注："涣，散也。"在上九注释中朱熹指出："血谓伤害，逖，当作惕。与小畜六四同，言涣其血则去，涣其惕则出也。"朱熹同样没有解释清楚"血去"与"惕出"的关系。还有朱熹在解以上三卦中，都将"血去惕出"与外物伤害相关联，没有考虑"风行天上，密云不雨"和"云上于天"等闷热天象。虽然他也曾讲"待其阴阳之和而自雨尔"，但对"需于血，顺以听也""有孚惕出，上合志也"及"涣其血，远害也"均无解，这不得不使我们想到朱熹本人也感到对这些话无从理解。《涣》卦"上九，涣其血去，逖出，无咎"与《小畜》"六四有孚，血去惕出，无咎"几乎完全一致，两者都讲的是只有"血去"（放血治疗），才能"惕出"（心惕得到缓解），其结果就是"无咎"。《涣》卦上九的爻象接着说："涣其血，远害也。""涣其血"与"涣其血去"看来还有些区别，这区别在于多了一个"去"字。这个"去"字作失去解，《史记·李斯列传》："（李斯）说秦王曰：'胥人者，去其机也。'"司马贞索隐："去，犹失也。""血去"强调的是血的失去，指有目的的放血，而"涣其血"是用涣散来强调血的过多散失。意思是说：假如在放血过程中，或者因外物伤害导致失血过多，其危害是很大的。这一观点可以得到李良松等的支持，李良松、郭洪涛在《中国传统文化与医学》等58页指出："《周易》还认为，血具有流动、濡养等功能，若失血过多，便可造成筋脉失养。"李、郭二氏道破了"涣其血，远害矣"的天机。

《周易》记载三则放血疗法中，两次用"血去"这种文法，在《素问》中亦有反映，如《刺疟》"刺十指间出血，血去必已"。"血去"二字将《周易》与《内经》两书中的放血疗法联系起来了。在《内经》中讲述放血疗法达86起之多，分别蕴藏在24个编目中，治疗疾病达48种。[5]在《内经》中，专立《血络论》记载放血过程中所见到的血液生理现象，并用当时的医学理论予以讨论，又专立《刺禁论》多次详细指出刺中大经脉出血不止导致死亡的惨痛教训。医家在《玉版》中惊呼："夫子之言针甚骏……"《内经》中的诸多记载，都是"涣其血，远害矣"的续论。

古老的放血疗法，属于原始治疗医学中外治疗法之一，是针刺疗法的前身。放血疗法有其起源与发展过程，值得进一步研究。

参考文献

[1] 江国樑. 周易原理与古代科技 [M]. 厦门：鹭江出版社，1990.
[2] 朱熹. 五经四书·上册·周易本义 [M]. 天津：天津古籍出版社，1988：12.
[3] 胡楼安. 周易古史观 [M]. 上海：上海古籍出版社，1986：39.
[4] 邹学熹，邹成永. 中国医易学 [M]. 成都：四川科学技术出版社，1989：391.
[5] 严健民.《内经》放血疗法初探 [J]. 中华医史杂志，1992，(2)：87-88.

第四篇　期盼篇

开篇词

我们中华民族的子孙们对于中国医学瑰宝无疑怀有深厚的情感，当我们耳闻目染传统中医理论中许多历史尘埃难以清除的时候，当我们每每读到当今某些论著脱离历史实际或者受到某些时髦思潮影响而曲解秦汉医学史和传统中医理论发展史的时候，产生揪心与期盼，是理所当然的事。

回顾我国远古原始科学技术史，如制陶史、制井史、造房史等原始科学技术发展史上，都曾受到过一些历史尘埃的影响，许多尘埃早已随着历史的发展而肃清。如八千年前，当人们开始采用"窑"的形式烧制红陶的时候，窑门的大小（通风通道的大小），烟囱的大小，烧制时间的长短，烧制过程中火候的掌握等，都处于摸索阶段，经验不足，因而常有失败，亦有成功。制陶者们将失败和成功都归于神灵和先祖的恩赐与保佑，因而每到装窑、点火，都要进行祈祷，期盼保佑。随着历史的迁移，当制陶者们的经验逐步丰富，他们分析同一陶器物上有些部位成为黑色，或者在同一窑内有些部位的陶器全是黑色，又发现黑陶较红陶质地坚硬耐用。在制陶者们没有掌握黑陶产生的规律时，他们将黑陶当作先祖的恩赐。有些制陶者在制陶的过程中逐步认识到黑陶产生的条件后，便在烧制过程中有意满足黑陶产生的条件，改进制陶工艺，黑陶终于在制陶者手中诞生了，可以有目的地生产黑陶了，后来蛋壳陶也在制陶者手中诞生了，仰韶彩陶也在制陶者手中诞生了。制陶工艺的进步证明：人们在改进制陶工艺的过程中逐步从"神灵和先祖保佑"的历史尘埃中解脱出来。后世（数千年来）制陶业的发展早已遵循制陶工艺流程了，唐宋青瓷早已远销海外，"陶瓷"成为他国对中国的尊称。

我国天文、历法史有着与制陶相类似的发展史。原始人类在严酷的自然环境中为自身的生存进行艰苦的斗争。大约距今两万年的山顶洞人时期，人类对于日月交替，寒来暑往已经有了一定认识，人类在对天文知识日积月累的过程中又认识到许多植物的萌长收藏与寒暑气候存在一定关系。对于生活在以中原为基础的中国人来讲，他们在对星宿的观察中，首先注意到的是北斗七星斗柄的转动规律和大火昏见的报春规律，至殷商时期终于根据太阳的周年运动创"三百六十日成岁",及岁终"置十三月"历法,到两周时期,已参照太阳的周年运动规律及月象规律创古四分历,设十九年七闰制。尽管有学者认为:中国古代曾有星辰崇拜、日神崇拜、月神崇拜;两汉时期崇拜神学、天人感应观盛行;许多文人墨客信从星象之学,在国家政令的取舍中往往参照星象之说。但都未影响古四分历的正常发展。或者说正因为春秋战国时期有一批星占学家对天文星象的研究,促进了古天文、历法的正常发展。

春秋时期我国先进的地震理论是"阳伏而不能出,阴迫而不能蒸,于是有地震",毕竟因为与地震原理不符,早已被历史淘汰。

史料证明,两汉以前我国许多原始科学技术的发展是朴实的、唯物的,与客观规律是一致的,如同《老子》讲"道"一样,绝大多数讲的是事物发展的道理,"道"指的是自然科学中的客观规律。

但是,后世有人利用《老子》中个别的"道",将《老子》中的"道"全部曲解。我国中医理论的命运与《老子》之"道"的命运有相似之处。

问题在于当今,当针刺疗法的许多奇迹促使学界寻找"经络"实体来达到目的的时候,学者们又对"经络"提出许多脱离秦汉实际的新见解,使人十分揪心。究其原因,在于对殷商至秦汉经脉学说发展史研究不够充分,硬性将"经络"与经脉分离,误解了《内经》中个别的"经络"之原文本意所致。当今在"经络"研究上已经走过的这条弯路,也许是历史发展的必然。催人奋进的是许多学者面对上述历史撰文,从各自不同角度表白观念,提出反思,促进了中医学术气氛的正常发展。

问题在于当今,进入20世纪80年代以来,在特殊的历史条件下,气功外气、人体特异功能、伪生命科学泛滥,严重影响了中医理论的发展。有些学者对秦汉医史及有关名医缺乏研究,说什么"经络"的发现与气功有关,扁鹊是一位特异功能医师……甚至产生"唯象"理论,至20世纪末年仍有曲解针灸经络的文章问世。人们对事物认识上的不一致性是正常的,也是有益的,因为事物的发展只有在事物内部的诸多问题得到揭示后,方可作为共识的基础。对于曲解理论的问世,争鸣是必要的,切不可专横,期盼由此再度树立争鸣学风。

我在期盼篇中搜载了几篇近作,目的只有一个,在于促进对传统中医理论的再认识。

在浩瀚的传统医学史料面前,我们应该采取什么方针和策略研究传统中医理论呢?何裕民先生早已为我们提供了一把有力的板斧,这就是对传统中医理论的"解构与重建"。在学习中我有同感,特撰纪念"解构与重建"发表八周年三文,一并收入期盼篇,期盼中医学术界早日共识,期盼医学报刊界同仁支持中医学术界共同拿起"解构与重建"这把板斧,齐心合力劈开新型中医理论的大门。

第一章 论振兴中医药战略之战略

——追原始中医理论产生之根由、察秦汉医理之真谛，方可明中医药发展之方向

提要：我国的中医药事业具有悠久的历史与成就。正因为的历史悠久，本来纯朴的原始中医基础理论与临床医疗实践，至两汉以后裹撷了一些难以避免的历史尘埃，早已为历代医家重视。

关键词：振兴中医；回顾；战略之战略

一、问题的提出

我虽从文献学研究秦汉医史十数年，也曾简单地浮现过中医药的发展问题，但从未考虑中医药发展战略，更不敢向中医药发展战略攀登。1997年4月6日在《健康报》上读到中国中医药学会学术部刊登计划召开的六个学会征文，针对自己已撰的《秦汉中医理论框架研究》，认为该文属于中医基础理论，因此向六个学会之一的博士学术论坛投稿。五月中旬接到中医药现代化战略研讨会通知录用。因我认为《秦汉中医理论框架研究》中讲的是中医理论起源的新观念，没有谈及发展战略，不适参加"战略研讨"，于是向学术部提出参加博士学术论坛要求。学术部的同志很快答复，问我是不是博士……我再次提出要求，学术部的孙永章主任亲笔写信，信中回避博士问题，热情嘱我将"中医药发展战略"方面的文章寄去。我感手头空空，只好给孙主任遥寄一信赘述对秦汉医史研究痴情，无疑信中饱含无可奈何之感。近些时，孙主任出的题时时冲击着我：既然"研究秦汉以远医史，旨在澄清中医理论产生的原因，澄清秦汉中医理论框架及理论框架中的主纲，澄清阴阳五行在秦汉中医理论产生时期的历史地位，有利于弄清继承什么样的秦汉中医理论，并希望在中国很快掀起一个秦汉中医理论研讨热。为何不尊孙主任意见，将中医药发展战略的有关想法呈报学术部呢"？于是决定撰此拙文，盼请战略家们指正。

二、当今研究中医药学发展战略的简要回顾

中国医药学是一个伟大的宝库，应该怎样挖掘整理，已有许多学者为之付出了不少心血。由于党和政府的一系列中医政策，保证了中医事业的顺利发展。近半个世纪

我国的中医理论学者、临床学者在中医理论的诸多方面进行追索，尤其对活血化瘀的研究，取得不少成果。然在经络研究中已是路人皆知，引起了许多学者的反思，促进了人们寻找新的发展战略的进程。近十年来，上下学者，纷纷著说，高论累见。有学者认为，中医理论是建立在古典哲学基础之上的，说"以哲学的阴阳、五行精气神等概念为框架奠定了中医学基本理论的基础"[1]。有学者从临床角度分析，认为"中医最大的特色就是基于整体观念的辨证论治"[2]。又有学者主张探索辨证论治新体系[3]。有将脏腑、经络、阴阳、五行列为中医精华，认为具有先进性，指出"五行生克模型、六经模型就是为了证明生理病理关系和病情分证的理论模型"[4]，因此应该发扬。也有不少学者分析中医理论特色后指出中医现有理论的优劣，如认为"中医学把组成人体的各个部分放在动态的、相互联系的整体观思维模式下的考察……在中医学目前缺乏对局部透彻了解的情况下……如果我们把整体观作为特色与优势而长期强调……致使中医学发展仍然走注重宏观整体与功能，忽视微观局部与结构的概貌性研究老路，其弊远胜于利"。还有学者以"再论中医现代化"为题，综合当今对中医的研究情况归类为"证实型的认识""分解型的认识""否定型的认识""综合型的认识""创新型的认识"[5]，基本描绘了当今探讨中医药现代化的学术面貌。正如该文作者分析的"由于有上述几种对中医认识的存在，因此对中医的现代化就产生了各种各样的误解和迷惑……"然而该文作者也未提出振兴中医之方案。从简要回顾看，全国性的战略研讨会的讨论，各类刊物的有关文章都很难拿出一个基本可行的战略方案，如此结局，怎不令人揪心。

三、追原始中医理论产生之根由、察秦汉医理之真谛，方可明中医药发展之方向

我国的医学理论到底是如何产生的？"以哲学的阴阳、五行奠定了中医理论基础"说，将中医理论的产生悬于半空之中，这种传统"理论"脱离医学实践为其要害；中医理论整体观的辨证论治说，似与临床密切，但它取材于辨证论治产生之后，仍然没有从中医临床的发展源头探寻；其他如对中医理论简单地"否定型认识""综合型认识""创新型认识"等都忽视了对秦汉以远医史的认真研究，没有将秦汉医理之真谛与魏晋、唐宋医理进行追源逐流地推敲比较、探明利弊。

我国的医学理论渊源于新人时期的医疗实践，这是认识论中由感性化认识向理性化认识飞跃过程的条件所决定了的。近四五万年以来人类从"古人"进化为"新人"，新人的大脑容量、脑内细胞团核、各脑细胞之间的联络通道与现代人完全一样，他们的远事记忆、推理判断能力较"古人"大大增强，为积累经验创造了条件，是各类原始科学知识产生的基础。在中国原始医学史中我曾论证外治疗法先于内治疗法；从考古学讲，裴李岗文化时期我国外治疗法的内容已有植物叶贴敷、水洗、火灸、刺痛排脓；在刺痛排脓的工具中已有植物刺和尖石（砭）之分了，但不能说裴李岗文化时期已有医学理论。医学理论的起源也是有条件的，一般来讲，只有当人们掌握的医学知识发展至使人们感到需要从生理、病理阐明疾病的起因、命名、归类等问题的时候，在人体解剖、生理知识及其他医学知识都有了一定积累以后才开始的。可以这样说：

当人们开始研究人体某一部位的解剖结构特征，如当仰韶文化时期的半坡人在陶盆内绘出"人面鱼纹"的时候，他们已开始对目鼻口进行解剖定位，我国的基础医学理论已开始萌发了。从甲骨文分析，我们有足够的理由说殷商时期或以前，人们已知目之于色、耳之于声、鼻之于臭了。人们对五官生理的认识，促进了人们对人体调节理论的探讨，当人们对人体诸器官进行分析以后，认识到心脏在人体生理功能中的重要性，于是有了造出心字的要求。从甲骨文中五个心字字形结构分析，我们不难结论：殷商时期的造字者们为造出心字对心脏进行了若干次解剖，因而认识到心内有七个孔窍，孔窍间有瓣膜、瓣膜有向上与向下之分，又说"圣人心有七窍"，从此将人的思维与调节功能赋予心脏了。是殷商以降的先民们花了千余年时间围绕人体调节理论、致病因素进行了不懈的探讨，创立了早期的人有四经调节论、朴素的脑调节论、原始的气调节论、辨证的阴阳调节论和秦汉时期的经脉调节论。在经脉理论的创立过程中，吸取了既往人体调节理论的所有优点使秦汉经脉理论近似于解决了人体解剖部位、循环系统的如环无端、消化、泌尿生理。因此以经脉为主干的人体调节理论才是中医理论的主纲，人体经脉理论才具有中医特色；是以经脉为主干的人体调节理论为中医理论奠定了理论基础。在秦汉经脉理论产生以后，以经脉主病理论为基础的风寒致病理论、疼痛理论应运而生；以经脉为对象的新的治疗医学产生了无限的生机，如"陷下则灸之"的灸疗，"盛则泻之"的放血疗法，"推而按之，弹而怒之"的按摩疗法广泛应用，甚至在九针中的员针（按摩分间）、鍉针（主按脉无陷）都是针对经脉的按摩工具。当人们在总结了放血疗法"能杀生人，不能起死者"之后提出"欲以微针通其经脉、调其血气"的时候，以经脉为针刺对象的针刺疗法便诞生了，早期的针刺疗法都是刺入经脉之内的。应该指出：五行—五脏相配理论，是在两汉时期经脉理论比较成熟后，在完善经脉理论的过程中为说明脏腑疾病而吸收入经脉理论的，它不是早期中医理论的内容，它没有为中医理论奠基。但是两汉以后五行学说确实在中医理论的历史长河中占有相当重要的一席之地，那是因为发展为藏象学说以后的事。《内经》中的运气学说也不是秦汉中医理论的基本思想。

当我们回顾了学者们在研究中医药发展战略的时候，感到在既往的研究中缺乏对秦汉医史原原本本地研究，因而所提方案不够全面，我这篇"战略之战略"也提不出振兴中医药的其他方案来。考虑到与中医药发展战略有关的内涵应指今后一个相当长的历史时期中医理论界的研讨内容及如何谋划中医药理论的发展方向，我希望在不太久的将来首先掀起一个原原本本地研究秦汉医学理论热。只有我们研究透了秦汉医理之真谛，澄清秦汉医理与魏晋、唐宋医理之沿革利弊之后，我们才能从中找出今后中医药应该发扬什么、舍弃什么。正如毛泽东主席说，你对那个问题不能解决吗？那么你就去调查那个问题的现状和它的历史吧！你完完全全调查明白了，你对那个问题就有了解决的办法了。我们分析，在今后中医药发展战略中有一个统一认识问题。比如在秦汉医理中风寒致病的理论是很丰富的，它抓着了致病因素的要害，我们能不能树立"风寒——永恒的致病因素"思想？我们能不能采用现代科技手段对风寒致病机制进行广泛的研究？从而发扬与再创中医理论的真正特色。又如从传统中医理论讲，怎样看待五行—五脏相配理论在中医学中的历史地位？今后的中医理论中还要不要五行

-五脏相配理论？我想，只有当我们研究透了五行学说在中医理论中的始末、利弊，并统一认识后，方可下定决心，决定取舍，我称此一举动为战略之战略。

参考文献

[1] 孟庆云. 中医理论的构架与土壤 [M]. 健康报，1990 – 12 – 16.

[2] 李鸣真，等. 对发展中医、实现中医现代化之我见 [J]. 医学与哲学，1990，(12)：36.

[3] 赵东升，王明惠. 探索建立辨证论治新体系 [N]. 健康报，1992 – 5 – 16.

[4] 孟庆云. 中医基础理论研究的思路与方法 [N]. 健康报，1992 – 9 – 12.

[5] 李加林，马瑜. 再论中医现代化 [J]. 医学与哲学，1990，(12)：36 – 37.

第二章 就"中医之定义：媒体性属性抽象医学"问题与魏新华先生商榷

提要：当传统中医理论中许多"理论"与临床现象不好解释时，学者们难免要费尽心机琢磨一番，发表自己的意见，当然是一种正常现象。然而作为社会的一员，对于每一个人的观念包括科学事理中的一些观念，都要求尽力与客观事理相符，这种要求也属正常现象。魏新华先生对于传统中医理论定义为"媒体性属性抽象医学"，与历史事实不符，特撰此文与魏先生商榷。

关键词：媒体性属性抽象医学；商榷

近日拜读了中国医药报1997年1月7日刊用的魏新华先生撰著的《远古文化的活化石——媒体性属性抽象医学》，这篇文章从象形文字推导象形语言的内涵，指出："心属火、肝属木……辨证论治中所辨出来的证、风寒、风热……等借助于自然界的另外一种事物对人体病理现象……进行比喻性表述……"结论说："由此可见，中医学全面地沿用了象形语言这种表述方式……它是一块远古文化的活化石。"并给中医定义为"媒体性属性抽象医学"。魏先生在文中客观地分析了中医学利用象形语言表述医学内容的利弊，同时指出："中医学的理论所形成的层次介于哲学和自然科学之间，它的思维方式象哲学那样丰富，它的研究对象却又是具体的人体、生理、病理和治疗。"魏先生围绕中医理论的形成原因展开探讨，为研究中医理论的起源提供了新的途径，提出了新的概念是可喜的，读之余味深长，受益良多。

近半个多世纪以来，中医事业飞速发展。由此许多学者对中医理论中的许多问题开展了广泛性探讨，加之甲骨文字的研究，出土医学文物的增多，为我们探讨中医理论的起源及中医理论框架的内涵与形成过程提供了丰富的素材。我们分析魏先生的论证是从秦汉时期中医学认识论出发的，文中借用象形文字的特征说明象形语言的内涵，认定中医理论借取象比类的思维方法创立中医理论，因而结论说中医理论介于哲学与自然科学之间。殊不知魏先生这一论断的依据过于单一，没有考虑到在中医理论兴起的过程中我国出现了"格物致知"的认识论，春秋战国时期的格致认识论培养了一代又一代的历法学家、经学家、教育家，产生了伯阳父的地震论，墨子的光学，管子的凡心之型、自充自盈等诸多先秦科学理论。中医理论的逐步形成与上述历史背景是分不开的，的确在秦汉中医理论中蕴含着丰富的取象比类（人与天地之自然因素相参）的内容，但是取象比类在中医理论的形成过程中仅是一个认识论，仅是一种方法论，取象比类不是产生中医理论的根本原因。中医理论起源的根本因素有二。

一、中医理论的起源与基础医学的关系

医学理论的起源是建立在越来越丰富的医学知识之上的，这是认识论中由感性认识到理性化飞跃过程的条件所决定了的。医学知识自古就分基础医学知识和临床医学知识；医学理论的起源是在医学知识发展至人们感到需要从理论上阐明疾病的起因、命名、分类及其发展与转归等问题的时候，在人体解剖、生理知识及其他医学知识都有了一定的积累以后才开始的。从我国现有史料分析，中医理论渊源于殷商时期或更早。其一，甲骨文证明那时的造字者们已经认识到耳、目、口、鼻诸器官的生理功能，因而创作了听（ ）、见（ ）、臭（ ）诸文字；他们还在创作心字的过程中通过对心脏的反复解剖认识到心内瓣膜有向上与向下之分，认识到心内有七个孔窍，并认为"圣人心有七窍"，从而将人的思维功能赋予心脏了。在甲骨文中有一个心（ ）字描绘了心脏底部的经脉；500年后齐景公讲："寡人之有五子，犹心之有四支……"汉初淮南子说："夫心者，所以制使四支，流行血气"；秦汉之际人体经脉理论由十一经脉迅速向十二经脉发展，上述解剖、生理知识都是《内经》理论的重要内容。其二从传统文化讲，《尚书·盘庚》中的"心腹肾肠"，《大学》中的"肝肺"，《左传·成公十年》的"肓、膏"都反映了人体解剖、生理知识。秦汉时期人们对头脑的认识有了强烈要求，许多不留名的学者对颅脑及颅底经脉进行了解剖，创作了击、齿、垍、剉、剅、 等许多脑字，为《内经》中的跷脉理论、维筋相交理论提供了依据。在《内经》中，至少有十数篇文章记载了许多人体解剖、生理知识，它们都是创作中医理论的重要依据。中医理论的起源与基础医学知识的发展有关。

二、中医理论的起源与临床医学的关系

魏先生说"中医的辨证论治所辨出来的证……""在治疗上寒者热治……"等已涉及临床医学，这条路走对了。但假如仅依此说明中医学理论的起源是不够的。我国医学理论到底是怎样产生的呢？除了人体解剖、生理知识的积累以外，与临床医学的关系极为密切。如人们在与疾病打交道的过程中逐步注意到疾病的命名、分类以及致病因素问题，这些问题的逐步提出，丰富了临床医学的内容。甲骨文告诉我们：殷商时期疾病名称已达34种，基本采取解剖部位给疾病命名，如疾首、疾心等，也有采用病因命名的，如疾蛔、蛊等。中国古代的这种命名方法，一直延续至江陵张家山汉简《脉书·疾病》篇，篇中全依解剖部位给疾病命名，如在讲到"病在身（躯干）"的时候，不仅讲体表疾病，而且讲了部分内在疾病，尤其在讲肠中的疾病时，又分十一种情况讲述，说明西汉早年的医家对于脏腑疾病归类、命名存在困惑心情。那时医家们曾经探讨过一种全新的疾病命名方法，如长沙马王堆出土的汉代医帛《五十二病方》，几乎全按疾病的临床表现命名，如伤痉、痔、痂、干瘙、痈等，但其使用时间不长，

很快被新兴的经脉主病理论即按经脉区域归类疾病所替代。在临床医学中还有治疗医学中的"用砭启脉——砭启四害"、放血疗法中的"能杀生人,不能起死者"等临床经验的总结,从而导出了"欲以微针通其经脉,调其血气",促进了针刺疗法的诞生。当用微针通脉的时候,又观察到"视其虚经,内针其脉中,久留而视,脉大……"还有推按疗法中观察到"……推而按之,弹而怒之……""大热遍身……以两手四指挟按颈动脉……热去乃止"。秦汉时期诸多临床经验的总结,是医家们创立经脉理论的重要条件之一。经脉理论指导临床治疗医学的发展,治疗医学中的许多有效方法,反作用于秦汉医学理论,促进了医学理论的完善与发展,为后世藏象学说、运气学说的创立创造了条件。

三、关于中医理论框架及取象比类在中医理论起源中的地位问题

魏先生在文中将中医理论定义为"媒体性属性抽象医学"。从中医认识论讲,魏先生的这个定义切中了取类比象(实属取象比类)的要害,但如果仅从认识论探讨中医理论的全貌,前文已经证明是不可能的。我担心"媒体性属性抽象医学"及"中医介于哲学与自然科学之间"的提法欠妥,值得商榷。如果我们继续用这一认识指导今后的中医临床,我们将永远使中医理论与中医临床处于玄学之中;要求用这一理论去指导"中医本身"的"规范和正确发展",我估计也是难以提出具体方案来的。从两汉以前中医理论框架的形成过程分析:中医理论在起源、发展过程中有一条十分清晰的主纲,这条主纲就是殷商以来人们不断探求的人体生理、病理调节理论,它经历了早期的心-脉调节论,朴素的脑调节论,原始的气调节论,辩证的阴阳调节论,生克的五行-五脏调节论及新型的心-经脉调节论六个或长或短的历史阶段。应该说明,秦汉以前人体调节理论是中医理论框架中的主纲;在人体调节理论中,心—经脉调节论又是人体调节理论中的主纲,其他调节理论的发生都是中国特殊历史条件下的产物,至秦汉时期,都统归于心—经脉调节理论之中。

我国起源于殷商的心—经脉调节论,由于历代学者们千余年的探索,经历了早期(殷商时期)的心—经脉调节论,春秋齐鲁地区的人有四经调节论,秦汉之交的十一经脉调节论及两汉时期的十二经脉调节论。[1]在研究中我们发现十二经脉调节理论的完成,最终是在大脑、颅底、眼系解剖及天文、历法理论中的周而复始理论指导下完成的。十二经脉循环往复、如环无端的封闭式循行理论,与天文、历法理论中的建立在"损有余而补不足"(《老子·七十七章》)理论基础之上的一日之周而复始,一月(阴历)之周而复始,一年之周而复始理论密切相关。

简言之,上述内容才是秦汉时期中医理论最为坚实的框架。古代医家在建立上述理论的过程中,特别当其用于指导临床的时候,广泛采用了取象比类法。我们承认取象比类为中医理论的创立立下了汗马功劳。如风寒致病理论中说"地有经水,人有经脉……天寒地冻,则经水凝泣……夫邪之入于脉也,寒则血凝泣……""寒邪客于经(脉)络(脉)之中则血泣,血泣则不通……"《灵枢·刺节真邪》在讲用针道理时指出:"人参天地……寒则地冻水冰",又说"善行水者,不能往冰;善穿地者,不能凿冻;善用针者,亦不能取四厥……故行水者,必待天温冰释冻解",从此推导出治疗方

法:"人脉犹是也,治厥者,必先熨调其经……火气已通,血脉乃行,然后视其病(按病施治)。"这就是中医治疗中"寒者热之"的来由。又如从"流水不腐"类比推导出:"形不动则精不流,精不流则气郁,郁处头则为肿为风……"中医理论广为使用的类比方法,是采用自然科学中已知的事物(已知之象)类比于人体,推导人体生理、病理的一种古老的研究(认识论)方法,所得出的结论是朴素的、具体的,不是抽象的。因而秦汉中医理论不是抽象理论,中医学也不应该是抽象医学。秦汉时期的取象比类法为医理之格致提供了研究手段,值得我们深入研究。

应该指出:"媒体性属性抽象医学"的提法,仅是从人与天地之自然因素相参即取象比类提出来的。然而取象比类,不是中医理论产生的根本原因,魏先生在文中得出的结论也不是中医理论的全貌。

参考文献

[1] 严健民. 中医理论起源及中医理论框架形成新论 [M]. 香港亚洲医药. 1997, (8) 10: 654—661.

第三章 纪念《解构与重建》发表八周年
——兼论两汉以远中医理论的解构与重建

提要：何裕民先生于1990年发表了《解构与重建——论中医理论的出路》，与此同时何先生还主编了《差异困惑与选择》。何先生在上述论著中独辟蹊径，观点明确，对于重建中医理论具有指导意义。尽管何先生对"解构"的解释多限于中医理论概念，但他提供了打开"重建"中医理论大门的钥匙。纪念《解构与重建》发表八周年，以秦汉医史为基础，从三个方面论证了对中医理论进行解构与重建的历史意义。

关键词：解构与重建；中医理论框架；秦汉经脉学说

一、催人奋进的迷雾

一部诞生在中国黄土地上的延绵数千年的《黄帝内经》及其中医理论的起源、中医理论框架的形成问题，纠缠着人们纷争两千余年，虽自解放以来的50年间，许多学者又对中医理论问题进行了广泛的探讨，[1][2][3] 但对中医理论的起源及中医理论框架问题众说不一，智者见智。时至今日，在中华医史学术界仍然未能求得最为基本的共识。中国医学理论起源于巫、起源于易、起源于朴素的阴阳、五行哲学说仍为某些学者偏袒，或曰不惜'动失人心'而固执己见。如认为"中医的阴阳、五行学说不仅充满了唯物论、辩证法思想，而且包含了控制论……合理内核，可以说中医的阴阳、五行学说是与全面概括自然界、人类社会、人的大脑思维一般规律的当代哲学方法和包括控制论……等最新科学研究方法同轨的综合性研究方法"[4]。或认为："阴阳五行学说是我国古代的世界观和方法论，也是中医学沿用至今的说理工具。然而，由于近代以来人们对阴阳五行学说的曲解，引发了对中医科学性的怀疑和争论。"这位学者在讲了"在很久很久以前的远古时代"的具有科学性质的故事以后说："写到这里，我不禁慨然而叹古代思想家的伟大和自己的渺小……阴阳五行学说运用于中医学中所揭示的人体是一个各脏腑组织器官相互关联的系统………希望一些妄言阴阳五行学说不科学的人能够在认真了解其实质后再发表言论……"[5]

更有一派局外人氏如柯云路之流宣传："中医讲阴阳五行学说，这完全是建立在气功感基础上的……中医辨脏腑之间的联系，讲经络，其实都是建立在气功透视、人体特异功能基础之上的……扁鹊无疑具有透视人体特异功能的能力"[6]，也有学者认为

"扁鹊是一位具有特异功能的古代医生"[7]。有些自然科学史家也认为"气功"过程发现经络体系是"丝毫不必隐藏"的[8]，"某些特异功能与经脉学说的产生可能会有极大的关系"[9]。可叹的是，在我们年轻的中医理论学者中也有人认为：古人对解剖器官的认识，主要是通过三条途径："少数特异人的特异透视功能应该在解剖器官的脏腑的认识方面发挥过一定作用。"[10]这些学者，人云亦云，说话轻巧，对历史史料不加分析推敲，实在有点信口开河。殊不知他们这些语言，已为中国医学史的探讨布下了一阵一阵的新迷雾，严重影响了当代中医药学的发展步伐。

二、敲开探明中医理论出路之门——解构与重建

俗话说：西方不亮东方亮，就在中国医史学领域中关于中医理论的起源与框架问题仍然迷雾重重的情况下，上海中医学院的何裕民先生于八年以前发表了《解构与重建——论中医理论的出路》[11]，何先生开篇围绕"否定派和肯定派"展开讨论，将中医理论出路问题提到人们面前，指出"任何一门科学的重大发展，都表现在基本概念的更新和范式的变革上，我们确认变革范式，是现时代中医理论发展的必经之路""深入的理性分析和对历史的严肃反省，促使我们意识到在比'西极振荡'之中，还存在着更为合理的选择，那就是对传统理论体系进行彻底的'解构'和'重建'。"何先生还指出，在这里对传统中医理论的"理解分析就是解构，而解构旨在重建，使新的理论概念或理论结构因此建立"。何先生进一步分析说："对传统中医理论体系进行解构与重建，是现阶段中医理论发展的切实可行的最佳选择。解构与重建的目的在于把中医学中一系列重要的、基础性的传统概念和认识，从哲学式的论述中脱胎而出，导入可经验的范畴，进而使经验的可公有性和逻辑的必然性、严整性成为重建后的中医理论概念及整个理论体系的两大准则。只有到了那时。中医理论方具备了可证伪性"。何先生在以上论述中步步深入，一环扣一环，分析得何等深刻，真乃在迷雾重重的形势下穿云破雾之作。从总体上讲何先生在解构与重建中的一系列观念，如解构的内容和途径尚不具体。但未来中医理论的发展将证明它是一篇具有历史意义的大作。然而刊出一年便有学者还没有弄清"天人相应"产生的历史背景与内涵的时候，死抱着"天人相应"等传统认识提出反驳，[12]当然也遭到了何先生的回敬。[13]何先生说："我国学术界素来过于沉闷，故学术商榷自是值得欢迎的好事。特别是有关中医理论出路这样的大问题，更需要通过严肃、认真、基于理性上的争鸣探讨，来取得某些共识。"随后何先生进行了有理有据的解说。

《解构与重建》已经发表八周年了，近八年来人们对《解构与重建》重要性的认识是有限的。虽然医史学术界对中医理论的发展问题一如既往，探讨从未间断。医史学家甄志亚教授指出："研究医学起源、形成和发展的历史演进过程及其特点与规律，正确地总结历史经验，启迪人们的智慧，有助于人们自觉地认识和掌握医学发展规律，明确医学发展方向，促使医学科学更迅速地发展。"[14]许多名老中医也撰文指出：中医"理论产生于我国古代，因而它没有也不可能同现代科学相结合……这样就难以为更多的人接受和掌握，同时也限制了其推广与传播，阻碍了其作用的充分发挥。为了医药学的发扬光大，让更多的人接受它，利用它，并使之能为世界人民的健康服务，我们

应该……揭露中医药理论的本质……从而使之步入现代科学的殿堂"[15]。还有学者发表《中医学发展的条件和趋势》[16]，文中引了一位国外学者的分析：中医学"永远围绕着它最初古代书中的那个观点螺旋式前进……由于认为中医是完美的和自我包容的，因此它不能吸收任何对它的基本假设提出挑战的东西。"国外学者的分析，应该说切中了中医学术界的要害，果真是"旁观者清"。作者最后带点感叹的口气说："关于中医学的突破性进展及其可能的发展方向，在目前是一个很难明确回答的问题。"近期又有学者撰文《对中医基础理论研究危机的思考》[17]，可见当代中医学理论界的学者们都在为中医理论的发展而呕心沥血、辛勤地耕耘，期盼着新型中医理论的早日问世。但纵观当代中医理论界之论著，除何先生外，很少提及对传统中医理论进行"解构与重建"的。

在中医理论出路问题的探讨中，笔者体会：假如我们能用"解构与重建"的观点，将可以在阐释传统中医理论的过程中对传统中医理论进行大胆"解构"，在"解构"的过程中吸取前人尚未注意的各类医学史料，丰富与完善前人理论，由此中医理论框架之"重建""创新"必在其中。

20世纪80年代末期，何裕民及全国诸多青年学者历经两年时间编撰《差异困惑与选择》一书，于1990年出版，何先生在书中强调：对传统中医理论的解构与重建是时代的选择，"解构包含两层含义：一是对原有概念的分析批判，二是对原有理论系统（或称理论体系）的分析批判，它的目的在于重建概念与理论体系"。八年过去了，何先生的这一论述对于当今中医理论研究仍然具有现实指导意义。盼请中医理论界的学者们都拿起解构与重建这把有力的板斧，敲开重建新型中医理论框架的大门。

三、论秦汉以远中医理论的解构与重建

在对传统中医理论的有目的的进行解构与重建的过程中，对传统中医理论的解构是主要的，这里需要对传统中医理论的总体回顾。如对山岩进行爆破一样，要从总体上选择山岩断面，要对断面上的石质进行研究，要准确无误地决定进钻点与进钻深度，要根据爆破量放准炸药量等等，只有这样对爆破山岩方方面面的情况了解了，才可有把握一炮成功。

我不是学中医的，但在1958年就被针刺治疗聋哑的效果所震惊。大学期间，又上了百余节中医理论、针灸课程，近几十年来经络实体研究、针刺感传研究及针麻都对我产生过或多或少的影响，当回溯这些历史的时候，叹息是不可避免的，命运终于于1982年使我从不自觉到自觉地卷入了中华医史的研究之中。首先我读的是《灵枢》，翻开《灵枢》，众多的经脉循行路线，准确的脏器解剖部位，古朴的生理、病理理论，典型的远古治疗方法，无不给人以五光十色、琳琅满目的感觉。我全身心地钻进了秦汉以远医史这块宝地。是《灵枢》，是20世纪50年代的中医杂志、中华医史杂志及诸多版本的中国医学史将我的思想逐步引向深入。我在曲折中迂回，在沉思中苦求。我体会到：研究秦汉中医理论离不开对秦汉医学知识的收集，研究我国医学知识的起源离不开考古学、离不开古人类学、离不开古文字学；在探讨中医理论框架中，我又体会必须深入到甲骨史料，深入到传统文化，深入到某些古文字的演绎过程中，寻找那

些尚未被他人认识的，又与中医理论起源及中医理论框架形成密切相关的内容中细嚼是十分有益的。我曾领悟：从殷商至两汉时期的人们，总在围绕人体调节理论探索，而人体调节理论的探索，应该成为中医理论起源及中医理论框架中的主纲。因此我曾决定从中国传统人体调节理论着手澄清中医理论框架，又想从秦汉经脉学说的研究中澄清"经络"概念。由于我所研究的内容使我对何裕民先生的"解构与重建"观念具有很高的亲和力，我体会到我国医史界的先驱者们对中国医学史方方面面的探讨，对中国医史分期的多次谋划，为我们考虑对传统中医理论进行"解构"创造了极为有利的条件，缩短了形成共识的时限。我们对中医理论的"解构"，不能仅限于概念，要从总体上考虑。我们寻找中医理论的出路，应从中医理论内部寻找着眼点。换句话说，应从某一中医理论体系形成的具体过程及其有关问题放在那一特定的历史时期进行分析，要吸取那一历史时期有关文化中的有关医学知识，从中找出某一中医理论的本质，澄清它的历史面目，这一中医理论的"解构"必在其中。如《内经》公认形成于秦汉，那么《内经》中的许多理论体系要不要做具体分析？今本《内经》中的藏象学说形成于何时？运气学说形成于何时？在《内经》中，经脉学说占重要地位。我们能不能抓着经脉学说的发展过程对秦汉以远中医理论进行"解构与重建"？回答是肯定的。澄清经脉理论发展的历史面目，早期传统中医理论的"解构"必在其中；澄清秦汉以远中医理论的发展脉络，早期中医理论框架的"重建"必在其中。

就经脉学说讲，经脉学说的本质是什么？它的形成过程渊源于何时？它经历了哪几个重要的历史阶段？它与当今之"经络"概念有何区别？它的产生与秦汉及秦汉以远的原始生理学、原始解剖学有什么关系？它的产生与秦汉及秦汉以远的临床医学有什么关系？经脉理论形成以后，在指导秦汉临床医学中产生过哪些影响？它派生过有关医学理论没有？上述诸多问题都是我们对经脉学说进行研究的过程中需要认真研究或曰"解构"的。只有我们从考古学、古文字学及中国传统文化中吸取了尚未被前人注意的内容，对经脉理论的发展过程进行充分的解构以后，才可透过迷雾认识秦汉时期经脉理论的"庐山真面目"。在解构与重建秦汉中医理论框架的过程中，我设计了一幅简表，现录于右。

因此，我体会到对传统中医理论进行解构的过程中，首先选择秦汉以远这个断面是很有益的。这一时期假如将殷商包括在内，中医理论好似从"巫的统治之下"逐步解放出来，朴素唯物的内容较多。这一时期的中医理论是建立在远古人体生理学、人体解剖学及远古临床医学（包括疾病命名）基础之上的，而阴阳学说的介入仅在战国、五行更晚约起于两汉，它是人们谋求社

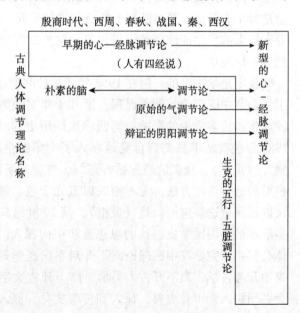

会化模式即有君有臣的人体调节理论的产物，后来导致了藏象学说的诞生。我们在"解构"与"重建"秦汉中医理论的过程中，不能否认阴阳、五行的历史地位，但我们应该找准它的历史地位，当它们的历史地位重新确立，还原了历史的本来面目之后，当在对两汉以来中医理论的"解构"过程中逐步认识了五行的历史作用以后，我们才有权在"重建"两汉以来中医理论时对五行理论决定取舍，这才是对中国医史的唯物论态度。两汉以后的医史断面，可否以魏晋及唐宋各为一段，这应由那一时期形成的医学理论所决定。对每一时期医学理论的形成及那一时期其他科学知识对医学理论的影响，是我们对那一时期医学理论、概念进行"解构"必须注意的。

在传统中医理论中，有些理论是非常特别的，如药物归经理论，它是经脉理论用于临床以后的派生物。药物归经理论形成以后。反过来又强化了经脉理论，强化了辨证论治。对于药物药性及归经理论的探讨问题，扬弃问题，应服从于药物属性的认定，服从于未来整体中医理论的"重建"。

未来中医理论的出路在于把握好对传统中医理论的认真探讨与解构，在于切合实际地解构基础上进行重建，使未来医学理论符合中国医学史的历史发展面目，它必将使未来中医理论在未来的医疗实践中获得可证伪性，获得世界医学界的共识。

伟大的新型的中医学事业将在对传统中医理论的"解构与重建"中再放奇彩。

参考文献

[1] 马堪温．关于医学起源问题［J］．中华医史杂志，1955，(2)：155.

[2] 龙伯坚．《黄帝内经》的著作年代［J］．医学史与保健组织，1957，(2)：106－113.

[3] 何爱华．评龙伯坚的黄帝内经的著作年代［J］．医学史与保健组织，1958，(1)：62－63.

[4] 黎志钟．中医药学走向世界的若干理论问题——接轨、改轨还是铺轨［J］．亚洲医药，1997，8(10)：95－105.

[5] 高思华．孙天胜．论阴阳五行学说［M］．北京：北京科学技术出版社，1997：3－12.

[6] 柯云路．气功大师［M］．北京：人民文学出版社，1990.

[7] 苏礼．扁鹊名实考略［J］．中华医史杂志，1987，(1)：50.

[8] 廖育群．试论医学起源［J］．大自然探索，1986，(4)：155.

[9] 廖育群．扁鹊脉学研究［J］．中华医史杂志，1988，(2)：69.

10. 傅延龄．论脏腑的实质［M］．北京科学技术出版社，1997：26－29.

11. 何裕民．解构与重建——论中医理论的出路［J］．医学与哲学，1990，(9)：32－35.

12. 张学义．我对"解构与重建"一文的看法——也论中医理论的出路［J］．医学与哲学，1991，(8)：55－56.

13. 何裕民．对"看法"一文的几点意见——兼评中医界的一种误解［J］．医学与哲学, 1992, (1): 54-56.
14. 甄志亚. 关于我国医史学研究目的和任务的回顾与探索 [J]. 中华医史杂志, 1991, (2): 65-69.
15. 李今庸. 袁思芳. 对实现中医药现代化的一点看法 [J]. 亚洲医药, 1997, (10): 108-110.
16. 刘洋. 中医学发展的条件和趋势 [N]. 中国医药报, 1998-2-17.
17. 蒋永光. 对中医基础理论研究危机的思考 [J]. 医学与哲学, 1998, (10): 534-535.

第四章 再论纪念解构与重建发表八周年

——喜读 1998 年《医学与哲学》

提要：一门伟大的中医事业为繁衍中华子孙做出了卓越的贡献，一部浩瀚的中医学史牵动着数千年来医学学子的心。发端于远古的基础医学和临床医学，至两汉时期被载入《黄帝内经》发展为传统中医理论。由于历史的限制，在传统中医理论中裹撷了许多不尽人意的历史尘埃，给后世留下了许多难解的悬念。时至今日，一方面科学事业突飞猛进，电子时代日新月异，大量先进医疗仪器涌入医学领域，与"中风"齐名的脑血管意外病症，西医抢救成活率较以往大为提高；一方面传统中医理论对"中风"病理的认识难于突破，中医治疗手段难于更新。中医临床与理论诸多问题，往往使学界陷入尴尬境地。《医学与哲学》1998 发表十数文探讨中医前程，许多佳章一时间难于共识。八年前何裕民先生提出"解构与重建"，为我们展现了发展中医事业的必经之路。我体会：对中医学史料的"解构"就是要将那一历史时期的有关理论与其他科技成就进行较为全面的探讨，决定取舍，"重建"必在其中。

关键词：当代中医；发展趋向；关于中医文化人文学

一、关于当代中医理论发展的趋向问题

1998 年度，我国医学界同仁及有关报纸杂志围绕中医发展问题做了许多工作，如《中国医药报》发表的《中医学术发展的方法学思考》等等。我这里仅就 1998 年度的《医学与哲学》发展探讨中医药发展前景的文章进行探讨，这些文章对于促进今后在中医理论的研究中着重采取"解构与重建"方针对中医理论进行重新审视是十分必要的。《医学与哲学》1998 年第七期（以下凡引《医学与哲学》1998 年文章，简书某期）发表了《解构与重建》作者何裕民教授的新作《新的世纪，新的契机——略论中医药学的发展》，尽管这篇文章偏重于从"中医药学"方面探讨问题，但何先生强调了对中医理论"重新加以建构""首先要对中医理论体系进行解构"的重要性，促使我们对何先生八年前发表《解构与重建——论中医理论的出路》的回顾，何先生的今文，同样有利于促进新型中医理论的诞生。一期发表了傅延龄、陈非先生的文章《论脏腑实质的演变》，这是一篇思想较为活跃的论著，作者首先指出："在古人认识脏腑的早期，脏腑是指在结构上相对独立的解剖器官。然而随着中医理论的建立与发展，脏腑逐渐

演变为人体整体功能的划分。也就是说，解剖器官的脏腑演变成了功能划分的脏腑。"全文由此展开讨论，这篇文章的价值，在于从另一个角度对中医基础理论的重要部分——脏腑进行了"解构"性的讨论，对重建中医理论具有一定的指导意义。作者在初期，解剖器官的脏腑中，对《内经》所载早期人体解剖知识进行了扼要分析，指出："凡此皆可看出，早期的脏腑指的就是解剖器官。""演变：功能脏腑出现"是作者的第二个论点，认为："《内经》中的脏腑虽然还留有解剖器官的痕迹，但都不再是解剖器官。无论是在生理功能上，还是在病理上，《内经》中的脏腑都具有了许多非解剖器官的内容""随着医学理论的建立与发展，虽然原有的脏腑名称仍然得到沿用，虽然解剖器官中还留有或多或少的痕迹，但毕竟此时的脏腑不再是彼时的脏腑。脏腑新特性、新功能、新病理的提出，这就标志着器官脏腑向功能脏腑的演变。"作者第三个论点是"原因：脏腑缘何而变"，认为"主要是由于在当时有限的科技条件下，人们对机体的直观观察还不可能深入到较器官水平更深入的层次……而人的思维却可以进入到更深层次去认识事物……选择了'视其外应，以知其内藏'的认识方法""当推理演绎方法成为医学研究的主要方法以后，中医关于脏腑的认识便主要是从古人对机体整体功能所作的超越直观的理解和认识"。随后作者又从"混乱：器官脏腑残留""对策：如何研究脏腑"进行讨论。作者最后说："对现在已经认识到的人体功能，依据中医原则，在脏腑进行重新划分或补充划分，并将传统的认识进行具体化和深化处理。"强调："在这样的工作中，要既审慎又果敢地破除一部分传统内容。"不难看出：虽然作者在文中的某些观念值得商榷，但指出了传统中医理论中脏象学说形成过程的实质，是值得医史界重视的。作者力主对中医基础理论中的重要部分——脏腑理论进行解构与重建，这一思想是十分可贵的；作者从脏腑角度阐明当代中医理论发展的趋向，也是十分有益的。

二、关于中医基础理论的历史和现状的分析

徐以先生撰《中医学现状和中医基础理论的缺陷》一文，文章重点对中医基础理论的缺陷进行了探讨，其态度是诚恳的，写道："中医基础理论核心的脏腑学说就建立在阴阳、五行的基础上，用'有诸内必形诸外'的原理推测出人体内脏功能变化。"指出："该原理必须具备一个前提：只有内外间的对应关系明确，推测才可能合理、准确。中医学恰恰是缺乏对人体内部的了解。人体解剖支离破碎，生理研究未从体内着手，病理解剖仅有零星认识。不掌握形态，无从谈功能；不掌握正常形态，无从谈病理；更无从谈疾病。缺少这一前提，单依据外在表现推测而得的内脏功能变化，只能是缺乏证据、思辨推理的玄想。"文中引近年论著说明中医基础理论中存在着一些不可简单克服的问题，作者从脏腑发问："高度泛化，什么都能自圆其说的超稳定医学理论合理吗？"作者行文流畅，言短意明，所指出的问题，切中中医理论的时弊，值得学界深思。

《对中医基础理论研究危机的思考》是成都中医药大学蒋永光教授撰著的，蒋先生说中医"基础理论并未因经验的大量积累而出现质的改变和飞跃，相反保持着令人难堪的稳定"，他惊呼："中基理论的危机，实质上是整个中医学的危机。"他认为"危

机来自于,也表现在理论结构本身",并指出"中医理论发展的方向应该是理论内涵的拓展性深化"。蒋先生的意见引人深思,它将成为促进与深化中医理论探讨的动力之一。

三、关于中医文化人文学研究问题

自《内经》成文以来数千年间,中医理论界对中医理论的探讨从未间断,这是魏晋、隋、唐、宋、元、明医学理论有所发展的原因。中华人民共和国成立以来,中医事业再度进入辉煌时期,中医学府林立,中医期刊峥嵘,医家心舒志广,学术开拓争鸣。不仅对中医经典文献进行了广泛研究,而且对"经络"进行了多层次研究与探讨,在"证"的研究中也取得了一定进展,但都未能突破传统中医理论的框架,在"经络"的研究中,还歪曲了秦汉经脉理论的本意,导致了当代许多学者的反思。近些年来中医文化学研究又被提到议事日程。仅1998年的《医学与哲学》第1—11期,就发表有关文章八篇。第四期发表白长川《中医人文文化特点与中医现代化》,文章认为:"中医人文文化是有三个层面构成的。即政治层面、结构层面、观念层面。""所谓政治层面,表现在中医理论运用了当时社会统治阶级的一些名词来表达中医脏腑的功能,如心者,君主之官……""在结构上是天人相应,形神合一,在观念上是重道轻器。"作者指出:"上述三个层面都离不开人文。所以,在范畴上把中医定为人文科学,在理论上定为自然科学,在学术上定为经验医学。"白先生对中医人文文化三个层面的探讨,发人深省;白先生的"三定论"之缘由似有商榷之处,本文从略。第八期有学者指出:对中医文化学的研究,"首先要对中医理论自身进行文化哲学的历史解析,亦即首先剥开中医概念论断的文化哲学外壳,还原其朴素的医学内核,然后将其置于现代科学技术条件下,才能研究提高,发展更新"。这位学者的思想,当然也是想从文化学范畴研究传统中医理论,是对中医基础理论进行解构与重建的反映,他将促进当代中医事业的发展。

在医学文化学研究中,车离、王红漫合作的《关于中医基础理论研究的思考》发表于第五期,该文具有一定特色,主要观点切中了要害。文中用了较大篇幅探讨了中西医"两种不同特质的基础理论",在研究方向问题上扼要分析道:两千年来,历代医家对经典文献研究"并未发展中医学本身,从而不能突破中医药学的基础理论,它仍然保持着阴阳五行,脏腑经络,精神气血,三因病机,四性五味等原有状态""由于中医药的科学内涵蒙上文化遮蔽,导致其基础理论科研工作面临文化隔离的困难,缺少对中医药的文化觉醒,是不能做出任何中医基础理论课题立项之合理论证的"。关于今后的研究问题,车、王二位指出:对中医基础理论既不能否定一切,也不应肯定一切,"既然经典文献研究不能导致中医学术本质的发展更新",已经出现的第三个研究领域——中医文化学研究——对中医基础理论作历史的文化哲学研究就顺理成章了。作者认为:"这是一个关键环节,在传统状态与现代化之间既不可回避,也不可逾越。首先只有剥开中医药学基本理论的文化哲学外壳,澄清其医药效验的科学内核;第二步再用现代科学技术手段对这些科学内核进行实验研究,加以提高、发展和创新。这很可能是中医药学在现代化科学群的发展中的必经之路。"

毫无疑问，众多学者将研究中医的目光转向"中医文化学""文化哲学"是有益的，它至少可以提高人们了解中医理论的产生、发展与中华民族文化发展史之渊源关系。作为人类学分支的中医文化学和中医学中的文化哲学都是传统中医理论在中医发展的某一历史时期的产物。比如秦汉时期以阴阳、五行建立起来的传统中医理论，具有原始而朴素的特征，它既是中医文化现象，也具有中医文化哲学的特色，在一定历史时期促进了中医事业的发展。但是，就《内经》形成过程中所裹撷的天文、历法、物候、数理等学科内容之杂，虽对中医发展起过促进作用，但它必然受到历史的限制，对于今天的科学技术水平讲，无疑是落伍了，应该给予重新审视了。那种认为中医人文文化"即中医的理论是朴素辩证的，是宏观思辨，定性描述的。它的自然观、整体观、疾病观、辩证观是定位在中医人文文化的框架里"。因而指出，"中医现代化只有从人文文化的角度来加以认识"的观点是值得商榷的，假如完全按人文文化特点来规范新型中医理论，在临床中仅保持传统中医理论中的"宏观思辨"一条，就足以"维持"中医理论的"传统性"而使未来中医理论仍然裹足不前。关于"剥开文化哲学外壳"之后又如何创新，当然也是医史界应该关注的。假如这种"剥开"就是对中医理论的"解构"，并将应该"重建"的中医理论放到那一相对历史时期的基础医学、临床医学以及其他相关科学史料之中去考查，这才是历史唯物主义的医学文化学的落脚点。对传统中医理论进行重新审视的时候，"解构与重建"思想既是一个指导思想，又是一把有力的板斧，它将劈开新型中医理论的大门。

第五章 三论纪念《解构与重建》发表八周年
——试述中国传统医学史上的"解构与重建"问题

提要：传统中医理论的发展史蜿蜒两千余年，历代医家们对发展与完善传统中医理论付出了心血。历史上曾有不少学者对传统中医理论进行解构与重建，这是《甲乙经》《太素》《类经》相继问世的根本原因。下文就传统医学史上的"解构与重建"问题做些探讨。

关键词：中国传统医学史上的"解构与重建"

以心脏和心脏底部解剖知识为基础的，发端于殷商时期的心—经脉调节理论曾经是早期中医理论的核心。这一早期的中医人体调节理论发展至春秋时期，齐鲁地区的学者们已提出"心有四支"的人体四经调节理论。[1]战国晚期发展为十经脉、十一经脉调节论，秦汉时期又修正为十二经脉论，至此我国的人体心—经脉调节论假说趋于完善。但是，在《内经》成书时期，人体经脉调节论仅收入十二经脉理论，而十经脉、十一经脉理论仅残存于《灵枢·本输》等篇章之中，"人有四经"调节论则全未收入《内经》，致使后代学者难以领悟人体心—经脉调节理论的发展全貌与精神实质。由于《内经》中没有全面展示人体心—经脉调节理论的发展与演进过程，虽有奇经八脉的零星补入，经脉调节理论也未能成为指导中医临床药物处方理论的主流。加之当时的科学技术水平的限制，实验医学不可能建立，秦汉时期的人们虽对大脑及颅底进行过解剖，对脑组织及颅底经脉有所认识，并创立主持抬足运动的"跷脉理论"，也未能挽回心-经脉调节理论在传统中医理论中的主导地位。相反，在当时的历史条件下，《内经》的成书，除以医学为中心撰集大量的医学史料外，还出于完善中医理论的需要，裹撷了先秦时期的所有天文、历法、数理、物候、原始哲学，甚至包括社会学中的君臣思想等诸方面的史料。在思维方法上大量采用"取象比类"（实为人与天地之自然因素相参）思维方法，引进气的思想、阴阳五行学说构成了传统中医理论框架，在这个传统中医理论框架中，阴阳学说、五行学说占着主导地位，尤其以社会学为基础组成五行之有君有臣的调节理论引入医学后，得到历代王朝的肯定，逐步发展为藏象学说以后，再加之含有君臣思想的药物归经理论的创立，使传统中医理论根深蒂固，从此指导中医事业的封闭式发展。

纵观历代医家在《内经》传统中医理论的指导下，从各个学科发展了中医理论，《伤寒论》《千金方》《诸病源候论》等新的医学论著不断问世，一度使中医临床实践获得发展。但是我们应该看到，历代医家们并未满足于已经形成的传统，中医理论框架，近两千年来，医家们多次对于《内经》的理论论述方式提出改进尝试，如《针灸甲乙经》《黄帝内经太素》《类经》的问世，便是我国传统医学史上的对《内经》理论进行解构与重建的反映。这就是本文立论的核心。

一、《针灸甲乙经》的解构与重建思想

皇甫谧所处的时代，有它自己的一些特色。魏晋时期，从两汉走来，在"独尊儒术"的300年之间，老、庄学说备受时人推重，玄学成为一代风范。与皇甫谧同时代的嵇康、阮籍、王弼等人，既主玄学，又通医理，应该说玄学对那一时期医学理论的影响是存在的。但是皇甫谧在撰《针灸甲乙经》时，未受时髦风尚的影响，这种精神是十分可贵的。皇甫谧对《素问》（九卷）、《灵枢》《明堂孔穴针灸治要》三书进行认真分析，指出：这三部古籍，皆黄帝岐伯逸事。且"三部同归，文多重复，错互非一"。因此，他根据针灸临床的需要，下决心对秦汉针灸医理与魏晋医疗实践相结合，"乃撰集三部，使事类相从，删其浮辞，除其重复，论其精要"，著一部指导中医针灸临床的医书。

从总体上讲，皇甫谧的《针灸甲乙经》达到了他想达到的目的。《针灸甲乙经》分十二卷，一百二十九目，以求条理分明。在每一卷中皇氏力主围绕一个中心，从三部古籍中汇集资料再依细目组文，希望说明他想说明的问题。如卷一计十六个细目，文辞选用于《素问》《灵枢》的三十八文中，即从《素问》《灵枢》的三十八篇文章中选择适当内容重新组合成文，其核心内容是五脏与神在针刺治疗中的作用、五脏六腑之阴阳表里关系、五脏腧穴与五时五色等相配、五脏与五官之关系以及四时、阴阳对人体生理病理的影响。可以说卷一是围绕针灸治疗的需要汇集秦汉传统中医理论，是《甲乙经》的基础理论之一。在全书中有的细目从多方面展开讨论，如卷一精神五脏论第一，皇氏从《灵枢》之《本神》、《素问》之《举痛论》《宣明五气》《调经论》《五藏生成论》等六篇文章中采撷有关资料编撰成文。有些细目较简明，如卷二脉度第三、经脉根结第五两文，仅从相应的《灵枢·脉度》和《灵枢·根结》篇中摘取一段核心文辞成篇，目的在于突出"脉度"和"根结"在针刺治疗中的本意。

从《灵》《素》原文讲，皇氏根据某一篇文章之段落意义的不同，重新打乱组文，如《灵枢·脉度》的核心内容。即各脉之长短的度量选入卷二脉度第三外，《灵枢·脉度》中的其他内容则归入卷一中去了。《灵枢·根结》中的其他内容则归入第四五两卷。将《灵》《素》原文重新打乱，分别归入《甲乙经》中卷数最多者如《灵枢·邪客》之内容分别归入第三、五、十、十二计四卷之中，《灵枢·刺节真邪》内容则分别归入第五、七、九、十、十一、十二共六个卷目之中，《素问·缪刺论》之内容也重新组合于第三、五、七、九、十一、十二共六卷之中，说明皇甫谧将三部古籍重新编排，"使事类相从，删其浮辞，除其重复，论其精要"的构思思想和决心。

前文讲过，皇甫谧所撰《针灸甲乙经》达到了他想达到的目的。《针灸甲乙经》的问世，是我国针灸治疗史上的具有里程碑意义的事件，促进了我国针灸事业的发展。

二、《黄帝内经太素》的解构与重建思想

皇甫谧在撰《甲乙经》时有一个目的，就是围绕针刺理论与实践将《素问》与《灵枢》等三部古书中的内容进行重新组合，撰著于十二卷中。杨上善撰《黄帝内经太素》时，大体采用了皇氏方法。但从《太素》目录十八类三十卷分析，仅卷数就较《甲乙经》多十八卷，说明杨上善撰《太素》时考虑问题较宽、较细。且每一卷都突出一个名字，如卷二摄生之二；卷六脏腑之一；卷八、九、十经脉之一、之二、之三。当我们读到这些卷名就大体知道该卷内容，这是《甲乙经》所不及的。杨上善撰《太素》时，与《甲乙经》比较，选材方法基本一致，如"经脉"三卷，分别选材于《灵枢》之"经脉""经别""邪客""动输""脉度""寒热病""五音五味""逆顺肥瘦""卫气""根结"及《素问》之"脉解""阳明脉解""缪刺""举痛论""刺腰痛""痿论""皮部""经络论""骨空"等计一十九个篇目之中。就《灵》《素》原文讲，亦被打乱，或曰解构，分别收入有关卷目之中，如《灵枢·经脉》就分别收入于经脉之一的卷首及经脉之二的经脉别异和十五络脉之中（未考虑收入佚文的可能），又如《太素》第十一卷，下设"本输""变输""府病合输""气穴""气府""骨空"六个细目，分别从《灵枢》之"本输""顺气一日分为四时""邪气藏府病形""背俞"及《素问》之"水热穴""气穴""血气形志""气府""骨空"等九篇文章中选材重组（或曰重建）。《太素》的这种归类法，无疑与《内经》比有他自己的优点。《太素》还于第十四卷起，设"诊候"数卷，设"证候"数卷，第十九卷为"设方"，该卷从《素问》之"汤液醪醴论""异法方宜论""血气形志"及《灵枢·外揣》等十一篇文章中选材分八个细目加以阐释，这种按诊候、证候、设方等题意归类重组进行论述，都是《甲乙经》所不及的，它适应了临床工作的需要。

十分遗憾，由于历史的原因，扬上善未能留下前言后序，且原文遗佚较多，无疑给我们的分析带来许多困难，对于杨氏撰集《太素》的指导思想，我们无从得到更多的史料加以说明；对于《太素》在中国医学发展史上的地位，值得我们进一步探讨。

三、关于《类经》的解构与重建思想

明朝的275年间对于中国医学史讲，是一个比较特殊的时期。明初，自朱元璋起，为克服元朝时弊，实行了一些有利于农业发展的政策，如鼓励人们开垦荒地，兴修水利等；对于手工业和商业，采取了减轻赋税的政策，促进了造船业、桑蚕业、纺织业、印染业以及商业的发展。明代提倡理学，朱熹之《通鉴纲目》成为明代知识分子必读之书，该书采用分类法将纷乱史事重新分类，立纲为提要，设目以叙事。用分类法整理史料对医学界是有影响的。元末明初，滑寿就将《素问》分作十二类完成《读素问钞》，现收于汪机之石山医案。14世纪中叶医家楼英编《医学纲目》，16世纪李时珍编《本草纲目》，都是历史上的光辉巨著。自唐以来，医学中的天命说、运气说占据一定地位，明代再起。明中叶虞抟抨击天命运气，那一时期韩悉立主医案格式，都是明代医家的骄傲，张介宾就是在这一历史背景下撰《类经》的。张介宾"幼禀明慧，自六经以及诸子百家，无不考镜"。张氏在临床中"恐《内经》资其自用而不能与天下共

用,遂乃著而为《类经》"。用他自己的话说,他对《内经》的研究,在于"发隐就明,转难为易"。如要达到这一目的,"则唯有尽易旧制,颠倒一番,从类分门,然后附意阐发",这就是张氏对《内经》进行解构,重建《类经》的指导思想。

《类经》三十二卷,前二十八卷可分作十一类,三百四十九门,加实际为复习提纲的"会通类"(第二十九至三十二卷)共十二类三十二卷。从卷数与分类方法讲,《类经》与《黄帝内经太素》相似。张氏将《内经》之内容"颠倒一番,从类分门"者如第七、八、九卷为经络类,计三十五门,分别取材于《灵枢》之"经脉""经别""经筋""本输"及《素问》之"五藏生成论""气穴""气府"等二十八篇文章之中。在其他十类中组文情况与此一致,不必赘述。但是《太素》中没有收集运气类,而《类经》中则从二十三至二十八卷计四十四门探讨运气学说。究其原因,大约与7世纪早期杨上善撰《太素》时《素问》中没有"天元纪大论"等七文有关;而张介宾撰《类经》时则《内经》中已有王冰补入的运气七篇了。

前文我们初步探讨过《针灸甲乙经》《黄帝内经太素》《类经》中的解构与重建思想,在何先生《解构与重建——中医理论的出路》发表八周年之际,用"解构与重建"思想重新审视上述史料是有现实意义的。历史上这些重组的医籍,不仅促进了当时中医事业的发展,而且给予当今中医史学界不少启示,说明对传统中医理论进行解构与重建的必要性。但是,由于古人所处的历史条件不同,他们没有更多的考古史料可作借鉴,如甲骨文字没有出土,难以将中国医学史上朔至殷商;没有像现在这样的科学知识如人体解剖、生理、病理知识做基础,没有开展人类原始思维的研究,对人类原始思维处于空白,不可能将我们的思维引向深入;没有动员更多学者对古代医史进行多层次研究的条件。因而他们对《内经》理论"颠倒一番,从类分门"的解构思想及"然后附意阐发"的重建思想,只能在"分类学"的指导下原地踏步,不可能突破两汉以降形成的传统中医理论框架。

现在不同了,自《类经》以来的三百余年间,尤其近百年来,人体科学随着突飞猛进的科学事业飞速发展,我们已经可以在前人对诸学科研究的基础上吸取正反两方面的经验,改进我们的研究视野了,我们已经可以借助考古史料挖掘出我国的人体解剖史起于殷商人们对心脏的解剖,我们已经可以澄清我国的医学理论始发于人们对人体调节理论的探讨,我们已经可以探明我国的人体心脏—经脉调节理论已经走过了"人有四经说""十经脉""十一经脉说"和"十二经脉说"三个历史阶段;我们已经阐明秦汉以远中医理论的起源及中医理论框架的形成过程。所有这一切,都是我们今天能够将秦汉中医理论、魏晋及唐、宋、元、明中医理论进行解构与重建的基础。愿中华医史理论界的同仁们在解构与重建思想指导下,将传统中医理论立足于各个时期的基础医学和临床医学基础之上,排除历代社会科学对医学理论的人为影响,重新审视传统中医理论,为早日振兴中医而奋斗。

参考文献

[1] 严健民. 《素问·阴阳别论》人有四经考释[J]. 湖南中医学院学报,1997,(3):6-7.

第六章　秦汉经脉理论研究求共识

提要：秦汉时期包含经脉和络脉理论的经脉调节理论发展至 20 世纪 50 年代，被学术界简称为"经络"，甚至"经络"成为习以为常的口头禅。当针刺疗法的疗效被更多的临床经验肯定时，学术界和医学科学界便逐步展开了"寻找经络实体结构"的运动，以及皮肤电阻研究、经络感传研究等等。至 1999 年底又提出"人体虚体调控系统"，又有五个单位联合提出"经络物质基础之谜有望揭开"，时值 2000 年，仍有报道"初步证实了一些与经络有关的物质及理化特性"。我们承认，上述各类研究，都属人体生理学范畴，它们都不可能揭示"经络"的本质。因为"经络"从秦汉经脉调节理论中分离出来便构成了一个误区，许多学者提出"反思"，仍然难以冲出这个误区。我在《中国医学起源新论》第三篇"秦汉经脉学说起源及当代'经络'新论"中用十二章探讨了秦汉经脉学说，虽然仍有许多问题没有说清，希望将这些粗浅研究作为基础，求得学界共识；并在此基础上采取解构与重建方法，继续从各个方位探讨与重建新型中医理论。

关键词：秦汉经脉调节论；求共识

中医理论的起源是建立在基础医学和临床医学基础之上的，中医理论框架形成于殷商至两汉之间的千余年间，中医理论研究的核心是人体调节理论，在中医人体调节理论中心－经脉调节论是人体调节论的主纲。上述内容便是中医理论的真正特色之一，已在《中国医学起源新论》中做了较为翔实的回答，论证了秦汉经脉理论的创立过程。以下分四个历史时期简要复述于后。

一、殷商时期人们对心脏及其经脉的认识过程

我国历史发展至殷商时期，各类原始科学口头文化已盛行数千年。如八千年前的万年仙人洞有红陶片出土，到仰韶时期彩陶发展飞速；河姆渡文物证明七千年前我国已有人工种植水稻；属于仰韶文化的陶盆内画有人面鱼纹图像，可以认为这是早期人类开始探讨耳、目、鼻、口生理及其解剖部位的尝试。由此我们不难推知：由于生产的发展，人们有了交流生产经验的需求。根据原始科学文化发展的规律分析，从事各类生产活动的人们，尤其是各个行业中间对于本行业非常感兴趣的人们，他们对所从事行业中的原始知识掌握的多一些，他们在实践中又比较善于理解与总结自己的感知

与经验。在原始社会条件下，行业知识的传承就靠耳濡目染、言传身教，是原始口头传授文化的特征。从原始文化交流讲，可分作原始制陶口头传授文化，种植农业口头传授文化，耳目生理及解剖部位口头传授文化等，还有原始天文知识口头传授文化，原始历法口头传授文化，原始编织、纺织、印染口头传授文化等，殷商时期的文化就是在这一基础上发展起来的。

殷商时期的手工业如养蚕、丝织、冶炼、铸造、造房、各类木工、各类制陶等等，无愧为号称百工。殷商时期已由原始父系氏族社会发展为奴隶制度，居于上层社会的人们攫取了人民创造的各种成果，同时也集中了一批精通于各个行业的人，为他们的聪明才智的发挥创造了一定的条件，促进了原始科技包括文字的发展，同对也促进了人们对人体生理、病理的探讨。在人体生理方面，耳、目、鼻生理最早为人们感知，从甲骨文心字分析：殷商时期，人们最为关注的是心脏。也许因为人们在宰杀牲畜时，或者统治者们在活剖奴隶的胸腹时看到过心脏的搏动，促进了他们对心脏生理功能的遐想．成为迫切要求造出一个心字的动力，从而促使造字者们先后用了200余年的时间对人体心脏进行反复解剖观察，弄清了心内有七个孔窍。现代解剖证明，这七个孔窍是上、下腔静脉孔，左右房室孔、肺动、静脉孔和主动脉孔，证明殷人的结论是正确的。与此同时，殷代的造字者们先后造出了五个心字，其中三个心字内描绘了心内瓣膜，瓣膜有向上与向下之分，毫无疑问，向上的瓣膜指主动脉瓣和肺动脉瓣，向下的瓣膜主要代表左右房室瓣。殷人的描绘也是正确的。在五个心字中，后一个心字作 ![字] 大约创作于商纣王时期，它的特点是在心脏底部描绘两条线。春秋齐鲁地区心字作 ![字] 或 ![字]，心脏底部画作四条线，战国至《说文》从之。很清楚《说文》中的心（![字]）字是从殷商时期演变来的，它代表了心脏底部的四条大经脉，这四条大经脉就是显露于心包膜之外的发至主动脉弓的左锁骨下动脉、左颈总动脉、无名动脉（头臂干）和上腔静脉。殷人在心脏底部描绘两条线也是与解剖一致的，是有深刻内涵的，这"内涵"在于他们认识到心脏底部的经脉对全身具有重要作用。到春秋齐国提出"心有四支"，成为"人有四经"调节理论的重要依据。殷商的末代君主纣王曾讲"吾闻圣人心有七窍"，这意识是说圣人即有学问的人是用七个心眼在思考问题，因此，他借机下令杀大臣比干，验证心是否真有七窍。"圣人心有七窍"证明那时的人已认为人的思维功能是心脏完成的，这一思想（假说）影响我国三千余年，发端于殷商时期的人体心－经脉调节论引出一段热热闹闹的发展过程。

二、春秋齐国的"人有四经"说

春秋齐灵公时期（公元前580年前后）先后造了一只镈和一座钟，均依叔侯命名，叔镈铭的心字作 ![字]，叔侯钟铭的心字作 ![字]，都突出了心脏底部的四条大经脉。四十年后齐景公说了一席话："寡人之有五子（五位谋臣），犹心之有四支，心有四支，故心得佚焉"。这故事的起因是齐景公到"畋"去打猎，十八天不回朝主事。大臣晏子急了，劝景公回朝主事时，景公讲了上面的话。意思是说：我有五位谋臣在朝处理各种事务．好比心脏有四条经脉支配着全身的功能．心脏有四条经脉管理着脏腑、手足，心脏很安闲。我有五位谋臣为我主事，我有什么不放心的呢？齐景公的话也不是没有根据的。反映比齐景公早约一个世纪的《管子·内业》讲："凡心之刑，自充自盈……灵气在心。一来一逝。"这一记载证明公元前7世纪又有人见过活体开胸时心脏在胸腔内跳动（自充自盈，一来一逝）的情景，"灵气在心"当然是指心脏具有思维功能。《内业》证明，景公的讲话精神，是齐国的先祖们传下来的，后世《庄子·外物》又讲："心若悬于天地之间……胞有重阆，心有天游。"都应看作是古人在不同环境条件下见到过心脏悬于心包膜内跳动情景的。《淮南子》说："夫心者，所以制使四支，流行血气。"《淮南子》点明了心脏底部四条大经脉的全部作用，今本《素问·阴阳别论》中记载："人有四经十二丛。""人有四经"指"心有四支"，源于殷商是没有问题的。大约于公元前300年左右，当"四经说"不能满足已经发展了的基础医学与临床医学要求的时候，人们又在四经说基础之上创立十经脉[1]、十一经脉理论。人有四经说假如从殷商算起走过了千年里程，可见古代科技发展周期之长。

三、秦汉"十一经脉"说

20世纪70年代在长沙马王堆出土汉代帛书《足臂十一脉灸经》和《阴阳十一脉灸经》，后来又在江陵张家山出土汉简《阴阳经脉》篇，与马王堆《阴阳》内容一致。马王堆帛书抄于公元前187年以前，至少著录于秦汉之交。帛书出土以后，许多学者从不同侧面进行了研究，他们的共同认识是：《足臂》《阴阳》经脉循行点比较简单，绝大多数经脉向心性循行，各经脉之间没有相互连通，分支极少，经脉和络脉与内脏没有联系，是经脉学说创立早期的作品，这些意见是正确的。我在《中国医学起源新论》第180—193页专立"经脉学说创立早期的几个问题"中对其进行了探讨。我认为：《足臂》《阴阳》除上述特点外，其经脉循行方向是依人体四肢浮见于皮表之下的"经脉"为基础论述的，创立十一经脉理论的作者们很可能对人体皮下大静脉进行过"扣而循之，推而按之，弹而怒之"的观察。如对浮见于四肢的大静脉顺静脉向下（离心方向）推按时，则因静脉瓣控制了血液反向流动，被推的静脉段（静脉瓣以下的一段静脉）低平，空虚的界限十分清楚，提起手指，可见血液很快从远端向上冲去。古人观察到的这一结果，便成为经脉向心性循行的理论依据。又如：在《足臂》臂太阴脉和臂少阴脉的起点与循行问题的介绍中，两脉的起点直接从"循筋上廉"和"循筋下廉"讲起，"筋"成为两脉的分界线。两脉之间的"筋"在什么部位呢？根据现代解剖知识分析，这"筋"便是掌长肌腱。请做试验：掌心向内伸出前臂，将手掌稍向后扬，便见掌长肌腱微起，触之坚硬，古人便以这条处于中界位置的"筋"（可见、可触）作为臂太阴脉和臂少阴脉的分界线了。上述两则说明经脉学说创立早期部分内容是建立在解剖学基础之上的。其实以"足"和"臂"为主语的十一脉灸经，强调的就是建立在足（胫径）臂（臂径）静脉基础之上的经脉主病和按经脉施灸的早期经脉理论。

我们讲人有四经说向十一经脉理论发展是因为临床进步的需要，这一点首先可从疾病命名窥见一斑。温少峰、袁廷栋二氏从殷墟宫廷卜辞中将疾病归类为34种，概括了那一时期的疾病命名情况，其中依原始解剖部位命名者占半数以上。周王室对疾病曾有命名，如"四季有疠疾，春有痟首疾，夏有痒疥疾……"以及"肿疡、溃疡、金疡、折疡"[2]等，可见周室给疾病的命名方法是以临床表现为主的。至少著录于秦汉之交的《五十二病方》其疾病命名方法亦多依临床表现为主，然而张家山出土的汉简《阴阳经脉》篇后记载："凡二十二脉，七十七病。"按经脉归类疾病，有一目了然之感。在上述史料中突出了脉与病的关系，揭示了经脉主病。当我们重温各经脉原文格式时，《足臂》之论述格式为"……其病……诸病此物者……"这是单纯的按经脉归类疾病的叙述方式。《阴阳》则不然，他的论述格式为"是动则病……是×脉主治，其所产病……为×（数）病"。《阴阳》首先讲的是疾病的诊断问题。根据张家山《脉书·相脉之道》记载，"是动则病"是"他脉静，此独动，则生病"的简述形式，是古典痹病、齿槽脓肿等病的诊断方法，是早期脉象学的内容。"是动则病"理论被《灵枢·经脉》继承，其论述形式是"……是动则病……是主×所生病……为此诸病"，它的原形来源于《足臂》和《阴阳》。但是，汇集《灵枢·经脉》篇的作者们只见到"是动则病"四字和"产病"（将产病改作生病）及《足臂》残留句"诸病此物"并将其改作"为此诸病"，因此给人以囫囵吞枣之感。汇集《经脉》篇的作者们未见到"相脉之道"的三组脉象，不知"是动则病"就是"他脉静、此独动、则生病"的简称。因而为后世留下悬案，闹出了"是动病"与"所生病"的千年纷争。从《足臂》和《阴阳》分析，创立原始的脉象诊断法，也是创立十一经脉理论的动力之一。

四、两汉十二经脉理论的形成

《素问·阴阳别论》的汇集者开篇就讲"人有四经十二丛"，但在全文中这七个字的本意没有解清，后世注家多回避。或者将"四经"解为"谓四时之经脉也"，此解真乃天壤之别。但后人从无反驳，因不释"人有四经"的真意。前文已讲我国的"人有四经说"源于殷商至《淮南子》，它是解释人体调节理论的。用现代解剖讲，"人有四经"是指心脏底部显露于心包膜之外的四条大经脉，"十二丛"则是由这四条大经脉分支出去的抵于头颅和四肢末端的动静脉主干，"人有四经十二丛"是整个《内经》继承早期经脉理论的唯一的一句。

出土文献证明：秦汉之交流行的是十经脉和十一经脉理论，已如前述，两汉时期我国原始科学技术如天文、历法、星象术、丝织、印染、古文字、造纸术、交通运输等都在飞速发展，两汉医学的发展更为人所共知，其中十一经脉向十二经脉发展代表了两汉医学理论的辉煌。十一经脉理论在创立过程中虽然已可按经脉归类疾病，已可根据经脉由"静"而"动"诊断疾病了。但仍不能适应临床发展的需要，如人体调节与心脏无关，不能反映五脏六腑的动态，虽然气的思想引入医学后，提出了精气（经气）、神气等概念，但对精气（经气）的流动方向问题尚未解决如环无端问题。因此那时的经脉学家对十一经脉进行了大胆的改造，在改造中调理、增补，做了大量的人为安排。那时经脉学家们首先考虑的是怎样解决精（经）气在经脉内的循行问题，西汉早年已在权贵者中流行着一种养生思想叫作"君若欲寿，则顺察天地之道。天气月亏月盈，故能长生；地气岁有寒暑，险易相取，故地久而不腐[3]"。这是一种对自然现象进行总结后产生的最为原始的周而复始理论在两汉养生家中的反映。我们知道天象表明：太阳东升西沉一日之周而复始，月亏月盈的一月之周而复始及春萌秋杀的一年之周而复始现象在两汉时期已成常识。当经脉学家们在探讨经气流动问题将天文、历法中的周而复始理论引入经脉理论是很自然的，也是人与天地之自然因素相参（天人合一整体观）类比思想的结果。由此引出一个问题：假如仍依"阳脉十二、阴脉十"之十一经脉理论排列，经（精）气就不可能在经脉内顺阴阳表里循行。为了解决这一问题，就必须使十一经脉向十二经脉发展，在手阴经中加入厥阴经脉。然而有一点被当时的经脉学家们忽略了，就是厥阴经应在少阴经之后原则，他们偏将手厥阴排在太阴和少阴之间，引起了不少混乱。上述史料证明《经脉》篇中三阴经、三阳经在臂胫周经上的排列顺序及经脉循行路线的安排，全是人为的，是遵守一定人为原则安排的。

经脉理论在发展中还应考虑脏腑问题。秦汉以前为五脏六腑，与十一经脉相适应，当周而复始理论引入医学后，十一经脉与十一脏腑都不适应，加入手厥阴心包经问题就解决了。但经脉与脏腑相配必须将五行学说引入。五行学说如指金木水火土五要素用其解释自然现象，应属古典自然科学范畴，自邹衍将五行木火土金水用于社会学方面推演五德终始，使五行学说披上了浓厚的社会学色彩，属社会学范畴了。秦汉五行学说的社会学属性是不可忽视的，经脉学说引进五行后在发展中很自然地又引入了社会学中的君臣思想，认为心属火，心者君主之官。将社会学内容引入医学，在当时讲是无可非议的。但它埋下了后患，严重影响了当今中医的振兴。在改造十一经脉理论过程中，当五行配五脏后（此说当然有矛盾），对于阴经和阳经必须与其发生关系，于是提出"阴脉荣其脏，阳脉荣其腑"。这一原则要求做到：阴经在循行过程中属于脏而络于腑；阳经属于腑而络于脏；由此确立脏腑之阴阳表里关系。此外还应考虑腹之上部胸腔内的肺、心、心包与手阴经相配；腹之下部的肝、脾、肾与足阴经相配。手足的三阳经除了属腑络脏外，还必须循头。这便是"手之三阴，从脏走手；手之三阳，从手走头；足之三阳，从头走足；足之三阴，从足走腹"原则。但是手足之三阳经与头的往复关系绝非完全直走，它们都有许多分支必须人为地安排达到相应的腑。因此更属于人为排列，可以讲大多数的经脉循行路线不是"经脉"在人体内的必然行走线，这就是当今在寻找"经络"实体结构必然失败的根本原因。

在《内经》中当我们对经（精）气在经脉内循行情况进行分析后，我们发现经气在臂、胫周径上的循行至少有三个派别，即天文派、日月派、经脉派。[4] 经脉派在考虑经气循行时冲破了其他派别的排列方式，吸取《足臂》《阴阳》经验满足了阴阳、五行-五脏理论及天文、历法之周而复始、如环无端的经气封闭或循行理论的要求。但是《灵枢·经脉》篇的汇集者在讲完十二经脉循行后，插入了"六阴经气绝"，它实质是讲"死候"的。在"六阴经气绝"之后又回到"经脉十二者，伏行分肉之间……"随后又讲十五络。《经脉》的这种冲断叙述层次的汇集形式是显而易见的。在《经脉》篇后又设《经别》《经筋》诸篇，这些篇章都属十二经脉循行理论产生以后的发展和补充。但是这些篇章都未涉及脑的调节问题。《灵枢·海论》讲"脑为髓之海"成为髓海有余不足的理论依据；涉及脑调节者在蹻脉理论的建立，它是以颅底经脉解剖为基础建立起来的。两汉经脉学家们在颅底经脉解剖的基础上创立了蹻脉理论，维筋相交理论，比较合理地解释了"伤左角右足不用"病案。这是十二经脉理论创立之后最为重要的一大进步，但恰在这一点上未被后人重视，《内经》中的颅底解剖史与眼球解剖史及以颅底解剖为基础的蹻脉理论是值得中华民族自豪的。

五、十二经脉理论创立后对临床治疗医学的影响

国内外医史证明：当一种新型的医学理论问世以后，将促进临床医学的发展，产生一些新的治疗手段，甚至派生出一些新的理论。两汉十二经脉理论形成以后，对临床医学产生了积极影响，派生了独具中国特色的疼痛理论。

从治疗医学讲：到西汉早年的《五十二病方》中，虽记载药物达248味，但用药与经脉理论无关，缺乏理论指导，纯属经验医学。在《内经》中采用药物少见，可能因医家尚不知道如何将经脉理论用于临床，指导药物治疗有关。当经脉理论创立后，除药物治疗外，两汉治疗医学大为改观。如灸疗，在《足臂》中是对经脉的一种笼统的灸法。《内经》则不然，如《灵枢·禁服》讲："陷下者，脉血结于中，中有着血，血寒，故宜灸之"。这一理论反映了三个内涵：即经脉、血气、风寒致病。《灵枢·经脉》在十二经脉之下常规指出经脉"陷下则灸之"，"陷下则灸之"成为后世医家施灸治疗的原则之一。在《内经》中见到的推按疗法也是经脉理论创立以后的产物。如《素问·离合真邪》讲："必先扪而循之，切而散之，推而按之，弹而怒之，抓而下之。"可见推按手法都是针对虚经提出来的。《灵枢·九针十二原》还反映在九种针具中就有员针和鍉针的针形是专门为按摩虚经和分肉之间设计的。如"员针者，针如卵形，揩摩分间，不得伤肌肉""鍉针者，锋如黍粟之锐，主按脉无陷，以致其气"。在《灵枢·刺节真邪》中还写道："大热遍身，狂而妄见，妄闻、妄言……因其偃卧，居其头前，以两手四指挟按颈动脉，久持之，卷而切推，下至缺盆口。而复，止如前，热去乃止。此所谓推而散之者也。"这一记载将当时的推按术治内病写清楚了。用现代医学解之：在对颈动脉的推按中必然刺激颈动脉窦，也许这就是导致散热的原因。

《内经》中的放血疗法大约产生于经脉理论创立之前的若干年，但在经脉理论创立之后，当人们见到放血死人的事情时常发生以后，便惊呼"夫子之言针甚骏，能杀生人，不能启死者"（《灵枢·玉版》）。便按经脉理论提出"欲以微针通其经脉，调其血气"（《灵枢·九针十二原》）的改进意见，并由此导致了针刺疗法的诞生。早期的针刺疗法理论是建立在"经气""寒邪"基础之上的，"夫邪之入于脉也，寒则血凝泣"，血脉"不通，则视其虚经内针其脉中，久留而视，脉大，疾出其针，无令血泄"，说明早期的针刺方法是直接将微针刺入经脉之内的，后来才发展针分肉之间等即不将针直接刺入经脉之内了。

经脉理论产生不久，医家们便依临床需要创立了（派生了）疼痛理论，疼痛理论也是建立在"经气""寒邪"基础之上的。《内经》将人体生理与已知的自然现象类比，认为："天寒地冻，则经水凝泣。夫邪之入于脉也，寒则血凝泣。"指出："寒气入经而稽迟，泣而不行，客于脉外则血少，客于脉中则血不通，故卒然而痛。"至此，"通则不痛、痛则不通"成为指导临床治疗与观察疗效的重要理论依据。在疼痛假说中还有"外引小络则痛"理论。如"寒邪客于脉外则脉寒，脉寒则缩蜷，缩蜷则外引小络，故卒然而痛；寒邪客于肠胃之间，膜原之下，血不得散．小络急引故痛"。这一假

说的特点仍以经脉理论为基础,但有所发展,似乎认定络脉是疼痛的感知部分,而经脉是疼痛的反应部分。

传统中医理论中的藏象学说的完善,药物归经理论的建立是三国至魏晋以后完成的,它们都反作用于经脉理论,在很大程度上巩固了经脉理论的地位,在古人看来,使经脉理论达到了无懈可击的地步。

我国的经脉理论源于殷商,完成于两汉,是独具特色的古典人体调节理论,指导中医临床数千年,为其他民族医学所不及。经脉理论完成以后,促进了以经脉治疗为对象的治疗方法的发展,创立了疼痛假说,不仅是两汉时期的骄傲,也是当今中华民族的骄傲。用现代解剖生理知识分析,经脉理论仍有它的生命力,有待我们挖掘。我们知道,在血管壁上大量自主神经伴随,刺血管壁也就刺激到自主神经纤维;自主神经系统中的交感神经系统最为庞大,它们来源于脊髓前根,组成交感干分布于脊柱两旁,对内脏器官主持整调功能,故有自律神经之说,如结合经脉理论讲,它恰好揭示了"气在腹者,止之背俞"的本质。从穴位讲,针刺入软组织后,很难避免不刺激到自主神经纤维。针刺过程中与自主神经的关系是当代学者研究不够的,近十余年来,许多临床工作者报道了他们的研究成果,证实按压胸 7~8 棘突之间的至阳穴可以缓解心绞痛;颈前肌损伤、痉挛、星状神经节受刺激可使心动过速,这类患者在手法按摩星状神经节治疗有效;针入迎穴可鉴别心脏病等无不可能与自主神经功能有关,[5] 当代在中药药物作用原理研究中也有许多与自主神经功能有关的报道。由此看来,进一步澄清秦汉经脉理论,探讨经脉理论新内涵,振兴中医有望,这就是本文"求共识"的宗旨。

参考文献

[1] 马继兴. 中医古文献遗产实物的发掘研究及其重要现实意义 [J]. 中医文献杂志, 2000(增刊): 2-8.

[2] 林尹. 周礼今注今译 [J]. 书目文献出版社, 1985: 45-48.

[3] 周一谋. 马王堆医书考注·十问之四. [M] 天津: 天津科学技术出版社, 1988: 374.

[4] 严健民. 中国医学起源新论 [M]. 北京: 北京科学技术出版社, 1999, 188.

[5] 严健民. 中国医学起源新论 [M]. 北京: 北京科学技术出版社, 1999, 228-238.

◀ 上 集

五十二病方注补译

内容提要

本书对长沙马王堆汉墓帛书《五十二病方》进行了较为系统的整理，收录病种53种，每病分别从题解、原文、注补、今译进行阐述，参阅了大量古医籍及文史哲文献，旁征博引、述之有据，书末附有物理疗法、手术疗法、汗法、常用难（多）字表、药名归类表等内容。

周 序

自1982年以来，素业西医的严健民先生一直潜心于古代中医文献的研究，有著作问世，诸如《中国医学起源新论》《论原始中医学》等书的出版，无不令读者耳目一新，同时也备受同行专家的好评。

最近又有幸拜读了严先生的《五十二病方》注补译书稿，更是不胜欣喜之至。长沙马王堆汉墓帛书《五十二病方》已经出土30周年了，其间虽有若干整理注释本梓行，但并非尽善尽美，尚待拾遗补阙者也绝不止寥寥数处。先生广泛收集古今有关文献，在全面、系统、深入进行钻研的基础上，对帛书《五十二病方》做了详细的考证注释，补其残损与缺漏，并且一一加以语译，使这部古奥残损的医学著作能便于广大读者研阅，其功不可泯焉。

该书在注释方面，立足于运用帛书的原文来阐明其医理，这就增强了注释的准确性。例如"婴儿病间方"，依据原文所说"间者，身热而数惊"，乃认定该病为婴幼儿高热惊厥。"螟"则依据原文所说"使人鼻缺指断"等症状的描述而释为麻风病之类。治癃闭方中有"三乃"或"三汋"一词，依据上下文意均释之为"三沏"，即煮药"三沸"之意。这些解释都是很有见地的。全书填补残损或缺漏字365个，无不言之成理，持之有据。在语译方面则尽量做到真实于原文，总的来说，符合于信、达、雅的原则。

严先生说他是学西医的，不是学中医或古汉语专业的，要搞古代中医文献研究和古文字考证，恐怕"解注谬误一定不少"，实则这是过谦之词。常言道，只要功夫深，铁杵磨成针。严先生以十年磨一剑的精神，朝于斯，夕于斯，时时沉酣于古代中医文献和古文字的研究，且无门户之囿，不但功力深厚，更有不少创见，这实在是极其难能可贵的。

与严先生交往多年，备受鼓舞。承蒙惠寄书稿，嘱我写序，故有幸先睹为快，先生早已成绩赫赫，硕果累累，而今早已年逾古稀，却是老当益壮，不坠青云之志，始终精勤不倦，奋力笔耕不辍，堪称医界同仁之楷模。

喜读书稿之余感慨良多,聊赘数言,因以为序。

湖南中医药大学教授
原长沙马王堆医书研究会会长
周贻谋(一谋)
2003年6月3日
于长沙梨子山

自 序

　　我于1982年才走进《灵枢经》，从此知道了它的甘贵。所以我曾说："翻开《灵枢》，众多的经脉循行路钱……典型的远古治疗方法，无不给人以五光十色、琳琅满目的感觉。"不久，在学习与查阅资料的过程中，便知道长沙出土了一本西汉早年的《五十二病方》，已被学者们认定为先秦医方集本。且于1983年秋，在刘仁幼同志的支持下，帮我从北京购回一本1979年版《五十二病方》。当我见到这本古书的时候，我的心情何只是喜出望外啊！20年来，我不间断地在《五十二病方》中寻觅，先后拜读了周一谋教授的《马王堆医书考注》、马继兴教授的《马王堆古医书考释》，以及许多医史学者们于各类杂志、学术年会上发表研究《五十二病方》的文章。学者们凭借它们宏富、渊博的考古学、医史学、古文字学功底，对《五十二病方》进行考镜，许多华章，无不旁征博引，推陈出新，使《五十二病方》中的历史原貌得到逐步揭示，使我受益匪浅。在学者们的启迪下，由于学习有所深入，心得有所发展，在某些方面的认识也有了一些升华。曾以《〈五十二病方〉物理疗法概述》于1990年参加中华全国首届马王堆医书学术讨论会（长沙），发表《〈五十二病方〉"头脂"释义》（1990年），《〈五十二病方〉"巢者"考释》（1991年）等。1992年春，在回顾有关《五十二病方》的习作时，见许多古籍都在"今译本"的影响下，试图从"注补译"角度对《五十二病方》进行整理。这项工作进行了半年，取得了一些进展，但深深感到自己综合性古典科学知识不足，古文字基础知识欠缺，功底太浅，力不从心。

　　这一时期，正是我在究读远古中医理论框架的过程，认识到当今"经络"研究走了一条曲折道路。"经络"，仅就《内经》记载，它是两汉以前中医理论中经脉和络脉的简称；认识到我国经脉调节理论的诞生，始于殷商时期，建立在殷商时期许多造字者们对人体心脏进行反复解剖基础上，他们不仅弄清了心内有七个孔窍，有两组瓣膜，而且殷商时期的人们还认识到心脏底部几条大经脉对全身的调节作用，这些认识便是造字者在创作第五个心字时于心脏底部划两条线的重要原因，由此导致了我国人体独特的经脉调节论的起步。五百年后于齐鲁地区诞生了以心脏底部四条大经脉为基础的"人有四经"说，从殷商至两汉的千余年间，伟大的先民们经历反复尝试、整理，完善了十二经脉的调节论。只要我们正确认识与挖掘经脉理论——自主神经功能调节论，它将使古老的中医理论得到重新构建，再放奇彩。上述认识迫使我对手头工作产生掂量。就在这时（1992年夏），在汉与高潮同学交换学术思想的过程中受到启迪，决心将对《五十二病方》的研究停下来，转入到远古中国医学史的广泛追溯之中。由此，用去两年的时间完成《秦汉经脉学说研究》，后更名为《中国医学起源新论》。之后在秦汉医学史中徘徊数年，似乎悟出传统中医理论的症结，希望能澄清《黄帝内经》成书以远的原始中医学概貌，展示远古中医学是建立在基础医学与临床医学基础上的，但多次筹谋也难建立篇章。后在李经纬教授约我参编"中医学思想史中医学思想萌芽"的启迪下猛然领悟，于是从1999年秋起，围绕"原始中医学"编撰稿件，次年完成《论原始中医学》书稿。在余瀛鳌、钱超尘等教授对"原始中医学"的偏爱与鼓励下，又考虑到《五十二病方》在远古中医治疗医学中地位，虽已在《论原始中医学》中用六章对《五十二病方》进行探讨，尚不足以说明《五十二病方》中方方面面的问题，不足以树立《五十二病方》在原始中医治疗医学中的历史地位，2000年底又将《五十二病方》注补问题提到议事日程。更名曰《五十二病方注补议》，眼下已完成书稿，正处打印。

在注译中，我将主要立足点建立在《五十二病方》全书原文基础之上，希望尽量用《五十二病方》中的原文注释《五十二病方》中的问题。如"婴儿病痫方"，依"间者，身热而数惊"认定为婴幼儿高热惊厥。"螟"依临床症状释为麻风病或梅毒。"颠疾"的第一治方则根据治疗过程认定头癣急性感染，俗称邋腻头。对"溺口沧者"，在考释中将缺字补鳞，指出："溺鳞沧"，即尿频和多尿症。在注释中，考释了"头脂""巢者""囷土""职膏"等，澄清了"丰卵"（第262行）、"男子洎"（第15行）、"牛肛"（67行）等的本意。在字的考核中如乃（第188行）汎（第176行）释为汋（zhuó），三汋即三沸，澄清了字意，阐明了制药要求。对于多意字如隋，第151行释堕，转释为撒；第221、第247行隋释椭，指椭圆形；第152隋行释脽，即指臀。在同一治方第221行中久释为灸，第222行久释为灸。在填字、补句过程中，一不离题，二必从有关原文中寻找依据。如"诸伤"第二治方缺字较多，释读困难，原意困惑。但因原文中保留有"朐""一斗并""熟""汁滓皆索"等关键字句，为顺补提供了重要的依据。在"朐"的注释中，首先"朐"是什么？对"朐"的认定，在《五十二病方》目录中有"朐痒"，正文中又对朐做了界定，使本题补文可迎刃而解。本治方共补19字，读之顺理成章，基本恢复了原方原貌。又如："伤痉、第三治方"补22字，也因原文中留存了"枲絮""煎汁""沃""举"以及"礜"，这些原文都是填字、补句的重要依据，当然离不开参考第17、55、350行等，尽力做到使原文、本意得到恢复。全书共补字356字，使多个方剂贴近原方，有了可读性。

在注补译中，注意到两汉以前的先进治疗手段——手术疗法，已归类为十则（参附录《五十二病方》手术治疗法十则）。其中犬咬后扩创术一，用刀剗（剥）去某组织四，刺伤腹股沟管使之结疤，治疗斜疝一，拔去疣与"把其本小而蟄绝之"共三，尤以牝痔的第七治方手术设计原理在当今某些治疗手段中仍然采用。在婴儿瘛的治疗中对"婴儿瘛所"（某局部组织痉挛）不仅采用了特殊放血方法，而且还取血放入杯水中进行观察，开创了验检血液的先河。

但是，由于我没有系统学习古汉语，对古文字的演绎很少研究，更缺乏医古文专业训诂的功底，因此解注谬误一定不少。当代社交活动中有一句话，叫"贵在参与"，我不自量力，参与到秦汉以远治疗医学的注释中来，我想就用"贵在参与"自慰，只求学界认可我的"参与"，书中众多注补谬误，盼请学界大师们赐教、斧正。

当完成这部书稿后，考虑到在《五十二病方》的283方中，除饮、傅、涂等治方外，尚有大量的古典物理疗法、珍贵的秦汉手术疗法、发汗疗法以及祝由术分布于各病种的治方之中，难于醒目。为帮助读者查找方便，特收入附录……分别归类，并在每一方后注明行数，便于查寻。

《五十二病方》成书于秦汉以前，那时的文字虽已十分丰富，但遣词用字，尚欠规范，因而文中假借字、异体字不少，成为"内容古奥"的重要原因。为此尽力编一"难解字表"收371字附后，供读者查阅。凡与药名有关的难字，请在"药名录"中查找。这药名录以其他学者的研究为基础，在膏脂类等方面做了适当补充，共299味，比在《中国医学起源新论》第28—29页的认识有新进展，为提供药物剂量的参考，特撰《秦汉楚地度量衡概说》，并将作者对《五十二病方》有关研究，一并收录书后。

有关对《五十二病方》总体认识，如《五十二病方》物理方法概述、论古老的火灸疗法、先秦动物膏脂类疗法等，请参阅《论原始中医学》第三篇第1—6章。

二〇〇二年八月十八日
于十堰市富康花园秋实居

凡　例

1. 将《五十二病方》释为"原始中医治疗学"是在学者们早已公认《五十二病方》为先秦"医方集本"的基础上提出来的，原始中医治疗学《五十二病方》注补译其原文和字体均以《马王堆医书考注》中《五十二病方》之原文为准，遵从1985年文物出版社出版的《马王堆汉墓帛书》（肆）的原貌，从文字到标点均不作变动。《马王堆医书考注》声明："原有错字，随文注明正字，外加（　）号"，此次在抄文中直取"注明正字"，取消（　）号；"原已涂去废字，释文用O代替"，此次在抄文中取消（　）号"；"原有脱字，随文补出，外加［　］号"，此次在抄文中，取消［　］号。此举有利于阅读。

2. 原文中的残字用□格表示，一般残缺多少字，用多少个□格表示；无法确认残字数目者用▨表示；个别段落残缺字太多，又难补文者，亦采用▨表示。

3. 在注释中凡有新意的字，如189行"三乃"，其他书释为"三汋"笔者释"乃、汋"为"沟"，在抄文中均在乃后补（沟）。如"乃（沟）""（汋）（沟）"并在注释中予以澄清。凡对残缺字补正者，均用"□"格框之。如第18行"乌喙二颗，留浴捣之者二瓯"，颗等属补入之字，凡补字、句均在注释中讲明缘由。

4. 凡注释文，均用（1）（2）……序号于注释内容之右上方标明，原文之行数共462行，每行用1、2、3……标于右下方。对于难定的汉语拼音，依湖北、四川辞书出版社1986年版《汉语大字典》拼音为准注之，并收录于难解字表之中。

5. 凡注解意见难于统一，不予强求，或供参考，或者存疑待考，在撰著中凡引文多随文讲明，或集中于书后附主要参考书目，借以向原著者致谢。

6. 在本书的注释中，依五十二题外加"口筮（噬）"分列，设题解、各治方原文、注或注补、今译等层次展开；凡祝由词语，多不注释。

诸 伤

[题解] 汉·蔡邕在《礼记·月令》中解"伤"时指出"损害在皮肤部分叫伤；在血肉部分叫创，在筋骨部分叫折"，由此诸伤讲的是伤及皮肉的症候群。诸伤项下，收入17治方，在17治方中有些反映了伤的性质。如第5治方"以刃伤"，第11治方讲金伤，第16、17治方致伤原因与第5、11治方同，说明此伤为锐器所致。第14治方"久伤者"是指因各种伤后经久不愈者，《马王堆医书考注》在诸伤第一治方注（1）指出："诸伤是指因金刃、竹木等创伤和跌打损伤一类的病症"。"诸伤"二字原脱，依目录补之。

从治方组成讲，大约可分四类，即解痛类、止血类、促愈合类和不瘢类。第2、7、11、12、16、17治方为解痛类，多用朐、乌喙、鼢鼠等。第4、5、6、7、8治方为止血方多用鸡毛、人发、羊矢、蔽蒲席等燔烧为炭末后按压在伤口上。促进伤口愈合的方剂中，用药较广，如1、2、3、12、13、14、17等方，多数药物都有活血化瘀抑菌消肿、促进伤口愈合作用；9、10方为"不瘢"方，反映了秦汉医家的美容观。

▲第一治方

[原文] 诸伤□□膏⁽¹⁾，甘草各二⁽²⁾，桂、畺（薑）⁽³⁾"椒图□□□□□□□□□□□□□圙迴、図圗、肉図（丸），毁⁽⁴⁾一垸⁽⁵⁾音（杯）⁽⁶⁾酒中，饮之，日一饮，以□其☑₂。

[注补]

（1）膏：动物的脂肪。《说文》："脂，有角有脂，无角者膏。"如山羊的脂肪称脂，猪的脂肪称膏。

（2）甘草各二："各二"与后三味药用药数量相呼应，后三味药当用"各一"故补。因此，在《五十二病方》中，凡在药名后只记数字，不出剂量单位者，指药物比例数量。

（3）桂：《五十二病方》中，有桂、菌桂（227行）、美桂（蚰7行）之称，有关桂的解释，历代意见不一，参《马王堆古医书考释》第324—325页注。畺（jiāng），《五十二病方》之畺，均指姜。

（4）此段缺字较多，"毁一垸（丸）音（杯）酒中"属承上句式，提示前文缺字中必有做丸的过程，故可试补："皆冶，以蜜为垸（丸）"。

（5）垸：《五十二病方》释丸，各家从之。《周礼·考工记·冶氏》："重三垸。"郑玄注："垸，量名。"《淮南子·时则》："规之为度也，转而不复，员而不垸。"高诱注："垸，转也。"《说文》："垸，以黍稣灰丸，而䰍也。"段玉裁注："丸者圜也，倾侧而转者。"此解做丸的方法。《五十二病方》中用垸均代表丸。"毁一垸"：毁，破坏；将做成的丸药揉碎一丸放于一杯酒中，喝下去。参《素问·腹中论》："丸以雀卵，大如小豆。"

（6）音：《五十二病方》释杯，各家从之，古音同杯，古代盛羹及注酒器。《逸周书·器服》："四棓禁，丰一籨。"朱右曾校释："棓读为桮，盘盏之总名。"因此音为棓的省写。

[今译] 由金刃等致伤，伤及皮肉者的治疗，可用猪油一类的膏脂与甘草各两份、桂枝、姜、椒各一份，将药物粉碎后，用蜂蜜和搅做成丸状备用。如因金刃等致伤者，取一丸毁成小片，放于有酒的杯中喝下去，每天喝一次……

▲ 第二治方

[原文] ▨朐⁽¹⁾，令大如荅⁽²⁾，即以赤荅一斗并▨⁽³⁾复冶⁽⁴⁾▨▨▨▨▨▨▨▨▨⁽⁵⁾，孰（熟）▨▨▨，饮其汁，⁽⁶⁾汁宰（滓）皆索"⁽⁷⁾，食之自次（恣），解痛，斩▨。

[注补]

（1）朐（gú）："取某朐"，这是一则用某动物直肠周围的组织治病的最早方剂。原文缺字较多，但保留了几个关键词，为补正原文提供了依据。如朐，孰（熟），饮其汁，汁宰（滓）皆索、解痛等。"解痛"书写于用药之后，说明此方是一个"伤痛方"。因此方前缺四字，补："伤痛取某"朐，有学者释朐为"干肉的一种"，欠妥。《五十二病方·朐痒》之朐与此方朐一致，用"朐痒"原文解朐是最合理的。"朐痒"开篇就讲："痔者，其䐡旁有小孔，——其䐡痛，焮然类辛状。"表明"朐痒"讲的是肛周疾病，朐即肛门。肛门，古亦作"后"，亦指句。马王堆汉墓帛书《老子》乙本三十八章："……失德而句（后）仁，失仁而句（后）义，失义而句（后）礼"，说明古句、朐、后通假。

（2）荅（答）：《说文》"荅，小尗也"，即小豆，"令大如荅"强调将某动物的肛周组织切成小块。

（3）赤荅：赤小豆，原缺一字，顺文意补"挠"，指搅和之意。

（4）冶：《说文》"冶，销也"。段玉裁注："销也，铄金也"。《说文》："铄，销金也"，即熔化。在《五十二病方》中，凡冶均转释为粉碎。复冶，将某动物之朐切细，与其他药物挠匀，再粉碎。

（5）缺十一字，后文有一熟字，根据熟字试补："置甕中加水×升煮之令熟"。

（6）"饮其汁"前缺三字，试补：孰（熟）"食其宰"、饮其汁。在《五十二病方》中孰均释熟。

（7）索（suǒ）：《尚书·牧誓》"惟家之索"，孔传："索，尽也。""汁滓皆索"，说明将药物吃完饮尽。

[今译] 受伤后疼痛，取某动物的肛周组织切成小块，大小如小豆一样；取赤小豆一斗，将两药一并搅和，再进行粉碎，将粉碎之物置于陶瓮中，加水×升，煮之令熟，熟后将滓分几次吃完，将汁分几次饮尽。在吃饮上述物品时，不必讲禁忌，由此，伤痛就好了。

▲第三治方

[原文] 冶齐（荠）囗⁽¹⁾，以淳酒渍而饼之，⁽²⁾熰瓦䰞炭，⁽³⁾囗囗囗囗囗囗囗囗囗囗囗囗渍囗₅，熰之如囗，即冶，入三指最（撮）⁽⁴⁾半音（杯）温酒⁽⁵⁾囗囗囗囗囗囗囗囗囗囗囗囗囗囗囗囗囗者₆，百冶⁽⁶⁾，大圆者八十，小者卌，冶精₇。

[注补]

（1）齐：即荠，诸伤第十七治方"取荠熟乾实"，《马王堆医书考注》注曰"荠熟干实即成熟干燥的荠菜子"，可参，故荠后缺字补"实"。

（2）本句开头缺一字，在《五十二病方》原文中，药方前常用"以"字做动词开头。如诸伤等十二治方"以续断根一把……傲缺字补"以"，全句作"以淳酒渍而饼之"，渍即浸泡。当成熟、干燥的荠菜子浸泡好后，做成饼状。

（3）熰（bì 必）：焙烤。《说文》："熰以火干也。"段注："熰即熰。"囗䰞（xìn），古陶䰞，《说文》："䰞，大釜也……小下若甑曰䰞。"《诗·桧风·匪风》："谁能亨（烹）鱼，溉之釜䰞。""熰瓦䰞炭"，指将某物在䰞内烤成炭。

（4）最：《五十二病方》中均释撮（cuō），古计量单位，但不规范。《说文》："撮，四圭也；一曰两指撮也。"《玉篇》："撮，三指取也。"《五十二病方》反映，秦汉时期粉碎后的粉状药物，多用"三指撮"计量，即用大拇指、食指和中指对摄药粉。在《五十二病方》中还有强调"三指撮到节（第 26 行）""三指大撮（第 72 行）"等提法。《素问·病能论》："合以三指撮为后饭。"与此意同。

（5）温酒：即将酒加热，酒后缺字，可顺补"中饮之"。

（6）百冶：前文缺字较多，难以推断，从"百冶"起，最后"冶精"好似补充前者的制药方法。大"块"者八十，小者卌（四十），强调大"块"粉碎八十次，小块粉碎四十次，达到"精冶"的目的，因此缺字补"块"。

[今译] 皮肉受伤后，取荠菜籽放于好酒中浸泡后，做成饼状，放入陶䰞内烤成炭状，再将某某药浸泡后烤干、粉碎，取该药末三指撮，放于半杯温酒中，摇匀后喝下去，还有某某药，要"百冶"，大的粉碎八十次，小的粉碎四十次，做到精工细冶。

▲第四治方

[原文] 燔⁽¹⁾白鸡毛及人发⁽²⁾，冶各等。⁽³⁾百草末八灰，⁽⁴⁾⁽⁵⁾冶而囗蜜囗丸，伤者殹一垸（丸）⁽⁶⁾温酒一音（杯）中₈⁽⁷⁾饮之₉。

[注补]

(1) 燔 (fán)：加火上曰燔，段玉裁《小笺》"燔与火相着"，本句指将白鸡毛放在火上烧。

(2) 白鸡毛、人发：古时均为药物，诸伤第六治方"止血出者，燔发以按其痏"。讲受伤后出血不止，可取人发烧成炭灰按在伤口上止血。由此可证，本方亦为外伤流血不止方。只是本方是取白鸡毛、人发等量烧成炭末后，用温酒冲服，属于内服药方。

(3) 各等：即白鸡毛、人发烧成的炭末等量。

(4) 百草末：疑为百草霜。《本草纲目》卷七："百草霜，此乃灶额及烟炉中黑烟也，其质轻细，故谓之霜。""八灰"，《马王堆医书考注》曰："八灰，指百草末的用量是鸡毛灰，人发灰的八倍"，可参。

(5) 冶：将上三灰混匀，此处"冶"含配制意。

(6) 依"垸"（丸）：说明上文缺七字之内容是将上药制成丸状备用，故可补："以蜜为丸，伤者，毁"。

(7) 音：《五十二病方》释杯，参第2行注。在《五十二病方》中，凡音代表杯。

[今译] 有外伤出血不止时，可取白鸡毛、人发等量，放在火上烧之，再取锅灶内的或锅底的黑灰即百草霜八倍，与鸡毛灰、人发灰搅匀，再加净水或者蜂蜜和合做成丸状备用。需要时，取一丸揉碎放入温酒一杯搅匀饮之，伤口之血可止。

▲第五治方

[原文] 以刃伤，$^{(1)}$ 頯（燔）$^{(2)}$羊矢，$^{(3)}$傅之$_{10}$。$^{(4)}$

[注补]

(1) 本方指金刃致伤的治疗。

(2) 頯：《五十二病方》注"頯，从烦从犬，读为燔（fán）"，即燔烧。又引《武威汉代医简》85简治百病方"人发一分，烦之令焦"证之。

(3) 羊矢：即羊屎。在《五十二病方》中，矢均指屎。《左传·文公十八年》："……杀而埋之于马矢之中"，《庄子·人间世》"以筐盛矢"，陆德明释文："矢或作屎。"

(4) 傅：古通敷。《荀子·成相》："禹傅土，平天下。"杨倞注："傅读为敷。"《汉书·陈汤传》："离城三里，止营傅城。"颜师古注："傅读为敷，敷布也。"《五十二病方》中，傅均指将药敷布于伤口之上。

[今译] 金刃伤的病人，取羊矢燔烧热后，揉作饼状敷布在伤口上。

▲第六治方

[原文] 止血出者，$^{(1)}$燔发，$^{(2)}$以安（按）其痏$_{11}$。$^{(3)}$

[注补]

(1) 止血出者：即点明外伤后出血方。

（2）发：即人发，人发烧成炭，称血余炭，可以止血，参第8行注。

（3）痏（wěi）：汉代史游《急就》篇"欧伤日痏"。《五十二病方》中凡痏，皆指伤口。

[今译] 因斗欧伤出血者，取人发一宗，燔烧成炭，取发炭按于出血之伤口上。

▲ 第七治方

[原文] 令伤者毋痛，毋血出。(1)取故(2)蒲席厌(3)□□□□燔☐☐☐☐痏₁₂。(4)

[注补]

（1）毋：不。《墨子·非命上》："言而毋仪（义）……"本方点明是伤后不痛，不出血方。

（2）故：旧。《说文》："故使为之也。"段玉裁注："凡为之有使之者，使之而为之则成故事矣，引申之为故旧。"故蒲席《名医别录》作"败蒲席"，即用旧了的蒲草席。

（3）厌（yàn）：满足。《史记·货殖列传》："原宪不厌糟糠，匿于穷巷。""取故蒲席厌"即取足量。

（4）"其痏"二字告诉我们《五十二病方》中的一个常用语法：如第11行"以按其痏"，用什么"按其痏"呢？在本方中是将"故蒲席"燔烧和炭。本方在"燔"和"其痏"之间缺四字，可补作：燔"席冶按其"痏。

[今译] 令伤者不痛不出血的方剂是：取用旧了的蒲草席足量，加某某药，燔烧成炭，粉碎成粉，按压在伤口上。

▲ 第八治方

[原文] 伤者血出，祝曰："男子竭，女子载"(1)。五画地☐之₁₃。(2)

[注补]

（1）本方为祝由方。"男子竭，女子载（zài 在，醋、酢）"为祝词。在《五十二病方》中，属祝由共35方，分载于14种疾病中，有些疾病多达9个祝由方，如瘕，可见祝由采用之广。有些纯用祝由，有些在祝由之后加用原始药物，如本方"五画地傅之"。

我国原始医学祝由史可考者渊源于殷商甲骨，《论语》《国语》《左传》均有记载。东汉道教兴起之后，佛道各家均广泛采用祝由之术为民治病，凡有所效验者，与心理因素及心理治疗难分。在本书中，凡祝由之方，在"今译"中，不译祝由词。

（2）"五画地"后缺一字，可补"傅"字。"五画地"是在祝词念完后，在地上画五条痕，取画出的浮土傅于小形伤口上，可起止血作用。但那时的人，不知破伤风的感染。

[今译] 受伤后的小伤口，可在祝由下在地面上画五条痕取浮土敷于伤口上。

▲第九治方

[原文] 令伤毋般（瘢）⁽¹⁾，取彘膏⁽²⁾□⁽³⁾衍并冶⁽⁴⁾，傅之$_{14}$。

[注补]

（1）毋瘢：即伤好后不留疤痕方。

（2）膏：膏脂类，古膏、脂有别。《说文》："脂，戴角者脂，无角者膏。"《考工记·梓人为筍虡》："脂者、膏者……"郑玄注"脂者牛羊属，膏者豕属"。彘（zhì），《说文》："彘，豕也。"彘膏即猪膏（猪的脂肪）。

（3）缺一字，疑为药名。

（4）并冶：指将猪膏与另一味药一并粉碎后，再敷于伤口上。

[今译] 能使受伤伤口好后不留疤痕的方剂：取猪的脂肪与某一味药一起粉碎调匀后敷于伤口上。

▲第十治方

[原文] 以男子洎⁽¹⁾傅之，皆不般（瘢）$_{15}$⁽²⁾。

[注补]

（1）洎（jì）：《五十二病方》释为人精，但无论证。有学者引《说文》"洎，灌釜也"，释"洎"为向釜内灌水，煎汤。《说文》之解有据，春秋战国时期，许多史料中都见到"洎"含"灌釜"与汤汁的意义。代表作如《左传·襄公二十八年》"公膳，日双鸡，饔人窃更之以鹜（鸭），御者见之，则去其（鸭）肉，而以其洎馈"。这个故事，情节深动，反映了鸡汤与鸭汤的区别。故事中"以其洎馈"，"洎"纯指鸭汤了。《吕氏春秋·应言》还有："多洎之则淡而不可食"的记载，讲某肉加水多了，煮出来的汤不好喝。

洎，古为多意字，《五十二病方》中，洎用多起，94行：洎二用、193"洎以酸浆"都指加水。第415行"洎之"含浸泡之意。《文物》1984年3期载《马王堆帛书六十四卦释文》《萃卦·上六》有"齎咨涕洎（洟）"，洎作鼻涕解，证明秦汉时期洟洎通用。推之，洎为人体的一种排泄物，指洟即鼻涕。本方讲"男子洎"，是讲男子的鼻涕吗？因鼻涕是男女均有的，考虑到强调"男子"，"男子洎"可能为"男子"特有之物。春秋战国时期，常用一个精字。《国语·周语下》："拨除其心，精也。"精指洁净；《周易·乾卦》："纯粹精也"，精指精华；《管子·心术下》："一气能变日精"，精指精气。在《襄公二十八年》的洎（鸭汤）中，可认为是鸭之体内的精华物质煎于汤中了。因此"男子洎"可认为是男子体内的特有之精华（精气）物质，这便是"人精"即精液。《五十二病方》15行引陶弘景云："人精和鹰屎，亦灭瘢。"与此方相似。

（2）般：古通瘢。不瘢，即伤好后不留疤痕。本方指比较表浅的伤口。

[今译] 因某种原因致伤后，可用男子的精液敷于伤口上，伤好后不留疤痕。

▲第十一治方

[原文] 金伤者，以方（肪）膏$^{(1)}$乌豙（喙）$^{(2)}$□□皆相$^{(3)}$囷煎，钛（施）之$_{16}$。$^{(4)}$

[注补]

（1）方（肪）膏：方后续膏，即用方（肪）形容膏，指猪膏（指猪的板油或猪的皮下脂肪）。

（2）乌豙（喙）：《五十二病方》注：乌头的别名乌喙用的喙字均作豙。《五十二病方》中专设"乌豙（喙）中毒"的治疗，可见那时乌喙使用之广及临床经验之丰。乌喙，多年生草本，母根纺锤形，或倒卵形，形如乌鸦头，故名乌喙。乌喙含乌喙碱（jiǎn），有表面麻醉作用。用过量则中毒（参第350行注）。

（3）"皆相"前缺二字，应为某药。"皆相"后缺一字，补"合"为适，指一起煎煮。

（4）钛：《五十二病方》释施。《马王堆古医书考释》指出"钛即施"，《字汇补》："钛，同镞。"在本方中钛（施）作动词，泛指局部用药，多指傅、涂或包扎。

[今译] 因金器致伤者，伤深痛者，可用猪脂肪、乌头等药一并煎煮，取其汁擦洗伤口，再用药渣敷于伤口上。

▲第十二治方

[原文] 伤者，以续蠿（断）根$^{(1)}$一把$^{(2)}$独囷$^{(3)}$长支（枝）者二廷（梃）$^{(4)}$，黄黔（芩）二廷，甘草□廷（梃），秋乌豙（喙）二囷$^{(5)}$，圙$_{17}$囷挠之$^{(6)}$者二瓯，即并煎$^{(7)}$至䏍（熟），以布捉取，出其汁。以陈緼$^{(8)}$浸囷傅之$_{18}$。

[注补]

（1）续断：秦时常用药之一，《武威汉代医简》84简续断用四分。《神农本草经》："续断主……金创伤……"

（2）把：古量词，《说文》："把，握也。"段注"把以一手把之也"，《急就篇》：把，一把曰把。王应麟补注："禾之把也，禾盈手。"把，指用手之虎口台围握之，即把。

（3）独后缺一字，《五十二病方》37、227行均见，巧在独后均缺一字，以补"活"字为适。且独活为草本，其剂量可用"梃"。《神农本草经》独活主金创止痛，与本方用法一致。

（4）廷（tíng）：《五十二病方》释梃，古量词。《说文》："梃，一枚也"，段注"凡条直者曰梃，梃之言挺也，一枚"。《五十二病方》第169行"煮胶一廷（梃）半"。《养生方》第85行"桂尺者五廷（梃）"。后文讲，取长一尺的桂枝条五条。换言之，物长一尺叫一廷（梃）。

（5）"秋乌豙（喙）二颗"，因乌喙的剂量是"颗"，故补。

（6）"皆冶挠之"者二瓯。瓯（ōu），《急就篇》瓯，颜师古注："瓯，瓦杅也，其形口大而庳。一曰瓯,小盆也。"杆,《急就篇》杆,颜师古注:"杆,盛饭之器也。"根据后文,"并煎熟",瓯指可加热的小瓦盆。"二瓯"即两个小瓦盆。"二瓯"前缺四字依《五十二病方》常用语法及前后文意顺补:"皆冶,挠之。"

（7）煎（jiān）:《方言》:"煎,火干也……凡有汁而干谓之煎。"煎"至"熟中缺一字,顺补"至"。

（8）陈缊（yùn）:即絮。《论语·子罕》"衣敝缊袍",陆德明释文引郑玄注:"缊,絮也。"陈缊,即旧絮,以下缺二字顺补"浸渍"。

[今译] 伤及皮肉的人,可取续断一把,独活长尺二梃,黄芩长尺二梃,甘草数梃,秋乌喙二颗,以上五味药一并粉碎,挠匀,分别放入两个瓦盆内,加水煎熟,用干净布将煎好的药全部裹好,将药汁全部挤出,用旧絮浸渍药汁放于伤口上敷之。

▲第十三治方

[原文] ☐者[1],冶黄黔（芩）与☐☐☐☐,☐豙膏☐☐之,[2]即以布提取☐☐,☐☐☐☐☐☐$_{19}$浘之$_{20}$。[3]

[注补]
（1）开头缺一字,依十七治方开头"伤者"顺补"伤"者。
（2）"黄黔"后缺五字,一个"与"字引出后文还有药物,不详。后文有"以布提取",参18行将豙膏前后缺文顺补:"冶,并"豙膏"煎熟"。
（3）浘（wěi）:动词。《广雅》:"浘,水流也。""以布提取"之后缺字部分可补"其汁"。全句作:将药汁取出后,用某物浸药汁冲洗伤口。

[今译] 受伤以后,取黄芩与某某药,经粉碎后,加猪膏煎熟,再用干净的布将煎药包好,捏取其汁,再用药汁冲洗伤口。

▲第十四治方

[原文] 久伤者,荠（齌）杏霾（霾即核）中人（仁）[1],以职（脂）膏[2]弁[3],封痏[4],虫即出。尝试$_{21}$[5]。

[注补]
（1）荠.诸伤第三治方用"荠实"。本方荠、杏仁之后没有说明二药的剂量,因此荠疑为齌,故《五十二病方》释齌,作动词。《周礼·天官·醢人》:"凡醢浆所和细切为齌。"细切引申为粉碎。本方"荠杏核",当指对杏仁进行粉碎。
（2）职膏:《五十二病方》释膱膏,即黏的油脂。各家从之。但都未讲明"黏的油脂"是什么油脂。依《五十二病方》考之,284行"以豙膏未煎者炙消以和……"讲的是将生猪油在火上烤炙滴油。356行"……以肥满豮豶（fèn）膏"用此句考释职膏也是有意义的。豶,俗指阉割后的公猪,豶膏即公猪的油脂。刹（yǎn）:清·朱骏声《说文通训定声》"刹,假借为燄"。《说文》"燄,火行微燄也。""以肥满刹豮膏",就是将阉割后的公猪的肥肉或板油放在微火上烤炙时向下滴的油,即本方所书职膏。其次《仪礼·乡饮酒礼》："荐脯五挺。"郑玄注："挺，犹胵也。"《集韵·职韵》："胵，脯廷也，长尺有寸。"脯廷，干肉条，即冬天制作的脯腊，到了热天，腊肉条上的油也可向下滴，取之易得。第259行"取三岁胵猪膏"，即是陈放三年的猪腊肉及腊肉条上滴的油。第240行"以胵膏濡"，濡即用胵膏沾涂浸洗，意指用胵膏洗痔。第355行用胵膏调配燔治的陈葵茎敷痂，对治痂的效果一定不错。《普济方》治诸疮未破用草乌、轻粉、腊猪油调和敷于疮面之上。腊猪油即胵膏。327行，"豭膏以燔（燌）"可参。

（3）弁（biàn）：在帛书中指调和，参第354行注。

（4）封痏：将药物涂封在伤口上。

（5）尝试：即曾经试用而有效验者。《论衡·须颂》："今方技之书在竹帛……若言'验''尝试'，人争刻写，以为珍秘。"正好解开了秦汉时期在方剂刻写中，常用"尝试"之风。《五十二病方》中凡"尝试"皆以此解之。

[今译] 肌皮受伤长久不愈者，将杏仁捣碎，用猪脯腊油调和涂封在伤口上，虫就出来了，伤口也长好了，此方经尝试后有效。

▲第十五治方

[原文] 稍（消）石[(1)]直（置）温汤中，以洒[(2)]癕（痏）[22]。

[注补]

（1）稍：《五十二病方》释消，消石，《神农本草经》载上品；《武威汉代医简》消石三用，主治金伤。

（2）洒（sǎ）：《说文》"洒，涤也。"洒痏，即用消石冲温水洗伤口，痏在此指溃疡面，参第332行"胻久伤者癕（痏）"注。

[今译] 伤久不愈的伤口，往往表面有一层腐肉，取消石若干，置于温汤中捣匀后冲洗伤口（至伤口愈合）。

▲第十六治方

[原文] 令金伤毋痛方[(1)]：取鼢鼠，干而冶[(2)]；取蚯[(3)]鱼，燔而冶；□□、薪（辛）夷[(4)]、甘草各与鼢[23]鼠等，皆合挠[(5)]取三指最（撮）一，[(6)]入温酒一音（杯）中而饮之。不可，财益药，[(7)]至不癕（痏）[(8)]而止，令[24(9)]。

[注补]

（1）本方为止痛方。

（2）将鼢鼠剖杀，凉干后粉碎，备用。鼢鼠，别名田鼠、偃鼠等。《名医别录》："鼢鼠主痈疽……烂疮。"

（3）蚯（zhī）鱼：既往注释均依《名医别录》释为鲐鱼，指出："蚯、鲐古脂部字，音近相通，可从。"燔而冶"即将鲐鱼在火焰上烤干后再粉碎。

（4）薪（辛）夷：《神农本草经》："辛夷味辛温，主五脏身体寒……一名辛矧（shěn）。"清代黄奭辑云："师古云：新雉即辛夷，耳为树甚大，其本、枝、叶皆芳，

（5）皆冶挠：古药物配伍术语，表示都应搅匀，在《五十二病方》中具有代表性，《淮南子·说林训》："使水浊者，鱼挠之。"挠，搅和之意。

（6）取三指撮：本方诸药均用等量，冶碎成粉，取药时用拇、食、中指三指头合并撮（捏）取药物粉末的一种古老方法。《素问·病能论》"以三指撮为后饭"，撮，王冰无解。古人对撮的解释各说不一，《孙子算经》："六粟为一圭，十圭为一撮，十撮为一抄，十抄为一勺，十勺为一合。"《汉书·律历志上》："四圭曰撮，三指撮之也。"《本草经集注》："凡散药有云圭者，十分方寸匕之一……一撮者，四刀圭也。"有关"撮"的考释，可参阅马继兴《马王堆古医书考释》第332—333页。

（7）财益药：本处"财益"联用，应首解"益"。《说文·皿部》"益，饶也"。段玉裁注："益饱，凡有余曰饶。"益，引申为增加。"财"在《汉书》中常用，如《汉书·司马迁传》"不能引决自财"等。颜师古均注为裁，"财（裁）益药"意即：当用三指撮药不能解痛时，可以根据情况裁定适当加大药量。

（8）至不痛而止：与方前讲："令金伤毋痛方"相矛盾，疑痏为痛抄误。由此推之，应改作"至不痛而止"。马氏考释："痛与痏，上古音均东部韵……故癰（痏）假为痛，不痏，即不痛。"指将上药量加至不痛而止，此解与原文本意相合。

（9）"令"：《说文》："令，发号也。"段玉裁注"发号者，发其呼以使人也"。在《五十二病方》中常于方尾书"令"，意即"就这样治疗"，或"就这么办"。

[今译] 可使因金刃伤后不痛的方剂：取鼩鼠杀死，凉干，粉碎，取鱦鱼，烤干粉碎，取辛夷、甘草等药，均与鼩鼠的分量一样，放在一起搅匀，取搅匀后的药粉三指撮放入温酒一杯中喝下去，可止痛。如不止痛，可根据病情适当加大药量，加大的药量至可以止痛而止，金伤后要止痛就这么办。

▲ 第十七治方

[原文] 令金伤毋痛，取荠孰（熟）干实$_{(1)}$，燔$_{(2)}$令焦黑，冶一；林（术）根去皮，$_{(3)}$冶二$_{(4)}$凡二物并和，取三$_{25}$指撮到节一，$_{(5)}$醇酒盈一衷栖（杯），$_{(6)}$入药中，挠饮。不者，洒半栖（杯）。$_{(7)}$已饮，有顷不痛$_{26}$。复痛，饮药如数。不痛，毋饮药。$_{(8)}$药先食后食次（咨）$_{(9)}$。治病时，毋食鱼、鱦肉、马肉、龟$_{27}$虫、荤、麻洙采（菜）$_{(10)}$，毋近内$_{(11)}$病已如故。治病毋时，$_{(12)}$壹冶药，足治病。药已冶，裹以$_{28}$缯臧（藏），冶林（术）暴（曝）若有所燥，冶。$_{(14)}$令$_{29}$。

[注补]

（1）荠熟干食：即熟透了的荠菜子。

（2）燔（xiāo）：《五十二病方》释熬，未证，各家从之。笔者考虑，古人用字，必有其由，燔，从火从器，表意与火有关。器，意含喧哗。《诗·小雅·车攻》"之子于苗，选徒嚣嚣"，毛传："嚣嚣，声也。"《左传·成公十六年》"在陈而嚣"，杜预注："嚣，喧哗也"。本文及第30行的"燔盐令黄"均指将某物放在锅中炒。"燔盐令黄"古多用海盐，即结晶大粒盐，结晶盐粒，在高温锅中炒时，常有爆裂声。因此用

"爝"形容炒盐，本文将荞菜子放在锅中炒（爝）至焦黑。

（3）术：《神农本草经》"术主风寒湿痹"，后世，本草分白术、苍术。

（4）"冶二"此剂量依上味药"冶一"为参照，即术根粉碎后取上药的一倍，即二份，为剂量比率。

（5）到节一：即用三个指头对捏取药到第一个指关节，《五十二病方》中"三指大撮"与此意相同。

（6）醇酒即好酒。衷，中之代称。《左传·闵公二年》："服其身，则衣之纯；用其衷，则佩之度。"杜注："衷，中也。""衷杯"，中等大小的杯子。

（7）洒：散布，转释为减量；"不者"，不会饮酒的人，倒去半杯酒。

（8）"复痛"，又痛起来时，再如上饮药，不痛时就不要服药了。

（9）药先食后食咨，《说文》："谋事曰咨"，即商议。《五十二病方》中多用此语，本句指饭前饭后服药均可。

（10）此段讲服药时的禁忌。虫疑为虺，指蛇类。荤即辛物，葱薤之属。麻洙菜，古药名，《武威汉代医简》第32简："饮水常作赤豆麻洙服之。"

（11）毋近内：内：内室，此句指不要行房事。

（12）治病勿时：这次病好了，以后不管那个季节受伤都要及时治疗。"一冶药"冶，在此作炮制解。即一次炮制的药，要能满足伤口治疗的需要。

（13）缯（zēng）：《说文》"缯，帛也"，缯藏即用帛将药粉包好藏之。

（14）从"壹冶药"至此，均讲该药的配制。《说文》："壹，专壹也。"即按制药要求精心制药。

[**今译**] 各类金属刀、枪致伤后使之不痛的药方：取熟透、干燥的荞菜子，在锅内炒至焦黑，粉碎备用，取术根去皮，曝晒干燥后粉碎备用。配伍时，取荞菜粉一份，术粉二份，一并搅匀，先用中等大小的杯子盛好一杯酒，用三个指头撮药粉到第一指关节处，放入酒中搅匀喝下去，酒量差的人用半杯酒饮之。已服药，一会儿就不会痛了。如疼痛再发，再按上法服药，不痛就不要服药。服药饭前饭后都可以。在服药期间，不要吃鱼、猪肉、马肉、龟、蛇类荤菜及麻洙菜，不要行房事。病已好了，也要准备好药。不分哪一个季节受伤都可治疗。粉碎好了的药粉要用细帛包好，收藏备用。在配药过程中去皮的术，要曝晒干燥后粉碎，这个方剂就这么办。

伤痉（筋）

[题解] 痉：当指证候。《灵枢·经筋》："足少阴之筋……循脊内挟膂，上至项，结于枕骨……病在此者，主痫瘛及痉。《素问·大奇论》："心脉满大，痫瘛筋挛，肝脉小急，痫瘛筋挛。"《经筋》讲"痫瘛及痉"的解剖学基础，《大奇论》讲"痫瘛筋挛"的脉象表现，两者从不同的角度解释同一个证候群。《经筋》接下去讲病"在外者不能俯，在内不能仰"，是对"痉"的证候的进一步阐述。

"伤痉"，《马王堆医书考注》释作"破伤风一类的病症"。笔者分析：《五十二病方》中，《伤痉》列于《诸伤》之外，说明《伤痉》与《诸伤》有别。《诸伤》收集十七个治方，其中十三方表明有外伤伤迹；《伤痉》收集六个治方，仅一方有"伤痈痛"，《伤痉》第一治方的病因是"痉者，伤，风入伤"，很容易让人想起破伤风。但我们分析病症，应该考虑后文，后文讲"身信而不能诎"可达四日之久，在治疗中强调："以熨头……一熨寒汗出，汗出多，能诎信。"字里行间告诉我们本治方的病症不是因外伤引起的疾病，而是病在头颈，似指风寒伤筋导致筋的坚强反张（身信），这与治疗后强调"毋见风"是一致的，与《灵枢·寿夭刚柔》中"刺寒痹者内热"中的药熨治疗后强调"起步内中，无见风"的治疗原则也是一致的。由此，笔者疑第一治方中病症不是破伤风，而是与"筋"有关的病症，疑痉为筋之抄误。依本方中症候，似指落枕或肩颈综合征。这一类病症，无疑也是"身信而不能诎"的，当以热盐持续熨疗肩颈，效果一定会好的。这就是"熨……汗出多，能诎信"及"过四日自适"的根本原因，是破伤风患者不可能出现的，在伤痉的其他治方中，应依临床表现分析"痉"的本质，古人对痉的概念，不可能十分严格。此文之痉与后文"婴儿索痉"之痉不同。

▲ 第一治方

[原文] 伤痉：痉者，伤，风入伤[1]，身信（伸）而不能诎（屈）。[2]治之，燔（炒）[3]盐令黄，取一斗[4]，裹以布，卒（淬）[5]醇酒中，入$_{30}$即出，蔽以市（巿）[6]，以熨头[7]熬则举[8]，适下。为囷裹更熨[9]，熨寒，更燔（炒）盐以熨，熨勿$_{31}$绝。一熨寒汗出，汗出多，能诎（屈）信（伸），止。熨时及已熨四日内，囷囷衣，[10]毋见风，过四日自$_{32}$适。熨先食后食次（恣），[11]毋禁，毋时。令$_{33}$。

· 367 ·

[注补]

（1）风：指风寒，致病的因素，春秋秦医和六淫之一"痉者，伤，风入伤"。指本治方中痉病是因为风寒邪气侵入人体导致筋的挛缩，表现为持续的"身信而不能诎"。"风入伤"前的"伤"，并非指外伤伤口的伤。

（2）信：即伸，韦昭注《汉书音义》："信，古伸字。"诎即屈，《说文》："诎……一曰屈。"临沂银雀山汉墓《孙膑兵法》第274行"故善者制险量阻，敦三军利诎信"，讲善用兵的将领，要根据地理条件，部置三军，保证三军在军事行动中能屈能伸，能进能退，运动自如。"身信（伸）而不能诎（屈）"，即身体某一部分僵直而不能作屈曲运动。

（3）燺（xiāo）：是利用已有的火字与嚣组合的会意字，从火，应读嚣声。燺当指干炒食物时，食物爆裂时的声音。"燺盐令黄"即将盐放入锅中，不加液体炒黄。详参第265行注（2）。

（4）一斗：依秦汉量制斗合今2000毫升（参附录《秦汉楚地度量衡概说》）。

（5）卒（淬）：将高热铁器，投入冷水中，使之急速冷却，叫淬火，"淬醇酒中，入即出"，强调将炒热的盐用布包好后，投入好酒中，很快拿出来进行熨疗。

（6）蔽（bì）：遮挡；以：用。市：当为市（fú）；熟皮制的围裙，亦名蔽前、蔽膝。《集传》市分物切，《说文》：市、市有别。"市（fú），韠（bì）也。上古衣蔽前而已。"《说文》："韠，韍（fú）也，所以蔽前者，以韦（兽皮之韦）下广二尺，上广一尺，其颈五寸，一名媪韠，"即熟皮围裙。"蔽以市，即用熟皮围裙包在盐布袋外面，使热盐慢慢放热。"

（7）"以熨头"与"身信而不能诎"的证候不完全相符，故疑此病例为落枕或肩颈综合征一类的病症，其症在颈，是"以熨头"（枕后、颈部）的缘故。

（8）熬（áo）：《五十二病方》1979年版作熬，《马王堆医书考注》1988年版作热，但从1979年版为宜。《周礼·地官·舍人》："丧纪，共饭米，熬谷。"即将加有水（液体）的谷物熬煎，亦作煎熬。本文引申为灼痛，代表在熨疗时难以接受的灼痛程度。

（9）为布裹更熨：前文将盐"裹以布"，此处当是在温度进一步降低后，去掉皮围裙用布包热盐直接熨治，故缺字补"布"。为：作以、用解，《诗·大雅·公刘》："涉渭为乱，取厉取锻。"

（10）"囝囝衣，毋见风"：缺二字，依上下文法及文意顺补"毋更"。

（11）次：即恣。古意任凭，即饭前饭后均可进行熨疗。

[今译] 患筋痉挛的病人，是风寒趁机侵入体内，使肩颈或脊柱两侧的筋肌受伤引起的。得了这种病，受风邪伤害的部份僵直而不能做屈伸运动。治疗的方法是：取盐一斗，将盐放入锅中炒到变黄，然后用布包好，快速投入好酒中，立即拿起来，再用熟皮制的围裙包好，使热量慢慢散发，用它熨治头枕部、肩颈部。假如温度太高，灼痛难忍，就将盐包提起来，等一会儿再放下去熨疗，盐冷了再更换炒热的盐接着熨治。要保证接上趟，中间不要停止。经过连续熨治后，汗就出来了，侵入体内的风寒也跟着出来了。汗出的多，病人就能做屈伸运动，这时候熨疗就停止。要连续熨治四天，

这四天内，不要更换衣服，不要再被风吹着了，过四天病就好了，这种熨疗饭前饭后进行都行，没有食物禁忌，也没有时间长短的限制，以出汗、能做屈伸运动为度。得了"伤痉（筋）"的病人，就按上述方法熨治。

▲第二治方

[原文] 伤而颈（痉）者，[1]以水财（裁）[2]煮李实疾沸而抒[3]，浚取其汁[4]，寒和，以饮病者，[5]饮以囷囷34故[6]，节（即）其病甚弗能饮者，强启其口，为灌之，[7]饰（即）毋李实时囝35。

煮炊，饮其汁，如其实数[8]，毋禁。尝试。令36。

[注补]

（1）伤而痉者：指的是因受风寒引起的痉症的治疗，病重者可达到牙关紧闭，服药时要"强启其口"。仅依此文，难定病名，因痉症中出现"牙关紧闭"的疾病较多。

（2）财（cái）：同《五十二病方》第24行"财益药"注。

（3）疾沸：疾，速也。疾沸即大沸，滚开的水。抒，汲出。《说文》："抒，挹也。"汲出谓之抒。《汉书·刘向列传》："一抒愚意。"颜师古注："抒谓引而泄之也。"《五十二病方》第44行："以布捉之，抒其汁。"将捉、抒的意义都讲清楚了。

（4）浚（jɑn）取其汁：《说文》："浚，抒也"。段玉裁注："抒者，挹、抱也，取诸水中也。"本句是对前文的强调。

（5）"寒和"：是对"疾沸而抒"的回应，即等药凉一点了再喝，"以饮病者"，属倒装句，以，动词，即叫病人喝下去。

（6）本句缺二字，参第171行"以多为故"句补"多为"。故：度也。

（7）病甚：病重者，不能饮药时，要"强启其口"，将药汁灌下去。

（8）"毋李实时"：后缺六字，说明要找代用品，参第170行，当冬天没有鲜葵时，强调"冬□□本"，说明用葵的根替代。因此顺补"可取李本以水"煮，此解从《马王堆医书考注》意见，所以下文讲："饮其汁，如其实数。"

[今译] 因受风寒等种原因导致痉症（筋肌痉等）者，可以适当的水煮李实，在煮沸疾速的时候停火，用干净的布将煮药包好，将药汁挤出来，等适当冷后喝下去，要尽量多喝药汁，要是病情重，病人不能喝药，要强行将口打开，将药汁罐下去。假如没有李实，可以用李实的根替代，加水炊煮，饮其汁，饮汁的量与李实的要求一样，在饮李实汁时，没有什么禁忌。这是个效验过的方子，就这么办。

▲第三治方（热药汁浴方）

[原文] 诸伤，风入伤，伤痈痛[1]。治以彙絮[2]为独[3]囷汗圜伤。渍囂囂囵乌喙囏膏煎汁[4]。囥37囵漫沃[5]，数囤注，下膏勿绝，以欧（驱）寒气[6]。浸沃囻，则举之，温囷浸囵，以傅伤空（孔）[7]，币（蔽）之38[8]。休得为□□□□□□□□□□□□□□痈□□□39，傅药先食后食次

（咨），毋禁，毋时。□矾不⁽⁹⁾□□□尽□₄₀。

[注补]

（1）本方缺字太多，给注补添了不少困难，但保留了本方特色，如"枲絮""煎汁""驱寒气""□□举"等表明是用热药汁不断浸沃、洗涤的治疗方法，故在附录中编入热药水浴，本方是一个"诸伤"范围的伤后疼痛的止痛方。

（2）枲（xǐ）絮：《说文》："枲，麻也。"枲絮，用粗麻制成的絮。在本方后文有"渍""沃"，当指用枲絮提渍药汁对伤口施治，但在从独后至"数圜注"的二十一字中共缺十二字，给注补带来困难，好在有"渍""煎汁""沃"等关键字留存，又给注补带来希望。

（3）"独"后缺三字。独：《五十二病方》"疑读为韣、包套"。《马王堆医书考注》从之，并引《广韵·释古》："韣，束也。"指出："此处当是用麻布裹药包束伤口。"好似可取。但这节文中没有药物，参第17行"独活长支者二梃"。缺字补"活"。第227行"菌桂尺、独活一升"，可见秦汉之际荆楚地区独活常用。《本经》"独活味苦平，主风寒所击，金疮止痛，贲脉痉"，与本方病证一致，故补独活为宜，全句"为独括汁濡伤"。

（4）从"渍"至"以驱寒气"。可作一段，"渍"后缺五字，恰是讲药物的，参后文有"矾（yù）"及350行燔矾，治乌喙……恰可治"痏痛"，因而补作"燔矾，治乌喙"麑膏煎汁。

（5）"枲絮浸袄"：沃作动词，缺三字应为施治过程，即用具有止痛效果的药洗涤伤口，补作"枲絮浸沃"。《左传·僖公二十三年》："奉匜（yí）沃盥（guàn）"，孔颖达疏："沃，浇水也。"

（6）"数圜注"：指反复沃洗。第55行作"数复之"、第87行作"数更之"都指施治过程。缺字故补"复"，与"下膏勿绝"一致。"下膏勿绝"一个"下"字点明了膏与化脓性伤口的关系，即将有伤口的部位浸渍至含有止痛药的热油脂中不要停止，以求达到"驱寒气"作用。

（7）"举"前缺四字，后缺五字。在《五十二病方》中多次用"举"，第31行"熬则举"，第269行"熏腄热，则举之"，均与本方用法一致。举，作抬起解，即在治疗时，感到热的受不了，就将治疗部位离开热源，故补作"'浸扶热，则举之，温适浸絮'以傅伤空（孔）"。

（8）"蔕（蔽）⊠"：蔕，马继兴氏指出："蔕是蔽巾的台文，即用手巾遮盖"，可从。蔕后补"之"，本处指用手巾将浸有煎汁（止痛药）的枲絮扎好。

（9）矾（yù）：秦汉常用矿物药，《说文》："矾，毒石也。"《神农本草经》："矾石，主鼠瘘蚀创死肌……"在本方中属主药之一。后文记载，恰为前文注补提供了依据。

[今译] 因某原因引起皮肌受伤后，受风入伤，发生感染化脓疼痛的治方。治疗时先用独活煎汁濡洗伤口，再将伤口浸渍于含有矾石、乌喙的热猪膏煎汁内，用枲絮浸洗伤口，要反复数次进行，当膏液的温度适当时，将伤口浸泡在药汁内不要拿起来，达到驱除寒气的目的。如果感到热得受不了时，就抬起来；当药汁的温度适宜了，就

用枲絮浸药敷在伤口上，再用手巾包扎好……敷药饭前饭后都可以，没有禁忌，也没有时间的限制（以下讲对矾的要求）。

▲ 第四治方

[原文] 伤而颈（痉）者，小劊[1]一犬，漰与薛（蘖）[2]半斗，毋去其足，以甕并盛，[3]渍井籪□□□₄₁出之，[4]阴干百日。[5]即有颈（痉）者，冶，以三指一撮，和以温酒一音（杯），饮之₄₂。[6]

[注补]

（1）劊：《广雅·释诂》："劊，断也。"此处引申为切，即将杀死的小狗切成小块。

（2）"漰与薛"：漰，不知何意。薛：《马王堆医书考注》疑为蘖（niè）"。

（3）"以圈并盛"：缺一字，结合前文"小劊一犬……蘖半斗"，此句指将上述药物一并装进一种器物内，参第127行"以美醯口之于瓦瓮中"缺字补瓮。

（4）"渍井籪□□□出之"，"井籪（断 duàn）"，即井底。《五十二病方》第267行"穿其断"，断盆底。穿其断，将盆底打掉。本句指将上药调配好后，装在某容器内，密封后投入水井底多长时间再取出。

（5）"阴干百日"：是古代的一种制药要求，如第318行将药"置突（灶突）上二三月。""阴干百日"即从井底取出放在没有太阳的地方阴干到一百天，冶成粉末备用。

（6）当有病人因伤后发生痉证，将药粉取三指撮放入温酒一杯中搅匀喝下去。

[今译] 受风寒伤后，引起痉症的病人，在治疗时，取小狗一条杀死后切成一小块，再取蝗虫一类的昆虫半斗，不要去足，与狗肉搅匀，一并盛入陶瓷一类的陶器中，将口密封好，浸渍至井底，过若干日后取出陶器，将药物从陶器中取出，放在没有太阳的地方阴干一百天，粉碎后备用。当有痉症的病人，可取三指撮药粉，用热酒一杯摇匀后喝下去。

▲ 第五治方

[原文] 伤胫（痉）者，[1]择薤一把，[2]以敦（淳）酒半斗者（煮）溃（沸），饮之，即温衣陕（夹）坐四旁，汗出到足[3]乃止₄₃。[4]。

[注补]

（1）"伤胫"：属原文，各家均在胫后注（痉），意指原文有误。笔者认为：在"伤痉"中"痉"为常用熟字，不可能抄误，因而主张原文不变，意指小腿受伤。或者脱一字应作"伤胫痉"，与后文"汗出到足"一致。

（2）择：《说文》段玉裁注云"择，选择也"，转释为选取，薤（xiè），多年生草本，药用叶，鳞茎名曰藠（jiào）头，均可食。《神农本草经》云："薤主金疮，疮败。"《名医别录》："薤，除寒热，去水气，温中散结……"薤在《五十二病方》第43、78、182、433行四用，为常用药。

（3）蘸能"温中散结"又经醇酒煮沸热饮，再"温衣夹坐四旁"目的在于发汗。当"汗出到足"时，小腿的寒气也被祛除了。病也好了，到这个时候"乃止"即停止治疗。

（4）缺字补"止"。

[今译] 小腿受风寒引起痉证者，可以选择蘸菜一把，取好酒半斗（约合1125毫升），将蘸菜加入煮沸，乘热喝下去，将衣服烤热，围在四周坐下，当全身的汗出到足部时，小腿上的寒气就祛出去了，治疗就可停止了。

▲ 第六治方

[原文] 冶黄黔（芩）、甘草相半，(1) 即以彘膏财足以煎之,(2) 煎之溃（沸），即以布足（捉）之，予（抒）其汁(3)，口傅囗44(4)。

[注补]

（1）本方采用猪油煎药，后文又讲"傅"，因此应是一个热敷的方剂。"黄芩、甘草相半"，"相半"即各一半，也可叫各一份。

（2）财：裁也，根据药物数量，用足够的猪油煎药。

（3）煎沸以后，用布将煎药包起来，将药汁挤出来。

（4）傅字前缺一字，大约是讲敷的方法，待补，敷后一字补"之"即"敷之"。

[今译] 伤而痉者的治疗：将黄芩和甘草各一半粉碎，用足够的猪油搅匀、煮沸，用布将煎药包起来，用力将油脂挤出（用热药渣）敷在痉症的部位。

婴儿索痉

[题解] "婴儿索痉"，古病名，《五十二病方》释作"产妇子痫一类病症"，一说应为小儿脐带风。《马王堆医书考注》从之，但无解。本方原文虽仅六十余字，但有一些关键内容。如"婴儿"应为主语，"索"是特征。"索痉者，如产时之居湿地久"说明病因，即起病与临产时有关。再考虑"索"，因此本方指新生儿破伤风，非产妇子痫也。

[原文] 婴儿索痉(1)：索痉者，如(2)产时居湿地久，其育（背）(3)直而口钳(4)，筋挛（挛）难以信（伸）。取封殖（埴）土(5)冶(6)之，囷囷二45,(7)盐一，合挠而烝（蒸）(8)，以扁（遍）熨(9)直育（背）挛筋所，道头始(10)，稍圜手足而已。(11)熨寒因囗46(12)复烝（蒸），熨干更为。(13)令47。

[注补]

（1）索：带也，绳索也。《考工记·匠人建国》"凡任索约，大汲其版，谓之无任"。婴儿索痉，即婴儿脐带风，亦即新生儿破伤风。

（2）如：当也。《墨子·贵义》："今天下莫为义，则子如劝我者也，何故止我？""如产时居湿地久"，指婴儿索痉的原因，是因为降生的当时，婴儿掉在潮湿的地方时间太长了引起的。至解放以前，我国农村产妇临产，多取坐式，由一壮者（丈夫）抱腰坐着临产，叫作坐生。婴儿降生时，多掉在盆内或者地上，是新生儿患破伤风较多的重要原因。

（3）肎（kěn）：即肯，音肯，《说文》："骨间肉肎肎箸也。"《庄子·养生主》："技（枝）经肯綮（qìng）之未尝微碍，而况大軱（大骨）乎"？肯綮指小骨之间筋骨结合处。肎直：即骨间肉紧缩强直，这里指下颌关节的肌筋痉挛。

（4）钅口（kòu）：即唫。《说文》："唫，口急也，从口金声。""其肎（肎）直而口钅口"，指由下颌关节强直发展到口周围肌如口轮匝肌、上唇方肌、下唇方肌频频痉挛，使口裂时紧时松。

（5）封（埴）土：封：《方言》"楚郢以南，蚁土谓之封"，封土即蚁塚土。埴：《说文》："黏土也。""封埴土"即用黏土做成的蚁塚土。

（6）冶：《集验方》："已冶艾叶一筥（jǔ，园竹器）。"冶艾叶，即将艾叶揉绒。在《五十二病方》中，冶均指糟碎、切碎。

（7）"囗囗二"：前文：取封埴土冶之，后文只讲了两味药，故补"封埴"二字。

（8）"合挠而烝（蒸）"：合挠，搅拌，即取粉碎后的封埴土与盐，加适量的水搅拌匀后蒸热备用。

（9）遍熨：在《犬筮人伤者》方中，强调将热泥"稍垸"。本方未讲"稍垸"而强调"遍熨"，当指将热泥做成扁形，贴敷在所有挛筋的地方，与近代蜡疗相近。

（10）道：从、由。《礼记·礼器》："苟无忠信之人，则礼不虚道。"郑玄注："道，犹由也，从也。""道头始"，从头部开始熨治。

（11）"稍囗手足而已"：本方将泥蒸好后，接着讲熨治方法，"道头始，稍口手足而已"，就是说熨治从头部开始，逐步熨治手足，缺字当补"熨"。"稍熨手足而已"与"遍熨直肎挛筋所"恰有主次之分。

（12）"熨寒口口复蒸"：此处补"去土"为宜，《伤痉》方中有"熨寒，更燔盐以熨"，即指盐冷以后，指出重新炒盐，继续熨治。本方在熨泥冷后，于复蒸之前缺二字，补作"去土"复蒸与"更燔盐"语意一致，与后文"熨干更为"有所区别，从修词讲，亦较合适。

（13）"熨干更为"：指封埴土干后，重新加适量的水揉匀，蒸熟后继续进行熨治。

[今译] 新生儿破伤风，是因为降生的时候，掉在潮湿的地面上停留的时间太长久引起的。其症状是下颌关节由强直发展到口裂周围的肌肉频频抽动，使口裂时紧时松，接着颈部和脊柱有肌筋强直后弯，角弓反张，难以伸直。治疗的方法是，取用黏土做成的蚁塚土，将其打碎。取打碎好的蚁塚土二份、盐一份，加适量的水调和蒸热，用热泥做成扁形的泥片熨贴全身所有肌筋强直抽搐的地方。熨治时从头部开始，逐步对

四肢进行熨治,当熨贴在全身上的泥土冷了,将泥片取下来重新蒸了再熨贴治疗。熨贴在身上的泥土冷了,将干裂的泥片取下,加水调合蒸后重新进行熨治,新生儿破伤风就按上述方法治疗。

婴儿病间(痫)方

[题解]《五十二病方》释"婴儿病间"为"小儿痫"。《马王堆医书考注》补解:"今谓之小儿癫痫病的医方。"可见各家均指本病例为小儿癫痫病,但均忽视了原文中的"间(痫)者,身热而数惊……"笔者依原文证候分析认定本病例为婴幼儿高热惊厥。

[原文] 婴儿病痫方(1):取雷尾[尾即戾(矢)]$^{(2)}$三果(颗),冶,以猪煎膏$^{(3)}$和之。小婴儿以水半斗,大者以一斗,三分和,$^{(4)}$取$_{48}$一分置水中,挠,以浴之。浴之道头上始,$^{(5)}$下尽身,四支(肢)毋濡。$^{(6)}$三$^{(7)}$日一浴,三日已。已浴,辄$^{(8)}$弃$_{49}$水圂$^{(9)}$中。间(痫)者,身热而数惊,$^{(10)}$颈脊强而复(腹)大,圂$^{(11)}$间多众,以此药皆已$_{50}$。$^{(12)}$

[注补]

(1)间:古通痫,即癫痫,癫狂的统称。婴儿病痫者,《五十二病方》释作"小儿痫"。各家均从此说,欠妥。本文后半部分注释说"痫者,身热而数惊,颈脊强而腹大",所以本病例具体指婴儿高热惊厥。

(2)雷矢:《神农本草经》《名医别录》《本草纲目》都讲雷矢是雷丸,亦名竹苓,为竹之余气所结,主癫痫狂走,在本方中属外用药。

(3)果:古量词,即颗。猪煎膏:参第14行注。

(4)"三分和":指将雷丸三颗冶碎成粉后与猪油混合分成三份,取一份与水搅和。

(5)道:从、由。"浴之道头上始"即让病婴取仰卧位,从头上开始浸浴。

(6)濡:沾湿。毋濡,不要打湿了。

(7)三:为衍文,本药物水浴当每日一次。

(8)辄(zhé):音者,总是,每每,本处转释"全部"。

(9)圂(hùn):《说文》:"圂,豕厕也。"

(10)数:几也。《孟子·梁惠王上》:"数口之家,可以无饥矣。"数惊:指高热时多次伴发惊厥。

(11)原缺,根据前后文补入"民",即"民间多众",指婴儿高热惊厥的病人多。

(12)已:治愈了。《吕氏春秋·至忠》:"王之疾必可已也。"高诱注:"已,犹愈。"

[今译] 婴幼儿高热惊厥(本例含季节性,指热天时)治疗时取雷丸三颗,捣碎,

与猪油适量调和好备用。当有婴幼儿高热惊厥的患者时，小婴儿取冷水半斗，大一点的婴儿取冷水一斗。将调好了的雷丸膏分成三份，取一份放入水中搅匀，准备洗浴之用。洗浴时将病婴取仰卧位，从头上开始做浸泡洗浴，让躯干全部浸泡在药水里。但是，四肢不要沾湿。每日洗浴一次，连续洗浴三天病就好了。每次洗浴完后，将药水全部倒进厕所里去，热天婴幼儿的癫狂，其表现是全身发高热，多次惊厥，颈项和脊柱都强直而腹部膨隆。在民间，婴幼儿患高热惊厥的病孩很多，用此方做冷药水浴，其治疗效果都好。

婴儿瘛

[题解] 本方属祝由，但实质是在祝由条件下进行局部匕刺放血的放血疗法。在本方中用刀匕刺瘛疭局部时，要求将刀匕在火焰上烧灼，起到了消毒作用。并要求在"瘛疭所"反复、多次进行匕刺，与现代某些针刀类似。祝由，在《五十二病方》中达到34起，可见当时使用之广。对秦汉祝由之认识，将附专文于后。婴儿瘛即小儿瘛疭之类，属局部病症范围。马继兴氏在《马王堆古医书考释》中指出：婴儿瘛"是后代小儿惊风病的一种"。

[原文] 婴儿瘛：婴儿瘛$^{(1)}$者，目繲$^{(2)}$睞然，胁痛，息嘤（嘤）嘤（嘤）$^{(3)}$然，屎（矢）不化而青。$^{(4)}$取屋荣蔡$^{(5)}$，薪燔之而燆$_{51}$匕焉$^{(6)}$。为湮$^{(7)}$汲三浑，盛以栖（杯）。因唾匕，祝之曰："喷者豦（剧）喷，上$_{52}$如策（彗）星，下如脐（胅）血$^{(8)}$，取若门左，斩若门右，为若不已，磔薄（脯）若市。"因以匕周摇$_{53}$$^{(9)}$婴儿瘛所，（取血）而洒之栖（杯）水中，候之，有血如蝇羽者，而弃之于垣。更取水$_{54}$$^{(10)}$，复唾匕桼（浆）以摇，如前。毋徵，$^{(11)}$数复之，徵$^{(12)}$尽而止。令$_{55}$。

[注补]

（1）瘛（chì）：《说文》："瘛，小儿瘛疭病也。"《说文义证》："瘛，戴侗曰：'谓小儿风惊，乍掣乍病也。'《急就篇》：'痈疽瘛疭……'颜师古注：瘛疭，小儿之疾，即今痫病也。"然《五十二病方》注中用"瘈"，曰："婴儿瘈，即小儿瘛疭。"《马王堆古医书考注》将"婴儿瘛"改为"婴儿瘈"，注曰："瘈原作瘛"。笔者认为这些改变欠贴切。因瘛指小儿风惊；而瘈（zhì）指犬病，如《左传·襄公十七年》："国人逐瘈狗。"《哀公十二年》："国狗之瘈。"由此审之瘛、瘈不同，在注释中不可忽略。在本方中强调："婴儿瘛所"好似指婴儿的某局部痉挛之类。

（2）繲（xiè）：《庄子·人间世》："挫针治繲。"成玄英疏："繲：浣衣也。"浣衣，洗衣也。此解与本题无关。繲，从幺从解，应是一个会意字。幺作系，系统。可转释为正常，"目繲眽然"，目与系联用作目系，目系是《灵枢经》中的解剖学名词，指目的正常生理活动；"目繲"可理解为目系的正常生理活动受到破坏，从而引发眽（目邪）。从这一点讲，《五十二病方》释"目繲眽然"为"眼球上翻"是有道理的。

(3) 嘤嘤：《五十二病方》释嘤嘤。《诗·小雅·伐木》："伐木丁丁，鸟鸣嘤嘤。"郑笺："嘤嘤，两鸟声也。"息嘤嘤然，指呼吸有鸟鸣一样的声音。

(4) "屎（矢）不化而青"，描写了临床表现，指消化不良症候群之一，本症候与"瘛"偶合了。

(5) "屋荣蔡（菜）"：《五十二病方》引《说文》"屋栭之两头起者曰荣"，指出："屋荣菜即屋脊上的杂草。"裘锡圭氏释第233行四荣菜时指出："为四周屋檐的杂草。"可参。

(6) "薪燔之而烧匕焉"，此句讲对刀匕的消毒过程，指在柴火堆的火焰上将屋荣菜烧燃，将刀匕在屋荣菜的火焰上烧灼消毒，为后文"因以匕周撢婴儿瘛所"做准备。缺字补"烧"。《马王堆医书考注》补"冶"，没有考虑后文"匕焉"，"冶匕焉"文理不通。

(7) 湮（yān）；《说文》："湮，没也。"《释诂》："湮，落也。"郭注："湮，沉落也"。湮指某物沉于水下。湮汲：在《五十二病方》中第52、57、91等行均用湮汲，帛书整理小组释为"地浆"，引《名医别录》指出，陶弘景注："此掘黄土地作坎，深三尺，以新汲水注入搅浊，少顷取清用之，故曰地浆，一曰土浆。"诸家同说。本方强调"为湮汲三浑"，即将黄泥搅浑三次取其澄清液。

(8) 胳：《说文》："胳，豕肉酱也。""胳血"，即剁碎猪肉过程中流出的血水，即坏血水。本段讲祝词内容。

(9) 撢（mín）：《玉篇》："撢，抚也。""因也匕周撢婴儿瘛所"，说明"婴儿瘛"具有局限性。在祝由活动中认为病孩"瘛所"有虾血作祟，导致"瘛所"肌肉痉挛，因此用刀匕迫近"瘛所"作"周撢"，即慢慢抚压，刺破皮肤，使之出血，将刀匕上的血液"而洒之（湮汲水）杯中，候之，有血如蝇羽者，而弃之于垣"。说明这一按抚动作用力较重，或者直接用刀匕刺破"瘛所"使之出血。因此，本方具有放血疗法性质。当剥去祝由外衣后，还能见到在原始中医的临床工作中已经见到了血液检验的端底。

(10) 更取水：重新盛一杯湮汲水。重复上面的"周撢"放血，观察。

(11) 毋徵：证验，《广韵》："徵，证也。""毋徵"再不要放在湮汲水中验证，还可重复多次取血。

(12) 徵：求取。《吕氏春秋·达郁》："桓公乐之而徵烛。"高诱注："徵，求也。"此处转释为用刀匕放血："徵尽而止"，当用刀匕抚压没有血出了就停止。

[今译] 小孩子患了瘛疭病，两只眼球向上翻白，胸胁痛，呼吸有时有鸣叫一样的声音，解出的大便不消化是青颜色的。治疗时，取屋瓦上生长的杂草若干，在柴火的火焰上烧燃，将刀匕在屋荣菜的火焰上烧灼消毒，取三次搅浑后的湮汲水一杯，含着湮汲水唾于刀匕上，念完祝由词后，将刀匕按抚在小孩瘛疭病的（痉挛或抽搐）的地

方，经反复抚压或将刀匕刺入皮下使之出血，将刀匕上的血洒入湮汲水中，等一会儿，当见到血像苍蝇的翅膀的时候，将血水倒到墙脚下；再取一杯湮汲水，重复原来的操作方法，再取一次血洒入杯中观察，无效时，以后多次重复取血，不必放在湮汲水中验证。当用刀匕取不出血的时候，就停止治疗，对"婴儿瘛所"的治疗就这么办。

狂犬齧人

[题解]"狂犬齧人"中点明"狂犬"，后文）已有"犬筮（噬）人伤者"。两题分载，说明："犬筮"与"狂犬齧"在作者心目中的界限是清楚的。"狂犬齧人"题下收录三方，第一方为外治，第二三方为内治。第三方中用矾石，属剧毒药类。《马王堆医书考注》指出："因未经科学实验证实，故不可轻试。"《说文》："齧，噬也。"《释名》："兽曰齧。"在我国狂犬伤人早有记载：《左传·襄公十七年》："国人逐瘈狗。"《哀公十二年》："国狗之瘈。"都是正史中的史料，可见春秋战国时期我国人民对狂犬伤人已有足够认识。

▲第一治方

[原文] 狂犬人：取恒石两$^{(1)}$，以相靡（磨）$^{(2)}$殹（也），取其靡（磨）如糜$^{(3)}$（糜）者，以傅犬所齧者，已矣$_{56}$。$^{(4)}$

[注补]

(1) 恒石两：恒石两块。恒石，《五十二病方》注云："恒、常，在古书中常、恒通用，此处恒石，疑即《神农本草经》所载长石。"《武威汉代医简》第13行用"长石二分"。

(2) 相靡（磨）：动词组，《列子·说符》："疆食靡角。"《太平御览》卷第421引之"靡"亦作"磨"。

(3) 糜：米汁。两石在有水的情况下相磨，必出如米汤一样的汁液。本方强调取其含钙极丰的糜（糜）敷于咬伤的伤口上，因有钙参与伤口内肌细胞等离子交换，故可起到镇痛等治疗作用。

(4) 已矣：病好了，参第50行注。

[今译] 被狂犬咬伤后，取两块长石，用水洗净，加适当水相互磨之，取其两石磨出的糜汁敷于咬伤的伤口上，这样就可以了。

▲ 第二治方

[原文] 狂犬齧（niè）人者，孰⁽¹⁾澡（操）湮汲⁽²⁾，注音（杯）中，小（少）多如再食潡（浆）⁽³⁾，取灶末灰⁽⁴⁾三指撮囗囗₅₇水中，以饮病者。⁽⁵⁾已饮，令孰奋两手如⁽⁶⁾囗囗间手囗道，囗囗囗囗囗₅₈囗囗囗狂犬齧者囗囗囗莫傅₅₉。

[注补]

（1）孰（shú）：与熟上古同音通假，《荀子·议兵》"凡虑事欲孰"与《周髀算经》"思之未熟"意同。"孰澡（操）"，即熟练，强调细心操作。

（2）湮汲：即地浆，参第52行注。

（3）再食浆：不详，存疑。

（4）灶末灰：《五十二病方》引《名医别录》释为伏龙肝。然"灶末灰""灶心黄""伏龙肝"，《神农本草经》均不载。《名医别录》为梁·陶弘景撰，陶撰伏龙肝时并未讲明伏龙肝即灶末灰、灰心黄。《马王堆古医书考释》第610页，引《本草经集注》伏龙肝条陶弘景注："此灶中对釜月下黄土也……以灶有神，故号为伏龙肝。"原来与黄土有关的灶内物叫伏龙肝，大约就是灶心黄，并未讲"伏龙肝"即"灶末灰"。用"灶心黄"明文释"伏龙肝"首见于明·卢之颐《本草乘雅半偈》，因此：关于灶末灰为何物，应予考释。笔者读《五十二病方》诸伤第四治方用"百草末八灰"，"八"为量词，药名"百草末灰"。《五十二病方》《马王堆医书考注》均疑为"百草霜"，有一定道理。《本草纲目》指出：百草霜为灶突墨的别名，又属一证。笔者在诸伤第四治方释百草末时，提出与本方互证，即灶末灰与百草末灰同为一物，其别名灶突黑，即《本草纲目》正名，百草霜。

"水中"前缺二字，补"湮汲"，恰是前文"湮汲注杯中"。

（5）以饮病者：倒装句，即嘱病人将上药服下。

（6）以下缺字太多，存疑。

[今译] 被狂犬咬伤后，可以精心制作湮汲（地浆）取湮汲水于杯中，湮汲的多少，与再食浆一样。取灶末灰（百草霜）三指撮投入湮汲水中，搅匀，嘱病人喝下去。已喝药，还要叫病人做挥手等适当运动。被狂犬咬伤的病人……（因缺字太多，难以全译）。

▲ 第三治方

[原文] 狂犬伤人，冶矾⁽¹⁾与橐莫⁽²⁾，醯⁽³⁾半音（杯），饮之。女子同药⁽⁴⁾，如囗₆₀。

[注补]

（1）矾（yù）：即矾石，参350行"燔矾冶之"。《说文》："矾，毒石也"；《神农本草经》："矾，主寒热鼠瘘，蚀疮，死肌风痹。"在《五十二病方》中矾石六用。除本方内服外，其他均作外用。矾石剧毒，未经试验，不可内服。

（2）橐（tuó）莫：古药名《五十二病方》注云"橐莫，应即橐吾"，各家从之。

然橐莫何以能转释为橐吾？未见阐释。有学者于2000年发表《释橐吾》指出："橐莫即橐吾"（见《中医文献杂志》2000年增刊第84页）。但立题不在直解橐莫。我们知道，《神农本草经》载："款冬，一名橐吾。"历代注家关于款冬是否就是橐吾之争，至今未休。20世经70年代出土《武威汉代医简》第80简"款冬一升，橐吾一升"，两药同在一方，当然各不相同。笔者认为：莫、吾难混，应从原文橐莫觅证。橐：《集韵·奠韵》："橐，古邑名"。《集韵·祸韵》："囊、橐皋，地名，在淮南逡道县东南。"当今安徽巢湖西有拓皋，属吴地。莫：《诗·魏风·汾沮洳》："彼汾沮洳，言采其莫"。毛传："莫、菜也。"此诗讲的是汾沮洳水广大地域的人民采莫菜的故事。唐·孔颖达《毛诗正义》引陆玑《诗义疏》："莫，茎大如箸，赤节……其味酢而滑，始生可以为羹，又可生食，五方通谓之酸迷，河汾之间谓之莫。"马瑞辰《通释》："酸迷一名酸模，省言之曰莫。"因此橐莫，即秦汉吴地巢湖地区的莫菜。

（3）醯：《说文·皿部》醯，酸也"。即醋，原残存偏旁"酉"今补。

（4）女子同药：即男女用药一致。

[今译] 狂犬伤了人，可以将矾石烧后粉碎，加橐莫菜捣碎，用醋半杯调和喝下去，不分男女，药物剂量相同。

在本方中，毒矾用于内服，读者不可盲从。

犬筮（噬）人伤者

[题解] 自56行起讲狂犬噬人；本题讲犬噬人伤方，可见在古人眼中，狂犬伤与犬伤人是有区别的。但假如要求古人何以做到严格区别，可能欠妥。犬噬人伤者项下第三治方讲的是在白酒局麻下的扩创术，从扩创术讲，此法同样适于当今狂犬伤人。

▲ 第一治方

[原文] 犬筮（噬）[1]人伤者：取丘（蚯）引（蚓）矢[2]二升，以井上罋（瓮）甗处土[3]与等，并熬（炒）[4]之，而以美醯[5] 𣪘𣪘而𣪘$_{61}$[6]之，稍垸（丸）[7]，以熨其伤，犬毛尽[8]，傅[9]伤而已$_{62}$。

[注补]

（1）筮：古通噬，咬也。《左传·哀公十二年》："国狗之瘈，无不噬也。"犬筮

（噬）人伤者，即被狗咬伤的病人，但不指狂犬咬伤，在《五十二病方》中，专立"狂犬齧人"治方。

（2）矢：古通屎。《灵枢·寿天刚柔》"置酒（器）马矢煴中"，丘引矢即蚯蚓拉出的泥。

（3）甕㽉：《马王堆医书考注》解甕（wèng）为从井里汲水用的陶器，并依《伤痉》第四治方"渍于㽉"解瓮㽉（jī）为瓮底。按此意"井上瓮㽉处土"就是从瓮底刮土三升（合今600克）。然而，井台上的瓮，中腹大，口、底小，且常从井内取水，小小的瓮底能附多少泥土？笔者疑瓮为壅。壅，堵塞也。从《左传·宣公十二年》"川壅为泽"，"井上壅"即井台旁的流水沟被壅塞后形成的水塘。关于"㽉"，历代注家给"㽉"作注，归纳起来，可分两类，其一作继（jī）《说文》"㽉，古文绝……继续也……反㽉为㽉"。段氏注："㽉从丝，㽉者，谓以丝联其绝也。"《庄子·至乐》"得水则为㽉"，林希逸以继音解之曰："继者，水上尘垢初生苔而未成，亦有丝缕相萦之意，但其为物甚微耳。"这就是《庄子》所说"得水土之际则为蛙蠙之衣"的青苔。其二，郭象在《说文》"断，截也"，壅断即强调壅塞，阻断，所以"井上壅㽉（断）处土"就应是井台旁的流水沟被壅塞后形成的小水塘长有青苔、续断之类低等植物的淤泥。本方应从壅塞说（参附三"《五十二病方》井上壅㽉处土释义"，中华医史杂志1990.20.（2）：118）。

（4）熬：指将某物加水煎煮。《周礼·地官·舍人》"丧纪，共饭米，熬谷"，本例指将蚯蚓屎、淤泥一并放在锅中炒干。

（5）醯（xǐ）：《说文》："醯，即醋。"

（6）合挠而调原缺四字。从本方分析，主药三味，即蚯蚓屎与井上壅㽉处土，调合剂是醋，后文应是调配方法了。参《诸伤》第十六治方药物之后写道："皆合挠。"《婴儿索痉》方在药物之后写道："合挠而蒸。"本方在调配中除了将主药干炒成粉外，所缺四字试补作"合挠而调"，读作"而以美醯合挠而调之"。

（7）垸：古通丸。《说文》："垸，以漆和灰丸而鏨也，从土，完声。"稍（shāo）：副词，逐渐《玉篇》："稍，渐也。"稍垸，即将用醋挠合好的热泥逐渐捏成丸状，以熨其伤。

（8）"犬毛尽"：将上述热泥丸在犬咬伤处作滚动式熨疗，可以吸出部分丝状物质。这丝状物质，并非犬咬时留下的"犬毛"，而是热醋与皮肤表面的皮脂、汗液、脱落的上皮细胞残片及犬咬伤伤口的组织渗出液等接触时所形成的一种黏状物质（参严健民《五十二病方》物理疗法概述，湖南中医学院学报1991，（1）：52），当含醋的热泥丸在咬伤处反复滚动熨疗时，该黏状物质就会被泥土吸尽，这是该法能够治疗犬咬伤的关键所在。

（9）傅：古假为敷。当没有丝状物（犬毛）出现的时候，再取热泥丸碾平，贴敷在伤口上。

[今译] 治疗非狂犬咬伤的病人，其方法是取蚯蚓屎二升和井台旁小水塘里长有青苔，续断的淤泥等量，将两物合并在一起干炒成粉，立即以好醋搅和，做成丸状，用热泥丸在犬咬伤处作滚动式熨疗。待滚动时见不到犬毛一样的丝状物的时候，再用热

泥丸碾平，贴敷在伤口上就可以了。

▲第二治方

[原文] 煮茎⁽¹⁾以汁洒之，冬日煮其本$_{63}$。⁽²⁾

[注补]

（1）茎：某药物的茎，原文在茎前应有脱字，参《五十二病方》第329行"夏日取堇叶"，其脱文内容为季节性药物。

（2）本：根本，指植物之根为植物生长之根本，本文指冬日茎枯萎后用该植物的根替代。

[今译] 被犬咬伤后，取某药草之茎，以水煎汁洗之。假如是冬天，该草药的茎死了，可以挖该草的根替代。

▲第三治方

[原文] 犬所齧，令毋痛及易瘳方⁽¹⁾：令齧者卧⁽²⁾，而令人以酒财沃其伤。⁽³⁾已沃而㘞$_{64}$，越之⁽⁴⁾，尝试。毋禁$_{65}$。

[注补]

（1）瘳（chōu）：古意两解，即病好和损害，本文指本方法能促进伤口愈合。

（2）"令齧者卧"：属治疗前的准备工作，在此已有了强制性意义。

（3）本句又用一个"令"，因用酒洗伤，病人很痛，病人反抗，故本句中的"财沃"指多次反复用酒洗伤，酒除消毒外，尚有局麻作用的意义。

（4）"越"：穿越、穿孔。《国语·周语下》："如是铸之金，磨之石，击之丝木，越之匏竹。"韦昭注："越匏竹以笙管也。"言在制造笙管过程中要将制好的竹管按发音规律穿好音孔。"越"前缺一字，参《五十二病方》第35行"强启其口，为灌之"，补"强"。"强越"，指强行将犬咬伤伤口切开、扩大，以利犬咬之毒素排出，由此"令卧""令人以酒财沃其伤"，及"强越之"等一切医疗行为浑然一体。本方的手术治疗过程除麻醉方式外，与现代毒蛇咬伤、狂犬咬后的扩创术完全一致。

[今译] 能使犬咬伤后不痛，易痊愈的一种治疗方法：叫被咬伤的人睡下来，让施治者用酒反复清洗伤口，当伤口处于麻醉状态的时候，用小刀将犬咬处适当切开，扩创排毒，这是一个试用、有效的治方，在治疗中没有什么禁忌。

巢 者

[题解]"巢者",各家将巢者释作"体臭""腋臭",难以苟同。《五十二病方·牝痔》第六治方"未有巢者",第七治方"巢塞腄者",讲的都具有"巢"特征的病征。有关分析与解说,请参阅附文《五十二病方》"巢者"考释。

本题专立"巢者",当与牝痔之"巢"有别,"巢者"当指牝痔以外的病症。"巢":《说文》"鸟在树上曰巢",段玉裁注"巢之言高也",均有利于我们对"巢"的考释。题下收入两个治方,依"冥冥人星",分析本题"巢者"可能指慢性伤口中长有界限不十分清楚的米粒状创面。

▲第一治方

[原文] 巢者[1],侯(候)天甸(电)而两手相靡(摩)[2],乡(向)[3]甸(电)祝之曰:"东方之王,西方囗囗囗囗主冥冥人星"。[4] 二七而巳$_{66}$[5]。

[注补]

（1）巢:"巢之言高也"。参阅附文《五十二病方》"巢者"考释。

（2）"天甸(电)":在雷雨天下雨的时候,用双手接雨水擦拭伤口。

（3）乡:方向。《荀子·成相》"纣卒易乡启乃下",杨倞注:"易乡,回面也,谓前徒倒戈于后……乡:读为向"。

（4）冥:《说文》:"冥,窈也"。段注:"冥,夜也,引申为凡衣闇昧之称。"星,《说文》:"星见食豕,令肉中生小息肉也。"段引郑云:"肉有如米者似星。"结合"鸟在树上曰巢""巢之言高也"分析:"冥冥人星",即慢性伤口中长有界限不十分清楚的米粒状创面,亦即慢性溃疡面上长有不健康的肉芽组织,此肉芽组织高于体表故曰"巢"。

（5）"二七":指用两手在伤口上相摩十四次。缺一字,顺文意补"已"。

[今译] 慢性溃疡长出不健康肉芽组织的治疗:待有雷电大雨时,用两手接雨水擦拭伤口十四次,并面向雷电祝由之曰:……

▲第二治方

[原文] 取牛胏⁽¹⁾，乌豪（喙）⁽²⁾桂、冶等⁽³⁾，骰⁽⁴⁾囷熏以因病₆₇⁽⁵⁾。

[注补]

（1）牛胏：《说文》"胏，食肉也"。段注："食肉必用手，故从⺼"。《说文》：胏作动词解。《玉篇》"胏，同肘"，《玉篇》作名词。本文"牛胏"为名词，牛胏，当释牛肘，即牛的前肢骨。

（2）乌喙：参第16行注。

（3）冶等：即将牛的前肢骨、乌喙、桂三者取等量，一起研碎。

（4）骰（yáo）囗：在本方中可作两解：其一，骰通肴。《楚辞·招魂》"肴羞未通"，洪兴祖补注："肴，骨体也，又俎也。"《诗·小雅·宾筵之初筵》："骰核维旅。"马瑞辰通释。"按'骰核''班固《典引》作肴核。蔡邕注'肴核，食也，肉曰肴，骨曰核'"。《礼记·曲礼上》："凡进食之礼，左骰右胾。"郑玄注："骰，骨体也，胾，切肉也。"此解与牛胏释作牛的前肢骨一致。其二，骰（xiáo）指混杂，古之烹饪方法：本方骰囗，疑指骰蒸。《左传·宣公十六年》："晋侯使士会平王室，定王享（烹）之，原襄公相礼，骰烝（蒸）。"《国语·周语中》："亲戚宴飨，则有骰蒸……唯是先王之宴礼，……体解节折而共食之。"骰蒸在本方中是加热方法，由此才有后文的"熏以去病"。

（5）缺一字，根据《五十二病方》穜（肿）囊之"肿去"等条补"去"字。

[今译] 患慢性溃疡伴发虫巢病态组织的病人，可以用牛的前肢骨，加乌喙、桂皮，将三味药取等量打碎，混合蒸热，将蒸热的药物放在预先准备好了的容器内，用蒸热的药物蒸汽熏治慢性溃疡面上的虫巢，目的在于除病巢。

夕 下

[题解] "夕下"《马王堆医书考注》释为皮肤病，并依夕从亱音近"转释为腋下的皮肤病"。"夕下"收一个治方。

[原文] "夕下"⁽¹⁾：以黄枔（芩），黄枔（芩）长三寸，⁽²⁾合卢大如囗囗豆卅，⁽³⁾去皮而并冶，⁽⁴⁾亱陶甕器中加水囗升煮之令熟加水捣（搗）而煮之⁽⁵⁾，令₆₈沸，而潃去

其宰（滓）⁽⁶⁾，即以汁☒☒淒夕下⁽⁷⁾，已⁽⁸⁾，乃以脂茬☒☒☒☒☒☒☒☒所冶药傅₆₉⁽⁹⁾之。节（即）复欲傅之，淒傅之如前。⁽¹⁰⁾已，夕下靡₇₀。⁽¹¹⁾

[注补]

（1）夕字原脱，然目录第九载"夕下"补，原文结尾又记"夕下靡"。各家多释夕为亱，为腋；"夕下"则释为皮肤病。《马王堆医书考注》指出："本病可能是发于腋下"的皮肤病。孙曼之《五十二病方》笺识二则指出：腋"夕下即腋下"（见《中华医史杂志》.1990（2）：70）。

（2）黄柃（芩）：重抄，为衍文。黄芩长三寸，相当于今8厘米。

（3）"合卢大如口口豆卅"：合卢，古药名，不详；卅，量词，在本方中单位是粒。

（4）"并冶"：将上几味药一并粉碎。

（5）前文讲"并冶"，此处又讲"捣而煮之。"中间缺七字，其内容应为容器和加水。试补"入口瓮器中，加水"捣而煮之。

（6）"潃"：即浚，《说文》："浚，抒也"。"潃（浚）去其滓"，参第168、174、176行，在《五十二病方》中，浚作"用力挤汁"解。

（7）淒：同凄，寒凉。《诗·邶风·绿衣》："淒其以风。"毛传："淒，寒风也。"段玉裁《说文解字注》："盖淒有阴寒之意。"本文指药物凉后。淒前缺二字，补"浸絮"。

（8）已：这样就可以了。

（9）"乃以脂"后缺7字，应是交代配伍方法。因脂为固态，在"冶药傅"时，当要加热：且《五十二病方》在药物配伍中，常用"皆合挠"，故试补"人瓮中煎融合挠"。

（10）淒凉：即便是需要重复敷药，还是让药凉了再敷。

（12）靡：美好。《玉篇》："靡，好也。""夕下靡"，腋下的皮肤病就好了。

[今译] 腋下有皮肤病时，取黄芩长三寸，合卢大如某某豆三十粒，去皮后与黄芩一并粉碎，放入××器中，加水捣匀，点火煮之，煮至沸腾，将药滓滤出，即等药汁凉后治疗腋下的病症，这样就可以了，再用牛或者羊的脂肪加火煎融，与药汁调匀后敷在伤口上。即便是敷药，也要等药汁凉以后进行，这样腋下的皮肤病就好了。

毒乌豙（喙）者

[题解] 乌喙在《五十二病方》中九用，此题专讲乌喙中毒治疗。乌喙亦名乌头，

乌头取汁名射罔，《神农本草经》："乌头……其煎汁之名射罔，杀禽兽，一名奚毒。"乌喙，历代医籍均有记载。西安医科大学1995年报道，乌头碱剧毒，3～5毫克可使人致死。以下七个急救方属当时的认识，当今未作实验，不可盲从。

▲第一治方

[原文] 毒乌豙（喙）者，炙囗囗⁽¹⁾，饮小童弱（溺）若⁽²⁾产齐赤⁽³⁾，而以水饮⁽⁴⁾之□₇₁。

[注补]

（1）炙后缺二字，为药名，不详，其句与342行"炙牛肉……"同。

（2）"小童弱"：即童尿；若：适量。

（3）"产齐赤"：齐赤，药名，不详；产：即生，参《五十二病方》第432行注。

（4）"以水饮"指明本方是一个内服药方。用内服药解乌喙的毒，在我国司药史上当属首见。

[今译] 服乌喙过量中毒时，将某某药烤炙后冶碎，用小童的尿调合后饮之，再用生齐赤以水调和饮之。

▲第二治方

[原文] 屑勺（芍）药⁽¹⁾以囗半柸（杯），⁽²⁾以三指大捽（撮）饮之₇₂。⁽³⁾

[注补]

（1）屑（xiè泄）：碎也。《礼记·内则》："屑桂与圉，以洒诸上而盐之。"郑玄注："屑，碎末也。"此文反映将芍药屑碎成末。

（2）原缺一字，《马王堆医书考注》依第73行"拟补为酒字"有据，可从。

（3）"三指大捽（撮）与第272行"三指大最（撮）行文一致，即要求作到多撮一点药，又如第26行，"三指撮到节一"意同。

[今译] 服乌喙过量中毒时，取芍药屑碎成末，用酒半杯，取药束三指撮到第一节的粉末于半杯酒中，喝下去就可以了。

▲第三治方

[原文] 取杞本长尺，⁽¹⁾大如指，削⁽²⁾舂（舂）木臼中，⁽³⁾煮以酒囗囗⁽⁴⁾□₇₃。

[注补]

（1）杞本（根）：《神农本草经》枸杞：一名杞根，一名地骨。

（2）削：将杞根削碎。

（3）舂（舂）：粉碎的一种方法，本文强调要在木制臼中舂成细粉。

（4）酒后缺五字以上。依《五十二病方》贯例，煮以酒之后多为"饮之"参第182行，故后文可补"饮之"二字，本文为毒乌喙中毒的救治，前两方均为内服，本方更属内服方。

[今译]

乌喙服用过量中毒时,取杞本(地骨)长一尺,用刀削碎后放在木制臼内舂成粉状,放入酒内煮之,服下可以解毒。

▲第四治方

[原文] 以口汁粲叔[(1)](菽)若苦[(2)]已$_{74}$。[(3)]

[注补]

(1)粲叔(菽):粲(càn),《五十二病方》解为餐(cān),各家从之。笔者认为:粲菽是一个联合词组,粲是用来修饰菽的。考之《说文·米部》:"粲,稻重一担……为米六斗大半斗曰粲"。段玉裁在注文中将"为"作制米过程解曰:"……八斗即舂为六斗大半斗曰粲。……稻米至于粲皆精之至矣……以今目验言之,稻米十斗,舂之为六斗大半斗,精无过此者矣。"依段注推之,粲菽,即精制之菽米;在本方中即用某种物质(原缺一字)的汁,与菽放入臼内,舂去菽的外层,取其最精部分。

(2)苦:古药名,《马王堆古医书考释》"疑即'大苦'",列举四说后指出:"今因上连菽(豆),故暂依王逸之说,释为豉,即豆豉。"

(3)已:在上药制作之后,未见用法,疑有脱文。"已"即在用药之后,中毒症状就消了。

[今译] 乌喙中毒之后,取某种物质的汁,与菽合并放入臼中舂去菽的外层,取其最精的部分作药,或者用豆豉,用药以后中毒症状就好了。

▲第五治方

[原文] 煮铁[(1)]饮之$_{75}$。

[注补]

(1)铁:《神农本草经·中品》:"铁精落,平,主明目;……在皮肤中,铁主坚肌耐痛,生平泽。"

[今译] 乌喙中毒,可取铁或者铁屑煮水饮之。

▲第六治方

[原文] 禺(遇)人毒者,取糜(蘪)芜本若[(1)]曰,茾一[(2)]□□□□□□□□□傅宥(痏)$_{76}$[(3)]。

[注补]

(1)糜芜(蕪):《神农本草经》作蘪芜,蘪芜本,《名医别录》曰:"芎䓖……其叶名蘪芜。"即今之川芎。蘪蕪在259行,即牡痔的治疗中再用。

(2)茾一:药名,《名医别录》:"茾味甘,主利肝气,其实主明目、目痛"。茾前缺一字，当指前一药即蘑蕪的药量而言，芎一，即芎的量与蘑蕪同一个分量，故可补"一"。

（3）傅（敷）痏：该方是一个外用方。本段缺字较多，存疑。又因有"痏"，与乌喙中毒方不符，不知"遇人毒者"何意？

[今译]（依主题释）用乌喙过量中毒的病人，可取川芎的根与芎等量……做外敷之。

▲第七治方

[原文] 穿地$^{(1)}$園尺$^{(2)}$，而煮水一瓮$^{(3)}$□□□□□□□□□□一音（杯）$_{77}$。$^{(4)}$

[注补]

（1）穿地：指挖一个地坑。

（2）尺前缺一个字，参第254、267行，应指挖地坑的大小，依第254行补袤。袤：统指长，这里可指直径一尺，可以置瓮。

（3）瓮：为陶制容器，可以烧煮。此句指出"煮水"，以下缺文很可能是对"煮"的要求和治疗过程。

（4）本文突然以"一杯"结尾，疑后有脱文，为施治方法之一。

[今译]

乌喙中毒的人，可以在地上挖一个直径一尺的圆形坑，将瓮放在坑上，剩水，在坑堂内加火煮水……一杯。

瘑（䘌）

[题解]瘑（䘌）原缺，根据《五十二病方》目录补。䘌有多解，《五十二病方》释为䘌。《庄子·天运》："其知憯于䘌蛋之尾。"郭庆藩《庄子集释》䘌、蛋均为蝎的异名。《广韵·释虫》"䘌，蝎也"。《五十二病方》指出：本病即被蝎螫伤。《马王堆医书考注》在"按语"中指出：此瘑当作䘌解较为恰当，因鸡凤皆喜啄蝎子、蜈蚣一类虫食，故祝由词中有……"凤贯而心"等咒词。其次《说文》："瘑，恶疾也"，《马王堆医书考注》指出："瘑即癞，相当现代的麻风病。"但从以下六个治疗方看，以释䘌为恰，即蝎子螫伤。

▲ 第一治方

[原文] 厲，□□□□□□以财餘⁽¹⁾薤⁽²⁾□₇₈。

[注补]

（1）餘：该字从食从籴，其意不详，为合文。考"籴"，《广韵·锡韵》："糴，市谷米。籴，俗。"《汉语大字典》3141/五卷指出："籴，今为糴的简化字。"《字彙补·米部》："糴与潝同。"假如"籴"含潝意，那么"糴薤"就是洗薤了。

（2）薤（xiè 解，薤头）：参第43行注。

[今译]（略）。

▲ 第二治方

[原文] □₇₉。

[今译]（略）

▲ 第三治方

[原文] 濡⁽¹⁾，以盐傅之，令牛呬（舐）⁽²⁾之₈₀。

[注补]

（1）濡：《诗·邶风·匏有苦叶》："济盈不濡轨。"毛传："濡，渍也。"本文指用水洗伤口。

（2）呬：《五十二病方》释舐。《一切经音义》卷二十二引《字诂》："舐，古文呬同。""令牛舐"要有一定条件，就是将盐涂于蝎子蜇伤的伤口上令牛舐。牛舐：牛口腔的唾液含有许多蛋白分解酶，而蝎毒为蛋白质结构，因而牛舐可解蝎毒。

[今译] 蝎子蜇伤的病人，可用水将伤口洗净，用盐涂在伤口上，将伤口放至牛的口边，当牛尝到盐味时，牛便用舌舐伤口。牛口腔唾液中的蛋白质分解酶作用于伤口中，将蝎毒分解后，病就好了，本方在生物疗法中具有重要意义。

▲ 第四治方

[原文] 以疾（蒺）黎（藜）、白蒿⁽¹⁾封之₈₁。⁽²⁾

[注补]

（1）蒺藜、白蒿在《神农本草经》中均无疗蝎伤。

（2）封：封涂。《灵枢·寿夭刚柔》："置酒器马矢煴中，盖封涂，勿使泄。"在《五十二病方》中，外用药常"傅之""封之"均含敷意。根据《五十二病方》常用药方法：应为取蒺藜、白蒿等量，并冶（一并捶绒）再封敷于伤口上。

[今译] 蝎子蜇伤后，取疾藜、白蒿等量，一并捣绒，封敷在伤口上。

▲第五治方（本方属祝由）

[原文] 湮（唾）⁽¹⁾之，贲（喷）："兄父产大山，而居囗谷下⁽²⁾，囗囗囗不而囗囗囗囗而凤鸟囗囗囗囗囗$_{82}$寻寻豸且贯而心$_{83}$⁽³⁾。"

[注补]

（1）唾之：祝由动作之一。《马王堆医书考注》根据民间统传"遇黄蜂……蜇伤，即在伤口上吐上唾液……"注释为"把唾液吐在伤口上"。此解可取。《匿》第三治方"令牛舐"，其实质与本方"吐唾液于伤口上"是一致的，请参第80行注。

（2）产：《五十二病方》产，多作生解，此处亦作"生"，此句作"兄父产（生长于）大山（之上）"；而：代词，同你，"而（你）居，山谷下"，缺字，《马王堆医书考注》补"山"，顺理成章。

（3）"寻寻豸（喙）且贯而心"：豸，《五十二病方》多指喙，即鸟嘴。贯：穿过，《左传·成公二年》："矢贯余手及肘。"喙且贯而心，指用鸟喙啄"病魔的心"，为祝由内容。前文有凤鸟二字，鸡、凤鸟等喜食蝎子、蜈蚣之类，祝由词采用鸡鸟克蛋，证明将蛋释为蝎是有道理的。

[今译]（略）。

▲第六治方

[原文] "父居蜀，母为凤鸟蓐，⁽¹⁾毋敢上下寻，凤囻而心"$_{84}$。⁽²⁾

[注补]

（1）蜀，蓐：古国名。蓐，《左传·昭公元年》"沈、姒、蓐、黄，实守其祀"，杜预注："四国，台骀之后。"祝词指父母分居。

（2）贯：原残，根据第83行"贯而心"补。"凤贯而心"与第83行"而凤鸟……寻寻豸且贯而心"祝词内容一致。

[今译] 本方全为祝由词（略）。

蛭食（蚀）人胻股膝

[题解] 蛭，水蛭，环节动物之一，即今之蚂蟥，栖息于湖泊、水塘等地，嗜吸人牛马血。我国春秋战周时期人们对蛭就有害怕心情。汉·王充（公元27—97年）作"楚惠王吞蛭辨"，追述了楚惠王（公元前488—前432年在位）"食蛭"后导致了一场"心理疾病"，后经"心理治疗"而愈。"蛭食人胻"常因人行走于湖塘水草茂盛之地，蛭从草叶上弓行，叮附于人之小腿的胻膝股之后，用吸盘螯破皮肤，吸吮血液。当人发现水蛭叮吮时，往往一掌拍下去，迫使放松吸盘，或用手将其拔去，此时被蜇伤伤口血流不止。本题收入两方，均为外用，大约以止痒、止痛、止血为主。

▲第一治方

[原文] 蛭食（蚀）人胻股膝[1]：产其中者[2]，并黍、叔（菽）秫（术）三，炊之，烝（蒸）[3]□□□病$_{85}$。

[注补]

（1）胻小腿，《说文》："胻，胫耑也。"《史记·龟策列传》："壮士斩其胻。"裴骃集解："胻，脚胫也"。膝：原字残存，根据文意及残笔补。

（2）"产其中者"：《说文》："产，生也""生，进也"。《马王堆医书考注》释作"产其中者，即生其中，当是叮咬在胻股膝的皮肤上，较长时间不落，故谓之生其中"。

（3）本方用三味药"炊蒸"之后，用于病，当为外用，迫使水蛭放松吸盘的一种治疗方法，疑为熏蒸的可能性较大。

[今译] 当水蛭叮附在人的小腿等长期吸血不能驱除时，可用黍菽术三味药对其进行熏蒸，水蛭就自己脱落了。

▲第二治方

[原文] 鏨（齑）[1]蜕傅之$_{86}$[2]。

[注补]

（1）鏨：《马王堆医书考注》释为齑（jiān），捣碎之意。《五十二病方》87行"鏨兰"、192行"鏨阳口"，均讲制药方法，即将某某切细。

（2）蜅：《说文》："蜅，蠏也。"即蟹类动物。《马王堆古医书考释》第403页指出：蜅有五解，"今暂依《说文》作蟹解"。鳌蟹即将蟹捣碎作药备用。第412行茹芦本鳌之，第420行鳌葵，均同此意。

[今译] 被蛭叮咬流血者，将蟹捣碎，贴在伤口上。

蚖

[题解] 蚖：《方言》曰："其在泽中者谓之易蜴，南楚谓之蛇医，或谓之蝾螈。"《说文》："蚖，荣蚖。"《尔雅·释鱼》："蝾螈、蜥蜴。"可见古代蚖指蝾螈和蜥蜴之类。又《名医别录》："蚖，蝮类，一名虺，短身土色而无文。"在《五十二病方》中专立"蛇齧"，所以本题以蝾螈释之为妥。蚖下收12个治方，内治、外治均用。在内用药中，如鸡肉、鹿肉、羊肉、猪肉等为治疗蝾螈伤咬的药物，反映了药食同源的思想。

▲第一治方

[原文] 蚖：鳌（齏）兰⁽¹⁾。以酒沃⁽²⁾，饮其汁，以宰（滓）封其痏，数更之⁽³⁾，以熏□₈₇⁽⁴⁾。

[注补]

（1）鳌（齏）兰：第86行"鳌（齏）蜅"均作捣碎解。

（2）沃：在《五十二病方》中常用。第65行"而令人以酒财沃其伤"。第142行"以汤沃□"。沃，均作冲洗伤口解。本方"鳌兰，以酒沃，饮其汁"，是一个完整句，是说"将捣碎的兰草用适量的酒浸泡后，将其药汁喝下去"。因此以酒沃是一种制药方法，相当于酊剂的制作方法。

（3）"数更之"：是讲反复用酒泡后的兰草渣，更敷其伤。

（4）"以熏□"：此句可能讲熏疗，因缺字太多，存疑。

[今译] 被蝾螈咬伤的患者，可取兰草，将其捣碎，用酒浸泡后将药汁服下，取一撮药渣敷在伤口上，可以更换药渣敷伤。

▲第二治方

[原文] 以蓟$^{(1)}$印$^{(2)}$其中颠$_{88}$$^{(3)}$。

[注补]

（1）蓟：药名，即蓟。《史记·屈原贾生列传》"细故慸蓟兮"。《索隐》："蓟，音介。"介通芥，即芥子。《马王堆医书考注》："一说蓟作蓟。"《广韵》："蓟，俗作蓟。"蓟类药物较多，本方难定。

（2）印：按压，贴敷。清·国嘉胄《装潢志·洗》："洗后将新纸印去水气。"

（3）"中颠"：各家释为"头顶正中部"，欠妥。参《五十二病方》第209行"以灸癜者中颠，令烂而已"。指火灸癜的中央，本方即将蓟类药物捣烂后敷于伤口的正中部。

[今译] 被蚖类咬伤后，取山蓟捣碎后，贴敷在伤口的中部。

▲第三治方

[原文] 以产（生）$^{(1)}$豚豕（喙）$^{(2)}$麻（磨）之$_{89}$。

（1）产：即生，生活、活的。

（2）豚：古指小猪。汉·史游《急就篇》曰："豚谓豕之始生者也。"《尔雅》曰："豕，子猪。"本处《五十二病方》释蘈，意指"煎茱萸"，各家从之。有学者引《五十二病方》179行"豕（蘈）之朱（茱）黄（萸）"证之，亦欠妥。笔者认为：豕在第16、17等行中均指喙，此处仍释喙，"产豚喙"即活的小猪的嘴。裘氏亦认为："产豚，疑为生豚喙，即没煮过的猪嘴或活猪的嘴。"（《马王堆医书释读琐议》，湖南中医学院学报，1987年4月）裘氏指出："活猪的嘴，最为贴切"。《五十二病方·蚖》的第三治方"令牛呬（舐）之"就是一证，当蚖螫伤后，牛舐伤口，最重要的作用的是牛唾液中的蛋白分解酶，可以分解蚖毒。本方将蚖咬伤口放在活小猪嘴部磨之，取活小猪口腔的唾液分解蚖毒，当然可以减轻蚖对人的伤害。由此《马王堆古医书考释》的作者担心裘氏之说，指出："如果单纯用猪嘴磨擦咬伤患部是很难得到效果。"此虑多矣！各家更不必将"豚、豕"分开释为两物了。

[今译] 被蜥蜴咬伤后，可将咬伤的部位放在活小猪嘴上摩擦，当猪的唾液流至伤口上，痛就减轻了。

▲第四治方

[原文] 以堇$^{(1)}$一阳筑（築）$^{(2)}$封之，即燔鹿角$^{(3)}$以弱（溺）饮之$_{90}$。

[注补]

（1）堇：战国时期已为常用药，《庄子·徐无鬼》："药也其实。堇也，桔梗也……"注："堇即乌头。"汉·史游《急就篇》："乌喙，附子、椒元华。"王应麟补

注："茇，堇草，即乌头也。"用乌喙治疗蜥蝎咬伤，止痛效果很好。从《五十二病方》分析："乌喙用 9 起，堇用 4 起，界限分明，当时的作者不可能用堇替代乌喙。"在《五十二病方》中，凡堇以释堇葵、墓叶、堇菜等为宜。

（2）阳筑：《马王堆古医书考释》释"阳，疑假为杖"，指出：《说文》"杖，撑也"；《诗·大雅·绵》："筑之登登。"筑，指筑土墙的声音，《说文》："筑，捣也"，因此阳筑系指拿着木杵将生药（堇）捣碎。

（3）燔鹿角：即取鹿角一块，燔烧成炭灰用童尿调冲喝下去，可见这个方剂中采用了内服外敷方法。

[今译] 被蜥塌咬伤后，可取堇葵或堇叶一份，捣成泥状敷于咬伤处，止痛效果良好，再取鹿角一块燔烧成炭粉碎后用童尿调匀冲服。

▲ 第五治方

[原文] 吙[(1)] "譇（嗟）年[(2)]，蚕杀人今兹[(3)]"有（又）复之[91]。

[注补]

（1）吙：《玉篇》："吙，呼气。"祝由动作之一。

（2）蚕：《说文·虫部》："蚕，螫也。"

（3）兹：有多解。在本处以释年为宜。《吕氏春秋·任地》："今兹美禾，来兹美麦。"高诱注："兹，年也。""今兹"即今年，此为祝由术语。

[今译]（略）。

▲ 第六治方

[原文] 以青粱[(1)]米为鬻（粥）[(2)]，水十五而米一，成鬻（粥）五斗[(3)]，出，扬去气[(4)]，盛以新瓦瓮，冥（幂）口以布三圜[92]，即封涂厚二寸[(5)]，燔，令泥□尽火而歇（歇）之[(6)]，痏已[93]。

[今译]

（1）粱：《说文》："粱，采米也"。《诗·唐风·鸨羽》："不能艺稻粱。"朱熹注："粱，粟类也。"后文"水十五而米一"说明粱指粟米类。

（2）鬻：粥的早期字，当时用陶鬲煮粥，故从粥从鬲。

（3）"水十五而米一，成粥五斗"：《马王堆古医书考释》释作"水十五斗，米一斗，共煮成粥五斗"，可从。但此量过大，亦可取水十五升，米一升，煮成五升粥，依其比例类推之。

（4）"出，扬去气"：即将煮好的粥出锅以后，待冷至无水蒸汽后再盛进新陶瓮内。

（5）"幂口以布圜"：根据《五十二病方》中第 211、212 行常用"布裹"，缺字补"裹"，"以布三裹"即用布条对瓮盖缝包裹三层，"即封涂厚二寸"。这两句话的意思，与《灵枢·寿夭刚柔》"刺寒痹者内热"疗法中的制药过程十分相近，如《寿夭刚柔》"……置酒（器）马矢煴中，盖封涂，勿使泄，五日五夜……"，本方即将陶瓮盖缝包扎好后，再用调和好了的泥将包扎的布涂封约二寸厚。

（6）燔：参照《朐痒》第一治方，应挖一个圆地坑，将陶瓮放在坑口，在坑内用文火燃瓮底，或者如《寿夭刚柔》将陶瓮置于"马矢煴"（没有火焰的火）中使之慢慢煎熬，等到"泥干尽火"（应作"火尽"），当瓮内的粥温度降低后，打开瓮盖，分几次喝下去，咬伤的伤口就好了。泥后脱"干"，顺补之。

[今译] 被蜥蝎咬伤后，用新鲜的粟米煮粥，水和米的比例是15：1，即取水十五升，米一升，煮成粥五升。取出煮好的粥，让其凉至看不见水蒸气时，装进新瓦瓮内，盖好瓮口，用布条将瓮盖缝包扎三层，再用调和好的泥封涂于瓮口约二寸厚，挖一个圆形地坑，将瓮底放于坑口，坑内用文火燃烧，或者将瓮放在看不见火焰的火灰中让其慢慢煎熬，直至封口泥干了，火熄了，再取开瓮盖，将粥分几次喝下去。以上之粥（水十五斗，米一斗，成粥五斗，改作升了），当粥汁饮完的时候，伤口就好了。

▲ 第七治方

[原文] 亨（烹）三宿雄鸡二[(1)]，洎水二斗，孰（熟）而出，及（汲）汁更洎[(2)]，以食囼逆甗下[(3)]。炊五殻（穀），兔囙[94]肉陀（毁）甗中[(4)]稍沃以汁，令下盂（鬲）中，孰（熟）[(5)]饮汁[95]。

[注补]

（1）三宿雄鸡：宿，作隔年解。《礼记·檀弓上》："朋友之墓，有宿草而不哭焉。"郑玄注："宿草，谓陈根也。"孔颖达疏："草经一年陈，根陈也。"宿谓一年，马王堆医书《十问之四》："宿气为老。"宿含旧意。《马王堆古医书考释》引《汉书·翟方进列传》："是时宿儒有清何胡常。"颜师古注："宿，久，旧也。"释宿为老旧。指出："三宿雄鸡指三年的老公鸡"。与本方义以此一味药烹调一致，可从。《养生方》第113行载："三宿雄鸡血。"可参。

（2）洎：此文"洎"与第15行强调用"男子洎"不同，在本方治疗中受强调"及（汲）汁更洎"，很清楚，是说：将第一次煮好的鸡汤"汲"（或倒）出来后再加水煮，因此本文之"洎"与《说文》"洎，灌釜也"意同，及即汲。

（3）甗（yǎn）：《正字通》引《博古图》："甗之为器，上若甑，可以炊物；下若鬲，可以任物；盖兼二器而有之。"《汉语大字典》1434页解甗："上部是透气的甑（zèng），下部是鬲（lì），中部一有孔的箄（bì）"。由此推之，甗内有透气的甑底和箄，三个空间。"以食囼逆甗下"，缺字可补"置"。食，指后文的五谷等，即将五谷等放于甗的下层之箄的上面。

（4）兔后缺一字，《五十二病方》补"头"，指兔头肉，可从。"兔头肉陀"是一个词组，陀《五十二病方》释（他），各家从之，欠妥。孙氏启明考之（参《中华医史杂志》1985（4）：259），释陀为隋，指出："帛书陀，在此引申为放与置，正与'陀，落也''隋，下垂也'之义相合，即放进去。"然在《五十二病方》中常强调将药物冶，捣之后再制作，本文兔头肉亦应冶或捣。为此，笔者补考陀：陀，还有'毁'意。《方言》："陀，毁也。"《龙龛手鉴·阜部》："陀，毁落也"。本文陀可转释为"毁坏"捣碎。全句指将兔头肉切细放入甗的中部。

（5）盂（yú）：《汉书·东方朔传》："……置守官盂下，射之。"颜师古注："盂，食器也。"古代盂的用途很广。《墨子·兼爱下》："琢于槃盂。"《吕氏春秋·慎势》："功名著乎槃盂。"其盂都是青铜器。出土盂中有"尊盂""飤盂""饙盂"，都为盛食器，可见盂的用途很广。"稍沃以汁，令下盂中"，学者们解说不一。《马王堆医书考注》："……再将甗安放入盂中，煎熟。"《马王堆古医书考释》："……让它自然地向下流到甗的下层（盂）里等蒸熟后……"笔者分析：甗下为鬲，疑盂为鬲，"令下盂（鬲）中"即"稍沃以汁"后之汤液，均流至甗的底层，这样才能"熟，饮汁"，因此"盂"应为鬲。

[今译] 被虫蛇类咬伤的病人，取三年的老公鸡二只，加水三斗，烹熟了拿出来，再加水烹熬，将五谷等食物安放于甗的下层，将兔头肉切细安放于甗的中层即甑的上面，再将甑安放在鬲上，将烹好的鸡汤浇到食物上，让汤流到甗下鬲中，烹熟后让病人把煎好的汤汁喝下去。

▲ 第八治方

[原文] 贲（喷）吙："伏食，父居北在，母居南止，同产三夫，为人不德。(1)已(2)不已，青傅之96。"(3)

[注补]

(1) 祝由词，以食、在、止、德为韵。

(2) 已：病好了，参第50行注。

(3) "青傅之"：青，空青。《周礼·秋官·职金》："掌凡金玉锡石丹青戒令。"郑玄注："青，空青也。"空青即铜矿石的一种。《千金要方》第25卷，治众蛇毒，"用铜青敷疮上"。

[今译]（略）。

▲ 第九治方

[原文] 湮汲(1)一音（杯）入奚蠹中，(2) 左承之，北（向），乡（向）人禹步三(3)，问其名，即曰："某某年囗今囗"97饮半音（杯）曰："病囗囗已，徐去徐已。"即复（覆）奚蠹，去之98。

[注补]

(1) 湮汲：参第52行注。

(2) 奚蠹：《说文》："奚，大腹也"。蠹，段注："或借为瓢蠹字。"《墨子·备城门》："奚蠹，大容一斗。"即大腹的瓢。

(3) "禹步三"：行祝由、巫术的一种步法。参《五十二病方》及《马王堆古医书考释》注。

[今译]（略）。

▲ 第十治方

[原文] 煮鹿肉(1)若野彘肉，食之，歙（歙即饮）汁，精$_{99}$。(2)

[注补]

（1）鹿肉、野猪肉及下方的羊肉，常被当作单味药用于治疗，在被蚖咬伤以后，饮食这类肉汤，当有增强体质的作用，反映了药食同源及早期用药思想。

（2）精；作完美、最好解。《史记·龟策列传》："妇人不缰（强），布帛不精。"《说文解字注》段玉裁指出："精，引申为凡最好之称。"本方指出蚖类咬伤后，煮鹿肉或者野猪肉食，饮汁（汤）是最好的方法。

[今译] 蚖类咬伤后，煮鹿肉或者野猪肉，吃肉、喝汤是最好的治疗。

▲ 第十一治方

[原文] 燔狸皮，(1)冶灰，入酒中，饮之，多可殹（也），(2)不伤人，煮羊肉，以汁囗之$_{100}$。(3)

[注补]

（1）狸皮：药名，古方未见。《名医别录》中狸骨、狸肉、狸阴茎等入药。

（2）殹（yi）：助词，《说文》"殹"，段注："……然则周秦人以殹为也。"清·朱琦《说文假借义正》："……殹，也一声之转。"在《五十二病方》中，殹即也。

（3）"以汁囗之"，缺字顺补"饮"。

[今译] 被蚖类咬伤后，取狸皮一宗，燔烧冶磨成灰，取部分放入酒中摇匀喝下去，多数人喝了有效，不伤人，再煮羊肉若干，只喝羊肉汤。

▲ 第十二治方

[原文] 取井中泥，(1)以还（环）封其伤，(2)已$_{101}$。(3)

[注补]

（1）井中泥：即井底的泥，《千金要方》第25卷，井底泥治蝎毒。

（2）"还（环）封"：即涂在伤口的四周。

（3）已：病好了，参第50行注。

[今译] 被蚖类咬伤后，还可取井底泥涂封在咬伤伤口的四周，伤口就好了。

尤（疣）

[题解] 疣（yóu）：战国时期疣已被命名，是常见病。《释言》："疣，丘也，出皮上聚高，如地之有丘也。"《庄子·大宗师》："彼以生附赘縣（悬）疣"。郭象注："若疣之自悬。赘之于附。"《山海经·北山经》："滑水多滑鱼……食之已疣。"郭璞注："疣，赘也。"疣属皮肤病，为皮肤突起，或长有细蒂的赘生物。在史料中除疣外，可能还包含了息肉。《五十二病方》在疣项下，收入治方七个，其中祝由方占去六个。在六方中卫有四方是采取祝词配合"磨"的方法将疣用机械力量除掉。446行"去人马疣方"讲到"疣其末大本小"，与本题类似。

▲ 第一治方

[原文] 尤（疣）：取敝蒲席(1)若籍之弱(2)（蒻），绳之，(3)即燔其末，以久（灸）尤（疣）末（本）(4)，热，(5)即拔尤（疣）去之$_{102}$。

[注补]

（1）敝：旧也。《玉篇》："敝，坏也。""取敝蒲席"，即从破旧的蒲草席上取下几条蒲草。

（2）弱：疑蒻，即嫩香草。

（3）绳之：将旧蒲草或者晒干后的嫩香草搓成细绳。

（4）以灸疣末："末"疑为本，参第446行"疣其末大本小"。"本"指疣蒂，即将细绳缠在疣的细蒂上，点燃绳的一端，灸灼疣蒂。本灸疗方法为灸疗早期的施灸方法，其目的在于局部麻醉，本方治疣具有手术切除的意义。

（5）热：灸灼疼痛时。

[今译] 皮肤患了疣病，可取旧蒲草席上的蒲草或者晒干后的嫩香草，搓成细绳，将细绳缠在疣的细蒂上，点燃草绳的一端，当烧灼到疣蒂感到灼痛难忍，将疣蒂拔掉就行了。

▲ 第二治方

[原文] 令疣者抱禾，令人嚖（呼）曰(1)："若(2)胡(3)为是？"应曰："吾疣。"置

去禾⁽⁴⁾勿顾₁₀₃⁽⁵⁾。

[注补]

（1）嘑：《说文》："嘑，唬也。"《周礼·春官·鸡人》："大祭祀，夜嘑旦已嘂（音叫）百官"。陆德明释文："嘑，本又作呼。"

（2）若：古代词，你。《庄子·齐物论》："然则我与若与人俱不能相知也。"

（3）胡：《说文》："胡，牛颐垂也。"《汉书·郊祀志上》："鼎既成，有龙垂胡髯下迎黄帝……"颜师古注："胡：谓颈下垂肉也。"古时，胡亦指赘生之物，与疣一致。

（4）置：释放，放弃。《说文·网部》："置，赦也。"徐锴击传："……置则去之也！""置去禾"，将抱着的禾草丢掉。

（5）勿顾：不要回过头去看。

[今译] 令生疣的病人抱一束禾草朝前走去，后面的人呼唤说："你是颈部长的一块多余的肉吗？"患者答应说："我是疣！"于是将抱着的禾草丢掉，不要回过头去看，一直往前跑。

▲第三治方

[原文] 以月晦日⁽¹⁾之丘井有水者⁽²⁾，以敝⁽³⁾帚骚⁽⁴⁾（扫）尤（疣）二七⁽⁵⁾，祝曰："今日月晦，骚（扫）疣北。"⁽⁶⁾入帚井中₁₀₄。

[注补]

（1）晦日：阴历每月的二十九或三十，整夜无月光，不吉利，是治病魔的好时机。

（2）丘井：丘，空也。《汉书·息夫躬传》："寄居丘亭。"颜师古注："丘，空也。"《马王堆汉墓帛书·十六经·三禁》："刚强而虎质者丘。"丘井，大的空井，即无水的枯井。

（3）敝：破旧。《易·井卦》："瓮敝漏。"《玉篇》："敝，坏也。"敝帚，用旧了的帚把。

（4）骚：通扫。《史记·李斯列传》："……由灶上骚除。"骚除即扫除。

（5）二七：如《素问·上古天真论》："女子七岁肾气胜……二七而天癸至。"二七，指扫十四次。

（6）"帚疣北"：北，败走。《孙子·军争》："佯北勿从。"中国人民解放军军事科学院注："北，败北，即失败。""帚疣北"即在这种情况下用旧帚把扫疣，疣必然被扫除。

[今译] 生疣后，到月晦之日当（空的）枯井有水时到井旁边去，用旧帚把帚疣十四次，帚时祝之曰："今日是晦日，帚疣疣必败北。"帚完疣后，立即将帚把丢弃到井中。

▲第四治方

[原文] 以月晦日日下餔时⁽¹⁾以䣛（块）⁽²⁾大如鸡卵者，男子七，女子二七，先以

出（块）置室后，令南北列[105]，[(3)] 以晦往之出（块）所，禹步三，道南方始，取出（块）言曰："今日月晦，靡（磨）疣北"[(4)]出（块）一靡（磨）囵[106]，[(5)] 已靡（磨），置出（块）其处，去勿顾。靡（磨）大者[107][(6)]。

[注补]

(1) 铺：《说文》："铺，日加申时食也。"即晡时，今之下午5—6时。

(2) 士：《说文》："士，墣也，从土、凵，块俗士字。"《说文》："墣，由也。"《五十二病方》："士"，释土块，可从。

(3) "令南北列"：将土块按南北向排列。

(4) "靡（磨）疣北"：靡，古通摩。《庄子·马蹄》："喜则交颈相摩。"陆德明释文："靡，李云摩也。"又通磨。《墨子·亲士》："有五刀……错者必先靡。"孙诒让间诂："靡，礳之假字，今省作磨，销磨也。"此处之北，参第104行注释"磨疣北"与"寻疣北"意同，指用土块磨疣，疣就掉了。

(5) "块一磨囵"：此句缺一字，在本文中男子生疣用7块，女子用14块土块，强调在治疣时，每一块土块都应磨到，因此补"尽"。

(6) "磨大者"：属补充说明。强调长疣较多的人，选磨疣中最大的。

[今译] 患疣病者，于月晦日的下午吃饭的时候进行治疗。先选取大如鸡蛋的干泥块，男人要7块，女人要14块。先将选好的干泥块放在房屋的后面，朝南北向排列。到了晦日去放土块的地方，从南面开始走禹步3步，在取干土地时说："今日月晦，磨疣就掉了。"要不断重复这句话，将干土块一块一块的磨，已经磨了的土地就放回原地，磨完了就走开，不要回头看，磨疣时要选最大的疣磨。

▲第五治方

[原文] 以月晦日之内[(1)]后，曰："今日晦，弱（搦）[(2)] 又（疣）内北。"磨疣内壁[(3)]二七[108]。[(4)]

[注补]

(1) 内：即内室、寝室。

(2) 搦：原文作弱。《说文》："搦，按也，从手弱声。"《文选·班同答宾戏》："当此之时，搦朽磨钝。"李善引韦昭曰："搦：摩也。"摩，《方言》："摩，灭也。"《庄子·徐无鬼》："反已而不穷，循古而不摩。"《庄子集释》（中华书局，1961：856）注21王云："摩，消灭也。"因此"搦疣内北"即将疣磨掉后丢在内室的北面。

(3) "磨疣内壁"：内：里面。《论语·乡党》："车中不内顾。"《广雅·释言》"内，里也"。内壁，指去掉疣后的伤口部。

(4) 二七：此数为十四，参第104行注文。

[今译] 患疣的人，在月晦日到寝室内，祝曰：今日是晦日，将疣磨灭掉。将磨掉的小疣丢到内室的北面，再磨去掉疣的伤口十四次。

▲ 第六治方

[原文] 以朔日，葵茎磨又（疣）⁽¹⁾二七，言曰："今日朔，磨又（疣）以葵䵼⁽²⁾"，有（又）以杀本若道旁蒂（蕲）根⁽³⁾二七，投$_{109}$泽若渊下⁽⁴⁾。除日已望$_{110}$⁽⁵⁾。

[注补]

（1）葵茎：在《五十二病方》中葵是常用药，第170、171行用葵。第169、173用葵种，第355行用陈葵茎，第153、192用陈葵种可证。《马王堆古医书考释》指出："葵有多种，如蜀葵、龙葵、冬葵……等。本条的葵茎与第355行的'陈葵茎'似均指冬葵茎而言。冬葵……其茎部多纵行成束的纤维，故本条主用其磨疣。"此解有一定道理。

（2）䵼疑为幹，两字形近，葵干即葵茎。

（3）杀：即榝。《说文》："榝，似茱萸，出淮南""杀本，即茱萸根。"道旁蒂（蕲）：赵有臣在《〈五十二病方〉中几种药物的考释》中指出："道旁蒂即车前草也"。(中华医史杂志，1985（2）：118)

（4）泽：湖泽；渊：深渊。投，丢弃。

（5）"除日已望"：《马王堆医书考注》："古代有建、除值日，如正月斗建寅，则寅为建，卯为除。"见《淮南子·天文训》。本句意为如朔日恰巧是除日，则抛投之事改在已望即十五日后举行。……已望却既望，指阴历每月十六日"，此解甚妥。

[今译] 患了疣病，在朔日（初一即月复苏之日）用葵茎摩擦疣十四次，口念祝由词后，再用茱萸的根或者车前草的根摩擦十四次，将擦过的葵茎、茱萸根投到湖泽或者深渊之中，如果初一恰巧是卯日（除日），则治疗可改在已望（十六日）进行。

▲ 第七治方

[原文] 祝尤（疣），以月晦日之室北⁽¹⁾靡（磨）宥⁽²⁾（疣），男子七，女子二七，曰："今日月晦，靡（磨）宥（疣）室北"，不出一月，宥（疣）已$_{111}$。

[注补]

（1）室北：与108行内北一样，即内室。

（2）本方中宥有三，《马王堆医书考注》释为疣。与方前"祝尤（疣）"似可通。但考虑抄本方者，除方前用"祝尤"外，后文全用宥，必有其由。考《类篇·门部》："宥，空也。"《诗·周颂·昊天有成命》："夙夜基命宥密。"毛传："宥，宽也。"宥，可能指去掉疣后留下的饬口（空），与108行"磨疣内壁二七"的治疗方法是一致的。

[今译] 患疣者，治疗疣的祝由方。月晦日时到内室治疣，疣必败北。磨疣的伤口，男子磨七次，女子磨十四次。在磨疣时，祝之曰：今日是晦日，在内室磨疣必败北。不出一个月疣的伤口就好了。

颠（癫）疾

[题解] 本题讲"颠（癫）疾。"在《五十二病方》中，常见间（痫），如"婴儿病间（痫）""人病马不间（痫）……"等好似都指癫痫。稍加分析，"婴儿病间（痫）"中原文解释："间（痫）者，身热而数惊。"当指婴幼儿高热痉厥，属高热的并发症，"人病马不间（痫）"讲的是人患间（痫）症其叫声如马鸣。本题颠（癫）疾中，强调一个"发"字，似专指当今癫疾。但原文中根本未讲临床癫症。考虑到第一治方中专以局部用药为主，又要连续用药三天，似指头顶之皮肤病，如头癣等。正如原文讲："以刀剥其头，从颠至项"，文中之颠指头顶无疑。因此颠，不必转释为癫。第二治方用瘨（癫），瘨具有精神异常的意义，所以将本题释作癫疾病，也无不可。总之，对于某方原文应做具体分析。

▲ 第一治方

[原文] 颠（癫）疾，先侍（偫）[1]白鸡、犬矢。发[2]，即以刀剥（劙）其头。从颠到项[3]，即以犬矢湿之，而中剥（劙）鸡圂$_{112}$[4]，冒其所以犬矢湿者，三日而已[5]。已[6]，即孰（熟）所冒鸡而食之[7]，囷已$_{113}$[8]。

[注补]
（1）侍（zhì 智）：《五十二病方》释侍（智），各家从之。《说文》："侍，待也。"段注："谓诸物以待用也"。此文强调平时准备好白毛鸡与狗矢。

（2）发：动词，不指癫痫发作，而是讲头癣感染之急性发作。

（3）剥：《五十二病方》释劙，解割。《马王堆古医书考释》依《广雅》："剥，剔也。"等解为"就在患者的头部由头顶颈后部用刀割开正中部的皮肤"。笔者考虑，此举刀割范围很大，且头皮血管丰富，可能造成流血不止。如依头癣感染，则剥（剔）释作剪削。《庄子·马蹄》："烧之剔之。"陆德明释文引司马云："剔，谓剪其毛"。本文之剥（剔）指巅顶至项剔去满头的头发。

（4）缺字补"腹"，"而中剥鸡腹"，此处的剥用意不同，指割开，即从中间将鸡腹剖开。

（5）冒：动词，指戴在头上。全句指将鸡腹从中剖开，做成帽状，将湿犬矢放入鸡腹，戴在剔去头发的头上，三天三夜后取下来。

(6) 已：此处的"已"不指病好了，而是这一治疗过程结束。

(7) 孰：煮熟。"熟所冒鸡而食之，"将戴在头上的鸡煮熟后吃掉。

(8) 缺字补"疾"，"疾已"病就好了。

[今译] 患了头顶皮肤病的人（如头癣之化脓性感染发作），可先准备好白毛鸡一只，犬矢若干，当皮肤病严重时，用刀剔掉从巅顶到项部的头发。将干犬矢用水调和涂到整个有病的头皮上，再将白毛鸡杀死后从腹部正中剥开当作帽子戴在头上。要戴三天三夜，三天后将鸡拿下来煮熟吃掉，头部的皮肤病就好了。

注：此治疗可能在冬天进行。否则鸡坏了怎么能吃？

▲第二治方

[原文] 瘨（癫）(1)疾者，取犬尾及禾在圈垣(2)上者，段冶(3)，溺汲以饮之114。

[注补]

(1) 瘨：疑瘨之误，瘨：《说文》："瘨……一曰腹胀"。瘨，癫痫病。《战国策·楚策一》："七日不得告，水浆无入口，瘨而弹闷……"《神农本草经》蛇床子："除痹气，利关节，瘨痫，恶创。"《素问·腹中论》："石药发瘨，芳草发狂。"王冰注："多喜曰癫，多怒曰狂。"可见瘨指精神异常，而不单指当今的癫痫病（参《汉语大字典》2688页）。

(2) 垣：《说文》："垣，墙也。""垣上"指废残的墙头上。犬尾疑为狗尾草，"及禾"指狗尾草的禾苗，全句指长在废残墙头上的狗尾草全草。

(3) 段冶：《五十二病方》依《说文》"段，椎物也"，直释为"椎碎"。难通。考虑到后文"溺汲以饮之，"故段应释为煅。《玉篇》："煅，热也，干也。"《广韵·麻韵》："煅，火气猛也。"段（煅）冶，即将狗尾草煅烤焦后冶碎成灰末，用溺汲水调和喝下去。

[今译] 患精神异常的病人，可将残废的墙头上长了穗的狗尾草的全草取下，剪成小段，煅烤焦后冶碎成灰，用溺汲水调匀喝下去。

白　处

[题解] 目录原文设"白处"，依目录补题。"白处"当为古病名。本条"白处"下收录三方，第三治方点明"白虐（白处的别名）"指出："白虐者，白勿奏（腠）"。

腠即《内经》中常讲的皮肤腠理（皮肤表面的纹理），恰是"白处"的注释。指明患"白处"的地方皮肤发白而无纹理，是"白处"的病理特征之一，由此"白疕"与当今"白癜风"之临床表现一致。

▲ 第一治方

[原文] 白处方：取灌青，其一名灌曾(1)，取如口囗盐(2)廿分斗一(3)，灶黄土(4)十分升一皆冶，而口口$_{115}$指，而先食饮之。不已，有（又）复之，而囗灌青(5)，再饮而已。令$_{116}$。

[注补]

(1) 灌青、灌曾：药名不详，待考。

(2) 盐前缺二字，在《五十二病方》中，盐分美盐、戎盐（第169行）等，共用盐达10方之多，本题117行有"口甘盐"，缺字可补"甘"，甘盐，古盐名之一（参117行注文）。

(3) 廿分斗一：即一斗的二十分之一。

(4) 灶黄土：《名医别录》名伏龙肝，参第58行注。

(5) 灌青前缺一字，因前文交代"不已，又复之"在"又复之"的情况下主药灌青应加量，故补"加"。

[今译]

治疗白癜风的方法，取灌青，灌青的量如同甘盐用量即二十分之一斗一样，灶黄土十分升之一。三样药皆粉碎，进行调配后分次将药物吃喝完。如病不好，再用上方治疗，但灌青要加量，再用一次药病就好了。

▲ 第二治方

[原文] □□其□□□□与其真□□，治之以鸟卵勿毁半斗，(1) □甘盐(2) □□□□□$_{117}$□□□□□□□□□□□者 □□□□□ 其中，卵次之，(3) 以□□□□□$_{118}$冥（幂）甕以布四(4) □□□□□□□□□□□□□$_{119}$蔡。已涂（塗）之，即縣（悬）阴燥(5) □□□□□□□□□□□□$_{120}$厚蔽肉(6)扁（遍）施所而止，即生桑炭置之於瓺甲加水×升煮之令熟炙囗，热弗能支而止(7)，而止施囗囗$_{121}$，虽俞而无去其药(8)。药囗囗而自囚殴（也）。囗囗已囗。炙之之时，(9) 口食甚□□$_{122}$搜，及毋手傅之(10)以旦未食傅药，已傅药，即饮善酒，极厌而止，(11)即炙囗(12)。已炙囗$_{123}$之而起(13)欲食即食，出入饮食自次（恣）。旦服药，先毋食口二三日。服药时毋食$_{124}$鱼，病已如故。治病毋时(14)（二）三月十五日到十七日取鸟卵(15)已囗即用之(16)。□□$_{125}$鸟殴（也）其卵虽有人（仁），犹可用殴（也）(17)此药已成，居虽十余岁到囗岁，俞（愈）良(18)，囗$_{126}$而干，不可以涂（塗）身，(19)少取药，足以涂（塗）施者，以美醯囗之於瓦蝙中，渍之口$_{127}$可河（和），稍如

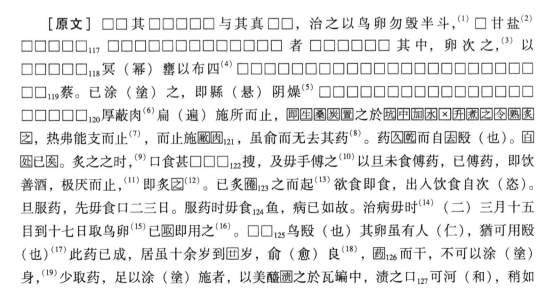

恒，[20]煮膠，即置其甑於穰火上。[21]令药已成而发之。发之口口口口涂（塗）[128]冥（幂）以布，盖以编，縣（悬）之阴燥所，十岁以前乃干[129]。[22]

[注补]

（1）鸟卵勿毁半斗：（未讲明用什么鸟卵）"勿毁"不要破裂的鸟蛋。后文强调了取鸟蛋的时间是三月十五日到十七日，那时取的蛋内如已孵化有仁（小鸟胚胎），也可以使用。

（2）"甘盐"：甘，古地名，当今甘肃一带，春秋时期属西戎（今青海），西戎境内遍地皆盐，有名的盐湖 30 个，"甘盐"，可能指古甘肃等地产的盐。第 169 行用戎盐，可能指戎地产的盐，即古西戎产的盐。

（3）前文缺字较多，此处"卵次之，"指明前缺字均为药名，"卵次之"即卵随后放入。

（4）"以口口……"之后为药物配制方法。幂，覆盖"幂甕以布四"，参第 92 行，即将上述药物装在陶甕内，用布条封闭甕口缝四层。

（5）前文缺字更多，包含了将甕甕内药物取出后的调配过程。"涂之"即涂某物之上"悬，阴燥"。"阴燥"即"阴干"。参第 165 行"阴干"为《五十二病方》制药方法之一。

（6）"厚蔽肉"：蔽，隐也，即将药物厚厚涂在"白处"直至看不见白处。分析此句当以前文之缺字内容为前题，是指将"阴燥"（浓缩）的药物涂在"白处"局部，强调涂药要厚。因此前文内容仍属配药与施治过程。

（7）在"遍施所而止"之后共缺九字，被"之於"隔断，依后文多次讲炙，此方当属火炙疗法之一。缺字亦讲与火炙疗法有关问题。参《灵枢·经筋、足阳明之筋》："即以生桑炭置之坑中"。试补九字，全句作"即以生桑炭置之於坑中炙之，热弗能支而止"，与 269 行"热则举之"及 334 行"热即止火，自知也"等语法一致。

（8）"而止"：是讲停止火炙，后文缺二字，当补"蔽肉"，即将热药涂在"白处"面上。因此后文才有"虽愈而毋去其药"。

（9）"炙之之时"：强调注意事项，依此"药口口而自因也"，可补作"药久干而自去也"，即在"白处"面上涂药后进行烤炙后，时间长了，药自然掉了。这样上下文意通达。

（10）"毋手傅之"：即不要用手直接涂药。

（11）"旦"：早晨；"未食"，空腹；"饮善酒"，敷药以后要喝好酒；"极厌（满足、饱）而止"，根据酒量喝够了就不喝了。

（12）"即炙之"缺一字补"之"，即在酒喝好后，继续进行火炙疗法。

（13）根据本方，在"白处"涂药以后，烤炙时间较长，参第 269 行，"已炙倦之而起"。缺字补"倦"。

（14）"旦服药"：这一段讲内服药情况。

（15）"三月"之前的"二"字疑为衍文，"三月十五到十七日"指农历正值谷雨以后，此间的江南正值鸟类产卵期、孵化期。

（16）"已圂即用之"：根据上下文缺字补"取"。

（17）"其卵虽有仁"：即卵内已有鸟胚，仍然可用。

（18）"居"：存放，《礼记·弓上》："居父母之仇如之何?"此句指该药越放久越好。

（19）"圂而干"：后文讲"不可以涂身"，缺字补药。

（20）"少取药"：根据用药量取干了的药，"以美醯倾之于瓦䈞中渍之圂……"䈞（biān 边）同瓯，古小型陶制盆盂之类食器。这段讲：取干了的药适量，将好醋倒在瓦䈞上，再将干药浸泡在醋中，调和成原来（恒）的药形。

（21）穄：《汉语大字典》第2620页："穄的讹字"。《说文》："穄，禾皮也，从禾美声"。《马王堆古医书考释》注："穄（wēi 微）火，当指用稻草秆燃烧的火。"此解可从。

（22）"煮胶……悬之阴燥所，十岁前乃干"：这段文字疑为118～120行制药的补充。"发"，派遣，"发落"。本处指重新配好的药涂于"白处"。从总体上看，本方在抄写中前后文存在倒误。但"煮胶"最后一段恰好补充前文中的部分内容。

[今译] 患白处（白癜风）的病人有一个治疗方法，就是取没有破损的鸟蛋半斗，加炒熟的甘盐等物，这些物质可以先放入陶甕内拌匀，鸟蛋随后放进去，将药物和鸟蛋捣匀以后，用布条把陶甕盖之缝包封起来，要封包四层，放在阴凉而干燥的地方保存，当给白癜风治疗时，要在白癜风上厚厚地涂一层药，所有患白癜风的地方都可以涂药；将点燃的桑木炭放在器皿中准备做烤炙疗法，烤炙时如果灼痛难忍，支撑不了就停止，这次停止了，而后还可烤炙数次，白癜风虽然好了，原来涂上的药不要人为去掉，药物在身上时间长了会自己脱掉的。药物脱掉了，白癜风就好了。进行烤炙的这段时间内，不要用手指直接涂敷药物，以早晨起来没有吃东西的时候涂药为好，涂完药后就可以饮好酒，根据自己的酒量饮足，使皮肤腠理开发，提高烤炙的疗效。进行烤炙时，感到灼热难忍就离开火源。在治疗的过程中想吃就吃，饮食随意没有什么限制，早晨吃药以前不要吃某物二三天，服药时不要吃鱼，病好了就可以吃了，治疗白癜风不受时间的限制。

取鸟蛋的时间要在每年的三月十五日至十七日进行，已取到鸟蛋就要配药。虽然已经孵出了鸟胚也可以用。这种药配成以后，即使保存十多年至二十年也可以用，保存时间越长越好。保存时间长久了，药物就干了，这种药不可以涂身，如需要用药时，根据白癜风面积的大小，少取一点药足以涂白癜风就行了。取下的药放在瓦䈞（瓯）中，倒入好醋使之浸渍，当药物浸渍溶解了，就可以慢慢进行调和，调至如最先配药时的黏稠度一样就行了。当药物重新调成了，就可以涂于白癜风上了。用不完的药还可以用布盖好，悬吊于阴凉干燥的地方保存，大约在十年时间药物才干。

▲ 第三治方

[原文] 白瘫[1]。白瘫者，白毋奏（腠），[2]取丹沙（砂）与鳝鱼血，若[3]以鸡血，皆可。鸡溓居二□□之□130[4]。以蚤挈（契）瘫令赤[5]，以圂之[6]，二日，洒，以新布熟暨（概）[7]之，复傅[8]。如此数，卅日而止[9]令131。

[注补]

（1）白瘬：《马王堆医书考注》引帛书《周易》认为褨作摅，指出："故此处的瘬亦当作摅，音西，病也。见《广雅·释诂》"。

（2）白瘬者，白毋奏（腠）：奏，即腠理，指皮肤的纹理，《内经》中为常用解剖名词。"白毋腠"是对"白处"临床特征的描述，也是对"白处"的注解。

（3）若：如同，转释为或者，指明用丹砂配鳝鱼血或者鸡血都可以。

（4）鸡湮居二：湮，沉没，《说文》："湮，没也"；居，存放。"鸡湮居二口口之口。"鸡后应有脱文，因前文已讲鸡血，即将鸡血湮没于某某之下二（日、月或年）。

（5）蚤：通爪；契，刻也；虐即瘬。"以蚤契瘬令赤"：即用手爪搔其白处令发红。参213行"以中指蚤二七"注。

（6）《马王堆医书考注》将缺字补"傅"，可从，恰与后文"复傅"呼应。

（7）孰（熟）暨：《五十二病方》释摡，《说文》："摡，涤也。"《周礼·天官·世妇》："帅女工而濯摡。"郑玄注："摡，试也。"熟摡，仔细拭洗。

（8）已傅药：两天后洗（洒）掉，再用新布仔细擦拭后"复傅药"。

（9）如此数：照上述方法敷药30天就可以了。

[今译] 白处的别名叫白瘬（瘬，音西），取丹砂配鳝鱼血或鸡血都可以，将鸡（血）湮没于某某之下存放二（日？以下还缺配药过程），用手搔白处患部至发红，用药敷之，二日后洗掉，用新布仔细擦拭后再敷上药，按上法反覆进行三十天而停止，治白处就这么办。

大带者

[题解] 大带题下收两个治方，言词过于简单，没有涉及临床症状，因而不知大带为何病。《五十二病方》"推测为缠带风一类疾病"，可从。或谓带状疱疹。

▲第一治方

[原文] 大带者，燔墰(1)，与久膏(2)而圂傅(3)之₁₃₂。

[注补]

（1）墰：古药名，不详。依字形分析：从土从小从田，都与土（小土）有关。《五十二病方》解为"挡"字，《马王堆医书考注》疑为墰，引《集韵》："墰，累土也"。但无结论。存疑待考。

（2）久膏：陈久的猪膏，如第 342 行，久脂：指陈久的羊脂一样，均依"戴角者脂，无角者膏"命名。

（3）敷前缺一字，补"捣"，即将燔妯与久膏合并一起捣匀后趁热敷在大带上。

[今译] 患缠带风一类病症者，可取墙燔烧，冶为末，与陈久的猪膏一并捣匀，趁热敷在大带上。

▲第二治方

[原文] 以清[(1)]煮胶[(2)]，以涂（涂）之[133]。

[注补]

（1）清：去滓的醴酒。《周礼·天官·酒正》："清酒。"林尹注："酿造时间更久于昔酒者。清，即上五齐之醴经过滤而去其糟滓者。"

（2）胶：《神农本草经》胶有白胶、阿胶二种。煮胶，在《五十二病方》中五用（128、133、158、168、181 行），帛书整理小组另有一解："煮胶是说熬煮水分蒸发而变稠的意思。"亦有学者考之刊于《中华医史杂志》1988 年第 3 期，结论说："帛书煮胶，只能理解为'将胶加溶媒煮之，使溶化成膏。'而并非是将'清醇酒、水、葵种汁'熬煮稠而成膏"。文章分析有据。但在第 307 行"捉取其汁而煎，令类胶"与帛书整理小组另一解一致；原文称："令类胶而非'煮胶'。"

[今译] 患缠带风一类病症者，用去了糟滓的清酒煮胶，熬成膏状后，涂于患处。

冥（螟）病

[题解]《五十二病方》78 行载瘘（11），按常例可释为麻风病。先行者们从全文考虑，依《庄子·天运》"其知憯於䗍蛋之尾"，"释瘘为虿（chài 差）"，即蝎子，很有功底。本文冥（螟）下收一方，螟意虫蚀，原文讲临床表现是："虫蠹"之伤口"无恒处"，鼻、口旁、齿、手指等均见伤，甚至"鼻抉（缺）指断"。上述症状，恰是麻风病的临床表现，我国"噬肤灭鼻"之病，早见于《周易·筮卦》。1975 年出土的《睡虎地秦墓竹简》是公元前 217 年的随葬物，该书 203、264 等页均讲到"疠"（1i）、"疠迁所"，记载疠的临床特征是："眉突，鼻突坏，刺之不嚏，肘膝到两足下踦，……溃一所"。当时的医生说"疠也"。《睡虎地秦墓竹简》整理小组释疠为麻风

病,释"疠迁所"为麻风病隔离区。《睡虎地秦墓竹简》中记载的《秦律》《法律问答》《封诊式》均为秦统一六国后立的新法,文中讲疠之临床表现与本方螟之临床表现基本一致,将冥(螟)释麻风病有据。但梅毒晚期之临床症状,也可"疮发于面"口腔粘膜、鼻腔、唇齿等均可受损,秦汉医家无法区别。《五十二病方》中的瘟(蛊)与冥(螟)所含本意有别。

▲治方

[原文] 冥(螟)病方:冥(螟)[1]者,虫所齧穿者圆[2](也),其所发毋恒处,或在鼻,或在口旁,或齿龈,或在手指图囧134,使人鼻抉(缺)指断[3]。治之以鲜产鱼[4],囧而以盐财和之,以傅虫所齧者[5]□□□135□□□之。病已,止。尝试,毋禁。令136。

[注补]
(1) 螟:《说文》:"螟,虫食谷心者,即指谷物的蚀心虫。"本处似指虫噬之伤。
(2) 缺一字,依"螟者,虫所智穿者(圆)也",故补"圆"。
(3) 其所发:指虫"齧穿"之地不固定(毋恒处)引出以下解释,直至鼻子烂缺了,手指烂断了。
(4) 鲜产鱼:刚捕的生鱼即活鱼。
(5) 冶而以盐财和之:参第48行,"冶以猪煎膏和之"两句语法一致,故缺字补"冶","和"在《五十二病方》中常用,同"合",指混合,24行"皆合挠"、25行"凡二物并和"均指调合混合。"冶而以盐财和之,以傅虫所齧者",即将活鱼切碎,用适量的盐与鱼肉挠合后敷在伤口上。

[今译] 虫螟病(麻风病),虫螟所噬的伤口,没有固定的地方,虫螟病或者伤鼻,或者伤口唇周围,或者伤齿龈处,或者伤及手指,病重者能使人鼻子烂缺一块,手指烂掉一节。治疗螟虫所噬的伤病好了,治疗就停止,这个方子试用过,治疗中没有禁忌,虫螟所噬之伤就这样治疗。

口蠸者

[题解] 本题名原文缺,依目录补之。口蠸者方下收一方。《说文》:"蠸,虫也。一曰大螫也。"段玉裁注:"螫者,虫行毒也;大螫者,行大毒也"。《庄子·至乐》:"瞀芮生乎腐蠸"。陆德明释文"司马云,亦虫名也,《尔雅》:一名守瓜"。《尔雅·释

虫》："蠸，舆父，守瓜"。郭璞注："今瓜中黄甲小虫，喜食瓜叶，故曰守瓜。"《五十二病方》推测说："古代因大螫名蠸，即以这种也叫蠸的甲虫医治"。

▲治方

[原文] □蠸者⁽¹⁾，□□以蠸⁽²⁾一入卵中 合挠而涂 之₁₃₇⁽³⁾。

[注补]

（1）口蠸者：即大螫之病名。

（2）"以蠸"前缺二字，存疑。依《五十二病方》引《尔雅》云：为"守瓜"，郭璞注："喜食瓜叶之黄甲虫名守瓜"，推测说"古因大螫名蠸"，即这种也叫蠸的甲虫医治"。

（3）一入卵中：参《烂者方》310 行"以鸡卵弁兔毛傅之"分析，"以蠸一入卵中"即将黄甲虫放入鸡卵或鸟卵之中。此为配药方法。引出下文缺四字，必讲用药方法，依此缺文补作"合挠而涂"之。

[今译] 被毒虫蛰伤后，取名叫守瓜的黄甲虫数个，将守瓜放入鸡蛋或鸟卵中搅合均匀，用这种药液涂在伤口上（此方药物全属蛋白质，可综合酸性毒汁，起止痛作用）。

（《五十二病方》于第 137 行后补曰：此行后帛书有缺损，所缺行数不明，暂依现存行数计算）。

□　者

[题解]《五十二病方》"疢"，（143 行）上一行注文指出："以上四方，据本书目录属于'□者'一题"。因此依目录设"口者"下收入四个治方。因缺字太多，难于解读，凡可注者试注之。

▲第一治方

[原文] 人□₁₃₈，兔皮⁽¹⁾□₁₃₉。

[注补]

（1）本方用兔皮，"烂者方"310 行"以鸡卵弁兔毛傅之"，可参。

［今译］（略）

▲第二治方

［原文］銼（銼）兰⁽¹⁾□₁₄₀。

［注补］

（1）銼兰：将兰草切细，《蚖》87行用兰，配药方法"銼（銼）兰"，与本方同。《乾瘙》第420行用兰根，推知本题为某种外伤或皮肤病。

［今译］（略）

▲第三治方

［原文］以淳酒□₁₄₁

［注补］（略）

▲第四治方

［原文］以汤沃□₁₄₂

［注补］（略）

痃（瘅或痕）

［题解］痃，古无此字，病名，不详。痃，原文不知是否为瘅，如为瘅，《尔雅·释诂下》："瘅（痃），病也。"徐朝华注："痃同瘅，积劳成疾。"《尔雅》："瘅，劳也。"《集韵》："瘅，风病。"又《集韵·换韵》："瘅，癣病。"《马王堆医书考注》："疑瘅为痕。"《说文》："痕，病也。"众说难以定论。

▲第一治方

［原文］取兰□₁₄₃。

▲第二治方

[原文] 炙樿$^{(1)}$ ☐痣$_{144}$。

[注补]

（1）炙樿：《说文·木部》："樿，樿木也，以其皮裹松脂，从木，虖声。"由此推之，樿木指松木流脂的地方，此处含油很高，"炙樿"当是取松节之木烤炙热后，作用于患病部位。

[今译]（略）

人病马不间（痫）者

[题解] 在《五十二病方》中，间释为痫，痫指痉痫的病症，含婴儿高热痉厥。本题：人病马不痫，依目录还有"人病羊不痫"等症，古人依痉痫者发出的叫声将痉痫分作马痫、羊痫、牛痫，《千金要方》中五痫中便有马痫，本题名中有"不"，作语气助词，没有意义。春秋战国时期常见。《诗·桑扈之什·桑扈》："不戢不难，受福不那。"毛传曰："不戢，戢也；不难，难也；那多也；不多，多也。"祝敏彻等《诗经释注》（甘肃人民出版社，1984：513）注云："戢，收敛，约束；难，戁（hǎn）的假借字，指恭敬。"释文作："他又温和又恭敬。""不"在诗中为语气助词。《楚辞·招魂》："丽而不奇些。"王逸注："不奇，奇也"。因此"不痫"即痫；"人病马不痫"即人患痉痫后发出的惊叫声像马叫声一样。关于"本题""不"字的解释孙启明氏《五十二病方》"不间"释义［中华医史杂志，1988（4）：206］、马继兴氏《马王堆古医书考释》均有详释，可参。

▲第一治方

[原文] 人病马不间（痫）者：☐以浴病者$^{(1)}$。病者女子☐$_{145}$，男子☐，即以女子初有布$_{146}$燔$^{(2)}$☐$_{147}$。

[注补]

（1）本方含两个治方，其一为浴，其二及后文的"女子布"。

（2）"女子初有布燔"：即少女月经初潮时用的布，燔指燔烧为灰，后文可能指冲服。因缺字太多，存疑待考。

［今译］（略）

▲第二治方

［原文］☐饮以布☐_{148}^{(1)}，☐酒中饮^{(2)}☐_{149}。

［注补］

（1）原文中"饮"字二用，属内服方。"饮以布☐"，第一治方讲"……女子初有布燔"，本方用药与上方有相同之处。

（2）"☐酒中饮"：大约指将"初有女子布"燔烧成灰后，冲服之。

［今译］（略）

人病口不间（痫）者

［题解］本题、原文缺，依目录补题名，无治方。

人病羊不间（痫）者

［题解］本题、原文缺，依目录补题名。"羊，不间（痫）"，《千金要方·惊痓第三》："羊痫之为病，喜扬眉吐舌……"无治方。

人病蛇不间

[**题解**] 本题、原文缺，依目录补题名。"蛇不痫"即蛇痫，疑为蛇咬伤后所致的痉痫，无治方。

诸食病

[**题解**] 本题、原文缺，依目录补题名。"诸食病"大约如同"诸伤"题下收入金伤等症一样，在"诸食病"题下，可能收载了因各种食物致伤的治方，无治方。

诸口病

[**题解**] 本题、原文缺，依目录补题名，无治方。

癃（癃）

[题解] 癃原缺，依目录补。"癃"秦汉常用病名。《睡虎地秦墓竹简·秦律杂抄》第143页："及占癃不审"，注云："占，申报，癃（癃）即罢癃，意为废疾。"《睡虎地秦墓竹简·法律问题》第208页："罢癃守官府，亡而得、得比公癃不得？"《睡虎地秦墓竹简·为吏之道》第286页："老弱癃病，衣食饥寒……"《武威汉代医简》第九简："治诸癃，石癃出石，血癃出血，膏癃出膏，泔癃出泔（尿液如米汁一般），此五癃皆……"《说文·疒部》："癃，罢病也。从疒，隆声；癃，籀文癃省。"《素问·宣明五气》："膀胱不利为癃。"《灵枢·五味论》："膀胱之胞薄以懦……水道不行，故癃。"上述秦汉原文将癃（癃）的本意讲清楚了。《武威医简》五癃虽与后世五癃有别，但《武威医简》记载最为典型。在《五十二病方》中，癃下收27个治方，另有"溺□渝者""膏溺"各一方。又在《癫（癃）》第三治方用"癃"开篇，《马王堆医书考注》指出："此处当指因患疝而行走不能。"回审癃下27方中有数方记载了临床症状：血癃、石癃、膏癃均有记载。第七治方"□□及癃不出者方。"癃同癃（biě），释弊（参《汉语大字典》2701、2705页）。《马王堆医书考注》指出："长沙人在溺胀时称憋溺，或'憋了一脬溺'。"第八治方："癃，痛於脬及衷……"第十四方，癃，溺不利，脬盈。随后记载了"血癃""石癃""膏癃""女子癃"。此膏癃大约与后文"膏溺"有别。上述史料还证明：早在秦汉时期秦楚等广袤地区癃的病症的分类命名已趋于一致。

▲第一治方

[原文] □□□□□乾葱□(1)，₁₅₀盐隋(2)炙尻₁₅₁(3)。

[注补]

(1) 乾葱：本治方中的药物之一。

(2) "盐隋炙尻"：为一个完整句。隋：《五十二病方》释脽（shuǐ）无解，各家从之，且对"脽"强释。欠妥。笔者认为：脽，臀也，将隋释脽，指臀，与尻重复，古医家知此，不可能在四字中重复，且语义不通。笔者依《癃》的第十七治方"令病者背火炙之"分析，认定本方为火炙疗法。因此"盐"之前的缺字中定有火源。"盐隋"应释为"盐堕"。《玉盐》："隋（duò）堕落也。"《史记·天官书》："廷蕃西有隋星"。"隋星，即堕落之星"。盐隋（堕）指将盐撒下去。这里的问题是将盐撒下去为何能"炙尻"？

所以笔者疑前文之缺字☐中，必有火源存在。当将盐逐步撒于火中时，火中不断产生爆炸声，并产生橘黄色的火焰，这是"炙尻"的物质基础．参第29行爑注。

（3）尻：《说文·肉部》："脽，尻（tún 屯）。"《广雅》："尻、臀也。"

[今译] 患尿闭不通者……取干葱……（准备一堆明火）将盐不断撒落于火焰上，使之不断产生爆炸声并产生橘黄色的火焰，叫病人背靠近火焰，烤炙骶尾部。

按：在上述条件下，烤炙臀部，一则热灼骶脊两侧皮肤，促进脊内泌尿中枢兴奋；二则盐在火焰中不断产生爆裂声，分散病人大脑对泌尿中枢的控制力，故对促进排有利。

▲第二治方

[原文] 逸华⁽¹⁾，以封隋（脽）⁽²⁾及少腹₁₅₂。

[注补]

（1）逸华：古药名，不详。依后文分析，应为外封涂药。

（2）隋：此处释脽，指臀部，与少腹一致，可取。《马王堆古医书考释》第446页指出："脽（shuǐ）原作隋，为同源字"。意指隋为脽之假借。有理。

[今译] 患尿闭不通时，用逸华封涂于臀部和下腹部……

▲第三治方

[原文] 冶筴蕡⁽¹⁾少半升，陈葵种一☐⁽²⁾而☐₁₅₃。

[注补]

（1）筴蕡：古药名，《汉语大字典》五卷第2972页：筴引《集韵·麦韵》："策《说文》马箠也。一曰谋也，一曰著也，一曰小箕曰筴，或作筴。"策古通筴。《老子·二十七章》："善数，不用筹策。"《马王堆汉墓帛书·老子》作"善数者不以俦（筹）筴（策）"。因此，筴通策通筴。筴蕡，即筴蕡。《尔雅·释草》载"薪蕡"。《神农本草经·上品》"析蕡子"。

（2）前文"筴蕡少半升"，此处缺字补"升"，即"陈葵种一升。"

[今译] 患尿闭时，可取析蕡子少半升，陈葵种一升……

▲第四治方

[原文] 湮汲水三斗⁽¹⁾以龙鬚（须）⁽²⁾一束⁽³⁾并者（煮）☐₁₅₄。

[注补]

（1）湮汲：参第52行注。

（2）龙鬚（须）：《神农本草经·上品》石龙芻，一名龙须，主小便不利、淋闭。

（3）束：古计量单位之一，用于物品不同，计量数字不一。《诗·鲁颂·泮水》："束矢其搜。"古五十支箭为一束（见祝敏彻《诗经译注》第787页）。《诗·国风·王

·扬之水》："不流束薪。"束指一捆。《仪礼·聘礼》："束束奠于几下。"郑玄注："凡物十日束。"

[今译] 患排尿困难时，用湮汲水三斗，煮龙须草一捆（饮之）。

▲第五治方

[原文] 久（灸）左足中指$_{155}$⁽¹⁾。

[注补]

（1）此方为古灸疗法，自古足中趾无穴。《素问·缪刺论》"邪客于足阳明之经……刺足中指爪甲上"，亦未讲穴名。

[今译] 患排尿困难时，可灸疗左脚的中指（趾）。

▲第六治方

[原文] □□三湮汲，取桮（杯）水歒（喷）鼓三，曰⁽¹⁾："上有□□□□□□□□锐某□□□$_{156}$□□饮之而复（覆）其桮（杯）$_{157}$⁽²⁾。"

[注补]

（1）喷水，祝曰，本方为祝由。喷鼓三：即喷水击鼓反复三次。

（2）在祝由前提下，又饮某药。"复其杯"，将水杯反扣着。

[今译]（略）

▲第七治方

[原文] 圂囵及瘪不出者方⁽¹⁾：以醇酒入口，煮胶⁽²⁾，广□□□□□□，燔段（煅）⁽³⁾□□□□$_{158}$。火而焠酒中，沸尽而去之，以酒饮病者⁽⁴⁾，□□□□□□□□饮之，令□□□$_{159}$，起自次（恣）殹（也）。不已，有（又）复囗⁽⁵⁾，如此数。令$_{160}$。

[注补]

（1）缺字补"溺闭"，瘪（biě）参题解。本方即治疗尿闭不出方。

（2）煮胶：参第133行注。

（3）燔：烧也；段（煅）：熟也。燔煅：强调对某物的燃烧为炭灰。

（4）本段三句，说明制药酒过程。先备一杯酒，将燔煅的某物焠酒中，当酒大沸的时候，再拿出来，叫病人将酒喝下去。

（5）缺字补"之"，即"又复之"。如不好时，用上述方法重复治疗。

[今译] 尿憋闭不出来的治方（后文因缺字太多，难以全译）。

▲第八治方

[原文] 瘴，痛于脬⁽¹⁾及衷⁽²⁾，痛甚，弱（溺）囗⁽³⁾痛益甚，□□□□治之，黑

叔（菽）三升，以美醯三□₁₆₁。煮⁽⁴⁾，疾炊、溃（沸），止火。溃（沸）下，复炊。参（三）溃（沸）止⁽⁵⁾。浚取汁，牡厉（蛎）一，毒堇冶三。⁽⁶⁾凡二物□□₁₆₂。⁽⁷⁾取三指最（撮）到节一。醯⁽⁸⁾寒温适，入中□饮⁽⁹⁾。饮先食后食次（恣），壹饮病愈，日一饮₁₆₃，三日病已。病已，类石如泔从前出⁽¹⁰⁾。毋禁，毋时。冶厉（蛎）⁽¹¹⁾；毒堇不暴（曝）。以夏日至到□□₁₆₄⁽¹²⁾毒堇，阴干⁽¹³⁾取叶、实并冶，裹以韦臧（藏）⁽¹⁴⁾，用，取之。岁更取毒堇，⁽¹⁵⁾毒堇□□□₁₆₅堇叶异小，赤茎，叶从（纵）缀者⁽¹⁶⁾□叶，实味苦，前日至可六七日，秀（秀）⁽¹⁷⁾，□□□□₁₆₆，泽旁⁽¹⁸⁾。令₁₆₇。

[注补]

（1）胍（pāo）：《说文》："胍，膀胱也。"

（2）衷（zhōng）：正中。《广韵·东韵》："衷，正也。""痛于胍及衷"，即下腹正中痛。

（3）溺后缺一字，补"时"。排尿时痛的更重。

（4）美醯即好醋，参60行注。三后缺一字，根据黑菽三升，此处应补"斗"，后文方可"取汁"。

（5）参：《周礼·考工记》中"参分其长"，"参分其长"等参均释为三。"沸，止火"即煮开了停火，"参沸止"即煮沸三次后停止。

（6）冶三：计量。其参数是牡蛎取一分，毒堇取三分。

（7）此处缺二字，后文讲"冶蛎"，凡二物皆冶为末，故补"合挠"，即搅匀，方可取末"三指撮到节一"。

（8）"醯"：指煮黑菽所取的汁，寒温适即冷热适度。

（9）缺字补"杯"，放入中杯服下。

（10）"病已"：指疼痛减轻。泔：《说文》："泔，周谓潘其泔"，《说文》："潘，淅米汁也"，故泔指淘米水。"类石如泔从前出"，此应理解为在治疗过程中在排尿时有细沙粒状物或淘米水一样的物质排出。

（11）冶蛎：以下讲制药要求，特别强调对毒堇的要求。

（12）"夏日至到时取"：缺二字，《马王堆医书考注》主张补"时取"，可从。"夏日至"即夏至"，"夏日至"实指太阳至北回归线向南行之日，夏至在公历66.21左右。"夏日至到时取"讲明了毒堇的采药时间，后文讲"前日至可六七日秀"。秀：《字汇·禾部》："秀，分别也，各异也。"指堇实熟了可采摘（分别）了。即日至前六七日堇实熟了可采摘了。

（13）"毒堇"：在《五十二病方》中堇用四起，90行堇用一份；329行，夏日取堇叶；402行载堇葵。本文讲毒堇，并对毒堇作了专门介绍："堇叶异小赤茎，叶从（纵）缀（叶脉纵横网络）茎叶、实味苦，前日至可六七日秀，毒堇喜棲泽旁。"此段将毒堇的生活习性、采摘时间讲清楚了（堇可参90行注）。

（14）韦藏：《周礼·考工记》："攻皮之工，函、鲍、鞞、韦、裘。"韦即革制后的熟皮，"韦藏"即用熟皮包好，放在阴凉处备用。

（15）岁更取毒堇：即原做的药保存超过一年，"更"重新采毒堇再制药备用。

（16）缀（zuì）：《说文》："缀，维绸中绳。""叶纵缀者"，即讲毒堇的叶脉排列特点。

(17) 秀（xiù 秀）：《诗·豳风·七月》："四月秀葽。"毛传曰："不荣而实曰秀。"即夏至前六七日实熟而叶萎。

(18) "泽旁"：方位名词。"泽旁"前缺四字，当讲某某药物生"泽旁"。本段专讲毒堇。故补"毒堇喜栖"，文意通达。

[今译] 小便不通，膀胱区和腹下正中疼痛，严重时，解小便时痛的更厉害。其治疗方法是：一、取黑大豆三升放入好醋三斗中煮，要用大火煮沸后停火，等沸腾停下来时再加火煮沸，要让药汁沸腾三次停火。等凉一点了将汁取出备用。二、取牡蛎一份，毒堇三份，以上二味药都要粉碎成束搅匀，取三指撮到第一指节处放至备用的温度适宜中杯药醋中喝下去，饭前饭后喝都可以，喝了以后就不痛了，要喝三天，每天一次，在服药的过程中，有细沙粒或者像淘米水一样的东西从屎中排出，服药时没有禁忌，也无时间限制。

该药的制法是：夏至前六七日，当毒堇的子实熟了的时候，取叶实放于阴凉处阴干不要曝晒，一并粉碎成末，加入牡蛎末搅匀，用熟皮包好放于阴凉处备用。如药末超过一年，要重新采毒堇依上法配制。毒堇的叶子细小，其茎是赤红色的，叶脉纵横排列成网络状，它的茎、叶、实味苦。毒堇喜栖息于沼泽旁。

▲第九治方

[原文] 以水一斗煮葵种⁽¹⁾一斗⁽²⁾（升）浚取其汁，以其汁煮胶一梃半⁽³⁾，为汁一参⁽⁴⁾而▢168。

[注补]

(1) 葵种：第八治方讲了堇实，第402行又讲堇葵，祝敏彻等在《诗经译注》第580页注云："堇，（jīn）堇菜，也叫堇葵。"因此"堇种"疑为"堇实"。即堇葵实，与第八治方意义类同。

(2) "一斗"疑为一升。否则一斗水煮葵种一斗，无法取汁。

(3) 胶：参133行注。

(4) "为汁一参"：参即三分之一。此句讲服用量，即将上述药汁分三次服完。

[今译] 小便不通的病人，取葵种一升，加水一斗煮，当药汁煮好后，用布包药，将药汁全部取出来，用葵种的药汁煮胶一梃半，分三次服之。

▲第十治方

[原文] 赣⁽¹⁾戎盐若美盐⁽²⁾，盈隋（脽）⁽³⁾，有（又）以塗（涂）隋（脽）▢下及其上，而暴（曝）若▢169。

[注补]

(1) 赣：赐给。《说文·贝部》："赣，赐也"。《五十二病方》疑为籢，释作小杯。可参。

（2）戎盐：《神农本草经》："戎盐……生池泽。"《名医别录》："戎盐一名胡盐，（胡：吉指西北少数民族。《汉书·匈奴传》："北有强胡。"），生……西羌北地酒泉……"其实此地古称西戎。《三国志·诸葛亮传》："西和诸戎。"西戎舍今青海等，青海境内较大的盐湖三十个之多，故《本草》讲"生池泽"。"若美盐"：美即精美。《管子·小匡》："美金以铸戈、剑……"美盐及精盐。

（3）"盈隋"难释，又后文"涂隋"，为施治方法，只有"曝"好似指在背部或臀部涂物后曝于日光之下。存疑待考。如参第151行，"盈隋"指将盐涂于臀部，隋释膍。

[今译]（待译）

▲第十一治方

[原文] 亨（烹）葵而饮其汁(1)：冬▨▨本(2)，沃以□□_{170}。

[注补]

（1）烹葵：《五十二病方》402行讲堇葵，165行讲堇之叶、实，168行载葵种，此文之葵，疑为堇之草茎，与第八九治方类似。

（2）本：根称本，本前缺二字，参63行"冬日煮其本"补"烹其"本，指葵根。

[今译] 尿闭患者，可取葵若干，放在锅中烹煮后，将药汁喝下去，冬天可以挖葵根替代……

▲第十二病方

[原文] 亨（烹）葵，热歉（歠）(1)其汁，即▨▨隶(2)，以多为故，而▨▨尻厥_{171}(3)。

[注补]

（1）歉（歠）："歠，饮也。"

（2）隶：《说文》："隶，附箸也。"指将某物附着于某物之上，此处可转释贴敷。前缺二字，参87行"饮其汁以滓封痏"句式，又参后文之尻，试补"滓膍"，即将葵滓趁热贴敷在臀部，贴敷的量"以多为故"。

（3）厥：《五十二病方》引《说文》释"髋，臀骨也"，各家从之。尻髋均指臀部，上文缺二字，应指施治方法，即将药滓贴敷于臀部后再用某法施治，参346行。"擣蜻蟟，饍以醯，封而炙之"补"炙之"尻髋。

[今译] 尿闭疼痛者，取葵若干，烹煮后趁热饮其药汁，立即将热葵滓贴敷在臀部，贴敷的药越多越好，贴敷上药滓后在火堆旁进行烤炙。

▲第十三治方

[原文] 以酒一音（杯），渍襦颈(1)及头垢中(2)，令沸而饮之_{172}。

[注补]

（1）襦颈：《说文》："襦，短衣也。"颈：衣服在颈部的部份即衣领。襦颈即短衣的领。

（2）头垢：《名医别录》："头垢，主治淋闭不通。"《马王堆古医书考释》："头垢，即人头发中的泥垢。"

[今译] 患淋闭不通者，用酒一杯，将短衣领浸于酒中，取头垢若干放入煮沸，拧干净衣领汁，喝下去。

▲第十四治方

[原文] 癃，弱（溺）不利，脬盈⁽¹⁾者方：取枣种麤（麤）⁽²⁾屑二升，葵种一升，合挠，三分之，以水一斗煮一₁₇₃分，孰（熟），去滓⁽³⁾，有（又）煮一分，如此以尽三分。浚取其汁，以蠤（蜜）⁽⁴⁾和，令毚（缰）⁽⁵⁾甘，寒温适，囗₁₇₄饮之⁽⁶⁾。药尽更为，⁽⁷⁾病已而止。令₁₇₅。

[注补]

（1）脬盈：即膀胱充盈，参167行注。

（2）"枣种麤（粗）屑"：此为一完整的句子，枣种：即枣树之枣，药用大枣。麤：《玉篇》："麤，不精也。"《广雅》："麤，大也。"屑：《玉篇》："屑，碎也。"即将大枣适当切碎或指枣皮。

（3）将大枣或枣皮二升，葵种一升混匀分作三份，用一斗半水煮熟一份，将药滓取出，再加入一份药煮之。

（4）蠤：《说文》："蠤，蠭（蜂）甘饴也。"即蜂蜜。

（5）毚：即缰，副词，表示数量和程度，此处转释适量；甘即甜。《诗·邶风·谷风》："谁谓荼苦，其甘如荠。""毚甘"，放蜂蜜达到适度甜就可以了。

（6）缺一字，参172行补"而"即"寒温适而饮之"。

（7）"药尽更为"：即药喝完了再做，病好了就停止。

[今译] 患尿闭不利膀胱充盈者方：取大枣或枣皮二升适当切细，葵种一升，搅匀，分作三等份；用水一斗半煮一份，煮熟后去滓，用原汁再加一份煮之，用这方法将三份药煮完，取汁，加入蜂蜜达到适当甜味，待寒温适宜的时候喝下去。药喝完了再熬，病好了就停止。就这么办。

▲第十五治方

[原文] 癃，取景天长尺⁽¹⁾，大围束一，[冶]分以为三，以淳酒半斗，三汈（沟）⁽²⁾煮之，孰（熟），浚取其汁，歂（歊）₁₇₆之。不已，复之，不过三饮而已。先莫（暮）毋食，⁽⁴⁾旦饮药。令₁₇₇。

[注补]

（1）"长尺"：是梃的要求。《太平广记》234卷："……梃长一尺。"围：量词，可大或小。束，量词，古指箭 12 支或 50 支为一束，或十曰束。（参 154 行注）"大围束"，束受了围的限制，此处指拇指与中指对围，即尽力抓多一点。"分以为三"前疑脱"冶"。

（2）汋：原残，《五十二病方》依 189 乃 273、417、426 汋等补，各家从之，但都未能澄清"汋"何以释沸。笔者从字形分析：汋，可能是汋的抄误，也许因帛书字迹不清而误释。汋（zhuó）：水涌出。《庄子·田子方》："夫水之于汋也。"王先谦集解："汋乃水之自然涌出。"汋瀹（yuè）同音。《集韵·药韵》："瀹，《说文》：'内肉及菜汤中薄出之'。通瀹汋。"段玉裁解注："内（纳）肉及菜于滫汤中而迫出之"。因此三汋即三沸，与第 410 行"三沸止"同意。

（3）歠（歠 chuò 绰）：饮。《楚辞·渔文》："何不铺其糟而歠其醨。"朱熹注："歠，饮也。"《玉篇》："歠，大饮也。"《广韵》："欲、大歠也。"

（4）"先莫（暮）无食"，先一天晚上不吃饭。

[今译] 患尿闭者，取一尺长的景天一大把，粉碎后分成三等份，取一份放于好酒半斗中煮沸三次，煮熟了将药汁取出大口喝下去，不好可继续服药，用药不要超过三天就好了。服药期间第一天晚上不要吃饭，第二天早上空腹时服药，就这么办。

▲ 第十六治方

[原文] 痒，坎(1)方尺有半，深至肘，即烧陈槀(2)其中，令其灰不盈半尺,(3)薄酒之以美酒，國178茜荚一(4)，枣十四，豢（薮）之朱（朱）臾（萸）(5)，椒（加水）合而一区(6)，燔(7)之坎中，以隧下。(8)已，沃179(9)。

[注补]

（1）坎：指土坑，即挖一个一尺半见方的土坑，土坑深达到肘关节。本方与牡痔第一、三治方及朐痒方的熏疗方法一致。

（2）槀：《说文》："槀，秆也。"陈槀，即陈年的干禾草，此其一。其二，指香草，汉代常用。《荀子·大略》："兰茞槀本"。王逸《九思·悯上》："槀，本分萎落。"《广韵·晧韵》："槀，槀本，药。"

（3）灰不盈半尺一：不，语气助词，参"人病马不间"题解，本句指灰烬要满半尺厚。

（4）"茜荚"前缺一字，补"取"。《五十二病方》释茜为酒，即糟字，酒荚当即皂荚，各家从之。

（5）豢：《五十二病方》释薮（yì）。《玉篇》："薮，同薮。"《礼记·内则》："三牲用薮。"郑玄注："薮，煎朱萸也。"与本文同。

（6）区：量词。《集韵·候韵》："区，量词，四豆为区。"《马王堆古医书考释》释作小盆，区作名词。"合而一区"：将上述诸药合挠取一个小盆的药量，加水放入坑内的灰烬上煎熬。参注 9"沃"条。

（7）燔：段玉裁注："燔与火相著。""燔之坎中"即将药物撒在灰烬上，使之慢慢燔烧。

(8) 以隧下：下指臀部，《说文》："下，底也，反上为下。"段注："广部曰，底，山尻也。"段注："尻，今俗云'溝子是也'。"隧通墜，《尔雅》："隧，落。"《论语·子张》："文武之道，未隧于地"。《淮南子·说山》："万人之蹟，愈于一人之隧"。高诱注："隧，陷也。""以隧下"，即将臀部蹲下去，蹲在土坎上，正如《马王堆古医书考释》指出："以隧下""指点燃的烟气熏烤病人的会阴部"。

(9) 沃：浇淋。《论衡·偶会》："使火燃以水沃之。"在《五十二病方》中，沃字常用，意指用药液反复冲洗。本文中如注6，区注为量词，下燔指直接将药物燃烧取烟，用烟熏。又方中无水，其沃无源，如将区释名词，指用小盆药品加水放在坑内正在燃烧的灰烬上煎熬，用蒸气熏蒸，待药汁凉一点了再沃，才有顺理成章之感，但又未见区（盆内）加水，因此在"合而一区"前后，必有加水过程，存在脱文。

[今译] 患瘃病的病人，挖一个一尺半见方的地坑，坑深至肘部，将放多年的干禾草放在坑内燃烧，使燃烧的灰烬达到半尺厚，用好酒洒一些在燃烧的灰烬上，取皂荚一份，大枣十四枚，加煎茱萸、椒若干，合匀后放在小盆内加水，放在坑内燃烧的火烬上煎熬，当熬好后，使臀部蹲地坑上，让药物蒸气熏蒸臀部，尿就可排出来了，待药汁凉一点了，再用药汁浇洗下腹部。

▲第十七治方

[原文] 瘃，潘陈刍若陈薪[1]令病者北（背）[2]火炙之，两人（手）[3]为靡（摩）[4]其尻[5]瘃已$_{180}$。

[注补]

(1) 陈刍（chú）：干饲草，陈薪，干柴。

(2) 北：背也。《说文》："北，从二人，相背。"

(3) 两人：疑为"两手"。

(4) 靡：疑为摩，即按摩。"两人（手）为靡（摩）其尻"，指在背向着火焰进行烤炙的同时，用双手按摩骶脊两侧。

(5) 尻：《说文》："尻，脾（脽）也。"《东方朔传》："结股脚，连脽尻。"颜师古注："脽，臀也。"

[今译] 患了小便不通的病人，可取干饲草一堆或者干柴火一堆点燃，让病人背向火源进行烤炙，在烤炙的同时用双手不断按摩骶脊两侧，小便就通利了。

▲第十八治方

[原文] 以水一斗煮胶[1]一参，[2]米一升，孰（熟）而啜[3]之，夕毋食$_{181}$。

[注补]

(1) 胶：阿胶或鹿皮胶，参168行注。

(2) 参：《周礼·考工记》"参分其长"等，参均指三分之一。依下文"米一升"，本处应释为"三分之一升"。

（3）啜：吃比较稀一点的食物。《说文》："啜，尝也。"《史记·张仪列传》："即酒酺乐，进热啜"。

[今译] 患尿闭不利的病人，取水一斗煮胶三分之一升，米一升，趁热慢慢吃下去，晚上不要吃饭。

▲第十九治方

[原文] 取蠃牛二七⁽¹⁾，薤⁽²⁾一抔（棽），⁽³⁾并以酒煮而饮之₁₈₂。

[注补]

（1）蠃（lǒu）：《说文》："蜗，蜗蠃也"，即蜗牛。二七：参111行"女子二七"，即14岁。蠃牛二七，即蜗牛十四枚。

（2）薤（xiè 懈）：藠头。参43行注。

（3）抔：《五十二病方》释棽（jiāo）。《说文》："棽，小束也。"参154行束注。"薤一束"，即取薤苗一小把。

[今译] 尿闭不利患者，可取蜗牛十四枚捣碎，薤苗一小把，将二物放进酒中煮熟后饮其汁就可以了。

▲第二十治方

[原文] 以己巳晨⁽¹⁾，匽（寝）⁽²⁾东乡（向）⁽³⁾弱（溺）之，不已，复之₁₈₃。

[注补]

（1）己巳：即选己巳日的早晨进行祝由术。

（2）匽：《五十二病方》释寝，裘锡圭释嚏（啼）。

（3）乡：释向，参66行注。

[今译] 尿闭者，在己巳日的早晨起床后，面向着东方啼叫后解小便，解不出来重复一遍。

▲第二十一治方

[原文] 血瘨⁽¹⁾，煮荆⁽²⁾，三温⁽³⁾之而饮之₁₈₄。

[注补]

（1）血瘨：五瘨之一，即尿中带血。

（2）荆：435行用荆薪。《名医别录》："载蔓荆实，牡荆实、荆茎。"《名医别录》"荆叶……主……血淋……"与本方用药目的一致。

（3）温：强调用小火煮。《玉篇·水部》："温，渐热也。""三温，即用小火煮沸三次。

[今译] 尿中带血的病人，可取牡荆的叶子煮水，用小火慢慢煎沸，凉后再如上法，共三次，煮好后饮之。

▲ 第二十二治方

[原文] 石癃(1)，三温煮石韦(2)若(3)酒而饮之185。

[注补]

（1）石癃：五癃之一，指尿中含泥沙状物或排小石块。
（2）石韦：《神农本草经》中品，主"五癃闭不通，利小便水道"。
（3）若：连词，此处同与、和。《墨子·号令》："悉举民室材木，瓦若蔺（lìn）石数。""石韦若酒"即用酒煮石韦。

[今译] 尿中带泥沙状物或排小石块的患者，取石韦若干，放入酒中用小火慢慢煮沸后晾凉共煮三次，等温度适宜时喝下去。

▲ 第二十三治方

[原文] 膏癃(1)，澡石(2)大若(3)李樺(4)，已食饮之，不已，复之186。

[注补]

（1）膏癃：五癃之一，指尿中带乳白色物或脓液之类。
（2）澡石：《马王堆医书考注》引尚氏志钧解澡石为滑石。《马王堆古医书考释》参22行消石解澡石为芒硝或朴硝。孙启明氏撰"《五十二病方》澡石考"发表于《中华医史杂志》1987（3）：130，释澡石为藻玉。各家智者见智，供读者参考。
（3）若：如同，《尚书·盘庚上》："若網在綱，有条不紊。"
（4）樺：《玉篇》"樺，樺皷也"。与本文不符。《五十二病方》疑樺为核，各家从之。李樺即李核。

[今译] 尿中带乳白色之类或伴尿痛者，取藻石大如李子的核，豁碎、冲水在饭后服下去，尿就清沏了。不好，再服一次。

▲ 第二十四治方

[原文] 女子癃(1)，取三岁陈藿(2)（加水）烝（蒸）而取其汁(3)圌而饮之187(4)。

[注补]

（1）女子癃，即妇女患尿闭及淋弱不尽者。
（2）藿：《楚词·刘向（九叹·愍命）》："耘藜藿与襄荷"。王逸注："藿，豆叶也。"《广雅·释草》："豆角谓之荚，其叶谓之藿。"三岁陈藿，陈放三年的豆叶。
（3）要求"取其汁"蒸前必须浸泡，加水，因而有脱文。
（4）缺一字，参174行"寒温适饮之。"补"温"。

[今译] 妇女患尿闭，淋溺不尽者，取陈放三年的豆叶加水浸泡，蒸后取其汁，待汤凉一点了喝下去。

▲第二十五治方

[原文] 女子瘅，煮隐夫木⁽¹⁾，饮之，居一日⁽²⁾，鏊（鏊）阳口⁽³⁾羹之₁₈₈。

[注补]

（1）隐夫木：《五十二病方》："药名，不详"。孙启明撰："《五十二病方》胶，隐夫木考"发表于《中华医史杂志》1988年第3期封三。释"隐夫木""为扶移皮"。《马王堆古医书考释》疑隐为檃，引《说文》；"檃，栝也"。段注："檃与栝互训"等说："隐与栝均为桧木（圆柏）"。但《说文》中檃与隐有别："檼，棼也"，《说文》："棼，复屋栋"。段玉裁注："棼，复屋之栋。"《广韵·焮韵》："檼，屋脊，又栋也。"宋·李诚《营造法式·大木作制度二、栋》："栋，其名有九，……三曰檼，四曰棼……"。又檼隐最易形误。因此隐疑檼也属一说，存疑待考。

（2）居：可二解。一蹲，《说文》："居：蹲也"，指女子患尿闭饮药后作蹲式一日；二解安，《玉篇》"居，安也"，居一日，即安居一日。

（3）鏊（鏊）：在《五十二病方》中均作粉碎，参86、87行"阳口"，参90行"以堇一阳筑封之"，阳筑释为"捣烂"。与本方意有别。本方"鏊阳口"当指药名，《马王堆医书考释》："阳口，药名不详"。

[今译] 妇女患尿闭不通，可煮隐夫木若干，喝药汁，过一天后，将阳某捣烂，做成羔羹吃下去。

▲第二十六治方

[原文] 以醯、酉（酒）三乃（汋）⁽¹⁾煮黍稷⁽²⁾而饮其汁，皆□□₁₈₉。

[注补]

（1）乃：《五十二病方》释汋，各家从之，误也。笔者释汋，释沸，参176行注。

（2）黍稷：黍（shǔ）《说文》："黍属而黏者也。俗称黍子，色黄，性黏可酿酒。稷，属黍之一，《尔雅·释草》："粢，稷。"孙炎注："稷，粟也。"即粟米、小米。稷又指高粱，段玉裁注："稷，北方谓之高粱。"

[今译] 患尿疼者，用醋酒加在一起煮黍子或小米，要求煮沸三次。凉一点儿喝下去。

▲第二十七治方

[原文] 以衣中衽（纴）缁（缋）⁽¹⁾约左手大指一，⁽²⁾三日巳₁₉₀⁽³⁾。

[注补]

（1）衽（rèn）：《五十二病方》释纴，解为"机头织纴"，各家从之。其实，衽即袵。《集韵·沁韵》："衽，衣衽也。"亦书作袵，指衣襟或衣袖（参《汉语大字典》3078/五）。缁（zi）：《五十二病方》释缋各家从之。其实，缁为古常用字，指黑色污物、污染。《论语·阳货》"不曰白手，涅而不缁"；《广雅·释器》："缁，黑也。"衽缁指衣襟或者衣袖上的黑色污物。此解与"衣中衽缁"完全一致,不必转释"饪缋"。第 172 行"渍襦颈(领)"与此用药思想一致。

(2) 在旧衣襟或衣袖上将最脏的地方剪一块下来,要求大如左手大拇指大。

(3) 前文未交代清楚剪下"衣中衽缁"干什么用。本处"三日口"难解。依第 172 行"渍颈(领)……沸而饮之",本方用法可能与第 172 行一致。如此,则缺字补"已",尚有加水、煮均省,也可视为脱文。

[今译] 患尿闭淋溺者,在取旧衣服的衣襟或衣袖上脏的地方剪下一块,大如左手拇指大小,浸于水中煮之,饮其汁三天,病就好了。

弱(溺)鳞沦者

[题解] 本题残存不全,依目录朴。前一题讲癃,共二十七方,其中包含了"膏癃""石癃"。在"膏癃"和"石癃"中可能都包含了后一题"膏溺"的病症。2200 多年前的医家已有这样的认识,证明了当时的医学水平。在本题中,考沦,《说文》:"沦,小波为沦。"《诗·魏风·伐檀》:"……河水清且沦猗。"毛传:"小风水成文,转如沦也。"即涟漪。沦又含"一个接一个"的意思。《释名·释水》"沦,伦也,水文相次有伦。"李善注:"鳞沦,相次貌。"即"一个接一个"。此题缺字补"鳞","弱鳞沦"即尿频或多尿之症状。

▲治方

[原文] 弱(溺)鳞⁽¹⁾沦者方:取□□□□□□其□□□□。先取鹊棠下蒿$_{191}$。⁽²⁾

[注补]

(1) 依题解缺字补鳞,"溺鳞沦"即尿频或多尿之症状。

(2) "鹊棠下蒿":《马王堆医书考注》疑棠为牀,鹊棠(牀)指鹊居之窝,即鹊巢。鹊棠下蒿指鹊巢之下生长的蒿。由此,引"孟诜曾用白蒿治小便淋沥之疾……烧灰淋汁煎,治淋沥疾"(见《本草纲目》蒿条引述)。"鹊棠下蒿"之前后文应有较多脱文,为制药与治疗方法。

[今译] 患尿频或多尿症者,取……先取鹊巢下的蒿草若干……

膏弱（溺）

[题解] 本题用"膏溺命题，但在痒的第二十三治方，已专立膏痒，难解作者原意。

▲ 治方

[原文] 膏弱（溺），是胃（谓）内复⁽¹⁾。以水与弱（溺）煮陈葵种⁽²⁾而饮之，有（又））銎（銎）阳□⁽³⁾而羹之 $_{192}$。

[注补]
（1）内复：《五十二病方》释"内复"为膏溺的别名。《马王堆医书考注》："内复，就是因房劳太过而生病。"可参。
（2）陈葵种：陈放多年的葵种，葵在痒病中常用，第153行用陈葵种，第168、173行用葵种，加本方仅葵种四用。本方用葵种与阳□，说明膏溺与痒病治疗无别。
（3）阳□：与第188行同。

[今译] 患膏溺的病人，这种病叫内复，治疗时用水或者尿液煮陈放多年的葵种，煮好后饮其汁，再将阳某切碎做成羹吃下去。

穜（肿）囊

[题解] 穜，原缺，依目录补。穜（肿）囊，《说文》"囊，囊张大貌"，人体的"囊"最典型者如阴囊。穜（肿）囊，即阴囊肿大，或睾丸的慢性炎症，㿗（癞）的第十七治方讲的疾病与此题类似。

▲治方

[原文] 穜（肿）橐（囊）(1)：穜（肿）橐（囊）者，黑实橐(2)（囊），不去(3)。治之，取马矢粗(4)者三斗，孰（熟）析，沃以水，水清，止；浚去汁，(5)洎以酸浆□193斗(6)，取芥衷夹。(7)壹用(8)，智（知）(9)；四五用，穜（肿）去。(10)毋禁，毋时。令194。

[注补]

（1）穜（zhǒng）：《五十二病方》释肿。橐即囊（náng），《说文》："橐（pāo泡），囊张大貌"。人体的囊最典型者如男子的阴囊，肿囊即阴囊肿大或睾丸的慢性炎症等病。在马王堆与《五十二病方》同时出土的《天下至道谈》第二十九行"产（生）座肿橐"，讲的也是阴囊肿大之类病证。

（2）"黑实"：形容词，形容阴囊黑而硬。

（3）"不去"：多天不见好转。

（4）粗（cū）：粗。《公羊传·庄公十年》"粗者曰侵，精者曰伐"，何林注："粗，粗也"。马矢粗，即大的马屎块。《马王堆古医书考释》第473页注（4）：马矢（屎），《别录》称为"马通"，谓："微温，主妇人崩中，止渴，及吐下血，鼻衄，金创，止血。"

（5）全句作将马屎鼓在水中搅匀，换水再搅，待"水清"时停止，将清水倒掉留下屎滓。

（6）缺字为数词，即要求将酸浆若干斗灌入马屎滓中。

（7）"取芥衷夹"：取，选取；芥衷夹，《五十二病方》释为芥菜角，各家从之。原文未讲明芥菜角与马屎滓酸浆的关系。

（8）壹用：壹、均一。《国语·晋语七》："镇静者修之，则壹。"韦昭注："壹，均一也。""壹用"：疑指马屎滓和酸浆汁为一，芥衷夹为一，强调二者用量要"均一"。

（9）智（知）：《素同·腹中论》："鼓胀……治之以鸡矢醴，一剂知，二剂已。"《方言》卷三："知，愈也。南楚病愈者，或谓之知。"本方"知"指症状减轻。但原文中有脱文，未讲明用药方法。

（10）四五用：指用上药每天一次，四五天后阴囊的肿就消了。

[今译] 患阴囊肿痛者，囊皮黑而坚实不消。治疗时，用粗马屎三斗，放入水中搅匀，将混水倒掉，再加水淘洗，当水清了就停止。去掉水留滓，将酸浆汁若干斗灌入屎滓中，再取芥菜角若干，两者均一使用，症状就减轻了。用上药治疗没有禁忌，也没时间限制，就这么办。

肠㿉（癞）

[题解] 肠，原脱，依目录补。㿉（tuí）即癞。《集韵·灰韵》："癞（tuí）引《苍颉篇》：'癞，阴病，或作㿉'。"《灵枢·邪气藏府病形》："滑甚为㿉疝……涩甚为肠㿉。"《阴阳十一脉灸经·厥阴经》："是动则病，丈夫瘨（癞）疝。"《素问·至真要大论》："丈夫癞疝。"可见㿉、癞、瘨指丈夫癞疝或肠癞。本题第十七治方讲了阴囊、睾丸情况，又载瘿、股痈、鼠腹等病．可见作者视为类似者，均收入。题下收24个治方，其中祝由九用，代表了当时的文化现象，认为癞是怪物、鬼魔所致，肠癞即肠掉入疝囊。本题将肠癞史肯定在秦汉之际，其临床表现之一是"涩"（难以还复）。《千金要方》卷24载肠癞、卵胀、气癞、水癞，可参。

▲ 第一治方

[原文] 㿉（tuī）癞，操柏杵$^{(1)}$，禹步三$^{(2)}$，曰："贲者一襄胡，渍者二襄胡$^{(3)}$，渍者三襄$^{(4)}$胡。柏杵臼穿$^{(5)}$，一母一囗，囗$_{195}$独有三。贲者种（肿），若以柏杵七，令某$^{(6)}$㿉（癞）毋一"。必令同族抱囗㿉（癞）者，直（置）东乡（向）窗道外$_{196}$，改$^{(7)}$椎之$_{197}$。

[注补]

(1) 柏杵：杵（chǔ），古兵器；柏杵，用柏树做的杵，即"降魔杵"。

(2) 禹步三：参第97行注。

(3) 本题中用贲、渍，第156行作欶，均释喷，祝由之动作。

(4) 襄：除去。《尔雅》："襄，除也。"《诗·小雅·出车》："狎狁于襄。"郑玄笺："襄，除也。"胡：《诗·豳风·狼跋》："狼跋其胡。"孔颖达疏："毛，以为狼之老者，则颔下垂胡。"朱熹注："胡，下颔垂肉也"。参第103行注。襄胡，将颔下多余的肉除掉。

(5) "杵臼穿"：用杵将臼捣穿。"一母一父"，依杵臼之阴阳关系对应称之。缺字补"父"为宜，父后补"毋"，"毋独有三"：即杵、臼、肿物。

(6) 某：患者；一：专一。《礼记·运礼》："欲一以穷之。"孔颖达疏："一，谓专一。"全句祝由时，令患者不要三心二意，喷向肿的地方，用柏杵捣七次。

(7) 改：即改。《说文》："改，毅改，大刚卯，以逐鬼彪也。"椎，敲击，即逐鬼的动作。

[今译] 患癫疝的治疗方法，可用祝由术，施术者拿着柏树做的杵，做禹步三步态，口中将咒词念完，在念咒词以前必须将患者抱到向东的窗道之外放下，再进行祝由，以便逐鬼。

▲第二治方

[原文] 令斩足者[(1)]清明东乡（向），[(2)]以筩赿[(3)]之二七$_{198}$。

[注补]

（1）斩足者：春秋战国时期受刖刑的人。

（2）清明东乡（向）：在清明节时朝着东方。

（3）筩（tǒng）：本指竹筒，本处指竹棍，赿（chè）：用足踏。睡虎地秦墓竹简整理小组《睡虎地秦墓竹简》（北京文物出版社，1987）131页："轻车、赿张、引强、中卒所载传到军。"注曰："赿张，用脚踏张开的硬弩。"《说文》："汉令曰：赿张百人。"古书也写作蹶张。"筩赿之二七"：用竹棍敲击癫疝十四次。

[今译] 患癫疝治疗时，选清明时，叫患者朝东，由受了刖刑的人施治，拿着小竹棍对着癫疝处敲击十四次。

▲第三治方

[原文] 痒（癫），[(1)]以月十六[(2)]日始毁，禹步三，曰："月与日相当，日与月相当。"各三，"父乖母强，等与人产子，独$_{199}$产𤻤（癫）尣[(3)]，乖已，操段（锻）石击而母。"即以铁椎改（改）段之二七。[(4)]以日出为之，令𤻤（癫）者东乡（向）$_{200}$。[(5)]

[注补]

（1）痒：癫之抄误，因后文载："独产癫尣。"

（2）十六：指阴历；始毁，即月由圆至缺的开始。

（3）尣（wāng）：《玉篇》："尣，破，曲胫也。"癫尣：因患癫疝而行走不便，此文描写了癫疝的一个症状。

（4）改：参第97行注，此处指用铁椎逐鬼，段亦释椎。

（5）以日出为之：……讲祝由要求。

[今译] 患癫疝行走不便者采用祝由术，于每月的十六日，当月由圆至缺的那一天进行。行禹步后念咒语。然后用铁椎轻椎癫部十四下。祝由术在日出进行，叫病人面向东方。

▲第四治方

[原文] 渍女子布[(1)]，以汁[(2)]亨（烹）肉，食之，歔（歠）其汁$_{201}$。

[注补]

（1）女子布：妇女来月经时用的布，此亦当时的文化现象，它建立在癫属怪物，是魔鬼所致认识之上，因此用污秽之物逐之。

（2）汁：指用女子布溃出的水。

[今译] 患癫疝的治疗，取妇女的月经布用水浸泡，取其汁煮肉，将肉吃掉，将汤喝尽。

▲第五治方

[原文] 破卵(1)音（杯）醯中(2)，饮之$_{202}$。

[注补]

（1）卵：一般指鸡蛋。

（2）醯：一杯醋中。

[今译] 患癫疝的治疗，取鸡蛋一个打破倒入一杯醋中，搅匀喝下去。

▲第六治方

[原文] 炙蚕卵，令篓篓黄，(1) 冶之，三指最（撮）至节，入半音（杯）酒中饮之，三四日$_{203}$。

[注补]

（1）第215行蚕卵作蚕种，炙蚕卵：即将蚕卵在火焰旁烤炙，"令篓篓黄"。篓，《玉篇》："篓，车弓笼也"。车弓笼为竹制，即如竹黄色。

[今译] 癫疝的治疗，取蚕卵若干，放在火焰旁烤炙成竹制车弓笼一样的黄颜色，将其粉碎成末，准备半杯酒，取蚕卵末三指撮到一节放入酒中，搅匀喝下去，要连续喝三四天。

▲第七治方

[原文] 以辛巳日古(1)（辜）曰："贲辛巳日。"三；曰："天神下干疾，神女倚序听神吾（语），某狐叉(2)非其处所，已：不$_{204}$已，斧斩若"。即操布痰之二七$_{205}$。(3)

[注补]

（1）古：《五十二病方》释辜。古，故的假借，《尔雅·释诂下》："古，故也"；《字彙·口部》："古，远代也。"此处转释为传统习俗，故曰：下文为祝由词。辛巳日，六十甲子记日之一。

（2）狐叉：《五十二病方》释狐疝，《黄帝内经太素》"肝足厥阴之脉"释狐疝。杨上善注："狐夜不得尿，至明始得，人病与狐相似，因曰狐疝，有本（根）作癫疝，谓偏癫病也。"此解各家从之。此文"狐叉"指致病的狐仙，"某狐叉"指某狐仙。祝由词义是：此处不是你某狐仙住的地方，你快走吧。不走，就用斧子将你斩了。

（3）在这组祝由词中要求施术者"操布"，不是"柏杵"（196行），不是"筲"（198行），也不是"铁椎"（200行）。本方用布逐狐仙十四次。

[今译]（略）

▲第八治方

[原文] 以日出时，令殟（癫）者屋霤(1)下东乡（向），令人操筑(2)西乡（向），祝曰："今日圜，某殟（癫）尢,(3)今日已。某殟（癫）已口$_{206}$，而父与母皆尽柏筑之颠,(4)父而冲(5)于胡不已之有"？以筑冲殟（癫）二七。(6)已备，即曰："某起。"殟（癫）已^{207}。

[注补]
(1) 霤（liù）：《玉篇》："霤，雨屋水流下。""屋霤下"即屋檐的滴水之内。
(2) 筑：古多意，本方后文讲"柏筑之颠"，柏筑疑柏杵（第195行）。《说文》："筑，捣也"；《广雅·释器》："筑，谓之杵。""操筑"即"操杵"。
(3) 某癫尢：指患癫跛行，参第200行注。缺字补"晨"。
(4) 而父与母，皆尽柏筑之颠：即你的父与母都处于危险境地。
(5) 冲（chōng）撞：触犯。"而父冲"：你的父与母都因触犯，处于柏杵之颠，"子胡不已之有"？你长的那块多余的肉那有不消除的。
(6) "筑冲"之冲与"父而冲"之冲不同，此处释突破，破除，冲向。

[今译] 在太阳出来的时候，叫患者面向东方站在屋檐下，叫一个人操着柏筑（杵）面向西，祝曰："今日早晨，某癫跛行，今日就好了。……而你的父母都因为触犯患者，皆处于柏杵顶端的危险境地，你长的那块多余的肉那有不消除的道理？于是用柏杵冲十四次。已准备好了立即说："谁敢起来？"癫就好了。

▲第九治方

[原文] 以辛卯日，立堂下东乡（向）,(1)乡（向）日(2)，令人挟提(3)殟（癫）者曰："今日辛卯，更名曰禹"$_{208}$。

[注补]
(1) 堂下：堂，堂屋，会客的地方。"辛卯日"，六十甲子记日之一。
(2) 乡（向）日：日指太阳。
(3) 挟提：挟，持也；提，取出。挟提，将患者拎起来。

[今译] 选择辛卯日的早晨，令病人站在堂下面向着东方看太阳；再令一人将他拎起来，说今天是辛卯日，你赶快更名叫禹。

▲第十治方

[原文] 取枲垢(1)，以艾裹，以久（灸）殟（癫）者中颠(2)，令阑（烂）

而已₂₀₉⁽³⁾。

[注补]

（1）枲垢：枲（xǐ）《尔雅》："枲，麻"，古指大麻的雄株，《仪礼·丧服礼》："牡麻者，枲麻也。"垢（gòu）：污垢，枲垢，指大麻表皮一层没有长长纤维但附有大量灰尘的皮。

（2）颠：《玉篇》："颠，顶也，山顶谓之颠。"中颠，指疝的中央。

（3）阑：古通残、烂。《字汇》："阑，残也。"《五十二病方》设"□阑者方"。第284行又讲"烂"。"令烂"：指灸灼的皮肤至起泡，为古典疤痕灸疗法。

[今译] 得了癞疝后，取大麻表皮一层没有长长纤维的皮，将艾叶揉成艾绒，用艾绒包裹好枲垢，做成艾炷，放在癞疝的顶端，点燃艾炷进行灸灼疗法，直到烧起泡再将艾炷拿掉就行了。

▲第十一治方

[原文] 令𩪘（癞）者北首卧北乡（向）庑中⁽¹⁾，禹步三，步嘑（呼）曰："吁，狐麃⁽²⁾。"三；若智（知）某病狐□₂₁₀。

[注补]

（1）庑（wǔ）：《楚词·九歌·湘夫人》："建芳馨兮庑门。"朱熹注："庑，堂下周屋"，即中央有天井的，天井周围除正堂以外的屋叫周屋，即庑。宋·苏轼《夜过舒尧文戏作》："弟子读书喧两庑。"两庑天井两侧之房，俗称厢房。《清史稿·礼志一》："左右庑各五楹。"

（2）麃（páo）：勇武貌。《诗·郑风·清人》："清人在消，驷介麃麃。"毛传："麃麃，武貌。""吁！狐麃"：致病的狐，你莫凶狠！"

[今译] 叫患癞疝者睡在堂下周屋里，要面向北，施祝由术者行禹步，一边走一边呼曰："吁！致病的狐狸啊，你莫凶狠！"要连说三遍。

▲第十二治方

[原文] 𩪘（癞）及瘿⁽¹⁾，取死者叕丞（蒸）⁽²⁾之，而新布裹⁽³⁾，以囊囗（纳）㕻（胯）癞瘿前，行⁽⁴⁾□₂₁₁。

[注补]

（1）瘿：《说文》："瘿，颈瘤也。"即慢性甲状腺肿，在古人看来，它与疝一样都是怪病。

（2）叕：在《五十二病方》疑为餕（chuì），餟（chuò）即祭饭。各家从之。"死者叕"：即新死人的祭饭。

（3）取新死人祭饭蒸热后用新布包裹备用。

（4）囊疑指熟皮制的囊，参第31行"蔽以市"注。以下缺四字，参本题第十七治方的治疗方法，试补："内（纳）夸（胯）癞瘿"。因此本方是一个用祭饭进行热敷的方剂。《考释》注云："当系祝由方"欠妥。

[今译] 患癞疝或者瘿病的人，取新死人的祭饭蒸热后，用新布包裹，放入熟皮制作的囊中，跨（挂）在癞疝或者瘿肿的前面（作热敷）……

▲第十三治方

[原文] 阴干之旁逢卵$^{(1)}$，以布裹$^{(2)}$口口$_{212}$。

[注补]

（1）《五十二病方》释旁为房，逢为蜂，旁（房）逢（蜂）卵即蜂房内的蜂卵，各家从之。

（2）用布包裹蜂卵。

本方记载过于简单，又有缺字，难释用法。

▲第十四治方

[原文] 穜（癞）者及股痈$^{(1)}$鼠复（腹）$^{(2)}$者，囗中指蚤（搔）二七'，必瘳$_{213}^{(4)}$。

[注补]

（1）股痈：阴股部生急性炎症之病。

（2）鼠腹（伏）：即阴股部突出之物，看上去如鼠卧一般，故名。鼠伏相当于斜疝，或腹股沟淋巴结肿大。《素问·刺禁论》："刺气街中脉，血不出，为肿鼠仆。"此虽讲刺经脉导致皮下出血肿如"鼠仆"，在王冰笔下称此肿"如伏鼠之形也"。与上文意同。

（3）"中指蚤"前缺一字，补"以"。蚤：用手指抓之。第131行"以蚤处令赤"。用指蚤，开刮痧疗法之先河。

（4）瘳（chōu）：古意两解，病愈、损害，此处释病愈。

[今译] 患癞疝，或腹股沟急性感染，或患斜疝之类的病人，用中指甲搔抓十四次，病就好了。

▲第十五治方

[原文] 以秆$^{(1)}$为弓，以甗衣为弦$^{(2)}$，以葛$^{(3)}$为矢，以囿羽囿$^{(4)}$，旦而射，莫（暮）而囿小$_{214}^{(5)}$。

[注补]

（1）秆：《广雅·释草》云"秆，槁也"；《广韵·旱韵》："稈，禾茎；秆，槁也。"此处泛指禾本植物之茎。

（2）甗（yǎn 演）：古陶炊器。《说文》："甗：甑也，一曰穿也。"甗盛行于殷、周，其青铜制品，实为三层。《汉语大字典》第1434页："甗，上部是透底的甑，下部是鬲，中置一有孔的箅……"《说文》："箅，蔽也，所以蔽甑底。"现代我们常在箅上铺一透气的细布，俗称甑布，甑衣即甑布，马王堆《胎产书》第19行"以甑衣约胞"，亦即用甑布约之。

（3）葛：豆科藤本植物，其茎多曲，此文之"弓、弦、矢"为祝由术中的象征性工具。

（4）顺上文意缺字补"翅、翎"，即"以翅羽翎"。翎为箭杆尾部的重要部件，有利于箭的直速飞行。

（5）顺文意补癫。

[今译] 患癫疝者用秆茎做弓，撕一条甑布做成弦，用葛茎作箭，用鸟翅的羽毛做箭翎，早晨射癫，晚上癫缩小了。

▲ 第十六治方

[原文] 以冥蚕种方尺（寸）$^{(1)}$，食衣白鱼一七$^{(2)}$，长足二七$^{(3)}$。熬蚕种令黄，靡（磨）取蚕种冶，亦靡（磨）白鱼，长$_{215}$足。节三$^{(4)}$。并以醯二升和，以先食饮之。婴以一升$_{216}$$^{(5)}$。

[注补]

（1）冥蚕种：指稻的食心虫产的卵。"方尺"疑为"方寸"，因后二味药用量不大。

（2）食衣白鱼：白鱼即蟫，《尔雅·释虫》徐朝华注："蟫（tán）指蛀蚀衣服、书籍的蠹虫。又名白鱼、衣鱼，长半寸左右，略具鱼形，色灰白"。《神农本草经》："衣鱼，一名白鱼，主妇人疝瘕，小便不利。""一七"即白鱼七条。

（3）"长足"：足较长的昆虫。《尔雅·释虫》："蟏，蛸，长踦。"郭璞注："小蜘蛛长脚者，俗呼为喜子。"《尔雅义疏》："蟏蛸，长踦，一名长脚……"

（4）节三：即上述三味药作三等份。

（5）"婴以一升"：依前文"二升"而言，即小孩用量减半。

[今译] 患癫疝者，取禾苗食心虫的蚕卵一寸见方，食衣白鱼七条，长腿蜘蛛十四个，将冥蚕卵煎烤至黄色，然后磨成末，将白鱼和蜘蛛亦磨成末，上述三味药末分成三等份，取一份加入好醋二升中搅匀，在饭后喝下去；婴幼儿只用一升。

▲ 第十七治方

[原文] 穿小瓠$^{(1)}$壶，令其空（孔）尽容]䔂（癫）者肾与睾$^{(2)}$，即令䔂（癫）者烦夸$^{(3)}$，东乡（向）坐于东陈垣下，即内（纳）肾$_{217}$睾于壶空（孔）中，$^{(4)}$而以采$^{(5)}$为四寸杙二七，即以采木椎窽（劖）$^{(6)}$之。一团窻$^{(7)}$再靡（磨）之，已窽（劖），辄椄$_{218}$$^{(8)}$杙垣下，以尽二七杙而已，为之恒以入月旬六日至晦尽$^{(9)}$，日一为，囩再为之，$^{(10)}$为之恒以星出时$_{219}$，为之，须䔂（癫）已而止$_{220}$。

[注补]

（1）瓠（hù）："瓠瓜，一年生草本。"《说文》："瓠，匏也。"王筠句读："今人以细长者为瓠,圆而大者为壶卢。"此处指适当大小的壶卢。穿,将壶卢穿一个孔,掏空内物备用。

(2) 肾:外肾,即睾丸,含阴囊。朘:《五十二病方》释朘。《说文·肉部》:"朘,赤子阴也。"《老子·五十五章》:"未知牝牡之合而朘作。"马王堆《老子》甲本作"朘",故朘即朘,阴茎。

(3) "烦夸":烦,烦琐。《释名·释言语》:"烦,繁也。"夸:《五十二病方》依前文"瓠壶"释夸为瓠,各家从之,欠妥。此处夸即跨。《汉书·诸候王表》:"夸州兼郡。"颜师古注:"夸,音跨。"《字彙》:"胯与跨同"。《说文》:"胯,股也。"段玉裁注:"合两股言曰胯。"烦夸,指用绳索将掏空的壶卢绑在腰部使壶卢掉于两股之间。

(4) 当病人按要求坐下后,将阴囊(含睾丸)、阴茎、癫疝一并纳入空壶之内。此例似阴囊疝。

(5) 采:木名,《史记·秦始皇本纪》:"尧、舜采椽不刮。"司马贞索隐:"采,木名。"《史记·李斯列传》:"采椽不斲,茅茨不翦。"裴骃集解引徐广曰:"采,一名栎,一名柞。"《汉书·艺文志》集注:"采,柞木也,字作採,本从木。"杙:小木桩。《尚书大传·洛诰》:"椓杙者有数。"郑玄注:"杙者,系牲者也。"杙,又统指木条。《左传·襄公十七年》:"……以杙抉其伤而死。"此句讲用栎或柞做成尖头的小木条十四枚。

(6) 窾:《说文》:"窾,穴中见也。"与本章文意不符。《五十二病方》释剡,作刺,可从。

(7) "一□□"依前后文意,强调木条均要刺,故试补"并窾"。

(8) 辄:总是,每每。椄:《说文》椄段注:"椄之言接也,今接行而椄废。"《说文》:"椄,续木也",指嫁接花术。此处转释插入。

(9) "入月旬六日至晦尽":旬六日,即一旬又六日,指阴历每月十六日,月圆至始缺之日,与第199行"月十六始毁"一致。缺二字,试补"至晦"。

(10) "复再为之":"复",当指疝复发,故补"复"。"再为之",再进行治疗。

[今译] 患阴囊疝者,取一个大小适中的圆葫芦,穿一个孔,将内物全部掏空,使之能容纳疝、阴囊(含睾丸)和弱茎。叫病人将掏空的葫芦系胯在两股之间,病人到东边的旧墙下朝东坐下,将疝、阴囊、阴茎全部放入葫芦内,事先准备好了的栎木或柞木做成四寸长的尖木条十四条,即用木条的尖端刺之,十四个木条都要刺(原文未讲清刺葫芦内的肿物还是葫芦),刺完后再用手按摩,已刺之木条,要全部插入旧墙基旁的土中。这种治疗方法要在每月始毁之日开始,至晦日结束,每天进行一次,病如复发,再如上法治疗。每日治疗时以星出来进行,直到疝消了才停止。

附:此方是一个医治方,含物理意义,如安磨(摩)等,但文中采用了许多祝由方法,如木条要求十四条,病人东向,治疗从月始毁日起并在星夜进行等,这些现象也是当时文化现象的反映。

▲ 第十八治方

[原文] 穨（癩）⁽¹⁾，先上卵⁽²⁾，引下其皮，⁽³⁾以砭（砭）穿其隋⁽⁴⁾旁，□□汁及膏□，挠⁽⁵⁾以醇酒，有（又）久（灸）其疕⁽⁶⁾，勿令风₂₂₁及⁽⁷⁾，易瘳；而久（灸）其泰阴泰阳□□⁽⁸⁾。令₂₂₂。

[注补]

（1）癩：后文讲到"先上卵，引下其皮"，依此疑癩为腹股沟斜疝。

（2）"先上卵"：《马王堆医书考注》释卵为睾丸。笔者疑"卵"为腹股沟斜疝掉下来的肠袢等组织。现代外科学证明：腹股沟斜疝从腹沟管内环，向内向下向前斜行，经腹股沟管至腹股沟外环突出，疝内容物可进入阴囊，前端椭圆似睾，这是"先上卵"，即将疝体向上推还的根本原因。

（3）"引下其皮"：将疝体向上还复过程中腹股沟皮肤上移，待疝体还复后，将上移皮肤向下牵引，便于施砭。

（4）隋：《五十二病方》释"睢"，各家从之。此解可能限于第152行"隋尻"之认识。隋：古通椭圆形。《洪武正韵·哿韵》："隋，圜而长。"《五十二病方》第247行"燔小隋石"，隋即椭。本文指腹股沟管的椭圆形通道，即疝内容物掉下的腹股沟管。"以砭穿其隋（椭）旁"：即用砭针将腹股沟管口旁的皮肤及组织刺伤，使之结疤达到封闭腹股沟管的目的。与牡痔第三治方用榍楰铤刺入痔瘘，破坏痔瘘结构，使之结疤愈合的治疗目的一样。

（5）挠：疑为浇。《说文》："浇，沃也。"《广雅》："浇，溃也。"缺字，《马王堆医书考注》补酒，可从。"□□汁及膏口，浇以醇酒"即用好酒浇洒在"以砭穿其椭旁"之伤口上达到消毒的目的，再用油膏类药物涂在伤口上。

（6）久：《马王堆医书考注》释灸，笔者疑为灸。因为有伤的地方不适施灸。"有（又）久（灸）其疕"：即对涂了膏指类药物的伤口进行烤灸，与"傅灸之"第339行、"先以酒洒燔朴灸之"第341行同。

（7）及：至、达到。《广雅》："及，至也"。"勿令风及"，同"勿见风"。

（8）而：连词，表示并列。《论语·雍也》："不有祝鮀之佞，而有宋朝（宋公子）之美。""而久（灸）其太阴、太阳"：同时灸疗太阴，太阳经脉。

[今译] 患了腹股沟斜疝，先将疝体向上推上去，使疝体还复，并注意腹股沟管口的位置，再将腹股沟部的皮肤向下牵引，在腹股沟管口旁边用砭针反复刺伤，用好酒涂擦伤口，洗去血迹，再涂上膏脂类药物。然后对砭针刺伤之伤口进行烤灸。只要伤口结疤，不见风，砭针刺伤之伤口是容易愈合的。在进行上述治疗的同时，还要对太阴经脉与太阳经脉进行灸灼疗法。患腹股沟斜疝的病人就用这个方子治疗。

▲ 第十九治方

[原文] 治穨（癩）初发，伛挛而未大者方⁽¹⁾：取全虫蜕一⁽²⁾，□□□⁽³⁾，皆燔

□□□□□□□□酒饮财₂₂₃⁽⁴⁾，足以醉。男女皆可。令₂₂₄。

[注补]

（1）本方治疗癫疝初发、痛甚；伛（yu），驼背；挛（痉挛）导致驼背，弯腰行走不便。

（2）虫：疑为虺，蛇也。全虫蜕即蛇蜕一条。

（3）缺三字，当为药物、药量。

（4）皆燔：指上二味药要求燔烧为炭。后文缺八字，含冶为末及取搅匀之药的药量。"酒饮财……"，依喝酒的量达到要醉的程度即可。

[今译] 治疗癫疝初发疼痛驼背弯腰行走不便的方法，取蛇蜕一条，某药若干，皆燔烤粉碎为末，搅匀，取某指撮入杯酒中，饮之。饮酒的量，以喝到醉的程度就可以了，此方法男女均可用，就这么办。

▲第二十治方

[原文] 㿉（癫），以奎蠡⁽¹⁾盖其坚（肾）⁽²⁾，即取桃支（枝）东乡（向）者，以为弧⁽³⁾，取□母□□□□□□□□□上，晦，壹₂₂₅射以三矢⁽⁴⁾□□饮乐（药），⁽⁵⁾其药曰：阴干黄牛胆，干即稍□□□□□□□□，饮之₂₂₆。

[注补]

（1）奎（kui）：《说文》："奎，两髀之间"，即胯也。蠡，《玉篇》："蠡瓢也。"奎蠡，即将瓢胯于两髀之间，因此才"盖其肾"。

（2）坚：《五十二病方》释作"肾"，应指阴囊内掉下的疝体，本方与第十七方类似。

（3）弧：《说文》："弧，木弓也"，即用桃枝为弓。

（4）晦：即月晦日，阴历二十九或三十，指"射箭"之日。前文缺十一字，参214行，当含以某为弦，以某为箭等。

（5）前文反映祝由文化，以下讲药物治疗。

[今译] 患癫疝者，用一个大葫芦瓢将疝与阴囊等盖好，用桃枝做成弓，用某做成弦、箭，到了阴历二十九或三十那一天，用箭对准瓢射三次，再用药，药的名字叫阴干黄牛胆，取冶碎为末之黄牛胆若干，加某饮之。

▲第二十一治方

[原文] 冶困（菌）桂尺⁽¹⁾，独囷一升⁽²⁾，并冶，而盛竹甬（筒）中，盈筲□□□□□□□□□□□□□□□□₂₂₇□□即冀（幂）以布，而傅之隋（脽）下，为二处。⁽³⁾即道其⁽⁴⁾□□□□□□□□□₂₂₈□□□之。炊者必顺其身，须其身安定，⁽⁵⁾□□□□□□□□□□₂₂₉□□㿉（癫）已，敬以豚塞⁽⁶⁾，以为不仁，以白□□□□□□□□□□□□□₂₃₀□县（悬）茅比所，且塞寿（祷）以为囗₂₃₁。

[注补]

（1）困：《五十二病方》释菌；菌桂尺：即取菌桂长尺。

（2）独□：《马王堆医书考注》补"活"，独活《神农本草经》独活主"女子疝瘕"（参第17行注）。

（3）此段讲敷法，敷的部位在臀部，敷法多用药物在液体条件下加热，前文缺十八字，好似有制药方法。

（4）"即道其……"：此语法与四十九行"浴之道头上始"相似，后文缺十七字。必有加热方法，嗣后文强调"炊者……"

（5）"炊者必顺其身"指加热的方法或要求，又《马王堆医书考释》指出："炊与吹上古音均昌母"。释炊为吹，强调"吹是祝由的一种方式"。可参。

（6）"敬以豚塞"：塞，报答神灵的祭礼。以下解祝由术。

[今译]（因缺字太多、文意难全）

▲第二十二治方

[原文] □取女子月事布$^{(1)}$，渍$^{(2)}$，炙$^{(3)}$之令温☒$_{232}$□□□四荣☒$^{(4)}$，燔量簀$^{(5)}$，冶桂五寸☒$_{233}$☒上☒$_{234}$。

[注补]

（1）女子月事布：属污秽之物，本方含用污秽物镇邪的思想，该思想产生与流行于殷商及两周巫术盛行时期。

（2）渍：浸渍，将月经布浸渍洗净后备用。

（3）炙：《五十二病方》1979年版作灸。裘锡圭考原版指出：从图版看，应释炙[见裘锡圭《马王堆医书释读琐议》，内部资料，此文后发表于《湖南中医学院学报》1987年第4期]。"炙之令温"：将洗干净的月经布烤炙温热后作治疗用。后文缺字甚多，难以断言，可能"温熨"热敷或作他用。

（4）四荣□：荣，《说文》："屋之两头起者为荣"，《婴儿瘛》"取屋荣菜"。本文缺字参之补蔡。裘氏在《琐议》中指出"原图版蔡字稍残，释之未释出"，四荣应指房屋四面的屋檐。蔡：野草，《说文》："蔡，草丰也。"《玉篇》："蔡，草芥也。"四荣蔡即屋檐四周的杂草，与屋荣蔡同。

（5）燔量簀：《说文》："量，称轻重也。"量簀，古药名，此簀从竹，可以燔烧，当为竹制品，指某种器之簀。

[今译] 患㿗（癞）疝的治法之一是将月经布浸渍洗干净后，烤炙温热备用，再取屋檐四周的杂草和竹制的量簀一起燔烧成灰，将五寸长的桂皮打碎备用。……

▲第二十三治方

[原文] 㿗（癞）□久（灸）左胻☒$_{235}^{(1)}$。

[注补]

(1) 左胻：胻：小腿，参第八十五行注。

[今译]（后文缺字太多，难释全意）。

▲第二十四治方

[原文] 夕毋食，旦取丰卵一$^{(1)}$，渍美醯一栝（杯），以饮之$_{236}$。

[注补]

(1) 丰卵一：《五十二病方》释丰为蜂，各家从之。然蜂卵很小，本方取一（枚），何以治病？参观第202行同属治癞方，书："破卵杯醯中，饮之"。与本方全同，本方仅在卵前加一个"丰"字。因此疑"丰卵"为较大的卵，参《五十二病方》第117、125行用鸟卵；又王宁先生撰《〈五十二病方〉丰卵考》，中华医史杂志1988（3）：138。

[今译] 患疝肿的病人，先一天晚上不吃饭，第二天早晨取一枚较大的鸟卵，打破后倒入一杯好醋中，空腹喝下去。

脉　者

[解题] 脉者，脉字原缺，依目录补入，《五十二病方》释脉痔，五痔之一，各家从之。《五十二病方》中的痔分牡痔、牝痔、朐痒。在牝痔中包含了血痔。脉痔为题仅补一方，文中未见临床症状，不知何解为适，存疑待考。

[原文] 脉者：取野兽肉食者五物之毛等，$^{(1)}$燔冶$^{(2)}$，合挠囊，侮（每）旦先食，取三指大撮三，以温酒一杯和，饮之。$^{(3)}$到$_{237}$莫（暮）有（又）先食饮，如前数。$^{(4)}$恒服药廿日，$^{(5)}$虽久病必瘳。$^{(6)}$服药时禁，毋食彘肉、鲜鱼，$^{(7)}$尝试$_{238}$。

[注补]

(1) 取野兽肉食者五物之毛等：取五种食肉动物之毛等量。

(2) 燔冶：合挠之后缺一字，应讲收藏之法，试补"裹"，即某物包裹收藏。

(3) 此段讲，每天早晨用温酒一杯，取药末三份三指大撮放入杯中饮之。

(4) 本方一天服两次，到晚上饭后再服一次，药量如前。

(5) 服药要坚持下去，共服二十天。

(6) 缺字顺文意补瘳，病虽久，服二十天病就好了。

(7) 服这药有禁忌，不要吃猪肉和鲜鱼。

[今译] 患脉者的病人，取五种食肉动物的毛，每一动物的毛都取一份，燔烧后粉碎成末合并在一起，用布包好收藏。用药时每天早晨空腹，取三指大撮三份放入温酒一杯中摇匀喝，到晚上饭后再喝一次，药量如前，要坚持服药二十天，病虽久，也会好的。服这药有禁忌，服药期间不要吃猪肉和鲜鱼。此方试验过。

牡　痔

[题解] 牡痔，古五痔之一；牡，古指雄性兽类。《诗·邶风·匏有苦叶》："济盈不濡轨，雉鸣求其牡。"在阴阳学说中牡属外、属阳，指凸起物。《说文》："牡，畜父也。"牡痔，指突出于肛周表面的痔。在牡痔下收四个治方均有特色，其中记载了手术疗法，反映了2200年前我国的医疗水平。

▲第一治方

[原文] 牡痔：有赢肉$^{(1)}$出，或如鼠乳状，末大本小，有空（孔）其中$^{(2)}$。蓥之$^{(3)}$，疾久（灸）热，$^{(4)}$把其本小者而蓥（蓥）绝$^{(5)}$取$_{239}$内户旁祠空（孔）中黍肭，$^{(6)}$燔死人头骨$^{(7)}$皆冶，以腏膏濡$^{(8)}$而入之其空（孔）中$_{240}$$^{(9)}$。

[注补]

（1）赢（luǒ）肉：《说文》："赢，鬲赢也。"又，"鬲赢、蒲卢，细腰土蜂"。高诱注："细腰土蜂，螺赢之属。"这种土蜂，常用嘴衔泥土，在墙、木板或树皮上筑巢。其巢表面高低不平。赢肉，形容牡痔的表面与土蜂窝的形状一样（参书后附文：《五十二病方》巢者考释）。

（2）"如鼠乳状。末大本小，有空（孔）其中"：这一段讲的是痔病反复发作，痔核形成蒂状物，伴溃疡形成。现代病理解剖证明：痔核基底可发展较大，亦可发展为蒂状，重者可突出于肛周体表，与本病态组织相符。

（3）囗之：缺字补"治"，参《马王堆医书考注》。

（4）"疾久（灸热）"：快速将"本小"的部位灸热，此处未讲用何方法施灸。《五十二病方·疣》第一治方："绳之，即燔其末，以（灸）疣末（本），热即拔疣去之。"可参。两方施灸，其目的都用于局部麻醉。

（5）蓥：《五十二病方》释蓥，《马王堆医书考注》释蓥。《说文》：蓥"弸，戾

也",又"戾,曲也"。《吕氏春秋·尽数》:"饮必小咽,端直无戾。"本文转释为弯曲、扭曲,謷绝即扭断。

(6)"取内户旁祠空中黍腏":"空中"二字,《马王堆医书考注》释为衍文。其实,"空(孔)中"指小庙的门穴。内户、旁祠为并列词组;腏:《说文》:"腏,挑取骨间肉也。""黍腏"简称祭品饭和肉食。内户黍腏即自家神龛上祭品;旁祠黍腏,即自家门外附近供奉神灵的小庙或土地庙门穴内的祭品。

(7)"死人头"后依《马王堆古医书考释》补骨及357行"死人脬骨"补"骨"。燔"死人头骨"比较合理。

(8)臘膏:即猪腊肉条上滴下的油。参21行注。

(9)"而入之其空中":空中即将牡痔扭断后留下的伤口。

[今译] 患了雄痔,肛门周围有土蜂窝一样高低不平的病态组织,或者长出如老鼠乳头一样的蒂状物,其末端粗大而根部细小,前端溃破。治疗的方法,可用比较大的火在肛门周围快速灸灼,使之产生灼热痛,这时就可以将根部细小的那一部份鼠乳样蒂状物扭断,然后取自家屋子内神龛上的祭品或自家屋附近小庙供奉神灵小屋内用黍米和肉做成的祭饭。将死人头骨烧后捣碎;用腊猪肉上的油将其调匀,涂在扭断了的鼠乳状雄痔的伤口上。

▲第二治方

[原文] 多空(孔)者,$^{(1)}$亨(烹)肥羭$^{(2)}$,取其汁潃(渍)美黍米三斗$^{(3)}$,炊之,有(又)以脩(潘)$^{(4)}$之,孰(熟),分以为二,以□□,□各□$_{241}$一分,$^{(5)}$即取䥫(鈆)$^{(6)}$末、菽酱之宰(滓)半,并毚(舂)$^{(7)}$,以傅痔空(孔),厚如韭叶,即以厚布裹,□□更温$_{242}$$^{(8)}$,二日而已$_{243}$。

[注补]

(1) 牡痔者,肛周有多个小孔。

(2) 羭(yǔ):《说文》:"夏羊牝曰羭。"肥羭即肥壮的牝羊。

(3) 潃:《五十二病方》释渍,文意清晰。美黍米即好粟米。

(4) 脩:《五十二病方》释潘,各家从之。《说文》:"潘,久泔也。"《玉篇》:"潘,米泔也。"泔,《说文》:"泔……渐米汁也。"脩(潘)即淘米水。

(5) "以□□□,各□一分":《马王堆医书考注》补作"以□□、□,各□一分。"贯通了前文后意,可取。

(6) 䥫:《五十二病方》依第345行"又以金銚冶末"释䥫,銚为鈆。《说文》:"䥫,可以句鼎耳及铲炭……一曰铜屑。"铜屑,历代医籍均载:主明目,治风眼等,但未见疗痔。

(7) 并舂:一并,即将肥羭汁渍米、淘米水各取一份,再加铜屑、菽酱滓一并舂之。

(8) "更温"前缺二字,"更温"表明此方最终是用热疗。更温即再加热。前文条件:"以厚布裹(药)"。参第31行"熨寒,更燔盐以熨"补"药寒",即在伤口上涂

了厚厚一层药后，用厚布裹起来保持一定温度，冷了重新加热，因此本方属熨疗。

[今译] 患雄痔的人肛周围有多个小孔时，取肥壮的母羊肉煮之，用其汤汁浸渍好的黍米三斗，煮之。又取淘米汁加热，将上两物煮分以为二，将黍米和淘米汁各取一分，加铜屑、菽酱滓一并舂匀，敷在痔孔上，敷药要厚如韭菜叶，再用厚布包裹好，使药物保持一定温度，药冷了，再加热。两天就好了。

▲第三治方

[原文] 牡痔居窍[1]旁，大者如枣，小者如枣覈（核）者方：以小角角之，如孰（熟）二斗米顷，而张角[2]，絜以小$_{244}$绳，剖以刀[3]。其中有如兔䐦[4]，若有坚血如𩵋[5]末而出者，即已，令$_{245}$。

[注补]

（1）窍（qiào）：即肛门。在肛门旁的牡痔，大者如枣，小者如枣核一样。

（2）"小角角之"：《马王堆医书考注》释作"小角，用牛、羊角做成的小火罐"，"角之，即是用拔火罐的方法把痔核拔出来"。拔火罐的时间大约为煮二斗米的时间。

（3）张角：即痔孔扩大，痔被吸出，絜、结扎。《庄子·人间世》："絜之百围。"成玄英疏："絜，约束也。"在本句中用事先准备好的小绳将痔核结扎起来，再用刀将痔割掉。

（4）兔䐦：痔核内的比较坚硬的东西，属形容词。

（5）𩵋（gǔ）：同滑，《集韵·没韵》："滑，乱也，或作𩵋。"《吕氏春秋·本生》："土者𩵋之，故不得清。"高诱注："𩵋，乱也。""𩵋末"滑动之物，可转释为黏稠的瘀血块。

[今译] 雄痔生长在肛门旁，大似枣，小似枣核的治疗方法：用小角等做成的火罐拔出痔核，拔出痔核大约为煮熟二斗米的时间，当痔核拔出时，用细绳将痔核扎好，用小刀割下来。割下来的东西，有似兔䐦一样的硬物，有黏稠的淤血块。这样就可以了。

▲第四治方

[原文] 牡痔之居窍廉（廉）[1]大如枣聚[2]（核），时养（痒）时痛者方：先剟（劌）[3]之；弗[4]能剟（劌）；囷[5]龟咄（脑）[6]与地胆虫[7]相半$_{246}$和[9]以傅（敷）之。燔（烧）[10]小隋（椭）石，淬醯中，以熨。不已，有[11]（又）复之，如此数[12]，令$_{247}$。

[注补]

（1）窍廉：《说文》："窍，空也。"空即孔。廉为廉之抄误，廉（lián连）：指边沿。《仪礼·乡饮酒礼》："设席于堂廉束上。"郑玄注："侧边曰廉。"窍廉，指肛门旁。

（2）聚（音 hé）：古与核是通假字。《说文》："聚，从西或从雨，实也。"《广雅》："聚，骨也。"

（3）剒：即劙（lí 音离），割也。《荀子·强国》："则劙盘盂，刎牛马忽然耳。"《玉篇》："剒，丑全切，削也，去枝也。""先剒之"：即先用刀将牡痔凸起的部分割去。

（4）弗：古意同"不"。

（5）□：缺。参《牡痔》第一治方，"取溺五斗"补"取"。

（6）龟䐉：即䐉，古脑字。《考工记·弓人》："夫角之本，蹙于䐉而休于气，是故柔。"龟䐉：药名，指乌龟的脑髓，泛指乌龟头。

（7）地胆虫：即地胆。《神农本草经》："地胆，一名芫菁。"地胆：昆虫纲，成虫体圆筒形，入药，剧毒。《名医别录》谓"蚀疮中恶肉"。

（8）相半：各一半，等量。

（9）和：即合调、调配。

（10）燔：烧也。《诗·小雅·瓠叶》："有兔斯首，燔之炙之。"隋释椭（tuǒ 妥），燔小隋石，即将小卵石烧热，以备熨疗。

（11）有：古通又。《诗·大雅·文王》："宣昭义问，有虞殷自天。"《郑笺》："有，又也。"

（12）数：多次熨治。

[今译] 在肛门旁边有突起的痔核，像枣子核那么大，一时痒、一时痛，反复发作，这就是雄痔的特点，其治疗方法首先用刀割除。不能割除的，可取乌龟的头与地胆虫等量，将它们捣碎、调匀，敷在痔核上，或者将小卵石烧热后投入醋中，很快拿起熨治雄痔，一次不见效，再重复熨疗几次，雄痔就消了。雄痔的治疗，就照这个方法进行。

牝　痔

[题解] 牝字原缺，根据目录补，牝（pìn），古指雌性的鸟兽，在阴阳学说中，牝属内、属阴，指凹陷部分。牝痔，古指内痔。《张家山脉书·疾病》篇："在篡痈如枣为牡痔；其痈有空，汁出，为牝痔。"牝痔题下收入八个治疗方，其中熏疗四方、水浴一方、熨疗一方。

▲ 第一治方

[原方] 牝痔之入窍中寸⁽¹⁾，状类牛几⁽²⁾三□□然，后⁽³⁾而溃出血，不后上乡（嚮）⁽⁴⁾者方；取弱（溺）五斗⁽⁵⁾，以煮青蒿248大把二，鲋鱼⁽⁶⁾如手者七、冶桂六寸，干薑（姜）二果（颗），十沸⁽⁷⁾。抒⁽⁸⁾置甕中，麵（埋）⁽⁹⁾席下，为窍，以熏249痔。药寒而休。日三熏，因（咽）敝⁽¹⁰⁾，饮药将（浆）⁽¹¹⁾，勿饮它。为药浆方：取屈茎干冶二升，取250。薯（署）瓜汁二斗以渍之，以为浆，饮之，病已而已。青蒿者，荆名曰荻；屈者，荆名曰卢茹251：其叶可亨（烹）而酸，其茎有刺（刺）。令252。

[注补]

（1）窍：即窍，指肛门；中：内部。《说文》："中，内也。"中寸：肛门内一寸的地方。

（2）几：微小。《说文》："几，微也"。《周易·系辞下》："几者，动之微。"牛几：疑指牛体组成部份。"状类牛几三□□然"，是对内痔脱出形态的形容，与《五十二病方·朐痒》"兑兑然"及"寻然类辛状"用法相同，缺二字待考。

（3）后：名词，古指肛门，《说文》："痔，后病也"。《史记正义》："鸡口虽小，犹进食，牛后虽大，乃出粪也"。"后而溃出血"之"后"作动词，指解大便时内痔溃破，伴发出血。

（4）"不后上嚮"：《马王堆医书考注》释作"上嚮即上趋。全句意为不大便时，痔核回收"，可参。此解恰与解大便时"状类牛几三□□然"相呼应。

（5）斗：一斗合今2000毫升，本文斗疑为升。

（6）鲋鱼：《说文》："鲋、鱼名。"段注："郑注《易》曰，'鲋鱼，'微小。"朱骏声《通训定声》："鲋鱼，今之鲭鱼"，即鲫鱼。"如手者七"，即如手掌大小七条。

（7）十沸：将上述诸药加水煮沸十次。

（8）抒：汲出。《说文》："抒、挹也。"本文强调将"十沸"后的药汁倒入陶甕内。

（9）麵：即埋，《管子·山至数》："民不得以织为缯绢而麵之于地。"

（10）因（咽）敝：敝，古通蔽，遮挡。《墨子·经说上》："足敝下光，故成景于上。"咽敝，即咽部干燥不适。

（11）"饮药浆"：即指上文讲的药浆方。

[今译] 患内痔痔核处于肛门内一寸处的病人，解大便时内痔静脉丛溃破出血，不解大便时痔核可以回收。治疗本病的方法是：取人尿1000毫升，青蒿两大把，如手掌大的鲫鱼七尾，冶桂六寸，干生姜二颗。将四味药倒入人尿中煮沸十次，煮好后将药液倒入陶甕内，在席子下挖一个地穴，将盛药液的陶甕放入地穴中，令病人坐在穴口上，用热药蒸气熏治痔疮（蒸气熏灼痛难忍时将臀部抬起来，凉一点了再坐下去熏蒸），药液冷了就休息。要做到每天熏疗三次。当咽部感到干燥不舒服的时候，不要饮其他的东西，可以饮用药浆，这药浆的方子是：取晒干捣碎的屈茎二升，再取署蓣汁二斗（4000毫升），用署蓣汁浸渍屈茎，做成药汁令病人饮之，当病人咽部的干燥症

状解除后就不必饮用了。青蒿荆楚地区叫秋；屈，荆楚地区叫芦茹。芦茹的叶子有酸味，可烹饪食用，其茎有刺，这是采集时应该注意的。患内痔痔核脱出可以回收的病人就用这个方法治疗。

▲第二治方

[原文] 牝痔有空[1]（孔）而栾[2]，出血者方：取女子布[3]，燔，置器中[4]，以熏痔，三日而止。令$_{253}$。

[注补]

（1）空：即孔。《说文》："空，窍也。"《素问》专立"骨空论"，骨空即骨的滋养孔。

（2）栾（luán）：通挛，双生。《韩非子·外储说右上》："薛公知之，故与二栾搏。"王先慎集解："其言二孪者，谓昆弟皆来搏也。"牝痔有空而栾，即内痔并发两个以上的互通的瘘管。

（3）女子布：即月经布。

（4）燔：《玉篇》："燔、烧也。"燔置器中，将月经布点燃后投入准备好的器中使之产烟，以烟熏痔。

[今译] 内痔并发多个互通的瘘管伴有大便出血的患者，可用女子月经布点燃投入器中，使之产烟，用烟和热对痔进行熏疗，连续熏疗三天就停止，患内痔并发多个互通的瘘管伴大便时出血的病人就用这个方法治疗。

▲第三治方

[原文] 牝痔之有数窍[1]，蛲[2]白徒[3]道出者方：先道（导）以滑夏铤[4]，令血出，穿地[5]深尺半，袤尺[6]，广$_{254}$三寸，燔圂炭[7]其中，段（煅）[8]骆阮[9]少半斗，布[10]炭上，以布周盖，[11]坐以熏下窍。烟戚（灭），取肥圂$_{255}$[12]肉置火中，时[13]自启窍，□□烧□笲火鳝（灭）□以□，日一熏，下□□而□。五六日清□□□□$_{256}$。骆阮一名叫白苦，苦浸$_{257}$。

[注补]

（1）数窍：内痔并发多个瘘管。

（2）蛲：指腹中蛔虫或蛲虫。《史记·扁鹊仓公列传》："臣意饮以芫华一撮，即出蛲可数升，病已。"此蛲因"数升"而必指蛔虫。《说文》："蛲，腹中短虫也。"此解即现在的蛲虫。蛲虫常于深夜从肛门或痔疮瘘管爬出，古人观察此情，认为痔瘘为虫所蚀。如《释名·释疾病》："痔、食，虫食也。"

（3）徒：众多。《汉书·东方朔传》："水至清则无鱼，人至察则无徒。"颜师古注："徒，众也。"蛲白徒道出者，指有众多的白色蛲虫从痔瘘爬出来。

（4）滑夏铤：滑，古通楎；楎，古木名，《玉篇》："楎，构楎木，中箭笲。"该木质坚韧，可做箭笲（杆）；夏即榎，木名，即揪树，《尔雅》："槐小叶曰榎。大而皵，揪；小而皵，檖。"揪树木纹细致，耐湿，可制各种器具。铤假借挺（tǐng）进也。《汉书·刘屈氂传》："屈氂挺身逃。"又《六书故·地理一》"铤，五金锻为条仆者"，指器物。滑（楒）夏（檖）铤，即用楒木或者揪木做成的铤，相当于今之医用探针。本方在于用铤导入痔瘘出血，使之结疤愈合，达到治疗目的，与癀第十八治方用砭刺伤腹股沟管治疗斜疝的道理一样。

（5）穿地：开凿，《汉书·地理下》："郑国穿渠。"穿地：即挖地穴。

（6）袤尺：袤统指长，《睡虎地秦墓竹简·封诊式·贼死》："……某头左角刀痏一所，背二所，皆纵头背，袤各四寸，……广各一寸。"袤尺：挖地穴长一尺。

（7）圂炭：缺一字，古人治病，常用桑炭作火源。《五十二病方·痈》第六治方："并以金铫焪桑炭。"故缺字补"桑"。

（8）叚：通煅（duàn）。《广韵》："煅，火气猛也。"本文疑煅从上句，读作："燔炭其中，煅。"

（9）骆阮：据《马王堆医书考注》释"药名，据一名白苦、苦浸"来看，当为苦参"可参。

（10）布：散布。《集韵》："布，散也。"

（11）"以布周盖"：指地穴口周围要用布衣塞好。

（12）缺字参241行，治牡痔用"羭"用"肥羭"，故补"羭"（牝羊）。

（13）时：适时，合于时宜。《孟子·万章下》："孔子、圣，之时者也"。赵岐注："孔子时行则行，时止则止。""时自启窍"，当感到热时就将肛门（臀部）抬起来。

[今译] 内痔并发多个瘘管，夜晚有许多白色的蛲虫从痔瘘爬出来。其治疗方法是：先用楒木或者揪木做成的小铤（探针）反覆导入瘘管内，并刺破瘘管壁使之出血；挖一个深一尺半、长一尺、宽三寸的地穴，将桑木炭烧着后放入地穴内，火势不可太弱。取骆阮约半斗散布在桑炭上，使之慢慢燃烧产烟，叫病人坐下去用烟熏疗肛门。用布将地穴周围盖好，当没有烟的时候，再取肥母羊肉置于炭火上，这时候烟大，热力较猛，当感到热时将臀部抬起来，冷一点了再坐下去再熏治。用这方法每天熏疗一次，重复熏五六天病就好了。骆阮，另一个名字叫白苦，或者叫苦浸。

▲第四治方

[原文] 痔者，以酱灌黄雌鸡，(1)令自死，以菅裹(2)涂上（土）(3)，炮之(4)。涂干，食鸡，以羽熏纂$_{258}$(5)。

[注补]

（1）选黄雌鸡一只，用炸酱强行从口中灌入，使之闭死。

（2）菅裹：菅，《说文》："菅，茅也。"菅，茅草属，禾本科，多年生草本。菅裹，即用茅草将死鸡连同羽毛一并缠紧。

（3）上：疑土。涂上，即涂土，指将土用水合成糊状，涂抹干缠在鸡的茅草上。

（4）炮之：炮，《说文》："炮，毛炙肉也，从火包声。"徐灏注笺：炮，本连毛裹烧之名。

（5）篡：疑为篡（cuàn），指会阴部。《素问·骨空论》："督脉者，起于少腹以下骨中央……其络循环阴器合篡间，绕篡后，别绕臀……"《睡虎地秦墓竹简·封诊式·经死》："……乃脱其衣，尽视其身，头发中及篡。"以羽熏篡，即用带泥的热羽毛熏蒸会阴部，达到熏痔的目的。

[今译] 患内痔的病人，可选黄母鸡一只，用炸酱从口中强行灌入，使之死亡后，用茅草连同鸡毛一并缠紧，再糊上稀泥，放入火中烧熟。将烧熟的鸡拿起来，拔掉干泥、羽毛，鸡要吃掉，尽快将热泥、羽毛放入事先准备好的容器内，并用其熏疗会阴部，达到熏疗痔的目的。

▲ 第五治方

[原文] 冶䕡（蘪）$^{(1)}$ 芎本，方（防）风，乌豙（喙）、桂皆囷等，渍以淳酒而垸$^{(2)}$ 之，大如黑叔（菽），而吞之。始食一，不智（知）益一$^{(3)}$，□$_{259}$为极$^{(4)}$。有（又）可，以领伤$^{(5)}$。恒先食食之$_{260}$ $^{(6)}$。

[注补]

（1）䕡：释蘪，蘪芎本，今之川芎，参第76行注。

（2）垸：即丸，参第2行注。"渍以淳酒而垸之"，即将以上四味药粉碎成末，用好酒浸泡后，去汁做成丸状。

（3）益：加。《史记·高祖本纪》："秦益章邯兵，夜衔枚击项梁。"《广雅·释诂》"益，加也。"《广韵·昔韵》："益，增也。"前文讲"始食一"，这里"不智（知）益一"，即没有感觉就再加服一丸。

（4）缺一字为数词，即加至某丸为极点。

（5）领：治理。《礼记·乐礼》："领父子君臣之节。"郑玄注："领犹理治也。""以领伤"，还可采用其他方法对牝痔直接进行治疗。

（6）"恒先食食之"：坚持在饭前服药。

[今译] 患牝痔者，可取防风、川芎、乌喙、桂枝四味药等量，粉碎成末，用好酒浸渍后去掉药汁做成丸状，丸的大小如黑菽（黑小豆）一样大，开始服一粒，没有什么感觉时再加一粒。每次极量只能服某粒。服药要坚持在饭前服用。除服药外，还可采用其他方法对牝痔直接进行治疗。

▲ 第六治方

[原文] 未有巢者$^{(1)}$煮一斗枣，一斗膏$^{(2)}$，以为四斗汁，置般（盘）$^{(3)}$中而居（踞）之其虫出$_{261}$。

[注补]

（1）巢者：《说文》："鸟在树上曰巢。"段玉裁注："巢之言高也。"段意指鸟巢高出于树杆之上。换言之，巢是指某一物体高出于某一平面之上。参附文《五十二病方》"巢者"考释，"未有巢者"指牝痔未高出于肛周皮肤表面。

（2）一斗：合今 2000 毫升，依后文置盘中而踞之，要求"四斗汁"，计 8000 毫升，应属适量。膏，依"无角者膏"，当为猪油。

（3）般：古通盘。《说文》："槃，承槃也"。段注："承槃者，承水器也。"《文物》1979 年第 11 期载：1978 年陕西扶风齐家出土铜盘径 32.4 厘米，深 6 厘米。扶风齐家 19 号西周墓出土盘径 32.4 厘米，深 10.8 厘米。《大学》："汤之盘铭"，指明盘内可沐浴其身。说明本方坐浴之盘是存在的。踞：坐下。

[今译] 患牝痔没有高出于肛周皮肤之上的治疗：取大枣一斗、猪油一斗，加水煮成四斗汁，放入一个盘内，将臀部坐在盘内熏洗，虫就出来了。

▲第七治方

[原文] 巢塞直（脏）者$^{(1)}$，杀狗，取其脬$^{(2)}$，以穿$^{(3)}$籥，入直（脏）中，炊（吹）之，引出徐以刀剺（劙）$^{(4)}$去其巢。冶黄黔（芩）而屡（屡）傅$_{262}$之$^{(5)}$。人州出不可入者$^{(6)}$，以膏膏出者$^{(7)}$，而到（倒）县（悬）其人，以寒水戔（溅）其心腹，入矣$_{263}$。$^{(8)}$

[注补]

（1）巢：参第 261 行注。脏（zhí）：直肠。《灵枢·淫邪发梦》："客于胞脏，则梦溲便。""巢塞脏者"即内痔之"巢"（牝痔，含息肉）堵塞了肛门。

（2）脬（pāo）：《史记·扁鹊仓公列传》："风瘅客脬。"张守节《正义》："言风瘅之病客于膀胱"。狗脬：狗的膀胱。

（3）籥：古乐器，竹制短管状。"穿籥"：取一条小竹杆打通，穿入膀胱，膀胱有三个出口，必须扎紧两个出口，将穿了竹管的膀胱插入直肠内，向狗脬吹气，使之产生一定压力，将塞脏肠之巢引出肛门之外。

（4）劙：剖，用小刀将巢慢慢割下来。

（5）屡（lǚ）：《说文》："屡，空也……空中之意也。"又《玉篇》："屡，数也。"本方屡指割去巢的伤口，要勤用黄芩末敷在伤口上。

（6）州：《说文》："水中可尻者曰州。"州与尻有关。段玉裁注尻："尻今俗云，沟子是也"。沟子即肛门。"人州出者"即肛门直肠脱出。以下讲脱肛的治疗方法。

（7）"膏出者"：将猪油涂在脱肛上。

（8）将病人倒悬起来，用寒水一盆朝心腹泼去，即给病人一个突然的刺激。

[今译] 牝痔之巢塞着肛门，可将狗杀死，取一个狗膀胱，扎掉两个出口，用一条小竹管插入膀胱内，将做好的狗膀胱慢慢插入肛门内，向膀胱吹气，使之产生一定压力，向外拉，将巢者拉引出肛门之外，用刀将巢割掉，再用准备好的的黄芩末敷在刀口上。另一个病就是肛门直肠脱出的治疗。用猪油涂在脱肛上，将病人倒吊起来，用一盆冷水向病人的胸腹部泼去，脱肛可收回。

▲ 第八治方

[原文] 血肸(1)（痔），以弱（溺）孰（熟）煮一牡鼠(2)，以气熨$_{264}$(3)。

[注补]

（1）血肸（痔）：古五痔之一。血痔以出血为主证，多见于内痔。如《牝痔》第二治方记载："牝痔有空（孔）而栾，出血者方。"就是讲内痔伴发肛瘘出血的治疗。

（2）牡鼠：药名。《名医别录》："牡鼠，主踒折续筋骨，捣敷之……易产肉。热，无毒"。陶弘景注："牡鼠，父鼠也。"

（3）气熨：可作三解。一是指将刚煮熟的热鼠取出，放在某物上，让病者坐下或蹲下，使肛门靠近热鼠，用热蒸气熨疗血痔，达到止血止痛的目的，但鼠体毕竟较小，贮存热量不多，熨疗时间较短，故疑。二是待牡鼠煮熟，让病人蹲在热溺上，以蒸气熨疗血痔，达到止血止痛的目的。与"烂者方"第十八治方"而以气熏其痏"治疗方法相似。三是直接将热鼠拿起来贴熨在牝痔部位，此法应防止烫伤，可多次熨贴，慢慢适应。

[今译] 因内痔静脉破溃，并发出血的治疗方法，可将一只雄老鼠放在人尿中煮熟，将雄老鼠拿起，放在某物上，让病人坐下或蹲下，使血痔靠近老鼠，用热蒸气熨治血痔；或雄鼠煮熟以后，止火，让病人蹲在热尿上，以蒸气熨疗血痔，达到止血止痛的目的；亦可将热鼠直接贴熨牝痔部位，在熨疗过程中，多次慢慢贴敷，以防烫伤。

睢（疽）病

[题解] 睢（jū），较大的化脓病灶。《管子·法法》："毋蛰者，痤睢之砭石也。"在《五十二病方》中，睢即疽。如：骨睢、肾睢、嗌睢、睢痛等指较大的化脓病灶或慢性骨髓炎等。在读与本题有关的资料时，应注意睢与睢不同，睢）同疽；睢 hui 灰 sui 虽，它们的语义均有别。（参《汉语大字典》四卷第 2497 页）。《马王堆医书考注》均作睢。《马王堆古医书考释》在治方中直接用疽；在校注中用睢释疽（第 532 页）。此一误请读者注意。睢病项下收入十九个治方，有一定特色，反映了当时的医学治疽水平。

▲ 第一治方

[原文] 雎（疽）病：冶白签（蔹）、黄蓍（芪）、芍乐（药）、桂、畺（姜）、椒、朱（茱）叟（萸），凡七物[1]。骨雎（疽）倍[2]，白签（蔹），肉雎（疽）倍黄蓍（芪），肾雎（疽）₂₇₁[3]倍芍乐（药），其余各一。并以三指大最（撮）一入桮（杯）酒中[4]，日五六饮之。须已[5]▢₂₇₂。

[注补]

(1) 凡七物其用药均为等量。
(2) 倍：增加一倍的药量，说明秦汉时期用药，已有辨证加减。
(3) 肾：参第217行肾注释为外肾，即睾丸。肾疽，睾丸肿大等。
(4) 以上七药均应为末，搅匀后方可"以三指大撮"取药。
(5) 须：古意较丰，因后文缺字较多，可释片刻、不久。

[今译] 患疽病者，白蔹、黄芪、芍药、桂、姜、椒、茱萸七种药都应各取一份，粉碎成末。治骨疽，白蔹加一倍；治肉疽，黄芪加一倍；治肾疽，芍药加一倍。在粉碎成末后，搅匀，治疗时取药末三指大撮放入一杯酒中，摇匀后喝下去，每天喝五六次，不久病就好了。

▲ 第二治方

[原文] 三沴（汋）[1]煮逢（蓬）藟[2]，取汁四斗，以洒雎（疽）痈₂₇₃。[3]

[注补]

(1) 沴：疑为汋（zhuó），三汋即三沸，参第176行注。
(2) 蓬藟：《神农本草经》："蓬藟……安五脏，益精气……"
(3) 洒疽痈：指疽痈已破溃，或慢性溃疡者，对其进行冲洗。

[今译] 患疽痈或慢性溃疡者，可取蓬藟加水四斗煮三沸，用药汁冲洗疽痈之溃疡面。

▲ 第三治方

[原文] 雎（疽）始起，[1]取商（商）牢[2]，渍醯中，以熨其种（肿）处₂₇₄[3]。

[注补]

(1) 疽始起：痈疽还处于红肿期。
(2) 商牢：即商陆。渍，取块状、切作片状浸泡于好醋中。
(3) 熨：将醋浸泡了的商陆片贴于红肿处，此处之熨为冷敷。

[今译] 患痈刚发不久，局部红肿热痛，可取商陆切成片，浸泡于好醋之中，取出药片，贴敷于红肿处。

▲第四治方

[原文] 雎（疽），以白蔹、黄蓍（芪）、芍药、甘草四物者（煮），囷⁽¹⁾畺（姜）、蜀焦（椒）、树（茱）叟（萸）四物而当一物⁽²⁾，其一骨□□囮三₂₇₅囷圜以酒一栖（杯）⁽³⁾囥之□□筋者倏倏翟翟⁽⁴⁾□之其□□□□□。日四饮。一欲溃，⁽⁵⁾止₂₇₆。

[注补]
(1) 本方与第一治方组方基本一致，缺字疑"桂"。
(2) 前文"四物煮"，此处"四物而当一物"：疑指用量，即四物各取四分之一，合为以上一物之重量，此乃试释。
(3) 三后缺二字，依前后文字补"指撮"，杯后补"饮之"，上药均应粉为末。
(4) 倏：《说文》无，《字彙》倏，俗倐字。《说文》："倐走也。"段玉裁注"倐，引伸为凡忽然之词。"倏又同儵，《广雅》："儵，黑也。"参第289行修注，此处具黑红之意。翟：《马王堆古医书考释》释：歔（dí狄）。歔，《玉篇·欠部》"歔，痛也。"倏倏歔歔，指疽病发展迅速，红肿热痛进展快，与后文"一欲溃"一致。
(5) "一欲溃"：《五十二病方》释作"疽一旦要溃破的时候"，各家从之。

[今译] 疽病，取白蔹、黄芪、芍药、甘草四味药等量，煮之，再取桂、姜、蜀椒、茱萸各四分之一，搅匀研为末，取三指撮，以酒一杯饮之。此疽红肿热痛发展迅速，吃药一天要服四次，一旦疽肿要溃破的时候，服药就停止。

▲第五治方

[原文] □者方：以□□₂₇₇斗□已洒雎（疽）□₂₇₈以羹□₂₇₉。

[今译]（缺字太多，无法注译）。

▲第六治方

[原文] 雎（疽）未囦砶囼囨⁽¹⁾乌豙（喙）十四果（颗），以美醯⁽²⁾半升，□□□□□泽⁽³⁾（释）泔二参⁽⁴⁾，入药中□□□₂₈₀令如□□□□炙手以靡（磨）⁽⁵⁾□□□傅□□□□之，以余药封而裹□□□□₂₈₁不痛已□□□。令₂₈₂。

[注补]
(1) "雎未"之后缺四字，试补作"雎未囦砶者囨乌喙……"雎病早期正处于红肿热痛阶段，取乌喙外敷，止痛甚好。
(2) 美醯：即好醋，涂于皮肤，具有抑制细菌繁殖作用，对疽病早期有效。
(3) 泽：疑为释的假借。《说文》："释、渍米也。"泔：《说文》："泔，周谓潘曰泔。"又"潘，米计也"。释泔，即淘米水。
(4) 参：三等份分之。《考工记·弓人》："凡为酋矛，参分其长，二在前，一在后，而围之。""二参"，以前文美醯100毫升为标准，二参相当于66毫升。从药液看，十四枚乌喙捣碎后加醋 100 毫升、淘米水 66 毫升拌匀，药液较浓，止痛效果好，此方为局部用药。

（5）灸手以靡：裘锡圭对原图版进行考核，指出灸应作炙（裘锡圭《马王堆医书释读琐议》，《湖南中医学院学报》1987，4）。靡疑为摩，《庄子·马蹄》："喜则交颈相靡。"陆德明释文："靡，李云：'摩也'。"炙手以摩，将配好的药涂在手上，将手炙热后趁热在㾖的表面进行按摩。

[今译] 痈疽病早期，脓液尚未形成或未破溃者，可取乌喙十四颗打碎，用好醋 100 毫升，加淘米水 66 毫升，加入乌喙等药物中，将调配好的药物涂在手上进行烤炙，当烤炙热后，趁热在㾖的表面进行按摩，最后将多余的药涂封在疽上包裹起来，疽病就不痛了。

▲ 第七治方

[原文] 益（嗌）[1] 睢（疽）者白蔹三、罢合[2] 一，并冶，□□□□□□饮之[283]。

[注补]

（1）嗌：《说文》："益，咽也。"《谷梁传·昭公十九年》："嗌不容粒。"范注："嗌，喉也。"嗌疽，发于咽喉的疽，类似于急性扁桃体炎等。

（2）罢合：疑为百合。

[今译] 咽喉部患疽病者，可取白蔹三份，百合一份，一并粉碎为末，取某量加入某某之中饮之。

▲ 第八治方

[原文] 烂疽[1]：烂疽者，□□[2] 起而☐冶，以巂膏未湔（煎）者炙（炙）销（消）[3] 以和圂傅之[4]。日一傅[284] 药，傅药前洒以温水。服药卅日，圂已[5]，尝试，令[285]。

[注补]

（1）烂疽：烂，《广韵》："烂、大熟也。"烂疽指熟透、破溃的疽。

（2）□□：缺二字为烂疽的临床表现，待考。

（3）炙销：疑为炙消，裘锡圭《琐议》："依图版作炙。"炙消，将未煎的生猪油烤炙化备用。

（4）热傅之：前文讲炙消，是加热过程，故缺一字补"热"，即热敷之。

（5）"服药卅日"：前文未讲明内服药，存疑。"□已"：依《五十二病方》惯例。缺字补"疽"，疽已，即疽病好了。

[今译] 熟透或者溃破的疽病……将诸药用生猪油烤炙消融后的油滴加入药中进行调和，趁热敷在烂疽上，每天敷一次，敷药前要用温水将烂疽上的脓液等分泌物冲洗干净。此外，再连续服药三十天，烂疽病就好了。这是一个有效的方法，患了疽就用

这个方法治。

▲ 第九治方

[原文] 诸疽⁽¹⁾物初发者,取大叔⁽²⁾（菽）一斗,熬孰（熟）,即急抒置甑⁽³⁾□□□□□□□□置其□□$_{286}$醇酒一斗淳之⁽⁴⁾,□□即取其汁尽饮之。一饮病未已,□□□□□□□□□$_{287}$饮之可,不过数饮,病已。毋禁,尝试。令$_{288}$。

[注补]

（1）诸疽：即各类痈疽。"初发"如274"疽始起"一样。

（2）叔：释菽,古指豆类的总称。《淮南子·坠形》："……其地宜菽。"高诱注："菽,豆也。"叔亦为尗,即大豆。《广雅·释草》："大豆,尗也。"王念孙《疏证》："尗,本大豆之大名也。……小豆别名为荅,而大豆仍名为菽。"大叔即大豆。

（3）抒（shū）：从液体中将某物汲出谓之抒。"熬熟,即急抒",指将煮好的大豆快捞起来放入甑内继续蒸烹。

（4）淳（zhūn）：沃。《礼记·内则》："淳熬……沃之以膏,曰淳熬。"郑玄注："淳,沃也。"（本方缺字太多,难以全注）。

[今译] 各种痈疽之类的病症在初发的时候,取大豆一斗,加水煮熟,很快捞出大豆放入陶甑内继续烹。用好酒一斗对蒸烹的大豆进行沃渍,取其酒沃后的汁全部喝下去。一次喝汁病未见好,……多喝几天（数炊）痈疽就好了。治疗没有禁忌,是个有效的方子,就这么办。

▲ 第十治方

[原文] 血雎（疽）⁽¹⁾始发,侈（儵 shū）侈以热⁽²⁾,痛毋适⁽³⁾,□□□□□雎（疽）□□□□□□□□$_{289}$戴糁（糁）⁽⁴⁾、黄芩、白蔹,皆居三日⁽⁵⁾,▨$_{290}$之,令汗出到足,已$_{291}$。

[注补]

（1）血疽：古病名,不详。可能属溶血性链球菌感染的痈疽,溃破后以血脓为主的疽病。

（2）侈：《五十二病方》释儵（shū）,大约依"夕"指天黑时,转释为"黑",很有道理。侈与上同,夕黑之变反映了抄书者心态。儵：《广雅》："儵,黑也。"在血疽病下用"儵儵以热"形容临床症状,儵转释为局部暗红色,与溶血性链球菌感染的痈疽表现一致。第276行记载疽之"筋者侈侈瞿瞿"。与本方病症有相似之处。请参第276行注。

（3）毋适：没有舒适的时候,指病甚。

（4）戴糁（糁）：黄芪的别名,《神农本草经》：黄耆（芪）……"令汗出到足"。因此本方之居应依第261行、268行释居为踞。所以本方是一个包含热浴疗法的方剂。

[今译] 血疽发病很猛，开始发作不久，局部暗红色发热而痛甚，可取黄芪、黄芩、白蔹等药，三天都要居（踞）于药汁中，使之汗出到足，血疽就好了。

▲第十一治方

[原文] 气雎（疽）⁽¹⁾始发，涓涓以痈⁽²⁾，如口状，庎（抚）靡（摩）☒而☒☒□□□□□□□□□□□☒²⁹²二果（颗）⁽³⁾，令䇲叔口蓉（熬）⁽⁴⁾可口，以酒沃，即浚☒☒☒⁽⁵⁾□□□□□□□□□□□²⁹³出而止₂₉₄。

[注补]

（1）气疽：古病名，但在传统医籍中无此病名，后文"涓涓以痈，如口状"，是对气疽临床特征的描述。

（2）涓：水波貌。《广韵·轸韵》："涓，泫涓，波相次也。"涓涓，水波纹相次不断。痈，从并从疒。古无此字，疑为并。《说文》："并，相从也"。癣指病态的相从。在此加强了水波纹的相次波动。《素问·生气通天论》："故病久则传化，上下不并，良医弗为。"王冰注："并，谓气交通也。""涓涓以痈"形容气疽的局部皮肤下用指触之可有气体的波动感。现代医学证明：梭状芽胞杆菌导致气性坏疽，病灶局部糖类分解，产生大量气体，临床表现为伤口周围皮下常扪及捻发音，甚至轻压局部便有气泡从伤口逸出，可能正是"抚摩☒而☒☒"（试补）的原因。

（3）二果（颗）：在《五十二病方》中"颗"几乎全为乌喙的剂量单位，因此二果之前可补☒☒。乌喙可止气疽疼痛。

（4）䇲；从言勿从廾，廾双手奉物之意；䛀疑为䛀。《龙龛手鉴·言部》："䛀，俗；䛀正，因也，就也、厚也。"《说文》；"䛀，厚也。"因此䇲可能为将某物加厚之意。蓉：《五十二病方》释熬，《说文》："熬，干煎也，蓉熬或从麦。"

（5）取其汁：参第175、193等行补之。

[今译] 气疽病发作后不久，局部肿胀，触之如水波相次之状，抚摩时有气从伤口逸出。……可用乌喙两颗等治疗，并用酒冲洗伤口……（因缺字太多、难以释全）。

▲第十二治方

[原文] □雎（疽）发，出礼（体），如人殡之⁽¹⁾困，人攜之甚⁽²⁾，□□□□□□□□□□□□□²⁹⁵□半斗，煮成三升，饮之，温衣卧☒²⁹⁶。

[注补]

（1）殡（zú）：《说文》："殡，大夫死殡。"《玉篇》："殡，死也。"说明"□疽"发作后全身（体）都有症状，神智也出现问题。

（2）攜：同攜，《说文》："攜，提也"。"人攜之甚"：（难扶起）之意。

[今译] 口疽发作时，影响全身，如死去一般，难得扶起来……服药以后，要注意保暖……

▲第十三治方

[原文] □□□□□□□□鸟豙（喙）⁽¹⁾□₂₉₇。

[注补]

（1）本方用乌喙，因缺字太多，难以注译。

附：《五十二病方》注："此行后帛书有缺，行数不明。"

▲第十四治方

[原文] □虽□₂₉₈。

[今译]（略）

▲第十五治方

[原文] □膣（疽），櫃（薑）、桂、椒□居四□₂₉₉□淳酒半斗。煮，令成三升，□₃₀₀。

[今译] 缺字均在关键部位，难以释意。

▲第十六治方

[原文] □三挩（桒），细切，淳酒一斗□₃₀₁，□即瀿而圂之⁽¹⁾，温衣□₃₀₂。

[注补]

（1）瀿：参第34、168行"浚取其汁"释浚；缺字补"饮"。根据"……淳酒……饮之……温衣"，为取汗方。

[今译]（略）

▲第十七治方

[原文] □桂、椒□₃₀₃。

附：《五十二病方》注："此行后帛书有缺损，行散不明。"

□□（题名，依《马王堆古医书考释》补）

[题解] 不详，本题下收二治方。

▲第一治方

[原文] 煮麦，麦孰（熟），以汁洒之，□□□膏□304。
[今译]（略）

▲第二治方

[原文] 灸（炙）(1) 梓叶(2)，温之305(3)。
[注补]
（1）灸：裘锡圭指出，依图板应作炙。
（2）梓叶：《神农本草经》："梓白皮主……捣敷猪疮。"《名医别录》："梓……嫩叶，主烂疮也。"
（3）温之：即将梓叶烤炙热后，趁热包裹在疽的患部。
[今译] 患疽病，可将梓树叶烤炙热后裹敷在疽的局部。

灻阑（烂）者方

[题解] 阑，《五十二病方》释爤（烂），各家从之。在"烂者方"下，收十八治方，记载较简，除"热者"及"炀伤"两个方外，无一字描述临床表现。考虑到烂者

独立于诸伤、痏、朒久伤等病之外，释烂者为烧伤，当无疑问。《左传·定公三年》："自投于床，废于炉炭，烂逐卒。"注曰"火烧曰烂"。《五十二病方》附注："本标题第一字，从残笔看，可能是火字。"如为"火烂"，释烧伤更无疑意。此题可含烧伤、烫伤。随后设"胅膫"亦讲特殊部位的烧伤。

▲第一治方

[原文] 烂者方：以人泥$^{(1)}$涂之，以犬毛若$^{(2)}$羊毛封之。不已，复以囗$_{306}$。

[注补]

(1) 人泥：人皮肤表面搓下的污垢。《金匮要略方论》卷下载人垢，意同。人泥（垢）成分复杂，含灰尘、上皮脱落细胞、皮脂、汗液及细菌所产酸性物质。2000余年前的人用之无可非议。

(2) 若：表示选择关系，如或者。本方即用犬毛，或者用羊毛。

[今译] 患烧伤者，可用人垢涂后，再用犬毛或羊毛封包起来。不好，再重复治疗。

▲第二治方

[原文] 阑（烂）者：爵（嚼）$^{(1)}$蘗米$^{(2)}$，足（捉）取汁而煎，令类胶$^{(3)}$，即冶厚朴和傅$_{307}$$^{(4)}$。

[注补]

(1) 爵：囗嚼：古时粉碎药物的一种方法。《灵枢·寿夭刚柔》："凡四物，皆囗嚼。"

(2) 蘗（niè）：米。《正字通·米部》："蘗，同蘗。"《说文》："蘗，牙米也。"蘗米即发芽的米，多指麦芽或谷芽。《名医别录》"蘗米"陶弘景注："《证类》作蘗。"

(3) "类胶"：将囗爵之蘗米的汁取出，放入锅内煎至黏状，似胶一样。

(4) 用类胶与厚朴末调和后敷于烧伤处。

[今译] 烧伤或者烫伤后，可取麦芽或稻谷芽，在囗咀之后将汁取出放入锅内煎至黏状类似胶为止；将厚朴粉碎为末与类胶调和，敷于伤口之上。

▲第三治方

[原文] 热者$^{(1)}$，古（辜）曰"胵诎胵诎$^{(2)}$，从灶出毋延，黄神$^{(3)}$且与言"。即三溾（唾）之$_{308}$。

[注补]

(1) 热者：烧伤或者烫伤后并发体温增高。

(2) 胵（yī）：布散，传播。《说文》："胵，繎，布也。"在本文中胵与诎对应；诎，屈也，因胵在此含伸意了。

（3）黄神：《马王堆古医书考释》第550页有三解，可参。

[今译] 烧伤或者烫伤患者身体发热时，可念完以上祝由词后，再吐三口唾沫。

▲第四治方

[原文] 煮秫米⁽¹⁾期足⁽²⁾，毚（才）⁽³⁾孰（熟），浚而熬之，令为灰傅之数日。干，以汁弁之$_{309}$⁽⁴⁾。

[注补]

（1）秫米：《名医别录》："秫米……治漆疮。"陶弘景注《通志略》云"黍之糯者谓秫"，由此秫米为糯粟米。

（2）期足：指用量，以够用为度。睡虎地秦墓竹简整理小组注："期足，以足够为度"。

（3）毚（纔）：副词，刚好，参第174行注。

（4）弁（biàn 卞）：在《五十二病方》中五用，均同并。310行"以鸡卵弁兔毛"。弁可转释为调和。本方"乾，以汁弁（并）之"，指原来调好的药干了，可以再用汁调和后敷伤。

[今译] 烧伤患者，要根据伤的面积用足量的糯粟米，加水刚好煮熟，将汁取出后，将熟秫米熬成炭灰，用熟糯粟灰与汁调和敷伤，药干了再用汁调和后敷伤。

▲第五治方

[原文] 以鸡卵弁兔毛⁽¹⁾，傅之$_{310}$。

[注补]

（1）弁：同第309行注。

[今译] 烧伤后，可取鸡蛋与兔毛调和，敷在伤口上。

▲第六治方

[原文] 冶蘗米⁽¹⁾，以乳汁和，傅之，不痛，不癥$_{311}$。

[注补]

（1）蘗米：参第307行注。

[今译] 烧伤后，可将麦芽或者稻谷芽粉，碎用汁调和敷在烧伤处，此方不痛，也不留疤痕。

▲第七治方

[原文] 燔鱼衣⁽¹⁾，以其灰傅之$_{312}$。

[注补]

（1）衣：俗亦指胞衣。《齐民要术·杂说》："……产妇难生，衣不出。"鱼衣，当指幼鱼出入处，与荮有关。《玉篇》："荮，生水中绿色也。"又"苔，同荮"。《淮南子·泰族训》："穿谷之汘，生以青苔。"青苔为蝌蚪小鱼出入之所。《说文》："荮，水青衣也。"段玉裁注引《周礼·醢人》："箈菹。"邦司农曰："箈（荮），水中鱼衣。"《广韵·平·哈》："箈，鱼衣。"鱼衣即青苔。

[今译] 患烧伤后，取青苔燔烧为灰，用灰撒敷在伤口上。

▲第八治方

[原文] 燔敝褐$^{(1)}$，治，布以傅之$_{313}$。

[注补]

（1）褐：毛布类，《诗·豳风·七月》："无衣无褐，何以卒岁。"郑玄笺："褐：毛布也。"《说文》："褐，粗衣。"俗指用兽毛皮、或粗麻制成的衣服。敝褐：旧衣。

[今译] 烧伤或者烫伤后，可取陈旧的粗衣烧后粉为末，撒于伤口之上，再用布包起来。

▲第九治方

[原文] 渍女子布，以汁傅之$_{314}$。

[今译] 将月经布浸渍出水敷在伤口上。

▲第十治方

[原文] 丞（蒸）圂土$^{(1)}$，裹$^{(2)}$以熨之$_{315}$。

[注补]

（1）圂土：圂，从囗从米，《玉篇》："囗，古围字。"《说文》"囗，回也。"段云："回，转也，按围绕……围行而囗废矣。"甲骨文米字作朱（粹227），一横上下都似小字。囗中有朱（米），疑与屎同类。甲骨文屎字作"⿱（京津272、8）"，李孝定《甲骨文字集释》："屎（⿱）正象人遗屎形，……从⿰若小"。图象囗中有米（⿰），这里的米（⿰）即人遗屎（⿱）形之。又图象囗中有豕。《说文》："圂，猪厕也。"所谓猪厕，即养猪和猪遗屎的地方。由此，圂中之米（⿰）转释为豕遗之屎（⿰），故圂释圂（lùn），圂（lùn）土即猪圈内的土。此释在《烂者方》中有两证。第十一治方讲："以汤（烫）热者，熬彘矢，渍以盐（醯），封之。"第十二治方讲："以汤（烫）大热者，熬彘矢，以酒挐，封之。"这两方都采用猪矢封（敷）伤。我们知道，猪食谷物，猪屎性寒，故猪圂（圂）土亦寒，故猪屎和猪圂（圂）土均可治烧伤（参书后附：《五十二病方·圂土》考释）。

（2）裹：动词，收裹散物。《灵枢·大惑论》："裹撷筋骨血气之精而与脉并为系。""裹以熨之"，指将散蒸的囷土用手裹成团块或片状，熨敷在浅度烧伤上。

[今译] 烧伤病人的治疗方法之一是将猪囷（圈）里的泥土挖起来，打散蒸热，等囷土蒸热后，用手将蒸好的囷土捏成片状，熨敷在烧伤的伤口上。

▲第十一治方

[原文] 浴汤（烫）热者，$^{(1)}$ 熬彘矢$^{(2)}$，渍以盐（醋）封之$_{316}$。

[注补]
（1）浴汤（烫）热者：当指洗浴时的烫伤，导致体温升高，或局部灼热痛。
（2）熬彘矢：取猪屎若干熬热使用。

[今译] 因洗浴烫伤后，取猪屎若干在锅内熬热，加上醋，热敷在伤口上。

▲第十二治方

[原文] 以汤（烫）大热者$^{(1)}$，熬彘矢，以酒挐$^{(2)}$，封之$_{317}$。

[注补]
（1）因烫伤导致局部大面积灼痛。
（2）挐：潕的假借，《说文》："潕、渐湿也。"即向熬后的猪矢中加酒，进行调和，与第316行"渍以醋"意同。

[今译] 烫伤后局部大面积灼热疼痛，将猪屎熬热后加酒调和涂封于烫伤的灼痛部位。

▲第十三治方

[原文] 般（瘢）者：以水银二，男子恶$^{(1)}$四。丹一，并和，置突上$^{(2)}$二三月，盛（成），即置囷囷囊而傅之$^{(3)}$。傅之、居室$_{318}$塞窗闭户，毋出$^{(4)}$，私内中$^{(5)}$，毋见星月一月，百日已$_{319}$$^{(6)}$。

[注补]
（1）"男子恶"：赵有臣《〈五十二病方〉中几药物的考释》[中华医史杂志1985（2）：117] 解之，引《吴越春秋》"太宰嚭春溲恶"，注云："溲即便也；恶，大便也。"赵氏"据此则男子恶应释为男子大便"。此解可从，因在烂者方中多次用猪矢、囷土。
（2）突上：突即灶突。《淮南子·人间训》："百尺之屋，以突隙之烟焚。"突上即灶突（烟）之上。二三月，要求搁置时间长，有利于大便的分解氧化，与粪清意同。
（3）本处缺三字，当指药物做好以后的治疗过程，依一个"囊"字承上意可补"置入布"。
（4）居室：要求用敷药后居住在室内，不出门，要求作到"塞窗闭户"。

(5) 私：私下生活在内室。《论语·为政》："退而省其私。"朱熹注："私，谓燕居独处。"内：内室。

(6) 要求在房百日不出门，尤其不能见星月。

[今译] 因烧伤留下瘢痕的治疗，取水银二份，男子大便四份，丹砂一份，一并和匀，包好放在灶的烟囱上二至三个月，当药物好后，装入布囊中敷在瘢痕上，在治疗过程中要住在室内关窗闭户，一百天不出来，尤其不要见星斗月亮。

▲ 第十四治方

[原文] 去故瘢（瘢）：(1) 善削瓜壮者(2)，而其瓣材(3)其瓜，其因如两指(4)，以靡（磨）殷（瘢），令囗囗(5)之，以囗之320，傅之(6)。干，有（又）傅之，三而已。必善齐（斋）(7)戒，毋口而已321。

[注补]

(1) 故瘢：陈旧疤痕。

(2) 削：剖破，分割。《战国策·齐策一》："削地而封田婴。"高诱注："削，分也"。瓜壮，成熟的瓜。

(3) 瓣：《说文》："瓜中实也。"段玉裁注："瓜中之实曰瓣。"材通裁。"瓣材（裁）其瓜"，即瓜子壳将瓜肉剖小。

(4) 缺一字，依上下文意，补"大"。

(5) 缺二字，依上下文意补"瘢赤"。

(6) 缺二字，依上上文意补"赤之"。

(7) 齐：戒洁也、通斋，《论语·乡党》："齐必变食。"朱熹注："变食谓不饮酒，不茹荤。"斋戒泛指衣着清洁，饮食清淡，思维虔诚。

[今译] 已有陈旧瘢痕的治疗，取成熟的瓜，用瓜子壳（很可能指实大的西瓜）将瓜皮肉裁剖成两个指头大小，用它按摩疤痕组织，使之变为赤红，当疤痕组织红了，就用削下的瓜皮肉贴敷在疤痕上，干了换瓜皮肉再敷。要反复敷，在治疗过程中要斋戒，虔诚治疗。

▲ 第十五治方

[原文] 囗囗者(1)，靡（磨）(2)口口以口，以汁傅产肤322。(3)

[注补]

(1) 开头缺二字，当指临床特点，后文讲"产肤"想必与烫伤后水泡破裂，皮肤脱落有关，试补"肤脱"。

(2) 靡：《五十二病方》释磨，依前后文分析，此处释"磨"，欠妥。

(3) 产肤：即要使皮肤生长，但用药不详，难以释全。

[今译] （略）

▲ 第十六治方

[原文] 般（瘢）□□□□□□□□□者，圂囚令灰⁽¹⁾，以□，□如故肤₃₂₃⁽²⁾。

[注补]
(1)"燔之"：原缺《五十二病方》依"令灰"补，可从。
(2)"故肤"：正常的皮肤。即治疗后瘢痕消退，皮肤恢复正常。

[今译]（缺字太多、难以释全）。

▲ 第十七治方

[原文] ☐₃₂₄。

▲ 第十八治方

[原文] 取秋⁽¹⁾竹煮（煮）之，而以气熏其疮已₃₂₅⁽²⁾。

[注补]
(1) 秋竹：指秋天的竹枝、竹叶。《神农本草经》在竹叶条下，又分根、汁、实，讲述竹之性味。
(2) 取秋竹煮后，用其蒸气熏蒸烧伤部位，本方对于熏蒸的条件讲述不全，可参第369行胸痒的熏疗。

[今译] 治疗烧伤还有一种方法，就是取秋天的竹枝、竹叶放在水中煮沸，用秋竹的热蒸气熏疗被烧伤的部位。

胻 膫

[题解] 前题烂者已被释为烧伤，包含了烧伤体温升高及两例烫伤（第316、317行）。本题专讲"胻膫"，指小腿部位的烧伤或烫伤。本题收四个治方。

▲第一治方

[原文] 治胻膫⁽¹⁾，取陈黍、叔（菽）⁽²⁾，冶，以犬胆⁽³⁾和，以傅₃₂₆。

[注补]

（1）胻（héng）小腿；膫（liáo）：《广韵》："膫，炙也。"周祖谟校刊记："敦煌王韵此字作燎，按膫燎一字"。《说文》："燎，炙也"。《广韵》："燎，火炙"。胻膫即小腿烧伤。

（2）陈黍、叔：即陈粟米和陈豆。

（3）犬胆：《五十二病方》引《名医别录》"牡狗阴茎"条下："狗胆，主痂疡恶疮。"

[今译] 患小腿烧伤后，取陈粟米、陈豆类一同粉碎为末，用狗胆汁调和后涂敷于烧伤处。

▲第二治方

[原文] 取无（芜）夷（荑）中覈（核）⁽¹⁾。冶豶膏以糯⁽²⁾，热膏沃冶中，和以傅₃₂₇。

[注补]

（1）无夷：即芜荑，《神农本草经》："主五内邪气。"《尔雅》："莁荑、蔱墙。"

（2）"冶豶膏以糯"：其语与356行以"肥满剝豶膏"类似。但后者之"剝"释䵽，具有加热过程（参21行注）。本方之"糯"各家释"粥凝"。看不出加热。根据文意疑糯为焫（ruò），因字形近抄误。《素问·异法方宜》："北方者……其治宜灸焫。"《灵枢·病传》："……灸熨刺焫，饮药之一者。"都说明焫是独立于灸熨之外的一种热疗方法。《广雅·释诂·二》："焫，爇也。"王念孙疏注"焫，即爇字也"；《说文》："爇，烧也，或作焫。"因此"豶膏以糯（焫），热膏沃冶中"便顺理成章了。

[今译] 小腿烧伤的病人，可取芜荑的核仁粉碎为末，再将公猪的油脂加热，将热膏沃浇于药末内调和，敷在伤口上。

▲第三治方

[原文] 取雉骹⁽¹⁾，孰（熟）者（煮）馀（徐）疾⁽²⁾，鸡羽自解，隋（堕）其尾⁽³⁾，取鸡羽及尾皆燔冶⁽⁴⁾，取灰，以豬膏和傅₃₂₈。

[注补]

（1）雉：野鸡，雉骹，两只野鸡。

（2）馀疾：《马王堆古医书考释》作"徐疾"，意指在煮时先急后缓。

（3）鸡羽自解：连毛丢入锅内煮至羽毛自行脱落，将鸡尾羽拔下来。

（4）此处缺五字，后文讲"皆燔冶"所燔冶之物除羽毛外，大约不包括鸡肉。缺五字试补"取鸡羽及尾"。

[今译] 小腿烧伤后，取野鸡两只，杀死后丢入锅中煮，火式可先急后缓，当鸡毛自行脱落时，将尾部的毛拔下，与鸡羽并燔烧粉为末灰，取灰用猪膏调和敷在伤口上。

▲ 第四治方

[原文] 夏日取堇叶，冬日取其本⁽¹⁾，皆以甘（口）沮（咀）⁽²⁾而封之。干，辄⁽³⁾封其上，此皆已验₃₂₉。

[注补]
（1）本：根。夏日用堇叶，冬天堇叶凋，可取堇的根。
（2）甘沮：《五十二病方》释口咀，即不论用叶，还是用根，均将叶（根）放入口中咀乱，此即咬咀。
（3）辄：副词，就这样……即将咬咀的药敷于干药之上。

[今译] 小腿烧伤，夏天就取堇叶，如冬天就取堇的根，洗净放入口中咀后傅在伤口上。药干了，继续将咬咀药敷在上面。

胻　伤

[题解] 即小腿受伤，此题独立于诸伤、伤痉、痂等之外，最具意义者是第二治方。强调小腿受伤，大约与胫前肌肉少，伤后难以愈合，因而受到古代医家重视。

▲ 第一治方

[原文] 取久溺中泥⁽¹⁾，善择去其蔡，沙石。⁽²⁾置泥器中，⁽³⁾且以苦酒▨▨⁽⁴⁾，以泥傅伤，傅▨▨₃₃₀之⁽⁵⁾，伤已，已用₃₃₁。

[注补]
（1）久溺中泥：过去男性常用夜壶盛尿，久之，夜壶内有一层厚厚的白色沉积物，即溺中泥，《新修本草》作"溺白垽"，后世称"人中白"。
（2）"善择去其蔡，沙石"：蔡，泛指杂草；择（zé）《说文》："择，选也"，即选择。此句强调取溺中泥时要去掉杂质。
（3）将溺中泥置于陶器内。
（4）缺二字，依前后意试补"渍之"。强调早晨取一部分溺中泥，用苦酒调和后敷于伤口上。

（5）缺二字，尚志钧氏补"而炙"，有理。

[今译] 小腿受伤后，取溺中泥若干去其杂质，放入陶器内保存备用，治疗时，于每天早晨取一部分溺中泥，用苦酒调和敷于伤口上，再加烤炙，伤好后就不用了。

▲ 第二治方

[原文] 胻(1) 久伤：胻久伤者痈(2)，痈溃，汁如麋(3)。治之，煮水二斗，郁(4)一参，苫(5)一参(6)，囗(7)一参，凡三物郁术皆冶，囗₃₃₂(8)汤中，即炊汤。汤温适，可入足，即置小木汤中，即囗囗居困囗(9)，入足汤中，践木滑囗₃₃₃(10)，汤寒则炊之，热即止火，自适殴（也）。朝已食而入汤中，到餔(11)时出休，病即愈矣。病不囗者₃₃₄(12)一入汤中即瘳(13)，其甚者五、六入汤中而瘳(14)。其瘳(15)殴（也）囗(16)痈，囗痈而新肉产。肉产，即毋入汤₃₃₅中矣，即自合而瘳(17)矣。服药时毋禁，及治病毋时。令₃₃₆。

[注补]

（1）胻：古指小腿。《史记·龟策列传》："壮士斩其胻。""胻久伤"指小腿慢性溃疡，绝非灸灼伤。

（2）痈：根据后文"痈溃，汁如麋（糜）"分析，本文之痈并非痈肿，而是指溃疡面上的腐肉。

（3）麋：古通糜。"汁如糜"，指溃疡面破后渗透出的液体像米汤一样。

（4）郁：药名，可两解，即郁李和郁金。略考之，以郁李仁解最适。其一，《神农本草经》载"郁李仁"而无郁金，说明秦汉时期郁李仁已是常用药物了。《诗·豳·七月》："六月食郁"，这里所指的"郁"当指蔷薇科的郁李果，这种微酸、暗红色的球形小果，成为当时人们的采食之物是可以理解的，在食用过程中，知道它能解除某些疾苦，进而用郁李仁入药也是自然的（药食同源）。其二，据《中药志》讲："郁金始载于《药性论》"，《唐本草》载"郁金生蜀地及戎……"，证明郁金作为药用的时间较晚，据此，本方之"郁"释郁李仁为适。

（5）苫：古通术，苍术。《神农本草经》："术：主风寒湿痹，死肌。"《说文》："苫、山蓟也。"《本草纲目》："术，即山蓟"，主"狭瘀血成窠囊"。

（6）参：古特殊计量单位。《考工记·弓人》："凡为酋矛，参分其长，二在前，一在后，而围之。"参即三等分分之，本文讲三物各为三分之一。

（7）原缺：后文讲"郁，术皆冶"说明第三物不必"冶"，又因《五十二病方》中常以盐作为外用药，所以本缺字疑"盐"。但用量过大，存疑待考。

（8）缺字前文为"凡三物。郁术皆冶"，参《五十二病方·诸伤》第15治方"稍石置温汤中"，故补"置"，与后文"置小木汤中"用法一致。

（9）前文讲"汤温适，可入足，即置小木汤中"，顺文意补之，即"患足居木上"，与后文"入足汤中，践术滑游"之意相符。

（10）本缺字补"游"。"践木滑游"，即患足踏在小木上作滑游动作，使药液不断冲洗伤口。

(11) 餔：古通晡。餔时，傍晚的时候。《后汉书·王符传》："非朝餔不得通。"

(12) 缺字前文为"病即愈矣"，顺文意补之为"病不愈者"。

(13) 瘳：古意两解，即损害和病好了。《国语·晋语二》："君不度，而贺大国之袭于已也，何瘳？"韦昭注："瘳，犹损也。"本文从"犹损"。并将"犹损"引申为划破、刮掉。先秦类似治疗方法在《周礼》中有记载。《周礼·天官·疡医》："折疡之祝药劀杀之齐。"郑玄注："劀，刮去浓血。"《说文》解劀（guā）："劀，刮去恶创肉也。"与本方内容完全一致。

(14) (15) 同(13)解。

(16) 以下缺两字均根据(13)补入瘳，"其瘳殹（也）瘳痈"即划破，刮掉的是什么呢？划破、刮掉的是溃疡面上的腐肉。"瘳痈而新肉产"，当溃疡而上的腐肉刮掉后，新的、健康的肉芽组织就长出来了。

(17) 此处之瘳作痊愈讲，《尚书·说命上》："若药弗瞑眩，厥疾弗瘳。"

[今译] 小腿慢性溃疡。患小腿慢性溃疡的患者，其溃疡面上都有一层腐肉，腐肉溃破后，流出来的组织液象米汤一样黏稠。其治疗方法是热药水浴疗法。具体做法是煮水二斗，再取郁李仁一份，苍术一份，某药一份，共三味药。郁李仁和苍术都要砸碎，投入水中加火煎熬，再让药水慢慢冷下来．当温度可以将脚放进去的时候，再将准备好的小木板放进药水中，然后将患溃疡的那只脚放在小木板上，沉入药液中，脚踏在小木板上做滑游动作，使药液不断冲洗溃疡面，药液冷了，再加火烧热，热了就停火，使病人感到舒适就可以了。这种治疗方法，早晨吃了饭就可以进行，到晚上吃饭的时候才停止。治疗几次后小腿溃疡就好了。病不好的，在做热药水浴时，就要将溃疡面上的腐肉划破、刮掉，病重的要划破、刮掉五六次。划破、刮掉的是什么呢？划破、刮掉的就是溃疡面上的腐肉。当溃疡面上的腐肉都刮掉后，新的肉芽组织才可以长出来，新的肉芽组织长出来后，就不必再做热药水浴疗法了，小腿溃疡就长好了。在做热药水浴时，口服的药没有什么禁忌，每天热药水浴没有时间长短的限制。小腿慢性溃疡就按这个方法治疗。

加（痂）

[题解] 痂是以人体表皮临床表现为主的病名，指皮肤表皮破坏后，皮肤角化上皮细胞、伤口分泌物、死亡细菌、灰尘等物，因久未清除而干结所致。

痂，汉《急就篇》："痂疕疥疠癡聋盲"，颜师古注："痂，创上甲也。"《说文》：

"痂，疥也。"徐锴系传："今谓疮生肉所蜕乾为痂。"以上诸文将痂的性质讲清楚了。临床所见，许多伤口都会产痂，如烫伤后生痂；擦伤后，可产血痂；患疥疾、头癣者可积厚厚一层痂等等。本题所指痂，仅载濡痂等。如第十八治方讲"傅痏"，证明痂下有伤。第十九治方讲"濡痂"证明痂下的伤口有分泌物，使痂处于潮湿状态。第二十治方讲"产痂"，在治疗过程中要求"先刮痂溃"。痂的这些临床特征足以说明与疥不同。从给药方式分析，封涂3条，敷药18条，采用各类油、膏、脂治疗13方，强调"以布约之"者2条，这些特点与治疥亦不符。此外，用乌喙治痂4条，主要是针对痂下有伤，且痛而用于止痛的，与治疥亦不符。在《五十二病方》中另立"干瘙方"，《说文》："疥，搔（瘙）也"；《后汉书·乌桓传》："手足之疥搔"，都是痂非疥的证明。笔者从段氏说，为因创不愈而产的痂。即现代医学所指的皮肤损伤，或因水泡、脓泡及组织渗出物干燥后结成。所以治痂的实质就是治创。

▲ 第一治方

[原文] 加（痂）：以少（小）[1]婴儿弱（溺）渍羖羊矢[2]，卒其时，[3]以傅之$_{337}$。

[注补]

(1) 少：《五十二病方》释小。笔者认为依"少"为适。"少婴儿溺"统指童尿。

(2) 羖（gǔ）：《说文》："夏羊牡曰羖。"羖羊矢，即公羊屎。

(3) "卒其时"：卒：尽，竟，《汉书·冀秦列传》："卒其终始。"颜师古注："卒，尽也。""卒其时"即将公羊矢放入童尿中，要求浸渍尽足一个时辰。参《灵枢·寿夭刚柔》在讲药熨疗法过程中对药布制作的要求中指出："每渍必晬其日，乃出干"，强调将干了的药布放入药汁中浸渍时，必须要达到一整天再取出晒干。

[今译] 患厚痂病者，用童尿浸渍公羊屎，要求浸渍一个时辰，再将公羊屎取出，涂敷在痂壳上。

▲ 第二治方

[原文] 冶雄黄[1]，以彘膏脩（滫）[2]，少骰以醯[3]，令其圂温适，以傅之。傅之毋濯[4]，先孰洒加（痂）以汤，乃傅$_{338}$。

[注补]

(1) 雄黄：《神农本草经》："主寒热鼠瘘恶创……"

(2) 脩：即滫（xiu），泔水也，即淘米水。参241行注。

(3) 骰（xiao）：古代烹饪方法之一。《左传·宣公十六年》："……定王享之，原襄公相礼。骰蒸（烝）。"《国语·周语中》："亲戚宴飨，则有肴（骰）烝（蒸）。""少骰以醯"，稍蒸一会再加醋调和，引出下文"令其寒温适，以傅之"，参67行注。

(4) 濯：洗涤。《诗·大雅·洞酌》"可以濯罍"，毛传："濯，涤也。""傅之毋濯"即敷药过程中不要洗。

[今译] 患痂病者，取雄黄粉碎，用猪膏、淘米水调和后蒸热以后加醋调和，等温度适宜时敷在痂壳上。敷药的时候不要洗。在敷药以前，先向痂部洒一些含猪膏、淘米水的汤，然后再敷含雄黄的药。

▲第三治方

[原文] 冶仆纍$^{(1)}$，以攻（釭）$^{(2)}$脂膳$^{(3)}$而傅之。傅，炙之$^{(4)}$。三四傅$_{339}$。

[注补]

（1）仆纍：《山海经·中山经》："又东十里，名曰青要之山……是多仆纍、蒲卢。"袁珂案：郭璞云："仆纍，蜗牛也。"《吴普本草》释麦门冬。

（2）攻：釭的假借字。《说文》："釭，车毂中铁也。"釭脂，车轴中的润滑油。

（3）膳（shàn）：《玉篇》："膳，食也。与膳同。"膳，煎和。《周礼·天官·庖人》："凡用禽兽，春行羔豚，膳膏香。"孔颖达疏："煎和谓之膳。"釭脂膳：即用车轴中的润滑油进行加热后再调和。

（4）傅、炙之：将调配好的药涂敷在痂上，再进行烤炙，使痂溃溶解，促进痂下之伤早日愈合。

[今译] 因各种原因所致的伤口长期不愈合而结成干痂的时候，可取蜗牛若干，将其捣碎，用车轴中的润滑油调和好后敷在干痂上，敷药以后在火上或火旁进行烤炙；敷药、烤炙三四次以后痂溃就溶解脱落了。

▲第四治方

[原文] 刑$^{(1)}$赤蝎$^{(2)}$，以血涂（塗）之$_{340}$。

[注补]

（1）刑：杀死。

（2）赤蝎：赤色的蜥蜴。《神农本草经》名龙子："主五癃邪结气破……"

[今译] 患了痂病，捉到赤蜥蜴后，将其杀死，用它的血涂封在痂上。

▲第五治方

[原文] 冶亭（葶）歷（藶）$^{(1)}$，茈夷（荑）$^{(2)}$，熬叔（菽）□□皆等$^{(3)}$，以牡□膏，鳝血膳$^{(4)}$。先以酒洒，$^{(5)}$燔朴炙之$^{(6)}$，乃傅$_{341}$。

[注补]

（1）亭歷：《神农本草经》旧本作葶藶："味辛寒，主癥瘕积聚结气，饮食寒热，破坚逐邪。"

（2）茈夷（荑）：《尔雅·释草》："茈荑，蔱蘠。"参第327行注。

（3）皆等：以上几味药均取等量。

（4）鳝血膳：用鳝鱼的血进行调和，参第339行注。

(5) 先以酒洒：即先用酒浸渍干痂。

(6) 燔朴炙之：《尔雅·释木》："朴，枹者谓。""又枹，丛生的树木"。《诗．大雅·棫樕》："芃芃棫樕，新之栖之"，毛传："朴，枹木也。"即丛生之木。全句讲：用酒浸渍干痂以后，再燃烧丛生之木进行烤炙。

[今译] 治痂还可以用葶苈、菡蕙，这几味药都取等量，捣碎，再将等量的菽煎熬好，用牡莱动物的膏和鳝鱼的血调匀，在用酒浸渍干痂以后，燃烧丛生之木烤炙浸渍后的痂屑，再用调好了的药物敷痂上。

▲ 第六治方

[原文] 冶牛膝⁽¹⁾，燔髶灰等⁽²⁾，并□□⁽³⁾，孰酒加（痂）而傅之。炙牛肉，以久脂涂（塗）其上，虽已，复傅₃₄₂。勿择（释）₃₄₃。

[注补]

(1) 牛膝：《神农本草经》载："牛郄……一名百倍，生川谷……逐血气伤热火烂，……"

(2) 髶（róng）：从髟从耳，可释为鬃，从耳前剪下的发，燔发即血余炭。

(3) 缺二字，为调配药末之物，可能是膏、醋等物。

[今译] 患了痂病，可取牛膝粉为末，加血余炭等量，取某物调和后，先将某物洒在痂上，再将配好了的药敷在痂上。

▲ 第七治方

[原文] 以囗⁽¹⁾脂若豹膏⁽²⁾囗而炙之⁽³⁾，囗囗囗而不痛⁽⁴⁾，娄（屡）⁽⁵⁾復之。先饮美酒令身温，乃□₃₄₄⁽⁶⁾。

[注补]

(1) 囗脂：缺文依（痂）第六治方"以久脂涂其上"补"久"。"久脂"：参《马王堆医书考注·五十二病方·大带》第一治方"久膏"注："陈久之油脂。"

(2) 豹膏：《说文》"戴角者脂，无角者膏"，豹膏即豹的油脂。

(3) 囗而炙之：缺字依《痂》第九治方，"封而炙之"补"封"。

(4) "□□□而不痛"缺三字，结合前后文意试补"痂屑去"，读作"痂屑去而不痛"。

(5) 娄：疑屡，数次。《诗·小雅·正月》："屡顾尔仆，不输尔载"。郑玄注："屡，数也。"屡复之，指封而炙之多次进行。

(6) "先饮美酒令身温"：在《五十二病方》中治疗皮肤病时常先用酒内服以求首先宣发腠理，疏通皮毛，提高用药疗效。如《干瘙》第七治方等。

[今译] 痂病可以用陈久的油脂或者豹膏涂封在干痂上再进行烤炙，干燥的痂屑可部分溶解脱落而不产生疼痛。封而炙之要反复多次进行。在封而炙之之前，应该先饮好酒，使全身血液循环加速，肌肤温暖，腠理开发，皮毛合润，能提高药物治痂的

疗效。

▲第八治方

[原文] 善洒⁽¹⁾，靡（磨）之血⁽²⁾，以水银傅，有（又）以金铩（鈲）⁽³⁾冶末皆等⁽⁴⁾，以彘膏▨▨傅之₃₄₅⁽⁵⁾。

[注补]

（1）善洒：洒，本方释冲洗（参第22行注）；但善洒之善可释为"擅长"。《礼记·学记》："善歌者……"善洒即痂本身擅长渗出，如第365行之濡痂同。

（2）"靡（磨）之血"：用物磨痂至出血。

（3）金鈲（gù）：《五十二病方》释为铜屑。参见第242行注。

（4）等：等量。

（5）"膳而"：依《五十二病方》补。此语与第339行同，即将猪膏加热后与铜屑调和后傅之。

[今译] 痂病，分泌物较多者，要磨之见血，用水银敷之，又可加入铜屑粉为末，用猪膏调和加热后敷在痂上。

▲第九治方

[原文] 壽（捯）庆（蜣）良⁽¹⁾（螂），膳以醯⁽²⁾，封而炙之，⁽³⁾虫环出₃₄₆⁽⁴⁾。

[注补]

（1）庆良：《马王堆医书考注》释作蜣螂。蜣螂，昆虫，体圆而纯黑，荆楚俗称推屎克郎。《神农本草经》："蜣螂：昧碱寒……"《外台秘要》："蜣螂治历疡风病，取途中死蜣螂捣烂，揩疮令热，封之，一宿瘥。"捯（dǎo），将蜣螂捣碎。

（2）膳：同膳，"膳以醯"：即用醋进行调和。

（3）封而炙之：用上药涂封在痂上再进行烤炙。

（4）"虫环出"：本方疑痂下有分泌物，为濡痂。因此，"虫"指蛆，当封药及进行烤炙后，虫（蛆）就从四周爬出来了。

[今译] 治疗痂下有分泌物的办法是，取蜣螂捣碎，用醋调和好，涂封在濡痂上再进行烤炙，如果痂下有虫，就会自己爬出来。

▲第十治方

[原文] 取庆（蜣）良⁽¹⁾（螂）一斗，去其甲⁽²⁾足，以乌家（喙）五果（颗），礜大如李，并以截⁽³⁾口斗煮之，氾⁽⁴⁾，以傅之₃₄₇。

[注补]

（1）庆（蜣）良（螂）：参第346行注。

（2）甲：某些动物护身的硬壳。《大戴礼记·易本命篇》："有甲之虫三百六十。"

甲,指蜣螂的护身硬壳。

(3) 䤃:音代。《说文》:"䤃,酢浆也。"醋的古称。

(4) 汔(qì):《说文》:"汔,不涸也。"《说文》:"涸,渴也。"指水干了。

[今译] 患了痂病,可取蜣螂一斗,去其壳与足,用乌喙五颗,礜石大如李子,捣碎挠匀,并用醋若干煮之,待煮干的时候,取出敷在干痂上。

▲第十一治方

[原文] 大皮桐(1),以盖而约之,善348。

[注补]

(1) 大皮桐:古药名,桐用木旁,当指树皮。疑为桐树树皮的内层比较柔软的部分,含少量汁液者。

[今译] 患了痂病,取鲜的桐树皮盖在痂壳上,用布包约起来,这个方法很好。

▲第十二治方

[原文] 燔牡鼠矢,冶以善䤃䣼(1)而封之349。

[注补]

(1) "以善䤃䣼……":善䤃,好醋。䤃䣼与第345行意同,具有加热与调和的意义。

[今译] 患了痂病,取公鼠矢燔烧,粉碎,用好醋调和后加热,封在痂壳上。

▲第十三治方

[原文] 燔礜(1),冶乌豕(喙)(2)、黎(藜)卢(3)、蜀叔(菽)(4),庶(5),蜀椒桂(6),各一合(7),并和(8),以头脂(9),圂(10),围圉(10),布炙以熨(11),卷(倦)而休350(12)。

[注补]

(1) 礜:药名。《玉篇》:"礜,戈庶切,石出阴山,杀鼠。"《山海经·西山经》:"皋涂之山,有白石曰礜,可以毒鼠。"清·黄奭案:"毒鼠即治鼠瘘。"《神农本草经》:"礜,味辛,大热,主寒热鼠瘘,蚀创死肌,风痹腹中坚。"

(2) 豕:《说文》:豕"豕怒毛竖也"与中药名不符。疑豕为喙,古喙(huì)的假借字。《说文》:"喙,口也。"指鸟兽的嘴。乌喙,《神农本草经》:"乌头,味辛温,主中风,恶风洗洗……破积聚寒热……名乌喙。"吴普云:"乌头,形如乌之头也,有两歧相合,如乌之喙者名曰乌喙也。"《中草药志·草乌》:"乌喙含乌头碱,对皮肤黏膜的感觉神经有刺激作用,先痒,热感,而后产生表面麻醉,具有止痛作用。"

(3) 黎(藜)卢:《神农本草经》:"味辛寒,主虫毒咳逆,泻利肠澼,头疡疥瘙,恶创，杀诸虫毒，去死肌。"

（4）蜀叔（菽）：疑指巴豆。《神农本草经》："巴豆……去恶肉……一名巴叔。"吴普云："巴豆一名巴菽。"赵有臣证蜀菽即巴豆［中华医史杂志1985.15（2）：118］。

（5）庶：《五十二病方》疑为甘蔗，各家从之。考虑到本方在制作过程中必须"冶"为束，疑指䗪或䗪虫。《神农本草经》："䗪虫，味咸寒，主……破坚下血闭，一名地鳖。"吴普云："䗪：一名土鳖。"《武威汉代医简》47简、50简均用䗪虫，足见䗪虫是秦汉时常用药。

（6）桂：药名。《说文》："桂，江南木，百药之长"。郭璞云："今人呼桂皮厚者为木桂，及单名桂者是也。一名肉桂，一名桂枝。"

（7）合：量词，读 gě，《汉书·律历志》："十合为升。"按秦汉量制，一合等于现今20毫升（见《西汉度量衡略说》《文物》1975年第12期）。各一合指七味药，各取一合。另一解，合，动词，会集。《水经注·汾水》："汾水又南与东西温溪合。""各一合"：指将七味药各取一份，会集一起。但与文"并和"义重，故以量词解之为宜。

（8）并和：将上述药物或燔或冶后，放在一起搅匀。

（9）头脂：古药名，在《五十二病方》中"乾瘙"第一治方用"头脂一升"。《五十二病方》无解。《马王堆古医书考释》释为头垢。本方用桂等七味药皆冶后，以"头脂"调和，用布包裹，再"布炙以熨"，可见用量之大，是"头垢"头皮之脂所不能满足的。古时"脑"亦为药，《痂》第十二治方"以兔产脑涂之"可证。《说文》："脑，头髓也。"段氏依《说文》"髓，骨中脂也"注"头髓，头骨中脂也"。故笔者疑"头脂"为"头骨中脂"，即脑髓，泛指牛、羊、兔等动物的脑髓（见书后附文：《五十二病方》"头脂"释义）。

（10）□□□布炙以熨：参《婴儿索痉》在药物之后"合挠而蒸"，及《乾瘙方》第五治方"炙裹药"，试补"挠，布裹"，读作"以头脂挠，布裹，布炙以熨"。

（11）布炙以熨：是施熨的方法。《灵枢·寿夭刚柔》："刺大人者，以药熨之，……则熨之生桑炭炙巾，以熨寒痹所刺之处。"与"布炙以熨"是一个道理。

（12）倦而休：指"布炙以熨"反复进行，身体疲倦了就休息，与"胸养（痒）"："热则举之，寒则下之，倦而休"同理。

［今译］当创面上结上一层痂屑时，可取礜石、乌喙、藜卢、巴百、䗪虫、蜀椒、桂皮各20克，礜石要燔烧捣碎，其他药物都要捣碎，将他们合在一起搅匀，再用兔或牛羊的脑髓挠和，用布包裹后，在火上进行烤炙，用烤炙热后的药布袋进行熨伤，药布袋冷了就再烤炙后熨疗，身体疲倦了就休息。

▲第十四治方

［原文］以小童弱（溺）渍陵（菱）赦（芰）[(1)]，以瓦器[(2)]盛，以布盖，置突上[(3)]五六日囲傅之[351]。

［注补］

（1）陵（líng）赦（jì）：《五十二病方》依同时出土的帛书《杂疗方》63行及啜

陵（菱）敌（芰）释为菱芰。《名医别录》："芰实……一名菱。菱一年生草本，其实藏硬壳内，名菱角。"第410行用陵敌。

（2）瓦器：即陶器。

（3）突上：灶突之上，参318行注。

[今译]患痂病者，用童尿浸渍菱芰，用陶罐装好，用布盖着，放在灶突之上五至六天，取下来敷在痂上。

▲第十五治方

[原文] 冶莁夷（黄）⁽¹⁾、苦瓠瓣⁽²⁾，并以彘职脂弁⁽³⁾傅之，以布裹而约之₃₅₂。

[注补]

（1）莁黄：参第327行注。

（2）瓠瓣：瓠瓜的瓜子。

（3）职膏：腊猪肉条上滴的油。参第21行注。

[今译]患了痂病，取莁黄、苦瓠子，一并粉碎为末，用猪职膏调匀，敷在痂上，用布包裹好。

▲第十六治方

[原文] 冶乌豙（喙）四果（颗），陵（菱）敌（芰）一升半，以南（男）潼（童）弱（溺）一斗半并匰⁽¹⁾，煮熟，囗米一升入中，挠，以傅之₃₅₃。

[注补]

（1）依上文意缺字补"渍。"

[今译]患痂病者，取乌喙四颗、菱芰一升半，一并粉粹，用男童的尿一斗半浸渍，煮熟，再加某米一斗搅匀，煮好后敷在痂壳上。

▲第十七治方

[原文] 冶乌豙（喙）⁽¹⁾，炙羖⁽²⁾脂弁⁽³⁾，热傅之₃₅₄。

[注补]

（1）乌豙（喙）：即乌头，含乌头碱，具有表面麻醉作用，本方用于止痛。详参第350行注。

（2）羖（gǔ）：《说文》："夏羊牡曰羖。"

（3）弁（biàn）：用手搏之。《汉书·甘延寿传》："试弁，为期门。"颜师古注引孟康曰："弁，手搏。"亦作急速：《礼记·玉藻》："弁行。"郑玄注："弁，急也"。本方转释为快速拌合。

[今译]患痂病伴痂溃疼痛时，可取乌喙打碎，放在公羊的油脂中，烤炙并快速拌合，趁羊脂热时进行热敷，痂溃就不疼了。

▲第十八治方

[原文] 取陈葵茎，燔冶之，以彘职（脂）膏敵弁，以傅痂₃₅₅。

[今译] 患痂病，取陈放多年的葵茎烧为灰后，用猪职膏加热搅匀，敷在痂壳上。

▲第十九治方

[原文] 濡痂⁽¹⁾，冶巫（芜）夷（荑）半参，以肥满剡⁽²⁾猪膏圂夷囗囗囗囗囗囗囗善以水洒加（痂），干而傅之，以₃₅₆布约之。囻囚死人胻骨，燔而冶之，以识（职）膏囗₃₅₇。

[注补]
(1) 濡痂：《说文》"濡，水。"《广雅》："濡，渍也。"濡痂，比较潮湿的痂。
(2) 剡（yǎn）：朱骏声《说文通训定声》："剡假借为燄。"《说文》："燄，火行微燄燄也。""肥满剡獑膏"指将肥公猪的肥肉放在火燄上烤。参第 21 行注。本句及第 327 行糒（炳）都是解职（膱）膏的重要资料。

[今译] 患痂病痂下分泌物较多的治疗，取芜荑半升，用肥公猪的肥肉在火上烤……用水洒沃痂，等痂干后用上药敷之。再用布裹起来。再用已死人的小腿骨燔烧粉碎为末，用职膏调和敷在比较潮湿的痂疮上。

▲第二十治方

[原文] 产痂⁽¹⁾，先善以水洒⁽²⁾而炙蛇膏⁽³⁾令消，傅、三傅囗₃₅₈。

[注补]
(1) 产痂：痂屑脱后而又复生。
(2) 善：好好地；善自得重。《论语·雍也》："善为我辞焉。""先善以水洒"，先用水好好地洗一洗。
(3) 蛇膏：《名医别录》载蚺蛇胆"膏，平，有小毒，治皮肤风毒"。"炙蛇膏令消"，将蛇膏烤炙消融。

[今译] 患痂病者，如果痂屑反复脱落而又复生，可以先用水好好地洗一洗，再将蛇膏烤炙融化后涂敷于痂屑上。要多次进行敷疗。

▲第二十一治方

[原文] 痂方：取三岁织（职）猪膏⁽¹⁾，傅之。燔胕（腐）荆箕⁽²⁾，取其灰囗囗三囗囗已。令₃₅₉。

[注补]
(1) 三岁职猪膏：即陈放三年的猪腊肉条上的油。参第 21 行注。

(2) 腐荆箕：陈旧腐朽的荆编畚箕。

[今译] 治疗痂病的方子是，先取陈放三年的猪肉条上的油脂，再将陈旧腐朽的荆箕烧后取其灰，用油脂调匀傅在痂壳上。

▲第二十二治方

[原文] 乾痂⁽¹⁾：冶蛇床实⁽²⁾，以牡彘膏饍⁽³⁾，先括（刮）加（痂）溃，即傅而口口，乾，去口目□₃₆₀。

[注补]
（1）乾痂：相对于濡痂而言。
（2）蛇床实：即蛇床子。《神农本草经》："蛇床子……主恶创。"
（3）"以牡彘膏饍"：饍含加热与调和意，参第345、349行注。

[今译] 治疗乾痂的方子：将蛇床子粉碎，用公猪膏加热，先将乾痂壳刮掉，然后将调和好的药膏傅在痂上（后文缺字太多，难以释全）。

▲第二十三治方

[原文] 以水银，谷汁⁽¹⁾和而傅之。先以潜⁽²⁾脩（滫）囗痂即傅₃₆₁⁽³⁾。

[注补]
（1）谷汁：《五十二病方》释"米汤之类"，但后文接着讲："先以潜脩（滫）。"脩（滫）在第241、338行均释为淘米汁。与"谷汁"有同语反复之嫌。《说文·本部》："楮、谷也。"又"谷，楮也"。段玉裁注：引《山海经传》曰："谷，亦名构。"《诗·小雅·鹤鸣》："其下维谷。"朱熹注"谷，一名楮"，当代祝敏彻等《诗经译注》注"谷，树名，即楮，树叶似桑而多涩毛"。赵有臣《五十二病方中几种药物的考释》[中华医史杂志，1985（2）：118]指出："其下维谷"陆机疏云："幽州人谓之谷桑，或曰楮桑：荆扬人谓之谷，中州人谓之楮。"又引王怀祖《广雅疏证》："谷，构古同声，故谷亦名构。"《五十二病方》出于长沙，故谷桑（楮桑）名谷，谷汁即谷桑之汁。陶弘景在《名医别录》楮实条指出："楮实，一名谷实……治恶疮，生肉。树皮……主隐疹痒，……其皮闻白汁疗癣"。《马王堆古医书考释》："按：楮系桑科植物，割断其茎（皮）叶有白汁溢出。"此即"谷汁"。谷汁，楮树之皮叶白汁。
（2）潜：《说文》："潜所以壔水也。"《广雅》："潜，隁也。"王念孙《疏证》："隁之言偃也，所以障水，或用以取鱼。"本文潜，转释为久留，陈放。脩即陈放时间较长，发酸的淘米水。其实潜可能为昔之假借。《玉篇》："昔，夕也。"《史记·田敬仲完世家》："弓膠昔幹。"司马贞《索隐》："昔，久旧也。"昔滫亦指陈久的淘米水。脩（滫）参241行注。
（3）缺三字，依文意补"沃痂即"。

[今译] 患痂病者，用水银加楮树皮汁调和敷在痂病上，在敷药前，先用陈放多天变有酸味的淘米水冲洗痂壳再敷。

▲第二十四治方

[原文] 加（痂）方：财冶犁（藜）卢$^{(1)}$，以䗉（蜂）駘$^{(2)}$弁和之$^{(3)}$，即孰□□□□加（痂）圏而已$^{(4)}$。尝试，毋禁$_{362}$。

[注补]

（1）藜卢：见第350行注。

（2）蜂駘：《五十二病方》依同时出土的帛书《养生方》32行"取蜂駘汁。"释蜂子。赵有臣《五十二病方几种药物的考释》中另提一解，指出：駘古通饴，蜂駘即蜂饴。《说文解字》云："蜜，蜂甘饴也。"故蜂蜜亦可称蜂饴。考虑本方外用，以释蜂子即蜂的幼虫最适宜。

（3）弁：搅和，参第354行注。

（4）缺一字，试补"傅"。

[今译] 患痂病的方子：根据痂病的大小，适当选择藜卢和蜂子的幼虫适量，将其搅和……敷痂上。这个方试用有效，治疗中没有禁忌。

蛇 齧

[题解] 在《五十二病方》中已设蚖，被释为毒蛇咬伤。笔者依蛇齧而释蚖为蝾螈或蜥蜴咬伤。本题专指蛇伤。在蛇齧下，仅收一个治方，治疗十分简单。

[原文] 以桑汁$^{(1)}$涂（塗）之$_{363}$。

[注补]

（1）桑叶：桑叶中汁或桑树皮中的白汁。

[今译] 蛇咬伤后，取桑叶中的汁液或者桑树皮中的白汁涂于蛇咬伤处。

痈

[题解] 在古代痈为皮肤多发病，小者在皮毛为节，大者渗入皮下深部组织称痈或疽。殷商时期的甲骨文中已有痈病记载，春秋时常在正史中见到"痈疽发背"的记载，甚至"疽发背而死"（见《史记·项羽本纪》）。《内经》成书时，收载痈病较多，且已产生了痈病理论与治则，具有重要特色，现实意义不减。《五十二病方·痈》下收入八个治方，与《内经》比，虽用药较多，但药物多原始，未见用药理论，更显原始、质朴。

▲ 第一治方

[原文] 痈，取□□羽□二□二，禹步三，湮汲⁽¹⁾一音（杯）□₃₆₄。

[注补]

（1）缺二字，尚志钧依残笔补"湮汲"。

[今译]（本方属祝由，缺字太多，无法释全）。

▲ 第二治方

[原文] 痈自⁽¹⁾发者，取桐本⁽²⁾一节所，以泽（释）⁽³⁾泔煮□₃₆₅。

[注补]

（1）自：开头。《说文》"自，始也。"痈自发，痈发作初期。

（2）桐本：桐树根。

（3）泽（释）：《说文》："释、渍米也。"泔，淘米，释泔即淘米水。

[今译] 痈病开始发作时，用淘米水煮桐树根一节（以下大约讲洗或热敷）。

▲ 第三治方

[原文] 痈种（肿）者⁽¹⁾，取乌豙（喙）黎（藜）卢，冶之。□□□□□□□□之，以熨潼⁽²⁾（痈）所，有可，□□₃₆₆手，令痈种（肿）者皆已₃₆₇。

[注补]

（1）痈肿：比"自发"晚一点，已进入红肿期。

（2）潼：《五十二病方》作种（肿）。如依《马王堆医书考注》，不应释种。潼：从水，从童，童与痛音近，"潼所"故疑指"痛所"。

[今译]（本方缺字太多，难以译全）。

▲第四治方

[原文] 痈首⁽¹⁾，取茈⁽²⁾半斗，细劑（劗）⁽³⁾而以善截六斗□□□□□如此□□医，以此教惠☒₃₆₈。

[注补]

（1）痈首：首，初始。《尔雅》："首，始也。"痈首，即痈始发如"痈自发"一样。

（2）茈：即柴胡。

（3）劗（zūn）：《广雅·释诂一》："劗，断也。"细劗即细切，参第41行注。

[今译] 痈病开始发作，用柴胡半斗，细切用好醋六斗……（以下大约指煮后进行某种治疗）。

▲第五治方

[原文] 身有痈者，自睪（皋）⁽¹⁾，取大山陵⁽²⁾："某幸病痈，我直（值）百疾之□，我以明月炙若，寒□□□□₃₆₉以柞槍，桯若以虎蚤，抉取若刀，而割若芋，而刵若肉，囨若不去，苦。"溰（唾）□□□□₃₇₀朝日未囲，囷⁽³⁾乡（向）溰（唾）之₃₇₁。

[注补]

（1）睪（皋）：呼告。《五十二病方》释择，《马王堆医书考注》释皋。睪，古通皋，裘锡圭指出：睪读为皋。《礼仪·士丧礼》："北面招以衣曰睪某复。"郑注："皋，长声也。"清·朱珔《说文假借义证》："睪，古书多以睪为皋。"皋（háo）通嗥，呼告。《说文》："皋，告之也。"段玉裁注："古告、皋、嗥、号四字音义皆同。"

（2）陵：大土丘如丘陵。"自睪取大山陵"：自己找一个大一点的土丘或丘陵高声呼嗥。

（3）缺二字，尚志钧依残笔补"出、东"。

[今译] 身上患痈肿者，自己找一个大一点的土丘或山丘陵，高声呼嗥，祝由"其幸病痈……"将祝由词念完后唾几口涎沫……

▲第六治方

[原文] 白苙⁽¹⁾、白衡⁽²⁾、菌桂⁽³⁾，枯薑（薑）、薪（新）雉⁽⁴⁾，凡五物等⁽⁵⁾。已冶五物囲圂囷⁽⁶⁾，取牛脂囵圂囵细布囸毌₃₇₂⁽⁷⁾并以金铫⁽⁸⁾煏⁽⁹⁾桑炭，毚（纔）弗（沸），发豪（歊）⁽¹⁰⁾，有（又）复煏弗（沸），如此囲囲参（三）布⁽¹¹⁾抒取汁，即取

水₃₇₃银靡（磨）掌中，以和药，傅。且以濡浆细而傅裹之□□□□□。傅药毋食□₃₇₄彘肉、鱼及女子⁽¹²⁾，已，面类□□者₃₇₅。

[注补]

（1）白茝（chǐ）：《神农本草经》："白茝，主女子漏下，赤白血闭，阴肿……"。《吴普本草》："白茝一名白芷。"《名医别录》："白芷一名白茝。"

（2）白衡：古药名，不详，《五十二病方》疑为杜衡。

（3）菌桂：见《神农本草经》。

（4）薪（新）雉：疑雉即夷。《文选·甘泉赋》："列新雉于林薄。"服虔注："雉夷声相近。"李注："新雉，新夷也。"《文选·扬雄赋》：李注"新雉，花名，新夷也"。以上见《马王堆古医书考释》。新雉即新夷。

（5）等：指以上五药均取等量。

（6）缺三字，依上下文意补"并挠煮"。

（7）共缺五字，依后文"沸"试补："取牛脂合挠以细布取汁"。

（8）金铫：铜制有柄烹器。

（9）煏（bi）：焙烤，参第5行注。

（10）𥁒：《五十二病方》释歊（xiāo 肖）。《说文》："歊，歊歊，气出貌"。

（11）缺三字，尚志钧依残笔补"煏弗参（三）"。

（12）"毋食□……"：即用药时不要吃猪肉鱼。（忌）女子，即禁房事。

[今译] 患痈病的治疗，取白茝、白衡、菌桂、干姜、新夷等量一并粉碎为末，搅匀煮之，取牛的脂肪加入药液中，用细布取汁，放入铜制烹器内用炭火焙烤，刚煮沸时，揭开盖子让蒸气散去，冷了再放在炭火上煮，如此反复多次，再用布取其汁备用。用药时，取水银放在掌心磨加药汁调和后，涂敷在痈肿处，每天早晨用水渍洗后敷药，用细布敷裹好。在治疗过程中不要吃某物、猪肉、鱼，亦不要行房事……

▲第七治方

[原文] 身有体痈种（肿）者方：⁽¹⁾取牡□一，夸就□□□□□□□炊之⁽²⁾，候⁽³⁾其洎⁽⁴⁾不⁽⁵⁾尽₃₇₆一斗，抒⁽⁶⁾臧（藏）之，稍取以涂（塗）身體（体）种（肿）者而炙之⁽⁷⁾，□□□□□□痈种（肿）尽去，已⁽⁸⁾。尝试⁽⁹⁾，令₃₇₇⁽¹⁰⁾。

[注补]

（1）体：《广雅·释亲》："体，身也。"体痈肿指全身或身体某一部分浮肿。

（2）炊之：表明本调配过程中有一加水与加热过程。

（3）候：等待。《庄子·逍遥游》："独不见狸牲乎，卑身而伏以候熬者"。

（4）洎：汤汁。《左传·襄公二十八年》："公膳，日双鸡……则去其肉，而以其洎馈。"陆德明《释文》："洎，肉汁也。"本文之洎，指"炊之"以后的药汁（参第15行注）。

（5）不：语气助词。《诗·小雅·车攻》："徒御不惊，大庖不盈。"毛传曰："不惊、惊也；不盈、盈也。""洎不尽一斗"就是将药汁倒出一斗。

（6）抒：舀出、汲出。《说文》："抒，挹也。"抒藏之：将药汁汲出来保存备用。

（7）本句指当有患身体某部肿胀的患者时，就可取保存的药汁涂在肿胀的地方，再进行烤炙。

（8）已：病好了。

（9）尝试：尝：曾经；试，试用。即曾经试用而有效的验方。《论衡·须颂》："今方技之书……若言'已验''尝试'，人争刻写"。

（10）令：就这么办。

[今译] 治疗全身体某部肿胀的方剂；可取牡□和□药物，加水共同炊煮，待药汁熬至一斗时汲出药汁保存好备用。当有患全身或身体某部肿胀的患者时，就可取保存的药汁涂在肿胀的地方进行烤炙，肿胀就消了，或经多次涂药烤炙就好了，这是一个有效的方剂，患肿胀病就用这个办法治疗。

▲ 第八治方

[原文] 颐痈者(1)，冶半夏一，牛煎脂二，醯六，并以鼎(2)，□□□如□烁(3)，以傅。勿尽傅，圜一寸₃₇₈。干，复傅之，而以汤(4)洒去药，已矣₃₇₉。

[注补]

（1）颐（yí）：《急就篇》："颊颐颈项……"颜师古注："下颔曰颐。""颐痈"即下颔部的疖痈或淋巴结炎。

（2）鼎：金属器物，一般为祭礼物，本文指烹饪药物。

（3）烁：从米从禾，古字词书中不见。《五十二病方》依鼎疑为糜，各家从之。

（4）汤：《说文》："汤，热水也。"

[今译] 下颔患痈肿者，取半夏一份，粉碎为浆，牛的煎脂二份，醋六份，一并放入鼎，加火煮至如粥烁一样，作敷疗用。敷下颔部的痈肿时，要在痈肿部敷一个圈，中间不要敷，干了再敷，每次敷前都要用煮过的水将药渣洗尽再敷，痈就好了。

鬃

[题解] 鬃，即漆，漆对某些人群有毒，可致过敏。《五十二病方》证明2000多年前我国先民早有认识。《诸病源候论》三十五卷（漆疮候）云："漆有毒，人有禀性畏漆便中其毒，喜面痒，然后胸、臂、胜、腨皆悉痊痒，面为起肿。"此乃典型的因对漆

过敏产生的全身过敏性皮炎。鬃下收七个治方,其中祝由三方,反映当时的人文思想状态。

▲第一治方

[原文] 鬃:唾曰:"歕桼(漆)",三,即曰:"天啻(帝)下若,以桼(漆)弓矢,今若为下民疟,涂(塗)若以豕矢。"以履$^{(1)}$下靡(磨)抵之$_{380}$。
[注补]
(1) 履:古指鞋,履下即鞋底。抵:当转释为按摩、摩擦。
[今译] 患了漆疮,在念完祝由词后,用鞋底慢慢摩擦。

▲第二治方

[原文] 祝曰:"啻(帝)右(有)五兵,玺(尔)亡。不亡。泻刀为装。"即唾之,男子七,女子二七$_{381}$。
[今译] 患了漆疮,在念完祝由词后吐唾沫,男子吐七次,女子吐十四次。

▲第三治方

[原文] 歕,桼(漆)王,若不能桼(漆)甲兵,令某伤,奚(鸡)矢鼠襄(壤)涂(塗)桼(漆)王"$^{(1)}_{382}$。
[注补]
(1) 此方全为祝由词,在念祝由词前,先准备好鸡矢老鼠打洞的土搅匀和为浆,然后边念祝由词,边涂药物。
[今译] (略)

▲第四治方

[原文] □□□鼠口挈(腕)饮其□一音(杯),令人终身(生)$^{(1)}$不鬃$_{383}$。
[注补]
(1) 身:终生,一辈子。
[今译] (前文缺字,主语不明,难以译全。)

▲第五治方

[原文] □□□□□□□□□傅之$_{384}$。

▲ 第六治方

[原文] ☐₃₈₅☐☐以相朝未食傅☐₃₈₆圂㠯⁽¹⁾如故，治病毋时，治病，禁勿☐₃₈₇。

[注补]
（1）缺二字，根据"如故"补"病已"。

[今译]（缺字太多，难以译全。）

▲ 第七治方

[原文] ☐☐以木薪⁽¹⁾炊五斗米，孰（熟）饮之，即☐₃₈₈☐☐时取狼牙根₃₈₉⁽²⁾。

[注补]
（1）薪：柴禾。
（2）狼芽根：《神农本草经》："牙子，主疥搔恶疡创痔，一名狼牙，生山谷。"

[今译]（缺字太多，难以译全。）

虫 蚀

[题解]《马王堆医书考注》在虫蚀题下评说指出："本病发病的部位主要在咽喉、口鼻、齿龈以及体表部，从条文中多次提到疙、痔、孔、肉产、伤平等情况来看，与书中提到的另一种'冥'病不同，可能仍属于痈疽之类疾病。"但是，在虫蚀第一治方中强调"傅药薄厚盈空（孔）"，要求"肉产"。又如强调"虫蚀（第四治方）""蟗（螕）食口鼻（第五治方）""蟗（螕）蚀齿（第九治方）"，都说明"虫蚀"与"蟗"有关。我们得知《集韵·德韵》："蟘或作蟗。《仙人唐公房碑》："去其螟蟘，百谷收入。"《词海》："蟘（té）同䗖（té）。"《诗·小雅·大田》："去其螟䗖……无害我田稺。"毛传："食心曰螟，食叶曰䗖"。《说文》亦讲："蟘。虫食苗叶者。"可见本题集中介绍了虫蚀病症的治疗，而非痈病。在《五十二病方》中设"䘌"释为蝎子蜇伤；《冥》下仅收一方，释为麻风病。本题《虫蚀》从蚀口、鼻、齿等看，大约指各种慢性溃疡病如口腔溃疡等，但也可能包含麻风、梅毒等病，当今临床鉴别依赖于血液检验，古人更难鉴别，请参第134行注。

▲ 第一治方

[原文] 虫蚀：☐☐在于脓（喉）⁽¹⁾，若⁽²⁾在它所，其病所在曰☐☐☐☐☐☐☐☐嚻（核）⁽³⁾，毁而取☐☐☐₃₉₀而☐☐，以☐洒之⁽⁴⁾，令仆仆然⁽⁵⁾，即以傅。傅☐☐☐☐☐☐☐汤，以羽靡（磨）☐☐₃₉₁。☐☐☐，即傅药⁽⁶⁾，傅药薄厚盈空（孔）而止⁽⁷⁾。☐☐☐☐☐☐☐至明日有（又）洒以汤₃₉₂，傅☐如前。⁽⁸⁾日一洒，日一傅药，三日☐☐☐☐☐如此数，肉产，伤☐☐₃₉₃肉而止⁽⁹⁾。止，即洒去☐⁽¹⁰⁾已去药，即以☐☐傅☐☐☐☐☐☐☐疕瘳而止。☐☐₃₉₄三日而肉产，可八日☐而伤平⁽¹¹⁾，伤平☐☐☐☐，十余日而瘳如故。伤☐₃₉₅欲裹之则裹之，☐欲☐勿☐☐☐☐☐矣。傅药先旦，未傅☐☐₃₉₆傅药，欲食即食。服药时☐☐☐☐☐₃₉₇。

[注补]

（1）开头缺字，补"虫蚀"。

（2）若：假若：如果在其他地方，此句正好为后文施治部位留了余地。

（3）嚻（核）：指某药物坚果之核。

（4）本句缺五字，依前后文意顺补作"毁而取其仁而煮之"，后文才可"以汤洒之"。毁，毁坏，砸破。

（5）仆仆然：仆，附着，《诗·大雅·既醉》："景命有仆。"毛传："仆，附也。"仆仆然：将药汁贴敷于虫蚀处。

（6）本句至"即傅药"止，其间要求用羽毛扫伤。因缺字太多难释。仅补"痏"。

（7）此句描述伤口中腐烂较为严重，凹陷之孔较深。

（8）缺一字，《五十二病方》补"药"。此句讲第二天的换药过程，后文要求每日换药一次。明日前补"至"。

（9）缺二字，顺文意补"瘳产"，即"伤瘳产肉而止"。

（10）缺一字，《五十二病方》补"药"。

（11）嚻后可补"膏傅痏"，"九日"由《五十二病方》补。"疕瘳而止"，"疕"讲的是"产肉"伤口长平，但未长皮的伤。后文又讲"十余日而瘳如故"，因缺字太多，难以释文意。

[今译] 虫蚀，在喉部，假若在其他部位，叫作……其治疗可取某果之核，将壳砸破，取其核仁加水煮之，用煮的汤冲洗伤口，将药渣敷于伤口上，这就是敷伤了。再次敷伤，要用羽毛扫洗伤口上的药渣，敷药的厚薄要根据伤口腐烂的深浅决定，将凹下的部分填至与皮肤一样就行了。第二天敷药与前一天一样。换药一天一次，……直至长出新肉停止，换药以前要用热水将原来的药渣洗尽，洗尽用猪膏（涂伤），直至伤口长好为止，一般三天可长新肉，八九天长平……十多天后伤口消失，如平时一样，可用布包起来保护好嫩皮肉。敷药可在每天早晨进行，敷药时想吃就吃，没有什么禁忌……（缺字太多，大意如此）。

▲第二治方

[原文] 燔扁（漏）芦（芦）⁽¹⁾冶之，以杜（牡）猪膏傅痏☐₃₉₈。

[注补]

（1）漏芦：《神农本草经》："漏芦，主皮肤热，恶疮疽痔。"

[今译] 患虫蚀的人，可取漏芦，粉碎后用公猪膏调和后涂敷于伤口上。

▲第三治方

[原文] 取雄鸡矢⁽¹⁾，燔，以熏其痏☐☐☐☐，☐☐彊彊鼠，令自死，⁽²⁾煮以水，溃₃₉₉布其汁中，傅之，⁽³⁾毋以手操痏₄₀₀。

[注补]

（1）矢：同屎。

（2）☐☐彊彊鼠，令自死：此文与《牝痔》第四治方"以酱灌雌鸡，令自死"句法同，故鼠前可补"强灌"。

（3）口布其汁中傅之：此文强调以布浸药汁敷伤，故缺字补"溃"。

[今译] 因虫蚀引起的创伤，可将干的雄鸡矢（屎）放在可以做熏疗的容器内，点燃烧之，以烟熏其虫蚀的创伤。还有一个方法是取老鼠一只，从口中强灌入某物，让老鼠自已死亡后，投入水中煮沸，煮好以后用干净的布浸渍其汁，敷在虫蚀的伤口上，但不要用手接触伤口。

▲第四治方

[原文] 虫蚀：取禹灶困灰⁽¹⁾塞伤痏☐☐☐☐☐☐☐☐令₄₀₁。

[注补]

（1）灶后缺二字，参第57行"灶末灰"补之。灶末灰即灶突墨，即8行之百草末八灰。《本草纲目》正名"百草霜"。参第8、57行注。

[今译] 虫蚀之伤口，可用灶末灰填塞伤口……

▲第五治方

[原文] 貣（蟘）⁽¹⁾食（蚀）口鼻，冶颠（菫）葵囷困圂，⁽²⁾以桑薪⁽³⁾燔☐☐其☐☐令汁出，以羽取汗涂痏⁽⁴⁾☐₄₀₂。

[注补]

（1）貣：本作向人求物，后作贷。本方黄疑为蟘，即螟类，古有"食心曰螟，食叶曰蟘"之说，参题解。

（2）菫葵：《五十二病方》中用"菫"较多，可释为乌喙。菫葵可能与此有别，待考，参第 90、162 行注。缺三字，尚志钧氏补"若陈葵"。

（3）桑薪：桑树柴。

（4）缺数字，因有"羽取"其后暂朴三字"汁涂痏……"

[今译] 因蝎蚀口鼻，取堇葵粉为末，用桑树木柴烧……取其汁，用羽毛取药汁涂擦在伤口上……。

▲第六治方

[原文] 虡（遽）⁽¹⁾斩⁽²⁾乘车纂（漆）樟☐₄₀₃⁽³⁾。

[注补]

（1）遽：《玉篇》："遽，疾也。"

（2）斩：《说文》："斩……斩法车裂也。"《广雅》："斩，断也。"转释为取用某某。

（3）樟：《周礼·考工记·轮人》："樟其漆内而中离之……""樟"，本文之药很可能与古车轮之涂漆部位有关。

[今译] 被虫蚀后，快速从车的纂（漆）樟部位取一部份漆……（后文不知何意）。

▲第七治方

[原文] 蠲食（蚀）⁽¹⁾，以猪肉肥者⁽²⁾☐₄₀₄☐☐☐☐以☐₄₀₅。

[注补]

（1）开头缺一字，依第 402 行补"蠲"即蠲蚀。

（2）猪肉肥者，即猪的肥肉。

[今译] 被蠲蚀后，取猪的肥肉……（后文不知何意）。

▲第八治方

[原文] 冶陈葵，以☐₄₀₆。

▲第九治方

[原文] 蠲（蠲）食（蚀）齿⁽¹⁾，以榆皮，白☐⁽²⁾、美桂、而并☐，☐☐☐⁽³⁾傅空（孔）☐₄₀₇。

[注补]

（1）蠲蚀齿：即患龋齿。

（2）榆皮：《名医别录》："榆皮，治小儿头疮痂疕。"缺一字尚志钧补"芷"。

（3）缺四字，当含粉碎和加某物之意，尚志钧补"冶，豙膏弁"，有理。

[今译] 蠲蚀齿后可取榆树皮、白芷、美桂三味药，一并粉碎为末，加猪膏调和后敷在伤口上。

乾骚（瘙）

[题解] 干瘙，为一种皮肤痒症，但在抓搔后皮肤没有伤口和分泌物。《玉篇》："瘙，疥瘙。"《说文》："疥，搔也。"本题好似指疥，又好似指风疹。本题收入八个治方，无一字反映临床表现。

▲第一治方

[原文] 乾骚（瘙）方，以雄黄二两，水银两少半，[1]头脂[2]一升。□圂黄靡（磨）水银手，□□□□□□□₄₀₈雄黄[3]，孰挠之。先孰[4]（执）洒骚（瘙）以汤，溃其灌，抚以布[5]令瘙止而傅之[6]，一夜一日□₄₀₉。

[注补]

(1) "水银两少半"：水银一两的少半约1/3两。

(2) 头脂：头骨中脂，即某动物的脑髓，参350行注。

(3) 缺字较多，难别本意。

(4) 孰在此非熟，疑为执。《广韵》："执，持也。"全句即："先拿着某物或热水洗乾瘙部位。"

(5) 溃：即漏。《说文》："溃，漏也。""溃其灌"：用热汤浇着洗；"抚以布"：用布慢慢擦洗。

(6) 缺二字试补"瘙止"，即"令瘙止而傅之"，后文补作一夜一日"。

[今译] 治疗干瘙，取雄黄二两，水银约1/3两，动物的脑髓一升……先拿着某物盛的热水冲洗瘙痒部位，边冲洗边用布擦，等到瘙痒止了，再敷上述药物，要敷一夜一天……

▲第二治方

[原文] 熬陵（菱）枝（芰）一参[1]，令黄，以淳酒半斗煮之，三沸止，蜚其汁，[2]夕毋食，饮₄₁₀。

[注补]

(1) 陵枝：即菱芰，参第351行注。

（2）"蜚其汁"：《考注》《考释》均解为将煮后的药汁澄清。但解说各不相同，可参。

[今译] 干瘙者，炒菱芰一升，炒到黄色，用好酒半斗煮之。经二三沸后，让药汁澄清，晚上不吃饭，只喝药汁。

▲第三治方

[原文] 以般服零(1)，最（撮）取大者一枚，寿（捣）。寿（捣）之以舂(2)（舂），脂弁之，以为大丸，操$_{411}$(3)。

[注补]

（1）服零：《五十二病方》释获苓。《五十二病方》还指出"般"为衍文。

（2）舂：从夫从臼。古多为石臼；"捣之以舂"，强调要用石臼舂。

（3）操：《说文》："操，把持也"，此处讲用手拿着大丸在瘙痒处滚动治疗。

[今译] 患干瘙者取茯苓最大的一块，放在石臼内捣碎，用某一动物的油脂搅和为一个大丸，以手拿着在瘙痒处作滚动治疗。

▲第四治方

[原文] 取茹卢（芦）本(1)，鳖之(2)，以酒渍之，后日一夜(3)，而以涂（塗）之，已$_{412}$。

[注补]

（1）茹芦本：即茹芦的根。《名医别录》："茜根，一名茹芦。"

（2）鳖之：粉碎，参第86行注。

（3）"后日一夜"：指用酒浸渍药物的时间是一日一夜。

[今译] 患干瘙者，取茹芦的根，切细，用酒浸渍，泡一夜一日之后再用药酒涂患部，就可以了。

▲第五治方

[原文] 取犁（黎）卢二齐(1)，乌豙（喙）一齐，礜(2)一齐，屈居（据）(3)□齐，芫华（花）(4)一齐，并和以车故脂，如囧圃囷$_{413}$裹(5)，善洒(6)，乾，节（即）炙裹乐（药），以靡（磨）其骚（瘙），圆靡（磨）(7)脂口口脂，骚（瘙）即已$_{414}$。

[注补]

（1）齐：剂量。《周礼·天官·亨人》："亨人掌共鼎镬，以给水火之齐。"郑玄注："齐，多少之量也。"一齐为一份量。

（2）礜：即礜石。《说文》："礜，毒石也。"《山海经·西山经》："臯涂之山，有白石，其名曰礜，可以毒鼠。"

（3）屈居（据）：《名医别录》："茼茹味酸、微寒……破瘕癖，除息肉。一名屈据，一名离娄。"

（4）芫华（花）：《神农本草经》载芫华"味辛温，主……疝瘕痈肿，杀虫鱼。"

（5）如□□□裹：后文讲"炙裹药"，说明用车故脂调和的药必需用某物包裹着。参《癫》第十二治方"取死者叕蒸之，而新布裹"，及《癫》第十三治方"布裹"，试补："如以新布裹"。

（6）善洒：好好地洗干净。

（7）靡（磨）：此文在"以靡（磨）其瘙之后，当强调反复磨药，故补"复"。

[今译] 患皮肤干瘙抓伤了皮也没有水分渗出的毛病时，取黎卢二份、乌喙一份、白礜石一份、屈据□份、芫华一份，将五味药捣碎，投入车故脂中调和均匀，再用新布包裹好。用水将干瘙的地方好好洗一洗，使之自然干燥后，将新布包裹的药炙热，用热药涂磨干瘙处。要反复磨药，干瘙病就好了。

▲ 第六治方

[原文] 取阑（兰）$^{(1)}$根，白付$^{(2)}$，小刌$^{(3)}$一升，舂之，以截$^{(4)}$、沐$^{(5)}$相半$^{(6)}$洎$^{(7)}$之，毚（纔）$^{(8)}$囷田$^{(9)}$置温$^{(10)}$所三日，而入$^{(11)}$猪膏□□$_{415}$者一合其中，因炊三沸，$^{(12)}$以傅疥而炙之。干而复傅者图$^{(13)}$。居二日乃浴，疥已。令$_{416}$。

[注补]

（1）阑根：白茅根。《神农本草经》："白茅根亦名兰根。甘寒，主劳伤……除瘀血、血闭。"

（2）白付：《马王堆医书考注》释白附子。《名医别录》："白附子主治心痹。"《五十二病方》第449行治疣，在"去疣"过程中用"白附"。笔者释为用附子做麻醉。《名医别录》白附子与附子有别，在本方中《马王堆古医书考释》释白附引《嘉祐本草》注引《吴普本草》："五色石脂，一名……白符。黑符。据此，则白符即白石脂之异名。按，白石脂为硅酸盐类矿物，即今白陶土"，可参。

（3）刌：《说文》："刌，切也，从刀，寸声。"

（4）截（zǎi）：即醋。《说文》："截，酢浆也。"徐灏注笺："醯为酢浆之本名，截亦为酢浆，今则二名並废，而以其味为名，又易酢为醋矣。"

（5）沐（mǔ）：淘米水。《史记·外戚世家》："丐沐沐我，请食饭我。"司马贞《索隐》"沐，米潘也。"

（6）相半：各一半，指酢浆和淘米水各一半。此方与《睢病》第六治方"取美醯半升，□释泔二参"基本相似。

（7）洎：统指汁，参《痈》第七治方第376行注。

（8）毚：疑为搀（chān），指混杂、提杂、拌和。《苏轼·答李端淑书》："妄能利善，搀说得失。"

（9）□□：缺二字，结合前文补囷田。"搀药中"指将截（醋）沐（淘米水）与药物混合。

（10）温：疑为煴（yūn），没有火焰的火。《灵枢·寿夭刚柔》："置酒（器）马矢煴中，盖封涂，勿使泄，五日五夜。""置温（煴）所三日"，恰与《寿夭刚柔》配伍方法一致。

（11）而入：再从温（煴）所拿出来，将药物倒入猪膏内一并调和。

（12）因炊三沸：再煮沸三次。

（13）□：缺字根据上文"以傅疥而图之"补"炙"，强调复傅必炙。

[今译] 皮肤干而痒的病人，可以取白茅根和自附子切短，舂碎，再取醋和淘米水各一半，掺入上述药物中。将盛药的陶器封好，置于没有火焰的煴火中三天三夜，再将猪油等物一并倒入药中，再煮沸三次，待药凉后，用其涂敷于皮肤干痒的地方，涂敷后要在火上烤炙，烤炙干了再重新敷药进行烤炙。治疗两天后才可以洗澡，皮肤干痒（疥）病就好了，患皮肤干痒的病人就用这个方法治疗。

▲ 第七治方

[原文] 煮桃叶、三汋（沰）[^(1)] 为之汤。以温内[^(2)]，饮热酒，已，即入汤中，有（又）饮热酒其中，虽久骚（瘙）已[^417]。

[注补]

（1）汋：疑沰（zhuó），水涌出状。《庄子·田子方》"夫水之于沰也。"王先谦解："沰乃水之自然涌出状。"本文"煮桃叶，三汋"，即煮沸三次。在《五十二病方》中，另有四处书"三汋"，结合文意都能以沰解之。参第176行注。

（2）内：即内室。《灵枢·寿夭刚柔》："起步内中，无见风。"指经熨疗以后，起来在内室活动。本文"以温内"即将煮好的沸水放在内室准备作沐浴之用。

[今译] 治疗全身干痒的方剂。可将桃树叶煮沸三次，将煮沸的桃叶水放入内室。让病人饮适量的热酒，热酒饮完后随即进入热汤中作热药水浴，因为饮了热酒，酒气剽悍，可疏通皮毛，使腠理开发，皮肤滋润。所以即使患长久不愈的干瘙痛也会治好的。

▲ 第八治方

[原文] 干骚：煮弱（溺）二斗，令二升[^(1)]，豕膏一升[^(2)]，冶黎（藜）卢二升[^(3)]，同傅之[^418][^(4)]。

[注补]

（1）取人尿二斗煮至二升。

（2）豕膏：即猪膏。

（3）藜卢二升，粉碎。

（4）以上三味药应在搅匀之后敷之

[今译] 得了干瘙，取人尿二斗，煮至二升，加入猪膏一升，藜卢二升粉碎后加入溺膏内搅匀，敷在干瘙处。

久（身）疽

[题解] 疽，《说文》："疽，头疡也。"《周礼·天官·医师》："凡帮之有疾病者，疽疡者造焉。"郑玄注："疽，头疡也。"身疽当指全身各部的溃疡。身疽题下收十四个治方，分别记载了一些典型临床表现，如"疽毋名而痒""久疽不已"。"行山中而疽出其身，如牛目""露疽"等，不包括"践而涿（瘃）者"。上述特征既有与干瘙一致者，也有与㿉病一致者，在㿉病题下未见临床表现的记录，而本题之"行山中而疽出其身，如牛目"这一漆树过敏表现何等典型，"露疽"大约与湿疹相关，本题最后记录了足部冻伤的治疗。

▲第一治方

[原文] 身疽：疽母（毋）[1]名而养（痒），用陵（菱）攱（枝）[2]熬，冶之，以犬胆和[3]以傅之。傅之久者，辄停三日，[4]三，疽已，尝试。令419。

[注补]

(1) 母（毋）名：《考注》只用母，母应释为毋，本方与干瘙方第二治方一致。

(2) 陵（菱）攱（芰）：参第351行注。

(3) 犬胆：参第326行注。

(4) "辄停三日"：辄，副词，即就，就停三日。以下之"三"指用药次数。

[今译] 身上患疽，痒而取不出名字者，取菱芰熬后粉碎为末，用犬胆调和后敷之，敷的时间过于长了，就立即停敷三天，大约经过三轮，疽病就好了。此方试用过，患无名痒疽者，就这么办。

▲第二治方

[原文] 疽，䗪葵，渍以水，夏日勿渍，[1]以傅之，百疽尽已420。

[注补]

(1) 夏日勿渍：当指夏天的嫩葵，当切细后，用手指揉之，即可出汁，故不必用水渍。

[今译] 患了疽病，取葵，锉切，用少许水浸渍后敷在疽疡处。如为夏天，将嫩葵

细切后用手揉至汁出，敷在疕疡处。治各种疙病都有效。

▲第三治方

[原文] 以黎（藜）卢二，礜一，豕膏和，而朦$^{(1)}$以熨疕$_{421}$。

[注补]

（1）朦：古字词书均不载，疑为索之抄误。《庄子·外物》："曾不如早索我枯鱼之肆。"《小尔雅·广诂一》："索，取也。"

[今译] 取藜卢二份、礜石一份，均粉碎为末，用猪膏调和备用。患了疕病就取准备好了的药熨疗疕病。

▲第四治方

[原文] 久疕不已，乾夸（刳）灶$^{(1)}$，渍以傅之，已$_{422}$。

[注补]

（1）"乾刳灶"：分析句式，干，形容词；刳，意为剖割，动词；灶当为名词。依渍以敷之，疑灶指灶末灰。参第57行注。

[今译] 长期患疕不愈者，可从灶突内将灶末灰干刮下，用水调和敷在疕疡处就可以了。

▲第五治方

[原文] 行山中而疕出其身，如牛目$^{(1)}$是胃（谓）日□$_{423}$。$^{(2)}$

[注补]

（1）正常人到山中做事时，可导致身上痒，起水泡，大如牛眼发亮，实为漆树过敏。

（2）"是谓日□"：日，指太阳，"日某"为病名，古人认为这种病与太阳有关。

[今译] 有一种疕病的发生，如正常人到山上去做事，可以出现身体某部痒，起水泡，水泡大到如牛的眼睛一样，发亮。俗称与日光有关……

▲第六治方

[原文] 露疕$^{(1)}$：燔饭焦$^{(2)}$，冶，以久膏$^{(3)}$和傅$_{424}$。

[注补]

（1）露疕：可两解。其一，润泽。《诗·小雅·白华》："英英白云，露彼菅茅。"陈奂传疏："英英然白云下露（水）润彼菅之与茅（叶）。"露疕，指伤部分泌物较多，相当于湿疹之类。其二，显露部位之疕，如面部手部漆疮。本人倾向于湿疹之类。

（2）饭焦：《马王堆医书考注》释为锅粑。《马王堆古医书考释》：锅焦。《本草纲目拾遗》卷八，"锅焦，亦名黄金粉，乃人家煮饭锅底焦也"。

（3）久膏：陈放多年的猪膏，参第132行注。

[今译] 患了湿疹一类的露疕，可将锅粑烧焦为炭，粉碎为末，用陈放多年的猪膏调和后敷在露疕处。

▲第七治方

[原文] □₄₂₅。

▲第八治方

[原文] 以槐⁽¹⁾东乡（向）本，枝、叶、三汔（沸）⁽²⁾煮，以汁□₄₂₆。

[注补]

（1）槐：即槐树，取槐树东方方向的根、枝和叶各若干，洗净后备用。

（2）汔：应释为沸，三汔即三沸，参176行注。

[今译] 患了身疕，取某槐树东方方向的根、枝、叶各若干，洗净后放入锅中加水煮三沸，用药汁……（可能为洗敷）。

▲第九治方

[原文] 其祝曰："浸燔浸燔虫，黄神⁽¹⁾在灶中。□□远，黄神兴□₄₂₇⁽²⁾。"

[注补]

（1）黄神：第308行祝词中有黄神。参《马王堆古医书考释》第550页，解释有三。

（2）祝由词未完，不知后文还有没有治法。

▲第十治方

[原文] 涿（瘃）⁽¹⁾：先以黍潘⁽²⁾孰⁽³⁾洒涿（瘃），即燔数年陈藁，□其灰⁽⁴⁾，冶□灰□⁽⁵⁾傅涿（瘃）。已傅灰，灰尽渍⁽⁶⁾□□□₄₂₈撵以捏去之⁽⁷⁾。已捏，辄复傅灰，捏如前。⁽⁸⁾虽久涿（瘃），汁尽，⁽⁹⁾即可瘳矣。傅药时禁□□□₄₂₉尝试，令₄₃₀。

[注补]

（1）涿（瘃）：冻伤。《说文》："瘃，中寒肿覈也。"《汉书·赵光国传》："手足皲瘃。"颜师古注引文颖："瘃，寒创也。"

（2）黍潘：《说文》："潘，淅米汁也。"黍潘，粟的淘米水或粟米汤。

（3）孰即熟，将淘米水加热。

（4）缺字补"取"。

（5）缺三字，试补"藁灰以傅瘃"，与后文反复用灰一致。

（6）"灰尽渍"：干灰撒在冻伤上，灰被湿透。

（7）摹：抚摸，捱（zhai）：用手掌托起。《改并四声篇海·手部》捱引《川篇》："捱，掌擎也。""摹以捱去之"，用手掌将湿灰揩去。

（8）捱如前：指"复傅灰"后，如果灰又湿透了，再用手掌揩去。

（9）虽久瘃，汁尽：虽冻伤时间很长，只要没有分泌物了。

[今译] 患了冻伤，先用粟米汁煮热洗伤，再燔烧陈放数年的藁，取其灰一堆，将藁灰粉细用其敷冻伤处。已敷上的灰全部被湿透了，用手将湿灰揩去，再用藁灰敷上，如敷的灰又湿透了，还是用手掌将湿灰揩去。虽说是长久冻伤不愈，将分泌物汲尽以后，冻伤就可以痊愈，敷药时要禁……这个方剂试用有效，冻伤的治疗就这么办。

▲第十一治方

[原文] 丞（蒸）冻土(1)，以熨之$_{431}$。

[注补]

（1）冻土：空气温度降至零度，使泥土中的水分冻结所结成的土称冻土。现代将冻土分为暂时性冻土、季节性冻土和永久性冻土。冻土土质疏松，吸水与贮热性能较好。

[今译] 身躯患有冻伤的病人，可以将冻土蒸热，用蒸好的冻土进行熨治。

▲第十二治方

[原文] 以兔产(1)齿(2)（脑）涂（涂）之$_{432}$。

[注补]

（1）产：即生。

（2）齿：原始脑字，参严健民《中国医学起源新论》北京科技出版社1999：163—169。

[今译] 冻伤以后可杀兔子一只，取兔的脑髓涂在冻伤处。

▲第十三治方

[原文] 咀(1)蟹（薤)(2)以封之$_{433}$。

[注补]

（1）咀：咬咀，古中药粉碎方法之一。

（2）薤（xiè）：即藠头苗叶，参第78行注。

[今译] 患了冻疮后，用咬咀方法将薤咀细，涂封在伤口上。

▲第十四治方

[原文] 践(1)而涿（瘃)(2)者，，燔地穿(3)，而入足(4)，如食顷，而已。即囷(5)葱封之，若(6)丞（蒸）葱熨之$_{434}$。

[注补]

（1）跣：赤足。《汉书·文帝纪》注："跣，跳也。"《说文》："跳，足亲地也。"足亲地即赤足。

（2）瘃：即瘃。《说文》："瘃，中寒肿覈。从疒，豖声。"《汉书·赵充国传》："将军士寒，手足皲瘃。"文颖曰："瘃，创也。""跣而瘃（瘃）"，指足部冻伤。

（3）地穿：《牝痔》第三治方"穿地深尺半"，指挖一个深一尺半的地穴。"地穿"即挖好了的地穴。

（4）"跣而瘃（瘃）者，燔地穿而入足"：指烤炙疗法，与后世炉烘疗法同。

（5）囗葱封之：缺字参《身疕》第十二治方"咀菡"补"咀"。《灵枢·寿夭刚柔》："凡四物，皆囗咀。""咀葱封之"组成承上起下句，"咀葱封之"即将葱咀烂，敷在伤口上。

（6）若：或者，《痒病》第十七治方，"燔陈刍若陈薪，令病者背火炙之"。

[今译] 治疗脚冻伤的方法：挖一个大小适中的地穴，将地穴烧热，把冻伤的脚放入地穴内，悬空，穴口要用衣服盖好，用热气进行熨疗。过一餐饭的时候将脚抬出来，再用咀烂的葱敷在冻疮上，或者用蒸热的葱进行熨疗。

囗蛊者

[题解]《说文》："蛊，腹中虫也。《春秋》传曰'皿虫为蛊'，晦淫之所生也。"在蛊病下，收五个治方，无一字反映蛊之临床表现。从医学讲，取《说文》解之，释"腹中虫"为适。在《五十二病方》中，屚、螟、虫蚀等，均讲与皮肤有关疾病，本题缺一字，根据第四治方"病蛊"补"病"，病蛊者，当可能指腹内虫病，可能与段注所讲"腹中长虫，腹中短虫"有关。古人不了解腹内何以有虫，又想解说，便有了"枭桀死之鬼亦为蛊"之说等。

▲第一治方

[原文] 囗蛊者：燔扁（蝙）辐（蝠）$^{(1)}$以荆薪$^{(2)}$，即以食邪者$_{435}$。

[注补]

（1）蝙蝠：《说文》："蝠，蝙蝠，服翼也。"蝙蝠，哺乳动物，头部和躯干像鼠，夜间在空中飞翔捕食蚊蛾等，白日倒挂于暗处休息。本方反映了早期的药理思想。

(2) 荆薪：荆，灌木，分牡荆、黄荆、紫荆等。荆薪：用荆木做柴。

[今译] 患了蛊病，用荆木烧蝙蝠（粉碎为末，加水饮之），让蝙蝠到腹内吃掉邪恶的东西。

▲第二治方

[原文] 燔女子布，以饮$_{436}$。
[今译] 将妇女的月经布拿来烧成灰用水冲喝下去。

▲第三治方

[原文] 圂蛊而病者$^{(1)}$：燔北乡（向）并符$^{(2)}$，而丞（蒸）羊尼（屍）$^{(3)}$以下汤敦（淳）符灰，即㱃屍病者$^{(4)}$，沐浴为蛊者$_{437}$。

[注补]
（1）病者：患腹虫病，又有全身症状者。
（2）并符：早期的符，产生于巫术。符在历史演绎过程中的内容复杂，周代门关用符节；《史记》载兵符用桃树做成；两汉以后道士用符箓。符咒，20世纪上半叶，在江汉平原的广大地区，仍有道士或巫婆们在黄表上按一定图像画符咒，为人"治病"或"消灾"。"消灾"于深夜在门外或郊野将符咒烧之，"治病"将符咒烧后，取烧符之灰冲水喝下去。我国早有桃符之说，本文"并符"可能就指桃符，在癫的第二十治方中："取桃枝东向者……"（第225行）；在第442行治疗"魅（小儿鬼致小儿病）时用"取桃东支……而笄门户上各一"。释之，此即取桃树东面的桃枝，系挂在大门的两侧上方，以辟逐小鬼。这应是最早的桃符。"燔北向并符"即将挂在北门两侧的桃符取下烧成灰备用。
（3）尼（屍）：《说文》："尼，从后（肛门）近之，从尸从匕。""从后近之"本方中羊尼指羊的臀部、肛周组织。
（4）"即饮蛊病者"缺二字，在用羊肉汤调和符灰后，当指内服，参第34行"以饮病者"句式，试补"饮蛊"。

[今译] 患了蛊病，将朝北开门两侧的桃枝取下，烧成灰，将羊的尼（即臀部）肉蒸熟，用羊肉的汤调和符灰后嘱病人喝下去，然后洗澡。

▲第四治方

[原文] 病蛊者：以乌雄鸡一，蛇一，并直（置）瓦铺（䰞）中，即盖以圂，圂东乡（向）灶炊之$^{(1)}$，令鸡、蛇$_{438}$尽燋$^{(2)}$，即出而冶之。令病者每旦$^{(3)}$以三指最（撮）药人一栖（杯）酒若䉼（粥）中而饮之，日壹饮$_{439}$尽药。已$_{440}$。

[注补]
（1）缺二字，均补铺（䰞fǔ），即釜，古烹饪器。

(2) 尽燋：指将鸡蛇切成块，在䰞内干煎至燋。

(3) 每旦：每天早晨服药，即取三指撮药末放入一杯酒中或者一碗稀饭（粥）中搅匀喝下去。

[今译] 患蛊病的人，取乌雄鸡一只、蛇一条，杀后切成块一并入䰞甫中干煎至燋黄，要求将鬲䰞盖好，䰞要放在灶门东向的灶上煎烤，煎烤好后立即取出，粉碎为末，叫病人每天早晨取三指撮的药末放入一杯酒中，或者一碗稀饭中搅匀后喝下去，每天一次，当药服完的时候病就好了。

▲第五治方

[原文] 蛊，渍女子未尝丈夫者⁽¹⁾布🔲曰音（杯），冶桂入中，令毋臭⁽²⁾，而以🔲饮之₄₄₁⁽³⁾。

[注补]

(1) 未尝丈夫者：没有结婚的女子。缺二字试补"汁一"。

(2) 令毋臭：臭（xiù），动词，即嗅。"毋臭"，不要用鼻子闻它的气味。

(3) 缺字补"酒"。

[今译] 患了蛊病，将未结婚女子的月经布拿来，浸渍出水，取汁一杯，将粉碎的桂投入杯中摇匀，叫病人不要闻它的气味，加一些酒喝下去。

魅

[题解]《说文》："魅，一曰小儿鬼。"当古人对某些疾病的致病原因不能理解时，又想说明它，便出现了鬼怪致病。该题收入两方，均取祝由治之。

▲第一治方

[原文] 禹步三，取桃东枳（枝）⁽¹⁾，中别为囗囗囗之倡而笄⁽²⁾门户上各一₄₄₂。

[注补]

(1) 古代认为桃树可以辟鬼，首出于《山海经》："桃者，五木之精也……制百鬼"（见《太平御览》967卷）。"桃东枝"，即桃树东方的枝条。

(2) 笄（jī）：《释名·释首饰》载："笄，系也，所以系冠使不坠也""门户上各一。"将桃枝系门户上方左右各一枝。

[今译] 行禹步三后,取桃树东方的桃树枝两枝……系在门户的上方左右角各一枝。

▲第二治方

[原文] 祝曰:"溃者魃父魃母,毋匿□□□北□巫妇,求若固得,刵若四體(体)⁽¹⁾,编若十指,投若₄₄₃□水,人殴(也)而比鬼。"每行□,以採蠱为车,以敝箕为舆,乘人黑猪,行人室家,□□₄₄₄□□□□□□若□□彻胠⁽²⁾魃囚魃囲⁽³⁾□□□所₄₄₅。

[注补]
（1）缺字,《马王堆医书考注》补刖"刵若四体",即砍你的四肢。
（2）胠:《马王堆医书考释》:释"胠"可参;胠示亦可释距,指足趾,与"四体"意同。
（3）魃□魃□:依前文补作:魃父魃母。

附:古人祝由专语,又加缺字太多,难以释全。

去人马疣方

[题解] 马疣,古病名,仅见《黄帝蝦蟇经,蝦兔图随月生毁日月飡(蚀)避灸刺法第一》"……使人病胀、痔……其即生马疣、疽、瘘"。在此马疣和痔、瘘并列,疑与牡痔有关,如《五十二病方》262 行"巢"之大可以"塞朘"。马疣为人患的疣病（或瘜肉）,其疣大如马奶,故称马疣,因此本文之马为形容词。第449 行"疣其末大本小"恰好说明"马疣"。去人马疣方:即除去掉人患的马疣之方法,本题收两个治方,第二治方的治疗法与第102 行《疣》的第一治方一致,只不过第102 行用灸法做麻醉,而本题则又加用附子做局部麻醉了。

▲第一治方

[原文] 去人马疣方:取叚（锻）铁者灰⁽¹⁾三,⌧₄₄₆⁽²⁾以鍭⁽³⁾煮,安⁽⁴⁾炊之,勿令疾沸⌧不尽可一升⁽⁵⁾□□□以金⌧₄₄₇⁽⁶⁾去⁽⁷⁾,复再三傅其处而已⁽⁸⁾,尝试,毋

禁。令₄₄₈。

[注补]

（1）锻铁者灰：即打铁过程中掉下的氧化铁的屑末，《五十二病方》引《神农本草经》释此为"铁落"，各家从之。然《神农本草经》讲"铁精"（落）……生平泽，《名医别录》讲"铁落……一名铁液，可以染皂，生牧羊平泽及枋城"，这些记载均与"锻铁灰"文意不符，应予澄清。

（2）此处共缺20字，应讲了药名、药物剂量及要求。

（3）鍑（fù）：《说文》："鍑，釜大口者。"为青铜烹饪器。

（4）安：徐缓。《诗·小雅·何人斯》："尔之安行。"朱熹注："安，徐也。"安炊之，慢慢加火，不要沸腾过快。

（5）指前文加水某升，煮至一升左右，缺字参第376行"候其洎不尽一斗"，补"汁"。

（6）此处缺字10个，根据后文"复再三傅"，此10字中讲的是敷药过程。

（7）去：指将原敷的药取下。

（8）用上药反复多次敷在马疣部位。

[今译] 患了如马奶子一样大的疣病，取打铁过程中的氧化铁屑灰三份，某药……等，用青铜鍑煮之，在煮的过程中火要小，要慢慢煮沸，待熬至药汁一升左右时停火……将原来敷的药取下，再反复向马疣处敷药，直至马疣掉了为止，这是一个有效方法，敷药时没有禁忌，就这么办。

▲第二治方

[原文] 去人马疣：疣其末大本小□□者⁽¹⁾，取夹□⁽²⁾，白柎□⁽³⁾，绳之以坚絜□□⁽⁴⁾，手结□□，灸□□₄₄₉疣去矣⁽⁵⁾毋禁⁽⁶⁾尝试⁽⁷⁾令₄₅₀。

[注补]

（1）疣其末大本小……：102行《疣》第一治方"以灸疣末（本），亦讲"本小"。本，指疣蒂或瘜肉之蒂。

（2）夹口：古药品名，缺一字，不详。

（3）白柎□：缺一字，补子，即白附子。《马王堆古医书考释》考白柎较详，提出三解：一白附子；二白符即大石脂；三指出："柎的义为花萼或花的子房，依其不同颜色又有白柎、赤柎之名。……据此，本句的断句又可改作：'取夹口白柎口'，即译作：'取夹口（植物药名）的花萼（或子房）口'"。笔者考虑释自附子较妥。进一步分析下文，乃是对马疣的一种手术方法，需要麻药。由此白柎（附）之"白"为衍文，即付□缺字补作附子。附子，《神农本草经》"乌头"条下，注引《吴普本草》："乌头一名茛……大寒，八月采，阴干是附子。"与乌头有关的附子具有麻醉作用，是本方所需要的。

（4）"绳之以坚絜疣本"：本句缺二字，补"疣本"《说文》："絜，麻一耑也。"段玉裁注："一耑犹一束也，耑，头也，束之必齐其首，故曰耑。"束之，即结扎。第

102行《疣》的第一治方:"取……绳之,即燔其末,以灸疣末(本),热即拔疣去之。"与本句意义完全一致。

(5)本句缺四字,恰属核心内容,"疣去矣"恰与第102行"拔疣去之"一致。试补"手结疣末,灸拔疣去矣"。《玉篇》:"结,要也。"手要捏着马疣。灸,参第102行补。

(6)"毋禁"为衍文。

(7)缺一字,补"试"。

[今译] 人生了较大的疣,前端大如马奶,根蒂部细小的病例,可取夹某,附子贴敷于疣的根部做麻醉,用细绳牢固系在疣的根蒂上,用手捏着马疣体,将绳一端点燃,当疣蒂感到灼痛时,立即将疣拔去,再用夹某、附子制作的药物敷在伤口上。治疗中没有禁忌,是一个有效的方子,去马疣就这么办。

治 㾺

[题解] 治㾺,原文缺,依目录补。治㾺题下仅收三方,三方都载临床表现如:"㾺者,痈痛而溃""㾺者有牡牝……""㾺者,痈而溃",为我们释㾺提供了依据。《说文》载㾺,有三解:"㾺,目病;一曰恶气着身也,一曰蚀创。《广雅》:'㾺,创也。'"湖北《张家山脉书》:"病……在腋下为马,在背为疽。"说明秦时期在荆楚广大区域的痈病病名中有"马(㾺)"。《灵枢·痈疽》讲得更明白:"痈"发于腋下……其痈坚而不溃者,为马刀挟瘿,急治之。可见腋下患痈,名马刀挟瘿之病由来已久,总之㾺属于人患痈病之一,与牛、马无关。㾺与痈、疽、猛瘟、疵痈等之鉴别诊断,除《灵枢·痈疽》涉及只言片语外,还待进一步考证。

▲第一治方

[原文] 治㾺$^{(1)}$:㾺者$^{(2)}$,痈痛而溃$^{(3)}$,㾺居右,囗马右颊囗;左,囗马左颊骨$^{(4)}$,燔,冶之,$^{(5)}$鬻(煮 zhǔ)叔(菽)取汁洒㾺$_{451}$$^{(6)}$,以蠡膏已湔(煎)者$^{(7)}$膏之,而以冶马囗囗,囗和囗傅$^{(8)}$,布囗膏$^{(9)}$,日囗囗更裹$^{(10)}$再膏傅$_{452}$,而洒以叔(菽)汁$^{(11)}$廿日,㾺已。尝试。令$_{453}$。

[注补]

(1)治㾺(mǎ):原缺,根据目录补。

（2）疽：原缺，顺文意补。

（3）痈痛而溃：此句为疽下了"定义"，此解与《灵枢·痈疽》约有不同。

（4）疽居右，疽居左：可能泛指人身之右侧和左侧。

（5）燔，冶之：即取相对应的马颊骨燔烧后粉为末，缺四字顺文意补作："囗马右颊囗，左，囗马左颊骨"。

（6）缺一字，补疽即洒疽。

（7）以囗膏已煎者：即已经炼好的猪油。

（8）膏之：应为动名词，启动后句。"而以冶马颊骨末和挠傅"。即用煎好的猪油与马颊骨粉和挠成膏状，敷在疽创上。

（9）布裹膏：再用布将敷上的膏包好。

（10）缺三字，根据后文强调20日，补"一日夜"，即每日换药一次。

（11）此句讲，换药时要用豆汁清洗伤口。

[今译] 患了疽痈其特点是痈形成较大的溃疡。如果疽痈在身体的右侧，就取马的右颊骨，如果疽痈在身体的左侧，就取马的左颊骨，燔烧成炭粉碎为末，煮豆取豆汁清洗疽痈的溃疡面，用已经煎好的猪油与马颊骨末调和成膏状，敷于疽创上，用布将膏包好，每天换一次药，再换药时，也要用豆汁清洗疽痈的伤口。经过二十天的治疗，疽创就痊愈了。这是一个有效的方剂，治疽痈就这么办。

▲第二治方

[原文] 疽，疽者有牝牡，牡高肤，牝有空（孔），治以丹囗囗为一合(1)挠之，以猪织（胁）454膏和(2)，傅之。有去者，辄逋(3)之，勿洒，囗面皰(4)赤已455。

[注补]

（1）丹后补沙：丹沙后文缺十字，均讲药物。

（2）猪织（胁）膏：即猪腊肉条上的油脂，参第21行注。

（3）逋（bú）：《五十二病方》疑为敷。《庄子·达生》："辄然忘吾有四肢形体也。"成玄英疏："辄然，不敢动貌也。"辄逋，即当原敷药掉了时，要按原样敷也。

（4）面皰：《玉篇》："皰，蒲貌切，面疮也。"前文讲"勿洒"中间缺十字，此处"面皰赤已"好似一种饼发症。不知何解为适，存疑待考。

[今译] 身上患了痈疽，疽有雌雄之分，雄疽高于皮肤表面，雌疽有孔，治疗疽痈，取丹沙……将多味药和匀，用猪腊肉条上的油脂调和，敷在疽痈上，如果药掉了要按原样再敷，不要用……洗伤……面部的……

▲第三治方

[原文] 疽，疽者，痈而溃，用良叔（菽）。雷矢(1)各囗而捣之(2)以傅痈空（孔）456中，傅药必先洒之，日一洒，傅药。傅药六十日，疽囗457(3)。

[注补]

（1）雷矢：即雷丸，参第 48 行注。

（2）此句缺十字，主讲药物及药量，一并捣碎。

（3）疽后所缺字数不详。

[今译] 疽痈破溃的治疗，取好豆、雷矢各若干……一并粉碎，敷在疽痈的溃疡面上，敷药前都要冲洗伤口，每天一次，敷药六十天，疽……

口筮（噬）

[题解] 目录在疽后另立一行，"凡五十二"，但帛书在疽后，在口筮（噬）题下另有五行，帛书整理小组指出："以下五行，是本书抄成后补写在卷尾的，故字体不同……标题第一字．从残笔看，疑是蛇字"。

▲第一治方

[原文] 口筮（噬）：□□□□取莓茎$^{(1)}$暴（曝）$^{(2)}$乾之□$_{458}$。

[注补]

（1）莓茎：《五十二病方》注，《证类本草》卷十一引《日华子诸家本草》载蛇莓，可用以傅治虫蛇咬伤。

（2）暴（曝 bào）：指暴晒。

[今译]（略）。

▲第二治方

[原文] 毋□□，已饮此，得卧，卧觉，更得□□□□□□已解弱（溺）$_{459}$□干莓用$^{(1)}$之$_{460}$。□□根，干之，剡$^{(2)}$取皮□□采根□$_{461}$□十斗，以美□$_{462}$。

[注补]

（1）干莓可能与上述莓茎同属一品。

（2）剡（yǎn）：动名词，指小火㷔。《说文》："㷔，火行微㷔㷔也。"剡取皮，即将取好的某树皮，干后放在小火焰上烤，参第 356 行注及第 21 行臁膏注。

[今译]（略）。

附一 《五十二病方》中有关物理疗法（索引）

(一) 熨疗注补译九则

1. 伤痓　第一治方注补译　　　　33 行
2. 婴儿索痉注补译　　　　　　　47 行
3. 犬筮（噬）人伤者注补译　　　62 行
4. 牡痔　第四治方注补译　　　　247 行
5. 牝痔　第八治方注补译　　　　264 行
6. 烂者方　第十治方注补译　　　315 行
7. 痂　第十三治方注补译　　　　350 行
8. 身疣　第十一治方注补译　　　431 行
9. 身疣　第十四治方注补译　　　434 行

(二) 水浴疗法注补译六则

1. 热药水浴　伤痓第三治方注补译　　40 行
2. 冷药水浴　婴儿病间方注补译　　　50 行
3. 热药水浴　牝痔第六治方注补译　　261 行
4. 热药水浴　睢第十治方注补译　　　291 行
5. 热药水浴　胻伤第二治方注补译　　335 行
6. 热药水浴　乾瘙第七治方注补译　　417 行

(三) 熏疗注补译八则

1. 巢者　第二治方注补译　　　　67 行
2. 牝痔　第一治方注补译　　　　252 行
3. 牝痔　第二治方注补译　　　　253 行
4. 牝痔　第三治方注补译　　　　256 行
5. 牝痔　第四治方注补译　　　　258 行
6. 胸痒　注补译　　　　　　　　269 行

7. 烂者方　第十八治方注补译　　325 行
8. 虫蚀　第三治方注补译　　　　400 行

(四) 火灸疗法注补译十九则

1. 白处　第二治方注补译　　　　123 行
2. 疢　第二治方注补译　　　　　144 行
3. 瘘　第一治方注补译　　　　　151 行
4. 瘘　第十七治方注补译　　　　180 行
5. 肠癪　第十八治方注补译　　　222 行
6. 肠癪　第二十二治方注补译　　234 行
7. 睢病　第六治方注补译　　　　282 行
8. 睢病　第八治方注补译　　　　285 行
9. □□　第二治方注补译　　　　305 行
10. 痂　第三治方注补译　　　　　339 行
11. 痂　第五治方注补译　　　　　341 行
12. 痂　第六治方注补译　　　　　343 行
13. 痂　第七治方注补译　　　　　344 行
14. 痂　第九治方注补译　　　　　346 行
15. 痂　第十七治方注补译　　　　354 行
16. 痂　第二十治方注补译　　　　358 行
17. 痈　第七治方注补译　　　　　377 行
18. 干瘙　第五治方注补译　　　　414 行
19. 干瘙　第六治方注补译　　　　416 行

(五) 灸疗注补译六则

1. 疣　第一治方注补译　　　　　102 行
2. 瘘　第五治方注补译　　　　　155 行
3. 肠癪　第十治方注补译　　　　209 行
4. 肠癪　第十八治方注补译　　　222 行
5. 肠癪　第二十三治方注补译　　235 行
6. 牡痔　第一治方注补译　　　　240 行

附二 《五十二病方》中手术疗法（十则）（索引）

1. 婴儿瘛注补译 55 行"薪燔之而匕……因以匕周揳婴儿瘛所……"（在祝由条件下行周揳术）。
2. 犬噬人伤者第三治方第 65 行"令人以酒财沃其伤，已沃而强越之……"
3. 疣第一治方注补译第 102 行"蔽蒲席若籍之弱；绳之，即燔其末，以灸疣末，热，拔疣去之"。
4. 㿉 第十八治方注补译第 221 行"先上卵（疝体组织），引下其皮，以砭穿其隋（橢即卵）旁"。
5. 牡痔 第一治方注补译第 239 行"把其本小而蠡（蟊）绝之……"
6. 牡痔 第三治方注补译第 245 行"以小角角之……而张角，絜以小绳，剖以刀……"
7. 牡痔 第四治方注补译第 246 行"先剥之……燔小橢石……"
8. 牝痔 第七治方注补译第 262 行"巢塞胆者，杀狗，取其脬……徐以刀剟（劙）去其巢"。
9. 胻伤 第二治方注补译第 335 行"……一入汤中即瘳……其瘳也瘳痈，瘳痈而新肉产"。
10. 去人马疣方 第二治方注补译第 450 行"绳之，以坚絜疣本，手结疣末，灸，拔疣去矣"。

附三 《五十二病方》汗法（五则）（索引）

1. 伤痉 第一治方"……酒……更氵盐以熨，一熨寒汗出……"第 32 行。

2. 伤痓　第五治方："……酒半斗煮沸，饮之，温衣夹坐四旁，汗出到足……"第43行。

3. 疽　第十治方："……汗出到足，已"，第291行。

4. 疽　第十二治方："……煮成三斗，饮之，温衣卧……"第296行。

5. 乾瘙　第七治方："煮桃叶……饮热酒，已，即入汤中……虽久瘙已"，第417行。

另：第6、8行"温酒饮之"第24、42、237行都强调："温酒一杯饮之"（在《五十二病方》中"酒"37用）。

附四　祝由术（三十四则）（索引）

1. 诸伤　第八治方注补译
2. 婴儿瘛　注补译
3. 巢者　第二治方注补译
4. 痒　第五治方注补译
5. 痒　第六治方注朴译
6. 蚖　第五治方注补译
7. 蚖　第八治方注补译
8. 蚖　第九治方注补译
9. 疣　第二治方注补译
10. 疣　第三治方注补译
11. 疣　第四治方注补译
12. 疣　第五治方注补译
13. 疣　第六治方注补译
14. 疣　第七治方注补译
15. 痒　第六治方注补译
16. 痒　第二十治方注补译
17. 癫　第一治方注补译
18. 癫　第二治方注补译
19. 癫　第三治方注补译
20. 癫　第七治方注补译

21. 癃　第八治方注补译

22. 癃　第九治方注补译

23. 癃　第十一治方注补译

24. 癃　第十五治方注补译

25. 阑（烂）者方　第三治方注补译

26. 痈　第一治方注补译

27. 痈　第五治方注补译

28. 㾓　第一治方注补译

29. 㾓　第二治方注补译

30. 㾓　第三治方注补译

31. 身疕　第九治方注补译

32. □蛊者　第三治方注补译

33. 魅　第一治方注补译

34. 魅　第二治方注补译

注：在癃的第十七、二十、二十一治方中，虽有祝由内容，但因均用药物治疗，故未归入祝由术目录之中。

附五　有关参考资料篇

（一）从《五十二病方》探讨原始中医学药理思想的起源

在研究医学知识起源的过程中，曾探讨过我国药物知识的起源问题，它贯穿于近5万年以来的新人进化时期，它是建立在大脑解剖结构与生理功能进化如远事记忆、推理判断基础之上的。我曾推断：在我国真正能够比较多的将某一植物与某一疾病联系起来，大约在1万年前的万年仙人洞时期……和稍后的裴李岗文化至仰韶文化时期。因为此时人们对自然界对社会的接触更广，他们已能理解贝母与喘息、延胡索与胸口痛、大黄与腹泻之间的关系，而且人们的这些认识也能以口头医学文化的形式向其他人传播……无疑，人们对药物知识的认识过程是原始中医学的重要组成部分。

事物的发展总是沿着量变、质变规律前进的。没有药物知识的起源与积累，便没有药理思想的产生。

在医学萌芽、起源与发展演绎的过程中，药物知识的起源与用药思想的产生也是一对孪生的兄弟。它们是人类进入新人时期，即近5万年以来，在"求治愈慾"思想支配下从外伤外治向内病内治发展的必然，是在外伤外治医学知识积累的基础之上逐步认识到某一物质对某一外伤效果更好的情况下产生的，它大约经历了数万年反复认识过程。人类用药治疗内病是人类已经能够从疾病经验中认识到自己的身体内正在患疼痛，如牙痛、胃痛、腹痛及呕吐、腹泻等之后产生的，它是原始医学发展到较高层次的产物。

药学理论不同于用药思想，一般来讲，在用药物治疗某些疾病时积累药学知识，经数万年的努力，方有药学理论产生的可能。

有资料反映："季康子送药孔子，而孔子却说我不懂药性不敢尝试。……许悼公患病疾，其长子许止送药没有先尝，悼公被药毒死。许止极为悲痛，哭泣一年也死了。"至《吕氏春秋》成书之时，仍记载王孙绰想将治疗"偏枯"之药物加倍使用，以生殊死之人，结果只能是一场梦幻。上述故事都从不同侧面反映了秦以前人们对中药的认识水平。

传统中药用药理论产生于近两千年来，它有一个逐步发展与丰富过程，包括药物的炮制方法、用药剂量、君臣佐使、四气五味、药物归经，强调相须相使等，它包含了"天人合一"（四气、阴阳、虚实），更多地反映了社会学中的君臣思想，它是当时的人们探寻药学理论的表现，属于经验医学中的泛化理论。临床在辨证施治中较为复杂，所以国外学者难于接受，影响了当今医药事业的发展。

，《五十二病方》被认为是先秦时代的方剂学，反映了原始中医学的许多用药思想。它绝无社会学中君臣思想的影响。有学者统计《五十二病方》中药有247味（潘远根1981），或242味（薛愚，1984）[4]。在注补译中，我们将膏脂等做了分析，统计为299味（见"药名录"）。潘氏指出，《五十二病方》中反映了"由单味药的运用发展到多味药的配伍组方"。他统计197方中用单味药者78方，二味药以上者119方，证明人们已认识到药物的组合运用。我们统计，单味药与用法记载清晰者58方，其中外用42方，内服16方。在《五十二病方》中，有许多治方中存在一方多法，明确书写使用方法者308法，其中沃、洒、封涂、向伤口按药粉、外敷及以布约之计146法，各类物理疗法48法；依施治过程可归手术者10法，取汗5法，牛舐、小猪嘴磨各1法，脱肛者悬掉冷水冲之1法，祝由34法，外用药62法。内饮药仅为20%。我们的统计证明：《五十二病方》所载用药史料中，仍以外用药为主。但又证明：内饮药虽组方较小，在62首内饮药中，单味药内饮仅16方，占25.7%，多味药组方46方，占74.3%，且多味药中可多达7～9味。说明秦汉时期，医家们的用药组方思想已逐步发展趋于成熟。在用药剂量方面，如"牡蛎一。毒堇冶三（第162行）"，说明药物不同，剂量不同。尤其在疸病的治疗中，采用多味药组方较多，如疸第一治方："骨疸倍白蔹；肉疸倍黄芪；肾疸倍芍药"。这一资料告诉我们：传统中药理论的辨证思想已是呼之欲出了。用药物有了多味药的配伍，同时也出现禁忌的要求，如"治病时，毋食鱼、彘肉、马肉、龟、虫、荤、麻洙菜，毋近内"（第27～28行）；或"毋禁，毋时"（第33～36行）。上述用药中的配伍与禁忌要求，当然是在当时的医药学"理论"（或者某些认识）的基础上提出来的，可惜《五十二病方》的汇集者没有记录这方面的"理论"。

在《五十二病方》中，原始的药物比比皆是，如"五画地"（第13行）取浮土、小童溺（第71行）、女子布（第146行）、犬矢（屎）羊矢、冻土等，也有至今仍为良药的甘草、百合、牛膝等。那时的医家在巫祝思想影响下，认为病属怪物、邪气所致，用污秽之物驱逐病邪是可以理解的，各类动物的矢（屎）、女子布，就属这类药物。古人用药还有"以物克物"的思想，认为腹内因"虫"而致的蛊病，就用吃虫的蝙蝠进行治疗（第435行）。在《五十二病方》中，还可见到古代医学家从临床实践中积累了大量的实用医药知识，如认识到乌喙的止痛作用，附子的局麻作用（第449行），酒煮薤内饮取汗（第43行），认识到"燔饭焦（第424），陈蒿灰（第428）"的收敛作用，知道石烹法煮的稀饭（含钙质很多）具有止痒作用（第272）等，还总结出乌喙过量而中毒的治疗（第71～77行）。《五十二病方》中所有药学知识都饱含着医学家的用药思想，都成为后世医家创建药学理论的重要基础。

关于阴阳观念，《五十二病方》中仅载"而灸太阴太阳（第222行）"，看不出用阴阳观念指导组方、遣药，更未见五行、四气思想用于药物组方。单从药味讲，除"堇叶、实味苦"（第167）、"卢茹，其叶可烹而酸"（第252）、"骆阮一名白苦，苦浸"（第257），或者多次使用具有酸味的醋、酸浆（第193）、潜潞（陈久的淘米水361）外，未见"酸入肝"等药学理论及"五味"词组，更无"君臣佐使"概念，因此只能说：在《五十二病方》成文的年代，人们虽对某些疾病的病因、病理、某些药物的某些性能有了一些认识，当时的医家利用当时在临床工作中的思想认识指导选药组方、要求禁忌，目的在于提高疗效，比较客观地反映了秦汉时期的药学水平，但中药药理思想的起源已孕育其中。

《五十二病方》中的药学史料真实地反映了秦汉原始中医学中药学概貌，传统中医学的药学理论产生于两汉十二经脉理论完善之后的若干年内。

（二）秦汉楚地度量衡概说

在《五十二病方》的注释中，常常碰到斗、升、合、枚、把、梃、束以及三指撮、三指撮到节等计量单位，其中枚、把、梃、束不是精确的计量单位，反映了用药剂量的原始性；斗、升、合较为精确，但在先秦时期洛诸侯国度量制度不一，实际用量存在差别。因此，历代研究古度量衡者，意见不一。考虑到《五十二病方》出于楚地，成书于秦汉，书中所载剂量可能为秦统一度量衡后的计量单位。近50年来，我国考古事业迅猛发展，出土秦汉度量衡文物较多，许多学者对古度量衡进行考证，为我们注释《五十二病方》提供了借鉴。为满足读者参阅《五十二病方》注补译的方便，拟就秦汉楚地度量衡标准做些有关与扼要考核。

1. 远古度量衡概说

在人类生活中，度量衡的产生是随人类生产的发展，原始科学技术的逐步萌动，人类文明社会的逐步展现而发展的。我国考古证明：一万八千年前的山顶洞人，在用一枚长8.2厘米的骨针缝制生皮皮衣的时候，已有上下、大小、前后概念，他（她）们在缝制过程中能够离开比画、度量吗？我国考古还一再证明：大约1.2万年前江西万年仙人洞，吊桶环遗址，以及河南等省境内都发现距今一万年左右的人工种稻植硅体，这与传说中的神农氏创制耒耜，教民耕作的时限大致相同。耒耜是一种古老的木制翻地农具，其制作技巧肯定要符合基本力学要领，制作耒耜也应有所规范，这中间就存在度量距离（尺寸）问题。《考工记》中常讲的"参分其长""参分其围"，便是古老的"度"的概念对各种制作工艺中的要求。随种植农业相继出现的陶器，制陶者们在制造各种陶器的过程中，至少要用目测，目测中不就存在度量了吗。大禹治水的故事，在中国可谓路人皆知，他实质是在人类经受了长期的"滔天洪泛"苦难之后，自鲧开始治水，发明了"准绳"工具，又在大禹治水过程中发明了"大衍数（勾股定理）"用于治洪工程，从而将水导入大海的。与大衍数几乎同时代的"河图""洛书"的出现，都是我国文明社会早期度量衡发展演绎过程的轨迹。在世界度量衡发展史上，指、手、足、步都曾被视为度量的标准。"布指知寸，布手知尺"（《大戴礼记·主言》）："迈步定宙，手捧为升《孔丛子·小尔雅》，都是我国早期度量衡起步的反映。古希腊、罗马曾用前膊长和脚长为长度单位，至今英制中的"呎"与脚同音（foot）也是古度量衡发展的见证。

在度量衡发展史上，"度"最早，上文中讲"度量，是指度"中的量，"度量是一个联合词组，与"容量"的"量"有别。容量的"量"发展在"度"之后，"衡"的发展更晚。

2. 秦汉楚地度量衡概说

在我国商初汤王造了一个盘。盘铭曰："苟日新，日日新，又日新。"《大学·新民》这个盘很大，是供汤王洗澡用的，在铸造过程中应该有比较严格的度量关系，这中间有一个"量"（容量）的要求。数百年后的殷商时期，最有名的司母戊鼎，在铸造时对度量的要求应该是很严格的。商灭周兴之时，我国度量衡有了大发展。东周时期，各诸侯国都建立了自己的度量衡制度（丘光明．试论战国容量制度．文物 1981，10；试论战国衡制·考古，1982，5）齐栗氏量，秦商鞅方升便是这一时期的代表作。秦统一六国后，颁发诏书，统一度量衡制度，促进了社会的进步与经济的发展。两汉时期，汉承秦制。近几十年来，出土秦汉度量衡实物极丰，（天石．西汉度量衡略说．文物，1975，12；张正明．楚文化志．湖北人民出版社，1988：189—197）为我们注释《五十二病方》中剂量提供了原始史料，尤其是《楚文化志》中所探讨的古今计量对于我们实用性很大。

关于秦汉长度单位（尺寸）与当今比较问题，《文物》1972 年第 5 期载文说，山东曲阜九龙山崖西汉文、景帝时期的墓中出土一条残存的铜尺头，有两寸清晰可辨，两寸合今 4.7 厘米，即汉尺合今 23.5 厘米。龙山崖第五号墓封门的第十一块石上刻"二尺"合今 47 厘米，与残尺头一致。铜尺头为王室实物，代表了当时的官制。《文物》1975 年第 12 期载《两汉度量衡略说》指出：蒲城汉墓出土铜绽，铭文："……高八寸"，实测 18.4 厘米，即一尺合今 23 厘米，龙山崖尺长略有别，可能是当时工艺粗糙所致。翻开《楚文化志》第 189—190 页指出："安徽寿县楚幽王墓中出土的铜足（一尺合今）长 22.5 厘米，湖南长沙战国楚墓中出土铜尺（一尺合今）23 厘米。"上海博物馆收藏商鞅方升，底部刻有秦始皇二十六年诏书。一般认为这个方升可能是始皇下诏后重铸的，因此在与方升柄相对的一面刻"重泉"二字。上海博物馆的学者们经过周密计算得出方升的一寸合今 2.31 062～2.3247 厘米。各地出土量器，其容量和长度存在一定差异与当时的技术条件有关，我们大约可以用 2.25～2.3 厘米代表汉代 1 寸，用 22.5～23.5 厘米代表一尺。

楚国的量器出土较多，先后在安徽寿县、淮南、凤台出土铜量 7 件。小铜量水测容积为 216 毫升，与商鞅方升容积（202.15 毫升）十分接近。大铜量水测在 1110～1140 毫升之间。淮南铜量为 1125 毫升，有学者经研究后结论说："小铜量为升量，大铜量为 5 升量，量名为 5 进位制的䇺。"这一结论是根据凤台郊区出土的铜量（该铜量经残片修复容积为 1110 毫升）腹部竖式镌刻的铭文"郢大䇵之口䇺"提出的。

秦汉楚量制大致如下：

1 斗 = 10 升 = 2000 毫升（或 2250 毫升）

1 䇺 = 5 升 = 1125 毫升

1 升 = 202～225 毫升

1 合 ≈ 20 毫升

用这个标准衡量，应该是不会有多大出入的。

楚国的衡器在湖南、湖北、安徽、江苏均有出土，其中以湖南出土最丰，多为天平枰、天平盘、砝码，"长沙出土的天平杆为扁形，长 27 厘米，杆正中钻一孔，孔内穿丝线作为提纽，杆两端内侧 0.7 厘米处各有一穿孔，内穿丝线，用来系天平铜盘，系盘丝线四根，各长 9 厘米……"（楚文化志第 189—197 页）。"楚国的铜砝码均为环形，也称'环权'"。"最小的砝码为一铢等于今 0.6 克，可见当时衡器的制作技术已达到相当精密的程度"。所见砝码分别，有一铢、二铢、三铢、六铢、十二铢、二十四铢（一两）、二两、半斤、一斤。学者结论说，楚衡制大致如下：

1 斤 = 16 两～250 克

1 两 = 24 铢～15.6 克

1 铢～0.69 克

（参丘光明．试论战国衡制．考古，1982.5）

（三）《五十二病方》"井上甕㜏处土"释义

在《五十二病方》"犬筮（噬）人伤者"方中，有一味药叫"井上瓮㜏处土"。现有一解，认为甕㜏之瓮是从井里汲水用的陶器，依《五十二病方·伤痉》"渍井㜏"解甕㜏为瓮底。按此意"井上瓮㜏处土"，就是从瓮底刮土二升。然而，井台上的陶瓮，中腹大，底口小，且常从井内取水，小小的瓮底能附多少泥土？笔者疑"瓮"为"壅"。"壅，堵塞也"，从《左传·宣公十二年》"川壅为泽"之意。"井上瓮"即井台旁的流水沟被壅塞后形成的小水塘。

关于"㜏"，历代注家观点不一，可分为两类。其一作继。《说文》："㜏，古文绝，继续也。反㜏为㜏。"段氏注："㜏，从丝，㜏者，谓以丝联其绝也。"《庄子·至乐》："得水则为㜏。"林希逸以继音解之曰："继者，水上尘垢初生苔而未成，亦有丝缕相萦之意，但其物甚微耳。"这就是《庄子》所说的"得水土之际则为鼃蠙之衣"的青苔。其二，郭象在《庄子》注释中以断音解"㜏"曰："如续断，此草寸寸有节，拔之可复。"《说文》"断，截也"瓮（壅）断即强调壅塞，阻断。所以"井上瓮（壅）断处土"就是井台旁的流水沟被壅塞后形成的小水塘长有青苔、续断之类低等植物的淤泥。近代理疗学中的泥疗，仍是受人们的欢迎的疗法，有人对淤泥做出研究，证实淤泥由动、植物腐败后的残骸形成，推想蚯蚓矢和井台水塘的淤泥中，动、植物的腐败残骸一定不少，说明古代医家们在熨疗中对于泥土的选择是有道理的。

本文发表于《中华医史杂志》1990年第20卷第2期118页。

（四）《五十二病方》"头脂"释义

《五十二病方·加（痂）》的第十三治方有一味药叫"头脂"，原文在叙述了7味药之后指出："各一合，并和，以头脂口口口，布炙以熨。""头脂"到底为何物？笔者思之，指"头垢"？《五十二病方》172行用过头垢，写作"渍襦颈及头垢中"。看来两者的用法和用量都不一致，"头脂"与"头垢"不属同一药物。

"头脂"在《五十二病方》中出现两次，除本方外，《干骚（瘙）》方用"头脂一升"（依秦汉量制，1升合今225毫升）。可见这两方中"头脂"的用量非常之大，远非从头皮上或者从领上刮头垢可以解决的。考之，《五十二病方》中脑亦为药，第246行"取龟脑"。《说文》"脑，头髓也。"段氏依《说文》："髓，骨中脂也。注，头髓头骨中脂也。"故笔者疑"头脂"为"头骨中脂"，即脑髓。古人认为"戴角者脂，无角者膏"。《考工记·梓人为笱虡》："脂者膏者以为牲。"郑注"脂者，牛羊属"。所以"头骨中脂"，就是指有角的牛羊等兽类的脑髓。《五十二病方》中常用缸脂、久脂、牛脂、豕膏之类的油脂作为润滑药，现代医学证明脑髓为结构脂肪组成，与脂肪有相似之处。在古代医家看来，斩胻之后可见到长管骨髓腔中有脂（黄骨髓），还见到"裹撷筋骨血气之精而与脉并为系，上属于脑，后出于项中"（《灵枢·大惑论》），认为脑与脊髓、骨髓有关，且"脑为髓之海"，由此可知《五十二病方》中用"头脂"（牛羊等兽类的头骨中脂——脑髓）用为润滑药治疗"干瘙'和"痂"是很自然的，也是可以起到润滑药作用的。

本文发表于《中华医史杂志》1990年第4其222页。

（五）《五十二病方》"巢者"考释

《五十二病方》中有一方名曰"巢者"，1979年出版的《五十二病方》及1988年出版的《马王堆医书考注》对此都没有确切的解释，本文力求用《五十二病方》中的有关内容及先秦有关资料予以考释。首先我们要弄清"巢"是什么意思？《说文》"鸟在树上曰巢"，段注"巢之言高也"。段氏以树干为标高，意指鸟巢高出于树干之上。换言之，"巢"是指某一物体高出于另一物体之上。因此，《五十二病方》中的"巢"，指高出于体表或黏膜表面破溃的病态组织。理由如下："巢者"第1治方讲"巢者……祝之曰，东方之王……主冥冥人星"，释这一治方的关键就在"冥冥人星"。冥冥：《诗·小雅·无将大车》："无将大车，维尘冥冥。"朱熹注"冥冥，昏晦也"。《集传》"冥冥，昏昧貌。"星，古与腥通，《说文》："腥，星见食豕，令肉中生小息（瘜）肉也"。段引郑云："腥当为星，声之误也，肉有如米者似星。"可见"星"与"巢之言高也"词意相近，这就是"冥冥人星"中"星"的本意。所以，"巢者"第一治方的"冥冥人星"并非指"腥臊"，而是指人体某部伤口内生长有若干界限不清楚的米粒状肉芽组织而言，或者"肉中生小息（瘜）肉者"。"冥冥人星"这类的病态组织在《五十二病方》中还有记载，如《五十二病方·牝痔》第一治方讲："牡痔，有蠃肉出，或如鼠乳状，末大本小，有空（孔）其中"。分析原文"有蠃肉出"即"如鼠乳状"，是程度不同的同一病态组织，与"冥冥人星"（肉中有如米者似星）病态组织是一致的。《说文》："蠃，蜾蠃也。"又，"蜾蠃，蒲盧，细腰土蜂也。"高秀注："细腰土蜂，蜾蠃之属。"《诗·小雅·小宛》："螟蛉有子，蜾蠃负之。"朱熹注："螟蛉，桑树上小青虫，蜾蠃，土蜂也。"这种土蜂，常用泥土在墙上或者树皮上筑巢。以上考了"星""蠃"二字。"有蠃肉出"强调的是"蠃肉"，《马王堆医书考注》说"蠃肉出者，谓痔核生于肛门之外，像螺行走时肉身从壳中翻出一样"。笔者认为，此解指出"蠃肉"为肛门疾病，这是对的，但用"螺"释"蠃"欠妥。"有蠃肉出"是形容肛周病灶上的病态组织像蜾蠃（土蜂）做的巢一样高低不平，与郑云"肉有如米者似星"的病态组织是一致的。只不过"巢者"中用"冥冥人星"描写，"牡痔"中用"蠃肉"（如土蜂窝一样高低不平）描写罢了。"牡痔"第1治方讲："或如鼠乳状"的病态组织较"冥冥人星"和"蠃肉"发展更严重了，更突出于体表了，可以见到"末大本小"及"有空其中"。所以"巢者"以释作"牡痔"中的一个病症为妥。将"巢者"归属于"痔"，有以下两点可证：

1. "巢者"与"未有巢者"之内联。《五十二病方·牝痔》第6治方讲的是"未有巢者"的治疗问题。从文字学讲："牝痔""未有巢者"，是承认在"牝痔"中存在着"巢者"的前提下提出来的，是古代医家对肛周疾病的描写，这时的肛周疾病只见到表面处于糜烂状态，还没有"肉中生小瘜肉"那样的病态组织。更未见到"有空其中"，即象巢的"冥冥人星"与"牡痔"中的"蠃肉"是一样的病态组织。"如鼠乳状、末大本小，有空其中"是上述病态组织的发展。这就是"巢者"与"未有巢者"之间的内在联系。在"牝痔"的第七治方讲"巢"之大，不仅是"末大本小"的问题，而且可以"塞朘"，名曰"巢塞朘者"。现代病理解剖证明：内痔基底可发展较大，亦可发展为带状，重者可脱出肛门以外，是"巢塞朘者"的根本原因。治疗时需用狗脬（膀胱）将"巢"引出，再用刀"剡去其巢"。"牝痔"第7治方亦证明将"巢者"归属于"牝痔"之一，其内在联系是很清楚的。

2. 从治疗方法看，"巢者"项下收集两个治方，一为祝由，一为熏疗。《五十二病方》中熏疗8个治方，其中"牝痔"采用熏疗4个治方，"朐养"和"巢者"各1方，"虫蚀"和"烂者方"各1方。查"朐养"开头就讲："痔，痔者其朘旁有小空……有白虫时从其空出。"这与"牝痔"第3治方"牝痔之有数窍，蛲白徒道出者"讲的是同一个病症，"朐养"这一名词只不过是"牝痔"发作时"燿然类辛状"这一症状的别名。由此看来，将"朐养"归属于"牝痔"是没有疑意的。所以"巢者"列于"牝痔"之外都是可以理解的，是时代的局限性造成的。且"朐养"介绍施熏过程最详，说明古代医家在痔病治疗中采用熏疗是一个习惯的施治方法，"巢者"第2治方亦用熏疗，是"巢者"归属于"牝痔"之一的一个旁证。

本文发表于《中华医史杂志》1991年第21卷2期79页。

（六）《五十二病方》"圂土"考释

在《五十二病方》的"烂者方"第十治方中有一味药名叫圂土，《马王堆医书考注》"疑圂为圈与圂"，未考。《马王堆古医书考释》指出："圂，当即圈字之形讹。"并依《说文》圈字解之，没有说服力。

"圂"，首见于《玉篇》，曰："圂，莫兮切，地名"。后世字、词书籍从之。这个圂字，从口从米。《玉篇》："囗，古围字。"《说文》："囗，回也。"段玉裁注云："回转也，按围绕……围行而口废矣。"上述解释为我们释圂提供了基础。

"圂"中有米，从甲骨文米字考圂占重要地位。甲骨文米字作米（粹227），一横上下都似小字。口中有米（米），疑与屎类同。甲骨文屎字作"^屎"（京津272·8）。李孝定《甲骨文字集释》："屎（^屎）字正象人遗屎形，……（故）从 若小"。圂在囗中有米（米），米（米），即人遗屎（^屎）形之"^屎"。又圂，像囗中有豕，《说文》："圂，猪厕也"，所谓猪厕即养猪或者猪遗屎的地方。由此，圂，即囗中有米（米），转释为豕遗之屎（^屎），故圂释圂（hūn），圂当为早期圂的本字，不存在讹化问题。它强调了圂中豕遗之屎（^屎），说明《马王堆医书考注》"疑圂为圈与圂"是有道理的。

"烂者方"第十治方圂土用于治疗烧伤，此释在"烂者方"中还有两证。第十一治方讲："浴汤（烫）热者，熬彘矢，渍以（醯），封之。"第十二治方讲："以（已）汤（烫）大热者，熬彘矢，以酒挚，封之。"这两方都采用猪屎封（傅）烫伤，说明将"圂土"释"猪圂土"是正确的。我们知道，牛羊食草，其粪便中含有特殊细菌，其粪排出以后，还有一个发酵、分解产热过程，这一道理正是当今农民利用牛、羊屎加入青草中"堆火窜肥"的原理。而猪粪中没有发酵、产热的细菌，因而猪粪排出后不会产热。因而猪屎和猪圂土亦寒，故猪屎和猪圂土均可治烧伤、烫伤，这一道理是2300年前人们的认识。

考古还发现：阜阳汉简《万物》中载一个圂字，与圂之字形十分相近，只不过字形中心采用了"X"。《万物》第61简："圂土之以睡也。"此字发表时无解，本文试释之。《说文·草部》："茵，粪也。"这个茵（粪）字与《万物》之圂，只多了一草头。它们之间似有内在联系。从《万物》61简上溯两简，即59简载："……寒也，为毋忘与阑（烧伤）也"。第60简："使韦□□殺羊□□。"假如我们将殺羊之后缺二字试补作"屎傅"，正与《五十二病方》："烂者方"第十、十一、十二治方意同。《万物》第59简之甾同灾。清·徐荣庆《游百泉记》："水旱昆虫草木不为甾。""甾是对阑（烧伤）的描述。"寒也"作动词即寒治，全句寒治，用于治疗烧伤。第61简中的"睡"字指安静。《说文》："睡，坐寐也。"转释为安睡、安静、镇静。综合59～61简之意，便是指羊圂（圂即圂）田或者羊矢可以治疗烧伤，羊圂（圂即圂）土具有镇静、安睡作用，能使患者在治疗后安睡。《万物》之"圂"等史料为我们释圂为圂，释圂土为猪圂土提供了佐证。"烂者方"中的圂释圂（hūn）无疑。但《万物》文字甚简，第60简残缺字太多，不知还有何意。

（七）《五十二病方》祝由概说

《五十二病方》问世以来，早已被学者公认为我国最古医方集本，反映了 2300 年前楚越地区的临床治疗医学概貌。《五十二病方》共载 283 方（含"治疽"以后的"口噬"题下的 2 方）。《五十二病方》中采用治疗方法很广，如熨疗、水浴等物理疗法，手术疗法，外敷、涂，内服方法及祝由等。有学者考《五十二病方》中祝由例数，尚氏统计 29 方、刘志龙统计 32 方（1990 年）、张丽君统计 30 方（1997 年）、焦振濂统计 36 方。本人统计 34 方，但在癃的第十七、二十、二十一治方中虽有祝由内容，却依药物或物理因素治疗为主，故未归入祝由之列（请参附四：祝由术三十四则索引）。

关于祝由名词，在《五十二病方》中，除"祝尤"（第 111 行）一词外，未见"祝由"词组；点明"祝曰""呼曰""曰""唾噴""吹"之后念祝词者 25 方；直念祝词者 3 方；禹步三配祝词 3 方；仅禹步三而无祝词者 2 方；依巫祝术破一定施术方法者 2 方，"以葛为矢"，饮"并符灰"者各 1 方。共 34 方。如《痒》的第十二治方："已巳晨……东向溺……"《癃》第二治方："清明东向……二七。"其要求与巫祝术同，均收入祝由。

"祝由"之名，在《素问·移精变气论》中多次讲道："古之治病，惟其移精变气，可祝由而已""今世之不然……故祝由不能已也。"其实质反映的是当巫祝术产生以后，时代越古，医疗条件越差，巫术用于医治越多。因巫术具有心理治疗作用（移精变气……转移精神注意力，调节精气活动）在某些病的治疗中，心理疗效较好，因而认为祝由有效。

远古人类在进化过程中，在大脑结构、生理机能及远事记忆能力建立的前提下，大约"到了一万八千年前的山顶洞人时期……处于原始生活状态的人们，当他的大脑发育及知识的积累到可以分析自然现象，并对各种威胁自己生存的自然现象感到不可理解的时候；当他们能够记忆梦境中自己亲近的先祖们的情景与语言的时候，人类的幻想，社会学中的图腾思想便活跃起来""这是山顶洞人将赤铁矿粉末撒在成年女性死者周围的重要原因。随后便有了口头文化中的神话传说"[1]"后来又有了神灵思想的产生"。《素问》开篇就讲"昔在黄帝……成而登天"，就是这一思想的反映。

关于"祝"，甲骨文，金文、石鼓文中均有祝字。"𥛠"（甲：743），像人跪于灵牌之前祝说之形。祝字在演进中大同小异，至今仍未离原形。《尚书·洛诰》："王命作册，逸祝册。"祝册，是奉告神灵、祈祷求福的古文书之一。《诗经》《周礼》《礼记》《左传》《史记》均有"祝"之记载。总体讲，祝词的产生与神灵、巫术分不开。因此，早有巫祝之说，"当许多自然现象不能得到解释的时候；当梦境中先祖'显圣'。鬼怪作祟及图腾观念树立起来的时候；当人们主动寻找降魔术、又因心理作用而能见效的时候，巫的形象逐渐产生与发展起来……"[2]当他们在面对一些疾病束手无策的时候，男觋女巫们便采用巫祝术或请求先祖之灵保佑，或向既往神圣祝说病由祈祷显灵镇邪，或利用污秽之物威慑致病的怪魔。巫祝内容之丰，求巫祝治病降魔，是各民族科学落后时期的共同现象。我国成书于战国的《周礼》就载"大祝""小祝""丧祝""甸祝"等说。

《五十二病方》撰著、汇集于秦汉时期，那时我国的医学事业已经处于迅猛发展阶段。在原始基础医学方面，如早已完成心脏的大体解剖，对内脏器官的解剖部位已给予关注，并先后对许多器官命名，两汉时期又对大脑、颅底进行解剖，创造了许多原始脑字。尤其值得讲述的是：人们对心脏及心脏底部经脉、胸腹腔经脉的观察，对臂、胫部份经脉的解剖观察，从而创"经脉""络脉"词组，促进了经脉调节理论由"四经说""十经说""十一经说"完善为十二经脉理论，促进了临床医学的迅猛发展。长沙马王堆出土十数部秦汉医籍，充分揭示了秦汉时期的医学成就，《五十二病方》便是这一时期的医方集本。《五十二病方》现存283方，其中祝由34方，仅占医方的12%，可见秦汉时期我国先民与疾病作斗争的主要手段是药物治疗，包括内服、外敷、物理疗法、手术疗法等。

在《五十二病方》祝由术的研究中，有学者对祝由术中的镇邪物、道教与祝由、佛教与祝由术进行了探讨，[3]有学者对巫祝术之时代与文化渊源地域做了广泛研究，[4]有学者对《五十二病方》中祝由及祝词写出专论发表于中华医史杂志。[5]上述诸论，帮助我们对秦汉巫祝在临床医学中的地位与作用加深了认识。我们分析：《五十二病方》中的巫术，虽仅34次，在15种疾病中使用，但还要具体分析。如"诸伤"第八治方，除一般祝词外，"五画地而敷之"实为取一撮浮土止血。在那个年代，我们不能认为没有道理。"巢者"第一治方祝词中的"冥冥人星"，实际上讲的是慢性溃疡面上长的不健康的肉芽组织。但在"疣"下七个治方中，有六个治方用祝由，"𤻊疝"二十四个治方中，用祝由术八起。反映了古代医家认为疣和疝都属多余物质，都为怪物（鬼怪）所致。因而多用祝由。可见在秦汉时期，因鬼怪致病思想而采用祝由术驱逐病魔占相当重要的地位。

当今在不发达地区，采用巫祝治病仍难根除；消除巫祝治疗，仍然是不发达地区的人民需要从普及科学知识入手的重要课题。

参考资料：

1. 严健民．中国医学起源新论［M］．北京科技出版社，1999：27.
2. 严健民．论原始中医学、关于医学思想萌芽的反思［M］、医源于巫及巫医关系的反思．北京科技出版社 2003：46-53.
3. 阳太．祝由术漫笔．中华全国首届马王堆医书学术讨论会．湖南中医学院论文专集，长沙，1990.
4. 焦振濂，王怡．五十二病方巫祝术之时代环境与文化渊源．中华全国首届马王堆医书学术讨论会论文专集［C］．长沙，1990.
5. 张丽君．五十方病方祝由之研究［J］．中华医史杂志，1997（3）：145.

（八）《五十二病方》常用难解字表

在这份难解字表中，未依偏旁、拼音、笔画排列。其排列顺序参照行序，同义字归类，一字多义汇集原则进行汇编。为方便读音，每字依《汉语大字典》注出拼音，某字在书中的出处，一般标明行数三个，简载文意，该文意多局限于本方。凡与药物有关的难字，请在"药名录"中查阅。常用难解字表收入371字。

| 渍（zì）浸渍，洗 ………………… 5 37 41
| 浘（wěi）流水，冲洗 ………………… 20
| 洒（sǎ）撒布 ……………… 20 26 131
| 沃（wò）沃洗，浇洗 ………… 38 64 95
| 渍（zí）浸渍，浸泡 ………………… 241
| 濯（zhuó）洗涤 ……………………… 338
| 塈（gài 概）拭洗 …………………… 131
| 逋（bū）傅，贴傅 …………………… 455
| 垸（wái）丸 ……………………… 2 62 260
| 胊（jú）肛门 ………………………… 3 265
| 孰（shú）熟 ………………………… 4 57 58
| 宰（zǐ）滓 ………………………… 4 69 87
| 次（zǐ 恣）随意 ………………… 4 33 40
| 索（suǒ）（1）尽也 …………………… 4
| 　　　　（2）绳索，脐带 …………… 45
| 毁（huǐ）打破，粉碎 ………………… 8
| 冶（yě）粉碎 …………………………… 3 6 8
| 荠（jì 齑）粉碎，捣碎 …………………… 21
| 韲（jì）粉碎，切细 …………… 86 87 140
| 鳌（jì）粉碎，切细 ……………… 412 420
| 阳筑（词组）捣碎 ……………………… 90
| 毇（1）yún 蒸 ………………………… 67
| 　　（2）xiáo 混杂 …………………… 338
| 屑（xié）碎末 ………………………… 72
| 削（xiāo）削成小块 …………… 73 320
| 舂（chōng）舂为粉 …………………… 415
| 壅（chōng）舂碎，舂为粉 ……………… 73
| 𦥑（chōng）舂碎 ……………………… 242
| 捣（dǎo）捣碎 ………………………… 68
| 寿（dǎo）捣碎 …………………… 346 411
| 𢭏（dǎo）捣碎 ……………………… 456
| 陀（tuó）毁，粉碎 …………………… 95
| 嚼（jiáo）咀嚼，嚼 ………………… 307
| 沮（jǔ）咀嚼 ………………………… 329
| 咀（jǔ）咀嚼 ………………………… 433
| 粲（càn）舂精米 ……………………… 74
| 析（xī）分开，细细分开 ……………… 193
| 刌（cǔn）切断 ……………………… 415

| 劋（zūn）切断，切细 ………………… 41
| 削（zān）切细 ……………………… 368
| 弁（biàn）搅和 …………… 21 310 354
| 挠（náo）搅和 ……………… 24 46 49
| 挐（rú）配药方式，渐湿也 ………… 317
| 材（cái）剖开 ……………………… 320
| 瓣（bàn）西瓜子壳、分开 ………… 320
| 段（duàn）煅冶 ……………… 114 255
| 葮（duàn）烧烤，煅冶 ……………… 200
| 燔（fán）烧为炭末 ………………… 8 158
| 颒（fán）燔烧 ………………………… 10
| 煏（bì）焙烤 ………………………… 5 373
| 熰（xiāo）熬，炒 ………………… 29 30
| 煎（jiān）干煎 ………………………… 18
| 湔（jiān 煎）水煎熬 …………… 284 451
| 熬（áo）煎熬，灼痛 ………………… 31 61
| 𤏼（áo）熬步 ………………………… 293
| 䊮（shàn）加热 …………… 339 349 360
| 䰜（xìn）陶釜 ………………………… 5
| 瓯（ōu）陶器 ………………………… 18
| 㽻（yōu）小盆 ……………………… 266
| 甗（yǎn）陶烹器 ……………… 94 214
| 盂（yú）食器 ………………………… 95
| 甑（zèng）陶甑 …………………… 286
| 鍑（fù）釜（大口） ………………… 447
| 雍（yōng 壅）壅塞 ………………… 267
| 甕（wèng）陶瓮 …………… 77 119 249
| 鍽（biān）陶制盆盂类 ………… 127 128
| 铺（䰰 fǔ 釜）瓦铺陶器 …………… 438
| 稄（wèi）稄火，微火 ………………… 128
| 温、即煴（yún）没有火焰的火 …… 415
| 炙（zhì）烤炙 ………………… 71 221
| 爇（ruò）熟烤炙 …………………… 327
| 焱（yan）焰焰，火焰 …………… 356 462
| 膫（liao 燎）烤 …………………… 326
| 撮（chuò）三个指头捏药末 ……… 2 26
| 豮（fén 汾）阉割后的公猪 ………… 356
| 廷（tíng）古量词，一枝 ……………… 17

梃（tíng）廷，一枝 …………………… 168	礉释（ké）核，礉 ……………………… 21
束（shù）数支一捆 …………… 154 176	樺（jiá）核 …………………………… 186
扞（jiān）束 …………………… 182 301	靡（1）摩（mō）按摩 ………… 76 292
把（bà）古量词 ………………………… 17	（2）磨（mó）摩擦 …… 56 111 215
参（cān）三分之一 …………… 332 336	（3）糜（mi）粥糜 …………… 332
节（1）（jiē）古量词，一段 ……… 365	麻（mó）磨 ……………………………… 89
（2）（jié）假如 ………………… 35	粖（mi）粥糜 ………………………… 378
音（bēi）杯 ………………… 8 172 202	銼（鏊 lì）戾，扭断 ………………… 239
桮（bēi）杯 …………………… 25 52 156	絜（xiè）结扎 ………………… 244 449
衷（zhōng）中杯 ……………………… 26	捬（抚 fǔ）抚摩 ……………………… 292
贛（gān）小杯 ………………………… 169	捼（suì）揉，动词 …………………… 266
傅（fū）敷布药物 ……………… 10 14 18	撷（xié）难扶起 ……………………… 295
封（fēng）用药封涂 ……… 81 88 101	厭（yàn）取足量 ……………… 12 123
涂（tú）封涂 …………………… 93 120	齐（jì）（1）斋戒 …………………… 321
不　语助词，在句中无意义 ……… 145	（2）剂量 ……………………… 413
鉇（shí）施治 ………………………… 16	盛（chèng）调配好了 ……………… 318
果（kē）剂量 …………………… 280 293	盛（chéng）盛饭，容纳 …………… 351
痏（wèi）伤口 ………………… 11 76 87	侍（dāi）储备 ………………………… 112
宥（yòu）空，伤口 …………………… 111	抉（缺）鼻缺（烂）………………… 135
般（1）（bān）瘢 …………… 14 15 320	財（cái）裁定，适量 ……… 24 34 44
（2）（pán）盘 ………………… 261	令（lìng）就这么办 …………… 24 29
巢（cháo）………………………… 66 262	卒（zú）尽也，一个时辰 ………… 337
窍（qiào）孔穴，伤口 …… 244 246 248	卒（cuì 淬）热处理 …………………… 30
空（kǒng）孔穴，伤口 …… 241 253 265	淬（cuì）热处理 ……………………… 247
痈（yǒng）（1）溃疡面腐肉 … 332 336	焠（cuì）热处理 ……………………… 159
（2）痈肿 ………………… 364 376	抒（shū）抒挹 …………… 34 44 249 377
穜（zhǒng）痈肿 …………………… 193	捉（zhuō）加压取汁 …………… 18 19
种（zhǒng）痈肿 ………………… 274 366	浚（jìn）抒也，汲汁 ………… 34 168
潼（zhǒng）（1）痈肿 ……………… 366	潜（浚 jìn）去渣取汁 ………………… 69
（2）童尿 …………………… 353	濅（jìn）浚取其汁 …………………… 302
橐（pāo）阴囊 ……………………… 193	举（jǔ）抬起 ……………………… 38 269
泊（jì）（1）男子精（液）…………… 15	湘（待考）……………………………… 41
（2）肉汤汁 ………… 94 193 376	痙（jìng）痉挛 ………………… 30 34
善（shàn）（1）好 …………… 349 414	瘛（chì）瘛疭 ………………………… 51
（2）擅长 …………… 345 348 349	间（瘹）（1）幼儿高热痉厥 …… 48 50
缊（yùn）絮 …………………………… 18	（2）不痈 …………………… 145
蠊（lián）旁边 ………………………… 246	颠（1）（diān）颠顶，中间 …… 88 112
礉（ké）同核 ……………… 244 246 327	（2）瘨（diān）精神异常 ……… 114

内（nèi）（1）内室，房事 …… 27 319	嘤（yīng）鸟鸣声 ………………… 51
（2）内壁、疣掉后的伤口 …	徵（zhēng）特征，效果好 ……… 55
……………………………… 108	嚚（niè）噬 ……………………… 56
北（běi）败北 ………………… 104	㸖（jiāng） …………………… 55
信（xìn）伸 ………………… 30 45	洚（jiāng） …………………… 57
诎（qū）屈 …………………… 30	已（yǐ）病好了 …………… 50 56
缯（zēng）丝织品 …………… 29	智（知 zhī）知，愈也 ………… 194
市（fú）皮围裙 ……………… 31	瘳（chōu）（1）愈 …… 64 222 336
蔽（bì）遮挡 ………………… 31 121	（2）损害 ……………… 335
敝（bì）破旧 ………………… 102	越（yuè）割开 ………………… 65
幦（bì）遮盖 ………………… 38	括（刮 guā）刮除 ……………… 360
矢（shǐ）（1）箭 ………… 214 380	刖（yuè）割 …………………… 370
（2）屎 ………………… 421	剟（duō）（1）剪去毛 ………… 112
鬵（1）（jì）青苔 …………… 61	（2）割破 ………… 246 262
（2）（duàn 断）底 ………… 41	夸（ku 刳）割刮 ……………… 422
断（duàn 鬵）底 …………… 267	刺（cī 刺）植物的刺 ………… 252
陕（jiā 夹）包裹 ……………… 43	窭（zhuó 斀）刺也 …………… 218
渍（fèi 沸）煮沸 …………… 43 162	椎（chuí）敲击 ………………… 197
弟（fèi 沸）煮沸 …………… 373	接（jiē）插入 …………………… 218
沸（fèi）煮沸 …………… 172 410	角（jiǎo）（1）名词 …………… 244
汋（zhuó 汋）涌出，煮沸 176 273	（2）动词 …………… 244
乃（zhuo 汋）涌出，煮沸 … 189	本（běn）（1）草木之根 …… 63 365
甸（diàn）雷电 ………………… 66	（2）蒂根 ……… 102 239 450
肯（kěn）骨间肉 ……………… 45 46	肘（肘）牛肘、牛的前肢 …… 67
叕（chuò）祭饭 ……………… 211	凄（qī）冷落，凉后 …………… 70
腏（chuò）骨间肉，祭饭 …… 240	久（1）（zhì）炙 ……………… 221
釦（kòu）抽搐 ………………… 45	（2）（jiǔ）灸 ……… 102 222
濡（rú）沾湿 ………………… 49 80	（3）（jiǔ）身疛 ……… 419
辄（zhé）全部 ………… 49 218 455	产（chǎn）生的 ……… 71 98 432
圂（hùn）猪圈 ………………… 50	餘（不详或为谷米） ………… 78
困（hǔn）见药名困土 ………… 315	呫（tiǎn）舔，舐 ……………… 80
缬（xié）眼上翻 ……………… 51	煮（zhǔ）煮药 ………… 261 296 347
睰（xie）眼上翻 ……………… 51	者（zhǔ）煮药 ………… 43 325 328
湮（yān）湮没 ………………… 52 57	鬻（zhǔ）用淘米煮药 ………… 451
揩（min）用力安抚刀匕使出血 … 53 55	鬻（zhōu）用陶鬲煮粥 …… 92 439
垣（yuán）墙 ………………… 54 114	亨（烹 pēng） ………… 94 201 421
胈（bù）坏血 ………………… 53	瓠（hū）壶卢 …………………… 217
篲（hui）慧星 ………………… 53	夸（kuā）胯两髀间 …………… 217

519

奎（kuī）胯两髀间 ……………… 225	脉（màn）脉者，脉痔 ………… 237
蠡（lì）瓢 ……………………… 225	痔（zhì）痔疮 …………… 239 244
奚（xī）大腹的 ………………… 97	跱（zhì）血痔 ………………… 264
歠（chuò）大口地喝 …………… 176	髋 坚硬的痔棱……………… 245
饮（yǐn） ………………… 2 4 9 27	篡（cuàn）会阴 ………… 258 260
歙（yǐn）饮 ………………… 93 99	后（hòu）（1）肛门 ………… 248
歆（yǐn）饮 ……………… 171 176 201	（2）动词：解大便 …… 248
啜（yin）饮 …………………… 181	州（zhōu）入州 肛门 ………… 263
嘑（hǔ）呼 ………………… 103 210	直（1）（zhí）直肠 ……… 265 268
稾（gǎo）禾秆 ………………… 178	（2）伸直 ………………… 269
戟（gīn 幹）葵幹 ……………… 109	甘（口）口沮（咀）………… 329
膆（hào 喉） ………………… 390	炊（吹）吹气 ………………… 262
擘（腕 wàn）《正字通》："罩一作晕，	歕（pēn）喷出，吐唾沫 ……… 156
别作腕" ………………… 383	贲（pēn）喷出，吐唾沫 ……… 195
胻（hèng）下肢 ………… 326 332	渍（pēn）喷出，吐唾沫 ……… 195
胡（hú）牛颐部 ……… 103 195 207	涶（tuò）吐唾沫 ………… 82 308
颐（yí）下颌部…………………… 378	瘪（瘪 biě）尿憋 ……………… 158
瘥（chǔ）白瘥，即白癜风 …… 130	暴（bào 曝）曝晒 ……… 164 169
虘（chǔ 处）白虘，即白癜风 … 131	韦（wèi）熟皮 ………………… 165
人（rén 仁）鸟胚 ……………… 126	臧（cáng 藏）收藏 …………… 165
腠（cuò）腠理 ………………… 130	繀（zuì 橞）植物叶脉 ………… 166
蚤（sāo）骚 ……………… 131 213	秀（xiù）实熟叶萎 …………… 166
冥（mì 幂）………………… 92 119	隶（lì 丽）附着 ……………… 171
冥（míng）螟虫 ………………… 134	癃（lóng）尿闭不通 … 161 173 176
冥（mi）夜，界限不清的创面 … 66	沦（lun 鳞沦）尿频 …………… 191
蟘（蜮）食叶曰螟类 ……… 402 407	脬（pāo）膀胱 ………… 161 262
鼁（quán）黄甲虫 …………… 137	弱(1)（niào 溺）尿 … 264 192 248
㾓 ……………………… 143 144	（2）（nuò 搦）摩 …………… 108
隋（1）（duō）撒落 ………… 151 328	（3）（ruò 蒻）香草 ………… 102
（2）腄（shuí）臀部 …… 152 169	涢（yún）水波纹 ……………… 292
（3）椭（tuǒ）椭圆 …… 221 247	痒（bīng 并）病态的相从 …… 292
尼（昌 qǐ）臀部 ………………… 437	南（nān 男）南潼弱，即男童溺 … 353
尻（kāo）臀部 ………… 151 171	麤（cū）粗 …………………… 173
胮（kāo）臀部 ………………… 152	粗（cū）粗 …………………… 193
疽（jū）疽 ……………………… 286	逢（fēng）蜜蜂 ………………… 212
雎（jū）疽痈 …………… 271 273	蠭（fēng）蜂飴即蜂蜜 ………… 362
牡（mǔ）雄性 ………………… 239	蠠（mī）蜂蜜 ………………… 174
牝（pìn）雌性 ………………… 248	丰（fēng）大，丰满 …………… 236

| 塯（药名）待考 …………… 132
| 㲋(1)（cái）才 ………… 174 309 373
| 　　(2)（chān 攙）混杂，渗入 …… 415
| 㕞（寐或啼 tí）吼叫 …………… 183
| 胃（谓 wèi）………………… 192 423
| 澡（cao 操）细心操作 …………… 57
| 殹（yǐ也）语助词 ………… 100 126 160
| 羹（gēn 根）糊状食物 ……… 188 192
| 襄(1)（xiāng 香）除去 ………… 195
| 　　(2)　襄（rǎng 壤）鼠壤土 … 382
| 改（gǎi 改）更改 …………… 197 200
| 叉（shàn 疝）狐叉、狐疝 ……… 204
| 穨（tuī 癞）(1)穨及瘿和疝肿或
| 　　　　瘿肿 ……………………… 211
| 　　　　(2)先上卵（斜疝）……
| 　　　　　　　　　　　　　…… 221
| 穨（tui 癞）(1)疝 ………… 195 200
| 　　　　(2) 股痈鼠腹者 ……… 213
| 　　　　(3) 肾与、阴囊疝 … 217
| 㿗（tui 癞）疝肿 ……………… 196
| 肾（shèn）睾丸 ……………… 217
| 坚（肾、睾丸）……………… 225
| 睾（gāo），呼浩 ……………… 369
| 迣（chě）敲击，用足蹬 ……… 198
| 篓（lǒu）竹黄色 ……………… 203
| 古（gù 故）陈旧 ……………… 204
| 故（gù）陈旧 ………………… 320
| 雷（liù）屋檐滴水处 ……… 206
| 尢（wāng）跛行 ………… 200 206
| 衝（chōng）触犯，破除，冲向 … 207
| 麃（pao 狍）狐麃，勇猛 ……… 210
| 阑（làn）烂，烧伤 ……………… 209
| 庑（wǔ）天井四周的房 ……… 210
| 莫（mù）傍晚 ………… 214 238
| 莫（mò）囊莫，莫菜 …………… 60
| 采（cǎi）柞木 ………………… 218
| 滑（huà）木 …………………… 254
| 夏（xià）木 …………………… 254

| 铤（dìng）相当今之探针 …… 254
| 籥（yuè）古管乐、小竹筒 …… 262
| 筒（tǒng）小竹棒 …………… 194
| 杙（yì 亿）小木桩 …………… 218
| 樗（hù）樗木，松树节 ………… 144
| 桼（漆 qi）漆树，漆疮 …… 380 382
| 髹（漆 qi）漆黑 ……………… 403
| 砭(1) 砭 biāo 砭刺 …………… 221
| 　　(2)孚梵切砭刺 …………… 221
| 伛（yǔ）驼背 ………………… 223
| 挛（luan）痉挛 ……………… 223
| 县（xuán 悬）悬吊 ……… 231 263
| 海（měi 每）每次 …………… 237
| 狸（mái 埋）…………………… 249
| 稍（shān）逐渐 …………… 62 226
| 䐉（nǎo 脑）………………… 246 432
| 栾（luàn 孪）双孔 …………… 253
| 时（shí）合于时宜 …………… 256
| 领（ling）治理 ……………… 260
| 肸（xī 衣）撒布，伸展 ……… 308
| 养（yǎng 痒）…………… 246 265 419
| 戋（jian 溅）用水冲 ………… 263
| 娄（lǚ）数，勤换药 ………… 262
| 寻（xùn 焊）灼热 …………… 265
| 烖（xiè 泄）冒烟 …………… 268
| 圈（juàn 倦）疲倦 …………… 269
| 卷(1)（juàn 倦）疲倦 ………… 350
| 　　(2)（guàn 拳）拳头 ……… 270
| 倏（倏 shū）黑红色 ………… 276
| 倏（儵 shū）黑红色 ………… 289
| 翟（歡 dí 狄）痛 ……………… 276
| 䅲　代考 ……………………… 293
| 猝（zù 卒）死亡 ……………… 295
| 體（ti 体）身体 ………… 377 443
| 礼（ti 体）身体 ……………… 295
| 汤（yáng 汤）烫伤 ……… 316 317
| 突（tū）灶突上 ………… 318 351
| 私（sī）独处，居室内 ………… 318

疕（bǐ）疡之类 ……………… 419
择（zé）选择 …………… 330 343
加（jiā 痂）痂壳 ……………… 338
髶（绒 rong）耳前发 ………… 342
汔（qi 汽）水干了 …………… 347
柞（zuò）祝由词，参《马王堆医书
　　考注》第 200 页 …………… 370
槍（祝由词，参马王堆医书
　　考注）………………………… 370
桱（祝由词，参阅同上）……… 370
崭（chǎn）澄清 ……………… 410
遽（jù 遽）快速 ……………… 403
骚（sao 瘙）痒 …………… 408 417
膆（suǒ 索）取 ……………… 421
焦（jiāo）锅巴 ………………… 424

涿（zhù 瘃）冻伤 …………… 428
捚（li 理）通理，整治 ………… 429
笫（jí）挂 ……………………… 442
魃　小儿鬼 …………………… 442
胆　足趾 ……………………… 445
疡（mǎ）………………………… 451
皰　面疮 ……………………… 455
臂（觉 jiào）睡觉醒了 ………… 459
符（fú）符节，桃符 …………… 437
安（ān）慢慢 ………………… 447
去（qù）取下 ………………… 448
居（jū）居室，居住，位于 … 246 318
居（jū）过也，居三日 …………… 290
居（jù 踞）蹲下 …………… 261 268

◀ 下 集

远古中国医学史

内容提要

此集分两篇十六章,比较系统阐述了四万年至公元前 2 世纪我国先民早期的医疗及医事活动,内容包括卫生保健、药物知识、人体解剖、人体生理、临床医学、临床诊断、针刺疗法等诸多内容,引用资料宏富翔实,行文深入浅出,对于研究古代医学史有较高的参考价值。

余 序

近阅严健民先生新作——《远古中医学史》一书的打印清样稿，深感先生致力于中医药史的文化渊源研究，达到了一个新的学术高度。因为在历史上自有华夏先民生活、劳作开始，即已孕育、传承、发展了医药学，而历代所编撰的医学史专著，虽已出版、刊行了多种，但对远古医学的探索、分析，似乎在精深的研究方面显得力度不足。故健民先生撰写了专著。这在医学史的学术研究方面，可以说是充实了史学领域的薄弱环节。

所谓"远古"，读者可能没有意识到它的确切历史年代。作者将"人脑组织结构的进化"、脑生理功能的进化，以及医学和其他相关原始科学的同步发展，作为医学知识起源的三个必备条件。这个见解的科学性和说理可信性，是研究远古医学史必当重视的思路与方法。

此书阐论所涉及的医学基础，包括人体生理、解剖、疾病史、诊法和治法。而在漫长的历史岁月中，医学基础和诊疗实践又取得了不断地丰富和发展。健民先生每能结合我国早期的文化、史学和哲理名著，予以阐发个人的识见，力求论析有据，探骊得珠。难能可贵的是，作者在有关章节的论述中，敢于印证、发明他的独到见解，使读者体验到继承、弘扬我国优秀传统文化的时代性于必要性。同时也认识到当前进行远古医学史的研究，完全符合"三个代表"重要思想和科学发展观。

有鉴于此，谨书片言以为序。

中国中医科学院　余瀛鳌
2006年8月

自 序

　　悠久而神秘的中国医学事业，有文字可考者延衍三千余年，许多理论独具中国特色，许多原始治疗方法，能经受当今科学考验，为世界其他民族医学史所不及。但因《黄帝内经》成书以前，许多医学史料多经口头传授，或仅存残简、断牍。撰集《黄帝内经》的人们搜集，依赖的先秦医学史料，只言片语者不少。因此，对于《黄帝内经》中的许多史料，我们都应做具体分析。两汉《黄帝内经》成书以后，累有散失，《素问》在唐时、《灵枢》于宋代都有较大更变。天人合一观念被曲解，五行、运气学说大增，从殷商至两汉之"经脉理论"在《黄帝内经》中未被全面反映，为后世传统中医理论走上玄学留下了口实。

　　近代西医传入中国，使中医"理论"陷入困境，国外只认可中药疗效，不接受中医"理论"。且20世纪30年代，南京政府通过"消灭中医"案，20世纪50年代以后，人们急于寻求新型中医理论，近半个世纪来，将秦汉经脉理论曲解为"经络"概念，再一次为现代中医制造新的玄学，严重限制了中医事业走向世界。

　　为澄清远古中国医学概貌，我于1990年起，在原来研读《黄帝内经》《五十二病方》《武威汉代医简》及其他诸多考古史料、甲骨史料、人类进化史、人类思维进化史、先秦诸子、典籍的前提下，提出了远古中国医学史概念，围绕远古中国医学史习读、思考，重点对秦汉十二经脉理论进行追踪式探究，认识到我国经脉理论起源于殷商，经千余年演绎，于两汉时期完善为十二经脉理论。在十二经脉理论中，最为可贵者乃足太阳膀胱经，有关认识收载于1999年出版的《中国医学起源新论》之中。随后又在李经纬教授启迪下，依《黄帝内经》成书时限为界，提出原始中医学概念，将《黄帝内经》成书以前的远古中国医学划入"原始中医学"，完成了《论原始中医学》，于2003年出版。

　　但是，自提出"远古中国医学史"以来，从未想到将自己研究的内容作为"远古中国医学史"撰集成册，出版一本《远古中国医学史》。今年2

月起，杨建宇副研究员先后来函，约我参编《医学史》，指定我写第一、二、三章，即医学起源、早期医药卫生实践、医学理论的初步形成，并说："这是您（我）的强项"。在杨先生的多次启迪下，我接受任务，于5月底交稿。但只写了两章，即"医学知识起源新说（近四万年至公元前1500年）"和"原始中医学史（公元前3500年至公元前2世纪）"。交稿以后，我松了一口气。当我重温甄志亚教授为《中国医学史》写的导论时，"中国医药学源远流长，历史悠久，科学地研究它的起源、形成和发展的历史……论证社会结构、经济、文化、科学技术水平与意识形态对医药学发展的影响……便是医学史这门学科的重要任务。"甄教授的金玉良言，迫使我追索医学知识起源时期，即近四万年来的中国物候环境、社会结构、原始人群的思维活动，原始综合科学技术对同一时期中国人医事活动的影响，促使我想到为何不将"医学史两章"补充撰著为《远古中国医学史》？于是围绕这一主题开展构思，又进入到一个新的习作领地。构思中，深入到考古史料中寻觅，将殷商、两周有关医学史单列成文，尽力做到条理清晰，文辞有据。近日初稿完成，暂立自序。本书分作两篇十六章，但言犹未尽。在"附录"项下，收入战国时人将消化生理之"三集"误抄为"三焦"刊出，供读者参考。其实，秦汉医学史中尚有许多工作要做，如秦汉泌尿生殖理论需要进一步澄清，从相关文字创作探讨相关医史还有深挖之必要，《荀子》《论衡》《吕氏春秋》中的医学史料等都有待串联、阐释。因残老学识、精力有限，单枪无马，很难涉足。在《远古中国医学史》中都难免留下许多谬误，特请学者赐教。盼学界同仁共同努力，早日澄清秦汉医学史中一些过了时的概念，促进人体经脉调节理论的早日恢复及新型中医理论的创立，促进中医事业发展。

严健民

2004年7月31日于秋实居

第一篇　医学知识起源新说

（近四万年至公元前 1500 年）

医学知识的起源，和其他科学知识的起源一样，有他自己的必备条件；与世界各民族医学知识的起源一样，是有其共性规律的。以下在讲医学知识的起源时，均以中国黄土地上先民们在生活实践中创作原始综合科学知识（含原始医学知识）中的一些事例为据展开讨论。

第一章 医学、医学知识、医学理论、远古医学史、医学史、医史学

医学、医学知识、医学理论等各有不同的内涵。一般讲医学属学科名词，它有别于农学等，1000 年前阿维森纳（Avicenna，980—1037）在《医典》中给医学下定义："医学就是如何维护健康的技术和健康伤失后恢复健康的技术。"现代医学认为："医学是诊断、治疗疾病，保持健康的技术和科学。"我们讲：医学是人类发展到一定历史阶段之后的产物，是众多原始科学中最为古老、重要的一门学科；就现代意义讲，"医学是研究人类生命过程以及同疾病作斗争的一门学科体系。医学是一门社会性、综合性很强的学科"[1]。医学统领与医学有关的所有分支学科，包括人类生命活动与自然环境、生态、地理、气候变迁诸因素的关系，因此医学的内涵应涵盖基础医学、临床医学、预防医学。但在人类原始医学的萌芽与起源时期，原始医学的内涵仅指一些零星的简单的外治医学知识及原始的卫生保健知识。

医学知识是指人类主动探索与医学有关的一些认识，包括医事活动中经验知识的领悟、积累，因而才有探讨医学知识的起源问题。医学知识在积累中遵守量变质变规律。换句话说：医疗经验的不断积累、领悟，形成比较系统的医学知识，上升为医学理论，因而在医学知识不断积累的基础之上便向医学理论转化。

我们的研究证明：医学知识的起源是有条件的，医学理论的起源与发展也是有条件的。

医学知识的起源，首先是外治医学知识的起源，这与人们认识的直观性是一致的。当医学知识积累到一定程度后，才有认识内病的可能，才有内治医学知识的起源。

医学知识与原始综合科学知识如原始狩猎工具的改进是同步发展的，但因医学知识与人类疾苦息息相关，为人类广泛重视，因此具有普遍性。

从世界范围讲：医学知识的起源具有多元性，世界各文明古国的医学知识的起源都遵守相同条件，或曰具有相同的规律性。

既往，关于医学知识的起源，数千年来早已为世人重视。古时当人们的认识还没有具备科学观念，对许多事物不能理解的时候，往往用神圣的力量加以解释，如四大文明古国的先民们对于医学起源的探讨都存在医源于圣、医源于巫的认识；20 世纪 50 年代以来，又有医源于本能，医源于劳动，或曰有了人类的出现便有了医生的活动等认识。今天当重新认识医学知识起源及相关问题的时候，有许多问题我们应该重新考虑，因为时代不同了，许多考古史料是前人没有看见的；医史界的先行者们为我们留

下不少正反两方面的认识,为我们探讨相关问题提供了借鉴资料。

医学理论的相关问题将在第二篇中讨论。在原始医学知识的积累与临床经验的积累到人们感到有必要从理论上阐明疾病的命名、归类及其发展、转归的时候,医学理论便在这一基础之上悄然起步。

远古医学史:远古医学史是探讨世界各民族医学知识起源中具有共同规律的一些医事行为及其传承概况的科学。当人类由古人进化至新人时期(近四万年以来),即产生了比较牢固的远事记忆能力之后,人类在对自身疾苦的认识中是如何关注自身疾苦,促进医学知识起源的,并由此探讨远古中国医学发展概貌,以求推断世界各民族远古医学发展规律的一门学科。

医学史:医学史研究的对象是近7000年以来相关时期社会、经济、原始科学与医学知识的发展概况及医学理论的起源,及形成过程中的经验教训,为探讨未来医学理论提供借鉴的一门学科。

医史学:医史学研究医学发展史中的历史事件。有学者指出:"医史学是关于医史研究的方法学,主要内容有:……"[2]

第二章　医学知识起源的必备条件

世界上古往今来的科学知识与学科的产生，除了内在原因之外，还有必不可少的环境条件，而内在原因的发生与发展，又是建立在相关环境条件基础之上，并受其启迪而产生与发展起来的。人类医学知识产生的条件是什么呢？首先要人们具备了感受身边发生的事件，要在感受中有所领悟，有所记忆，因此医学知识的起源与大脑存在一定关系。古人类学家吴汝康先生从原始综合科学知识的起源与发展指出人类在数百万年的发展史中大脑的进化情况，他说："……大约距今一百万年前后，人类的平均脑量达到八百至一千毫升，在二三十万年前后，脑量平均值与现代人相近，更后的人脑量虽在体积上没有继续增大的趋势，但脑子的形态还在改变，内部结构日趋完善和精致，脑细胞的数量增多，密度加大，新的联络在发展。"[3]吴先生阐明了人脑进化的时限。那么我们应该怎样理解人脑进化与医学及原始综合科学知识起步的关系呢？

猿人从古猿进化而来。猿人，顾名思义，是带有许多猿类特性的人类，他们虽然能主动打制石器，但所打石器很粗糙；他们虽然在劳动中产生了语言，但语言很简单；他们虽然有了抽象思维与记忆，但由于脑量少，脑神经元少，脑神经元团核少，脑神经元发育原始，脑神经元之间的联络通道少，因而思维贫乏，远事记忆能力很差，不具备广泛积累知识的能力。尽管晚期猿人也没有主动进行医疗行为的能力。我们曾经比较具体地讨论过我国元谋猿人、蓝田猿人、北京猿人、马坝人等古人以前的人类在各个历史时期外治医学知识的起源的可能性，[4]看来都不能成立。那么医学知识起源的条件到底是什么呢？医学知识起源的必备条件有三。

一、人脑组织结构的进化是医学知识起源的必备条件之一

所谓人脑组织结构的进化，是指脑量的增加，脑神经元数量的不断增多。如古猿的脑量只有400～650毫升，经漫长的进化，猿人的脑量，早期猿人在800毫升左右，晚期猿人在1200毫升左右。25万年前的古人，脑量已达1300毫升左右。有资料反映，"现代人的脑量多在1100～1500毫升之间，男人比女人稍大"，为积累原始医学知识创造了条件。

二、人脑生理功能的进化是医学知识起源的另一个必备条件

所谓脑生理功能，是指大脑内众多神经元团核之间产生广泛网络连接之后对于视、

听感知后的远事记忆能力，即知识的贮藏能力、编码能力、知识的提取与再表达能力，由此思维、推理、判断能力不断产生与加强。医学知识的起源只能在这样的条件下被感知与长期记忆下来，并在以后的医疗实践中为主动的医疗行为服务。

脑解剖结构的进化是脑生理机能不断发展的基础，脑生理机能的进化，反作用于脑解剖结构的完善，特别是促进脑神经元之间网络结构的广泛建立，它们在共同完成知识贮藏、编码、提取、再表达方面难解难分。

三、医学知识与其他原始科学知识同步发展

我们已经论证当人类进化到新人阶段，大脑在结构与生理功能方面都与现代人没有多大区别，已经具备了贮藏知识的能力，他们对于生活经验中的狩猎知识，采集生产经验中的果、叶、块根知识，都在不断总结经验中丰富起来。比如丁村人距今已有六万余年，他们已能生产小石球，直到近四万年的山西阳高许家窑人时期，小石球才被制成飞石索。飞石索是用来飞打较大猎物的狩猎工具，是人类在旧石器时代的伟大创举之一。飞石索的产生，证明了人脑的进化已经成熟。许家窑人时期，人类实践经验不足，他们的知识有限，有待原始综合科学知识的广泛积累。

为说明新人以来原始医学知识的逐步起源问题，以下我们将近四万年来我国自然环境、社会结构以及许家窑人时期、峙峪人时期等人类的生产、生活概况做些简要的追述。

第三章 近四万年来自然环境对中国人医事活动的影响

在科学知识讲求求证的年代，当我们考证远古人类生活史的时候，我们必须依赖于考古史料的发现；当我们考证远古人类的医学史时，同样必须依赖于相关考古史料的发现；又因医学史料难于保存，在浩瀚的考古史料中如何选择考古史料，利用相关考古史料说明远古中国医学史是我们必须细心审议的，也是医学史中的一种尝试。我们应该怎样撰写远古中国医学史呢？换句话说，新人以来至文字未创立的四万年间，中国的自然环境有些什么变化？中国的人类原始社会发生了怎样的变革？中国人是在怎样的自然条件下创造这些变革的？由此看来，当我们尚未步入远古中国医学史之前，我们有必要对近四万年来中国大地上的自然环境做些简介，再就近四万年以来的中国原始社会的社会发展概况做些评议，让我们比较清楚地知道远古中国医学史的起源与发展过程。

王昌会在《中国文化地理》中指出：大约在二三百万年前，当人类脱身于灵长类进入猿人阶段的时候，地质历史刚好进入寒冷的第四纪大冰期。然而，人类经受了一次冰期寒冷气候的严峻锻炼之后，使人类在体质进化方面获得了进步，接着迎来了一次间冰期的温暖气候。在整个第四纪的二三百万年间，至少发生了3～4次的气候冷暖波动，这是人类保暖密毛退化、汗腺、皮脂腺发达的重要原因。人类就是在与自然环境搏斗中走到了近四万年来的新人时期。但在距今1.8至1.5万年前，地球进入最寒冷的大理冰期的极盛时期，以山顶洞人为例，他们经受了比现在年平均气温低9～14℃的寒冷的考验以顽强的毅力，创造着中华民族的原始文化（《中国文化地理》第23页）。大约一万年前开始，地质历史进入全新世，全球性气候转暖，冰川消融，江河横溢，生物界复苏，人类社会由旧石器时代过渡到新石器时代，进入飞速发展的新阶段。

文化地理学家们根据考古发现指出：进入全新世以来气候的变迁还可分为三期，即早全新世距今约1万年至8000年，为气候偏冷期；中全新世距今8000～3000年为气候温湿期；晚全新世3000年以来为气候偏凉期。但是早全新世的气候偏冷期的年平均气温也比大理冰期的气温高10℃左右，换句话说，大理冰期至15000年前逐步结束，地球的气温逐步转暖，到了1.3万年前，我国长江流域的年平均候温大约与现代一致。那时森林密布，植物繁茂，野生稻粟在自然选择中不断进化，人们在采集瓜、果、块根的过程中逐步认识到稻、粟作为食物来源的重要性,当石板灼烤稻粒被发现与发明以后,灼烤吃稻粒已成为奢求,从而促进了采野生稻、移栽野生稻的行为,促进了种植农业的发展,这一点正是我们能在江西万年仙人洞、吊桶环的距今12500年前的遗址上能够发现野生稻向人工栽培稻过渡,并能发现人工栽培稻形态的植硅体的重要原因。与此同时,我国的制陶业于1.2万年前已经起步,已于仙人洞和吊桶环遗址得到证实。历史再向前发展5000年,即到中全新世的8000年以来,我国气候进入温湿期,此期有利于植物生长的同时也有利于人类发展,考古史料证明:近8000年以来,长江、黄河流域古人类遗址、原始村寨真可谓星罗棋布,种植业、驯养业、制陶业、编织业、纺织业、印染、养蚕、造房、制井、都市建设、冶炼铸造、车马文字,绚丽多姿的中华远古文化史被一步一步、一层一层揭开,原始医学文化也必然孕育其中。

第四章 近四万年来社会环境对中国人医事活动的影响

在探讨医学知识起源、医学知识的积累与医学理论起源，或者说在探讨远古中国医学史的时候，有一个首先值得讨论的问题，就是近数万年来原始社会的发展问题，因为医学的发展是离不开社会发展的。比如说我国母系氏族社会建立的时限，母系氏族社会的出现不是孤立的事件，它与人类体质、智力水平、生产能力的提高都有一定关系，反映了社会的意识形态。澄清母系氏族社会建立的时限，有利于我们理解原始医学知识的起源时限。有资料讲："传说中的尧舜禹时代，正是中国母系氏族社会发展完成时期"（吕振羽，1961）。作者指出："所有借神话传说所指出的一些特征，与恩格斯、莫尔根对古代社会的研究所得出的结论完全符合。"作者将"圣人皆无父"的传说引证为"母系氏族社会"存在的依据，认为："太昊疱牺氏之母，居华胥之渚，履巨人迹，意有所动而生太昊""少昊字青阳，母曰女节，有大星下流华渚，女节梦接意感而生少昊""少典妃安登游于华阳，有神龙首，感之于常羊，生神农""帝颛顼高阳母见摇光之星，贯月如虹，感已于幽房之宫，生颛顼于若水"……作者从《宋书·符瑞志》《春秋元命苞》《初学记》《山海经》等书中引出十二位先祖"无父"，论证"母系氏族社会"。作者没有分析，在科学知识不发达的古代人们常将具有超凡能力的人神秘化，认为这些先帝都是星宿下凡，或神物转世，因而他们并非凡人，应该成为治世之主。我们能够利用这样的"史料"作为母系氏族社会的证据吗？传说刘邦的母亲"吞赤珠而生刘邦"，或者在正史中讲刘邦"母媪，梦与神遇……已而有娠，遂产高祖"。那是为了抬高刘邦的社会影响而人为造出来的神话，我们能认为刘邦是"无父"的吗？作者引用上述"史料"论证了"传说中的尧舜禹时代——母系氏族社会"，将我国母系氏族社会认定在距今5000年左右，一则与中国历史不符，二则时限过晚。高等院校文科教材《中国古代史》上册第12页指出：母系氏族社会"是人类社会发展的必经阶段，我国大约在距今一万年前开始"。高等院校的教材也将我国母系氏族社会发生的时限推断较晚，有资料讲，我国"母系氏族社会早期人类，有广东的马坝人，山西的丁村人……中期人类有广西的柳江人……周口店的山顶洞人等"（田昌五，1987）。田先生的意见，又将母系氏族社会向前溯过早。我们知道：人类学家将人类的发展分为猿人、古人、新人。丁村人，长阳人都是六至十万年以前的"古人"。世界人类学家们早已共识，25万年前的马坝人是中国"古人"的代表。在人类发展史上，"古人"的脑量虽已达到1200～1300毫升，但脑神经元的发育还较原始，突触分支不多，脑内神经元团核发育有限，脑内神经网络不健全，因此，马坝人、丁村人、长阳人的远事记忆能力很差，他们应该过着原始人类早期的群居生活，他们的智力水平还没有达到氏族社会的智力水平，马坝人离母系氏族社会大约还有二十万年的距离。

人类学家将人类发展的新人时期定在四万年以前，这是根据人类体质进化特征为依据定下来的。如人类语言的起源、发展有一个漫长的过程。应该说，当古猿进入猿人时期人类语言已经起步了，但是猿人的发音器官——喉管、声门，还需要在发音过程中逐步向灵巧进化，进化为人的分节发音的器官，完成"音节分明的言语"。有学者指出："音节分明的言语，可以理解为'新人'时代的氏族语言。"我们读到杨堃教授所著《原始社会发展史》，他将原始社会发展史列了一个"综合分期表"，表中将"母系氏族社会初期"安排在"公元前四万年至一万四千年"，将"母系氏族社会中期"安排在"公元前一万二千年至五千年"，将"母系氏族社会晚期"安排在"公元前五千年至两千年"。杨堃教授关于母系氏族社会初期、中期的意见基本可取。中国的母系氏族社会起源于新人时期，许家窑人发明飞石索、峙峪人发明了弓箭，他们都佩戴一定的饰品，有了一定的审美观念，逐步产生了一些尊母的情感。历史经过两万余年的发展，当山顶洞人发明骨针缝制兽皮衣服的时候，当山顶洞人能在成熟女性尸体周围撒一圈赤铁矿粉末的时候，尊母的习俗已是何等的浓郁，母系氏族社会在山顶洞人的生活中展现出来了，女娲补天的故事代表了中国人在口头文化传送中对母系氏族社会的怀念。

但是杨堃等人的史料中潜藏着一个共同问题，就是将我国父系氏族社会安排在4000年前，或者明文指出"从夏启开始进入父系氏族社会"。这一点与我国历代口头文化传说不符，与考古发掘近万年来我国生产发展史情况不符，这是我们在以下文中需要澄清的。我们注意到田昌五在《华夏文明》第307页讲过一段话："社会组织随着社会生产力的发展，由原始人群逐渐演变为氏族部落组织形式，初步形成以血缘为纽带的母系氏族公社制，再逐步过渡到父系氏族社会。氏族时期，发明了弓箭，改进了石器和木、骨质工具，创兴了农业和饲养家畜，烧制了陶器，有了纺织技术，生活也渐渐稳定下来。"田昌五的这段话对于我们判断母系氏族社会和父系氏族社会的时限都是有一定的参考价值的。

对于母系氏族社会的产生时限，我想还是依人类学家们将四万年前的新人阶段定为母系氏族社会的起点为宜。因为新人时期人类的体质、大脑的进化、发音器官的进化、氏族语言的产生都有利于母系氏族社会活动的展开。母系氏族社会的女性，比新人以前的女性更加关注妊娠现象，更加关注分娩过程与脐带处理问题，特别是山顶洞人，当大理冰期到来之时，她们已学会了用兽皮缝制衣服，为保护婴儿战胜严寒提供了可能，因此，一万年以前女性生殖医学与婴幼儿保健较以前又有了进步。在中国，母系氏族社会大约延续至13000年前，逐步向父系氏族社会过渡。其一近百年来我国考古一再发现种植农业的存在，如江西万年仙人洞和附近的吊桶环遗址均出土12500年前后的人工种植水稻，鉴定出600多个稻属植硅石个体，揭示了仙人洞和吊桶环遗址居民已由采集野生稻为主逐步向栽培稻这一生存方式的转化过程。（《二十世纪中国百项考古大发现》第30—33页）湖南玉蟾岩出土1万年以前的水稻壳，同时在堆积土样中发现具有双峰乳突形态特征的稻属植硅体，表明已具有栽培稻的性质，被命名为"玉蟾岩古栽培稻"（《二十世纪中国百项考古大发现》第34—35页）。江西万年仙人洞、广西桂林甑皮岩遗址出土了12000年前的陶器，至于说8000年以来的河南新郑裴李岗遗址、浙江河姆渡遗址出土的8000～7000年前的人工种植水稻及黄土高原出土的7000年以前的粟等，那就是一般出土文物了。我国传说中的神农，发明耒耜，教民耕作，这种原始的口头传授文化应该是有远古农业发展的社会基础的，他应是中国人对远古时代发明种植农业人物的怀念。将神农氏的传说与考古发现种植农业的事实结合起来，便可勾画出近万余年来我国种植农业的起步情况。种植农业的出现，说明远古中国人的经济生活正在由攫取型经济转化为生产型经济，这是一个社会大变革。在生产型经济时代，原始人群中的男性正在逐步显示他们的体质能力、思维能力及责任感，包括对妇女、儿童的关爱，他们对社会发展的贡献越来越大，为社会所承认，他们的威望越来越高，预示着父系氏族社会的到来。回顾传说中的我国远古祖先中的具有一定威望人物，如三皇五帝或者伏羲、神农、太昊、少昊、共工、祝融、颛顼、帝喾、唐尧、虞舜，他们都是男性的化身。因此，我们不能同意"传说中的夏启时代，是太古时代中国社会的一大变革期——由男系代替母系社会的一大变革期"的说法，这一意见将我国父系氏族社会安排在近4000年以来与中国考古史料不符，与口头传承文化不符为其根本原因。中国的父系氏族社会应起于1.3万年至1万年以前，这时的种植农业、驯养业、制陶业都已发展较为成熟了，劳动的重任落在了男士的身上。

　　值得一提的是胡顺利先生于1977年在《文物》发表《关于大汶口文化及其墓葬制度剖析中的几个问题》一文，指出："大汶口文化的早、中期都有男女合葬墓，绝大多数都是一次合葬（女性是妾奴的生殉），人骨排列都是男左女右，随葬品都偏于男性一侧。M1墓，男居葬穴正中，女偏居于正穴右侧，都说明男子居于主要地位。"大汶口文化可看作是5000年以前父系氏族社会的一个缩影。

第五章　近四万年来其他原始科学技术对中国人医事活动的影响

一、许家窑人的原始生产、生活及原始医事行为追述。

生活在黄土高原的许家窑人，按照吴汝康先生的意见，他们是北京猿人的后裔，祖祖辈辈以狩猎、采集为生，生活十分艰辛。他们在生产石器方面继承前人手工工艺，已可生产小石球，其数量达2000余枚，尤其是生产出雕刻器，表明了许家窑人有了爱美心态，已可利用雕刻器生产原始的艺术器物了。许家窑人利用小石球发明飞石索，这是旧石器史上的一次突破，它标志着人类在狩猎过程中认识到加大石球的势能，提高石球的动能，可以在较远距离飞打较大猎物。飞石索的诞生，将新人时期的生产能力提高到一个新水平。[5]从社会发展史讲，到许家窑人时期，人类社会已向母系氏族社会过渡，氏族中的领头人物已初步学得了一些管理社会的某些能力，他们对社会活动、生产活动都有了较高层次的认识，人们的抽象思维能力无疑比以往任何时期都有进步。由于生产活动和社会活动的范围不断增加，因各种原因所致外伤的机会增加，在实践中，他们对于外伤及伤后流血、疼痛有了较多的认识，不仅能用手语表示血，而且还能用眉头、眼神配合表示痛。在他们自觉与不自觉地目睹了无数次受伤、流血的情景后，有些人能将伤口中流出的红色液体用"血"这一单词来表示，"……在这些环境中，每个人都不得不把那些单词联系到一些同样的知觉上去，……他们就把这些单词的意义更加精确地固定下来"，换句话说，时间长了，当多数人都能将"血"这一单词与伤口中流出的红色液体联系起来发音的时候，"血"这个特定的单词就被口头文化固定下来，[6]同时还创造了"痛"的单词。当各种原因导致许家窑人的手指或其他部位受伤时，他们为了减轻疼痛，减少流血，已能主动地将受伤的部位放在口中吸一吸；或者用另一只手将伤口紧紧地握着，其目的在于增加局部压力，减少流血，减轻疼痛，或者主动寻找清清的流水洗涤伤口和血迹，或者摘一片嫩绿的植物叶揉一揉，贴敷在伤口上。这种有目的的主动行为，具备了外治疗法性质，已属于外治疗法医事活动了。[7]

二、峙峪人的原始生产、生活及原始医事活动追述

生活在2.8万年前的山西朔县峙峪人，较许家窑人有更大进步，贾金刚指出："峙

峙峪遗址出土了许多刻有记事符号的骨片，如圆点、三角、左右斜线、横竖直线、网纹等，刻技娴熟、刚劲有力。"[8] "峙峪遗址出土……各种尖状器、各种雕刻器、小石刀、石镞。石镞的出现，标志着弓箭和标枪的发明，另有骨制尖状器，反映了文化的发达。还有一件用石墨磨制的钻孔装饰品及多块骨片刻画有痕迹，有可能是人们最早的'契木为文'的传说的实证。"[9] "由于有了弓箭，猎物便成了日常食物，而打猎也就成了普通的劳动部门之一。"[10]峙峪人时期，经常用飞石索飞打猎物的青年男子，他们对如何提高飞打猎物的技巧就留心得多一些，当他们发现猴类在竹丛中或在树林中攀爬时，往往借助于竹茎或树枝的弹力从这一丛飞跳到那一丛后，便产生了设法利用竹茎或树枝的弹力飞打猎物的想法。不知经过多少次实验与失败，石箭头、弓与箭、标枪终于在他们手中诞生。峙峪人的原始医疗行为较许家窑人掌握更多，很可能学会了用尖状物，如植物的刺挑破已经化脓的痈，他们除继承了许家窑人的"血"、"痛"等单词以外，还可能创造了破（皮开）、伤单词，对于伤口流出的血，还可能用"流"这个单词来说明伤口中处于动态的血，叫"流血"。原始思维知识告诉我们，人类的语言是建立在高级抽象思维基础之上的，是人类各种社会活动在大脑中的反映。我们说人类语言的创作、发展与原始科学技术的不断发明是分不开的。许家窑人在飞石索面前创造了圆石、捆、藤（蔓）、转（旋）、飞、松（放手）等许多单词，峙峪人同样在弓箭、标枪的发明、使用的实践中创作了竹、木、枝、杆、树枝、竹茎的硬软、曲直，以及弓箭中的各种术语，射箭过程中的瞄准、发射等，因为这些内容是峙峪人生活实践中需要交流的内容。

三、山顶洞人的原始生产、生活及原始医事活动追述

到了距今1.8万年前的山顶洞人，他们迎着大理冰期而艰苦地生活着，他们已经掌握了在石器、蚌壳、骨器上钻小孔的技术，如出土装饰品中有白色带孔的小石珠、黄绿色穿孔砾石和穿孔兽牙等，工艺制作相当进步。[11]山顶洞人发明了小型骨针，可以剥制细藤条，利用骨针、细藤条缝制皮衣。兽皮的利用与兽皮衣服的出现，是一件开天辟地的大事件，它证明人类在抗御风寒的道路上又迈出了坚实的一步，在原始医疗保健事业中，皮衣的出现仅次于发明火的贡献，又高于发明火的贡献。大约从山顶洞人起，他们中间有一些人对自身和他人疾苦比较关心，他们已能意识到痈病化脓排脓后疼痛减轻及痊愈的关系。比如有人身上长了多个疖痈，由于生活所迫，他们仍需出去采集或狩猎，常在荆棘丛中穿行，常被荆棘或尖石刺破肌肤。如果荆棘或尖石碰巧刺破了一个已经化脓的疖或痈，起到排脓作用，不久这个疖或痈愈合了，痊愈了。而另一个未被刺破的痈，久久不能排脓，久久不能向好的方向转化，直至自行穿破方得罢休。山顶洞人及其以后的人们，特别是他们中间对于疾病比较留心的人（兴趣促进记忆），对于这类问题的理解无疑比峙峪人强多了，甚至只要他们经历一次，他们就能理解已经化脓的痈及时排脓与愈合的关系，以后当他们再患疖痈，或者看见别人患疖痈及疖痈已化脓的时候，他们便能主动地折一根刺挑破疖痈排脓，促进疖痈痊愈，他们并能将这些经验经口头传授给他人。原始的破痈排脓方法就在这样的条件下，经耳闻、目染传承下来。

刘后一先生在《山顶洞人的故事》中根据山顶洞人的生活环境和出土赤铁矿粉末提出了用"旱莲草和墨汁草捣碎敷伤口"及"红铁石研成粉末调成红铁石药膏敷伤"的故事。[12]有学者指出："旱莲草为菊科植物，具有滋阴补肾，凉血止血作用[13]。"不难理解，山顶洞人时期原始医药知识与卫生保健知识都有新的发展。根据闻一多的《伏羲考》、潘雨廷的《易学史简介》及江国梁的《周易原理与古代科技》中有关资料分析，从"仰则观象于天"到"观象授时"，大约相当于从山顶洞人文化到仰韶文化前后，经历了万余年时间，导致了阴阳观念的萌芽与形成，促进了上古天文、历法、农业、数理等原始科学的发展，同时也促进了原始医学事业的发展。

四、从万年仙人洞、吊桶环遗存分析中国人的原始医事活动

江西万年县东部小河山脚下，有一处石灰岩溶洞，俗称仙人洞。吊桶环因岩棚形似一木桶吊环而得名，两地相距约 800 米。1962、1964 年考古人员曾对仙人洞进行发掘，1995 年再次对仙人洞发掘，并首次对吊桶进行发掘，发掘表明：两处遗址都有丰富的旧石器末期至新石器早期遗存，出土大量石、骨、蚌、陶制品和动物骨骼等自然遗物，同时采集到一批用于孢粉、植硅石分析的标本，其中尤以早期的陶器和稻属植硅石遗存最为引人注目。

两遗址之间联系密切，其地层堆积大致分三个时期：仙人洞上层和吊桶环上层均属新石器早期，仙人洞下层和吊桶环中层属旧石器晚期向新石器过渡时期，吊桶环下层属旧石器晚期。这里的陶器很可能是在当地制作的，制作方法有二：一是泥片贴塑法，另一是泥条叠筑法。陶的颜色有褐色、红褐色等多种，说明烧制的温度不高，可能不是在陶窑中烧制的。从出土陶片看：仙人洞第 3C1B 层（下层），陶片均为条纹陶，应是泥片贴塑法制成，制作较早，其上是 3C1A 层，出土有条纹陶，也有素面陶，再上是 3B2 层、3B1 层，后者经碳 14 测定距今 12500 年左右，3B2 以上只有绳纹陶和极少编织纹陶，它们是采用泥条叠筑法制成。说明我国陶器产生的年代在 12500 年以前的若干年。这一时期，大理冰期大约结束 2000 余年，地球北半部的气温已逐步升高。自然环境的改善，人类大脑的进化，生活经验的积累，为种植农业、驯养业、兽皮制衣、制陶业的发展创造了条件。据分析：条纹陶年代最早，素面陶次之，绳纹陶稍晚，编织纹陶更晚。陶器的烧造，是人类物质文明发展史上的大事，它标志新石器时代的到来。

在仙人洞、吊桶环遗址采集了近 40 个用于植硅石分析的样品，在这些样品中找到了 1600 多个各种植物的硅酸体，其中有 600 余个稻属植硅石个体，含一定数量的野生稻和人工栽培稻形态的植硅石，揭示了仙人洞和吊桶环遗址居民由以采集野生稻为主逐步向栽培稻这一生存方式的转化过程。

新石器时代的特征，是建立在人类已可生产比较精细的小型磨制石器，并有制陶、种植农业、驯养业、再加上其他采集、狩猎等多元经济基础之上的，原始生产力的进步、生产强度的提高，为男性施展才华提供了空间，当男性对社会的贡献逐步显现的时候，母系氏族社会便逐步让位于父系氏族社会。因此，这一时期从社会形式讲，应与父系氏族社会合拍。

从仙人洞和吊桶环遗址稻属植物分析，野生稻栽培都是那一时期先民的食物之一，根据中国远古烹饪史分析：早期的烹饪法应是烧石板灼烤法，即将收回的稻粒散在烧热的石板上灼烤，然后取食，后来当陶器制作有了陶罐、陶釜之后才有石烹法问世，上述原始的烹饪方法为谷物熟食提供了可能，促进了种植农业的发展。谷物熟食使早期人类的保健事业向前跨了一大步。小河山下有一条小河，这是仙人洞、吊桶环先民的饮水、洗浴的地方，他们的基本生活条件得到了满足。

五、从玉蟾岩遗存分析中国人的原始医事活动。

玉蟾岩遗址位于湖南道县寿雁镇白石寨村，1993年和1995年发掘，出土文物证明为旧石器时代向新石器时代过渡时期文化，距今已1万年以上。岩内的原始地貌为西高东低，大石密布。先民最初居住的时候，在参差的石缝间铺垫碎石，扩大有限的生活平面。在以后的长期生活中，又不断地铺垫灰白色、灰黄色石灰状堆积，这种铺垫既可平整地面，又起到防潮作用。玉蟾岩洞穴遗址约为100平方米，发掘总面积为46平方米，文化层堆积厚度为1.2～1.8米。玉蟾岩出土旧石器不少，其中锄形器富有特征，一般以扁形砾石为原料，在一端及两侧单面打击成器，使用部位是端刃，它应该是绑在弯柄上的复合工具，用于掘土，当与原始农业有关。此地出土十分原始的陶片，复原一件陶釜，内外装饰似绳纹。该器采用泥片贴筑法用手捏成器，显示出非常原始的生产状况，具有最原始陶器的初级形态。

玉蟾岩出土角器、各类动物化石，植物种属可以肯定的有17种，如中华猕猴桃、野葡萄、梅等，朴树籽最多，洞穴内水稻的出土不可忽视，发现了具有双峰乳突形态特征的稻属植硅体和扇形、哑铃形植硅体，后者定为稻亚科。经研究，出土稻谷外稃，顶端无芒，完全不同于普通野生稻，表明已具有栽培稻性质，定名为"玉蟾岩古栽培稻"。玉蟾岩古栽培稻，是目前世界上发现的年代最早的人工栽培稻标本。

玉蟾岩出土人工种植稻与仙人洞、吊桶环遗址稻谷类型基本一致，说明早在12000年前长江流域种植农业已经起步，人类的生产力得到发挥，生活水平有了改善。毫无疑问，它所反映的是原始农业的发展必将促进口头传授文化的进步，必将促进原始医事活动的发展。

六、从河姆渡人遗存分析中国人的原始医事活动。

1973年挖掘的河姆渡文化，位于浙江余姚境内，第四文化层距今已7000余年，是长江中下游新石器时代早期文化，已出土栏杆式房屋建筑，石斧、石凿、农耕用骨耜，狩猎用骨镞，陶器为火候较高的黑陶，陶纹多见绳纹及刻画动植物花纹，陶器复原达1000件以上。发现大量稻谷遗迹，经研究证实为人工种植水稻中的晚籼稻。农业的发达，无疑他们已掌握了农时季节。驯养业发达，已有家养的猪、狗、牛。河姆渡出土六支木质船桨，证明了水上运输工具船已经发展，还出土了纺织工具如骨匕、骨针、鸟类肢骨管状针、骨梭形器、木刀、木匕、木经轴、木梳形器、木纺轮等，证明了纺织手工业的存在与发达，他们很可能是利用枲麻长纤维纺织布匹，作为制衣原料。河姆渡出土的文物还有许多，不再赘述。林乾良先生撰《河姆渡遗址的医药遗迹初探》，以下依林先生文做一简录。

河姆渡人的衣食住：河姆渡人的衣着，从众多原始纺织工具分析，他们除继承山顶洞人缝制皮衣外，已能用植物纤维纺织布匹缝制衣服了。饮食方面，可从数量很大的烹饪陶器、盛物陶器如陶釜、陶罐、陶盘、陶豆、陶钵以及盂、鼎、盉等器物中窥见一斑，已普遍食用熟食。其食谱广，植物有水稻、橡子、菱、葫芦等，动物方面除驯养之猪、狗、水牛外，还有其他哺乳动物、鸟类、鱼类、贝类等，人类正是在食用动植物的过程中，又发现了动植物的医疗效果。在植物中樟科植物叶堆积最多，专家认定有不少种类是药用植物。林先生指出："以上动植物96种，见于本草者有80种。"他们的住处，在第2、3、4层文化遗存中，有大量木质建筑遗迹，表明为杆栏式房屋，杆栏屋有相当高的空间，可防虫蛇、避潮湿，有利于健康，是原始巢居的直接继承与发展。林先生指出，河姆渡出土的"骨锥可有多种类型，其中体圆而锥尖的那种，可以当作刺砭用"[14]。河姆渡人生活于闷热、潮湿的江南，疖痈疾病较多，他们的治痈经验比山顶洞人、裴李岗人丰富多了，他们已经用"刺痈""刺破"等语言传授他们的经验，寻找清水洗涤伤口已是他们的常识了。

河姆渡人由于他们的脑内神经团核的结构与现代人无别，其生活经历证明他们的语言已较复杂，"语言形成与高级抽象思维能力的形成不能脱节，否则高级抽象思维活动就无法进行信息交流"[15]，而语言与社会实践相关，"如果说以前只能认识分子，后来认识了原子，现在深入到原子核内部，那不是人的聪明问题，而是实践问题，是人的实践水平局限了人们的认识"[16]。因此河姆渡人的认识、语言有限，是河姆渡人的社会实践限制了他们的认识水平。与此同时，他们的原始口头医学文化的传承也是有限的。

在医学知识与其他原始科学知识同步发展的前提下，我们从新人时期选择了许家窑人、峙峪人等六个历史片段探讨他们的生活，以及原始科学水平，借以旁证原始医学知识的发展概貌，有关知识还需要我们进一步梳理。

原始综合科学知识起源发展的艰辛，是人们难于理解的。当第一块打制石器出现以后，人类就在打制石器历程中走过了漫长的两百余万年，至五十万年前才探索出保存火种的方法，后来才发明了人工造火。四万年前才有飞石索的诞生，又经历两万年弓箭问世，一万年后缝制兽皮衣服的技术出现，八千年后种植农业在中国大地上广泛使用，再过两千年，才有河姆渡原始科学技术的爆炸性综合发展。由此看来：新人以前的原始科学的创新以百万年计，新人以后难度较大的原始科学技术的创新以万年计，七千年以前，以河姆渡文化为代表新型技术的问世，可能只以百年计或周期更短了。

应该看到，不论何时、何地，科学知识是可以相互启迪与相互促进的，新的科学技术的产生无不与原有科学知识息息相关。如具备了远事记忆能力的许家窑人，当他们坐在火堆旁烤炙兽肉的时候，已经能够理解火的（辐射）热力能够给人以舒适的感觉，可以减轻四肢麻木与疼痛的程度。因此，他们便能为了减轻疼痛而主动地将患病肢体靠近火源进行烤炙。这便是《五十二病方》中"令病者背火炙之"的最原始的火炙疗法的滥觞。又如火种的保存已有五十万年的历史了，但人工取火就不是一件容易的事。虽然人们在打制石器的过程中，两块石头相碰可以迸发出火星，早期的猿人、古人，不可能注意到这种迸发火星落在一些易燃的燃烧过的灰炭上可以引燃起火，这种火离人们有目的地设计出用打火石迸发火星的方法使火星落在煤火灰上引燃煤灰火，再经吹燃的人工取火法还有很大一段时差。在人工取火中包括钻木取火，钻木取火受到什么样的原始科学知识的影响呢？考古知识告诉我们：峙峪人在制作石器中，已发明了钻孔技术，他们是在石墨磨制器上钻孔的。山顶洞人的钻孔技术更高一层，已可在小骨针上钻小孔了。特别是旋转钻孔技术的快速旋转，必然出现摩擦生热，因而孕育了钻木取火的诞生。钻木取火的发明，受原始旋转钻孔技术的影响与启迪是无可非议的。再者，石器中的各类尖状器、石镞、石刀，都可能成为新人以来人们纹身的工具；马王堆医书中的 砭刺、砭刺，以及人们常说的砭石及其用途，与原始石质尖状器不无渊源关系。因此，从许家窑人起，人类具备了积累原始医学知识的条件也就顺理成章了。但是，原始医学知识在积累过程中的反复性是不可低估的，它受原始社会各种条件的制约。

综上所述，我们没有理由将医学知识的起源上溯至数百万年以前，"有了人类的出现，就有了医生的活动"之说，没有考虑到新人以前，人类大脑发育、进化的有限性；没有考虑到原始综合科学知识的记忆，原始医学知识的记忆都是建立在远事记忆能力基础之上的；没有考虑到具有医疗意义的行为必须是一种有目的的主动行为。因此，"有了人类的出现，就有了医生的活动"失去了理论依据。医学知识起源于四万年以来的新人时期，之后才有其他医学知识的不断积累与发展，这就是世界各民族医学起源与发展史上的共同规律。

七、距今九千至五千年中国人的原始生活概貌。

那么，近万年以来，人们在考虑什么？比如说距今9000～7800年前（《二十世纪中国百项考古大发现》第42页）的河南新郑裴李岗人在考虑什么？在裴李岗遗址可以看出居住与墓地是分开的，居住在东，墓地在西。发现横穴陶窑数座，窑穴布局较为原始。从叠压在仰韶文化以下的泥质红陶壶、三足红陶钵等分析：陶器是用泥条一圈一圈地盘筑，圈好成器后再稍加工，内外抹平，表面拍打印压而成。印纹有绳纹或篦点纹，显示裴李岗陶器特色，其工艺较仰韶文化原始，又较玉蟾岩陶器进步。在裴李岗出土石器中，磨制工艺较突出，石矛石镞都是狩猎工具，精细的石斧、石锛、石凿、石镰是农业生产工具，石磨盘、石磨棒则是粮食加工、脱壳工具，精美的绿松石饰则叙述着裴李岗人的审美观念与加工工艺水平。由此我们不难想象裴李岗人对自己疾病的关注程度，只是临证经验还有待进一步积累。

在考古史料中，我们注意到7000～8000年前的内蒙古敖汉旗兴隆洼遗址的"兴隆洼聚落模式"较半坡遗址的聚落模式有着自己的特征；注意到面积达140余平方米的高大的房屋建筑及其可能揭示的社会功能；注意到118号墓葬丰富，其特点是在墓主人右侧随葬有两头完整野猪，一雌一雄，它可能反映的是图腾习俗，或许就是回民先祖的遗存。兴隆洼遗址出土的玉器品类之多，加工之细，同样说明了7000～8000年前文化的进步。

还记得甘肃秦安大地湾遗址的发现。它经历四个历史发展阶段，距今约7800～

5000年，各文化层出土的文物含陶器等叙述着他们辉煌的历史，其中一件器皿为人头形的彩陶，造型细微生动，双眼、鼻孔镂空，独具特色；这里有大型殿堂式建筑，主室达131平方米，主室前面还有附属建筑和宽阔的场地，总面积达420平方米，它应是父系氏族部落联盟的公共活动场所。411号房址具有代表性，为平地建筑，约28平方米，比较突出的是居住面铺设白灰，中部有一幅用黑色颜料绘制的地画，画中男子身躯宽阔，姿态端庄，女子细腰，胸部突起，处于从属地位，它所反映的应与男权有关，或者表明了父系氏族社会的一个家庭。

陕西临潼姜寨遗址，总面积约5万平方米，其文化遗存可分为五层，其中第一层是仰韶文化的代表之一，经C14测定距今约6600～6400年。该聚落分居住区窑场和墓地，有壕沟环绕。居住区的中心是中央广场，由西北向东南的道路两条，均用料疆石铺垫而成。中心广场西部有两处看守牲畜的夜宿场，场内可容几百头牲畜，说明人工驯养规模之大。该遗址是由五个建筑群所组成的居住区，说明姜寨遗址是由五个支族组成的一个大族。各建筑群的房屋附近都分布有窖穴和垃圾坑，他们在环境卫生方面已有考虑。姜寨遗址的农作物是粟、黍，还发现两件黄铜制品，为探讨冶炼技术提供了资料。姜寨遗址为我们提供了社会组织结构、经济文化生活等方面的丰富信息，垃圾坑的出现，也为我们推导当时的医药卫生情况提供了依据。

在我国考古发掘的仰韶文化以后的遗址数量之多，它们的遗存都说明了当时文化的进步，恕不一一列举，凡与医学发展有关的事例将在下文中适当嵌入。

第六章 外治医学知识先起及水在外治医学知识中的作用

"从人类社会发展分析：医学知识的起源，首先是治疗医学知识的起源，在治疗医学中，首先又是外治医学知识的起源[17]"。这一分析是建立在人类原始思维的特征即直观思维基础之上的。薛愚先生指出：人类医疗活动的开始，是与原始生活相关联的，因此可知，原始社会的疾病"外伤是主要的，医学上的外伤、外科，可能是首先产生的"[18]。薛愚先生也认为外伤最先被人类认识。

在人类的原始思维活动中，当远事记忆能力建立以后，积累起来的原始知识是有限的，直至许家窑人，仅在小石球与飞石索飞打猎物方面，以及雕刻技术方面逐步积累了一些经验，峙峪人虽将原始狩猎经验积累更多，发明了弓箭，但是原始生产技术中的钻孔技术刚刚起步，尚未涉足种植农业的尝试。因为他们掌握的原始科学知识有限，在脑海里没有更多的素材供给推理判断，所以许家窑人时期、峙峪人时期的人们直观思维是主要的，这就是为什么起源于新人时期的原始医学知识的起源"外治医学知识的起源为先"的重要原因。原始社会的人们遭受外伤的原因是很多的，如采集时在荆棘丛中穿梭，难免被荆棘刺伤；追逐野兽的过程中难免与野兽搏斗致伤或跌碰致伤，或在分享猎物时难免纠葛、斗殴致伤。当致伤时肌肤破裂，或轻或重的疼痛、流血、感染，这是视之可见的明伤，恰是直观思维的基础。新人们对它的感知："前一会儿我好好的，这一会儿就因某某原因我皮开肉绽，流血不止，疼痛难忍。"便得出结论："我受伤了。"这是医学起源的第一步。第二步，当人类认识到自己受伤了之后，他们在采取对策方面还有一个经验积累的问题，其治疗手段将随着经验的积累而逐渐丰富。

我们探讨过水在外治疗法起源中的地位。水是动物和人类生存必不可少的物质，远古人类多择居于依山傍水之地，人们每天都与水打交道，首先渴了要喝水，这是一种本能行为，后来才进化为人类的主要需求。远古人类在狩猎或采集活动中，难免掉入水中，最初掉入水中的人或冻或溺，九死一生，人们十分恐惧，然而总有生还者。当人类大脑进化到可以分析流水与静水、深水与浅水、淡水与咸水等特性的时候，人类对水的认识便取得了主动。后来特别是天气比较炎热的时候掉入浅水中，水会给人以十分舒适的感觉，久而久之，人们从实践中认识到水并不可怕，进而不仅产生了渔猎，而且当天气炎热时，人们便主动寻找浅水，跳入水中以求避暑。后来有些患有各种外伤感染的人，或者患有各种皮肤病的人也跳入水中避暑，当他们在水中避暑（浸泡）的时候，那些存在伤口的地方，或痒或痛，便用手去摸、去搔，或者剥掉已经泡软了的痂壳。这些举动，无疑对于各种伤口的愈合都是有好处的。然而人类对它的理解，虽许家窑人已可感知，峙峪人至山顶洞人才可能有更多感悟，裴李岗人时期，由于大脑内部神经元之间网络的广泛建立及医疗经验的积累，人们已可认识到进入水中浸泡对于各种伤口的愈合是有好处的，后来当人们伤口感染，经久不愈时，有经验的人见了，便会教他主动寻找溪流、河水，蹲在水旁用清清的溪流进行洗涤，其目的在于清洗伤口，促进伤口早日愈合。这种有目的的医疗行为才是人类早期的医疗活动之一，属于物理疗法中的自然水浴疗法的开端，属于早期的外治疗法。

第七章 在医学知识起源的问题上必须说明几点

医学知识的起源是医学领域中一个比较原始的概念，它与原始医疗行为不可分割。早期人类因各种原因导致外伤时有发生，如肌肤破裂、流血感染、红肿热痛这些比较容易为人们感知的病态现象，成为早期人类议论与口头传授的内容。如峙峪人经口头传承的原始生产文化的内容丰富起来，经口头传承的原始医学文化的内容也丰富起来。这是因为他们的生产活动范围扩大，劳动强度增加，因而受伤的机会增多，与此同时，他们对疾苦的感知内容及对外伤的主动治疗方法也增加。山顶洞人以后的人类，还可能有选择地摘一片艾叶，或者紫苏叶，或者薄荷叶，揉一揉，贴敷在各类伤口上。人类的这些行为，都是在希望伤口早日愈合的基础上进行的。换句话说，都是在一定的原始医学思想指导下进行的。这种思想，便是处于萌芽状态的医学思想。摘薄荷叶揉一揉，贴敷在伤口上，不仅可止血，而且有一种清凉感觉，具有止痛、收敛、消炎的多重作用。山顶洞人至裴李岗人，他们完全具备了传授上述知识的能力，至裴李岗人时期，我国外治疗法的内容，已有植物叶贴敷、水洗、火灸、用刺挑痈排脓了。他们口头医学文化的传授内容更加丰富，建立在原始医疗行为与直观思维基础之上所获得的原始医学知识在口头传授过程中，各人又将各人的经验加了进去，使口头医学文化日趋丰富，成为口头医学文化发展的重要途径，从这个意义上讲，原始医学知识的萌芽与起源及原始医学思想的萌芽与起源是一对难以分解的孪生兄弟。简言之，当人类能够对感知与积累的知识进行分析、综合，提出一些最为一般的看法的时候，原始医学思想逐步明朗化，原始医学知识才会逐渐丰富，随后原始医学理论才可能逐步产生，它们在时限上跨越了数万年。

然而中国医学是产生在中国这块黄土地上的医学，对于医学知识与医学思想的萌芽与起源问题，由于诸多历史原因，至今未展开充分讨论，更未求得学术界的共识。既往对于中国医学的起源，真可谓众说纷纭，且多偏离原始医学发展实情。仅此，就应该引起我们的反思。用辩证唯物主义分析，医学在起源与发展过程中，当人们感到有必要对致病因素、病理机制，或者疾病分类、治疗方法之原理进行探讨的时候，感性认识的事物才会在人们头脑中主动进行加工得出新的知识。当人们对许多医疗现象不能理解的时候，于是，世界各民族都有了"医源于圣"（医源于神）、"医源于巫"诸说的产生，甚至影响到当今医史界。由此看来，用一定的笔墨澄清世界各民族具有共性的医学起源诸说是必要的。

一、医源于圣、神的反思

产生于以中原为基础的中国医学是怎样萌发与起源的呢？两千余年前，我国先民已有不少推究，只不过这些推究受到历史条件的限制，虽然原始而质朴，多留下神话色彩，深深刻下了时代的烙印。如"……民食果瓜螺蛤，腥臊恶臭而伤肠胃，民多疾病。有圣人作钻燧取火，以化腥臊……"[19]"神农……尝百草之味，一日而遇七十毒"[20]"伏羲氏……乃尝百草而制九针"[21]。上述故事中人物与情节质朴无华，来源于人类的原始生活应该是没有疑问的，但含神化色彩。今本《素问》开卷就讲："昔在黄帝……成而登天，乃问于天师曰：……"亦强调"医源于圣"，认为神仙、天师更明医理。《史记》中的长桑君取其《禁方书》给扁鹊，俞跗能"因五藏之输，乃割皮解肌，决脉结筋……"，都是秦汉以远的先民们对远古医事活动的推究与追记，刻下了无限的神秘，没有反映我国原始医学思想的萌芽与原始医学知识的起源过程。

上述传统文化中的医源于圣、医源于神，其中燧人氏、伏羲、神农较为质朴，神秘较少。他们应该是代表父系氏族社会时期一些较有作为的代表人物，如果断代，他们应是全新世以来的中国医事活动的先驱代表。他们的贡献为人们怀念，经口头文化流传下来。医源于神，则是在人们对某些医疗奇迹感到无法理解的时候，在人们已经产生了先祖崇拜、神灵思想以及图腾崇拜的基础上产生的。在中国传统文化中，"神"可以代表民意，不受自然规律的约束，上述天师、长桑君、扁鹊就是医源于神的代表人物，他们实质上是作者笔端的灵魂再现。我们说医源于圣、神，是科学不发达的远古，当人们对许多医疗现象不能理解的时候产生的。世界各民族医学发展史中都存在医源于神、圣的传说：古埃及医生中的伊姆霍特普（Imhotep）被认为是可以治百病的神医，甚至说他能守护人死亡后的灵魂。约公元前7世纪左右，早期的罗马人认为：众神是最高的主宰，而自然则为众神意志的表现，疾病被看成是神的一种惩罚。传说中的马尔斯（Mars）和詹纳斯（Jamus）很早就被罗马人奉为健康之神，人有病必求助于神。在与医疗有关的众神中，以女神最多。古希腊的神医阿斯克拉庇翁名扬天下，公元前273年罗马大疫，曾派人专门到希腊求助阿斯克位庇翁。近20年来现代科学进步很快，但我国出现一股逆流，在人体科学的幌子下鼓吹伪气功理论，说扁鹊是一位具有特异功能的神医，甚至说"某些特异感受功能发现了经络体系"，操此观念的学者在这个问题上已陷入超自然的泥塘了。

二、医源于巫及巫医关系的反思

巫是人类发展到已经具备了比较丰富的思维能力以后，当许多自然现象不能得到解释的时候，当梦境中先祖"显圣"，鬼怪作祟及图腾观念树立起来的时候，当人们主动寻找降魔术，又因心理作用而能见效的时候，巫的形象逐渐产生与发展起来的。有学者将巫的产生断代于原始社会末期，盛行于奴隶社会，这一论断与中国历史发展基本一致。其实中国甲骨卜辞中的巫卜史料极丰，春秋齐侯召桑田巫，晋侯求神巫视疾，皆载于正史，说明我国商周巫卜兴盛，与上述结论大体相当。古代统治阶级为了奴役民众的需要，将世界分为天地人神，能沟通天地人神关系的少数特殊人物便是巫觋，巫和觋便可由"明神降身"后上天入地，从而沟通人神关系，干着"宣神旨""达民意"的勾当。商时在朝廷的巫觋地位很高，他们观天文、测吉凶、参朝政，还可能参与研究甲骨文字，是当时的高级知识分子。在我国神话传说中，巫咸曾为黄帝与炎帝争斗于涿鹿之野时卜筮战机。有学者对西安半坡仰韶文化遗址出土的彩陶盆上的鱼形人头花纹进行研究后与《山海经》之巫师常"珥两青蛇"相比，又依郭璞注云"古巫师以蛇贯耳"，结论说："半坡的人面'以鱼贯耳'好像是巫师的一种形象。"此证我国的巫师出现与黄帝的时限基本一致。在我国古代传统文化中，医学与巫术常常混在一起，如《太平御览》卷721引《世本》说："巫咸，尧臣也，以鸿术为尧之医。"成为近人论证医源于巫的理由之一。金景芳认为《周礼·夏官》马医称"巫马"，应看作是"医出于巫的一证"。《山海经》中许多巫的记载，都被用来论证"医源于巫"，袁珂在《山海经校注》中也讲巫创造了医。可喜的是，数十年来，不少学者对医学巫源说提出非议，指出"医源于巫的观念是舶来品""勿庸置疑，医学起源于巫术都是舶来品"。邱仁宗先生1981年指出："关于医学巫源说，起源于19—20世纪，当时随着资本主义之发展到帝国主义阶段，各主要帝国主义国家都攫取了大片殖民地和半殖民地，在这样的历史背景下，欧美的历史学者和考古学者纷纷去拥有数千年文明史的古国去发掘……去考察，（医学）巫源说就是在这些考察的基础上提出来的。"[22]邱氏指出："但是他们不了解医学对社会实践的依赖关系，不去考察医学起源这一复杂的、曲折的全部历史过程，而是把医学发展中的一个阶段、一个片段当作历史过程的全部，因而使他们在医学起源问题上得到了错误的结论。"邱教授的文章采撷了国内外许多宝贵史料，论说有据，有力地反驳了医学巫源说。

三、关于巫统治了医的反思

20世纪80年代中期，又有学者撰《论巫对医的控制》[23]，结论说："巫对医的控制，是巫的职能对医药活动权力的攫取。"肯定了巫控制着医。分析该文，作者的史料来源于商周传统文化。我们知道商周时期巫术盛行，我们应该怎样看待这一历史时期的巫医关系呢？首先应该承认：医学知识的起源，早在人类进入新人阶段后不久就起步了，已有数万年的历史。而巫的萌芽与起源，在人类产生了图腾思想之后，巫之起源较医之起源晚2～3万年。殷商时期，人们对心脏底部的经脉已经关注，医学理论已在萌芽状态；殷商的巫应该说发展到了极点，凡宫廷事务，不分巨细，都要先占吉凶。我们承认商之巫术，特别是朝廷的巫术行为严重影响了宫廷医学的发展，但巫并未统治医。据统计：现有大量殷墟卜辞中，涉及病名者323片，415辞，疾病名称34种，大部按人体解剖部位区分命名[24]。商王武丁（公元前1324—前1266年）曾患牙疾，卜辞云："武丁病齿，祭于父已，以求赐愈"。仅向先祖祈祷，未载其他治疗方法，好似巫统治了医。但是，我们分析：虽在卜辞里记载许多疾病名称，但少见药物与治疗方法。假如仅依宫廷卜辞分析殷商医学概貌，殷人用药治病就成了空白，《尚书·商书·说命上》分明记载"若药弗瞑眩，厥疾弗瘳"就不好解释了。1973年我国考古工作者在河北藁城台西村商代遗址挖掘出桃仁、杏仁、郁李仁及其他植物种子30余枚，有学者研究后指出："……也可能是药食同源论的根据。"上述史料证明商时有用药物治病，特别是"药弗瞑眩"成为药物疗效的理论依据是不可否定的。从历史学讲，周由商发展而来，周之医药与医政制度都较完备，如果周不吸取商时医药事业之长，从知识传承分析是不可想象的。周史及周之传统文化证明，说商时不用药物治病也是不可信的。

四、医源于本能说的反思

医源于本能说者认为："生物之有生存本能而有医学。"学者们从这一前提出发，采用各类动物的一些本能行为，如热天动物入水中沐浴，冷时知向阳取暖，受伤知用舌舐疮面，被刺刺入皮内，知用前爪拔除异物等，甚至观察到埃及鹤发生大便干结时，能用长嘴呷水插入自己的肛门将水吐入肛内，帮助排便，以及黑猩猩的许多自救本能，借以论证人类的医事活动起源于本能。然而上述动物表现虽是客观存在的，但它不能代表人类医事活动的起源。因为各类动物的本能行为不可能在自己的记忆中作为经验保留下来，各类动物不可能将它们的本能行为进行积累与总结提高，所有本能行为不可能上升为理性认识与主动行为。比如猴能用前爪拔掉刺入皮中的刺，但猴不能制造一把"镊子"，并用"镊子"拔掉刺入皮中的刺。因此，猴的自救本能不能当作医学起源的依据。可以断言，各类动物的自救本能，是没有"求治愈欲"作支配的，是没有医学思想萌芽作基础的。

人类发生、发展与进化知识告诉我们，当人类从古猿走来，经过猿人、古人的漫长发展阶段，由于大脑发育水平的限制，人类确实与其他动物一样走过了一段本能自救里程。那时的人类不知道自己健康与病态的区别，没有远事记忆能力，不能积累自己已经经历过的事物，无法在自己有病的状态下主动寻找治疗方法，那一时期人类对于疾病的反映只能是一些零星的本能自救。但是当人类从古人进化为新人的时候，由于大脑内部神经元团核的增加，神经元之间网络的广泛连接，远事记忆、知识积累、直观思维的智力水平不断提高，人类再一次显出了与动物不同的许多特征，原先只会打制比较粗糙石器的双手，现在可以打制比较细小的石器了，人类的手足更灵巧。我们分析：人类所创造的原始综合科学知识，不仅是建立在人脑容量增大基础之上的，还应与脑神经元数量的不断增加，脑神经元团核数量增多，脑表面沟回的增多、加深，脑表面积扩大，脑内部结构的日趋完备有关。根据现代医学理论分析，大脑各部位脑神经元之间的广泛联系的接通，为知识的贮藏、长期记忆能力的产生及内审思维提供了物质基础。远事记忆能力增强，可以将已经经历过的事物过程作为经验记忆下来，积累下来了。经验的积累成为分析综合、推理判断的基础，成为创造原始科学知识包括创造原始医学知识提供了可能。考古证明四万年前的许家窑人继承了远祖打制石质球状器的经验，发明了小型石球与狩猎工具飞石索，两万八千年前的峙峪人发明了弓箭，一万八千年前的山顶洞人发明了钻孔技术与小型骨针。尤其山顶洞人前后的人类从经验中知道自己健康与疾病的区别了，知道自己生病的痛苦，有了求健康的欲望，或者说是求健康的欲望促使山顶洞人寻求对痛病的治疗方法。当痈肿化脓时，能够采摘一枚植物刺将痈挑破排脓了。他们可以在求健康欲望的驱使下，从自己病态时或他人病态时好转过程中与某些事物相关的经验中总结出医事活动的经验了。我并不是讲自山顶洞人起人类已经知道了许多医疗知识，我只是说山顶洞人已经具备了积累某些医疗经验的能力，具备了总结某些医疗知识的能力。正因为山顶洞人医疗经验不足，限制了山顶洞人对于疾病与医疗知识的认识水平，因此，山顶洞人的医疗知识是有限的。

应该指出：当人类发展至知道自己健康与疾病状态的区别时，当能够主动寻找治病方法的时候，人类的这些医疗活动与"本能"是绝无关系的了。正如恩格斯指出："动物仅仅利用外面的自然界……而人则以他所引起的改变来迫使自然界服务于他自己的目的来支配自然界。"医学知识的产生必然服从于这一自然辩证法。

关于"医源于动物本能说"，李经纬、李志东先生早在1990年出版的《中国医学史略》，以及陈道谨先生在1991年出版的《中国医学史》书中都做了回答，陈先生指出"本能论无视人与动物的本质区别，混淆动物的本能救护与人类医学之间的严格界限，这样从根本上否定了人类社会实践的决定作用"，因而同样是错误的。

第八章　我国卫生保健知识的起源问题

卫生保健属预防医学范畴，这一概念是近代提出来的。从人类发展史分析，早期人类只知谋生，日复一日、年复一年地采集，以求果腹，没有保健的想法。人类发展到种植农业、驯养业时代，劳动中产生了剩余价值，进入奴隶社会以后，一部分人享受他人的劳动果实，在不劳而获的人群中，才产生了所谓的养生家。如我国龙山文化以后，出现了如传说中的彭祖、赤松子、王子乔诸多带有仙气的养生人物，少数人占有了卫生保健知识，他们寻求"恬淡虚无，在生活上主张辟谷食气，探讨吐纳功夫，含有较浓的神话色彩"。

我们探讨的卫生保健知识，是从先民生活实践中发生了的一些事件而追索其卫生保健意义。

一、火在人类卫生保健中的地位

北京西郊周口店，有一座"盛产龙骨"（中药）的"龙骨山"，这里右侧是周口河，东南是千里沃野，为面积广阔的沼泽地带。远古时期，这里植被丰茂，生活着猕猴、斑鹿及虎豹等肉食动物，还生存着羚羊、鸵鸟、河狸、水獭，可谓物产丰富。至1918年以来考古人员先后多次到周口店组织发掘，新中国成立后发掘出"北京人遗骨男女个体40多个"，这里是远古人类长期居住的地方，古人类学家称北京猿人大约生活于50万年前后。北京猿人长期居住在山洞里，洞穴内遗弃堆积物厚达40米，考古学家划分为13层，遗址中有几处较大的燃烧灰烬和烧土，厚达6米，说明北京猿人有保存火种与连续用火的经验。回顾人类对火的认识，与一次又一次雷电引发的山火，或者森林之火有关，最初当森林之火大发时，人们惊恐地逃窜，后来认识到在大火之时，只要站在火的上风，火并不可怕；当大火自然熄灭以后，他们小心地接近余烬，感到火的温暖，拾起尚未烧尽的兽肉尝之，感到与未烧过的兽肉大不一样，不仅易于咀嚼，而且味美可口，当他们能够认定用火烧过的肉比生肉好吃时，才有可能产生主动地烤炙兽肉食之的愿望，同时感到将火种引入山洞的必要。最初引进的火种烧了不久，熄灭了，不知怎样保持火种，后来在实践中总结出了保存火种的方法，这就是北京人的燃烧灰烬能堆6米之厚的原因。可以断言，北京人开创了熟食的先河。熟食在人体消化系统缩短了消化过程，减少了胃肠的负担。人类经过几十万年的熟食，首先改造了消化系统，促进了肝、胆、胰等器官的发育与分泌；其次，现存的蛋白质与动物脂肪的摄入，促进了大脑及全身的发育，增强了体质，这就是恩格斯在《自然辩证法》中指出的："肉类食物几乎是现成的包含着为身体新陈代谢所必需的最重要的材料。""最重要的还是肉类食物对于脑髓的影响，脑髓因此得到了比过去多得多的为身体的营养和发育所必须的材料，因此它就能够一代一代更迅速、更完善地发展起来。"近两万年来，由于旋转钻孔技术的发明，人类发明了"钻燧取火"，从此在火的面前取得了自由，扩大了用火范围，增加了用火频率，尤其是发明了在烧石片上炝烤五谷的方法之后，刺激了种植农业的发展，当石烹法、篝火砂锅烹饪发明以后，至此各类植物，如野稻、野麦、野粟、野豆均可食用，大大提高了人类战胜自然的能力。火在人类进化史上起过极其重要的作用，在人类卫生保健事业中亦占据十分重要的地位。

二、水在人类卫生保健中的地位

在第六章中我们介绍了水在早期人类生活中及外治疗法起源中的重要性。那一时期，水对于人类生存是重要的，但不可能从卫生保健的高度来认识。中全新世以来，或者说在我国七千年以来，先民对饮水卫生十分关注。传统文化记载："黄帝见百物，始穿井[25]"；相传炎帝在湖北随州烈山镇定居之后，第一件事就是造"三眼井"；古时还认为舜的大臣伯益造井[26]。"当春三月，钻燧易火，抒井易水，所以去兹毒也"[27]。此外甲骨文中"妇井黍不其崔（后下四〇·一五）"，《周易·井卦》之"井泥不食"等等，都深刻反映了商周民风。考古史料亦证明七千年前的河姆渡遗址，在水井底部发掘出汲水陶器，井上曾设有井架和简单的井亭，[28]可见在水乡居住的先民对饮水卫生十分关注。此外在全国许多地方都发现了古井，不再赘述。

原始社会，在生产没有剩余的时候，产品的分配，除了对老、弱、病、孩有些照顾外，人人都是平等的。峙峪文化以后，狩猎收获较多，部落中的酋长等人的权力逐渐扩大，到母系社会解体，父系氏族的建立，即万年仙人洞至仰韶文化前后，特别是商以后，统治者们的权力更大，原先具有一般意义的物质，现在被少数人占据，变成了他们的享受品，水的卫生保健意义在少数人的生活中显露出来。然而广大民众仍然居住在山野，饮用着小河、溪流的流水。

三、衣着在人类卫生保健中的地位

远古人类，当远事记忆能力还未建立的时候，虽能感到睡在草堆中的温暖，但这一过程似乎带有本能色彩。只有当他们能够理解将树叶或者较柔软的树皮串联起来，披挂在身上御寒的时候，或者主动将丢弃的兽皮拾起来捆扎在身上御寒的时候，这一行为才具有了自我保健的意义。这是人类衣着萌芽时期，大约发生在许家窑人以来。两万年后，山顶洞人发明了小型骨针，这枚骨针长82毫米，最粗处直径3.3毫米，针身圆润，针尖尖锐，针眼窄小，在制作中使用了切割、刮削、磨制等技术，人们已可缝制兽皮衣服了。从此，人类的卫生保健事业迈开了新的一步。中全新世以来，我国先民逐渐认识到枲麻纤维是可以利用的，河姆渡出土的许多原始纺织工具如骨匕、鸟类肢骨管状针、骨梭形器、木纺轮等，都证明了河姆渡人纺织手工业的存在与成熟程度。也许他们就是用枲麻纤维作原料进行纺织，制作成衣服了。这一时期，各地出土了不少陶制纺轮，原始纺织业的出现，纺织技术的不断改进，为最大限度地普及纺织品，提高人类适应与战胜自然环境及御寒能力做出了贡献。在纺织品中，我国夏代以前已由采集野蚕茧抽丝织绢，发展为人工养蚕抽丝织绢。1957年在浙江吴兴钱山漾出土丝片、绢带，经C14测定为距今5000年前的产品。[29]这一发现，与传说中的东夷部族首领少昊金天氏的母亲嫘祖（即皇娥）发明养蚕取丝术的故事遥相呼应。

上述史料证明：山顶洞人中的老、弱、病、孩早在一万八千年前就穿上兽皮衣服，七千年前的许多先民穿上了枲麻纤维制作的衣服，说明中国人的文明起步较早。

四、房屋在人类卫生保健中的地位

远古人类寻找能避风寒之地歇脚都难，一般择山洞而居，与兽类为邻，生命随时都受到威胁。当人类发展到能够理解预防猛兽侵袭的重要性时，便主动地"构木为巢"，已为人类学家们公认。这一实践也是新人以来发生的，新人以前，人们不知"构木为巢"，只能在紧急情况下"栖身树上"逃生，那是被虎狼等猛兽追逼的结果。《庄子·盗跖》《韩非子·五蠹》《礼记·运礼》中都追记远古"曾巢""构木为巢"事件，这种追记，肯定是有依据的，是依近四万年以来口头传授文化追记的。《周易·系辞下》："上古穴居而野处，后世圣人易之以宫室，上栋下宇，以待风雨。""易之以宫室"是比较高级的房屋建筑，第五章已讲：甘肃秦安大地湾遗址有大型房址，总面积达420平方米，称"大型宫殿式建筑"（《二十世纪中国百项考古大发现》第51页），大约有7800～5000年了。考古证明早于夏3000年的河姆渡的栏杆屋群，也属比较高级的建筑，因为栏杆屋的"转角柱上的铆"已采用阴阳结合缝结构，是古房屋建筑中十分先进的技术。我们分析杆栏屋应是在原始房屋结构发展到一定水平之后的产物，我们无法想象在江南较杆栏屋更早的原始房屋构成，也许一万年前的江南先祖们已经住进了简易窝棚之类的房屋了。

属于仰韶文化的西安半坡遗址，与河姆渡遗址产生于同一时代。半坡遗址，气候干燥，地下水位很低，其地理条件的恶劣，不在于潮湿虫蛇，而在于寒冷与风沙。其房屋的特点为半地穴式，半坡一个生活圈内房屋群之多，已可容500～600人，是一个大的"农庄"了。从遗址复原可知，部落聚集点周围挖有深而宽的壕沟，可防野兽侵袭，沟外有氏族墓地，沟内除房屋外有窖穴、窑场；从半坡遗存分析，有大量农业生产工具，发现粟等粮食，有驯养的家畜。有学者根据上述情况分析指出：半坡遗址，是一个典型的母亲氏族社会部落（根据大地湾遗存分析，半坡遗址应属父系氏族社会）。有学者又从远古建筑中的房屋地基、窖穴、窑场、墓地分析，认为8000年来的河南新郑裴李岗、河北邯郸磁山诸遗址都具备了"已经是典型农村"的条件了，"但中国农村文明的起点还要靠更早的遗址才能说明"[30]。

由上述史料推断：进入全新世时期，我国农村文明已经萌芽，至裴李岗文化、河姆渡文化、仰韶文化，我国农村文明经过四千年的发展已经成熟了，人们已经过上原始社会最为良好的安居生活，加之中全新世时期，即距今8000～3000年之间，为气候较暖期，有利于人类的劳作，促进了体质与大脑智能的不断发展。

第九章 药物知识的起源史

药物知识的起源也是有条件的,植物药知识、动物药知识、矿物药知识的产生都不是随意认识的,以下予以分述。

一、植物药知识的起源史

在世界医学史上一般认为:人类积累植物药知识是与人类的采集生产活动分不开的。有资料说:"原始人最初在采集植物充饥的过程中,也就开始发现了植物药"[31],"最初"二字就值得商榷。我们不能认为数百万年前,或者二十万年的猿人、古人在采集植物叶充饥时就已经发现了植物药,那时人们的智力水平还不能发现植物的药用价值。比如说,生活在与丁村人同时代的东南亚地区的人类,当他们吃了一些槟榔子,不几天打下了肠中的蛔虫,但他们并不能理解槟榔与蛔虫的关系,因此不可能将槟榔子作为驱虫药的知识进行口头传授并积累下来。许家窑人、峙峪人不同了,由于生产的发展、生产经验的积累,他们对经验过的事物有了较多的注意,比如他们吃了大黄引起腹泻,对这样的事实已能记忆。但并不是说,所有的峙峪人都知道吃了大黄可以引起腹泻;更不是说,从许家窑人、峙峪人起,人们就将大黄当作泻下药使用了。我们只能说峙峪人时期的人类只知道某些植物是不能吃的,吃了是会呕吐、腹泻或昏睡的,所以可以说许家窑人、峙峪人时期才是我国植物药知识的滥觞时期。山顶洞人的先民已有智力注意到某些植物与疾病的关系,特别是他们中间对医药知识比较留心的人,当他们正在患喘息,恰巧挖到一些贝母,拿回住处,吃下一些后,不久喘息减轻,当连续吃几天后,喘息明显减轻,对医学知识比较留心的人已能感知贝母可以治喘息,但这种感知是不牢固的,同时还有一个重要条件,就是人们必须理解自己健康与病态的区别,比如暴食后的胸口胀与病态中的胸口痛(胃痛),追捕中、逃跑时喘气与病态中的喘息是有区别的,假如人们不能将上述现象区分,又怎能将贝母与喘息联系起来进行思考呢?所以在我国真正能够比较多的将某一植物与某一疾病联系起来分析,大约在12000年前的万年仙人洞时期,裴李岗时期和稍后的仰韶文化时期,因为此时母系氏族逐步解体,父系氏族逐步建立,各类生产大力发展,人们对自然界和社会的接触更广,他们已能理解贝母与喘息、延胡索与胸口痛、大黄与腹泻之间的关系。而且人们的这些认识能以口头医学文化的形式向其他人传播,这就是对我国植物药知识从许家窑人的滥觞阶段到仰韶文化时期数万年发展历程的概述。随后口头医学文化进一步发展，植物药知识积累更多，河姆渡人工采集的樟科植物叶的药用价值、台西商代遗址出土的桃仁、杏仁、郁李仁等，证明早在3000年前我国的植物药及植物药知识的内容逐渐丰富。

二、动物药知识的起源史

对于动物药知识的起源，也不能认为原始人最初在捕捉蜣螂、蛴螬充饥时发现了动物药。动物药知识的起源与植物药知识的起源有一个共同的条件，就是必须在人们能够理解自己健康与疾病的区别之后。当他们知道自己正处在某一疾病中，并主动寻找某一动物内脏、膏脂涂在痛处，或者将某一昆虫、或某一动物肉吃下去，以求缓解疾苦的时候，这种动物才具有药用价值。在动物药中膏脂类作为外用药是先于内用动物药的，这也是外治疗法先于内治疗法所决定了的。如许家窑人在冬天分剖猎物时，猎物体内的脂肪对于手上皲裂的伤痕起到了润滑与保护作用，能缓解皲裂伤口的疼痛。马王堆帛书《五十二病方》中载药299种，其中动物药100种（含膏脂类24种），占33.3%，说明秦汉时期我国动物药的使用已相当广泛（参本书"殷商至两汉膏脂类药学史"）。《庄子·逍遥游》的"不龟手之药"，《神农本草经》中的蜣螂等，都展示了动物药的广泛前景。人类在使用各类动物组织治病过程中，在认识上逐步深化，促进了我国治疗医学的发展。

三、矿物药知识的起源史

矿物药知识的起源，大约与动物药知识的起源处于同一时代或更晚，有它自己的起源规律。传统观念认为，《尚书·禹贡》"云土梦作……砺砥弩丹"，这是我国关于丹砂的最早记载，距今已有4000年的历史，认为矿物药起源于丹砂的运用。丹砂含硫化汞（HgS），在《五十二病方》中仅作外用药，《神农本草经》将丹砂收入"上品"，认为丹砂"养精神，安魂魄"。《神农本草经》的记述，与炼丹术的兴起可能是一致的，当我们分析矿物药的起源时应该首先考虑盐对人类的重要贡献。

早期人类是不知道主动找盐作为食用的，虽然他们在觅食中遇到咸的东西很感兴趣。在人们还不知道主动找盐食用的时候，人体对钠的需要，靠肾加强回吸收保持体内钠的含量。生活在山西、陕西、甘肃广大地域的人们，能从许许多多的盐池中得到咸水和盐粒，当他们能够理解吃了一些盐后会使人精力充沛时，便主动拾一些盐带回去，在烤炙兽肉时适当撒上一些盐，便感到烤炙的兽肉更加可口，于是盐也就成了食物中不可缺少的调味品了，与此同时，盐也就有了药用价值。现代医学认为盐中的钠，是细胞膜上内外交换的重要物质，是血液的重要成分，因此，盐是药食同源的最好例证。古时盐常作清洗伤口的药物，当今盐仍作输液原料之一，为人体电解质平衡的重要物质。

钙在人体也是不可缺少的物质。近万年来，当种植农业不断发展的时候，植物种子成为人们的食物之一。最初是烧石板烙烤法，后来发明了石烹法。如裴李岗文化前后，人们已经发明了用烧石在枯木上烙烧容器的方法，河姆渡人便用此法烙烧独木舟了。仰韶文化时期，已可烧制较大容量的陶器，为石烹法的普及创造了条件。长沙出土的医帛《五十二病方·朐痒》保存了一则完好的石烹法用于治病。朐痒第二治方讲："取石大如拳二七，熟燔之，善伐米大半升，水八米，取（燔）石置中，伐米熟，即缀（饮）之而已。"这段原文是说当肛门有病，发痒难忍时，可取舂好的米半升，加水八倍，放入容器内，再取拳头大的石块十四块，放在燃烧的火上，将烧红的石块分成几组，先取一组投入容器内，当石块的热放完后将它取出，再放入一组烧石……当稀饭煮好后，慢慢饮之，肛门就不痒了。稍加领悟，这则方剂很有意思。近代治皮肤痒症，如湿疹、过敏性皮炎都用钙剂，目的在于增加血液中的钙质。药理知识告诉我们，钙能降低毛细血管壁的通透性，达到消肿，钙在人体内可维持神经、肌肉的正常兴奋性，加强大脑皮层的抑制过程，从而达到镇静、止痒的目的。《五十二病方》中的石烹法粥中钙质一定不少，所以恶性的朐痒可止，这个原始矿物药方剂十分可贵，它为我们揭示了秦汉时期矿物药的使用情况，在此以前应该还有许多难以考证的口头传授的矿物药治病史料。

第十章 原始医学知识的"积累"与"普及"

根据许家窑人的智力推考，许家窑人中对于人类疾苦感兴趣的人，他们在外伤已创造了"血""痛"这样的单词，当他们受伤时，能摆脱本能的束缚，主动用手将伤口紧紧握着，目的在于减少流血，减轻疼痛。他们还可能寻找溪流，清洗伤口，或者摘一片绿叶揉一揉贴敷在伤口上，这便是我国外治疗法的滥觞之一。峙峪人学会了用刺挑痈排脓，促进了痈病的愈合。山顶洞人对于内病如肚子痛有了一定的认识，已能用手语配合表示胸口不适、胸口痛、反酸等，已知这是病态，此时不能吃硬的植物茎叶，应吃嫩叶，或者稍吃点烤熟了的兽肉。当然不是山顶洞人时代所有的人群都知道了这些知识，这是因为"人们的记忆的内容受个人的兴趣、观点和经验的多少不同所决定了的"，因此人们对于同一事件发生过程的记忆广度和深度不同。比如说山顶洞人时期，在山顶洞人中，一部分人留心于采集，一部分人留心于贮藏，一部分人留心于驯养，同时也必然有一部分人对于人群中的健康状况比较关注，当见到某些人因生病或者其他疾病而死去，便会产生一种责任感，如同张仲景"感往昔之沦丧，伤横夭之莫救"的情感一样，但他们没有"勤求古训"的条件，只能比较留心于他人的治病经验，如适时用刺挑痈排脓或用尖（砭）石破痈排脓等，假如恰好是那些留心于医学知识的人生了痈，他们就会在自己身上比较细致地观察痈疡的发展变化情况，体会肿、痛及生痈局部的发硬、发热或全身寒冷、发烧等，并能比较牢固地记忆下来。到了裴李岗人时期，假如他们嚼了一粒巴豆，那种使舌头发凉、发麻的滋味会迫使人很快将巴豆末拼命地吐出来，不久他们可能因咽下巴豆的多少先吐后泻，这种教训对于裴李岗人是不会忘记的。不仅如此，他们还能将尝巴豆的教训向他人口头传授。由此推究，原始医学知识在近万年以来的人群中，都相对集中于某一些人的脑海中，这是原始医学知识"积累"的概貌。当见到另一些人生痈或其他相关疾病的时候，他们便将这些知识传授给他人。"由于没有文字，人们相互间只能通过语言、行为动作来交流医疗经验，其传承特点是言传身教，模拟仿效"[32]。这就是口头医学文化，它们带有很浓的"普及"色彩。原始口头医学文化从诞生之日起，便在原始人群中相互传播，"原始社会时期，尚未产生阶级，任何医疗经验和知识一旦得到公众的认可，即为群众所公有，人人都有继承与传授的机会与义务，继承者既通过感性具体的仿效，又不断丰富自身获得的经验，代代相传，使医疗经验不断丰富与系统，从而使之与医药知识的源头一脉相承"。龙山文化时期我国阶级逐步形成，到殷商时期，原始医药知识虽在普通人群中仍用以往的习俗传承着，但有些知识在上层人群中得到更多的发展，这与其他原始科学知识比较多地集中在上层人物群体中的道理是一样的。

原始口头医学文化的广泛传播，在原始人群抵御疾病中起了重要作用。原始医学知识的"积累"与"普及"，不仅促进了原始医学的发展，到龙山文化以后，又与文字及其他原始科学知识的产生、发展共同促进了人体生理、病理等医学理论的产生与发展。以大脑记忆特征为基础的，留心于医学知识的人们，他们是原始社会的天才医学家；在原始医学知识的"积累"方面，他们是带头人；在原始医学知识的"普及"方面，他们也是带头人。

参考文献

[1] 陈国强，林嘉煌. 人类学与应用［M］. 上海：学林出版社，1992：39.
[2] 李志平，张福利，刘武顺，等. 中西医学史［M］. 北京：人民卫生出版，2001：2.
[3] 吴汝康，吴新智，邱中郎，等. 人类发展史［M］. 北京：科学出版社，1978：209.
[4] 严健民. 中国医学起源新论［M］. 北京：北京科技出版社，1999：12 – 21.
[5] 严健民. 中国医学起源新论［M］. 北京：北京科技出版社，1999：8
[6] 孔狄亚克（法）. 人类知识起源论［M］. 洪洁求译. 北京：商务印书馆，1989：185 – 186.
[7] 严健民. 中国医学起源新论［M］. 北京：北京科学技术出版社，1999：17.
[8] 贾金刚. 中国旧石器时代晚期原始技术初探.
[9] 容镕. 中国上古时期科学技术史话［M］. 北京：中国环境科学出版社，1990：33.
[10] 恩格斯. 家庭、私有制和国家的起源.
[11]《辞海》编辑委员会. 辞海（缩印本）［M］. 上海：上海辞书出版社，1989：885.
[12] 刘后一. 山顶洞人的故事［M］. 武汉：湖北少年儿童出版社，1991：69：73.
[13] 张梅珍等. 从旱莲草看中西药的联系［J］. 中国医药报，1999：5，11.
[14] 林乾良. 河姆渡遗址的医药遗迹初探［J］. 中华医史杂志，1982（4）：254 – 256
[15] 蔡俊生. 人类社会的形成和原始社会的形态［M］. 北京：中国社会科学出版社1988；147
[16] 张恩慈. 人类认识运动［M］. 上海：上海人民出版社，1984：100.
[17] 严健民. 中国医学起源新论［M］. 北京：北京科技出版社，1999：11.
[18] 薛愚. 中国药学史料［M］. 北京：人民卫生出版社，1984：2.
[19] 韩非子·五蠹

[20] 淮南子·修务训
[21] 皇普谧. 帝王世纪 [M]. 北京：中华书局, 1985.
[22] 邱仁宗. 医学巫源说和医学起源问题 [J]. 中华医史杂志, 1981（1）：6-9
[23] 中华医史杂志. 1984（1）：59
[24] 温少峰, 袁庭栋. 殷墟卜词研究·科学技术篇 [M]. 成都：四川社会科学出版社, 1984
[25] 世本·作篇. 丛书集成初编. 上海：商务印书馆, 1937
[26] 吕氏春秋·勿射.
[27] 管子·禁藏.
[28] 中华医史杂志. 1984（4）：254-257
[29] 容镕. 中国上古时期科学技术史话 [M]. 北京：中国环境科学出版社, 1990：33、48.
[30] 刘岱. 中国文化新论·根源篇·永恒的巨流 [M]. 北京：三联书店出版, 1991：24.
[31] 湖南中医学院主编. 中国医学发展简史 [M]. 长沙：湖南科技出版社, 1978：8.
[32] 朱现平. 中医学传承体系的形成 [J]. 中华医史杂志, 1991（4）：207.

第二篇　原始中医学史

（公元前 3500 年至公元前 2 世纪）

第一章 医学理论起源的相关因素

医学理论和其他科学理论的发展一样,都有它自身的发展规律,都遵守从知识的积累到理论的升华,即量变—质变规律,我国医学理论的起源与以下相关因素有关。

第一节 原始医学知识的积累是医学理论起源的必备条件

从世界各民族医学发展史分析,大约新人以来的数万年间,由于远事记忆产生的结果,当人们经历了某一外伤痛苦之后,不仅能简单地记忆下来,而且产生了求治愈欲,前者即医学知识的萌芽,后者属医学思想的萌动,两者难以分解,共同促进了医学知识的起源与积累,经数万年的反复领悟、积累、传播以后,特别是当人们从外治医学发展到可以认识内病的时候;当他们从五官的解剖部位到对五官生理有所认识的时候;当临床医学发展到人们感到有必要从理论上阐明疾病的起因、命名、分类及其发展、转归问题的时候,医学理论便在这一基础上悄然起步。

医学理论,不论是中国的、外国的、古代的、现代的,都可分为基础医学理论和临床医学理论两部分,它受某一历史时期整体医学水平的制约。如我国龙山文化至殷商时期,其整体医学知识已经包括人们对自身解剖、生理知识的认识,对疾病和某些有效疗法的认识,尤其对自身内病的认识,都成为探讨医学理论的内容。比如说,人们对胸口痛的感知,"我昨天胸口不痛,今天痛得很厉害,我病了"。这是病人的主观感觉,只有这时,他才有可能想一想:"我的胸口为什么痛呢?是不是昨天吃了什么东西?是不是因为喝了小塘的水?"当他们有了问号的时候,就会将思想引向深入,思考相关问题,提出新的见解,孕育着医学理论。比如说山顶洞人,当他们从烈日下走进山洞,感到一片漆黑,可能问一句:我为什么一点东西也看不见?当他本能地用手揉眼,稍停一会儿,又觉眼前明亮一点,当从山缝见到一束阳光时,感到"我能看见了",进一步想一想,"我是用眼看见的","目之于色"的生理功能便在千百次的领悟中建立起来。"目之于色"的五官生理是最早领悟的,多少年后又知道了耳之于声、鼻之于嗅,这些感知大约在龙山文化前后,是作为生理常识提出来的。比如说:到了殷商时候,人们积累的基础医学知识更多,临床经验日益丰富,已总结出34种疾病,这些疾病多依解剖部位命名,对医学理论的探讨已经起步,特别是考虑到人的思维问题的时候,"我在想问题,我是怎样想问题的?我是用哪一个部位想问题的?当人们无数次地提出问题后,又在剖杀奴隶的时候看见了心脏,看见了只有心跳与生命活动息息相关时,便将人的思维活动与心脏的跳动联系起来",多少年后才有了商纣王的"吾闻圣人心有七窍"的结论。"圣人心有七窍"不仅说明那时已知有学问的人是用七个心眼在思考问题,而且心内"有七窍"的结论是正确的,是建立在解剖基础之上的。后来当他们发现心脏底部四条大经脉通向全身,考虑到它们对全身起调节作用的时候,我国最重要的人体经脉调节理论便诞生了,人体经脉调节理论应该是中国医学的核心理论。

第二节 中医理论的起源与疾病命名、归类的关系

随着人体解剖、生理知识的积累,在临床中人们对疾病认识的逐步深化,内病发现越多,病种日增,产生了对疾病的区分、命名问题。自殷商起,历代医家对于疾病命名方法的探讨,成为推动中医理论形成的原因之一,殷商时期,已将疾病分作34种,[1]疾病名称已有疾心、疾蛔,但多依人体解剖部位命名,如疾首(含头痛、头部疖肿)、疾目(含眼睑、内眼疾病)、疾腹(含内脏诸多疾病)、疾耳、疾鼻等,代表了殷商至秦汉时期我国疾病命名方法的主流。1983年湖北江陵张家山出土了《脉书》,这部《脉书》依自然段可作五个内容,第一部分讲的就是疾病的命名问题,如病在头、在身、在鼻、在口中等。这些命名与殷商依解剖部位命名方法基本一样,然而有所发展,已涉及病理病程,并试图将疾病名称进行再分类,如"在耳、为聋,其脓出,为浇""在鼻,为肌,其疕,痛,为螠食"。尤其对肠中的疾病分11种情况进行讲解。毫无疑问,张家山的疾病命名源于殷商,又有发展。它还说明,西汉早年的医家们,对于内脏疾病的归类、命名,至少是心存困惑的。秦汉之交,医家们曾探讨过一种全新的疾病命名方法,记录在《五十二病方》中,如伤痉、婴儿索痉、牡痔、痂、疽,身疕等,有些病名已反映了疾病的某些性质。这种方法使用时间不长,很快被经脉主病(依经脉循行范围归类疾病)取代。如张家山出土的《阴阳经脉》篇篇后明文写道:"凡二十二脉(人体左右各十一脉),七十七病"。这一原注,说明了用经脉归类疾病的本意。其实,《灵枢·经脉》"是主×所生病",马王堆出土《阴阳十一脉灸经》"其所产(生)病",都是讲的用经脉归类疾病问题。医家们用经脉归类疾病,促进了演绎千年的经脉调节理论的完善与发展。

第三节 取象比类创立中医理论的神奇途径

我们现在推断的我国医学知识的积累,随着口头文化的传播日益丰富,必然逐步向医学理论发展。到仰韶文化时期青海大通上孙家寨出土的"彩陶舞盆内壁画有十五个跳舞的人,她们头上都垂有发辫,并肩携手,翩翩起舞……"毫无疑问,绘制彩陶者对人体结构都有了比较深刻的认识,结合跳舞者的面部表情,那时的人们对于"耳之于声,目之于色,鼻之于嗅"的生理功能已是一般常识了。随着医疗实践的发展,口头文化的滞后,在传承上产生了一些困难。又由于陶纹符号的刺激与启迪作用,至

商时已进入造字时期，这是汤王铸盘留下盘铭"苟日新，日日新，又日新"的条件。我们分析陶文符号的刻画，虽有一定规律，如↑可能代表向上、春萌，↓可能代表向下、根（本），⇂左上右下，可能含循环之意。陶纹符号的创作者们在陶纹创作中摸索千年以上，因思维方式没有展开，束缚了陶纹的发展。殷商的造字者们创"依类象形法"描绘文字，找到了创立方块字的方法，"依类象形"既是创字的指导思想，又是创立象形字意的方法，保证了早期中国文字的规范化发展。甲骨文造字的成功，极大地丰富了人们的思维范围，作为"依类象形"思维方式便在人们的头脑中根深蒂固地发展起来。《礼记·学记》中的"古之学者，比物丑类"便是"依类象形"思维方式的发展。"比物丑类"其实质就是类比。《史记·天官书》："太白白，比狼；赤，比心。"将类比用于星象观察了。两周，古诗文兴起，《诗·大序》讲："故诗有六义焉……三曰比，四曰兴……"诗文中的比兴手法成为诗的灵魂。《文心雕龙·比兴》"诗人比兴，触物圆览"，点破了比兴之法。《诗·鹊巢》："维鹊有巢，维鸠居之，之子于归，百两御之。"用喜鹊筑好巢，让鸠鸟占用作孵雏的新巢，比喻女子出嫁要有新房。《诗经》中的比兴，使许多诗篇成为千年不败的佳章，比兴手法应该是类比思维方式在诗文中的发展与应用。孔子是善于用类比的，孔子主张孝悌、仁术，他用"本"（植物的根）类比，"君子务本，本立而道生"，点明了实行孝悌之道便是落实仁爱之术的根本，达到了"同类之事相比方，则事学乃易成"的目的。古人在讲治国方略时说："防民之口，甚于防川"（《国语·周语上》）。作者采用典型的取象比类手法劝解当政者要让民众说话，"为民者宣之使言"，国家就不会有像水患一样的大乱了。以上回溯的是夏、商、周时期，我国先民们创立起来的思维方式即依类象形、比物丑类、比兴、取象比类的发展过程，取象比类是创立中医理论的一条神奇的途径。

　　殷商时期，科学事业十分原始，中医理论的创立只能建立在有限的解剖、生理、临床医学基础之上，其思维方式就是借助取象比类。法国学者列维·布留尔曾总结人类的原始思维——互渗律，认为天上的星辰、地面的动植物都如同人类一样有生命、有情感，可见互渗律具有拟人化的思维内涵及类比、比拟、比照等性质，所以布留尔的互渗律与取象比类有互通的内涵。而取象比类是人们在思考问题的过程中，根据两个对象某些相同属性中，取已知一方的某些属性类比于另一方，推导出另一方可能出现的一些性能的一种思维方法。比如为了建立人体生理、病理理论，在有限的心脏、经脉解剖及血液可以流动的基础之上，是难以完成相关理论的。但是我们的先民们在中国的物候地理条件下，观察到"天寒地冻"的许多特征，如本来可流动的水，在寒潮到来出现"地冻水冰"的情况下断流了，哪怕是"善行水者"也"不能往冰"，"善穿地者，不能凿冻"，迫使水上运输中断，破坏了人们的生产、生活。秦汉医家正是在这一基础之上认识到风寒对人体经脉、血气的影响。他们观察到"天地温和，则经水（较大的河流）安静；天寒地冻，则经水凝泣；天暑地热，则经水沸溢；卒风暴起，则经水波涌而起"等自然现象。古代医家正是依上述自然现象推断（类比）风寒侵入人体后的病理变化，指出："夫邪之入于脉也，寒则血凝泣……"又说"寒则地冻水冰，人气在中，皮肤致、腠理闭，汗不出"，认为风寒致病机制是"积寒留舍，荣卫不居"，导致"卷肉缩筋，肋肘不得伸……"最为可贵者，古代医家进一步指出："寒气入经而稽迟，泣而不行，客于脉外，则血少；客于脉中，则气不通，故卒然而痛。"又说："寒邪客于脉外则脉寒，脉寒则缩卷，缩卷则外引小络，故卒然而痛。"以及"风寒湿气客于分肉之间，迫切而为沫，沫得寒则聚，聚则排分肉而分裂也，分裂则痛"。在三条疼痛理论中，"通则不痛，痛则不通"最为通俗，指导中医临床两千余年。在治疗方面，古代医家指出："善行水者，不能往冰；善穿地者，不能凿冻；善用针者，亦不能取四厥。"强调："故行水者，必待天温、冰释、冻解，而水可行地可穿也。"进而类比指出"人脉犹是也，治厥者，必先熨调其经……火气已通，血脉乃行"，然后再根据病情治疗。上述热疗治病理论，至今仍不失色，它应是当今五花八门热疗的理论基础。此外，如依"地气上为云，天气下为雨"推导人之生理是"清阳出上窍，浊阴出下窍"。又如"形不动则精不流"，成为《内经》论述痈病病理的重要理论依据。"营卫不行，乃发为痈疽""邪溢气瘀，脉热肉败，营卫不行，必将为脓"等都是依"形不动则精不流"为理论依据讲的，而"形不动则精不流"又是建立在古人对自然现象长期观察，如"流水不腐，户枢不蝼"这一客观规律有了深刻认识基础之上的，用"流水不腐，户枢不蝼""形不动则精不流"类比于人体血气、疽病理论的建立，反映了我国先民的聪明才智。

第二章　原始中医学

原始中医学，当我们研究传统中医理论体系的时候，不论中外学者，必以《黄帝内经》为准则。这是因为在传统中医文献中，《黄帝内经》属传统中医理论的源头。传统中医理论认为：阴阳、五行哲学说是创立传统中医理论的重要依据，已成为历代中医史学家们的共识。

学界公认：《黄帝内经》中保存了许多先秦史料，如具有鲜明哲学意义的阴阳观念、气的思想、血气精神等史料，但其成书，多认定在秦汉时期，且一度失传。至王冰注《素问》时，对全元起本做了重大改编，增补了近三分之一内容，我们今天看到的《素问》，又非《汉书·艺文志》著录之《素问》，亦非全元起《素问训解》之《素问》。[2]从《灵枢》讲，《灵枢》原名"九卷""针经"，唐宋时期，"在国内已无全本"。南宋史崧所献之本，乃哲宗元祐八年校正颁行之本。[3]学界对于两书的总体认识是："秦汉以后，兹始竹帛，传写屡更，不无错乱"。[4]

上述简录，证明传统中医理论源于春秋战国时期，成书于秦汉，原著早佚，当今版本，多有后人增补，很难避免魏晋，尤其唐宋时期的医学成果掺入。

研究证实：中国医学理论的起源与发展，不是春秋战国时期有了古典哲学思想等指导后突然产生的。假如仅依阴阳、五行考究中医理论体系问题，那么中医理论的创立岂不成了空中楼阁，春秋以远的所有中医理论的发展情况便成为空白。

对于中国医学史的研究，除了根据传统中医观念以《黄帝内经》为对象，对《内经》进行深入研究外，还应该对那些尚未被传统中医理论体系广泛注意、尚未被今人认可的史料进行研究。如依"百骸"等，认定《内经》中实指颈椎的"故上七节"，属于原始诊断学的"是动则病"；阐述人体经脉理论的"人有四经十二丛"，论证痈病病理的"热者""寒者"，并结合殷商至秦汉与医学有关的考古史料进行研究，对此称之为原始中医学。换句话说，我国古代医学的发展过程，可依今本《黄帝内经》成书为界，今本《黄帝内经》成书以前的中医学思维方法及基础医学理论体系和临床医学理论体系，属古朴的原始中医学理论体系，或曰原始中医学。近百年来，我国考古事业蓬勃发展，与医学有关的考古史料日益丰富。考古史料证明，中国人的阴阳观念与先祖们的相对对立概念的建立分不开，如在仰韶文化时期的陶纹符号就有↑↓等，当我们从多方位对先民们的相对对立概念进行研究后，不难得出一个结论："我国阴阳观念形成于龙山文化前后""渊源于数万年之前"。考古史料还证明，殷商至秦汉时期，我国基础医学史料和临床医学史料都很丰富，它们朴实无华，不受传统中医理论体系约束，绝无五行观念、时间医学介入，代表了原原本本的中医发展史。

　　回顾中医史学界的学术情况，既往虽然许多学者从各自的角度，依有关史料探讨过《黄帝内经》成书以前的医学史，但都未提出原始中医学概念，更未见依原始中医学史料阐明原始中医学概貌的文章。学术实践证明，在中国医学史的研究中，区别传统中医理论体系与原始中医学理论体系，将使我们认清《内经》成书以前的中医学是建立在当时的基础医学和临床医学基础之上的，它将增强我们重新认识传统中医理论中一些不尽如人意内容的信心，必将鼓舞我们努力对传统中医理论进行解构与重建。

第三章　原始中医学的思维发展史

原始中医学的思维方式，原始中医学探讨的是土生土长在中国黄土地上的医学，它包含新人以来至今本《黄帝内经》成书以前的数万年间中国医学的萌发概貌。研究证实，医学知识的起源是有医学思想作指导的，原始医学知识的起源与原始医学思想的萌芽是一对孪生的兄弟。原始医学思想的萌芽是在无数代人感受到各类外伤、慢性溃疡痛苦的情况下产生"求治愈欲"后萌发的，我国的原始医学思想是十分丰富的。

既往人们很少将医学知识的起源问题与人类进化史及人类思维进化史结合起来考察，那是因为建立在考古学及古人类学基础之上的人类进化史，人类思维进化史都起步较晚。历史进入20世纪80至90年代，我国古人类学家们纷纷利用考古资料著书立说，将我国古人类进化史，人类思维进化史之内涵不同程度地展现在人们面前，为我们探讨我国医学知识的起源及我国的原始医学思维问题提供了可能。

直观思维是创立原始中医理论的基本思维方式。直观思维指的是人们在对具体事物的直接感知下对事理的简单推导得出的新知，如在山高河低及水往低处流的感知下认识到择居于高山上人可以减少洪患，是远古人类直观思维的范例；许家窑人在狩猎中认识到飞石的力量，发明了飞石索；峙峪人认识竹、木的曲、直、坚、柔及其弹力，发明了弓箭，都是我国的新人们在直观思维下改进生产工具，提高生产力的证明。到殷商时期，甲骨文中反映殷人在直观下感知，给疾病命名，如疾首、疾目、疾齿都是建立在直观思维基础之上的。

推理判断是殷人创立"圣人心有七窍——心之官则思"的重要思维方式。建立在夏文化基础之上的殷商时期，种植农业文化、制陶文化、造房文化、编织文化、纺织文化、筑井文化、家畜驯养文化、青铜文化等原始科学技术都迅猛发展，人类积累的知识越来越丰富。从人类思维发展史讲，由于各类生活经验的积累，为丰富思维方式提供了可能，直观思维已向推理判断发展。其实殷人的推理判断能力已很强了，因为所有甲骨文字的创立都离不开推理。如造字者们从直观出发，描绘了目、耳。但从推理中却创作了见、听等字。当造字者们对人体心脏进行反复解剖观察后，在弄明白了心内有七个孔窍、两组瓣膜及瓣膜有向上与向下的区别之后，创作了一系列的原始心字，由此才在推理判断过程中总结出"圣人心有七窍"，即将人的思维能力赋予心脏了。

格致穷究精神促进了中国特色的人体经脉调节论的诞生。我们中华民族的祖先们自远古以来对于事理的追求便养成了一股穷追到底的作风，在商周时期形成比较独特的思维体系，就是格物致知，就是穷究精神。《大学》提出："致知在格物，物格而后知至"。孔夫子的"学而不思则罔，思而不学则殆""多闻阙疑，慎言其余"，《周易·系辞》"穷天地，被四海……矢志不渝"，都是格致、穷究精神的反映。独具中国特色的人体经脉调节理论自殷商始，直至两汉，历时千余年，先后经历人有四经说、十经脉说、十一经脉说，最终修订为十二经脉调节理论，并广泛用于临床。中国的人体经脉调节论，充分展示了中国人的穷究精神。

独具特色的取象比类是创立原始中医理论的重要思维方式。在第一章我们介绍了取象比类是创立中医理论的神奇途径，什么叫取象比类呢？《系辞》讲："是故易者，象也；象也者，像也。像，相似之谓也。"可见取象比类就是人们在思考问题的过程中取已知的自然之象或已知的事物类比于需要说明的问题。换句话说，是人们在思考问题时根据两个对象中某些相同属性（如水与血都是可以流动的）做参照对比，并取甲对象的某些与乙相同属性类比于乙对象，推导出乙对象也可能存在与甲对象相同的另一些性能。如古代医家在创立致病理论时观察到自然界"寒则地冻水冰"，医家们在探讨病因时将血液与水之冰冻类比推导出："夫邪之入于脉也，寒则血凝泣。"认为风寒致病的病理机制是："积寒留舍，荣卫不居"，导致"卷内缩筋，肋肘不得伸"。

除风寒致病外，《吕氏春秋·尽数》反映古代医家还采用"流水不腐"类比于人体血气，创立痹病理论，后来发展为气血瘀滞理论；采用木质坚脆与人体皮肤腠理相参论证"五行之人"，结论说："人之有常病也，亦因其骨节、皮肤、腠理之不坚固者。"

殷商至秦汉时期，先祖们丰富的思维方式促进了原始中医学理论的发展。

第四章　原始中医学的基础医学史

医学是研究人体生理、病因、病理、疾病治疗与转归的一门科学。世界上不论那一个民族的民族医学，在医学知识的起步与积累、医学理论的萌芽与演绎的过程中，都将不同程度地受到基础医学的支配与临床医学的影响。

我国原始基础医学的起步是从面部感觉器官开始的，有史料可考者，仰韶文化时期，人们在彩陶盆内描绘人面鱼纹时，在陶塑、玉雕、泥塑人头及面部五官时（参《二十世纪中国百项考古大发现》第78、85、108页），人体面部耳、目、口、鼻的解剖部位就摆清楚了。到了殷商时期，造字的学者们在创作甲骨文中，明确告诉我们，他们已经深刻地认识到目之于色、耳之于声等人体感觉器官的生理功能，并造出了具有深刻情感色彩的惧、思、嗅等字。上述解剖、生理知识成为原始中医学理论萌发、演绎的重要基础。殷商时期，造字者们出于造一个心字的目的，对人体心脏进行了反复解剖观察，除创"心之官则思"外，殷商时期人们认识到心脏底部的几条大经脉对全身调节作用，围绕人体调节理论展开探讨。由此人体调节理论成为原始中医学理论框架的核心，它经历了早期的心—经脉调节论、朴素的脑调节论、原始的气调节论、辩证的阴阳调节等理论探讨阶段；在人体调节理论中，人体经脉调节论是先秦医家们关注的重点，如春秋齐人根据心脏底部的四条大经脉创"心有四支"调节论，今本《素问·阴阳别论》"人有四经十二丛"反映了春秋经脉调节论的现实；秦汉蜀地的十经脉调节论、楚域的十一经脉调节论，至两汉时期吸取天文、历法之周而复始理论及"天之道损有余而补不足"理论，修订为十二经脉理论。医家们在创立经脉理论的过程中，结合临床对痹病病理的感知与体验提出了经脉"是动则病"的原始诊断方法；在对经脉"盛则泄之"的临床放血疗法过程中，常因放血导致死人，总结出"欲以微针通其经脉，调其血气"，从而促进了针刺疗法的诞生。经脉理论指导中医临床两千余年。遗憾的是，20世纪50年代以来，原始的经脉学说被曲解为"经络学说"，严重影响了当今中医事业的发展，这一历史遗憾，不知何时才能纠正。原始中医学中的风寒致病理论，不知何日才能被病理学家们、临床医学家们广泛关注与展开广泛研究。

第一节　中国人体解剖学史

在谈论中国人体解剖史的时候，传统观念常以"医有俞跗……因五藏之输，乃割皮解肌……"[5]"若夫八尺之士……其死可解剖而视之"为例论证中国古代人体解剖史的存在，并引以为豪。孰不知"因五藏之输，乃割皮解肌"至少难以考证；"若夫八尺之士"早已被候宝璋先生认定为"系王冰伪作，自不能引以为据"[6]。近年来有两位先生合译《黄帝内经》，为后世学习《内经》做了有益的工作。但他们在前言中武断地说"纵观中国古代医史，从无解剖学这门学科"，还特在封面上书明《内经》系"元阳真人·上古"所作；又在前言中强调《黄帝内经》"得授于史前的另一个超文明社会或外星人"，又认为属"上古真人"[7]所作。由此，在《内经》成书和中医理论的起源方面为我们留下了一堆新的悬案。怎样理解中国古代解剖史？如果说中国古代没有写成书的，或者没有做过系统解剖的人体解剖学科，这种观念应该是对的，假如由此而武断地否定中国古代的人们对某些器官和组织做过许多解剖那就完全错了。我国陶器生产早在一万两千年前就起步了，仰韶文化中的彩陶为世人瞩目，五千年前蛋壳陶名扬海内，难道就因为我国古时没有制陶学而否定了中国制陶史吗？另有些学者在讲古代解剖史时，总爱将外国的希波克拉底、亚历山大学派和盖仑等人的解剖史首先抬出来，好似难以从中国古代人体解剖史中找到史料。这也难怪，因为中国殷商以降的许多人体解剖史料至今还未被医史学术界公认。

当我们较多地研究了人体解剖史的发生过程以后，就发现在世界人体解剖史除了出于探讨人体疾病的需要而从事人体解剖外，在我国另有一类即认识到某一器官的生理重要性后，认定必须造出一个相应的文字来，因而出于造字的目的对人体器官（如心脏）进行解剖，成为中国人体解剖学的重要特色。

我国是人类发祥地之一，也是人类医学、天文学、历法学、种植农业等古代科学的发祥地之一。我曾论证裴李岗人时期，我国原始医学中、外治疗法的内容已有植物叶贴敷、水洗、火灸、用植物刺或尖（砭）石刺痈排脓了。[8]医学是研究人体疾病发生、发展、治疗过程的科学，研究医学必然不可回避地贯穿着探讨人体的解剖结构，及以解剖为基础的生理病理，这是在《内经》的许多篇章如《骨空论》中关于骨的解剖，《大惑论》中关于眼球的解剖，《五色》中关于胸腹腔及五脏六腑部位的解剖，以及关于许多经脉（血管束）的解剖，都与生理病理、疾病诊断紧紧相连的重要原因。从文字发展史讲：殷商以前，由于天文、历法、医学、农业、物候等原始科学事业的不断发展，"刻纹记事"远远跟不上时代的需要，至殷商时期，文字的发展迫在眉睫。在盘庚定居于殷以后的273年间，是我国甲骨文字系统发展的高峰。后期的甲骨文字不仅由单体文字趋向于合体文字，而且有了大量的形声字。我国甲骨文字素以"依类象形"原则造字著称。那时从事造字的人们以造字为目的，对各种实体进行描绘，诸如车字作 [9]，鹿字作 [10]，耳字作 [11]，无不栩栩如生，象形极了。在甲骨文中反映人体解剖史料者常有之，如骨字作 [12]、胃字作 [13]、齿字作 [14]等都具有人体解剖学史料的意义。我国的人体解剖史至少源于殷商。

一、殷商心脏解剖史

自1899年在殷墟发现甲骨残片以来，许多学者从甲骨文中为探讨我国远古医学做出了贡献。早在1943年胡厚宣先生就发表了《殷人疾病考》，认为武丁时期（公元前

1324—前1255年）人们所患的疾病已包括眼疾、耳疾……腹疾等十多种疾病[15]。在腹疾中有一则卜辞云："贞，屮（有）疒（疾）❤（心），唯屮（有）它[16]。"这个❤（心）字外周部分"冂"代表头和胸腹腔，胸腔内的"∨"是简化了的心脏。据于省吾《甲骨文字释林·释心》记载："甲骨文中心字作♡或♡，亦有省作♡的。""多口王♡（心）若"，于省吾解为"王心顺善之意"。然而于氏指出♡（心）字属省写。其实，这个♡（心）字不是省写，而是创作早期没有描绘心内瓣膜的心字。《释心》中记载的♡、♡、♡（心）字，都是将心脏和胸腔分开，即从胸腔中取出心脏单独描绘心脏形态，其中又描绘了心内瓣膜，而心内瓣膜又有向上与向下之分。于省吾先生又讲："商器祖乙爵作♡，父已爵作♡。"上述❤、♡、♡、♡、♡、♡六个心字，都是当时造字者通过尸体解剖描绘而成的。他们在描绘时，或立于仰卧位尸体之旁将头、胸腹腔、心脏一起抽象描绘（❤），或将心脏取出，观察心脏的外形，剖开心脏探讨左右房室瓣膜的方向并分析心脏的内外形态特征后抽象描绘的，特别是后两个心（♡、♡）字，不仅笔画圆润秀丽，而且连心脏底部的四条大血管（经脉）也抽象为两条，与实体心脏外形十分接近。我们说古人将心脏剖开十分细心地观察了心脏内部瓣膜的结构，分析主动脉瓣和肺动脉瓣的造字者，将心内瓣膜朝上描绘；分析房室瓣（三尖瓣和二尖瓣）的造字者，将心内瓣膜朝下描绘，在六个甲骨文心字面前，谁能否认殷商时期造字的人们对心脏的外形和内部结构进行过系统的解剖与观察呢？殷商时期，人们在解剖心脏时还注意到心内有七个孔窍。商朝的末代君主纣王曾讲"吾闻圣人心有七窍"。《难经》讲"心重十二两，中有七孔三毛"。现代医学告诉我们，心脏内部的"三毛"即房室瓣膜上的腱索，七个孔窍是左、右房室孔，上、下腔静脉孔，肺动、静脉孔和主动脉孔，说明商纣时期"心有七窍"的结论是正确的。现代医学还证明：父已爵中心脏底部的两条线，实质是代表显露于心包膜之外的左锁骨下动脉、左颈总动脉、无名动脉（头臂干）和上腔静脉。父已爵中这则医学史料十分可贵，它是我国经脉学说的源头。我国经脉学说从殷商至两汉的千余年间，经历了早期的"人有四经"说[17]、秦汉之际的十经脉、十一经脉说和两汉时期的十二经脉说。而经脉学说是秦汉以远中医理论框架中的重要组成部分，有待学者们勇敢承认与努力挖掘。

关于古人对心胞的认识，《庄子·外物》曾讲"胞有重阆，心有天游"，讲明心脏在心胞内自由地跳动，《灵枢·胀论》也讲到心胞对心脏的保护作用。

综上所述，殷商时期，造字的人们利用奴隶主们斩戮奴隶和战俘时，对人体心脏进行了反复的解剖观察。由于那时解剖心脏的标本都是斩戮后的尸体，全身血液流尽，心脏内根本看不见血液（水）的痕迹的原因。因此殷商时期的人们认为心脏是一个空腔器官，《难经》只载心内"盛精汁三合"，不知心脏与血液的关系，以知"心有七窍"，这"七窍"似指具有思维能力的"心眼"，"吾闻圣人心有七窍"，是说圣人（有学问的人）用七个心眼进行思考，所以"圣人"足智多谋，"诸血皆属于心"，当是秦汉之交或两汉时期的认识了。

在甲骨文中还有许多解剖知识有待我们认真挖掘。以造字为目的对人体器官进行解剖，是中国古代人体解剖的一大特色。我国的人体解剖史至少渊源于殷商时期，已有3400年了。

二、秦汉时期颅底及大脑解剖史
——从出土脑字的初文探讨人们对大脑的解剖

脑,这个重要器官,藏在颅腔之内,质地柔弱,似无形态规律可循。在科学不发达的商周时期,人们对脑尚未产生认识上的深化,在造字方面也未给予足够的注意力,这是商周时期的甲骨文、金文中尚未发现脑字的原因之一。

历史发展至秦汉时期,临床工作中发现了"伤左角右足不用",对脑的生理功能产生顿悟,许多文字工作者们认识到有必要造出一个脑字了,于是他们对脑的形态给予了关注,便有了许多脑字的初文问世。1973年,长沙马王堆出土一批汉代医帛、竹简,其中《养生方》《五十二病方》两书中保存了几个脑字,《养生方》中的脑字作"啮"[18],《五十二病方》中的脑字作"啮"[19]和"峕"[20],1975年,在湖北云梦睡虎地出土的秦墓竹简《封诊式》中及后来安徽阜阳出土的汉简《万物》中的脑字均作"峕"[21][22]。这些脑字都是距今2200年前后的原文,没有受到后人的修饰,代表了脑字创立早期的字形,它们都强调从匕、从上、从山、从止。为何脑字的初文从匕、从上、从山、从止呢?现代解剖知识告诉我们,大脑表面成沟回状排列,如筷子(箸)粗细,有起有伏。当我们面对大脑外侧面细看时,紧靠"额中回"的前下方沟回阴影便是一个十分清楚的"山"字形;从前额面看"中央后回"的沟回阴影也有"山"字形,或者"上"字形;在大脑表面寻找"止"字形阴影较难,但"匕"字形阴影极为普遍。所以上述脑字(峕、峕、啮)都是不同的造字者打开颅盖骨后各自从不同角度,面对脑组织表面形态特征进行抽象思维后概括描摹的产物,不属讹变。[23]在传统文化中保存了一些脑字,如《周礼·考工记·弓人》中的脑字作"剆",《墨子·杂守》中的脑字作"剆",这两个脑字存在讹变是没有疑问的,因为隶刀与脑组织形态没有任何关系。但这两个脑字从止,保留了脑字创立早期的特征。在《说文》中,脑字作"匘",许慎指出:"匘,头髓也,从匕、匕相匕箸也。"许慎收集的脑(匘)字,除从亻(人)外,"匘"则是依颅顶外形抽象描摹的,应该说也是一个脑字的初文,但除从匕外,匘不同于出土脑字(峕等)完全依颅内脑组织表面形态进行描摹的特征。许慎讲脑字"从匕,匕相匕箸"应如何理解呢?《说文·竹部》:"箸,饭欹也。"即今之筷子。我国使用筷子进餐历史悠久,据《韩非子·喻老》记载,商纣王使用象牙筷子进餐,《史记·留侯世家》也记载刘邦也用筷子进餐。所以"匕相匕箸",是说脑组织像吃饭用的筷子那样排列着。从许慎收集的脑字(匘)和他的注释分析,其字形以描摹头顶外形为主,而注释则重在解释颅内的脑组织表面形态特征,两者似有分离之嫌,说明他的取材来源不一,其本人又未见过脑组织表面形态特征及其他脑字的初文,所以他在"匘"字条下写作人(亻)旁,又说"从匕",说明许慎在"匘"字面前存在内心矛盾。古词书中的脑字从肉,始见于南朝梁陈之间的顾野王撰著的《玉篇》。从总体上讲,说明脑字规范为从肉是较晚的。出土脑字一再证明,秦汉时期的造字者们敲开颅盖骨后,对大脑表面形态特征进行过解剖与观察。

从《内经》"眼系""跷脉"探讨人们对颅底经脉的解剖

《素问·阴阳应象大论》记载了人体从头至手足存在一些左右交叉的生理现象。有学者讲，古人是以"天人相应"为依据来解释这些生理现象的。[24]我们说《阴阳应象大论》中对"右耳目不如左明也……左手足不如右强也"的解释存在天人相应观点，是阴阳学说引入人体生理学的反映，但不能仅以此文代表《内经》的全貌，并由此否定了秦汉医家对脑组织形态与颅底做过解剖的事实。在《内经》的许多篇章中讲到"眼系""跷脉"，并提出了"维筋相交"理论。"跷脉"与"维筋相交"理论都是秦汉医家们用来解释人体左右交叉的生理和病理现象的。[25]以下就《内经》中有关脑组织及颅底经脉的解剖知识进行探讨。《灵枢·海论》对脑组织的解剖部位划了一个界限，指出"脑为髓之海，其输上在于其盖，下在风府"。意指颅腔内的脑组织，其上达颅盖骨，其下在风府穴以上。换句话说，风府穴以上的脑组织属脑，风府穴以下与脑组织相连的脊髓属髓。这一事实还说明，那时的人们已知道脑与脊髓是相连的。那么风府穴在什么地方呢？《素问·骨空论》讲"风府在上椎"，上椎即第一颈椎。《实用针灸词典》风府定穴："后发际正中上一寸，即枕骨粗隆直下，两侧斜方肌之间的凹陷中。"[26]我国传统医学认为，风府穴属督脉，在枕骨与第一颈椎之间，它上有脑户，下有哑门，从脑户至哑门这段椎管内，素有"七节之旁，中有小心"及"刺头中脑户，入脑立死"[27]之说。说明《内经》的有关作者早已认识到脑户至哑门这段脑组织及脊髓的重要性。现代医学告诉我们，脑户穴下的脑组织是主管呼吸、血压等生命中枢的所在地，"刺头中脑户，入脑立死"正是秦汉医家们临床经验的总结。可见《灵枢·海论》给脑组织划的界限与现代脑组织的解剖部位完全一致。在《内经》中，记载了脑组织与"眼系""项中"的解剖关系，《灵枢·大惑论》讲到眼内的解剖结构时指出："……裹撷筋骨血气之精而与脉并为系，上属于脑，后出于项中。"这段文字表明眼球后方上属于脑的有两种组织，一为"裹撷筋骨血气之精"的视神经等，一为"与脉并为系"的"脉"，它们组成眼系，并从视神经孔进入颅腔，与脑组织相连，当然相连的是视神经，而脉则从颅底"后出于项中"。毫无疑问，撰写这段文字的作者，如果没有内眼解剖与颅底解剖知识作基础是写不出来的。《灵枢·动输》还认为大脑的营养物质是从眼系输送进去的，写道："胃气上注于肺……上走空窍，循眼系，入络脑"。《灵枢·寒热病》讲："足太阳有通项入于脑者，正属目本，名曰眼系"，这一记载，恰与《大惑论》相呼应，《大惑论》讲与视神经伴行的经脉进入颅底后有一支在颅底向后延伸达项中；《寒热病》则是讲伴随脊髓经枕骨大孔进入颅底的经脉是从后项向前颅底行进的。《寒热病》的作者接下去写道："在项中两筋间，入脑乃别，阴跷阳跷，阴阳相交，阳入阴，阴出阳，交于目锐眦"。应该指出：《寒热病》的这段记述是十分详实的，它突出讲到跷脉（阴跷、阳跷），是秦汉医家们对颅底经脉进行详细解剖观察时，利用阴阳理论解释"伤左角右足不用"[28]这一临床病例过程中创立"跷脉"与"维筋相交"理论的真实记录，绝非凭空推导可得。古人发现了"伤左角右足不用"这一病例后，在用什么理论解释"伤左角右足不用"现象时是花了不少心思的。那时，阴阳、五行学说，天人相应十分盛行，但这些不留名的解剖、生理学家们将其一律弃之；从十二经脉讲，在《灵枢·经脉》《经筋》时期，各经脉（经筋）循行之道已经约定俗成，《寒热病》的作者们并未简单地采用约定俗成的"足太阳之脉"解之，而是在朴素唯物思想指引下另辟蹊径，结合颅底经脉循行，创立"跷脉"与"维筋相交"理论，在当时讲，圆满地解释了"伤左角右足不用"，是十分先进的。现代颅底解剖知识告诉我们：左右两侧的椎动脉从枕骨大孔进入颅底后，汇合成基底动脉，再向前伸，又与由颈内动脉分支的，起于视交叉前外侧的大脑中动脉及大脑前动脉相互吻合，组成动脉环。颅底经脉的这些形态特征，大约就是"阴蹻阳蹻，阴阳相交，阳入阴，阴出阳"的物质基础。不过，由于当时科学技术水平的限制，人体解剖、生理知识的不足，秦汉医家们误将大脑运动神经在脊髓段的交叉及其功能赋予颅底经脉了。另外，颈内动脉循至颅底后，分出眼动脉，从视神经孔穿入眼眶，供给眼球的血液，它与视神经伴行，只是方向相反。可以讲：颈内动脉的解剖循行，与《大惑论》《动输》的有关记录比较，除方向相反外，也是完全一致的。古人的这些记录都是以解剖为基础写的，是秦汉时期的医家们进行过颅底解剖的证据。

现在让我们再根据上述史料对"维筋相交"的解剖基础进行分析。《灵枢·经筋》足少阳之筋的"维筋相交"理论很可能出于两点：其一，从枕骨大孔向前颅底看，是以颅底经脉如左右椎动脉、基底动脉、动脉环的解剖循行讲的。其二，从视神经孔向后颅底看，可能与视路中的视神经、视交叉及视束的解剖结构有关。前者是"入脑乃别"的基础，后者则是"上属于脑，后出于项中"的实录。从《寒热病》和《大惑论》中的"瞋目""瞑目"与"蹻脉"的关系分析，好似"蹻脉""维筋相交"理论与视路的关系更为密切。而视路组织恰是与经脉不同的，它是"中无有空"的条索状物质，古人是可以依此将其归入"筋"的，也许这一点正是"维筋"的由来。在《灵枢·脉度》中的"蹻脉从足至目……阳蹻而上行"等，是"蹻脉""维筋相交"理论创立后的补充，它的臆测成分不用赘述。从文字学讲，《诗·大雅·板》《大雅·崧高》都多次用蹻，都作骄傲、矫健解，到《说文》解蹻，"举足小高也，从足，乔声。""蹻"便有了抬腿运动的意义。这一解释，当是蹻脉理论创立后的产物。《说文》证明，蹻脉理论产生于两汉之交或更早。

三、肌肉解剖学史

从䐃肉、肉䐃、分肉之间等解剖学名词探讨肌肉解剖史。

秦汉人体肌肉的解剖史料，我们只能从今本《黄帝内经》中窥见一斑。《灵枢·师传》"本藏以身形支节䐃肉"，《灵枢·卫气失常》"䐃（䐃）肉坚，皮满者肥；䐃（䐃）肉不坚，皮缓者膏"，《灵枢·五禁》"着痹不移，䐃肉破"。上述䐃肉是一个解剖学名词，历代注家认为"䐃肉，肌肉突起的部分"，或者说"肉柱就是䐃肉"。

䐃肉与肌肉是什么关系呢？要了解䐃肉的本意，首先在于解䐃，"䐃"源于"囷"。《诗·魏风·伐檀》："取胡禾三百囷兮"，毛传注"圆者为囷"。《国语·吴语》："市无赤米，而囷鹿空虚。"韦昭注："圆为囷，方为鹿。"囷都指圆形谷仓。《说文》："囷，禀之圆者，从禾在口中。"先秦史料证明囷在传统文化中都指圆形谷仓。所以《内经》的作者们，在人体肌肉解剖过程中发现臂胫的肌肉形态是成圆形块状的，不同于胸腹部的肌肉，这是"肉之柱在臂胫诸阳分肉之间"（《灵枢·卫气失常》）的重要原因。古代医家在给臂胫之圆形块状肌肉命名过程中取"囷仓"之象，创䐃而命名为䐃肉的。这个䐃字，不仅代表圆形，而且意含由筋膜包裹的圆形肌肉。唐宋学者，有时也将

"䐃"代表䐃肉，如王冰注《素问·玉机真藏》"身热脱肉破䐃"时指出"䐃者，肉之标"，讲的是突起的肌腹。王冰又说："䐃，谓肘膝后肉如块者。"可以讲"䐃"，或者"䐃肉"，就是筋膜包裹的块状肌肉[29]。

肉䐃是什么呢？《灵枢·邪客》："地有聚邑，人有䐃肉。"文中将"聚邑"与"䐃肉"类比。"聚邑"是一个地理名词，指一个国家人口聚集的城镇，"聚邑"是有城墙、护城河包围保护的。人体四肢的圆形块状肌肉好比聚邑一样，是被筋膜包裹（裹累）的。因此，文中的"䐃"，就指包裹肌肉的筋膜了。《灵枢·本藏》在"六腑之应"后说："脾应肉，肉䐃坚大者胃厚；肉䐃么者胃薄；肉䐃小而么者胃不坚……"《本藏》的作者抓着"肉䐃"这一解剖学名词从七个方面深入进行与胃有关的讨论，用他们自己的认识说明"肉䐃"本意（肉䐃与胃的关系）。但历代注家无解，或将"肉䐃"与"䐃肉"混同（见《黄帝内经词典》，天津科技出版社，1991：325，834，）。其实《本藏》的作者是根据胃壁组织的特性，认为胃壁组织与肌肉的外层筋膜（肉䐃）相似，两者都具有一定的伸缩性，因此用"肉䐃坚大者胃厚；肉䐃么者胃薄……"来说明胃与肉䐃（肌筋膜）的认识。秦汉医家认为胃壁是由象肌肉外面的筋膜（肉䐃）一样的组织构成的。肉䐃即肌筋膜。

分肉之间：当我们澄清了困、䐃肉、肉䐃概念之后，对于分肉之间就好理解了。《灵枢·经脉》："经脉十二者，伏行分肉之间，深不可见……"《类经》十九卷第六注："大肉深处，各有分理，是谓分肉间也"，可见"分肉之间"就是相对于䐃肉讲的，数块被筋膜包裹的䐃肉之间的肌间隙就叫分肉之间。当代学者谢浩然在进行了尸体解剖之后指出："我们进行了尸体四肢横断面与纵剖面'分肉之间'筋膜间隙的解剖观察"，认为各肌肉之间是有不规则的多角套管复合立体的筋膜间隙，多角是指具有三角、四角、五角形的疏松结缔组织富集带区[30]。谢浩然先生的研究已涉足于古人讲"分肉之间"概念，证明了在臂胫的多块䐃肉之间的肌间隙，就是秦汉医家所讲的"分肉之间"。

四、骨骼解剖史

人类对人体解剖结构的认识首先在骨。早期人类在杀兽以食的过程中就认识到存在长管骨与扁平骨之分。我国先民对人体整体骨架进行研究者大约发生于商周时期。1983年考古工作者在陕西北面的清涧县李家崖村发掘一座商周古城遗址时，出土一尊雕刻在砂岩石上的人体骨骼结构图像——骷髅人像。它被证明是鬼方族的遗物，已有三千年的历史，这尊骷髅雕像的正面是人的正面骷髅像，头部两颊狭长，圆窝形双眼，肋骨是以正面绕于背面的横向粗阴线雕刻表示，左右肋骨线条鲜明，说明雕刻者使用了透视手法。背面正中的介字形图案，当是人的脊骨……它证明早在三千年前我国先民"已经掌握了一定的人体骨骼结构知识和人体解剖知识"[31]。殷商时期人们对人体骨骼是有研究的，甲骨文《粹》1306中的骨字作，它是对肌肉腐尽，筋骨（长管骨）相连之骨架形态的描述，是人们研究过长管骨的见证。商末君主纣王"昔斤朝涉之胫"（《尚书·泰誓下》）一方面反映了纣王的残暴，另一方面也反映他想看一看不怕寒水刺骨的壮士，其胫骨中的骨髓是不是与常人不同，上述史料都具有对人体骨骼研究的意义。

成书于战国中期的《庄子·齐物论》曾讲"百骸、九窍、六脏",历代注家都说"百骸,指百骨节",即指人体共有一百个可活动关节。秦始皇执政前夕,吕不韦组织门客著《吕氏春秋》,在《尽数》篇中讲:"将之以神气,百节虞欢。"《尽数》中这段文字讲的是饮食卫生,要求进食时要细咀慢咽,才可使神气通达周身,使百节清利快乐。"百节"亦指人体一百个可活动关节。百节观念在《内经》中也有记载:《素问·诊要精终》"百节皆纵",指全身的病态现象。我们说"百骸"和"百节",都是指人体一百个可活动关节,是这样的吗?现代人体解剖学证实了它的正确性。我们知道人体双上肢至肩,可活动关节34个,双下肢至髋,可活动关节36个(含双髋膝关节),下颌关节2个,枕颈至颈七之关节7个,颈七至骶骨关节21个,共有100个可活动关节。但是,《灵枢·骨度》留下一个疑案,即"故上七节至于膂骨,九寸八分分之一",历代注家在注"故上七节至于膂骨"时,都注释为大椎穴以下胸椎骨的上七节,这是一种严重的误解。

《灵枢·骨度》原文:"项发以下至背骨长三寸半,背骨从下至尾骶二十一节,长三尺。上节长一寸四分分之一,奇分在下。故上七节至于膂骨,九寸八分分之七。此众人骨之度也。"

这节原文是探讨人体脊椎的,但因历史诸原因,上述文辞中脱漏误衍都很严重,给"故上七节"的注释留下了困难。首先原文讲"项发以下至背骨长三寸半",这"背骨"具有定位意义。但"背骨"一般是椎骨的统称,此句似有脱文。马莳注云:"项发以下至背骨者,自项后之发际,至背骨之大椎也。"[32]马莳用"大椎"为上文"项发以下至背骨"句中的"背骨"定位,指出"脊骨之大椎"。大椎,常作穴名,这里指颈部脊骨中的大骨,当指第七颈椎,马莳补明了原文本意。当我们从后发际测量至大椎骨的距离时,恰好与三寸半相近,证明背骨(大椎骨即第七颈椎)在发际下三寸半是正确的。

原文讲"背骨以下"至尾骶二十一节,长三尺,应理解为大椎穴下的第一胸椎至尾骶脊骨总节数及长三尺都是正确的。原文接下去讲"上节长一寸四分分之一,奇分在下","上节"之前应有脱文。此外还在于"故上七节至于膂骨"。从文法讲,一个"故"字使我们想起前文必有与"上七节"有关的交代,但这则原文脱漏了,所幸这句原文叫作"上七节至于膂骨"。此句法如"项发以下至背骨"一样,"背骨"具有定位意义,依马莳定位作"背骨之大椎"。在"上七节至于膂骨"句中,"膂骨"亦有定位意义。马莳又注曰:"脊骨为膂,膂骨以下至尾骶二十一节。"马莳在这里很自然将膂骨认作大椎骨了。在马莳笔下,背骨等于大椎骨(第七颈椎);大椎骨等于膂骨,膂骨等于背骨。马莳注文中的隐意是马莳没有讲清楚的,说明马莳在上述注文中考虑不多,或者对《骨度》之原文本意尚缺乏认识,因而后文注"故上七节至于膂骨"时,错误地注曰"故膂骨以下,计有七节,乃至膈俞而上至膂骨之数也"。马莳错误地将"故上七节"归属于胸椎了,马莳的错误对后世影响颇大。

近代李鼎先生专著《骨度》研究一书,李先生注云:"据本文云'项发以下至背骨''上七节至于膂骨',则所谓'背骨',乃指胸椎的上七节而言。""'上节'本文云'脊骨以下至尾骶二十一节',上节即'上七节的各节'之意。[33]"李先生的这种解释附会了马莳解"故上七节"的错误观念,是我们不能同意的。1989年出版的《中国医易学》第261页"脊柱,古分二十一椎",也是一个重大错误。我们说"故上七节"语法独特,独特在强调一个"故"字,表明它应是在前文讲了"上七节"的许多情况的基础上为补充解释"上七节"中没有说明的问题,才出现了"故上七节"之语法或句式。因此,在原文中,存在脱文,"故上七节至于膂骨"句中,仅从"至于膂骨"四字,就应该将"上七节"定位在膂骨(大椎)之上,由此可知,《骨度》的作者认为人体脊骨的总节数不是21节,而是21节加"上七节"共28节。

前文已引战国诸文人体骨骼称百骸,即一百个可活动关节。在一百个可活动关节中,脊椎骨为28节,包括"上7节"即颈椎7节,假如当今仍依马莳注文将"上七节"置于大椎之下,那么整个脊椎只有21节。那么人体骨骼就不是"百骸",只存93骸了,战国时期人们都弄明了的东西,我们怎么反糊涂了呢?

我们认为"项发以下至膂骨长三寸半"是在颈后皮表的度量数据,它证明膂骨以上还有椎骨。在"膂骨以下至尾骶21节"句中,如从尾骶上倒数至21节,则膂骨的定位点正好在大椎,与"膂骨,即背骨,此处之大椎而言"[34]解释基本一致。我们强调在膂骨以上还有椎骨,这椎骨数就是"故上7节"即颈椎7块,这个意见可得到《内经》其他文章的支持。《素问·疟论》讲:"邪客于风府,循膂而下……日下一节,二十五日下至骶骨,二十六日入于膂内,注于伏膂之脉。"关于"风府"穴在"项部后发际正中上一寸处,即枕骨粗隆直下两侧斜方肌之间的凹陷中,计一穴"[35],即在枕骨和第一颈椎之间。《疟论》的作者认为,脊椎骨的总数是25节,这个数目当然较实际数目少了3节。但25节之数,后世许多学者都难以接受。王冰分别在《疟论》和《风府》中,都认为是24节[36],全元起在新校正本认为是21节,《素问·刺热论》讲"项上三椎,陷者中也"亦认为项椎以上至少还有3块椎骨。但这句话的前后文是不全面的,原文存在脱漏。《黄帝内经·太素、五藏热》篇指出"为荣在项上三椎陷者中",其意与《刺热》篇同。应该指出,王冰在注《素问·骨空论》时是很有见树的。原文讲:"髓空在脑后三分,在颅际锐骨之下,一在断基下,一在项后中复骨下,一在脊骨上空在风府上。"王冰注"颅际锐骨之下"曰:"是谓风府,通脑中也";注"项后中复骨下"曰:"谓瘖(哑)门穴也,在项发际宛宛中";关于"背骨上空在风府上"注曰:"此谓脑户穴也,在枕骨上……"可见王冰对脑户、风府、瘖(哑)门三穴的解剖部位是十分清楚的。它证明膂骨以上还有许多椎骨,它们都是"故上七节至于膂骨"即颈椎七节的旁证。虽然如此,王冰还是未将椎骨总数说清楚。

战国时期人体一百个可活动关节的认识是正确的。《灵枢·骨度》认为人体脊椎是28节,骨骼有大小、广狭、长短之分。《素问·骨空论》指出"扁骨有渗理腠、无髓孔,易髓无空",认为人体扁平骨和管状骨不同,扁平骨没有明显的滋养孔。没有骨髓腔,其骨质内藏有比较疏松的红骨髓,它与管状骨髓腔内的黄骨髓是完全不同的,这就是"无髓孔,易髓无空(腔)"的本意。

中国的原始骨骼解剖学史,丰富了原始中医学内涵,为传统中医学理论奠定了基础。

五、经脉解剖史

独具中医特色的人体经脉调节理论指导中医临床 2000 余年,至 20 世纪 50 年代,当人们还未探讨清楚人体经脉调节理论的起源、演绎过程的时候,日人在"良导络""针响""经络诊断疗法"的影响下,逐步将"经络"从经脉理论中分离出来,提出"经络"概念,并从人体解剖、循经感传等多方面研究人体"经络"实体,走过了一条漫长而曲折的道路。令人痛心的是,当今仍然有人坚持这条曲折的道路,撇开先祖创立经脉理论的史料,巧言创立所谓"多层次、多功能、多形态的主体结构观",离宗万里,何以促进中医事业发展?现在,当我们澄清了起源于殷商、完善于两汉的人体十二经脉调节理论起源、演绎全过程的时候,并依此树立人体经脉调节论——足太阳膀胱经—自主神经调节论的时候,人体经脉调节理论不愧为中国医学久负盛名的核心理论。人体经脉调节理论是建立在有限的人体经脉解剖基础之上的。

1. 殷商心脏底部经脉解剖史

殷商时期出于生产、生活、社会实践的需要,甲骨文在既往陶文的基础上找到了"依类象形"的造字原则,使甲骨文字向规范化发展。人们出于造出一个心字的目的,在心脏实体早有发音"心"的前提下,经过 200 余年的时间对心脏进行反复解剖观察,先后造出了 6 个心字,反映了造字者们对心脏解剖、生理功能领悟的全过程。当他们第一次将心脏从胸腔掏出来的时候,虽然看到了心脏底部心包膜之外的四条经脉,但因不能领悟它的意义而被忽略了。直至创作第 6 个心字的作者,他从前人的经验与口头传授中领悟到有学问的人是用七个心眼在思考问题,分析这四条经脉通向全身,一定有它的生理作用,因而才在心脏底部描绘了两条线( ),这才是人体经脉调节理论的萌芽与起源。

2. 秦汉的经脉解剖史

秦汉之交人体经脉调节理论发展很快,已由"人有四经说"发展为十经脉、十一经脉说,从《足臂》《阴阳》分析,那是医家们采用"经脉主病"或用经脉归类疾病的一种尝试。马王堆之《足臂》《阴阳》在臂胫周径上的行走,多为向心性,其依据好似依皮下静脉流向作解剖基础书写的,但"齿脉……乘臑,穿颊,入齿中",恰是古代经脉学家在面部解剖过程中看到了经脉从下颌骨之颏孔穿入下齿的记录,与《灵枢·经脉》"手阳明脉……上颈贯颊,入下齿中"意见一致。又如"臂钜阴脉,在于手掌中,出内阴两骨之间,之下骨上廉,筋之下"这一记载,与《灵枢·经脉》手太阴脉"下肘中,循臂内上骨下廉,入寸口"完全一致。我们分析"上肘中"将这段经脉定位于前臂了。前臂的"上骨"是那一块骨呢?当我们将掌心向内伸手,尺桡便有了上下之分,"上骨"指桡骨无疑。当代解剖知识告诉我们:前臂前区有四条血管神经束,其中骨间前血管神经束循行于尺桡之间。这一束中有骨间掌侧动脉循行于寸口,成为中医寸口脉诊的基础。可见《经脉》篇的作者在前臂经脉解剖过程中,依骨间掌侧动脉记下了手太阴肺经的循行,为创十二经脉理论"循环往复、如环无端"提供了基础。

在《内经》中,医家对颅底经脉的解剖观察,成为创立蹻脉理论、解释"伤左角,右足不用"的基础,已在颅底及大脑解剖史中叙述。

第二节　中国人体生理学史

一、早期的五官生理史

在我国，人们对五官生理功能的认识是较早的，人们对五官生理功能认识上的深化，促进了人们对脑的认识要求。关于五官生理功能的史料，可从甲骨文中见其始原。甲骨文的造字者们在创立 ꔷ（见）[37]字时从目从人，突出了目的作用；听字作 ꔷ [38]，从耳从口，突出了耳的作用，说明造字者们已经理解到目之于色、耳之于声。甲骨文中的 ꔷ [39]，应是思的初文，意在描述抓后脑壳进行思考，它与"见""听"生理功能都发生在头，似有相互促进的可能。《国语·周语下》："夫目之察度也……耳之察和也……夫耳目，心之枢机也。"又说："气……在目为明……气佚则不和……有眩惑之明。"《左传·僖公二十四年》《管子·水地》《老子·十二章》等都对五官生理功能进行了探讨。值得重视的是，在《周语》中，虽认为"耳目，心之枢机"，但又讲气不和是造成"有眩惑之明"的原因，与《灵枢·大惑论》讲的"神有所恶……则精气乱，视误故惑，神移乃复"的精神基本一致。《素问·脉要精微》讲："头者，精明之府"，认为视觉功能在于脑。上述史料证明：在我国，人们对五官生理功能的探讨处于其他生理功能的领先地位，它促进了人们对其他生理功能的探讨；两周时期，人们在探讨五官生理功能时提出的神和气，都可能与脑存在一定联系。

二、消化生理史

1. 饩之本意——消化生理史

当我们从传统文化中探讨气的思想引入医学过程的时候，发现"饩"字（从食、从米、从气）是一个合文会意字，大约创作于西周时期，早已具有多意，它所包含的消化生理是首要的。《周礼·秋官·司寇》："掌四方宾客之牢礼饩献饮食之等数……"《左传·桓公六年》，（公元前706年）郑犬子忽救齐有功，"齐人馈之以饩"。《国语·周语中》："禀人献饩。"《左传·僖公十五年》："是岁晋又饥，秦伯又饩之粟。"《仪礼·聘礼》："凡饩大夫黍梁稷筥五斛。"上述饩字都指赠送五谷之类的食物。传统文化中的饩字有指生牲畜的，如《论语·八佾》："子贡欲去朔之饩羊。"《礼记·聘义》："饩客于舍，五牢之具陈于内……"《左传·僖公三十三年》："……唯是脯饩牵竭也。"陆德明释文："牲腥曰饩，牲生曰牵"。杜预注："生曰饩。"杜预认为，在食物中，不论动物还是植物，凡未烹饪熟的食物都称饩。《国语·越语上》："生三人（三胞胎），公与之母（乳母）；生二人（双胎），公与之饩。"《越语》之饩，具有俸禄、给养的意义。《国语·鲁语上》："马饩不过粮莠。"《鲁语》的饩，指草料了。《说文》："气，馈客刍米也"，指出"饩，氣或从食"，可见许慎时期，气已省作氣了。由上述史料，不难看出，注家们的解释多突出米的内涵。东汉王充在《论衡·道虚》中讲了一句话，说："且人之生也，以食为气；犹草木生，以土为气矣。"王充的本意是说人的生命活动的基础是从食物中吸取营养物质，好比草木从泥土中吸取营养物质一样。王充扼要阐明了人的生命活动与气的关系。

2. 从气字组成探讨餼所含生理功能

现在的问题是：西周时期的人们为何要用食、米、气造出一个餼字来？而且这个餼字使用频率很高，是与食物紧紧相连的。笔者设想食米气这三个字中的食字是否作动词，表示吃东西；米字作名词，表示五谷之类的食物；而气则既为声符，又是意符。即指人们将米吃进胃肠，在胃肠中"腐熟"，其精微物质被人体吸收，便转化为人体生命活动所必需的"气"。近代学者邹学喜、邹成永在探讨人体气化功能时指出："气，古作氣，从米、从气，指一种维持生命的物质和它转化的能量。"[40]假如我们的推断可以成立，那么，早在春秋餼字创作时期，"餼"便具有消化生理功能的意义了。

上述设想能不能找到什么根据呢？或者说造字的人们在造字的时候，是一个怎样的认识过程呢？回答这一问题可以从殷商时期说起。我们知道，甲骨文中有一个胃字作 ⊗，卜辞云："丁酉卜，亚 ⊗ 以从涉于 ⊗，若。"丁山在释 ⊗ 时指出："⊗，当是胃字的初写……胃，石鼓文谓字的偏旁作 ⊗，其上之 ⊗，当是 ⊗，⊗ 直接的形变。"[42]《说文》："⊗，谷府也"，其 ⊗ 与石鼓文谓字的偏旁"⊗"之形同。应该指出，以上资料反映，胃字的初文作 ⊗ 和 ⊗，是创作甲骨文的人们解剖过胃，亲眼见到胃内的食物（五谷）及胃的形状后描绘的。创作甲骨文 ⊗、⊗ 字的人们，大约已经理解到五谷在胃肠内腐熟（消化）、吸收的大概意义了。到了石鼓文和《说文》时期，胃（⊗）不仅从米，而且从月（肉）了，其解剖、生理意义显而易见。后来又有了"谷入于胃"[43]"泌糟粕，蒸津液，化其精微，上注于肺脉"[44]这样一些古典消化生理论述，它们回答了五谷经过胃肠"腐熟"转化为生命活动所需要的"气"的全过程，与餼所反映的生理意义是完全一致的。

应该说明，秦汉时期有形的三焦理论到《难经》时变为无形，"上焦出于胃上口"（《灵枢·营卫生会》），"上焦开发，宣五谷味……若雾露之溉"（《灵枢·决气》），"中焦亦并于胃中"。"中焦"泌糟粕，蒸津液，化其精微，上注于肺脉，"下焦"别回肠注于膀胱而渗入焉等解剖部位、生理功能明确的记录，只因为一个集（䆧）字误抄为焦（䘒），影响消化生理学史两千余年，笔者有专文待发，恕不多议［见附录：战国消化生理三焦（三集）配六腑新论］。

三、春秋战国脏腑归类史略

在传统中医理论中，脏象学说占相当重要的地位，它由早期的脏腑理论发展而来。澄清秦汉以远脏腑解剖、生理史，界定脏腑归类的时限，对于了解中医理论的发展过程是十分必要的。

中国秦汉以远医学理论的产生是十分独特的，它走过了一条漫长而曲折的道路。殷商至两汉时期人们对脏腑进行了反复的解剖，在解剖的基础上通过临床与自身的体会，推导出脏腑之生理功能，并在此基础上提出归类方案，完成了脏腑归类。有学者认为，"在中国医学的发展过程中，脏腑（包括心、肝、脾）概念内涵，经历过一次质的变化，最初它们是指结构上相对独立的解剖器官，后来它们主要是机体整体功能的划分"（付延龄，1997）。这位学者的见解是正确的。我曾在《中医理论起源及中医理论框架形式新论》中指出：商周以来，我国先民们经过不断努力，在基础医学和临床医学基础之上创建过以心—经脉调节论为主纲的中国式的人体调节理论。应该强调：心—经脉调节论是秦汉中医理论的特色之一；而采用社会模式，并以脏腑为基础建立起来的有君有臣的五行—五脏调节论，在秦汉以后又进一步发展为脏象学说，也是中医理论的一个特色。为了说明先秦时期脏腑理论的发展过程，本文将就先民们对脏腑的认识情况展开探讨。

1. 关于先秦时期脏腑解剖历史的探讨

在秦汉以远中医基础理论的创建过程中，学者们对人体有关器官的解剖给予了相当的注意力。首先是心脏，早在殷商时期一批有学问的造字者们，也许在诸多条件下看到了心脏的搏动，或体验过迅跑之后心跳加快，或因接触某一激情情景时心跳加快，从而推论心在思维过程中的作用，认识到创作一个心字的重要性。造字者们出于造字的动机，开创了有目的地对人体心脏进行反复解剖观察。不再赘述。"心有七孔三毛"的结论不出于汉，而渊源于殷商；结合"圣人心有七窍"分析，"心之官则思"不出于孟子，亦渊源于殷商。

在甲骨文中关于脏腑的文字还有一个胃字，早已被丁山先生在《商周史料考证》中证明（1988），这个胃（ 、 ）字的初文也是产生于人们对胃进行解剖观察后的产物。殷商时期人们仅注意到脏腑的两个器官，说明商时人们对内脏的认识是很不够的。反映西周生活的《诗经》中记载有肺、肠、脾，且在使用上多与心并列用以抒发感情。从医学讲，属生理概念；它还说明西周早年人们对肺、肠、脾已有命名，这种情况当然是建立在解剖认识基础之上的。《尚书·盘庚》提到心、腹、肾、肠，《左传·成公十年》（公元前581年）已有肓、膏之称，《大学》曾讲："人之视己，如见其肝肺然。"春秋时期古人关于心、肺、肝、肾、脾的命名与记录，都应有解剖学作基础。到了《灵枢》成文时代，关于脏腑所在的部位等都有了比较详细的记载。《灵枢·胀论》讲："夫胸腹，脏腑之郭也。"讲明人体的五脏六腑分别位于胸腹腔内。《灵枢·五色》的作者以面部色诊为由，巧妙地记述了五脏六腑的解剖部位，原文讲"……阙中者，肺也。下极者，心也。……肝左者，胆也。下者，脾也。方上者，胃也。中央者，大肠也。挟大肠者，肾也。当肾者，脐也。面王以上者，小肠也。面王以下者，膀胱子处也。"以上记述之肝、胆、脾（胰）、胃的解剖部位，与仰卧位时腹腔中的肝、胆、胰、胃的解剖部位完全一致。原文讲"面王"，"面王"是什么部位？面，前面之意。《考工记·匠人》讲"左祖右社，面朝后市"，面即前，指前朝后市；王，大之意，如一国之君主称国王。当人们将尸体的胸腹腔打开，掏出各器官，研究脊椎骨时看到骶骨岬向前突起，向后下成"王"字形，且骶骨岬处又是脊椎骨中最大的，故命曰"面王"。"面王以上者，小肠也。面王以下者，膀胱子处也"，是以骶骨岬为界讲的，恰好记述了小盆腔以上是小肠所在；小盆腔内是膀胱和子宫所在，与现代人体解剖（女性）部位完全一致。在《灵枢》的《肠胃》《平人绝谷》篇中还进一步度量了各器官的长短、径线、容量，记载了大、小肠的走向，这些解剖知识都是在人体解剖观察中的记录。且大、小肠之长5.58丈，食道长0.16丈，肠与食道之比为35∶1，恰与现代解剖之比一致；古人并在解剖过程中观察到"胃满肠虚；食下，肠满胃虚"。人们对胸腹腔内各脏器的反复解剖与认识，为创立中医脏腑理论打下了基础。

2. 关于先秦脏腑生理功能的探讨

殷商至两汉时期，历代医家和学者们不断地寻找着人体调节理论，如除了早期的心—经脉（人有四经说）调节论之外，尚有朴素的脑调节论、原始的气调节论等先后提出。我们的祖先在探讨人体调节理论的过程中，促进了人体解剖和人体生理研究的进展，促进了人们对内脏器官的重视，同时也促进了人体社会化模式调节理论的诞生。

首先古人对内脏器官的认识过程，发现古人早已赋予内脏器官具有情感的认识，如《周易》《诗经》中多次讲到"心惕""心愗"，认为人体的紧张情绪是由心脏发出与感知的。《诗·大雅·桑柔》将肺、肠与心并列抒发情感，说明古人认为肺、肠与心一样都具有情感。《尚书·盘庚》讲到"今予其敷心腹肾肠，历告尔百姓于朕志"，表明商王盘庚迁都后治理国家的决心。《大学》讲："如见其肝、肺然。"在古人心目中，人体中的肝、肺、肾、肠及每一个器官都具有情感，而这一点对于医家们按照社会化模式创立有君有臣的人体调节理论是极为有利的。《素问·灵兰秘典》的作者正是在上述史料的基础之上发展了脏腑情识论，明确提出："心者，君主之官，神明出焉。肺者，相傅之官，治节出焉。肝者，将军之官，谋虑出焉。胆者，中正之官，决断出焉。……脾胃者，仓廪之官，五味出焉。……肾者，作强之官，技巧出焉。"很清楚，《灵兰秘典》的作者认为肺是管全身治理的，肝是管出谋献策的，胆是管决断的，肾是管工艺技巧的。在《灵兰秘典》中胸腹腔器官都论及，胆在脾前，脾胃均列入仓廪之官，脏腑概念不清，属于早期的社会化人体调节模式。从总体上讲，自《灵兰秘典》起，在中医人体调节理论中已完成了人体调节理论的社会化模式框架为五行—五脏社会化模式调节理论的建立开了一个头。人体五行—五脏调节论仅限于五脏，它是在古代医家们完成了脏腑归类之后提出来的。

3. 关于先秦脏腑归类的探讨

前文我们在探讨脏腑情况论中可以看出春秋至战国早期人们对内脏功能的认识是比较笼统的，他们还没有认识到脏和腑的区别，也没有这方面的要求。那么人们从何时起开始了对脏和腑的研究呢？回答是目前尚无确凿史料可证。《素问·五藏别论》曾提出"余闻方士，或以脑髓为脏，或以肠胃为藏，或以为府"问题，回答说："脑髓骨脉胆女子胞，此六者，地气之所生也，皆藏于阳而象于地，故藏而不泻，名曰奇恒之府。"《五藏别论》文辞不长，好像是专讲脏腑归类的。但首先问的和首先回答的是奇恒之府的有关内容；在回答"奇恒之府"时强调"藏而不泻"，与后文关于"藏"的概念不一；且在六者中有"胆"混入，而"胆"又是可泻的。所以仅从这段文字分析，可能脱文较多，我们不能从这段文字中总结出脏腑归类原则和推断出脏腑归类时限。在"奇恒之府"中首先提到脑髓，这应是人们对脑和髓进行了一番解剖研究后写下的。澄清人们对脑、髓的解剖研究时限，有利于分析脏、腑归类史。我曾研究过秦汉时期的学者们对人体大脑及颅底经脉解剖史［自然科学史研究.1995（2）：162—167］。在我国，人们对大脑及颅底解剖的研究可以断定在公元前3世纪以前，它有出土的诸多脑字的初文作证。从传统文化中考查，商鞅（公元前390—前338）在《算地》篇讲："劳其四肢，伤其五藏。"商鞅将四肢与五藏并论，证明"五藏"当指人体胸腹器官是无疑问的。比商鞅小 21 岁的庄子和他的学生们在《庄子》一书中多次取医学理论的最新成就"五藏六府"说类比于政论,《庄子·在宥》讲:"故君子苟能无解其五藏……愁其五藏,以为仁义……"《庄子·骈拇》讲:"多方乎仁义而用之者,列于五藏哉……多方乎骈枝于五藏之情者,淫僻于仁义之行……"上述两文都是庄子反对统治者们假仁假义行为的。作者尖刻地指出,假仁假义者们"骈枝于五藏之情"达到"淫僻于仁义之行"的欺骗目的。《庄子·列御寇》讲:"形有六府"。《庄子·德充符》讲:"自其异者视之,肝胆楚越也。"可见《庄子》的作者们对肝胆之解剖与生理功能的理解是不一般的。换句话说,他们认为肝和胆虽然相依,关系甚为密切。用不同的眼光看,肝属于脏,胆属于腑,他们的形态和生理功能都是不同的,就像毗邻的楚国和越国风土人情的情况不同一样,证明作者们对五脏六腑概念认识是比较清晰的。由此看来很可能在公元前 4 世纪,我国先民已完成了对五脏六腑的划分。但是考虑到《庄子》一书中有秦汉医理掺入的可能,又从其他有关史料分析。关于脏腑归类问题的研究,也许从公元前 4 世纪一直争论到公元前 2 世纪方才定下来。因为在《淮南子·坠形训》中讲:"中央四达……黄色主胃。"与撰《淮南子》的刘安处于同一时代的仓公也在诊籍中讲:"胃气黄,黄者土气也。"文中"中央"与"胃"相关联,"胃"又与土相关联,反映的是五脏与五方、五行相配问题,是五行—五脏调节论的重要内容。在《素问·六节藏象论》中也讲:"脾胃大小肠……其色黄……通于土气"。可见作为脏的脾又与作为腑的胃肠相混了,说明刘安和仓公时代关于脏腑归类的标准还未总结拟定出来,或者拟定出来后还未约定成俗,为大家公认。但是那时的学者们对脏腑的研究仍然艰难进行着,《灵枢·肠胃》《灵枢·平人绝谷》等文大约就是这一时期的产物。《灵枢·本神》说"是故五藏,主藏精气也。……肝藏血……脾藏营……心藏脉……肺藏气……肾藏精",都不是凭空或简单的结论。《本神》论的作者对五脏的认识比较精细,是有比较深刻的解剖和生理知识做基础的。以"脾(胰)"为例,它居于胆的下方(肝左者,胆也。下者,脾也),体积虽小于肝,却与五谷所蒸化的营气有着密切的联系。现代生理学告诉我们,胰(脾)脏所分泌的胰岛素时刻影响着人体血糖(营气)的正常活动,古代医家们如果不对胆之"下者,脾也"的胰进行观察研究,能够得出"脾藏营"的结论吗?须知"脾藏营"这一概念是不能利用某种自然物与之"比类"而推导出来的。《内经》的许多篇章反映了秦汉医家们对脏腑解剖的记录与对脏腑生理功能的推导,《灵枢·本藏》讲:"五藏者,固有小大、高下、坚脆、端正、偏倾者;六府者,亦有小大、长短、厚薄、结直、缓急。"这些记录,虽然简洁,但很清晰,内容极为丰富。就五脏讲,文中提到"固有","固有"当然是指本来就存在的五脏之形态与解剖结构。那时的医家们对五个器官进行解剖比较后发现它们存在大小、高下、坚脆等五个方面的情况不同,这五个方面是当时人们在解剖过程中观察的内容,它朴实无华,反映了当时的解剖水平,它是人们对胸腹器官进行分类的基础之一。《灵枢·经水》讲:"五藏六府之高下、小大,受谷之多少亦不等。"《灵枢·本藏》还说:"五藏者,所在藏精神血气魂魄者也;六府者,化水谷而行津液者也。"这些分析出于解剖的认识,也是在解剖基础上进行生理功能推导的结果。古代医家们的这些讨论,为脏腑归类扫清了思想障碍,到《素问·五藏别论》时,便明确提出"五藏者，藏精气而不泻……六府者，转化物而不藏"。举个例子，古代医家从当时掌握的解剖与生理特征出发，看到肝脏的血液非常丰富，没有发现它与其他器官有明显的通道，断定它是"藏血"而"不泻"的，于是将它归入脏；而肝脏左侧的胆囊内贮有胆汁，用手拧之，发现胆汁可以从十二指肠部排出；他们还从临床体会到，"邪在胆，逆在胃，胆液泄，则口苦，胃气逆则呕苦"（《灵枢·四时气》）。就是说当病邪在胆，胆中的胆汁可以逆行到胃中，当胃气上逆时，又可以"呕苦"，他们将呕苦"故曰呕胆"，所以胆囊中的胆汁是"泻"而"不藏"的。胆能排泄胆汁，故"归入府"，叫"中精之府"（《灵枢·本藏》）。《灵枢·胀论》中将六腑中的小肠功能与咽喉并论，说："咽喉小肠者，传送也。"换句话说，小肠的功能之一就像咽喉一样，起传送食物的作用，叫作"传化物而不藏"。六腑之胃、大肠、小肠、膀胱、三焦的功能都是传化物而不藏的，因此"藏而不泻"与"泻而不藏"就是脏腑归类的依据原则。

史料证明：建立在对脏腑解剖观察与推导生理基础之上的脏腑理论，为创立有君有臣的五行—五藏调节论打下了基础，至魏晋、唐宋发展为脏象学说，脏象学说在中医理论的发展史上做出过一定的贡献。对于早期结构上相对独立的解剖器官，后来是如何擅变为功能的划分问题，涉及中医发展史上与之相关年代的综合科学技术水平、传统文化的发展方向等诸多因素，尚可另立篇章讨论。

四、《老子》春秋婴幼儿生理史。

春秋中期，五霸相争，战乱不休，民不聊生，老子其人在任周室"守藏史"期间，已忧心于民众疾苦，他广博库藏相关史料，对自己提出要求"欲不欲（想别人没有想到的问题）"，"学不学（学习别人没有认识的问题）"，"知不知（掌握别人没有掌握的知识）"，所以当他撰著《道德经》时，反映了他的学识极其渊博，他比较集中地关注到婴幼儿的许多生理现象。《老子·五十五章》讲："含德之厚，比于赤子……骨弱筋柔而握固；未知牝牡之含而朘作，精之至也；终日号而不嗄，和之至也。"本章要求治理国家的当政者要厚德待人；只有厚德待人的当政者，才会像赤子（刚出生的婴幼儿）一样不会受到别人的侵害。在此前提下老子讲了婴幼儿的三组生理现象，"骨弱筋柔而握固"即婴幼儿两拳紧握，这是新生儿至半岁左右的生理现象之一，当今医学称"握物反射"，此反映因婴幼儿大脑神经系统、脊神经系统发育不健全，双上肢的伸肌群和屈肌群都得不到大脑和脊神经系统调节控制，因而双手处于正常的握物状态，是婴幼儿的一组正常生理现象。"牝牡之合"即男女交配，"朘"，男孩外生殖器。婴幼儿期间的男孩，阴茎常勃起，这一生理现象为老子关注，他认为是人体之精气作用的结果，是我国中医精气神调节理论产生于春秋的证据之一。"终日号而不嗄，和之至也"，老子认为婴幼儿整天哭啼不止，但声音不嘶哑，是"和"的作用。"和"古作协调。《礼记·中庸》："发而皆中节，谓之和。"朱熹注"发皆中节，情之正也"，即协调。老子用协调一致解释婴幼儿"号而不嗄（声音不嘶哑）"应该是有远见的。

在《老子》中还有许多生理知识值得我们重视。

五、关于脑的生理与病理史

在《内经》时代，人们已认识到脑与脊髓是有联系的，但由于科学水平的限制，古人又将脑髓、骨髓、鼻涕、关节腔液与阴精（男性的精液）一并联系起来了，古人的这些认识是从长管骨髓、鼻涕、精液之形态及有关的解剖部位联想、推导的结果。秦汉时期关于脑的生理、病理理论基本形成，已有"禽气以充脑""於脑也施（驰）"[45]，及"气在头者，止之于脑"[46]的论述。《内经》认为，脑与髓的关系是"脑为髓之海"。而"髓海"与"精""气""津"一样，存在"有余""不足"，与脑有关的生理、病理，都因"髓海"有余、不足引起。而"髓海"有余、不足，又是通过"髓液"的增减表现出来的。如《灵枢·决气》中所说："液脱者，骨属屈伸不利，色夭、脑髓消，胫痠，耳数鸣。"《灵枢·五癃津液别》说："五谷之津液和合而为膏者……而下流于阴股，阴阳不和，则使液溢下流于阴，髓液皆减而下，下过度则虚，虚则腰背痛而胫酸。"《灵枢·口问》："上气不足，脑为之不满，耳为之苦鸣，头为之苦倾，目为之眩"，都讲到类似现代医学中的神经衰弱的临床表现。但从"目无所见，懈怠安卧"讲，又似指忧虑形精神症状了。《素问·脉要精微》讲到视觉的生理与病理。原文讲："夫精明者，所以视万物，别白黑，审短长。"这里的"精明"指视觉功能无疑。作者接下去说："以长为短，以白为黑，如是则精衰矣。"文中强调："头者精明之府，头倾视深，精神将夺矣。"《脉要精微》的作者认定"头者，精明之府"，即人的视觉功能的中枢在脑，这与《国语·周语下》"夫耳目、心之枢机也"的认识相比有了本质的进步；并认为当视觉深沉凝涩时，人的精气和神气都败夺了。说明视觉与脑的生理是分不开的。《灵枢·大惑论》讲视觉病理时说邪"入于脑，则脑转，脑转则引目系急，目系急则目眩以转矣"，指出"精散则视歧，视歧见两物"或"视误故惑，神移乃复"。可见视觉的病理变化，如复视现象等，都是邪入于脑引起。

在《内经》中，还有关于"液"的论述，并提出了"脑液"之说。《灵枢·决气》："谷入气满，淖泽注于骨，骨属屈伸，泄泽，补益脑髓，皮肤润泽，是谓液"，可见人体之液专属于脑，是五谷转化而来，它濡润肌皮、孔窍，滑利关节，补益脑髓，此液与关节运动、脑脊液都有关。《灵枢·五癃津液别》讲："髓液皆减而下。"此文好似说明"髓中有液"或者"髓、液有别"。不论其"髓液皆减而下"中髓与液的本意如何，但在这里"髓液"属于解剖学知识。"髓液"概念也不是古人凭空推导出来的，如"刺膝髌出液"一样，是人们见到"关节腔液"的记录。"髓液"概念的提出，对于创立脑的生理与病理理论是十分必要的。

六、泌尿生殖生理史

在传统中医理论中，肾作为五脏之一，是一个十分重要的器官，但在《内经》中，肾与睾丸的功能混淆。《素问·脉要精微》讲："腰者，肾之府。"将肾的解剖部位定在腰部。《难经》："肾有两枚，重一斤二两。"这样大的肾，指具有泌尿生理的肾无疑，除此之外，再未见肾的解剖资料。

在今本《内经》中，对于"肾"的生理功能大加叙述，如《素问·上古天真论》载："女子七岁肾气盛……二七而天癸至，任脉通……月事以时下……丈夫八岁肾气实……二八而天癸至，精气溢泻，阴阳和故能有子。"依上述生理功能议之，"肾气盛""肾气实"的"肾"是指具有泌尿生理功能的肾吗？《灵枢·本神》："肾藏精，精舍神，肾气虚则厥。"《素问·六节藏象论》："肾者，主蛰封藏之本，精之处也。"《素问·逆调论》："肾不生则髓不能满。"《素问·痿论》："肾主身之骨髓。"简录上文，不难看出肾之生理功能的复杂性，它不仅与精、蛰封藏有关，而且当女肾气盛，男肾气实时，阴阳和还能有子密切相关。此论，纯属生殖生理了。两汉时期为何生殖生理属于肾？这样的疑团纠缠中医理论两千余年，未见学者澄清。时值今日，我们应该如何面对现实，应该如何采集史料，剖析梳理，将其所含之真谛领悟清楚一点。

有幸，长沙马王堆出土了一批秦汉医书，其中多处讲到"肾"。《养生方》第八十九行有一味药"牡鼠肾"，马继兴考释："牡鼠肾即公鼠肾……此处的肾，当指外肾。"[47] 外肾当指公鼠的睾丸，用"肾"给睾丸命名，是秦汉医家的创造。与《养生方》同时出土的《五十二病方》有一个病名叫"肾疽"（第271行），但从上下文很难澄清"肾疽"的解剖部位。秦汉时期的医学水平不可能认识到腰部的肾周围脓肿，依直观认识，用外肾解之，"肾疽"可能指睾丸肿大，或者睾丸鞘膜积液。《五十二病方》㿗（疝气）的第十七治方讲到"肾与朘"，朘即朘，指阴茎，《马王堆医书考注》注肾，"此处指外肾"[48]，肾即睾丸。在治疗阴囊疝时，有一种方法是将葫芦穿一个大小适当的孔，将内容物掏尽，然后将肿大的阴囊（含睾丸）和阴茎一并塞进壶内……所以第十七治方的"肾"与"肾疽"之肾都指睾丸。《㿗》的第二十治方"以奎蠡盖其肾"之"肾"亦指睾丸，秦汉时期医家们给睾丸命名为肾是无疑问的。由此，《内经》中凡肾与生殖生理发生联系者，其肾均指睾丸或卵巢，这就是秦汉医理之真谛，为解释《上古天真论》提供了解剖依据。

肾何以"主身之骨髓"？何以"肾不生则髓不满"？这应从另一些史料中加以论证，在本题中不议。

七、人体经脉调节理论发展史

我国独具特色的人体经脉调节理论起源于殷商，完善于两汉。其中包含内属于脏腑功能的足太阳膀胱经—自主神经调节论具有极强的现实意义，有待学术界勇敢共识，深入研究，总结提高，用于临床。

1. 经脉理论起源于殷商

殷代创作最后一个心（🙂）字的造字者，在前人200余年对心脏进行反复解剖、创作心字的经验中，在"圣人心有七窍"（心之官则思）的认识中，领悟到心脏底部的四条大经脉对全身一定具有某些生理作用，因而在心脏底部画了两条线，为我们探讨经脉理论的起源保存了一则极为可贵的史料。据甲骨文字学家于省吾先生分析，这个心（🙂）字见于"父已爵"[49]，"父已爵"被断代为甲骨文第四期，即商纣王时期，因此经脉学说渊源于夏商之交，起源于商纣王时期。从渊源算起已有三千五百年历史了。

2. 秦汉百家争鸣于经脉调节论

1993年在四川绵阳市双包山西汉墓出土黑色重漆小型木质人俑，用红色漆线描绘经脉路径，出土后称木人十脉系统，专家断代随葬于公元前179—公元前141年。木人十经脉没有文字说明，但专家已做多方论证，[50] 此谓蜀地十经脉说。

秦汉楚地十一经脉说。20世纪70—80年代先后于长沙马王堆、江陵张家山出土西汉早年的十一经脉三部，这三部"经脉"都被认为是《灵枢·经脉》的祖本。[51]其中《足臂》比较原始，强调十一经脉范围内的"其病"（"其病"即用经脉归类疾病）。《阴阳》载"其所产病"，"其所产病"与《足臂》之"其病"意义相同，但与江陵张家山出土的《阴阳经脉》篇一样更强调"是动则病"；"是动则病"虽被《灵枢·经脉》继承，但都因作者未见相关原始文字说明，历代学者不知其原文本意，长期被释作"是动病"。"是动病"是一组概念不清的病，而"是动则病"属原始脉象诊断法，2000余年来无人理解。江陵张家山出土的《脉书》是一篇综合文章，其中载"相脉之道"，"相脉之道"中讲了三组脉象，是古脉象诊断法，即是对"是动则病"的注释，张家山《脉书·阴阳经脉》篇澄清了"是动则病"的内涵。

《灵枢·经脉》讲十二经脉如环无端，然而十一经脉理论发展至两汉时期，不仅不能解释精（经）气循行如环无端，而且很难用于临床，迫使经脉学家们对十一经脉理论进行大胆改造。于是两汉经脉学家将天文、历法之春萌、夏长、秋收、冬藏循环往复如环无端理论引入经脉学说，取十二月之十二与手足之三阴三阳经相配，合为十二经脉，在五脏中加入心包配作六脏六腑组成阴阳表里。因此，当十一经脉理论向十二经脉理论发展的时候，经脉学家们费了不少心血。依《内经》史料分析，经脉之配属问题，虽然出现了以《素问·天元纪大论》为代表的天文派，以《灵枢·阴阳系日月》为代表的日月派，及以《足臂》《阴阳》《灵枢·经脉》为代表的经脉派，但当《灵枢·经脉》问世以后便成为经脉调节理论的主流派。[52]

天文派来源于天文之周而复始，类比于人体经气（精气）与自然规律一致；日月派是根据《阴阳系日月》精神归纳的，如"寅者，正月之生阳也，主右足之少阳；未者，六月……"这一派三阴经、三阳经独特，十二经脉均依月次排列，如1、2、3、10、11、12六个月属左，主手足之阳；4、5、6、7、8、9六个月属右，主手足之阴。在经脉派中，三阴经、三阳经围绕臂胫周径上的排列顺序一致，遵守内阴外阳原则，独《经脉》由十一改造为十二脉，在手二阴经中加入厥阴心包，引起一些混乱，失去了"厥，犹尽也"的意义。《灵枢·经脉》三阴经、三阳经在臂胫周径上的排列顺序及经脉循行路线的安排原则有三。其一，为解决经脉的如环无端问题，十一经脉必须向十二经脉发展。其二，引入五行学说，是社会学中君臣思想的反映。而五行学说引入医学，必须与脏腑相配，在脏腑相配中又有一些原则必须遵守，如"阴脉荣其藏，阳脉荣其府"（《灵枢·脉度》），这一原则要求阴经在循行中属脏络腑，阳经属腑络脏，由此确立脏腑阴阳表里关系。不仅如此，而且还要考虑到腹之上部（胸腔内的肺、心、心包）与手阴经相配，腹之下部肝、脾、肾与足三阴经相配。手足三阳经除属府络藏外，还必须循头，这便是"手之三阴，从藏走手；手之三阳，从手走头。足之三阳，从头走足；足之三阴，从足走腹"（《灵枢·逆顺肥瘦》）原则，可见所有经脉的循行过程，极少依解剖部位外，全为人为安排，这是我们今天必须勇敢承认的。其三，在经脉循行如环无端原则下，要求将《足臂》《阴阳》经脉向心性循行改进为双向流动。但是，经气双向性流动的原因，可能受天文、历法之周而复始理论的影响，也可能是这一时期人们已经发现了动脉血液的逆心性流向，如《灵枢·血络论》"刺血络而仆者……血出而射者"的区别。总之,《经脉》篇的作者在考虑经脉之排列、循行时,冲破了其他派别的排列方式,满足了脏腑、阴阳、表里等相关要求,使经(精)气在封闭流动理论中循行,将十二经脉理论推进到相当完善的程度。

十二经脉理论完善以后,派生了疼痛理论、"是动则病"脉象诊断理论、微针通脉调其血气理论与针刺疗法的诞生,促进了中医事业的大发展。

然而,值得反思的是:近70年来,我国投入大量财力、人力研究"经络"实体,在经脉理论发展史上刻下了曲折而沉重的一笔。我们殷切希望热衷于经脉学说的同道们,勇敢地回到经脉理论的研究之中,深入探讨足太阳膀胱经内属脏腑的根由及其现实意义,再度促进中医事业的大发展。

第五章　原始中医学的临床医学史

原始中医学的临床医学，犹如一块刚刚剥开的尚未雕琢的玉璞，淳朴无华。仅以成书于秦汉之交的帛书《五十二病方》为例，自1973年在长沙马王堆出土以来，研究之佳章屡见不鲜。学界公认《五十二病方》"早于《黄帝内经》纂成时期，是现已发现的我国最古医方"。书中载病名103个，医方治法283则（《五十二病方》文物出版社，1979：182）。但因帛书残损，依《五十二病方》目录19—27、38均示残损严重，无法统计治法，所以，上述283法，实出于42方。在42方中，许多治法难以考证，且许多治法中又存在一方多法，笔者从保存较好的42个方中统计，明确记载使用方法者308法，其中沃、洒、封涂、按药粉、外敷药及"以布约之"等计146法，占47.7%；属古典物理疗法（含熨、熏、水浴、火炙、灸）48法，占15.5%，采用物理疗法治疗疾病30种，占103个病名的28.1%，可见，在原始中医治疗学中物理疗法应用较广。在《五十二病方》中，内饮药62法，占20%；内饮药治疗疾病21个，含外伤、痉症、皮肤病等，占103病的20.3%，说明秦汉时期内用药的使用已在稳步发展。另有汗法5则，包含了治疗学中的整体观。

《五十二病方》中病名103个，纯属"内病"（含药物中毒者）仅13个，占12.6%，因其他疾病与外伤引起痉症者8个，可以看出在"内病"中人们首先关注的是痉症。属外科疾病和皮肤科疾病90个，占87.4%，说明在《五十二病方》中，外伤和皮肤病占绝大多数。

在《五十二病方》中虽然收载了一些远古的疗法，如牛舐、脱肛倒悬吊、祝由等，但记载了10则手术治疗方法，在秦汉时期是极其先进的，这些手术都是可以重复操作的。如拔疣的方法采用灸疗麻醉疣末，趁热拔之。治疗牡痔的赢肉亦是"疾灸热，把本小而烓绝之"。牡痔的第三治方指出：对大如枣的痔核，可"剖以刀"。尤其对"巢塞脏者"的手术方法极为先进，采用新鲜狗脬（膀胱）"以穿籥，入脏中，吹之，引出，徐以刀剥去其巢"。这则手术过程中除未交代麻醉方法外，其他内容一目了然。

《五十二病方》中所反映的原始中医学的临床医学史深深植根于临床医学实践之中，没有受到"哲学思想"的干扰，值得我们进一步探讨。

第一节　殷商疾病史

殷商的历史已过去三千余年，假如依万年仙人洞、吊桶环的遗址计算，至殷商时，我国种植农业、制陶业已有9000年的历史了。从其他考古史料分析，造房、制井、驯养、编织、纺织、印染、玉石工艺等已经发展了3000～4000年，青铜铸造也有千年以上的历史了。所以殷商时期是工、农业都较发达的社会。就殷商疾病情况来讲，自甲骨卜辞发现以来，甲骨文所反映的殷商疾病情况，仅是宫廷的部分史料，且有病无药，是一部被扭曲了的殷商医学史（严健民《论原始中医学》）。温袁二氏在《殷墟卜辞研究》中将甲骨文所反映的疾病分34种，当我们再做分析的时候，不能不指出：这34种疾病绝大多数都是按患病部位命名的。按常理分析，一个部位的疾病绝不只一种。因此，这种分类方法只能是权宜之计。在甲骨文反映疾病史的总体分析中，我们尚可就已经反映了疾病本质的疾病写下相关疾病史，如寄生虫病史、疟疾史、女性生殖医学史。

一、寄生虫病史

殷人已经认识到寄生虫是致病原因之一。如蛊，在卜辞中多见，作蛊，指某虫可以致病。卜辞："虫（有）疒（齿），隹蛊"（《乙》7310）；"贞、王疒（骨）隹蛊"（《合》286）。前者讲虫（龋）齿，后者讲的是慢性骨髓炎，或骨结核，或骨癌晚期，都认为与虫有关。殷人还认为"……疒隹回"（《京》1647），"回"释为回。《集韵》："蛔音回，同虫有。"《说文》："虫有，腹中长虫，或曰回。"由此看来，殷人已经认识到蛔虫是肠中生病的原因之一。蛔虫之为病，在我国古籍中并不少见。《关尹子》："我之一身，内变蛲蛔。"《灵枢·上膈》讲了蛔虫病及蛔虫性肠梗阻的治疗，"食饮不节，寒温不时，则寒汁留于肠中，流于肠中则虫寒，虫寒则积聚，守于下管，人食则虫上食，虫上食则下管虚，下管虚则邪气胜之，积聚以留，留则痈成，痈成则下管约"。在古人看来，这就是蛔虫性肠梗的形成过程。治疗时，上膈的作者要求："微按其痈，视气所行，先浅刺其旁……毋过三行。已刺必熨，令热入中，日使热内，邪气益衰，大痈乃溃"。上膈的治疗效果好极了。

二、疟疾病史

疟疾病在《内经》中有不少记载，但《内经》以往的疟疾病史无考。殷墟卜辞提供了原始资料。在卜辞中，疟作疒或疒。甲骨学家陈邦贤指出："疒，从虐，盖虐之省，其文当释为虐，乃虐之初字。"疟病之名，应是疟疾发作时来势凶猛，恶寒高热，以暴虐而取名。在我国有关疟疾的资料很多，《周礼·天官·疾医》："秋时有疟寒疾。"《礼记·月令》："孟秋之月，寒热不节，民多疟疾。"上述两文连流行病学史都讲出来了。《墨子·经说下》："若疟病之，之于疟也。"《说文》："疟，寒热休作。"将疟疾的临床表现讲清楚了。在殷墟卜辞中未讲疟疾的临床表现与季节关系，因卜辞简洁，没有必要做复杂记录，但是疟的诊断标准在殷人心目中是确切的，说明疟疾病在殷商时期已是常见病了。

三、女性生殖医学史

女性生育，繁衍子孙，大约人类在向智人发展的过程中就已比较关注了，尤其新人以来，或曰进入母系氏族社会以来，人们就特别关注女性的生育问题了。甲骨文造字以后，与怀孕、临产有关的字就达20个，反映了妊娠、临产、喂养三个阶段。尤其对临产的关注，造字达14个，反映了头先露和足先露，含顺产与难产，说明临产过程在女性生育过程中的重要性；同时显示了殷人接生经验的丰富。在卜辞中典型怀孕的字，如 ⽉；反映临产，如 界、 后、 奓 等；喂奶仅见一字，如 ⽉，但极生动。以下将甲骨文中有关生育的字抄录之。

殷商女性生殖医学之孕、产、哺的有关甲文抄录

1. 怀孕： ⽉ （《小屯殷墟文字丙编》340）

⽉ （《乙》8504）

⽉ （《佚》584）

⽉ （《乙》6691）

X* （《拾》11、10）

2. 临产：待产 界 娩（《乙》1277）

奓 （《明义士藏商代甲骨文字》50115）

鸲 （《乙》4529）

后 （《叕》34）

头先露 后 （《龟甲兽骨文字》1、21、9）

怎 （《晋寿堂所藏殷墟文字》3、11）

鹘 （《殷墟书契前编》2、11、3）

后 （《乙》8898）

禹 （《甲骨文编》2502）

鹘 （《乙》8893）

（参中华医史杂志1985（1）：23）

⽉ （《殷墟书契后编》下、18、2）

足先露 ⽉ （《乙》2160）

怎 （《乙》8893）

（参中华医史杂志1985（1）：23）

⽉ （《簠》杂69）

3. 哺乳： ⽉ （《乙》8896）

解 X：关于 X 的卜辞：

"戊午卜，贞，妻 ⽣（有） X？今月。"对 X 的解释有利于我们澄清殷人对已怀孕的认识。

解 ⽉*：在甲骨文与生育有关的字中有一个 ⽉*，见于《殷墟卜辞研究·科学技术篇》第335页"释 X 为艾"，引诸说证之。举卜辞例："戊午卜，贞、妻 ⽉（有） ⽉？今

月。"验辞曰："戊午卜、至、妻御父戊，良㐆（有）㐆?"（《合》470），作者在"释乂为艾"的前提下释作"卜问是否以艾灸治病"。从卜辞用语讲，好似欠妥。我们注意到《遗》620卜辞讲："辛丑卜，殷贞，妇，好出（有）子，三月。"验辞2曰："辛丑卜，亘贞，王占曰，好其出（有）子?"这组卜辞被释作："这当是（孕妇）出现某种妊娠反应之后，将卜问方式进行妊娠诊断。"我们分析这两组卜辞的语法结构完全一致，前一组问"有㐆"，后一组问"有子"，"有子"者明确表示是否怀孕。而用㐆者，如"妻有㐆"，这种典型的用语，也被释为"用艾治病"。我们不否认，乂可释为艾，但其意有别。西汉扬雄著《方言》，卷一讲："胎，养也……汝，颖，梁宋之间曰胎，或曰艾。"扬雄记下春秋战国时期，陕西韩城以南、河南北部的汝水、颖河至商丘、淮河等广大地区（恰好包括殷墟）的方言讲："胎或曰艾。"因此，当我们释"有㐆"时，不能忘记在殷墟卜辞中存在大量卜问孕产的卜辞，"有子"即"有乂（胎）"。

在殷商女性生殖医学史中，还有不少卜问生男、生女及卜问预产期的卜辞，如"壬辰卜，殷贞，妇良出（有）子?"（《乙》2510）此类卜辞一般在妇女出现妊娠反应后之卜问。在卜辞中常有"佳女""幼"，幼，从女从力，温袁二氏指出："幼"是卜问是否生男孩的专用词。"乙亥卜，自（师）贞，王曰出（有）孕，幼?⿱曰，幼"（《佚》584）。卜辞说：乙亥这天，叫师的卜贞，说有孕，是男孩吗？叫⿱的这个人卜后回答说，是男孩。有一组卜辞较为滑稽：

戊午卜：小臣幼，十月。

戊午卜：小臣幼。

戊午卜：小臣不其幼？癸酉⊠（天气荫蔽），甲戌佳女（《丙》83）。

这组卜辞反映在一天内反复卜问是否生男孩，不巧过了十六天到癸酉之天，天气荫蔽，所以第二天生了一个女孩。看占卜者将生女孩的原因归咎于上天未能红日高照，送一个儿子来。此外，在卜辞中多次记录男婴为死胎、死产的事，说明在殷王室内，婴儿成活率不高，更显出男孩的重要。

在卜问预产期时，从验辞记录看，有四十天以后的"三月庚戌娩幼（《合》94）"的，有预卜"五旬"后生男孩的（《续》4、30、4），说明殷商时期，人们已根据"十月怀胎"的规律，可以大略推算预产期了。毫无疑问，这种推算是临床经验医学的反映，在殷商时代应该是先进的。

当我们对甲骨卜辞中孕、产之字进行归类后，就清楚地认识到这20个字可分为怀孕、临产、哺乳三组。在临床的14个字中又可分为待产、头先露和足先露三种情况。足先露应属难产了。

殷商的医学史是丰富的，如五官、各科的疾病史、心脏病史、骨科病史、神经科（疾软）病史、流行病学（疾疫）史等等，还有待专门研究。

第二节 两周医学史

一、两周医学史概说

我们在此讲的两周医学史，其实讲的是西周至东周春秋时期的医学史，即公元前

11世纪至公元前770年幽王衰败，平王东迁；春秋五霸兴起至韩、赵、魏三家分晋（公元前453年）这段空间的医学史。

生活在西部的周民族，在艰辛的环境条件下代代相传，至武王伐纣后，在奴隶制条件下进行了一系列改革，平定殷乱，巩固政权，促进了农业、手工业的发展。在科学文化方面，西周最大的贡献在于创立了易理，发明了易学。这个易理就是"易以道阴阳"（《庄子·天下》），这部易学就是建立在商代的被动卜筮经验基础之上又总结出"一阴一阳之为道"的认识论过程中上升为系统化、规范化理论，排列为六十四卦。易学在发展中，有一派将其用于"预测"，使之对某些易理具有了指导性意义。在我们看来，至今尚未解谜的河图、洛书、大衍数都作为远古文化基础促进了易学发展。从社会发展史规律讲：易学总结的一整套理论，是建立在殷商至西周发展史、西周哲学文化、乾坤观念刚柔、对立统一思想、西周科学技术水平、西周医学水平基础之上的。《周易》中对心脏病的认识及治疗中的放血疗法，如"需于血，出其穴""涣其血去逖出"等医学用语，井卦中的饮水卫生、乾卦、坤卦的刚柔思想，都反映了西周时期的医学水平，或指导了后世医学的发展。

从天文、历法讲，尧时"历象日月星辰"发展到西周已两千余年，所以西周时期的天文、历法已较成熟，"正岁年以序事，颁之于官府及都郡，颁告朔于邦国"（《周礼·春官·太史》），说明西周政府设专职"正岁年"，将一年之月朔、时令"颁告"于天下，指导农业生产。周时的这一制度，起于尧时的"观象授时"是不会有疑问的。

从西周发展史分析：平王东迁后，由于经济的发展，社会结构日趋复杂，新生事物屡见不鲜。商业阶层活跃，交易市场兴盛，金属货币问世，高利借贷资生，到春秋晚期，青铜农具、铁制农具、牛耕种植出现，农田水利的兴建，促进了社会生产力的发展。社会生产力的发展与思想文化的发展是分不开的，老子讲治国之道，力主德治；孔子论儒，首创仁爱；孙子议兵，剖析正义邪恶；《国语》《三传》《周礼》，都是这一时期的重要成果。老子中的"未知牝牡之合而朘作，精之致也"，孔子讲的血气理论，孙子议"五行无常胜"，国语中的阴阳观念、三传中的六气致病思想、周礼中的四季常见病学说，无不反映了西周至春秋战国八百余年的医学水平。然而两周医学史是难写的，因为诸多史料零乱、散在，很难具体立论。如周礼中的医事制度，有如空中楼阁，有学者研究后指出："它（周礼）是为改革当时社会的官僚统治机构，实现大一统帝国的理想而提出的一份完备计划"（中华医史杂志，1987：204）。我们同意作者的分析，对于周礼中的"九窍""九藏"都应做具体分析。以下我们只能就《诗经》中的医学史料、《周易》中放血疗法、春秋齐国的人体经脉学说史再作概述。

二、从《诗经》探讨西周医学史

周武王灭纣后，周王朝在百废待兴之时，采取一系列措施革新时弊，重视农业，改井田"为百亩欠而彻"，将殷商属地分封给邶、鄘、卫治理，特别是封纣王之子武庚于邶，"使奉守先祀，不绝殷后"等诸多改革深得民心，所以在西周至春秋中期，周之上层人士及下层众多作者各自从不同角度创作诗诵或民间歌谣，其内容极丰，这些诗歌，或歌颂西周的丰功伟业，或反映劳动者的劳动生活，或描述民众的姻缘爱情，或揭露奴隶主的暴虐。由于当时的诗人在写诗时采用人们在议事时常用援物比类手法，使事物更为清晰，因此诗人写诗时就采用了比兴手法，作者在比兴时广泛选用当时的农业知识，医药内容比兴于事理，提高诗趣，为我们讨论这一时期的医学史保存了一些零散的原始资料，可贵至极。有学者撰文《〈诗经〉中的医学知识》发表于《健康报》，指出了《诗经》的作者们对疾病、对医学心理方面的认识。对于与中药有关的动、植物，作者指出："《诗经》中记载的中药名，包括药用动植物等，多达291种，其中草类102种，木类65种，鸟类46种，兽类28种，虫类26种，鱼类19种，其他5种"（郭洪涛、冯梅荣，1990）。作者点出的动、植物名，都出于诗文在比兴时选用。所谓比兴，是在写诗歌的过程中，根据诗中人物情节的发展，为突出诗歌情趣而选用已知的各类知识，嵌入于诗的适当部位，增加抒情的情趣。如《诗经》首篇《关雎》，在写淑女时，用人们常见的多年生草本野菜金银莲儿（荇菜）比兴于一位男子想描绘的淑女。这金银莲儿高矮相间，参差不齐，婀娜多姿，有如淑女的风采。当在诗中引用荇菜以后，衬托了窈窕淑女的形象，这就提高了"君子好逑"与"钟鼓乐之"的必然性。又如《中谷有蓷》就是在描写一位遭受遗弃女子时，将被遗弃的女子与蓷（益母草）同时抬出来的。益母草为妇人良药，能益精，除水气。诗人在此将益母草被晒枯了比兴女子遭受遗弃后的痛息长叹，抽咽哭泣……促发了人们的同情心。但是《诗经》作为文学作品，它只能为满足文学作品的需要而取材、写作。因此在《诗经》的所有"中药"名下，都没有用于治疗疾病，看不出某一动植物的药用价值。在许多诗文中讲到病名，如瘖、痡、瘵、疕、瘻、瘄等等，这些病名在《说文》中，或在《毛传》中均统称为"病"，不能反映各病名所代表的疾病特征，更没有某病用某方治疗的资料。因此，我们只能通过《诗经》中的诸多动植物名对西周一般医学概貌做些了解，不可能从中了解与探讨某病、某药的医学史。有关两周的医学史，可能有待出土文物的揭示；《诗经》中与病有关的字如瘻等，还有待寻找新的破释方法，探讨它们之间的区别与临床意义。

三、《周易》中的心脏病史与放血疗法史

《周易》在西周文化中具有代表性。从西周医学史讲，《小畜》《需卦》《涣卦》虽名有异，但都从不同角度反映了心脏病或精神因素方面的问题，并记载了采用放血疗法对上述病态进行治疗取得一定效果。《小畜》的卦象是"风行天上（☴），密云不雨"，为夏季闷热天气。这种天气，对于心脏有病或者因精神因素而心情不安是很不利的。《小畜》："六四有孚，血去惕出，无咎。"历代注象在解此文时，对于"孚""惕"，都没有解透，因此，没有深入到本卦的实质。何谓"孚"？《姤》卦云："羸豕孚蹢躅。"王弼注："孚，犹务躁。"可见"孚"在本文辞中可转释为烦躁、烦闷，与"密云不雨"的闷热天气一致。何谓"惕"？《玉篇》："惕，懼也。"《马王堆医书考注·阴阳十一脉灸经·少阴脉》云："气不足，善怒，人惕。"可见"心惕"是心（含心及精神方面）的病态表现，是一个症状。秦汉医家常用"惕"描绘精神状态，《素问·脉解》："恶人与火闻木音则惕然而惊者。"《伤寒论·辨阳明病脉证并治》："循衣摸床，惕而不安。"阳明为病，久之邪热可内伏肠中，便结不解，潮热谵语，循衣摸

床，惕而不安，是邪热犯心之征。《小畜》"六四有孚，血去惕出，无咎"，指有病的卜贞者，在夏季密云不雨时，往往心中烦闷加重。此时可采取放血疗法（血去）进行治疗，当放出适量的血后，心中烦闷、惕而不安的病态现象就缓解了，这才是"血去，惕出，无咎"的根本原因。所以爻象接着指出："有孚惕出，上合志也。"志，志愿，愿望，即当进行放血疗法后，心中烦闷、惕而不安的病态缓解，是合乎卜贞者愿望的。

《需卦》："六四，需于血，出自穴。象曰，需于血，顺以听也。"需卦的卦象是："云上于天（䷄）"。坎水在上，如天之欲雨，同样加重有病病人闷热烦躁之感。"需"当何解？"象曰：需，顺也。"朱熹注："需，待也……待其阴阳之和，而自雨尔。"可见"需"是解释"坎水在上"的。由此，我们理解"需于血，出自穴"是讲有病的卜贞者在闷热天气感到心惕时，需要采用放血疗法进行治疗，就必须选择经穴进行放血。爻象接着讲："需于血，顺以听也。"听，作考察解。《尚书·洪范》在讲"五事"时，"四曰听"。孔传："听，察是非。""听"在本爻象中转释为"诊察"，即有病之卜贞者在采用放血疗法时，主施放血疗法的人一定要详细诊察病情，选择经穴，才能放血。顺《需卦》之卦象解释为"需于血，顺以听也"也是合乎《需卦》之卦象本意的。

《涣卦》："上九，涣其血去，逖出，无咎。"《涣卦》的卦象是"风行水上（䷺）"，激动波涛，为散失之象。在解《涣卦》时，我们应该总结朱熹对以上三卦的总体认识。朱熹注："涣，散也。"在上九注释中说："血谓伤害；逖，当作惕。与小畜六四同，言涣其血则去，涣其惕则出也。"朱氏没有讲清"血去"与"惕去"的关系。他在三卦中都将"血去惕出"与外物伤害相关联，没有考虑"风行天上，密云不雨"和"云上于天"等闷热天象。虽然他指出"待其阴阳之和而自雨尔"，但对三卦中的"需于血，顺以听也""有孚惕出，上合志也""涣其血，远害也"均无解，这不得不使我们想到朱氏本人也感到对这些话无从理解。《涣卦》"上九，涣其血去，逖出，无咎"，与《小畜》"六四有孚，血去惕出，无咎"之语法结构完全一致，两者都讲，只有"血去"（放血疗法）才能"惕出"（心惕得到缓解），其结果就是没有灾害（无咎）。《涣卦》上九讲："涣其血，远害也"。"涣其血"与"涣其血去"是有区别的，这区别就在于多了一个"去"字，"血去"强调的是血的失去，指有目的的放血。而"涣其血"，是用涣散来说明血的过多散失。意思是说假如在放血过程中，或者因外物伤害导致失血过多，其危害是很大的（《严健民·周易》放血疗法初探·国医论坛，1993（6）：10—11）。"血去"这种文法在《素问》中亦有反映，如《刺虐》："刺十指间出血，血去必已"。"血去"二字将《周易》与《内经》两书的放血疗法联系起来了。在《内经》中讲述放血疗法86处，分别蕴藏47个篇目之中，涉及放血理论的23篇，治疗疾病48种，有理论依据，有放血方法，有注意事项。只是两汉的作者，根据放血临床中常因放血过多而致死人的经验教训中总结出："夫子之言针甚骏，能杀生人，不能启死者。"要求改进为"欲以微针通其经脉，调其血气"。这是西周至两汉数百年的放血经验与教训。至两汉时期，当经脉理论成熟之时，促进了针刺疗法的诞生［严健民.《内经》放血疗法初探.中华医史杂志，1992（2）：87—89］。

四、春秋齐国的经脉学说史

有资料反映："春秋初期，中国境内的一百四十多个诸侯国，主要分布在黄河上游和中、下游区域以及江汉区域。"齐国地处黄河下游，公元前685年齐桓公即位，任管仲为相。管仲力主"富国强兵"，提出"修旧法……敬百姓"的治国原则，受到桓公的支持。管仲参其国而伍其鄙，定民之居，成民之事，"劝之以尝赐，纠之以刑罚"，创"五家为轨，十轨为里，四里为连，十连为乡"的管理制度，按军事组织将民众组织起来，达到"……五乡一帅，故万人为一军，五乡之帅帅之"（见《国语·齐语》），使齐国拥有三万人的军队。管仲治国严格实行士、农、工、商分区定居制度，不许杂处，希望使民达到"不见异物而迁焉"。管仲"成民之事"，促进了社会生产力的发展。与此同时，齐国的医疗事业也应该有较大发展。可惜在齐史中，除了可以反映基础医学中的人体经脉调节理论的史料以外，很难发现较为系统的临床医学史。

我国人体经脉调节理论从殷商起步以来，在500余年的发展里程上，未见相关史料。管仲相齐时期，大约由于奴隶主对于奴隶的活体剖视，见到了心脏在胸腔内的搏动，在《管子·内业》中保存了这一史实，即"凡心之刑，自充自劝，一来一逝……灵气在心"。该文继承了纣王"圣人心有七窍"即心之官则思的思想。公元前7世纪，齐人对心脏及心脏底部几条大经脉还有怎样的认识呢？公元前581年至公元前554年在位的齐灵公在铸造叔候镈和叔候钟时，铭文中留下了两个心字，前者作 ，后者作 ，这两个心字，与殷商父已爵铭文之心（ ）存在渊源关系，只是齐人对心脏底部经脉的认识深化了，他们如实地描绘了心脏底部的四条大经脉（即显露于心包膜之外的，由主动脉弓发出的左颈总动脉，左锁骨下动脉，无名动脉和上腔静脉）是齐人认为心脏底部四条大经脉对全身起重要生理作用的证据。从管子到齐景公时的晏子经历了一百余年，当景公到一个叫畋的地方去打猎，十八天不回朝主政，晏子敬谏，劝景公回朝。景公说："寡人之有五子（五位谋臣），犹心之有四支，心有四支，故心得佚焉。"景公的意思是说：我有五位谋臣在朝廷主事，好比心脏有四条经脉支配全身。心脏有四条经脉支配全身，所以心脏很安闲。我有五位谋臣主事，我有什么不安闲的呢（见《晏子春秋·景公从畋十八日不返国晏子谏第二十三》)？景公在类比利用当时大家都明了的基础医学理论回复晏子，晏子听后也承认说："若乃心之有四支，而心得佚焉，可。"说明公元前530年左右人们早已认识到心脏底部四条大经脉对全身的调节作用了。汉初刘安在《淮南子·原道训》中对于心脏底部四条经脉的生理功能讲得更为清楚，原文讲："夫心者，五藏之主也，所以制使四支，流行血气。"《原道训》的作者用"制使"强化心脏底部四条经脉重要的生理作用，指出"制使四支"的目的是"流行血气"。我们分析"流行血"，是营的作用；"流行气"，当然具有神经调节作用了，因为孟子早已讲过"今夫蹶者，趋者，是气也"，认为"气"是调节运动功能的，可惜《内经》的作者们在撰相关文章时，对于《管子·内业》《晏子春秋》之心有四支，及《淮南子·原道训》的相关内容毫无认识，也毫无反映。独《素问·阴阳别论》开卷所讲"人有四经十二丛"用四个字表述了春秋齐国的经脉学说史，但作者并不理解这四个字的本意，所以随后又用岐伯的口气说"四经应四时"。王冰也生硬地跟着解释说："……谓四时之经脉也。"现在我们应该纠正前人的误解，还原春秋齐国的经脉学说史了。

第三节 秦国法医学史

秦这个民族有些神秘感。我们常讲"先秦",《词海》"先秦"指"从远古起至公元前221年"。"远古"到何年代？据《史记·秦本纪》讲："秦之先,帝颛顼之苗裔孙曰女修,女修织,（见）玄鸟陨卵,女修吞之,生子大业。……"大业便是秦的先祖,已有四千年历史。

1975年在湖北云梦睡虎地秦墓出土一批秦简,大约著于公元前252—前221年,随葬于公元前217年。这批秦简内容丰富,包括90年的编年记、秦律十八种、秦律杂钞等。在《法律问答》《封诊式》（对现场"封"后进行"诊察"的方式）中,由于依案情论罪的需要,记载了许多现场调查伤情的法医学史料,它们都具有法医学意义,反映了当时医学与法医学水平。云梦秦简未出土以前,凡讲法医学史,多依南宋宋慈著《洗冤集录》为据。秦《法律问答》《封诊式》出土,将我国法医学史提前了1300余年。云梦秦简中的法医学史料,深深扎根于商周医学全貌及春秋、战国法律制度逐步建立的基础之上。

商时其用药理论,已强调"若药弗瞑眩,厥疾弗瘳"。《周礼》记载,周之医疗行政管理制度是严谨的,推断周之医疗事业较为发达。《左传》记载,公元前581和公元前541年秦国先后应晋邀,派医缓、医和为晋景公、晋平公治病,医缓依腹腔内部的解剖部位讲病之深浅关系,而医和则讲六气致病理论,说明四十年间秦国的医学理论发展之快,这是在秦国能够将医学成就用于断案,即促进法医学产生的基础。

春秋战国时期,是我国政治的大变革时期,辩士游说,百家争鸣,都在探讨治国方略。《史记·秦本记》记载：公元前361—前338年秦孝公在位,采纳商鞅变法,建立诸多法令治国,达到"法令至行,公平无私,罚不违强大,赏不私亲近……期年之后,道不拾遗,民不妄取……"（《战国策·秦策一》）。秦对民众"狃之以赏庆,道之以刑罚,使其民所以要利于上者,非战无由也,功赏相长,五甲首而隶五家,是最为有数,故能四世有胜于天下"（班固《汉书·刑法志》）。秦国的医学水平与秦国的法律制度促进了秦国法医学的起步与发展,云梦秦墓竹简《法律问答》《封诊式》中的法医学史料反映了秦国的法医学水平。

一、依秦律验伤论罚

云梦秦墓竹简记载秦律十八种,其中《效》在同墓中另外出土一部完整的《效律》。《效》之内容为《效律》的摘抄,由此可知,"秦律十八种"都不是该律的全文,它很可能是墓主人喜按其工作需要而摘抄的。但这一摘抄,也够宝贵了。

在《法律问答》中多问及斗殴者中斗殴一方伤了某某部位,如"斗折脊项骨"（183页,以下凡在某原文之后,书某某页时,均指《睡虎地秦墓竹简》 文物出版社1978年版本）,该怎么处置凶犯；"决其耳若折指（第185页）"或"啮断人鼻、若耳、若指、若唇（第186页）"皆处耐刑。在斗殴中拔剑伤人及"斗以箴、鉥、锥伤人（第188页）"其处罚就较折指、啮鼻等加重处罚。因验伤是论罪的依据,所以执律者在现场验伤时都要一一检验区别记录于爰书上,包括对"大痍"的诊断标准是"肢未断",但要用两人扶着走,执律者对于斗伤的辨认,记录于爰书之上依此论处,当然是法医行为。

二、依(性乱所致)麻风病之鉴定论罪即迁"疠迁所"

春秋战国时期我国麻风病流行。当时人们已经知道麻风病与性乱有关,得病者眉突,鼻坏……秦在制定刑律时依性乱将患者定为有罪,云梦秦墓竹简记录了这一史实。但论罪的依据就是要面对患者进行诊视,这就是法医学的任务。在《法律问答》有三条关于疠的定罪,(第203——204页)当确诊后,便将患者迁至具有惩处意义的疠迁所(或曰麻风病隔离区)。在《封诊式》记载一则麻风病人的临床表现:"爰书,某里典甲诣里人士伍丙,告曰:疑疠,来诣。讯丙,辞曰:以三岁病疕,眉突(秃),不可知其何病?毋它坐。"令医丁诊之,丁言曰:"丙无眉,龈本绝(牙龈萎缩),鼻腔坏,刺其鼻不嚏,肘膝到两足下骑,溃一所。其手无月发(无汗毛)。令号,其音气败,疠也。第263页"医丁检查后依七个问题列出,亦可认为是七条诊断标准,最后下了诊断,为依法管理疠病提供了依据。

三、依尸检立案

贼死爰书某亭求盗甲告曰:"署中某所有贼死,结发,不知何男子一人,来告。"即令令史(验尸的官员)某往诊。爰书曰:"男子尸在某室南首,正偃(仰身),某头左角刃痏一所,背二所,皆纵头背,袤各四寸,相耎,广各一寸,皆血中类斧,脑角出页皆出血……布禅群、襦各一,其襦背直痏者,以刃决二所,应痏。……男子丁壮,肤白,长七尺一寸,发长二尺,其腹有久故瘢二所。"(264页)可见令史的爰书报告十分详细,除记录尸体伤情外,还详述死者衣着破损处与伤迹的关系,后文还记录死者两足鞋的所在方位、远近、死者方向与周围居民房屋之方位、距离等环境,为立案之重要原始法医学材料。

在《封诊式》中,记载"经死"(缢即上吊而死)一案400余字,记录十分详尽。如"令史"进现场后,"诊必先谨审视其迹",然后再视死者表现,如舌出不出?足离地几何?头在索套内的情况,然后再解索,视听口鼻出气、下遗失溺特点,甚至还观察衣着,"尽视其身",包括头发中及纂内有无异物等。这些记录,与南宋的《洗冤集录·缢死》之内容相比,绝不逊色,可见秦朝的"令史"其医学观念与法医学水平是很高的。

四、验流产胚胎立案

这是一则十分详尽的记录。"爰书曰:甲怀子六月矣,自昼与同里大女子丙斗,甲与丙相捽……"(274页)此文将斗及解斗的情况交代清楚了。接着讲甲夜晚腹痛、子出,甲将流产胚胎用布包裹送来起诉,随即捉拿丙,令"令史某隶臣诊甲所诣子"。解开布巾,见"如胚血状,大如手,不可知子,即置盎水中摇之,见胚胎,其头、身、臂、手指、股以下到足,足指类人,而不可知目、耳、鼻、男女"。在水中辨认流产胚胎形状，仍然是当今法医常用的方法。更具科学性的是令史的爰书，并没有写到此就停止，以下记录了一段具有鉴别诊断意义的文字。"令史"叫隶妾数人诊甲之前阴，"皆言甲前旁有干血，令尚血出而少，非朔事也"，指出甲的阴道出血不是月经血。还讲："某尝（参加诊视的隶妾）怀子而变（流产），其前及出血如甲。"这一记录用某妇人流产经验与甲比较，证明甲现在是流产，可见秦时的法医学知识已比较系统了。

第四节 《庄子》战国药学史

庄子生活于战国中期，那时七雄纷争，战乱不止，广大民众处于水深火热之中。庄子在书中抨击时敝，利用人体的病态"骈拇"批判上层人物的假仁假义，深得民众拥护。在《庄子》书中反映了当时的骨学知识，比较生理学知识、脏腑知识以及不少的临床医学知识，为我们留下了探讨战国中晚期医学史的不少素材，《庄子》中的药学知识为我们探讨我国药学史提供了可能。

在《庄子》中比较系统地讲药者有二：《逍遥游》载"不龟手之药"，说："宋人有善为不龟手之药者，世世以洴澼絖（漂洗丝絮）为事。客闻之，请买其方百金……"《逍遥游》中陈述了一位常年以漂洗丝絮为生的工人，配制了一种在寒水中漂洗丝絮时，手足也不会冻裂的"不龟手之药"。有一位远方来的商人看中了该药的军事价值，不惜用"百金"买下这个方剂。商人带着这个方剂去说服吴王，叫吴王冬天与越人水战。吴王接受了建议，聘商人为大将，将"不龟手之药"配备给全军，保证吴军将士在水战时手足不会皲裂，士气必然旺盛。结果冬天与越军水战，因越兵手足皲裂，难以应战而大败。这则记载合乎情理，是可信的。20世纪70年代出土秦汉时期的《五十二病方》，其中记载283方，其中膏脂类计32方，占11.3%；膏脂类药物主要用于外伤及慢性皮肤病的治疗，如《五十二病方·疕》，计24个治方，而动物膏脂类计16方，占66.6%。"疕"病为皮肤慢性溃疡面上的干疕，与因寒冷所致的皮肤"龟裂"相似，可以断言：在"不龟手之药"中，主要用药当为动物之膏脂类组成，"不龟手之药"即当今的冻疮膏、防冻油的祖方。

《庄子·徐无鬼》对药物疗效、贵贱的评价是很有说服力的，写道："药也其实，堇也（乌头），桔梗也，鸡雍也（鸡头草），豕零也（猪苓根），是时为帝者也。"就是说《徐无鬼》的作者对药物疗效的评价是持唯物论观念的，认为乌头、桔梗、鸡头草、猪苓根这些普通的药物，没有什么贵贱之分，主要看它在治疗中的效果。唐代成玄英在读了这段文字后指出："夫药无贵贱，愈病则良，药病相当，故便为君主"。从总体讲，成玄英以实践为基础所作解释是贴切的，但成玄英将原文中的"帝"解释为后世药理中的君使臣佐之"君主"，欠妥。"君，主也"，战国中期的药理，只讲主次，还未涉及"佐使"。假如将今本《神农本草经》理解为两汉时期成书，认定两汉时期已将中草药分为上、中、下三品，并与后世中药理论中的君臣佐使联系起来，也许"君臣佐使"思想源于上、中、下三品，或来源于战国中期的"……是时为帝者也"。

第五节　风寒瘀滞致病及疼痛三假说

　　从殷商甲骨史料分析，证明自有文字记载以来，我国先民在认识疾病的道路上已开始探讨致病因素了。殷人认为齿病与神灵和虫蚀有关，认识到风及寒与疾病的产生有关（温少锋、袁廷栋《殷墟卜辞研究科学技术篇》，四川社会科学出版社，1983），殷商时期的风寒致病说没有致病机理的探讨。此后据《左传》记载，春秋时期，秦国先后于公元前581年、公元前541年应邀派医缓、医和分别为晋景公、晋平公治病。尤其医和，提出"阴阳风雨晦明"六气致病说，强调"阴淫寒疾……风淫末疾"，反映了风寒致病的最新认识。《老子·四十五章》"躁胜寒"，虽没有医学理论意义，但认识到"寒"对人的威胁。《吕氏春秋·尽数》对于风寒致病有了深刻的理解，说："大寒……大湿，大风……七者动精，则生害矣。"指出风寒致病的根本原因是侵扰了人体的精气。并说："形不动则精不流，精不流则气郁，郁处头则为肿为风……"这里的"风"，指一种病症。《五十二病方》记载："风入伤，身信（伸）而不能诎（屈）""如产时居湿地久……筋挛难以信（伸）"。肯定风寒是致病的重要原因。在今本《黄帝内经》中，风寒致病理论十分丰富，认为"风"既引起局部性疾病，又导致全身性疾病，《素问·气穴论》讲："积寒留舍、荣卫不居、卷肉缩筋，肋肘不得伸……"《素问·离合真邪论》讲："天寒地冻，则经水（流域较大的河水）凝泣……夫邪之入于脉也，寒则血凝泣。"《灵枢·痈疽》亦讲："寒邪客于经（脉）络（脉）之中则血泣。"古代医家认为风寒可使经脉之中的血凝泣，因此，风寒是致病的主要原因。《灵枢·刺节真邪》的作者在探讨治疗方法时发展了上述理论，写道："善行水者，不能往冰……故行水者，必待天温冰释冻解……人脉犹是也，治厥者，必先熨调其经……"《刺节真邪》的作者在"必先熨调其经"的前提下接着讲："火气已通，血脉乃行，然后视其病……"这里将水遇寒冷结冰与风寒致病结合起来类比，引出了采用热熨治疗某些疾病的合理性，对临床治疗医学具有深远而广泛的指导意义。关于疾病引起疼痛问题，古代医家在上述理论基础之上提出了三个假说：

　　其一："寒气入经而稽迟，泣而不行，客于脉外则血少，客于脉中则气不通，故卒然而痛"（《素问·举痛论》）。这则假说将疼痛的物质基础赋予经脉、血气，后来发展为"通则不痛，痛则不通"，是指导灸疗、针刺及观察治疗效果的重要理论依据之一。

　　其二：认为"寒邪客于脉外则脉寒，脉寒则缩卷，缩卷则外引小络，故卒然而痛。……寒气客于肠胃之间，膜原之下，血不得散，小络急引故痛"（《素问·举痛论》）。这一假说的特点仍以经脉理论为基础，但有所发展，似乎认定络脉是疼痛的感知部分，而经脉则是疼痛的反应部分。

　　其三：认为"风寒湿气客于分肉之间，迫切而为沫，沫得寒则聚，聚则排分肉而分裂也，分裂则痛"（《灵枢·周痹》）。这则假说的物质基础是风寒湿三气侵入分肉之间后形成的"沫"，认为"沫"在寒的作用下如水结冰一样聚积，从而使分肉向四周、上下分裂开来。因此推断说"分裂则痛"。"分裂则痛"仅取风寒湿三气作为致病因素，它的物质基础是"沫"而不是经脉，在《内经》中仍具有一定影响，对后世临床的指导意义不可低估。

秦汉时期，医家们以风寒致病及经脉主病理论为物质基础，创立了气血在经脉内流行，当因风寒导致经脉、络脉之中气血不通畅时，便引出了"通则不痛，痛则不通"的理论，及寒则经脉缩卷，"外引小络则痛"的理论，其中尤以"通则不痛"假说对中医临床医学具有普遍的指导意义。《内经》中保存的疼痛理论，指导中医临床两千余年，它们比西方古代疼痛"情绪说"先进，比近代疼痛理论中的特异学说、模式学说早近两千年，我们不可忽视上述三派疼痛假说在世界医学史上的历史地位。

《内经》中风寒致病理论对于后世医学的影响是深远的。汉代的《难经》多次讲到风寒致病，并认为"伤寒之脉，阴阳俱盛而紧涩"，为临床提供了诊断"伤寒"的理论依据，发展了《内经》因"伤寒"而导致全身性疾病的理论。汉代，病证学说发展很快，全面论述风寒致病者当推张仲景。张仲景从他自家的悲剧中"感往昔之沦丧"，于是"勤求古训，博采众方"，继承《素问·热论》篇从"夫热病者，皆伤寒之类也……人之伤寒者，即为热病"的认识论出发，发展六经辨证理论，撰出《伤寒杂病论》一十六卷。张氏在全书中始终将"寒"作为病因，所发之热为病证；他常提"中风"，虽曾将"中风"用于病证，但多次将"中风"之"风"视为病因。可见在张氏笔下的致病因素中，"风"是"寒"的代词。他认为"风"中有寒邪，"风"本为寒邪。所以我们可讲，《伤寒论》主要是论述因受风寒而导致热病的。《伤寒论》中以"伤寒"为病因，进而以六经辨证为准绳，着重论证各种热症的治疗问题，在东汉时期，将我国临床医学推到一个新的高峰，是十分先进的医学理论。甚至到21世纪的今天，依"伤寒"而论治疗也是无可非议的。

第六节 临床诊断方法的起源

原始中医学临床诊断方法的起源，包括望、闻、问、切，是古代医家、学者们在早期人体调节理论及临床工作中，在给疾病的命名过程中逐步总结出来的。古代医家在经脉学说的创立过程中，结合痈病临床表现及根据动脉搏动的特点创立切脉诊法，对于医家了解患者生命信息的重要因素——循环系统功能是切合生理、病理实际的。澄清原始中医学临床诊断方法的内涵是十分必要的，它有利于现代中医切脉诊法及临床诊断方法的完善。

一、自发的体表病症诊断法

原始医学知识的发展和其他一切原始科学知识的发展一样，遵循量变、质变规律，当原始医学知识与原始医学思维积累到一定数量以后，人类开始寻求给疾病分类、命名，这应是新石器时代以来的事。就原始中医学讲，有据可考者，此一行为发生于殷商时期，是殷商甲骨文史料为我们保存了一批三千余年前的原始医案。当今学者研究证明：殷人已给疾病命名34种，[53]反映了殷人对疾病的认识水平。当我们探讨原始中医学临床诊断方法起源问题的时候，很自然地与先祖们给疾病命名问题联系起来。可以断言殷人给疾病命名方法是十分原始的，既给疾病命名，当包含着诊断的意义。从这个意义上讲,殷商时期的疾病名称中如"腹不安""疾心"等都蕴含着原始的临床诊断方法,殷商以后,《周易》等先秦史料都记载过与心病有关的"心遏""心惕怵""心逖",以及痈、疽、疡、疠等症,每一病症都包含有一些特定的临床证候群,是医家临床审视的结果。如给痈、疽的命名等过程中也可能包含了医家的亲身体验,但是,应该指出:上述临床意义上的诊断方法,不是人们主动寻找临床诊断方法的结果。江陵张家山《脉书》出土以后,许多学者对其进行研究,并有专著问世[54]。我曾撰《从张家山脉书探讨经脉学说的起源》,依原文将张家山《脉书》分作五篇[55],首篇专论疾病,反映了秦汉医家对疾病的新认识。在《疾病篇》中秦汉医家将人体分作29个部位,记述疾病66种。资料表明秦汉医家在疾病命名中更加注意临床表现。如病"在目,泣出为浸,脉蔽瞳子为脉浸","脉浸"当属秦汉眼病之病名,它的条件就是临床中必须看到白眼中有"脉"向中央发展,当"脉"侵犯黑眼珠到瞳子(瞳孔)影响视力时,就叫"脉浸"。秦汉医家将"脉浸"的诊断标准讲清楚了,但它仍不属于主动寻找诊断方法。如病"在篡、痈,如枣,为牡痔;其痈有空,汁出,为牝痔"。牡痔和牝痔的诊断都依解剖部位、临床表现症状为依据。又如病在身的疾病中给疟命名的条件是"身寒热,渴,四节痛,为疟"。此论及疟的诊断标准,它们都是依临床体表症状提出来的,严格讲都不属于主动寻找诊断方法。秦汉医学在发展中,当以体表病症为基础的五色诊问世的时候,原始中医学的临床诊断方法便诞生了。

二、脉学诊断方法概述

1. 五色诊

五色诊始见于《史记·扁鹊仓公列传》,五色诊的实质属络脉诊法,是古代医家在主动寻求诊断方法的过程中,以人体在气候寒暑条件下肌肤之络脉变化为基础提出来的。如《素问·经络论》说:"夫络脉之见也,其五色各异、青、黄、赤、白、黑不同……寒多则凝泣,凝泣则青黑,热多则淖泽,淖泽则黄赤。此皆常色,谓之无病。"讲明了体表各部正常范围内的色泽变化。《素问·皮部论》说:"其色多青则痛,多黑则痹,黄赤则热,多白则寒。"《灵枢·五色》讲:"青黑为痛,黄赤为热,白为寒。"两文都讲人体皮表颜色变化代表的病态过程。上述原则,成为五色诊的诊断标准。《灵枢·经脉》明确提出:"凡诊络脉,脉色青则寒且痛,赤则有热。"以下又以鱼际之络脉色泽变化强调:"胃中寒,手鱼际之络多青矣;胃中有热,鱼际络赤;其暴黑者,留久痹也;其有赤、有黑、有青者,寒热气也;其青短者,少气也。"《灵枢·经脉》的作者对于络脉的上述认识与临床所见基本一致,反映了秦汉时期经验医学的成就。后世又有学者提出:"目赤者,病在心;白在肺……"或"目脉赤为心痹,目脉白为肺痹……"(《素问·五藏生成论》)。这些认识企图将五色诊与五行、五脏相配,脱离了实践论与朴素唯物论,使五色诊陷入了不可思议的境地,影响了五色诊的临床使用价值。

2. 内踝弹诊法

内踝弹诊法是以内踝局部之静脉(含大隐静脉)为基础,对其进行按掐,观察经脉变化的一种较为原始的诊断方法,散在于《史记·扁鹊仓公列传》及《素问》《灵枢》诸篇之中。长沙马王堆汉帛《脉书》出土以后,虽见"……走而求之……"等文，因残字太多，不知原文本意。有幸江陵张家山再次出土同时代《脉书》，为我们澄清马王堆《脉书》及"仓公诊籍"、《内经》所载内踝弹诊法提供了原始文字依据。江陵张家山《脉书》中有一篇"左□□□□□案之，右手直踝而簟（弹）之"，正好补正了马王堆《脉书》"走而求之"之后的一段文字，提示了原始内踝弹诊法的本意。《素问·三部九候》记载："以左手足上，上去踝五寸按之，庶右手足当踝而弹之，其应过五寸以上蠕蠕然者不病……"从文辞上讲，这组文字中存在衍文漏字，给人以文意不清的感觉，但基本讲明了内踝弹诊法的本意，因而后世医书反复引用。内踝弹诊法是在五色诊法基础上发展起来的，更接近于络脉诊法或本属于络脉诊法，只不过因"内踝"这一特定部位使内踝弹诊法具有重要意义。史料证明：在古医家看来内踝部经脉表浅粗大，具有特殊的临床诊断意义。《灵枢·经脉》特别指出："经脉十二者，伏行分肉之间，深不可见，其常见者，足太阴过于内踝之上，无所隐固也。"古代医家还认为足之三阴经交会于内踝之上，名之曰"三阴交"。三阴交在临床针刺疗法的应用中较广；仓公诊籍中多次讲到足厥阴经的临床诊疗价值，都说明秦汉医家对内踝部位经脉的重视。我曾对四肢的静脉（含"上过内踝之上"的大隐静脉）做过"视其应动"的实验，发现"大的充盈的静脉被弹动后，可沿上下方向产生波动；或用指尖按压静脉，向远端推去，则这段静脉就空虚了。证明这段静脉内的静脉瓣将近心端静脉血控制返流了。这时，立即提起手指，可见空虚的静脉很充盈起来"。[56]由此看来，秦汉医家对比较虚弱的病人通过对内踝部位大隐静脉"脉气"的观察，是可以掌握一些生命信息的。内踝弹诊法，促进了人们对"脉气"的认识。这是内踝弹诊法能够诞生的根本原因。但其临床使用价值有限。秦汉医家在临床上，常用观察经脉与络脉的虚实判断疾病转归，指导临床治疗。这正是《素问·离合真邪》"……必先扪而循之……推而按之，弹而怒之……"及《灵枢·刺节真邪》"……必先察其经（脉）络（脉）之实虚，切而循之，按而弹之……"等资料能够保存下来的根本原因。

3. 三部九候诊法

三部九候诊法是以络脉诊法及动脉搏动为基础的一种较为原始的脉象学诊断法，因涉及三与九，历代学者均认为它与术数存在一定关系。从原始中医学中临床诊断的起源与发展讲，它是我国经脉学说及原始临床医学诊断学发展到一定历史时期的产物。"三部九候论"的作者们实际上是在总结了先祖们此较混乱的临床经验——人体各部络脉存在虚实、经脉存在搏动现象中总结出来的，《素问·离合真邪论》《素问·八正神明论》诸多篇章中都有论及，但以《素问·三部九候论》最为正统，它的最典型的表述形式是在头部的三候，如"上部天，两额之动脉；上部地，两颊之动脉；上部人，耳前之动脉"，认为上部"天以候头角之气，地以候口齿之气，人以候耳目之气"。由此说明了头部的天地人三候部位为临床中依解剖部位给疾病命名（含下诊断）提供了依据。但在三部九候的全篇中对于中部三候定位于手太阴、手阳明、手少阴；中部天，手太阴也；中部地，手阳明也；中部人，手少阴也。下部三候，定位于足三阴经；下部天，足厥阴也；下部地，足少阴也；下部人，足太阴也。此一情况与上部之天地人依动脉搏动部位之定位方法不同；且在中部定位仅见太阴、少阴，未见厥阴，好似反映了十一经脉理论，说明三部九候篇撰著时间约在秦汉之交。但又插入"阳明经"，至少存在意见不一。从《三部九候》全篇分析：除载内踝弹诊法外，"足太阳气绝者，其足不可屈伸……"及"经病者治其经……"与三部九候关系不大，似有不属诊法的材料收入其中。三部九候诊法反映了古人采用局部脉象了解局部疾病的观念，使用较为麻烦，又难以用于内科疾病的诊断。更主要的是在三部九候中，上部天地人之气口明确，中部及下部之气口均十分含混，难以掌握，反映了三部九候理论的不成熟，不久被淘汰。

三、"是动则病"脉象诊断方法之祖

中国医学发展至两汉时期的脉象诊断方法是在既往五色、络脉诊（含内踝弹诊法）及三部九候法等基础之上发展起来的。脉象诊法起源于对经脉功能认识上的深化，起源于认识到经脉存在搏动，经脉主病及"是动则病"的认识过程，在发展中经人迎、寸口脉法至独取寸口，后代学者又将寸口脉法分作三部九候，可称之为"寸口三部九候"，走过了一段十分曲折的道路。脉象诊断法的基础是动脉的搏动，是医家在切脉过程中根据动脉搏动的性质判断生理和病理过程的新型诊断方法。在脉象诊断的早期阶段，如《足臂十一脉灸经·足厥阴脉》记载"揗脉如三人参舂"（相当于现代三联律），如张家山《脉书·相脉之道》记载的脉象之盈虚、滑涩、动静都是秦汉医家在切脉过程中对动脉搏动的实际感受，是对心脏及循环系统生理功能的客观反映。当代学者多将"三人参舂"及相脉之道的三组脉象视为早期脉学诊断法的重要内容。笔者认为相脉之道的原文中包含了不同层次的内容，为便于分析起见，将这段原文抄录于后："相脉之道，左手踝上五寸（原文缺，依《素问·三部九候》补之）案之，右手直踝而弹之。它脉盈，此独虚，则主病；它脉滑，此独涩，则主病；它脉静，此独动，则生病。夫脉固有动者，足之太阴，臂之太阴，少阴，是主动，疾则病。此所以论有过之脉也。"

对于上述原文，学者们在讨论中都认为保存了我国早期脉象原貌，这一结论是没有问题的。近数十年来，由于许多学者将秦汉脉象诊断进行"考证""考源"，为我们对古脉象诊断法的认识开阔了视野。根据学者们展现的脉象诊断法发展概貌，对上述原文可做如下分析。

上述原文可分作三段或三个层次。其一，"左手踝上五寸案之，右手直踝而弹之"属内踝弹诊法的内容，属络脉诊法范围，它与后文三组脉象无直接关系。其二，"它脉盈……它脉静，此独动，则生病"三组脉象，虽都是依脉象判断生理病理的，但稍作思考，还有区别。第一组盈虚脉象可以是医家对病者某一络脉的视诊，也可以是医家切动脉或推按静脉的结果。第二、三组脉象滑涩、静动则是专指以手指切气口（动脉）感触的描述。其三，"夫脉固有动者"以下文字讲的是医家对本来就处于动（气口脉搏的搏动）的经脉在切循中要参考正常状态的搏动，只有当它的搏动较正常状态疾迅时，就表明这条经脉生病了。后一句"有过之脉"是对"疾则病"的总体认识，这里没有记载气口（动脉）之虚弱情况。由此看来"相脉之道"原文证明：相脉之道诊法确属早期脉象诊法，秦汉时的脉诊法离不开"望、切"，后世望、闻、问、切四诊与相脉之道一脉相承。

众所周知，在《灵枢·经脉》的每一条经脉项下，除介绍经脉循行外，还讲经脉主病，其中用了一个术语叫"是动则病"。由于《灵枢·经脉》的作者在引用这句术语时，没有见到如张家山《脉书》这样的"是动则病"的有关原文，不知"是动则病"的原文本意，给后世留下一桩悬案，闹出了不伦不类的"是动病"笑语。长沙马王堆《阴阳十一脉灸经》出土以后，又因《阴阳十一脉灸经》中也有"是动则病"的简单记载，学者们在论述中重弹"是动病"老调，使人啼笑皆非。可喜的是，有学者在研究了《脉书》后，结合《足臂十一脉灸经》中"揗脉如三人参舂"指出："诸多迹象表明：'是动'与'所生'病，不是疾病种类的划分，而是早期脉学著作……"[57]"'是动病'即指某条经脉的动脉搏动异常而该脉出现的疾病。"[58]当代上述研究比较接近于秦汉时临床医学实际与脉学发展情况。

春秋至战国时期的数百年间，我国原始综合科学知识虽然有了较大发展，但就医学讲，步履维艰。发端于殷商时期的我国人体解剖学有据可考者仅限于心脏和胃，到500年后的春秋齐国虽有学者继续对心脏之解剖生理进行观察，提出了"凡心之刑，自充自盈""心有四支，故心得佚需"等新的认识，这些认识与殷商人们已认识到心脏底部几条大经脉的重要性及心主思维的初步认识有着明显的传承关系。在对诸多史料进行了综合分析之后，我们可以说"心有四支，故心得佚焉"反映了我国以心—经脉为基础的人体调节理论至春秋时期已处于"临盆"的境地。[59]但谈何容易啊！春秋以降的数百年间，古代医家，学者们对于经脉理论如何用于临床的问题，尚不知从何处入手为好，只能有待临床经验的逐步积累。春秋战国时期我国医学事业的发展，主要表现在气、精气理论的引入，这些理论散在于诸子著作之中，"视之黑而白，精也""气在口为言，在目为明""今夫蹶者，趋者是气也"等认识代表了这一历史过程。诸多史料反映，人们仍在艰辛的条件下锲而不舍地追求人体经脉调节理论。《管子·水地》记载："水者，地之血气，如筋脉之通流者也。"假如这则材料的时代性可信，那么文中的"如筋脉之通流者也"与"凡心之刑，自充自盈"具有同等重要的意义，它是我国"人有四经"经脉理论的重要组成部分，为后世经脉学说的发展做了奠基。[60]马王堆和张家山《十一脉灸经》及《脉书》的出土，揭示了按经脉归类疾病与施灸治疗的发展过程；揭示了病人在疾病过程中可以依各部经脉所表现的不同体征判别死生，诊断疾病的认识水平；揭示了古代医家、学者寻找到经脉理论与临床相结合的途径。

所谓临床经验的逐步积累促进脉象诊断问世，我个人考虑与医家们自身患痈病过程中对病灶局部跳痛的感知，这是秦汉时期人们总结出"相脉之道"中"它脉静，此独动，则生病……"的根本原因，"是动则病"是脉象诊断方法之祖。

秦汉时期，由于经脉学说、人体调节理论和临床医学的迅速发展，给疾病归类命名及临床诊断提出了新的要求。属于临床诊断方法的五色诊法、脉症法、三部九候诊法、四时脉法、相脉之道、人迎寸口法等先后用于临床，脉学内容之丰富，令人眼花缭乱。从切脉诊法讲，"相脉之道"中的盈虚、滑涩、静动三组脉象最为原始，质朴无华与临床表现一致。《内经》中的许多脉象如人之常脉分作大小、滑涩、浮沉；四季脉象如弦、钩、浮、营（沉）；用阴阳指导脉象者如疾徐、实虚、浮沉、滑涩等的分类与描述，都与相脉之道脉象存在渊源关系。脉象学早期的发展与对脉象的描述，是当时医家们对临床经验的总结,它所反映的人体生命信息,实质上是通过循环系统的功能状态表现出来的。然而,在今本《内经》中,有近30篇文章讲述过脉象或脉象诊断,有学者统计《内经》脉象名词多达50余种,反映了那一时期脉学派别之争,学术界的混乱及脉象学中术语的规范化等都存在问题。此外有学者指出脉学在起源与发展中受到术数学的干扰;在脉象学的发展过程中在五行哲学思想指引下与五脏相配,引出肝脉、肾脉、脾脉、胃脉;或者认为"寸口之脉中手短者,曰头痛;寸口脉中手长者,曰足胫痛;寸口脉中手促上击者,曰肩背痛;……寸口脉沉而横,曰肋下有积……"(《素问·平人气象论》)的时候,已将朴素的脉象学引入了不可思议的紊乱状态。在自然科学与哲学的关系而言,有一位学者指出:"当哲学思想、概念与自然科学知识产生联系时,自然科学知识既有向理论跃进、升华的一面,也有被引向脱离客观实际,牵强附会的危险。"[61]传统中医理论中的肝脉、肾脉等,正是在五行哲学说的影响下使本属古朴的脉象学诊断走向了牵强附会的危险境地。

第七节 远古治疗医学史

在治疗医学史中,火灸疗法、水疗、熨疗都极其远古,然而我们所掌握的,有文字可考的只见于马王堆的《五十二病方》,它们都早于《内经》,极其可贵。

一、远古火灸疗法史

"火灸疗法"是根据《五十二病方·癃》第十七治方"令病者背火灸之"命名的,它是我国远古人类在自然医疗实践中逐步总结出来的一种最原始的物理疗法。在传统的外治疗法发展中占重要地位。《五十二病方》中保存火灸疗法之多,为其他古籍所不能比。一般认为用火直接烧灼皮肤的"灸疗"是医用物理疗法中最古老的,虽有学者早已指出:"艾火之前,很可能是采用了干草、树枝、诸种木柴作燃料来作熏、灼、熨等方法来消除疾病",但未深入研究灸疗之起源,康殷先生探讨过𠂇字与医术的关系,但释灸。本文依1973年长沙马王堆出土的《五十二病方》为据,结合《内经》有关论述,撰写远古火灸疗法史。

火灸疗法以火焰为治病物质,我国考古工作者证明:早在69万年以前,北京周口店猿人居住的山洞里,就有原始人群引用火源于居住地燔炙兽肉、照明取暖的证据。从原始人类的生活史看,我国古人类在引用火源以后,经历几十万年的经验积累,人类在认识火、掌握火与运用火的实践中体会到火的热力不仅能烤炙禽兽之肉,给人以照明取暖及消除疲劳,在火焰的直接而适当地烤炙下,还能缓解因风寒侵袭引起的腰脊疼痛、肢体麻木及筋肌劳损所致的痛苦,并逐步从感性认识提高到理性认识,近万年来,当人类第一次主动地设计出以火焰为治病物质的治疗方法的时候,古老的火灸疗法便诞生了。《五十二病方·癃》第十七治方"燔陈刍若陈薪,令病者北(背)火灸之,两个(手)为靡(摩)其尻,癃已"。这是一则典型而原始的直接利用火焰作为治疗手段烤炙病者臀部,配之以双手按摩,达到治愈小便不通这一目的的火灸疗法。"令病者背火灸之"这一治病方法,恰与康殷先生在《文字源流浅说·医术》中讲到的🔥字蕴含的内容一致。康殷先生释🔥为灸，指出："∫象人股，在股周围多处用微火炙灼，字形明确，决非焚烧人股。"康殷先生的分析是正确的，但释灸，有待商榷。其实这个🔥字，是灸的本字。其一，🔥字在股四周的四个火源都是小明火，离股有一段距离，字形确实明确。《说文》"炙，炙肉也"是后世的人们将炙用于烹饪方法的解释，如同《诗•瓠叶》"有兔斯首，燔之炙之"，亦可说许慎不知远古的医学知识中还有一种火炙疗法。为说明何谓炙？古人另有注释。毛传曰："加火（上）曰燔，抗（支掌、举起）火曰炙。"段玉裁《小笺》："燔与火相著，炙与火相离。"都强调炙不与火相接触，《毛传》和《小笺》之意与🔥字蕴含的内容一致。其二，《素问•异法方宜论》："北方者……其治宜灸焫。"王冰注："火艾烧灼谓之灸焫。"《说文》："灸，灼也。"段玉裁云："今以艾灼体曰灸。"都强调灸法之火源必与体肤接触。古人关于灸的论述与🔥蕴含的内容不一。其三，在🔥字中，古人将小火源放在股的四周，是烤炙而不是烧灼，目的在于给有病之股以炙热（辐射热）作用，达到缓解股病的目的，可称之谓"股火炙之"。假如我们将《疒》第十七治方"令病者背火炙之"写作🔥或🔥，不正是用火焰烤炙臀部之状吗！所以🔥（股火炙之）与🔥（背火炙之）恰恰都是对原始火炙疗法的描绘，🔥字是炙的本字。

从文字发展史讲，古代的人们在文字尚未发明前，其语言交流的内容就十分丰富了，赵诚先生在《甲骨文字的二重性及其构形关系》一文中对🔥（心）字进行分析时说："……这个象形字在以形表意的甲骨文时期就有（心）的读音。"指出："语言是先于文字的。"所以在🔥（炙）字创作之前，人们久已无数次地使用"令病者背火炙之"（🔥）或者"股火炙之"（🔥）的方法治疗疾病了。换句话说，在🔥（炙）字尚未创作以前，人们于在火上或火旁进行各种烤炙的火炙疗法行为就已经有了"炙"的读音了。

《黄帝内经》中有一个焫字，似与火炙疗法关系密切，值得探讨。《素问•异法方宜论》中"北方者……其治宜灸焫"这个焫字，过去都理解为灼，似指炙灼。但又好像不是。《灵枢•病传》："或有导引行气，乔摩、灸、熨、刺焫、饮药之一者"，很清楚灸与焫是为不同的两种治疗方法。考焫：《礼记•郊特牲》"故既奠，然后焫萧合膻芗"，陆德明释文："焫，烧也"。《文选•陈琳为袁绍檄豫州》："若举炎火以焫飞蓬。"李善注："《声类》曰，焫，烧也"。《广雅•释古二》"焫，蓺也"。王念孙疏证："焫，即蓺字。"《左传•昭公二十七年》："将师退，遂令攻郤氏、且焫之。"杜预注："焫，烧也。"诸多先秦至两汉古籍都讲焫作烧、蓺解。现在的问题是，"焫"用于医学中的治疗方法，我们应该怎样理解它的内涵？是否含炙灼意，或者根本不是炙灼。假如依前文证之，是在股周围放小明火烤炙。是古老的火炙疗法，其特点是"炙与火相离"，那么《病传》中"焫（烧烤）疗"的实质恰与"炙与火相离"一致。应该指出：焫（烧烤）疗法或曰火炙疗法是一种面积较大的烤炙疗法。《灵枢•官能》"大寒在外……阴阳皆虚，火自当之"及"经下陷者，火则当之"的火，都不是指炙灼，而是用较大的火焰进行烤炙的焫疗。《素问•气交变大论》中警告人们不慎使用"火燔焫"，可以导致"病反谵妄狂越"，这里"燔"与"焫"并用，从另一个侧面证实焫疗并非炙灼，焫疗是古老的火炙疗法在《内经》时代的又一个名称。

在《五十二病方》中记载火灸疗法十九则，其中直接用火烤灸患处者十一则，用火烤灸他物再以烤灸之物进行治疗八则，如《加（痂）》第三治方讲"冶仆累，以攻（缸）脂釂而傅，傅，炙之"，讲的就是在患部敷药后，再在火上（或火旁）进行烤炙，使缸脂渗入痂溃，促进痂的溶解，有利于痂下溃疡面愈合。《痈》第七治方："……稍取以涂身体肿者而炙之"，讲的是将调配好了的药物涂在身体肿胀的地方后再进行烤炙。火炙疗法在后世的医书中并不罕见，仅采《灵枢经》中一例述之。《灵枢·经筋》："足阳明之筋……腹筋急，引缺盆及颊，卒口僻，急者目不合；热则筋纵，目不开，颊筋有寒，则急引颊移口……治之，以马膏，膏其急者，以白酒和桂，以涂其缓者，以桑钩钩之，即以生桑炭置之坎中，高下以坐等，以膏熨急颊，且饮美酒，啖美炙肉……"（此文有脱倒）。这里讲的是面神经麻痹或痉挛的病例，其治疗方法的共同点就是：在室内筑一座土台，土台高度与人坐下来面部齐平，土台的顶部做成坑形，治疗时，将桑木炭点燃后放入"坑中"，在面部麻痹或痉挛处涂药之后，将涂药的部位靠近炭火，利用炭火的辐射热对有病的面部进行烤炙。可见古老的火炙疗法与现代辐射热疗法治病原理一致。

二、春秋战国灸疗史

关于灸疗，人们习惯称之为"针灸疗法"。好像灸疗是从属于针刺疗法的。从广义讲，针疗法和灸疗，都是利用物理因素作用于人体达到治疗疾病的目的，都属于理疗学研究范围。但因针刺疗法已将针直接刺入人体皮表以内，这种刺激给人体的作用，远非一般物理疗法所能比拟，早已成为一门独立的治疗科学。灸疗法是利用点状火源作用于皮表进行治疗，具有纯理疗性质。从《五十二病方》和《灵枢经》中有关灸疗记载分析，其发展早期，有着自己的起源与发展过程。

灸疗的起源与早期发展如何？它与原始的火炙疗法关系密切，或者可以讲，它由火炙疗法发展而来。马王堆出土的《五十二疗法》和《灵枢·经筋》用桑炭烤炙面部疾患证明：古代医学家们利用火炙疗治疗过多种疾病。但不论是干柴还是木炭，其火源面积都大，使用起来不大方便。随着历史的演进，人们终于对古老的火炙疗法进行改造，于是灸疗问世了。《五十二病方·尤（疣）》的第一疗法是："取敝蒲席（旧蒲席）若藉之弱（蒻，即嫩香蒲），绳之，即燔烧其末以久（灸）尤（疣）末，热，即拔尤去之。"就是说：人们患了疣病，就用破旧的蒲草席上的蒲草或者晒干后的嫩香蒲草搓成绳子，缠在疣的细蒂上，点燃绳的一头，灸其疣蒂，当病人感到很热时，立即将疣拔掉就行了。《五十二病方·䐴》的第九治法是："取枭垢，以艾裹，以久（灸）䐴（癫疝）者中颠（中央），令阑而已。"就是说：对于患有癫疝的病人，用艾叶包裹粗麻外面的一层皮作为火源，放在癫疝的中央，点燃艾叶进行灸疗，灸至起泡就行了。上述治疣和治癫疝的灸疗方法，都是灸疗早期的疤痕灸疗法，从施灸的方法看，它相对火炙疗法确有许多优越性，如火源较小，简便易行，治疗作用点准确，易被病者和医家接受，这是灸疗能够沿用至今的重要原因。在《五十二病方》时代，灸疗已开始与针刺疗法配合使用了。如《五十二病方·䐴》的第十七治疗方法中讲："以砭（砭针）穿其隋（膗）旁……而久（灸）其太阴、太阳。"说明在《五十二病方》时代，针灸疗法正在向一个新的历史阶段发展。到了《灵枢经》时代，《灵枢经》在十篇文章中提到灸疗；《灵枢·癫狂》篇记有："灸带脉于腰相去三寸""灸骨骶二十壮"，《癫狂》篇的记载表明《灵枢》时代的灸疗已按经脉进行，已有一定的剂量要求了。

《五十二病方》告诉我们：灸疗的火源是从蒲草等演进为艾叶的。关于艾，最早大约是作为烟熏用的，《庄子·让王》讲了一个故事，说越国的王子搜害怕别人将他杀了，便逃入"丹穴"南山洞里隐居，"而越国无君，求王子搜不得，从之丹穴，王子搜不肯出，越人熏之以艾"。这个故事虽不可信，但说明一点，就是庄子时代或以前，人们知道艾可以作烟熏之用。庄子在《盗跖》篇讲孔子去劝柳下跖不要当盗跖。孔子去后，与柳下跖展开舌战，吓得孔子"出门上车，执辔三失"。孔子回鲁国后对柳下季说："丘所谓无病而自灸也。"庄子在这里借孔子之言，以"无病自灸"类比，说孔子自讨苦吃。本段说明当时的灸疗，主要是疤痕灸疗法，灸疗在人们心中是比较痛苦的。比庄子大二十岁的孟子，在《离娄》篇中写道："七年之病，求三年之艾"。孟子不仅强调了艾在灸疗中的主导作用，而且强调了以艾行灸对于积劳成疾的慢性病都是有良好治疗作用。"七年之病，求三年之艾"是孟庄时代以艾行灸的经验总结，至此，凡谈灸者，必以艾为火源是人们共知的常识了。所以《灵枢经》中在讲灸疗时，没有必要强调用艾做灸疗了。

综上所述，灸疗起源可以追索到原始社会火的引用时期，它的兴起则是从火灸疗法演进过来的。孔子时期灸病为疤痕灸。到了公元前四世纪（孟子卒于公元前305年），人们已经总结出"七年之病，求三年之艾"，这就是我国灸疗的起源与早期发展史。

三、春秋熨疗史

理疗学是研究自然和人工的各种物理因素作用于人体，治疗疾病的一门科学，是一门既古老又年轻的治疗科学。古希腊医生希波克拉底（Hippocrates，公元前460—前377年），认为水有镇静、消炎等作用，指出矿泉、海水、日光都可以治病，成为世界上最早记述物理疗法的医生之一。在我国古典理疗法十分丰富，从汉代以前的有关史料分析，主要收藏在长沙马王堆三号汉墓的帛书及《灵枢经》中，它包括熨疗、火灸疗法（辐射热疗）、灸疗、熏疗、水热疗、推拿按摩、针刺疗法等。

熨疗是以某一物体作为热能的导热体，即将某一物体进行烧、烤、煮、炒，使热能贮存在该物体内，再以该物接触人体，使导热体内的热能逐步作用于人体皮表，目的在于利用药物作用，促进神经反射、体液调节，使局部血管扩张，血液循环改善，以温经散寒，使处于僵疾疼痛的肌筋组织缓解，达到治疗疾病的目的。可见我国的古典熨疗，与现代理疗学中的传导热疗法的原理是完全一致的。古往今来，研究医学起源的人们，指出远古猿人在烤兽肉时，取烧热的石块、树枝灼治某一痛处，能使疼痛得到缓解，推导这种原始的灼治方法，是医学起源的成因之一。马王堆汉墓出土的古佚医书《五十二病方》，就有以石为熨的例子："牡痔之居窍廉（即肛门旁边，全句指肛门旁边的雄痔），大如枣覈（核）……燔（烧）小隋（椭）石，淬醯（醋）中，以熨。不已，有（又）复之，如此数"。就是说：在肛门旁，有痔核突起（古称雄痔），大如枣核者，可以将小卵石烧热，投入醋中，很快拿起来，熨疗雄痔的局部，一次不痊愈重复熨疗几次就好了。从熨字讲，康殷在《文字原流浅说》中指出熨古作𤋱、𤉷的前生是𤊾："金释𤊾象把𠂆形物置于火上加热，以熨人背之状……手形作㕛，示非徒手"。作者强调："𠂆象石块，旧籍论证医事，多见（石）字，殆皆熨具"。笔者考之，𤋱中之𡰪，与甲骨文𡰪（屎）同形，加上㕛（手），像以械持𠂆（石）形物熨治肛门之状，恰与燔小椭石熨痔一样，反映本方远古，可能产生于殷商造字之前。用小卵石熨疗雄痔的方法，可以说是对原始石热灼疗的最早改进。据《史记》记载，扁鹊给虢国的太子治病时，用"厉针砥石，以取三阳五会"之后，又以"五分之熨""以更熨两胁下，太子起坐"，虢太子得的是"尸蹶"（暴蹶），扁鹊进行诊查，施针、熨之后，收到了起死回生之效。据《扁鹊活动年代及事跡考》（见《中医杂志》1980（4）：68—70）介绍，从三门峡上村岑古墓中出土的两件铜戈上刻有铭文"虢太子元徒戈"，以后又在此地出土的西周、东周之际的文物证明，三门峡等地是公元前655年为晋献公所灭的北虢国所在地，并认定上述古墓为虢太子墓。

结语：扁鹊为公元前7世纪人，假定上述考证及《史记》记述无误，那么在我国，其熨疗的应用，至今已有2600余年的历史了，比希腊医生希波克拉底述水和日光的治疗作用要早200年。

在《五十二病方》中，收藏了283种治疗方剂，所治病名103种，其中熨疗治病者13起，占治疗方总数的4.6%，治疗疾病11种，占病名总数的10.7%，可见秦汉以前熨疗应用之广。在熨疗中，贮存热能的导热体，除小卵石外，还有食盐、泥土、蚯蚓屎、灸药布、牡鼠、鸟喙等。《五十二病方·犬筮人伤者》（犬咬伤患者）篇的第一治疗法讲："取丘（蚯）引（蚓）矢（屎）二升，以井上瓮䑓处土与等，并熬（炒）之。而以美醯'合挠而调'（原缺，根据《五十二病方》第34页"皆合挠及本篇前后文应补"）之，稍垸丸，以熨其伤，犬毛尽，傅伤而已。"这里记载犬咬伤后的治疗方法之一是取蚯蚓屎与"井上瓮䑓处土"作导热体进行熨疗。

井上瓮䑓处土是什么土？为《五十二病方》作注者解瓮为"吸水用陶器"，解"䑓"为"瓮底"。按此解分析，"井上瓮䑓处土"就是附着在陶瓮底部的土了。我们知道，古代瓮（罂）底口小、中腹大，小小的瓮底能附着多少土？假如用它放在井台作吸水器，常将瓮投入井内取水，泥土又如何附着在瓮底？况且写《五十二病方》的医家，在"瓮"之前，特意冠以"井上"二字，由此疑瓮为壅，壅，堵塞也；《左传》讲"川壅为泽"。用此意解"井上瓮"即井台旁边被堵塞后的小水塘。关于"䑓"，《庄子·至乐》讲"得水则为䑓，得水土之际则为鼃蠙（青台）之衣，……"庄子在这一节里，是讲物种起源变异与自然条件的变化有关的。历代注家给"䑓"作注，归纳起来，可分两类，一作继，即比如鼃蠙之类的低等植物，得水土之气乃相继而生；一作断，即藚断（水䑓），藚读续。此草寸寸有节，得水而生，名曰续断。综上所述，"井上瓮䑓处土"可释作井台旁边小水塘里长有青苔之类低等植物的淤泥。

就是说遇到犬咬伤的患者，可以取蚯蚓屎二升及井台旁边小水塘的淤泥等量，放在锅里炒干，再用好醋合调成丸，用热丸在犬咬伤处做滚动性熨疗，当犬毛被弄干净后，再换一粒热泥丸碾平敷在伤口上就行了。近代理疗学中的泥疗，仍是一门独立的物理疗法。有人对淤泥进行过研究，认为淤泥是由动、植物腐败后的残骸形成的。推想蚯蚓屎和井台旁水塘中的淤泥中，动、植物的腐败残骸一定不少，说明古代医家们在熨疗中对于泥土的选择是有道理的，与近代泥疗对泥土的选择是一致的。《五十二病方·伤痉》中的熨疗，是以食盐作导热体的。原文说："痉者，伤、风入伤，身信（伸）而不能诎（屈）。治之，爚盐令黄，取一斗，裹以布，卒（淬）醇酒中，入即出，蔽以市，以熨头。熬（灼痛）则举，适下。为布裹更熨，熨寒，更爚盐以熨，熨无绝。一熨寒汗出，汗出多，能诎信，止。熨时及以熨四日内，（毋更）衣，毋见风，过四日自适。熨先食后食次（恣，古意任凭），毋禁，毋时。"这是痉伤第一治法的全文。

痉，是一个症状，是指因各种原因引起肌肉紧张的痉挛状态。古代医家认为痉挛是"经筋"有病。《灵枢·经筋》讲："足少阴之筋……循脊内挟膂，上至颈，结于枕骨……病在此者，主痫（癫痫）瘛（肌筋牵急）及痉，在外者不能俯，在内者不能仰。故阳病者、腰反折不能俯，阴病者不能仰"。这是《灵枢》时代对"身信而不能诎"的最佳注释。

原文随后详细介绍了治疗"痉伤"的熨疗。即取食盐一斗，炒黄，使热能贮存在盐内，用布包裹好，投入醇酒中，立即取出，再用兽皮制成的围裙（亦名蔽前蔽膝）包起来，使温度慢慢散发，用它直接熨治头部，如果太烫，就拿起来过一会再放下去。再过一会儿，盐的温度降低了，就将皮围裙取下，用布包裹的盐直接熨头。当盐冷了。再更换炒热的盐接着熨，不要间断，直到熨后汗出，汗出多了，人就能屈伸了，这时熨疗就停止，要连续熨四天，这四天内，不要更衣，不要见风，过了四天，痛就好了。这种熨疗，饭前饭后进行都可以，没有食物的禁忌，也没有时间长短的限制。据现代理疗学研究，食盐接触皮肤，可以促进腺体（汗腺和皮脂腺）的分泌，并能刺激皮肤持久充血。加之酒的作用，活血散瘀，改善局部血液循环，促进局部的吸收，所以古代医家以食盐作导热体，进行熨疗，也是很有道理的。

在《灵枢经》中，给熨疗另取一名，叫"内热"疗法，这一名字与近代"传导热"疗法的名字更驱接近。《灵枢·寿夭刚柔》讲："刺营者出血，刺卫者出气，刺寒痹者内热……刺寒痹内热奈何？曰：刺布衣者，以火淬之，刺大人者，以药熨之。"原文接下去讲药熨的方法："用淳酒二十升，蜀椒一升，干姜一斤，桂心一斤，凡四物（疑为三物），皆咬咀（咬咀，古意用口细嚼，本文泛指捣碎），渍酒中，用绵絮一斤，细白布四丈，并内酒中。置酒马矢煴中，盖封涂，勿使泄。五日五夜，出布绵絮，曝干之，干复渍，以尽其汁。每渍必晬其日，乃出干。干，并用滓与绵絮，复布为复巾，长六七尺。为六七巾。则用之生桑炭炙巾，以熨寒痹所刺之处，令热入至于病所，寒复炙巾以熨之，三十遍而止。汗出，以巾拭身，亦三十遍而止。起步内中，见无风。每刺必熨，如此病已矣。此所谓内热也。"本文所讲的是治疗寒痹症的"内热"疗法——炙药布熨疗。古代内热疗法分为两种，对于身体壮实的劳动人民（布衣者），用火烧烤法（包括火灸疗法与灸疗），对于身体虚弱的王公大人，就用炙药布熨治。将原文语释：用蜀椒一升，干姜一斤，桂心一斤，将这三种药物捣碎，浸泡于淳酒二十升内，再用绵絮一斤，细白布四丈，也浸泡在酒里。然后将酒器盖好，用泥土封严，勿使泄气,用干马屎燃烧,细火煨药,煨五天五夜,取出布和绵絮,晒干后再浸泡于药酒中,如此反复曝晒,直到将药吸收干净为止。最后将晒干的布裁成六七尺长一条,做成六七个布袋,将药滓与绵絮装进布袋里,然后生燃桑炭,烤炙药布袋,用烤热的药布袋熨治寒痹针刺的部位,使热气透入到寒痹组织内。当药布袋冷了,再换炙热的药布袋熨治,如此轮换进行,熨治三十遍为一次。每次换药布袋时,都要将身上的汗拭干,也是三十次。最后起来时在室内散步,不要见风。每针刺一次,必须用这种方法熨治一次,寒痹病就能痊愈,这就是温经散寒的内热疗法。如此考究的熨治疗法,只有王公大人们才能享受。《灵枢·上膈》讲了蛔虫性肠梗阻的病理过程及治疗方法,称梗阻的包块为"痈"。在讲治疗方法时说:"微按其痈,视气所行,先浅刺其旁,稍内益深,还而刺之。毋过三行,察其沉浮,以为深浅,已刺必熨,令热入中,日使热内,邪气益衰,大痈乃溃。"《上膈》的作者未讲用何物作导热体进行熨治。但是,刺熨并用,蛔虫梗阻的包块终于消散了。

在《五十二病方》中,熨疗另有一用:"睢(疽)始起,取商牢(商陆)渍醯(醋)中,以熨其种(肿)处,(见《五十二病方》第95页,疽开始发病,红肿热痛都较明显,用醋拌商陆(未加热)冷敷患处,可镇静消散。加之商陆本身有"熨除痈肿"(《神农本草经》)的作用,所以这种冷敷效果较好,从此例看,我国的古典熨疗,又具有冷敷和外敷药物的意义了。

我国的古典理疗方法,源远流长,多以热疗为主,其中熨疗创立最早,对于医学的起源具有一定的历史作用,对我国古典理疗法——熨疗探讨与研究,是值得重视的。

四、秦汉水疗史

水疗可分为热药水浴疗法和冷药水浴疗法,它们的共同点就是将某些药物投入水中,使之溶解或加热溶解,然后再将患部放入水中进行水浴。

1. 热药水浴疗法

《五十二病方·脪伤》:"脪久伤,脪久伤者痈,痈溃,汁如糜。治之,煮水二斗,郁一参,术一参,口一参。凡三物,郁术皆冶,投汤中,即炊汤,汤温适,可入足,即置小木汤中,即(患足)居(木上),入足汤中,践木滑(游)。汤寒则炊之,热即止火,自适殹(也),朝已食而入汤中,到铺时出休,病即愈(愈)矣。病不(愈)者,一入汤中即瘳(刮除),其甚者五六入汤中而瘳。其瘳殹(也)瘳痈,瘳痈而新肉产。肉产,即毋入汤中矣,即自合而瘳矣。服药时毋禁,及治病毋时,令。"

脪,指小腿,"脪久伤者痈"指腿患慢性溃疡。这个治疗小腿慢性溃疡的方剂,与《灵枢经》中治疗寒痹的内热疗法,都是用于王公大人的有名的治疗方法,将原文语释就是:小腿慢性溃疡,小腿慢性溃疡的患者其溃疡面上都有一层腐肉,腐肉溃破后,流出来组织液像米汤一样黏稠。其治疗方法是热药水浴疗法。具体做法是:煮水二斗,郁金一参,苍术一参,口一参,共三味药。郁金和苍术都要砸碎,投入水中,立即开始加火煎熬,再让药水慢慢冷下来。当温度可以将脚放进去的时候,再将准备好了的小木板放进药水中,然后小腿溃疡的足放在小木板上,沉入药液中,脚踏在木板上做滑游动作。药液冷了再加火烧,热了就停火,病人感到舒适就可以了。这种治疗方法,早上吃了饭就可以开始,到晚上吃饭的时候才停止。治疗几次后,小腿溃疡就好了。病不好的,在做热水浴时,就要进行刮治,病重的要刮五六次,刮的是什么呢?刮的是溃疡面上的腐肉,当腐肉被刮掉后新肉才可以长出来。新肉长出来后就不必再做热药水浴疗法了,小腿溃疡就长好了。在做热药水浴时,口服的药没有什么禁忌。每天热药水浴没有时间长短的限制,小腿慢性溃疡就按这个方法治疗。

2. 冷药水浴疗法

《五十二病方·婴儿病间方》:"取雷尾(尾即屎(矢))三果(颗)冶,以豬煎膏和之,小婴儿以水半斗,大者以一斗。三分和,取一分置水中,挠,以浴之。浴之到头上始,下尽身,四支(肢)毋濡。日一浴,三日已。已浴,辄弃其水圂中,间(痫)者,身热而数惊,颈脊强而复(腹)大,民间(痫)多众,以此药皆已。"

这是治疗婴儿高热惊厥的一个方剂。细加分析,这个方剂应该是热天用的,可语译为:"婴幼儿高烧惊厥,治疗时取雷丸三颗,捣碎,与猪油适量调配好备用,小婴儿取冷水半斗,大一点的幼儿取冷水一斗。将调配好了的雷丸膏分成三份,取一份投入水中搅匀,准备洗浴之用,洗浴时将病孩取仰卧位,从头开始做浸泡洗浴。让躯干全部浸泡在药水里,但是四肢不要沾湿。每日洗一次,连续洗浴三天病就好了。每次洗浴完后,将药水全部倒进厕所里去。婴幼儿的癫狂,其表现是全身发烧,多次惊厥,颈项和脊柱都强直,而腹部胀气。民间婴幼儿患高烧惊厥的病人很多,用此药做冷水浴效果都好。"

五、秦汉熏疗史

熏疗是以某些固态的药物放在某一容器内,使之在缺氧条件下燃烧,产生热与烟进行熏疗。或者用某些药物加水,煮沸后放在某一容器内,利用热和蒸气进行熏蒸的一种古老的治疗方法,在《五十二病方》中,收集熏疗法8个治方,主要用于熏治肛周疾病6例,占75%,熏疗的燃烧容器,"或抒置罋中,埋席下,为窍以熏痔"或"穿地深尺半,袤尺,广三寸,燔桑炭其中",或"燔所穿地",用地穴作为燃烧容器进行熏疗,反映了《五十二病方》中熏疗的原始性。

《五十二病方·朐养》:"痔,痔者其直(朐,肛门)旁有小空(孔),空兑兑然出,有白虫时从其空出,其直(朐)痛,寻燃类辛状。治之以柳蕈一委,艾二,凡二物,为穿地,令广深大如盆。燔所穿地,令干之,而置艾其中,置柳蕈艾上,而燔其艾蕈;而取盆,穿其断,令其大圜寸,以复(履)之。以土雍(壅)盆,会毋移,烟能烞(泄),即被盆以衣,而毋盖其盆空(孔)。即令痔者居(踞)盆,令直(朐)直盆空(孔),令烟熏直(朐)。熏直(朐)热,则举之,寒则下之;圈(倦)而休。"这是给一例同时患肛瘘和蛲虫病的患者进行烟熏疗法的全过程。就是说:肛门周围瘙痒的原因是生了痔疮。有一种痔疮长在肛门旁边,形成肛瘘(小孔),孔穴的口小底大,常有白色的小蛲虫从孔里爬出来,使肛门像烧灼、辛辣一样的痒痛。治疗方法是,用柳(树上长的)蕈子一捧,干艾二把,就要这两样药物。在地上挖一个洞,洞的大小高矮和小陶盆差不多。洞挖好后,要用柴火在里面烧。将四壁烧干,然后将干艾放在底下,将柳蕈放在艾的上面,再将艾和柳蕈点燃;再取一个陶制的小盆,将盆底打掉，用盆的圆圈盖在土洞上，盆和土洞的结合处要用土堵塞起来，不要使盖在上面的小盆移动，使艾、蕈燃烧的烟子从小盆与土穴结合处泄出来。再用衣服围在小盆的周围，不要将小盆的孔盖着了。这时候叫病人坐在小盆上，将腰伸直，使肛门对准盆孔，让艾、蕈的烟子熏到肛门；烟熏肛门感到灼热时，臀部就抬起来，过一会儿冷了点再坐下去，治疗时间长了，人疲倦了就休息。"朐痒"的作者将怎样挖地穴、地穴烤干、布药、放盉、堵缝、点火、熏腽、病人的坐式，以及持续熏疗过程中遇到的问题和解决问题的办法——加以交代，可谓设计巧妙，施熏要求严谨。

《五十二病方·阑者方》："取秋竹者（煮）之，而以气熏其痏。"阑，古通烂。本例指烧伤久治不愈，可以用秋天的竹枝和竹叶放在水中煮沸，然后放在盆或者桶等容器中，以热气进行熏蒸疗。

六、殷商至两汉膏脂类药学史

远古人类在剖杀动物时，与动物的膏脂接触已有一段十分遥远的历史了。那时由于大脑结构与生理机能的原始性，人类经历了的事情也无法理解。新人以来，人类获得了远事记忆能力，与动物的膏脂类接触以后，有可能成为实践经验积累起来。当严寒时期，虽不能理解手足皲裂是一种病态，但在剖杀猎物时感到猎物的膏脂对皲裂伤口的疼痛起到了滋润与缓解作用。也许在山顶洞人时期，当他们中间某人正在患手足皲裂时，当他主动地寻找动物膏脂类涂摸于皲裂处，以求减轻痛苦的时候，动物膏脂类便有了药用价值。早期人类对于膏脂类有一个认识过程，当在火堆旁烤炙兽肉时，兽肉上的膏脂，就会化为油滴，油滴滴在火上会立即冒烟、燃烧；膏脂类吃在口中，不如肌肉有味，吃多了又会拉肚子，因而对膏脂类有一种神秘感。当宗教兴起之时，膏脂类便成为祭祀祖先、神灵的礼品。《周礼·考工记·梓人为筍虡》"……宗庙之事，脂者，膏者为之牲"讲的就是这个道理。"戴角者脂，无角者膏"首见于《大戴·易本命》，《说文》从之，大约在春秋时期人们就有这一认识了。如兔、猪头上无角，其脂肪称膏，牛、羊头上长角，其脂肪称脂。从《尚书·泰誓下》记载纣王"斫朝涉之胫"分析：纣王虽然强暴，但以研究不怕寒冷壮士之骨髓是否与其他人不同这一点讲，殷人对膏脂类的认识已在深入。《周礼·考工记·鲍人》将膏脂类作为手工业原料，如在制革的过程中认为"脂之则需（柔软）"。《吕氏春秋·季春》记载："羽箭杆、脂胶丹漆，各为一库。"上述史料都说明古人对膏脂类的重视，为进一步认识它的药用价值提供了依据。

在《五十二病方》保存一批膏脂疗法史料，深刻地反映了两千二百年前的治疗医学概貌。我们研究该书记载308方，药物299味，其中动物药100种（含膏脂类24味），采用膏脂类34方，占12%。在34方中以猪膏为主，但猪膏名称较多，如彘膏、豕膏、豬膏三名都统指猪膏；其他如猪煎膏，特指将猪肥肉或者板油（大网膜内的脂肪）煎成纯膏。豕者膏指阉割了的公猪之膏，牡彘膏指未阉割公猪膏，以及臘膏（冬天杀的猪，到次年热天肥肉上自动滴下的油）等，计24方，其他如豹膏、蛇膏等亦有记载。从《五十二病方》分析，猪膏使用频率占膏脂类的75%。关于脂类，仅记载羖（公羊）脂，缸脂，还有"头脂"（头骨中脂）。《五十二病方》中膏脂类药物的使用范围主要在外伤，如诸伤、脉伤、牡痔、牝痔、瘘、大带、痂、干瘙及婴儿病痫等十类疾病，占 103 种疾病的 9.7%，说明秦汉时期膏脂药物治病范围之广。从临床治疗药理分析：膏脂类治疗疾病主要目的在于滋润皮肤，如治疗"痂病"共 24 个方剂，其中明文采用膏脂类计 16 方，占 66.6%，痂的第三治方"冶仆纍，以缸脂䐈（加热）而傅。傅，炙之。……"第十五治方："冶筵篑，苦瓠瓣，并以彘职弁，傅之，以布裹而约之。"第二十二治方："干痂，冶蛇床实，以牡蟲膏䐈，先刮痂溃，即傅而……"从总体上讲：秦汉时期治疗慢性痂疾，多用药物如乌喙，燔陈葵茎、燔腐荆箕、筵篑、蛇床实等，而膏脂类，只用作调和、滋润剂，在调和时有要求䐈（加热）的，有要求弁（用手捣匀）的，有要求洗后再涂药的；有要求刮一部分干痂后再涂药的，在涂药以后有要求用布包扎的，有要求在火上烤炙的。总之，古代医家强调根据病情施治。在《干瘙》的治疗中，膏脂类亦占十分重要地位，其总体治疗原则基本同《痂》的治疗。

七、《五十二病方》中的手术治疗史

人类在治疗医学史上手术疗法的产生，是治疗医学知识发展到一定历史时期的产物，是医学发展的必然与医学趋于成熟的表现。《五十二病方》中反映的手术治疗方法，大约产生于战国中晚期，在原始中医学的治疗医学史上占着十分重要的地位。

司马迁在《史记》中借用虢国大臣中庶子的口记下了一段关于我国汉以前医家采用手术方法治疗疾病的故事："臣闻上古之时，医有俞跗……因五藏之输，乃割皮解肌，诀脉结筋，搦髓脑，揲荒爪幕，湔浣肠胃，漱涤五藏，练精易形。"在正史中出现的这则故事，首先是讲给扁鹊听的。在司马迁笔下，扁鹊的医术来源于神传："……长桑君乃出其怀中药给扁鹊"，令他"饮以上池水，三十日当知物矣"。三十日后，扁鹊果能"尽见五藏癥结"了。故事的前半部讲的是上古手术治疗史，后文讲的是"仙药"及神医扁鹊。这样的故事，怎么能叫人折服！且俞跗所操的手术疗法，虽可能出于先秦临床实践，但文辞过分简练，历代注家难以诠释，也许将来有部分考古史料可以验证。

反应秦汉之际的《五十二病方》不同，在《五十二病方》中，记载手术疗法十则，每一手术过程都十分明确，依记录可重复操作，不愧为手术之实录。《五十二病方》中的手术治疗方法古朴无华，不见于今本《黄帝内经》，肯定比《黄帝内经》早一个相当长的历史时期，属于原始中医学的治疗医学瑰宝。

《五十二病方·疣》第一治方云："取敝蒲席若籍之蒻，绳之，即燔其末，以灸疣末，热，即拔疣去之。"当我们读到这一原文的时候，感到十分通俗，拔疣过程，历历在目。当今切除较大的疣，或用手术刀摘除，或用激光切除，或用电灼，都必须在麻药的前提下进行。而古代医家，就地取材，采用旧蒲草席中的蒲草搓成细绳，将细绳系在疣的细蒂上，点燃细绳的一端，当燃烧的细绳烧至疣蒂，病人感到灼痛时，将疣拔掉就行了。这一手术的关键是利用旧蒲草作为灸疗的火源，利用灸疗做麻醉方法，它是在疤痕灸基础上改进的结果，可见先秦医家与现代医家切除疣的方法没有原则区别。

《五十二病方·牡痔》第一治方中也有类似手术："牡痔，有赢肉出，或如鼠乳状，末大本小，有空其中，治之，疾灸热，把其本小而蝥蝥绝之……"这里没有讲灸之取材与具体的灸疗方法，反映了常用灸法作为麻醉的常规过程，因而省略不语。只强调"疾灸热"，"疾灸热"三字足以告诉人们在治疗"末大本小"的牡痔时，采用如"以灸疣末"的办法一样利用灸疗做麻醉，将如鼠乳状的赢肉扭断。所以《牡痔》第一治方摘除牡痔核的办法如同摘疣的方法一致。

《五十二病方·牡痔》第三治方："牡痔居窍旁，大者如枣，小者如枣核者方：以小角角之，如熟二斗米顷，而张角，絜以小绳，剖以刀，其中有如兔髌，若有坚血如扫末而出者，即已。"当代注家注云："小角"，指牛羊角做成的小火罐。"角之"，即用拔火罐的方法将痔核拔出来，将痔核系以小绳，提起痔核，用刀剖之，将如兔实一般的痔核组织有瘀血部分去除就行了。牡痔第四治方亦讲到"先劙之"，也就是讲用刀割开痔核。

《五十二病方·牝痔》第七治方："巢塞脏者，杀狗，取其脬（膀胱），以穿箬，入脏中，吹之，引出，徐以刀劙去其巢。……"这则医案描述的是内痔脱出的手术治疗方法。除未讲麻醉方法外，手术设计十分精细。古代医家考虑到如何将内痔核引出肛外，其方法是将杀取的新鲜狗膀胱的三条管道结扎两条，将细竹管插入另一管道备用。将准备好的狗膀胱塞入患者肛内，向狗膀胱内适当吹气，向外牵引充气的膀胱，迫使肛门外翻，引出内痔核，再用刀将内痔核切除。放气，取出狗膀胱。在现代治疗医学中，采用气囊充气协助某一手术的完成，其气囊原理与本手术中的狗脬完全一致。

《五十二病方·胻伤》第二治方："胻久伤者痈，痈溃，汁如糜。治之……病不愈者，一入汤中即瘳……其瘳也瘳瘳，瘳瘳而新肉产。……"这是一则采用热药水浴为主方治疗小腿慢性溃疡医案。原文指出：当用热药水浴数日后仍不见好转时，就应该加手术疗法了。这个手术疗法就是在热药水浴前提下，对慢性溃疡面上的腐肉进行刮除，这种刮除方法每天进行，刮除到有新的肉芽组织长出为止。当代治疗慢性溃疡的方法，也要设法清除溃疡面上的腐肉，可见古今原则基本一致。

《五十二病方》中保存的手术疗法，是自公元前168年陪葬以来没有人修改的原文，它真实地反映了秦汉时期我国手术疗法的水平。我们注意到古希腊名医希波克拉底文集中关于痔疮的治疗，在痔疮的治疗中记载了许多手术方法，但国内外学者公认：希波克拉底文集最初是他的儿子、女婿和他的学生们汇集而成的，在手抄本的流传中，后世学者又在重新手抄或刊印时"增添了一些内容，并非完全出于一人之手"，由此推之，书中内容也非出于同一时代。如同我国今本《素问》《灵枢》一样很可能掺入了唐宋医学内容，如王冰补撰七大论一样。因此，对于希波克拉底文集中的史料虽可作评价参考，但不可能绝对盲从。由此观之，《五十二病方》中的手术治疗史较希波克拉底文集中的手术治疗史更为可贵。

《五十二病方》证明至秦汉时期，我国的手术治疗法已具备相当水平。但医学知识的积累绝非易事，如参照殷商心脏、胃的解剖史以及先秦内脏器官生理史、经脉学说发展史分析：《五十二病方》中反映的诸种手术疗法的产生是有基础的，是可信的，它的起源大约渊源于两周，产生于战国中晚期。

在未来的秦汉以远的考古史料中很可能还有原始手术治疗史料问世。

第八节 针刺疗法的起源时限

我国古老而神奇的针刺疗法到底起源于何时？渊源于哪一些古老的医疗实践？形成于哪一些医疗实践过程？长期以来，许多学者在研究针刺疗法起源过程中都曾涉足上述内容。有学者指出："大量史料证明：针灸起源于我国的原始社会，相当于考古学上的石器时代，针法的原始工具砭石就是石器。"[62]我们主张研究针时，不必谈灸，两者概念不同，起源不同，针、灸之施治方法不同。有学者考甲骨文殷（𠂤）字后指出："字形中手所持'↑'形物，与其说是'按摩器'，不如认为像针刺之形。可见'殷'字的构形就是用针治病的形象。"[63]前文主张针刺疗法起源于石器时代，忽视了针刺疗法产生的条件和原始科学知识循序渐进的发展规律；从医疗实践讲用植物刺刺痈排脓及砭石破痈的砭法不同于针刺的针法，砭针不能替代针刺。后文主张针刺疗法在殷商时期就已用于临床，与康殷在《文字源流浅说》第561—564页意见一致。但我们不能忽视砭刺在于破痈排脓、针刺在于调其血气的根本区别。殷（𠂤）所反映的医学意义在于用尖物'刺'破痈排脓，在殷商时期已是治痈的先进方法了。有学者指出："我国古代针灸医疗用的针，就是在砭石的基础上产生的。"[64]从总体讲，这一意见是正确的。但我们应该研究、阐明砭石如何发展演进为针刺疗法，两者之间还有一个放血疗法的医疗实践过程。

一、针刺疗法起源的必备条件

在历史上不论任何科学知识，科学技能的起源都是有条件的，某一特定科学知识、科学技能的起源都必然与其相关事物实践经验的积累有关。如仰韶的彩陶不是突然烧出来的，一万两千年前仙人洞的红陶也不是突然烧出来的。红陶（陶器）的产生与人类总结森林雷电火灾中烧红枯树疙瘩上的淤泥形成凹形物有关；与黄河中上游居民的原始半地窑房屋在建造中，采用草筋泥涂抹墙壁后再烘烤墙壁过程有关。针刺疗法的产生在原始科学发展史上，应属于那一历史时期医药领域的高科技，它是医疗实践发展到一定历史时期后的产物，它要求人们在生理知识中建立了气血理论和病理知识的瘀滞理论之后，它建立在经脉理论趋于完善阶段，它产生于人们可以利用金属制造"微针"之时，这些条件对于针刺疗法的产生都是必备的，缺一不可，而且这些条件都不是殷商时期所具备的。周秦时期，我国流行放血疗法，从砭石治疗医学实践至放血疗法的临床应用过程分析针刺疗法的起源，在学术上具有十分重要的意义。

二、从砭至针的辨析

"砭"是什么？《说文》："砭（方廉切或方验切），以石刺病也。"在许慎笔下，砭是一个动词，"石"才是名词，是治病工具。传统观念常依《说文》意见，引《山海经·东山经》"高氏之山——其下多箴石"，又引《素问·异法方宜》"东方之域……其病为痈肿，其治宜砭石"为证，将箴与石（或砭与石）结合为动名词。从此"砭石"成为东方之民的治痈工具，上文肯定砭石所治之病为痈肿成熟以后的破痈排脓。

春秋时期，用砭石治疗痈疽，《管子·法法》记载为"痤疽之砭石"。《灵枢·玉版》说："故其已成脓血者，岂唯砭石铍锋之所取也。"显然，《玉版》这句话较晚，已将两汉九针中的专门取脓的铍针写进去了。最有医学史价值的是20世纪70年代先后在长沙马王堆，江陵张家山出土的两部西汉早年的《脉书》，它们是未经后人修饰的秦汉原著。两书出土以后，注家都认定䂣、砭为砭（方验切）的异体字。笔者曾撰"秦汉时期砭、䂣、砭之发音考辨"，䂣、砭——都应为房法切或孚梵切，收入《中国医学起源新论》（第239—243页）。撇开发音不议，两书都证明䂣、砭是用于治疗痈肿的。两书还证明：秦汉之际医家们已从䂣、砭的临床治疗痈病的经验中总结出"䂣启有四害"，并提出依痈之大小、深浅选择䂣锋的改进意见。

现在让我们将探讨中国治疗医学的历史向前推进。远古中国先民在有目的地与痈肿的斗争中大约经历了万年以上，我在《中国医学起源新论》中用了较大篇幅论证：人类对自身疾病的认识是外伤、皮肤病先于内病，在治疗医学中是外治疗法先于内治疗法的，因此中国人对自身疖痈的认识与治疗经验积累是先于内病治疗的。在破痈排脓过程中，先民们首先认识的是植物的刺或砭石，"比如说，有人身上长了多个疖痈，由于生活所迫，常到荆棘丛中穿行，如果荆棘或尖石碰巧刺破了一个成熟的痈，起到了排脓作用，不久这个痈愈合……山顶洞人，裴李岗人及其以后的人们，特别是他们中间对于疾病比较留心的人能够理解它的治疗作用，以后当他们再患疖痈，或者别人患痈成熟时，他们便能主动地折一根刺，挑破脓头排脓……"[65]因此用尖状物（含刺和砭石）破痈排脓在我国已有十分悠久的历史了，它应早于殷商若干年。

用尖状物破痈排脓何以向针刺疗法发展呢？治痈实践经验的积累，整体社会的发展，对医学的影响促进了放血疗法至针刺疗法的诞生。在治痈实践中正如《玉版》所讲"故其已成脓血者"，这是在破痈过程中除了脓外，还有血液流出，成为导致放血疗法产生的原因之一。我国的放血疗法比用尖状物破痈排脓晚许多个世纪，大约产生于殷周以后。从整体社会发展史讲：远古人类在艰辛的谋生实践中难免受各种外伤，常可见到自身血液向外流出，久之，认识到少量出血，可以导致某些疾病的缓解；当神灵思想产生、巫术盛行之时，血祭及饮血为盟、割臂盟誓等习俗流行，促进了放血疗法的发展。《周易》中就收载了三则放血史料，反映了"心逖"与放血的关系，[66]《史记·仓公传》疾之"在血脉，针石之所及也"讲的就是放血疗法。《内经》中的放血疗法有理论依据，有放血注意事项，在《内经》的治疗方法中，占相当地位，它反映了先秦至西汉放血疗法正处于方兴未艾时期。[67]西汉医家在丰富的临床经验中看到了它的利弊，总结出"夫子之言针甚骏……能杀生人，不能起死者"。所以我断定：我国的针刺疗法，起源于秦汉之际人们对放血疗法经验教训的总结。

三、"欲以微针通其经脉"指明了针刺疗法起源的时限

秦汉之际，我国的医学理论迅猛发展，如风寒致病理论日趋完善，气血瘀滞病理理论已经提出，经脉学说向十二经脉发展，并逐步得到补充，原始中医理论框架已经形成，为微针导脉创造了条件。当医家们总结出放血疗法"能杀生人，不能起死者"的时候，便在科学发展至可以利用金属制造"微针"的前提下提出"欲以微针通其经

脉，调其血气"（《灵枢·九针十二原》）的改进意见。由于《九针十二原》属于《灵枢经》的首篇，秦汉曾有《针经》之称，所以许多学者在研究《灵枢》的演绎过程时，常引"欲以微针通其经脉"作为论证《灵枢》原名《针经》的依据。笔者认为"欲"字十分特出，它有如"故上七节"中的"故"字一样，含而不露地点明了"上七节"的本意。我们说"欲"字特殊，特殊在何方？其一，代表了当时医家对既往医疗事件的追述。如《素问·刺禁论》"刺跗上中大脉，出血不止死；刺阴股中大脉，出血不止死；刺臂太阴脉，出血多立死"等诸多惨痛教训的回顾，这是惊呼"……针甚骏……能杀生人，不能起死者"的依据。其二，一个"欲"字引出了当时医家的改进意见，提出：用微针直接刺入经脉之内。"无用砭石，欲以微针通其经脉，调其血气"的全部意思是：为了避免因用砭石放血而死人的事件发生，改进为不用砭石铍锋等刃锋宽大的针具割破经脉，而用细小的微针刺入经脉内调其血气，达到治疗疾病的目的。这才是针刺疗法起源的原因与时限。《内经》的许多记载证明：两汉时期当十二经脉理论完善之后，我国针刺疗法产生的早期，便是按"微针通脉"的要求，将针直接刺入血管壁内调其血气的。《素问·三部九候》"经病者，治其经，孙络病者，治其孙络"，成为将针直接刺入经脉之内的理论依据。《灵枢·邪气藏府病形》讲："刺涩者，必中其脉，随其逆顺而久留之，已发针，疾按其痏，无令其血出，以和其脉。"《素问·调经论》对微针通脉过程讲的更详细，写到血"不足，则视其虚经内针其脉中，久留而视，脉大，疾出其针，无令血泄"，可见针刺疗法诞生早期，医家们反复强调将针直接刺入经脉（血管壁）中，并对"虚经"要求做到进针后"久留而视"，当看到虚经充盈（脉大）之后，才"疾出其针"，充分显示了早期针刺疗法的特色。

《内经》资料还证明：自采用微针直接刺入经脉内"调其血气"后，临床上收到许多效果。但临床上有许多疾病不能使用此法，如在痹症的治疗中"凡痹往来无常处者"的治疗，分肉间痛就刺分肉间（《素问·缪刺论》）。《素问·水热穴》讲"肝气急，其风疾，经脉常深，其气少，不能深入，故取络脉分肉间"，"刺痛无常处者"采用"直内无拔针，以左手随病所按之，乃出针，复刺之"，"脉之所居，深不可见者刺之，微内针而久留之"。这些刺法，都不强调将针刺入经脉之内，说明医家们认识到将针刺入经脉以外的地方同样可以取得疗效。自《甲乙经》后，医家均依循经取穴，流传至今。

我们同意我国古代针刺治疗用的针"就是在砭石的基础上产生的"，但从砭至针，有一个放血疗法的介入时期，人们在总结放血方法的利弊时，才提出了"微针导脉"，并付诸实施。

第六章 中医理论起源及殷商至两汉中医理论框架形成史

关于中医理论产生的根由,历来不少学者还认为医源于易,近代学者在讲医易关系时多认为医易互通[68]。或曰"中医的基本理论……皆由易学而来"[69][70],或论述中医之科学理论基础时强调"须知中国文化根源在《易经》[71]"。上述认识虽与医源于易有别,但仍推崇易肇医之端,与历史事实不相符合,我国古典中医学理论虽可讲医易互通。但医学理论的产生,必然与临床医学密不可分,这是易学无法比拟的。进一步讲:我国医学理论肇端于近四万年以来的新人时期对医学知识的初步认识。[72][73]而易学,假如从《连山》《归藏》讲,根据闻一多、潘雨庭、江国梁的考证,至多起源于山顶洞人文化以后,仅万余年的历史。[74]易学的起源与发展源于古人对天文知识的积累,它在诞生初期便有了一定的哲理性;而医学理论的产生是在临床医学发展至人们感到需要从理论上阐明疾病的起因、命名、分类及其发展与转归的时候,在人体解剖、生理知识及其他医学知识都有了一定的积累以后才开始的。如果说到医学理论中与天文知识相结合的一些内容,或曰"天人合一"的认识,在早期医学理论中是没有的。又如阴阳、五行学说,也不是早期医学理论中的内容。从考古史料中证实:我国"目之于色"等五官生理渊源于数千年之前,人体经脉调节理论在殷商已经起步,那时并无"五行生克"可言。我国近几十年来出土的一批秦汉医学著述如长沙马王堆出土的《五十二病方》、甘肃武威汉代医简、江陵张家山的《脉书》都是未经后人修饰的历史原著,在这些书中,阴阳观点罕见,绝无五行生克,不能支持医学理论源于易理。今本《内经》之与易学互通的内容在"阴阳应象大论""四时调神论"及"天元纪""五运行"六微旨、气交变、五常政、六元正纪、至真要等大论中。众所周知,后七大论、属唐王冰补入,非秦汉原著,也不支持医理源于易理。在《内经》的其他篇章中,确实蕴藏着许多古典天文、历法知识,它是古代医家为了说明医理而采用类比(人与天地之自然因素相参)手法的产物,我国的类比法与法国布留尔的原始思维中的互参律理论[75]有些相似,都是远古人类思维方法的反映。

我国医学理论起源于殷商时期人们对耳、目、口、鼻生理功能的进一步认识,尤其是殷商时期一大批有学问的造字者们,对人体心脏进行了多层次的解剖与观察,并将心脏内部的瓣膜、心脏底部的大血管记录在甲骨文心字之中,又留下了"心有七窍"的正确结论,是殷商时期的一大批学者为创立中医理论开了一个好头。可以说我国医学理论框架肇端于殷商,形成于秦汉时期,分别搜集在《内经》之中,已被医史界的学者们公认[76][77][78][79]。历代各类中医典籍中在陈述中医理论的时候，较为普遍的陈述方式是阴阳学说，五行学说、脏象学说、经脉络脉学说以及运气、形神学说等，给人的印象是上述古典中医理论虽为中国独创，可视为中国特色，然而看不出这些理论在中医整体理论水平上各自处于什么地位。我们要问：在中医整体理论框架中有没有主纲？如果有，什么内容是中医整体理论框架的主纲？在中医整体理论的发展过程中，是什么时候引入了气的思想？阴阳学说，五行—五藏学说等在中医整体知识中的地位和作用如何？弄清上述问题是振兴中医的必要，是历史发展的必然。

我曾设计我国传统人体调节理论演进简表，将六种人体调节理论相互跨越的时空及其在人体调节理论中的历史地位制于一图，基本说明了殷商至两汉中医理论框架形成的历史过程。

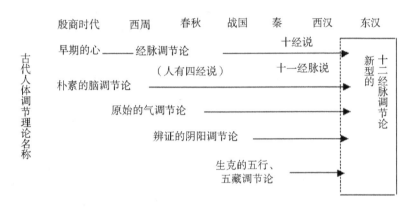

以下将六种人体调节理论简述于后。

一、早期的心—经脉调节论

我曾在多个资料中讲人体解剖、生理知识与医学理论起源关系时，对于与早期的心—经脉调节论有关的内容做了不少介绍，以下再做一些简要说明。在甲骨文中与人体解剖、生理有关的文字较多，其中❤字反映了当时知识层次最高的造字者们对心脏、心脏底部的经脉给予了极大的关注。那时的人们在五脏研究中对心脏的研究是绝无仅有的，说明人们感到研究心脏的必要性。殷商时期已提出心主思维假说（圣人心有七窍），春秋齐鲁地区又提"灵气在心"假说，并将心脏底部的四条大经脉（现代解剖证明心脏底部的四条大经脉是显露于心包膜之外，由主动脉弓发出的左锁骨下动脉，左颈总动脉，无名动脉和上腔静脉）与齐景公的五位治国的谋臣相提并论，说明这四条经脉犹如治理国家的谋臣一样对全身起着调节、治理作用。

早期的心—经脉调节论有一个鲜明的特点：就是人们在对心脏底部四条大经脉的直观认识为基础进行推导，提出"四支"（四经）调节理论，直至《淮南子·原道训》更加明确地写道："夫心者……所以制使四支，流行血气。"这是"四经"调节论最清楚的记述。然而由于新兴的经脉理论迅速发展，"四经"调节理论在《内经》中的记述也就有些含混不清了。如《素问·阴阳别论》说"人有四经十二丛"，如果正确理解，这句话是说经脉理论提出的十二丛（经），是从心脏底部的四条大经脉派生出来的。但是，由于历史原因的限制，历代学都没有弄清"人有四经"与"十二丛"的关系，连王冰也说"四经"是指"春脉弦，夏脉洪，秋脉浮，冬脉沉，谓四时之经脉也"[80]。我国医学史料证明，两千多年来，历代注家都没有将"人有四经"与"夫心者……所以制使四支，流行血气"联系起来进行注释。更无人将其上溯至齐景公所讲的"寡人之有五子，犹心之有四支"联系起来进行注释。因而"人有四经"一直无解，即使撰文，也难以得到社会的支持。从人体调节理论的发展进行分析：早期的四经调节理论走过了千余年的里程，为新型的心—经调节理论即十二经调节理论做了奠基。有关新型的心—经脉调节理论的内涵，将在后文讨论。

二、朴素的脑调节论

脑和脊髓十分柔弱，藏于头盖骨和脊髓腔内，难以被人们发现，假如因外伤流出脑汁和脊髓，从流出物看，似脂非脂，似水非水，似涕非涕，是古人难以琢磨的，因而殷商至两周都没有造出一个脑子来，但是殷商时期的造字者们从总体上对头脑进行了反复思考，创造了代表头脑的几个字，如：吴、夨、囟、田，它们虽分别释作（吴、夨）天颠顶，（囟）首，头颅（田）囟，但都具有头颅总称的意义。尤其是田，值得我们进一步研究。卜辞"羌方田其用，王又受[81]"徐中舒释读为"所斩获敌国之首也"[82]，田这里解为头颅、首级无疑。在卜辞"丁卯卜贞其雨"[83]中，田作首级（祭品）解，似有不妥。因为这是一则求雨的卜辞，不能说我给首级（祭品）你下雨。如田作思虑、请求解，这则卜辞就释读作：丁卯卜，卜人贞请求下雨。此解顺理成章。李学勤在《西周甲骨的几点研究》中释田为思。卜辞举例："田（思）邗（御）于永冬（终）？田（思）邗（御）于休命？"[84]李氏以思作进致意解释，读作"能得到永终吗？能得到休命吗？"王守信先生在《西周甲骨述论》中分析田后指出："我们认为田即（说文）之囟，这里读思或斯[86]。"陈梦家指出："田像头壳之形，其意为首脑"[87]。诸多甲骨学者都认为田具有头颅总称的意义，似与思维有关。我们注意到甲骨文中有一个𢎘字，"其意不明，疑为首级"[88]。卜辞原文："丙寅卜又涉三羌其𢎘至𠂤𠬝"[89]。应该指出，𢎘是一个象形会意字，它从（囟）从手（即又），指用手抓后头皮，描述了人们进行思考时的行为表象。这则卜辞的大意：丙寅卜后，又往前行，涉三羌水时，才想起到𠂤（师）𠬝（服）去。因此𢎘应读为思，完全具有思考的意义了。从上述史料分析，甲骨文之田，除了代表首级、头颅之外，更重要的是具有思考意义。其实《说文》中的思字作恖，从囟从心，这个思字说明许慎时代，人们已认为头脑和心都主思维，都对人体具有调节功能。

战国至秦汉时期人们对脑的认识如何？根据近三十年来发掘出土的帛简所载史料分析，此时学者们已造出了许多脑字，如𡿖[90]、𡾰[91]、𡽪[92]，这些脑字，都是距今两千二百年前后的原文，代表了脑字创作早期的字形，它们都具有从上、从匕、从山从止特征。毫无疑问，这些脑字都是不同的造字者面对大脑表面形态特征进行观察经抽象思维后描绘的。现代解剖知识告诉我们，大脑表面成沟回状排列，如筷子粗细，有起有伏。假如从不同角度审视沟回，其状有如山者，有如匕者，有如上者，有如止者，所以出土脑字深刻反映了秦汉时期有众多学者做过大脑解剖，同时也反映了这一时期的学者们认识到对脑组织研究的必要性。出土脑字证明，在《内经》中，"脑为髓之海，其输上在于其盖，下在风府"[93]，"裹撷精骨血气之精而与脉并为系，上属于脑，后出于项中"[94]，"足太阳有通项入于脑者"[95]，"胃气上注于肺……循眼系，入络脑"[96]，都是有解剖作基础的。在《内经》中以大脑生理功能为基础提出了："头者精明之府，头倾视深，精神将夺矣"[97]，"髓海有余，则轻劲多力……髓海不足，则脑转耳鸣，胫酸眩冒，目无所见，懈怠安卧"[98]。还有跷脉理论、维筋相交理论，以及治疗中对"刺头中脑户，入脑立死"的认识，都反映了脑调节的重要性。上述史料证明：秦汉时期再次兴起的对大脑的研究与认识上的成果，很快成为《内经》经脉理论的重要组成部分。[99]总结我国先民对脑进行解剖研究的历史过程，对于丰富中医理论框架的内容是十分有益的。

三、原始的气调节论

我国气的思想源远流长[100][101]，《庄子·齐物论》讲到"天籁""地籁"，结论说"夫大块噫气，其名曰风"，记下了远古人类对风（气）的认识。考古证明：早在六千多年前，我国制陶者就依"天籁""地籁"原理创造了三孔陶埙，表明制陶人员对风气认识上的升华。两周时期，人们对气的认识又有发展，如"天地之气，不失其序"[102]，认为天和地都有自己的气，天和地是按照气的规律运行着。进而认为天和地各有十二气，指出"十二地气发……十二天气下"[103]，或者认为"万物负阴而抱阳，冲气以为和"[104]。战国时期惠施从哲学范围总结出"至大无外，谓之大一，至小无内，谓之小一"[105]，有学者指出"小一"就是气，[106]将气的思想引入人体调节理论，大约从春秋时代就开始了。《国语·周语下》明文写道："气在口为言，在目为明"，讲的是气在人体内的生理功能。《管子·心术下》又讲"气者，身之充也……思之不得，其精气之极也"，《心术下》与《内业》的观点是一致的。孔子认为：人体有血气，年龄不同，血气的性质也不同。其指出："少之时，血气未定……及其壮也，血气方刚……及共老也，血气既衰。"战国时期，以孟子为代表总结出"今夫蹶者，趋者，是气也"[107]，十分明确地指出了气在人体运动功能方面的调节作用。春秋战国时期的上述认识，成为《内经》脏腑、营卫、形神理论的重要内容，同时也是中医理论框架的主纲——人体调节理论的重要内容。

四、辩证的阴阳调节论

我国的阴阳理论与易学存在渊源关系，已为学者们公认。但阴阳观念产生年代尚无定论。有一点可以肯定，即人们阴阳概念的产生，较易学遥远得多。当人们的大脑能够记忆事物，并将其进行比较的时候，便为阴阳概念的萌芽创造了条件。阴阳概念的萌芽，与太阳的升伏、阳光的明暗及其他许多相对对立概念如大小、细粗、上下、短长、坚柔、干湿、黑白等对比认识有关。由此推之，阴阳概念萌芽时限渊源于数万年之前，最近时限亦在山顶洞人至裴李岗文化时期，形成于龙山文化前后。[108]易学是在阴阳概念影响之下，待到"观象于天"积累了许多天文知识并开始根据原始的天文知识与"观法于地"所获得的地理物候知识结合起来创立历法的时候发展起来的，因此易学的产生，大约始于龙山文化以后，商周之际易学才有了较大发展。据传统典籍记载，用阴阳观念解释事物出于周，周幽王二年（公元前781年）伯阳父解释地震时说："阳伏不能出，阴迫而不能蒸"[109]，于是发生地震。《周易·否卦》讲"内阴而外阳，内柔而外刚"，都是春秋时期人们利用阴阳观念解释事物的有名例证。一般认为，将阴阳观念引入医学，始于秦医和的六气致病说[110]，与医和同时代的晏子，则提出"一阴不胜二阳"[111]，用于心理治疗收到良好的治疗效果。从有关史料及出土医书分析：在经脉理论尚未建立以前，阴阳理论用于医学十分少见。马王堆出土的《阴阳十一脉灸经》是阴阳理论与经脉理论相结合的最初的代表作，很快发展为十二经脉理论，并提出"手之三阴，从藏走手；手之三阳，从手走头；足之三阳，从头走足；足之三阴，从足走腹"[112]精气循行原则，完成了精气在经脉内流动"如环无端"说。在《内经》的其他篇章中利用阴阳观念说明人体解剖部位的较多，如"人生有形，不离阴阳"[113]，"夫言人之阴阳，则外为阳，内为阴；言人身之阴阳，则背为阳，腹为阴"[114]，"腰以上为阳，腰以下为阴"[115]，"内有阴阳，外亦有阴阳；……五藏为阴，六府为阳；筋骨为阴，皮肤为阳"[116]。这些理论分散在各个篇章之中，是在经脉理论形成之后，为了完善阴阳、经脉理论逐步提出来的。与此同时，人体正常的生理活动就建立在"阳予之正，阴为之主"[117]"阳化气，阴成形"[118]及"阴平阳秘，精神乃治"[119]基础之上了。在《内经》中阴阳调节理论与经脉调节论难以分离。

五、生克的五行—五藏调节论

五行词组在我国传统文化中多见，且含义较多。如古地理学中的"五行之山"[120]，古舞名"五行"[121]，春秋战国时期上层人物的五种行为规范如《中庸·二十章》强调仁、义、礼、智、诚，《吕氏春秋·孝行》"五行不遂"指庄忠敬笃勇。"五行"又是古历法中的重要内容，我国早期人们以观察日月变化为依据建立历法，如"三五而盈，三五而阙，五行之动，迭相竭也"[122]，指的是月象变化情况；"日行五度，十五日为一节……日五日不见，失其位也"[123]，在《内经》中以五数为单位反映历法的，如《素问·六节藏象论》"五日谓之候，三候谓之气，六气谓之时，四时谓之岁"。所以春秋战国时期，"五行"词组不单指木火土金水。自春秋早期"五行"木火土金水说产生以后的数百年间，木火土金水已有相生相克之说，[124、125]但很快招到反驳，[126、127]它不如阴阳学说应用那么广泛。直至邹子推演五行灾异说后，"五行"词组似乎专指木火土金水了。

五行属性知识告诉我们，采用五行说明人体生理功能，必须首先依据五行属性与人体某些器官相配后方可推导。那么，哪几个器官可以与五行属性相配呢？这一点两汉时期的学者们大约费了不少心思。如刘安在《坠型训》中讲"黄色主胃"，与刘安同时代的淳于意讲"胃气黄，黄者土气也"。他们两人的认识可能出于对胃的解剖，也许来源于临床现象"呕苦"[128]。以上史料证明，公元前140年左右，人们对五行与人体器官相配还在摸索之中，也许那时"五藏藏精气而不泄……六府转化物而不藏"的藏府归类理论还未总结出来。或者说这一理论传播不广，还未被刘安、淳于意等人接受。为什么西汉医家要将五行学说引入医学说明人体调节理论呢？大约有两个原因。

1. 五行学说引入医学的原因之一

起源于殷商的心—经脉调节论只限于"四经"，不能适应临床发展，虽春秋已有血气说，[129、130]但血气与四经存在什么关系还不清楚，经脉主病理论及利用经脉进行诊断的"是动则病"理论还未创立，人们对经脉的认识还有待人体解剖、生理及临床医学的发展。秦汉时期虽然人们对脑进行了反复解剖，已创造了几个脑字，但脑组织静静地躺在脑腔；加之科研手段如此原始，人们不可能在这样的条件下，完善脑调节论。再者，一元的气、二元的阴阳，都不可能适应临床发展需要，这是医家们必须寻找新的人体调节理论的重要原因。

2. 五行学说引入医学的原因之二

春秋战国时期，策士为荣，游说兴起。策士们不辞劳苦，奔走诸国，劝解国君应该如何把握自己的言行，改善自己的治国方略，保证国家的安定、强盛及人民的康乐。从方法学讲，策士们在游说中充分发挥了"类比"手法，如孔子曾将"人而无信"比作"大车无輗，小车无軏"[131]，以此说明"人而无信"的人不可能做出政绩来。孟子在见梁惠王时，曾利用"一羽之不举""舆薪之不见"来说明"百姓之不见保"的原因是因为做国君的人，不愿为百姓办事，"故王之不王，不为也"[132]。策士们的游说，推动了类比推理的广泛应用。秦汉时期医家们在研究人体生理、病理的过程中，除了做过许多解剖，如五脏、六腑的解剖，大脑、颅底经脉的解剖，眼的解剖，四肢经脉、肌肉的解剖、骨（含脊柱）的解剖等，以及在经脉理论形成过程中或以后，医家们大量采用了将人体某些生理、病理现象与天地之自然现象类比方法，进行类比，得出了一些比较接近实际的结论，如风寒瘀滞理论等。在寻找新的人体调节理论中，学者们根据传统文化中的五脏情识论，如心之官则思等，谋求与社会组成类比，寻找一种有君有臣的社会化模式的人体调节理论。《素问·阴阳应象大论》提出："论理人形，别列藏府"，并将五行与五脏相配，从此完成了依五行相生相胜属性建立了有君（心）有臣（肝、脾、肺、肾）的五行—五藏调节的人体调节理论框架。《素问·灵兰秘典》以十二经脉为基础，提出十二脏，用膻中代心包讲解以心为君主之官的"十二藏相使"问题，结论说"主不明则十二官危，使道闭塞而不通，形乃大伤"。毫无疑问，五行—五藏调节论引入医学以后，促进了藏象学说的诞生与发展。

应该看到，五行—五藏调节理论是建立在类比基础之上的，是在经脉理论发展过程中发展起来的。可以说它从诞生之日起，就从属于新型的心—经脉理论了。五行—五藏调节论与经脉理论相互补充，丰富了中医理论，在中医理论的发展史上起过一些作用。

六、新型的心—经脉调节论

我国传统文化中的医学史料和近三十余年来的考古成就都证明：新型的心—经脉调节论是秦汉时期发展与成熟起来的，它是数千年间我国基础医学和临床医学发展的必然。经脉理论的核心是"脉"，我国传统文化中首先是从自然现象中认识"脉"的，"脉"代表一种气。《国语·周语上》"古者，太史顺时爬土……土乃脉发"这段话的意思是：古时，朝廷设太史一职，太史在立春时节，依"观法于地"的道理观察地表气体情况，见到了土气冉冉升腾之状，即"土乃脉发"。这"脉发"，代表了春天早晨地气上升现象。传统文化中的"以咸养脉"[133]"水者，地之血气，如筋脉之通流者也"[134]，都是对人体经脉的认识。从史料分析：战国以往的传统文化中，看不出"脉"与疾病的关系。秦时《吕氏春秋·情欲》讲道："身尽府肿，筋骨沉滞，血脉雍塞。"《吕氏春秋·尽数》讲"形不动则精不流，精不流则气郁"引起的一系列疾病，这些记述都是经脉理论在发展过程中的重要标志。将"脉"引入医学后的内涵大约有两层意思，一指解剖学中的经脉（含血管、神经干、腹腔中的淋巴管）；一指生理学中的脉搏、脉气以及较晚提出的脉象，认为脉具有传导、调节功能。《史记·扁鹊仓公列传》中的一系列经脉理论及近二十余年来出土的一系列医书和脉书一再证明：秦汉之交，我国新型的心—经脉理论进入实质性发展阶段。它的主要特征如下：

1. 经脉学说起源于多途径

秦汉经脉理论的形成，除了渊源千余年的有限的人体解剖，生理知识的积累及临床疾病命名、分类，经脉主病因素外，尚有痈病治疗中的"用砭启脉"理论、砭启四害的总结。[135]因"盛则泄之"而普及的放血疗法，在放血疗法中总结出的"夫子之言针甚骏，能杀生人，不能起死者"[136]，从而提出了"欲以微针通其经脉、调其血气"[137]理论，都是促进经脉理论迅速完善的重要原因。与此同时，临床医学中医家们已经观察到脉有"动"与"不动"之分，在对人体体表经脉进行多方位的观察、切循之后，得出了脉可分作盈虚、滑涩、动静，结论写道："它脉盈，此独虚，则主病；它脉滑，此独涩，则主病；它脉静，此独动，则生病。"作者进一步指出："夫脉，固有动者……是主动，疾则病。"[138]这则论述是解释"是动则病"的，是脉象诊断学诞生的重要标志。不难看出，起源于多途径的经脉理论指导临床医学迅速发展，临床医学在脉象诊断学中的进步又丰富了秦汉经脉理论的内容。

2. 经脉理论发展的渐进性

《淮南子·原道训》讲："夫心者，所以制使四支，流行血气。"这段话在经脉理论的发展史上具有承上启下的重要意义。这段话是以"心有四支"为基础讲的，"四支"指的是心脏底部的四条大经脉，渊源于殷商时期人们对心脏的解剖；"流行血气"是秦汉医理。两者结合，证明医家们正在酝酿新的经脉理论。长沙马王堆出土了两部"灸经"，其中"阴阳十一脉灸经"在江陵张家山再现。这些脉书中经脉条数仅十一，循行点简略，绝大多数经脉向心性循行，极少分支，未见经脉、络脉与内脏相连，没有五行金木水火土说的影响，证明"十一灸经"是经脉理论兴起早期之作，它从心"制使四支，流行血气"而来，又迅速向十二经脉理论而去，体现了经脉理论在发展过程中的渐进性，是经脉理论发展的必然。

3. 十二经脉理论集古典人体调节理论于一体

我国经脉理论完成于秦汉时期，它吸收了前代医家们的膏粱之作，如经脉理论中的血气、精气、津气理论的气调节论在经脉理论中的具体应用。我们说，我国有限的人体解剖知识是促进经脉理论发展的原因之一。应该承认，人体解剖知识有限到连人体解剖部位都不明确，这一点给临床医学的发展带来很大困难，为了解决这一问题，经脉学家们将阴阳观点引入经脉理论，将经脉分作三阴、三阳脉，且十二条经脉各有自己的循行范围，当我们讲到某一条经脉的时候，就知道它所代表的人体解剖部位及其所主病和疾病特征。所以当阴阳与经脉结合以后，近似于解决了人体解剖部位问题；

同时精气在经脉内流动、循环往复，如环无端，近似于解决了人体循环生理与消化生理；此外将发展中的脑调节论置于经脉理论之下，创立了跷脉与维筋相交理论，解释了"伤左角，右足不用"；将五行引入与五脏相配，创立了脏腑学说，丰富了经脉理论发展到无可挑剔的程度。

综上所述，我国医学理论源远流长，它是建立在有限的人体解剖、生理知识、临床医学发展及类比方法基础之上的。秦汉之际新型的心—经脉调节论框架基本完成。我们说中医理论具有独特性，它的独特性是什么呢？是中医理论创立早期就出于寻找人体调节理论，随后的千余年间历代医学家都围绕人体调节理论这一主纲探讨中医理论；在中医理论框架中，人体调节论是主纲，人们习称的阴阳学说、五行—五藏学说到秦汉时期才先后渗入医学，丰富了中医以心脏、经脉为主的人体调节论。换句话说，心—经脉调节论又是人体调节论的主纲。

后世药物归经理论的诞生及辨证论治的诊治方法，发展与巩固了经脉理论。至今经脉理论仍有生命力，我们应该采用现代手段，原原本本地研究它、发展它，它是振兴中医有望的基础。秦汉时期的经脉理论（不同于当今"经络"学说）是中医理论的核心。

参考文献

[1] 温少峰，袁庭栋．殷墟卜辞研究·科学技术篇［M］．成都：四川省社会科学出版社，1983．

[2] 钱超尘，贾太谊．素问·王冰注的哲学思想及其他［J］．中医文献杂志，2000（增刊）：9－15

[3] 钱超尘，等．《灵枢》命名简考［J］．中医文献杂志，2000（增刊）：26－29．

[4] 王洪图．《黄帝内经》研究大成［M］．北京：北京出版社，1997：2531．

[5] 汉·司马迁．史记·扁鹊仓公列传．

[6] 候宝璋．中国医学史［J］．医学史与保健组织，1957（1）：64．

[7] 周显忠，陆周华．黄帝内经［M］．重庆：西南师范大学出版社，1993．

[8] 严健民．中国医学起源新论［M］．北京：北京科技出版社，1999：11－24．

[9] 徐中舒．甲骨文字典［M］．成都：四川辞书出版社，1989：1499．

[10. 11. 12] 徐中舒．甲骨文字典［M］．成都：四川辞书出版社，1989：1079、1285、463．

[13] 丁山．商周史料考证［M］．北京：中华书局，1988：154．

[14] 周宗歧．殷墟甲骨文中所见口腔疾患考［J］．中华口腔科杂志，1956（3）：155．

[15] 胡厚宣．殷人疾病补考．《学思》第三卷三、四期，1944年．

[16] 李松良．中国传统文化与医学［M］．厦门：厦门大学出版社，1990：47．

[17] 严健民．《素问·阴阳别论》"人有四经"考释［J］．湖南中医学院学报 1997（2）：6．

[18. 19. 20] 周一谋．马王堆医书考注［M］．天津：天津科学技术出版社，1988：

277、156、218.

[21.23] 睡虎地秦墓竹简 [M]. 北京: 文物出版社, 1978: 266.

[22] 阜阳汉简整理组. 阜阳汉简《万物》[J]. 文物, 1988 (4). 36–46.

[24] 谭世珍. 浅谈《黄帝内经》关于头与躯干神经交叉现象的论述 [J]. 中华医史杂志, 1985 (3).

[25] 严健民.《灵枢》"维筋相交"与大脑功能定位: 全国首届中医心理学学术讨论会文集. 成都, 1985.

[26] 实用针灸词典 [M]. 北京: 知识出版社, 1990.

[27] 素问·刺禁论.

[28] 灵枢·经筋.

[29] 严健民. 䐃肉、肉䐃、分肉之间解析 [J]. 中医文献杂志, 2004 (1): 16–18.

[30] 谢浩然等. 人体经络间隙结构解剖观察: 第二届全国针灸针麻学术讨论会论文摘要. 北京: 中国针灸学会, 1984: 186.

[31] 吕智荣. 我国最早的人体结构刻像 [J]. 中华医史杂志, 1987 (3): 159.

[32] 陈梦雷. 古今图书集成·医部全录·医经注释下 [M]. 北京: 人民卫生出版社 1988: 157.

[33] 李锄. 骨度研究 [M]. 上海: 上海科学技术出版社, 1984: 19–20.

[34] 河北医学院. 灵枢经校释. 北京: 人民卫生出版社, 1982: 330.

[35] 实用针灸辞典. 北京: 知识出版社, 1990: 189.

[36] 黄帝内经素问·疟论. 北京: 人民卫生出版社, 1963: 202、314.

[37] 中央研究院. 殷墟文字甲编 [M]. 北京: 商务印书馆, 1948: 5040.

[38.39] 郭沫若. 甲骨文合集 [M]. 北京: 中华书局 1979: 259、380.

[40] 邹学熹, 邹成永. 中国医易学 [M]. 成都: 四川科学技术出版社, 1992: 259.

[41] 粹1178.

[42] 丁山. 商周史料考证 [M]. 北京: 中华书局 1988: 154.

[43] 灵枢·营气.

[44] 灵枢·营卫生会.

[45.48] 周一谋. 马王堆医书考注·十问 [M]. 天津: 天津科学技术出版社, 1988: 387、146.

[46] 灵枢·卫气.

[47] 马继兴. 马王堆古医书考释 [M]. 长沙: 湖南科技出版社, 1992: 701.

[49] 于省吾. 甲骨文字释林·释心. 北京: 中华书局, 1979.

[50] 马继兴. 中医古文献遗产实物的发掘研究及其重要现实意义 [J]. 中医文献杂志, 2000 (增刊): 2–8.

[51] 五十二病方 [M]. 北京: 文物出版社, 1979: 141–178.

[52.55.56] 严健民. 中国医学起源新论 [M]. 北京: 北京科学出版社, 1999: 188、146、134.

[53] 温少峰, 袁庭栋. 殷墟卜辞研究·科学技术篇 [M]. 成都: 四川社会科学院出

版社 1983：299－311.

[54] 高大伦. 张家山汉简《脉书》校释[M]. 成都：成都出版社，1992.

[57. 61] 廖育群. 汉以前脉法发展演变之源流[J]. 中华医史杂志，1990 (4)：193－198.

[58] 彭坚. 帛书《脉法》相脉之道[J]. 初探中华医史杂志，1993 (2)：102－105.

[59. 60] 严健民. 《素问·阴阳别论》"人有四经"考释. 湖南中医学院学报，1997 (3)：6－7.

[62] 中医研究院. 针灸研究进展[M]. 人民卫生出版社，1981：2.

[63] 詹鄞鑫. 卜辞段代医药卫生考[J]. 中华医史杂志，1986 (1)：15－23.

[64] 马继兴，周世荣. 考古发掘中所见砭石的初步探讨[J]. 文物，1978 (11)：80.

[65] 严健民. 中国医学起源新论[M]. 北京：北京科技出版社，1999：20、21、45.

[66] 严健民. 周易. 放血疗法初探[J]. 国医论坛，1993 (6)：10.

[67] 严健民. 内经. 放血疗法初探[J]. 中华医史杂志，1992 (2)：87－88.

[68. 69] 部学熹，邹永成. 中国医易学[M]. 四川科学技术出版社，1989：190、297.

[70] 杨力. 周易与中医学[N]. 健康报，1991－5－18.

[71] 陈立夫. 中医之理论基础[N]. 健康报，1989－1－19.

[72. 73. 74] 严健民. 中医医学起源新论[M]. 北京：北京科技出版社，1999：4、11、83.

[75] 法·列维－布留尔. 原始思维.

[76] 甄志亚. 中国医学史[M]. 人民卫生出版社，1991：62－93.

[77] 李鼎. 经络学[M]. 上海：上海科技出版社，1984：3－4.

[78] 刘长林. 内经的哲学与中医学的方法[M]. 北京：科学出版社，1982：8－30.

[79] 何爱华. 中国医学史分期之我见[J]. 中华医史杂志，1988：18 (3)：142

[80] 重广补注黄帝内经素问·阴阳别论.

[81] 殷墟文甲编. 507

[82. 88] 徐中舒. 甲骨文字典[M]. 四川辞书出版社，1990：1024－1025.

[83] 遗. 437.

[84] 李学勤. 西周甲骨的几点研究[J]. 文物，1981 (9)：7.

[86] 胡厚宣主编. 甲骨文与殷商史：第二辑[M]. 上海：上海古籍出版社，1986：353.

[87] 陈梦家. 殷墟卜辞综述[M]. 北京：科学技术出版社，1956：327.

[89] 殷墟文字缀合. 380

[90] 五十二病方·牡痔.

[91] 五十二病方·身疟.

[92] 阜阳汉简整理组. 阜阳汉简《万物》[J]. 文物，1988 (4)．36－46. 睡虎地秦墓竹简·封诊式. 北京：文物出版社，1978.

[93. 98] 灵枢·海论.

[94] 灵枢·大惑论.

[95] 灵枢·寒热病.

[96] 灵枢·动输.

[97] 素问·脉要精微.

[99] 严健民. 秦汉颅脑解剖在内经医学理论创立中的作用 [J]. 自然科学史研究, 1995；14 (2)：162－167

[100] 小野泽精一. 气的思想 [M]. 李庆译. 上海：上海人民出版社, 1990.

[101] 刘长林. 气概念的形成及哲学价值 [J]. 哲学研究, 1991.

[102] 国语·周语上.

[103] 管子·幼官.

[104] 老子·四十二章.

[105] 庄子·天下.

[106] 危北海. 气在祖国医学中的应用 [J]. 中医杂志, 1961：3.

[107] 孟子·公孙丑.

[108] 严健民. 中国医学起源新论 [M]. 北京：北京科技出版社, 1999：88.

[109] 国语·周语上.

[110] 左传·昭公元年.

[111] 晏子春秋·内篇杂下第六.

[112] 灵枢·逆顺肥瘦.

[113] 素问·宝命全形论.

[114] 素问·金匮真言.

[115] 灵枢·阴阳系日月.

[116] 灵枢·寿夭刚柔.

[117] 素问·阴阳离合论.

[118] 素问·阴阳应象大论.

[119] 素问·生气通天论.

[120] 淮南子·氾论训.

[121] 后汉书·明帝纪·永平三年.

[122] 礼记·礼运.

[123] 淮南子·天文训.

[124] 左传·襄公九年."水胜火"（宋火灾后，"备水器……"）

[125] 左传·昭公三十一年."火胜金"

[126] 墨子·经下."五行无常胜"

[127] 孙子兵法·虚实."五行无常胜"

[128] 灵枢·四时气.

[129] 国语·鲁语上.

[130] 论语·季氏.

[131] 论语·为政.

［132］孟子·梁惠王上.

［133］周礼·天官.

［134］管子·水地.

［135］周一谋.马王堆医学考注［M］.天津：天津科技出版社，1988：43.

［136］灵枢·玉版.

［137］灵枢·九针十二原.

［138］连劭名：江陵张家山《脉书》初探［J］.文物，1989，7：75.

附录：

一、战国消化生理三焦（三集）配六腑新论

在拙文的探讨中，对焦字产生疑虑。《内经》中焦字两用，即《灵枢·背俞》：焦释椎 zhuī，再如三焦（jiāo）。从词义讲，两者无法沟通。更为重要的是，焦之古义仅作烧伤、干燥，用三焦（jiāo）解释人体腹腔的解剖与生理功能，很难与秦汉医家创三焦说明消化生理之指导思想、方法、本意沟通。因此疑焦为集，拟作考证，同时对六腑探源、三焦名词产生之时限做些探讨。

1. 三焦

"三焦"二字所代表的医学概念，自今本《黄帝内经》出现以来，勾人心思两千余年，有形无形之议、经遂腔子之别、形态机能之说，众论奇出，各见高下。近50年来学者们对三焦概念的探讨，日趋与现代医学接近。全国中医院校教材《中医基础理论》（第六版）对上中下三焦的解剖生理内涵已下定义，最具代表性，说明学者们都在为中医理论之现代化问题操劳。对于产生于战国末年的"三焦"概念，我个人有一些大胆而粗略的认识，特撰于后，乞求专家斧正。

我个人认为：将"三焦"（集，恕我首先在这里补入一个集字）概念放在战国末年进行考察，有利于弄明白"三焦（集）"概念产生的基础，有利于澄清"三焦"产生的较为具体的时限，有利于分析医家利用"三焦（集）"解释人体消化生理，促进医学发展的一些情况。

战国末年的医家们为什么要创造一个"三焦"概念呢？回答是肯定的，因为那时我国基础医学理论、临床医疗实践的发展都十分迅速，用"医门多疾"及"不龟手之药方"的问世来描述当时的医学事业是十分贴切的。那时的基础医学理论如以心—经脉为基础的人体经脉调节理论正处于十脉、十一脉和十二脉之争；描写消化生理的早已创作出一个籴字；那时的人们已在人体解剖中观察到"胃满则肠虚，肠满则胃虚，更虚更满"（《灵枢·平人绝谷》）。那时的人们已知内藏的解剖部位，"阙中者，肺也；下极者，心也；直下者，肝也；肝左者，胆也；下者，脾（胰）也；方上者，胃也……面王以下者，膀胱子处也"（《灵枢·五色》）；从生理学讲，已在思考"胃者，五藏六府之海……水谷皆入于胃"（《灵枢·五色》）的消化生理功能。从临床医学看，我们所能见到的原原本本的《五十二病方》、张家山《脉书》所反映的早期脉象诊断

"是动则病"，以及《仓公二十五诊籍·八问》，都说明秦、汉时期我国广大疆域之医学事业十分兴旺发达。在这样的专业历史条件下，必然会促进专业理论向前发展。这应是战国末年医家们创三焦（集）理论的根本原因与物质基础。在三焦（集）理论中阐明消化生理及输布在胃肠中腐熟的水谷之津（精）气为其目的。

我提出以《内经》为依据，探讨"三焦"概念的基础有三：其一，三焦指腹腔内的某些解剖结构。《灵枢·营卫生会》："上焦出于胃上口……中焦亦并于胃中……下焦者，别迴肠注于膀胱而渗入焉。"《灵枢·经脉》："三焦，手少阳之脉，起于小指……下膈，循属三焦。"这些原文，包含了深刻的解剖学意义，不可忽视。其二，三焦的生理学意义在于用其解释消化生理，特别是中焦。《灵枢·五癃津液别》："水谷皆入于口……水谷并行肠胃之中，别于回肠，留于下焦……"《灵枢·营卫生会》讲："中焦亦并于胃中，出上焦之后，此所受气者，泌糟粕，蒸津液，化其精微，上注于肺脉，乃化而为血，以奉生身。"简单引文，说明水谷之消化吸收过程难与中焦分开。其三，从创三焦概念之日起，三焦之另一个重要生理功能在于输布津（精）液。《灵枢·营卫生会》讲："人受气于谷，谷入于胃，以传于肺，五藏六府，皆以受气。……营在脉中，卫在脉外。……中焦亦并胃中……化其精微，上注于肺脉，乃化而为血，以奉生身，莫贵于此，故独行于经隧，命曰营气。"《灵枢·五癃津液别》："水谷皆入于口……津液各走其道。故三焦出气，以温肌肉，充皮肤……"因此，它属于腑，与胆、小肠、胃、大肠、膀胱合为六腑，因此三焦是有形的。

2. 六腑探源，澄清三焦（集）产生的时限

我们说三焦概念自创立之日起，就与消化生理功能及津（精）液输布有关。因此，战国医家认为三焦属六腑之一。换句话说，当三焦未创立之先，人们对人体腑的认识只有"五藏"，但是"五藏"词组在《内经》及其先秦以来的所有史料中（含考古史料）都是难见到的。"五藏"则不然，"五藏"在今本《内经》中是一个常见词组。当十二经脉理论完善之时，"五藏"概念已不够用了，于是医家们借秦统一六国之前就认识到的心脏之"胞有重闉，心有天游"之特征创心包络，配之为六藏，因此六藏之"心胞络"概念完成的时限在两汉，是很清楚的。但"六藏"词组在《内经》中很少出现，这使我们想到"天六地五""六甲五子"等十一常数对中医理论的影响之深。

当我们在"原始中医学的思维特征"中总结出"取象比类在中医学思想史上的重要地位"的时候，感到战国末年当十一常数引入医学创十一经脉理论的时候，便存在取象比类。现在，当我再度细悟《五藏别论》的时候，"五藏，藏精气而不泻；六府，转化物而不藏"中的藏府概念是从哪里吸取来的？察《内经》未涉及，但在远古中国传统文化中能找到答案，它与政府之职能机构有关。战国末年（秦统一六国前）医家将夏朝所设府、官（藏）管理机构引入医的时限，同时也是三焦（集）概念产生的时限。

首先简要回顾我国先民对人体内脏器官的认识过程。《尚书·大禹谟》讲"民心""人心""道心"，大约从那个时候起，人们已认识到心与思维的关系了。《尚书·盘庚》："今予其心腹肾肠。"甲骨文中可证者除心、胃外，尚有 ![屎] （屎）字，这个 ![屎] （屎）字，反映商代的文字工作者们认识到谷入于胃后，从肛门排出屎来的消化过程。

《周易》中的"心逖"，《诗经》中的肺、肠、脾，《大学》讲"如见其肝肺然"，都认为这些器官是有情识的，但看不出脏腑的划分。在百家著作中，唯《庄子》之《在宥》讲"愁其五藏，以为仁义"，《骈拇》讲"多方乎仁义而用之者，列于五藏哉"，这里的五脏都具有医学意义，仍无法了解脏、腑之出处。张恒寿在《庄子新探》中指出《骈拇》《在宥》为战国末年左派道家所作，或"成书于齐王建时代"（张恒寿《庄子新探》 1983）。秦统一六国前医学上已有"五藏""五府"是可信的。

考之"六府"，首见于《尚书·大禹谟》"……德惟善政，政在养民，水、火、木、金、土、谷惟修，正德、利用、厚生惟和。九功为叙，九叙为歌……劝之以九歌。……地平天成，六府三事允治，万世永赖。"《尚书·禹贡》又讲："……四海会同，六府孔修，庶土交正。"这两文中的六府，都指当时国家所设的府库机构，正如《礼记·曲礼下》"天子之六府曰司土、司木、司水、司草、司器、司货，曲司六职"一样，是国家设立的管理机构。府者，是什么意思呢？孔颖达疏"六府三事允治"曰："府者，财用之处。"即国家各项事业的财用支出，都由六府库来完成。《礼记·曲礼下》还讲："天子之五官曰司徒、司马、司空、司士、司寇，曲司五众。"用《周礼》"大司徒之职""大司马之职""大司寇之职"解之，上述三职都是国家设立的管理机构。如大司徒，"掌建邦之土地之图，与其人民之数"。看来"五官"管理机构，只收藏文书、出政令，不管财用支出。《庄子·则阳》："四时殊气，天不赐，故成岁；五官殊职，君不私，故国治。"这里的五官，用"君不私，故国治"解，其含义分明与《曲礼下》之五官意同。五官即国家所设五个与财用支出无关，或者只收藏各类档案，发号某些政令的管理机构。战国末年以降，当医学大发展之时，要求按十一常数发展中医理论，医家们取政府职能的"五藏""六府"之象，类比于人体生理病理，将原来的"五府"加入"三焦"改作"六府"，说明心肺胃肠等器官之生理功能是可以理解的，在引用过程中，府的概念未变，官则转释为藏（zàng），如此推论，应该是有依据的，是可以成立的。秦时人体之藏府概念取象类比于国家所设两种不同职能之机构，而三焦（集）概念作为六府之一，就在依十一常数建立十一经脉理论等时建立起来。因此，三焦（集）概念的产生时限应在秦统一六国之前。它可能是在肓、膏（公元前581年秦医缓）的基础之上提出来的。

3. 焦疑集、上集（小网膜）、中集（大网膜）、下集（肠系膜）

焦字在《内经》中，其发音可分二：即《灵枢·背俞》中焦读为zhuī；再者焦（jiāo）即三焦，两者无法通解。

焦之古意含烧伤、黄黑色，干燥到极点。用焦解人体之消化生理过程及津（精）液的输布过程以及与秦汉医家创六腑之三焦本意总觉不配，思虑久矣。近读中国中医基础理论杂志发表的王志红先生《三焦概念辨析》，文中讲到，焦，古也作"頗"。查之无据，疑为排版与原稿有误。笔者考虑，王先生之"顾"是否为雉或鸠，古雉鸠同为一字，鸠行而雉渐退。《禽经》指出："拙者莫如鸠，不能为巢。"所以《诗·召南》："维鹊有巢，维鸠居之。"三国时期已见"鸠集"之说，但何以理解古人用雉（鸠）解释消化生理与津（精）液输布呢？又议焦之上部作佳（zhuī），《说文》："佳，鸟之短尾总名也。"甲骨文佳字作𤉐，甲骨文字典390页徐中舒指出："佳甲骨文象鸟形，佳鸟本为一字"，说明古时佳（𢁅）就指鸟。又考虑雠（鸠）有聚集之意，引出对集字探求。集古作雥或雧，后省作集。《说文》："雥𢒈，群鸟在树上。"西周晚年之毛公鼎铭文集字作𢒈，𢒈下之氺，即木，亦指众鸟在树上曰集。这个𢒈字，与焦（𢒈）不仅音近，而且与《说文》之集（𢒈）的字形相近，很易抄误。怎样理解古人用集来说明消化生理呢？有一个前提我们必须肯定，就是先秦学者们对于科学知识的认定是十分严肃的。以人体之生理解剖的有关问题提出为例，如膏肓概念首先是解释病之深浅的。肠胃之大小长短、回肠的命名、食道与肠胃之比等都是有严格的解剖学作基础的。难道只有战国末年的医家们创"三焦"说明消化生理时反而不要解剖知识作基础了？此论难于服人。我深信"三焦"的提出是有解剖结构作基础的，根据南宋陈言等人的研究，我提出："三焦"的解剖学基础就是腹腔内的小网膜、大网膜和肠系膜。那时思考消化生理的医学家，大约想到水谷进入漫长的消化道后，要在胃肠之中腐熟为津液（或曰精微物质），还要在下段"济泌别汁"，从膀胱排出体外（思考这一生理过程的医家还不知道肾的排尿功能）。他们想，胃肠腐熟的这些精微物质应该是在整个腹腔内完成的，因此根据当时所知腹腔内的解剖学特点设想：这一吸收过程，不是某一条经脉能够完成的，它是集中许多经脉的功能完成的。它集中在上部、中部和下部，上部叫上集，中部叫中集，下部叫下集。"上集（小网膜）开发，宣五谷味，熏肤、充身、泽毛、若雾露之溉（《灵枢·决气》）"；上集"以温分肉，而养骨节，通腠理（《灵枢·痹疽》)"。中集的主要任务是"泌糟粕、蒸津液、化其精微，上注于肺脉"，下集的部位在"别回肠"部，即（右侧输尿管）"注于膀胱而渗入焉"，完成"济泌别汁"从膀胱排出体外。现代医学认为：小网膜从肝门移行于胃小弯和十二指肠上部，连结肝与胃小弯的部分叫肝胃韧带，含胃左右动静脉、胃上淋巴结及胃神经。肝胃韧带的左上便是"胃上口"，是食道穿膈入胸的地方，"上焦出于胃上口"即指此而言。大网膜自胃大弯和十二指肠起始……上至横结肠组成横结肠系膜……大网膜前两层间可清楚见到胃网膜左右动静脉及其吻合情况，并向大网膜发出分支。大网膜内包含许多巨噬细胞，常聚集成团，或卵圆形的乳白色斑点……大网膜恰是明代虞抟在《医学正传·医学或问》中所说"或曰：……其体有脂膜，在腔子之内，包罗乎五藏六府之外也"的描述。小肠系膜，指空肠、回肠、腹后层腹膜而言。……附着线从第二腰椎左侧斜向右下，越过十二指肠水平部，有肠系膜上血管进入，腹主动脉、下腔静脉、右输尿管经此。南宋陈言于1174年撰《三因极一病证方治·三焦精府辨证》，说："三焦者，有脂膜如掌大，正与膀胱相对。"说明800年前的医家们在解下焦时，已与肠系膜结合起来了。

从大体解剖讲，由于小网膜、大网膜和肠系膜早已是先秦医家们认识到的，如《灵枢·百病始生》云："虚邪之中人也……留而不去，传舍于肠胃之外，募原之间……其着于肠胃之募原。"《素问·举痛论》云："寒之客于肠胃之间，膜原之下，血不得散，小络急引故痛。"《举痛论》的这段认识，是建立在春秋风寒致病基础之上提出来的，是秦汉三种疼痛理论之一，与十二经脉理论的完善有一定关系，说明当时的医家对于膏（或脂膜、膜原、募原）都有了新的认识。我们推断：战国末年关心消化生理的学者们，采用当时认识到的腹腔内脂膜（募原）上的经脉等解剖特征，解释消化过程中的吸收、输布。在探讨的百余年内，逐步提出较为完善的上集（小网膜）、中集（大网膜）、下集（肠系膜）观念，比较合理地解释了消化生理过程。可惜，一个橐字，误抄为焦（焦），延误2300余年。目前，这段历史，终于可以澄清了。

二、出土秦汉医籍的历史地位

　　研究证明，到目前为止，从传统文化及今本《黄帝内经》中寻找相关资料，梳理秦汉时期相关医学概念及其历史面目是十分必要的。如秦汉时期"肾"的命名，"肾"的解剖部位，"肾"所包含的泌尿生理功能如何？"肾"所包含的生殖生理功能又如何？可见研究秦汉时期"肾"的实质，还是一块处女地。我们有必要组织力量加以澄清，不然，两千多年前的悬念挂到何日？然而在梳理"肾"之本质或其他秦汉医学概念的时候，我们不能忘记近几十年来出土的一批秦汉医籍，如长沙马王堆的《足臂》《阴阳》《五十二病方》《养生方》等，江陵张家山出土的《脉书》之"疾病篇""经脉篇""相脉之道"，甘肃武威出土的汉代医简，还有阜阳汉简、睡虎地秦墓竹简等，都为我们澄清秦汉某些医学概念提供了极其可贵的原始依据。

　　马王堆的《足臂》《阴阳》已被医史学术界共识为《灵枢·经脉》的祖本，《五十二病方》被认定为先秦时代的方剂学，它记载药物之多、用药配方之思想、膏脂类在皮肤病中的大量应用，是任何古医籍所不能比的。在《五十二病方》中还保存了远古物理疗法数十则，那时已使用汗法，并保存了十则原始的手术疗法史料，显得特别珍贵，我们有必要——澄清，公之于世。在《五十二病方》的用药思想中绝无君臣佐使、药物归经概念，它所保存的是秦汉时期的原原本本的治疗医学原貌，在梳理秦汉泌尿生殖理论时，马王堆的《胎产书》《十问》等是不可忽视的。

　　张家山《脉书》中最为珍贵的是"疾病篇"和"相脉之道"，在"相脉之道"中记载了一组原文，即"它脉盈，此独虚，则主病；它脉滑，此独涩，则主病；它脉静，此独动，则生病。夫脉固有动者。……是主动，疾则病。此所以论有过之脉也"。这则原文是讲解"是动则病"的，本来当这则原文问世以后，对于《灵枢·经脉》《阴阳》中的"是动则病"解为"是动病"就应纠正了。但是，谈何容易，至今不仅"是动病"没有纠正，"相脉之道"作为脉象诊断之祖的地位也未树立起来，看来还需一段时间方可求得共识。

　　武威汉代医简、阜阳汉简、睡虎地秦墓竹简的历史地位，都有待我们认真思考。

主要参考书目

[1] 考古杂志社. 二十世纪中国《二十世纪中国百项考古大发现》大发现［M］. 北京：中国社会科学出版社，2002.
[2] 郭沫若. 中国史稿地图册. 北京：地图出版社，1979.
[3] 刘岱总. 中国文化新论·根源篇·永恒的巨流［M］. 北京：生活、读书、新知三联书店，1991.
[4] 张之恒、吴建民. 中国旧石器时代文化［M］. 南京：南京大学出版社，1991.
[5] 杨堃. 原始社会发展史［M］. 北京：北京师范大学出版社，1986.
[6] 吕振羽. 史前期中国社会研究［M］. 北京：三联书店出版，1961.
[7] 田昌五. 华夏文明，第一集［M］. 北京：北京大学出版社，1987.
[8] 庄锡昌、孙志民. 文化人类学的理论构架［M］. 杭州：浙江人民出版社，1988.
[9] 高等院校文科教材. 中国古代史（上）［M］. 福州：福建人民出版社，1988.
[10] 陈国强、林嘉煌. 人类学与应用［M］. 上海：学林出版社，1992.
[11] 王会昌. 中国文化地理［M］. 武昌：华中师范大学出版社，1992.
[12] 黎虎. 夏商周史话［M］. 北京：北京出版社，1984.
[13] 江晓原. 天学真原［M］. 沈阳：辽宁教育出版社，1991.
[14] 金景芳. 中国奴隶社会史［M］. 上海：上海人民出版社，1983.
[15] 夏鼐. 中国文明的起源［M］. 北京：文物出版社，1985.
[16] 法·孔狄亚克. 人类知识起源论［M］. 洪洁求译. 北京：商务印书馆，1989.

◁ 下集

经脉学说起源·演绎
三千五百年探讨

重视根源探索
宏观求实自强

经脉学说起源·演绎三千五百年探讨
成书出版之禧

中国中医科学院
中国医史文献研究所 李经纬
二〇〇七·七·十六 赠

内容提要

本书从殷商甲骨史料、近几十年中国考古史料及先秦诸子著作中吸取远古中国人关于人体解剖、生理知识，论证医学理论之起源，尤其论证经脉医学的起源。史料证明，我国经脉医学起源于殷商，经春秋齐鲁"人有四经说"、秦汉蜀地"十经说"、楚域"十一经脉说"，至两汉完善为十二经脉理论。两千余年来，其为指导中医临床做出了重要贡献。

本书重点立足于原始中医学理论体系，进而解答近60年来关于"经络实质研究"过程中引发的诸多不实概念，综合反映了这个时代"经络研究"的方方面面。书中论证了当今"经络概念"对创建未来中医理论的负面效应，请求废止当今被曲解了的"经络概念"；力主恢复《黄帝内经》之"经脉、络脉，简称经络"，重新探讨两汉经脉医学中至今仍然闪光的内容及其应用于临床的诸多问题，达到创建未来中医理论"继承不泥古，发展不离宗"之目的，促进中医事业发展。

经脉医学是中医理论的魂！

李　序

月前，严健民先生以其已出版的多种著作寄赠，并附待出版的专稿《经脉学说起源·演绎三千五百年探讨》，洋洋数十万言，可见其用力之勤、涉猎之广、钻研之深，阅之令人感叹。

"经脉学说"，这里用"经脉"一词取换一般所说的"经络"，是想把空泛的概念回归到"脉"的实体。从"经脉学说"可以上溯殷商，以及近代，探讨其间三千五百年的演变和发展，这就成为这部大著的长题。我算是初步读出了作者的良苦用心，望出版后能取得读者的充分理解。

"经络的研究"作为中医针灸的论题，已探讨了50余年。最初，日人长滨善夫以此为书名，介绍一例特殊的经络感传现象病例；此后，我国开展了有关"经络现象"的调查，进而做"经络实质"的探索，做了大量的研究工作。在此期间，我先后写过一些有关经络学说的文章，主要是想理清源流，阐明本义。1957年，我在《新中医药》上发表《经络概论》一文；1958年，在《中医杂志》上发表《论背俞——关于背部经穴的探讨》一文，又在《上海中医药杂志》发表《关于经络含义的讨论》一文。其中对经络的概念都是表述为经络是经脉和络脉的合称，不同于一些人所说的"经络"不同于经脉和络脉。

关于经络基本概念的产生，我在主编的《经络学》教材中一开头就提出这样的先后关系："血、气—脉—经、络"，这一顺序是从历史文献的考察中得来的。"血、气"作为"脉"的内容，"经、络"则是"脉"分别为"经脉""络脉"之后，才有"经"和"络"的简称或合称。至后来滑伯仁《十四经发挥》将"经"和"脉"做分别解释，说"谓之经者，以血气流行，经常不息者而言；谓之脉者，以血理分衺（邪）行体者言也"。这里只指出了两字的分别意义，没有顾及两字的结合意义。《灵枢·经脉》是将"经脉"两字结合在一起命名，并不是脱离了"脉"而谈"经"、谈"络"。

《灵枢》从"脉"分化出"经脉""络脉"等内容，这才可称为系统化的学说或理论。此后的针灸经穴系统，历代各有补充和发挥，针灸之外，导引、按摩、方药治病莫不以此为依归。清代赵观澜写了一本介绍经络的书，名《医学指归》，就是这个意思。

近代西方医学兴起，日本明治维新时期因而废除汉方医，但仍保存针灸一门。其后日本医家再次就针灸学术进行深入研讨，并创用一些检测方法，如"知热感度测定""良导络测定"等，通过临床实例肯定"经络现象"的存在。我国继续扩大这方面的研究，从不可见的循经诱发感传，到可见的循经皮肤病等，取得了大量的例证。进而从经络现象探求其实质，众多研究者未能求得统一的见解，这也就是严健民先生本书所要讨论的内容。

本书题名《经脉学说起源·演绎三千五百年探讨》，这使我联想到台湾李建民先生相类似的一本书，名《死生之域——周秦汉脉学之源流》，"脉学"与"经脉学说"主要差异在有无"经"字，前文已说到，这些名称的出现先是"脉"，后分"经脉"和"络脉"，随后才合称"经络"。"脉学"一名是就"脉"的初名来称说，这一称法得考虑与早已使用的脉诊意义相区别。"经脉学说"一名似应当表明以经脉为主体，还包括络脉等在内，并不是只限经脉而不及其他。近人所称"经络学说"是指《黄帝内经》所述以经络系统的全部内容，即包括经脉、经别、络脉、奇经八脉、经筋和皮部等，"内属于府藏，外络于支节"的整体联系，才能成为完整的学说，而不是将其各部分分解为不同的学说。如有人将"经筋"看作不同的学说，这是对原有文献的误解。

本书对足太阳膀胱经的地位尤为重视，提出要重树足太阳膀胱经—自主神经调节论。这一说法，以前孟昭威教授也提过，这实际是对脊背部自主神经作用的重视。这方面的认识，古人通过脏腑背俞穴来表达，《黄帝内经》称为"背俞之脉"，即背部足太阳经第一侧线。初时称为"钜（巨）阳脉"，至《灵枢·经脉》始以脏腑冠名，才题名为"膀胱足太阳之脉"，其实与膀胱的关系并不居主要地位，主要的是"从巅入络脑"以及"下项……侠脊，抵腰中"一段。"络脑""侠脊"才是足太阳也，即"巨阳脉"的着重点。巨阳，作为三阳之首，在全身中自有其特殊地位，此后又有"督脉"的立论，即以两侧足太阳中间为督脉，起督领诸阳的作用。督脉与足太阳互相交会，可分可合。分之为督脉、足太阳、手太阳，合之同属"背为阳"。这应当是阴阳十二经脉分布的基本特点，我以前在"论背俞"各文中已略有讨论。表示对经络的探讨，循名求实，要从大处着眼，又得从小处着手分析。特别不能停止在十二经脉的名称上，经脉与脏腑的关系尤其如此。

健民先生此书，探讨范围广、历史长，上下三千五百年"经脉"的起源和演绎，可说是思考周详，有论有辨。如能在其深度和细节上再加拓展和充实，必将更有益于读者。前辈医家教导："发皇古义，融会新知。"我们在充分阐发古人原义的基础上，使之与新知识融会贯通，"慎思之，明辨之，笃行之"，定可结出新的果实来。

以上这些想法，权作本书的序言。

李　鼎　于上海中医药大学

2007 年 1 月 10 日

自 序

2000年9月承德会议期间,会务组的同道安排我发言,我的题目是"秦汉经脉理论形成过程"。我发言后,一位会友问我:"你将经脉理论追至殷商,是怎么想到这一招的?"因我学术功底不足,当时一阵语塞,无可奈何地摇摇头,迟疑一会儿,脑海里疾速寻思,忙答:"这要感谢许多学者的佳章。"我仅答此一句,看看会友,会友听了不动声色,用疑视的目光盯着我。我补充说:"1982年9月,我们医院的王医师到庐山参加"经络电图测量技术……"会议回来,介绍相关情况,将我引入《灵枢经》,引入20世纪50年代的《中医杂志》……"和会友的谈话,加深了我对承德会议的印象。后来想一想,还得益于李鼎先生指出:"经脉、络脉简称经络。"(1984)管遵惠亦指出:"经络是经脉和络脉的统称。"(1984)两位学者给"经络"做了简明的界定,使在迷雾中的我心开目明,认识到《灵枢经》中经脉学说的实质,为我以后的学习树立了坚定的信念。尤其是1993年重读薛崇成教授于1992年所指出的:"研究经络,必须能解决内属藏府问题。"随后重读《国外医学·中医中药分册》中"中医基本理论——现代科学解释经络学说"(Weily,1982),更坚定了我关于《自主神经系统在经脉学说中的地位》的认识。Weily将"经络的存在"释作与海特氏带有关的组织,并用自主神经系统加以解释,指出"虽然做出经络与自主神经的生理功能相一致的结论还为时过早,但强调其功能上的一致性是不会有大错的"(秦新华节译,李铁映校)。

要问我为什么"能将经脉理论之起源追至殷商",大约与我对考古知识比较关注有关,所以我说:"在十数年的探究中,是吴汝康、胡厚宣、甄志亚等学术先辈的著作将我一步一步引入古人类学、考古学、古文字学、原始思维等学术领域之中。"(《中国医学起源新论·自序》)他们的著作开阔了我的眼界,启迪了我的思维。假如没有诸多佳章的引领,我是很难从甲骨文"心(♡)"字中领悟到经脉学说起源于殷商及齐国的"心有四支"

"夫心者，所以制使四支，流行血气"等深刻反映秦汉经脉理论的演绎过程的。近几年来，我不断地在远古中国医学历史及经脉理论中求索，常想将"经脉学说起源·演绎三千五百年探讨"列入学习与撰著计划，甚至还想寻求支持与合作者。特别是八年以前在《中医学思想史·中医学思想萌芽》的探讨中，使我进一步领悟到：两汉经脉学家们完善十二经脉理论时，希望达到每一条经脉都与某一脏或腑相连，调节它们的相关功能的目的。但是用现代科学知识分析，这一目的是决然达不到的。然而，两汉经脉学家安排了足太阳膀胱经循行脊柱两侧，从现代人体解剖、生理知识进行分析，使我强烈地意识到了足太阳膀胱经内属脏腑的生理功能，于是完成了《论足太阳膀胱经在经脉理论中的历史地位》，很快被《中国中医基础医学杂志》刊用（2003年）。

现在当我进一步思考我国经脉学说演绎情况的时候，认识到重树经脉理论的最大障碍在于近半个世纪的"经络概念"。想当年全国性的经络研究如火如荼，耗资之多，研究周期之长，有众星捧月之势。虽遭许多反思，也无法扭转各式各样的"经络研究课题"的申报与批准立项。于是各学派在"经络研究"中出现各种解说"经络概念"的成果，如物理的、生物进化的、皮肤低电阻的，甚至用气功理论、特异功能探讨经络实体，诸多"成果"不仅使人眼花缭乱，而且让人啼笑皆非。

我们能同意经络实体的存在吗？我们能同意"经络概念"的继续应用吗？因此，在我这个册子中，第二篇叫作"穿云破雾释经络"，也许有点火药味，好在相关文章都分别得到学者们的支持，这使我感到了极大的宽慰。但是，作为"经络"这样敏感的概念，且近年来仍然有不少研究成果报道，想在短时期内得到学术界的完全共识去"废止经络概念"是不大可能的。

因为我个人学识有限，在本篇中行文、论证达不到较深层次的剖析，有时同一概念多篇讨论，似有同语反复之嫌，文中的谬误盼请学术界指正。但目的只有一个，希望从各个角度阐释清楚"经络概念"，希望学术界早日回到秦汉经脉理论之中来。

本书中的文章是我在阅读相关书报时因"有感"，为回答某些观念而先后撰文的。应该说，它的问世，与这个时代的文化昌盛、百家争鸣是分不开的。当相关文章积累多了，便产生了汇集理念。

本书的落脚点在于重建以"经脉理论·足太阳膀胱经"为核心的当今中医理论，达到"继承不泥古、发展不离宗"之目的。如能共识，在未来中医理论中还有许多工作要做，当由相关部门在组织落实之时，再组织相关力量，换一种思考，重新审视几十年来研究"经络"的资料，也许可从中得到许多新知，促进和完善当今中医理论。

感谢李经纬教授题词：重视根源探索，客观求实自强。感谢李鼎教授赐序、指导。借此机会衷心拜谢所有长期指导、支持、鼓励我的专家、教授，敬祝祯祺。

2006 年 5 月 1 日于十堰市十堰小区秋实居

2007 年 9 月重修

绪 论

经脉学说的理论基础
论中国远古科学史、原始医学史

近几年来中医学术界的动向是：不大讲"经络"了，同时也在相关场合回避中医理论了，出现了许多尴尬的局面。多年以来，学术界在探讨未来中医理论时提出"并口""突破口"问题。关于如何突破，只谈原则，未见可行之具体方案。我希望从"魂"入手，回答未来中医理论的突破口问题，因而曾撰《论中医理论的魂》。可是，近半年来，中医理论界又有了新动向，这动向来势之猛，使人难以料到。这就是湖南出了个张功耀，他要我们"告别中医中药"。他不仅在一级杂志上发表文章，而且在网上招募同谋者，迫使中医事业再次走向尴尬。20世纪30年代南京政府通过了"废止中医案"，那时，十分脆弱的全国中医界能团结起来抗争，迫使南京政府取消此案。今天，我们和张功耀之间又到了奋争的时候。为回答张功耀，从我所知道的一些先秦时期知识及至今仍有借鉴作用的医学理论来回答张功耀的谬说。特将我国起源于殷商的"经脉学说起源"演绎过程综述成册，力争为未来中医理论重树理论之魂，以促进中医事业的继续发展。

一、中国远古有尖端科学

张功耀是中南大学科学技术与社会发展研究所的所长，应该说对于中国社会发展史是有学识的。由于学识渊博，所以他在"告别中医中药"时，不直接讲"中医不科学"，而是借别人的话说"中国古代无科学"。中国古代无科学吗？"科学"的概念是什么？在古代，科学是指某一事物系统化了的知识，是对某一事物实践经验的总结；用科学的方法分析事物，是对某一事物客观发展规律的揭示，探求该事物的客观真理。用这一公认的观念分析中国古代事物，远在1.2万年至6000年前中国就有了较为发达的种植农业与较为成熟的制陶业，如仰韶彩陶文化。难道在人工种稻中，在彩陶文化中就没有较为系统的知识积累吗？难道烧制彩陶的系统化工艺就不是当时的尖端科学吗？我国距今6000年左右的许多居住群落留下了各式各样的人面头像雕塑，在雕塑中对五官的布局、眼神的描绘，难道没有反映雕刻者们对五官生理的理解吗？难道五官生理不是基础医学知识的内容吗？

我国的天文、历法知识早在尧帝时期就已有明文追记,肯定了"期三百六旬又六日,以闰月定四时成岁"。我们的研究证实:《灵枢·九宫八风》图示,其实就是始于尧帝时期的"观象(日在某山之东升西沉位移)授时",就是一篇较为系统的古历法理论。我国于公元前603年,就已经制定了比较精确的十九年七闰制,到孟子时期已可坐在家中制定"千岁之日至"了。难道我国的古天文、历法不是当时的已经系统化了的尖端科学吗?根据"大学孔氏之遗书"记载之"汤之盘铭,苟日新,日日新",证明先商时期我国古方块字已经起步多年了,这一史料与近几十年在河南偃师二里头出土青铜器存在呼应关系。张功耀不要忘记了中国古老的青铜冶炼史,前文讲到的二里头青铜器至今已4000多年了,殷商时期青铜器极丰富,最著称者如"三联铜甗""司母戊鼎"。重达800多千克的司母戊鼎,是分部件铸造的,如果现代铸造,需画多少张图纸,做多少个模型?如此尖端的青铜史料,怎么就不是中国古代科学呢?作为研究社会发展史的张先生在说"中国古代无科学"之前为什么不多读点书呢?张先生对庄子是有研究的,他曾引用"不知处阴以休影"的故事劝解在中医史学中苦求的人们,姑且不论他的比喻恰当与否,在探讨中国古代科学史中,张功耀怎么就忘记了在《庄子·徐无鬼》篇,中国人还从气的角度做过科学实验!有一位叫鲁遽的人为庄子等人"调瑟",他取两台瑟,将两台瑟的弦律调一后,"废一于堂,废一于室",然后鼓动一瑟的宫音,另一瑟的宫也发音了;鼓动一瑟的角音,另一瑟的角也发音了。为什么呢?答曰"音律同也"。这是一个有名的科学实验,它解答了《周易·乾卦》中的"同声相应,同气相求",是中国古代的宝贵文化遗产之一。鲁遽这个人是一位了不起的通过实验推导出"同气相求"的科学家,也许这一理论不仅在生理学中有意义,而且在矿产形成也有意义。

二、甲骨文中的医学史料及生殖医学理论体系

张功耀说:"在甲骨流行的时代,中国还没有医学。"许多学者研究结果与张先生相反,甲骨文史料中医学内容是很丰富的。首先当殷人寻找到"依类象形"方法创作方块字时,我国文字已走上规范化发展道路。在甲骨文字创作的过程中,造字者们已涉足于原始科学的方方面面,每一字的产生都是造字者反复推敲的结果,蕴藏着丰富的科学性。如殷人在长达200多年的创作"心"字的过程中,反复对心脏进行解剖观察,完成了对心脏的大体解剖。根据心内有七窍,提出"圣人心有七窍",后世发展为"心之官则思"的认识,在我国医学史上是最为重要的生理功能假说。与此同时,殷代先民还认识到心脏底部几条大经脉(血管)对全身的调节作用,在第六个"心"字心脏的底部划了两条线,代表四条大经脉对全身的调节作用,致使人体经脉调节理论的诞生,影响中医发展三千余年。我们将这一过程称之为殷商时期我国早期医学理论中的尖端科学,绝不为过。难道比希波克拉底早800年完成心脏大体解剖的事实就不是那个时期的尖端科学吗?能因没有留下解剖者的姓名就否定中国人体解剖史吗?

近百年来,由于许多学者的努力,已知甲骨文中蕴藏丰富的医学史料。温少峰、袁庭栋著《殷虚卜辞研究·科学技术》篇,第七章用数万字介绍殷商医学,指出疾病命名34种,殷人给疾病命名涉及与医学有关的多少知识呢?当我们读到"腹不安"

"疾骨""疾软""疾心""疾蛔""疾旋""蛊""疟"等病名的时候，我们应该理解殷人在给疾病命名面前思考过什么呢？难道这些命名能脱离当时的基础医学与临床医学吗？我们承认在甲骨文中至今未发现药物治疗，这与宫廷信巫，拒绝从民间引入药方有关。所以我在《论原始中医学》中说："一部被扭曲了的殷商药学史。"在甲骨文中涉及解剖生理的字较多，说明造字者在创作文字时思考过相关功能。对于甲骨文中的目、见、耳、听、鼻、臭等字我们已经多次探讨。与生理知识较密切者如：最早的"舌"作"󰀀"，像蛇之口中吐信一样，"言（告）"作"󰀀"或"󰀀"，意指口中在舌的配合下吐出一个信号，宣告某某事理。由此意创作出"宰"，"宰"字作"󰀀"，其中"󰀀"即由舌吐出的信号部分，其上部"󰀀"指屋下、室内，意指在室内说话、执事的人称"宰"。后世用智慧高明的人当宰相，就用了宰。创作舌、言（告）、宰的人展开了多少思维过程！甲骨文中的"尿"字作"󰀀"，"屎"字作"󰀀"，描绘人之排泄功能，包含着对泌糟粕等生理功能的认识。

可见张功耀说"在甲骨文时代，中国还没有医学"是绝对错误的。他强调："甲骨文中，只有一个勉强可以解释的'病'字，却没有一个医字，哪怕是不可靠的'医'字也没有。"果真如此吗？我们在甲骨文字典第1390页读到"医"字，作"󰀀"，虽解作地名，但是一个"医"字。我们知道，在古文字中"矢"字指箭头，或作"↑"，"↑"代表尖状物义有多解。张功耀在写"医"字时就写了"矢"，矢的三面为框，可视为"󰀀"（人或身），"󰀀"恰是人身之前有"↑"（尖状物），与"󰀀"字形相近。医的繁体作"醫"，除"酉（酒）"不议，上文可视为"󰀀"，这个"󰀀"字右侧是双手，它与甲骨文"殷（󰀀）"字极相似。康殷先生在《文字源流浅说》中引文后指出："殷……旧注解作调正，中也，正也。大多含有治理、调正之义……殷字即后世医字的初文。"当张先生读这则史料后该怎么评说自己的无知、轻率、可笑呢？

两千余年来，在中医基础理论中许多解剖、生理概念不清，如肾、命门、三焦、心、脾等，从先秦医学史料分析，这些现象的产生，与撰著《素问》《灵枢》时采集资料受到限制有关。当时的撰著者们从残帛断简的只言片语汇集相关史料，撰著之艰辛可以理解，好在他们将已取史料都裹撷进来了，他们的功劳为我们提供了可以进一步考证的基础。现在当我们本着对传统中医理论进行解构与重建的时候，就可以通过已出土之考古史料对其一一考证了。为此我已撰《先秦中医泌尿生殖、生理概说》《释命门》等，发表于《中国中医基础医学杂志》（2005年），文中首先采撷甲骨文反映女性孕、产、育生理共20字，其中怀孕5字，临产14字，哺乳1字。在临产的14字中，可分作待产、头先露（顺产）、足先露（难产），说明殷人对孕产十分关注，在接生中已取得丰富经验。怎能因没有记载某某是接生者，就否定妇产科医生的存在呢！张功耀说中国春秋以前无医生是错误的。

对于肾，我们从近代出土的秦汉相关史料进行分析，认识到男性睾丸在《素问·上古天真论》成书之前早已名肾了，只不过撰《上古天真论》的作者在撰文时，未有读到这些资料，留下了解剖部位不清的"丈夫……二八，肾气盛，天癸至，精气溢泻，阴阳合，故能有子"，造成传统中医将人之生殖能力错误地嫁接于泌尿之肾。至今凡讲"肾气"就用泌尿之"肾"解读，凡讲"肾虚、精亏"都用泌尿之肾功能低下分析。为了追踪先秦人们对生殖医学的认识，我们从传统文化入手，发现殷商时期殷人对公畜之睾丸十分关注，在驯养野猪的过程中，观察到伤了睾丸的小公猪在成长过程中，其性格温顺，易肥，由此总结经验，采取人工破坏小公猪睾丸，为培育出快速肥壮型猪发明了"去势术"。这一史料来源于金景芳的《中国奴隶社会史》，闻一多先生在《释琢》一文中有同样论述。殷商先民对公猪的"去势术"，被周代的统治者们移植于人类社会，即对男性罪犯施"宫刑"，被执行宫刑的人叫阉人，留在后宫使用，又名宦官，后世改称太监。近期读到甲骨文一期《菁四》就有"宦（ ）"字，说明殷商早期宫内就用阉人了，如此说来男性去势术于殷商早期就发明了。在甲骨卜辞中，关于卜问预产期的卜辞不少，说明那时的人们基本掌握了十月怀胎的规律。

由上述可见，殷商时期的生殖医学知识已较系统，属于当时的先进医学。

三、先进的原始中医学

张功耀在他的"告别"谬论中一再采用西方学者于19世纪早期在古美索不达米亚、古希腊发现的考古遗物如《尼尼微医书》等与马王堆出土的14种医书比较，说："直到公元前6世纪，中国可能还没有'医'""要论历史悠久，希腊医学比中华医学的历史更悠久；要论内容丰富，希腊医学比中华医学的内容更丰富。"但他们16世纪"告别了他们的祖宗遗留下来的草医草药"。应该指出，西方学者对古希腊等地的考古，已有150余年，对其断代完成较早。且不说当时的断代记录是否值得进一步断代核实，张功耀没有研究透古西方医学为什么于"16世纪化学医学兴起之时""告别了他们的祖宗遗留下来的草医草药"，未有研究透中国医学为什么能长期发扬的内在原因而得出"告别中医中药"的结论。张功耀在鼠目寸光的前提下对中医理论一律索垢求瘢，看不见中医理论中至今仍然闪耀着光辉的内容。为了帮助张先生提高一些视力，拟从原始中医学中探讨其闪光的内核。

什么是"原始中医学"呢？"原始中医学"是针对"传统中医学"提出来的。学术界一直认为今本《黄帝内经》成书及其所包含的内容，称为传统中医理论体系。我在研究远古中国医学史的时候，将"今本《黄帝内经》成书以前的中医学思维方法及基础医学理论体系与临床医学理论体系归属于古朴的中医理论体系，我称之谓原始中医学"，已出版《论原始中医学》一书。《论原始中医学》收集殷商、两周至秦汉时期我国医学的史料，它反映了从殷商至两汉1500余年的医学思想、基础医学与临床医学概貌。在原始中医学中，蕴藏着许多先进的史料，许多史料被传统中医学继承下来，亦有许多史料潜藏于传统文化之中，未被认识；藏于地下者，被近代考古发现者已过数万言。原始中医学中的思维方式具有特征，基础医学功底朴实，临床医学理论具有一定的先进性，值得我们一一揭示。

1. 原始中医学思维方法的先进性

考古史料证明：当中国先祖进入新人时期获得了较强的远事记忆能力之后，便对自己感兴趣的事物有了一种刨根问底的追求，古人称之为格致穷究精神，又叫格物致知。《大学》讲"致知在格物,物格而后知至",这种精神促进了原始综合科学技术的发展。5万年前的许家窑人发明狩猎工具飞石索,2.8万年前的峙峪人发明弓箭,1.8万年前的山顶洞人发明可以缝制兽皮衣服的骨针,1.2万年前的玉蟾岩人、吊桶环人、仙人洞人发明水稻栽培与红陶烧制技术,7000年前的河姆渡人建造杆栏屋群落,制造水井,发明水上运输工具船,都与他们刨根问底的穷究精神分不开。当人们生产、生活经验有了更多积累以后,当人们从"观象于天,观法于地"入手,发现日在群山中东升西沉的过程中存在南往北来现象且周而复始;观察到植物的春萌秋杀与气候之寒冷变化存在一定关系,其规律也是周而复始。这个周期后来名曰"年",经若干岁月的积累,丰富了"年"的概念,产生了最初的历法,追忆在《尚书·尧典》之中。在漫长的新人时期,中国人的直观思维是主要的,反映在殷人依解剖部位给疾病命名中,但也在"依类相形"造字原则下展开思考其他问题,引申出"取象比类"的思维方法。比如在天寒地冻气候条件下,观察到河水断流,影响水上交通的时候,想到天寒地冻时人体之血气也可能受到影响,提出"天寒地冻则经水凝泣"理论,"经水(较大的血管中的血液)凝泣",讲的就是中医病理学中的风寒瘀滞。在现代疼痛理论中,西医只讲"增生压迫",在小针刀理论中出现"较为复杂的损伤粘连",但是我们不要忘记了气滞血瘀理论。气滞血瘀讲的就是风寒瘀滞,在现代疼痛理论中风寒瘀滞仍然是基础,古代医家在治疗医学中针对风寒瘀滞提出"治厥者,必先熨调其经",这一热疗理论在当今康复医学的五花八门的热疗仪器原理中仍然占有重要地位,张功耀在学习中注意到了吗?

2. 医学基础理论中先进的经脉调节论

我们早已论证当代将"经络概念"从秦汉经脉理论中分离出来后,在长达半个世纪的研究无果之后,给中医学术界、临床医学界带来了十分尴尬的局面,这个局面的最大特点是回避中医理论。当探讨如何振兴中医的时候,只笼统地讲提高自身素质,强调"打铁先要自身硬",中医如果不讲它的理论,不树它的理论特征,中医如果没有自己的魂,又怎能"硬"起来呢?所以我完成了"论中医理论的魂"一文,中医理论的魂应该是可以"决死生,处百病,调虚实""内属藏府,外络支节"的秦汉经脉调节论。秦汉经脉调节论起源于殷商,比张功耀推崇的希波克拉底早800余年,至今已有3500余年。我们之所以要将经脉学说树为中医理论的魂,还因为从殷商至两汉,经脉理论在演绎完善过程中派生了病理学中的气血瘀滞理论,派生了独具中国特色的疼痛理论,派生了是动则病(经脉主病)理论,派生了相脉之道的脉象诊断理论,派生了熨疗理论,派生了微针导脉的针刺疗法理论,派生了可以解释"伤左角,右足不用"的维筋相交与跷脉理论。

张功耀先生,你了解跷脉理论吗?你崇尚的西医,西医中的神经学说、神经学说中的运动神经交叉学说到现在有几百年了?而中医的运动交叉学说早在西汉时期,就已经通过大脑解剖、大脑颅底解剖、眼球后部解剖提出来了,在大脑解剖过程中秦汉医家先后创作三个原始"脑"字,记载了眼球后面的"眼系,上属于脑,后出于项中";秦汉解剖学家们在颅底解剖过程中看到了基底动脉、动脉环、视交叉。只不过他们的记录写作:"阴跷阳跷,阴阳相交,阳入阴,阴入阳,交于目锐眦。"这是当时解释临床病例"伤左角,右足不用"的最为先进的基础医学理论,难道就因没有作者签名就不算中医理论了吗?

当然在经脉理论中也有不足,如要求每一经必与一脏或一脏相联,调节它们的功能,此认识与人体解剖、生理不符。但是我们的老祖宗人为安排足太阳膀胱经循行脊柱两侧,当代解剖、生理知识证实足太阳膀胱经完成了经脉理论的"内属藏府"大任。现在我们恍然大悟,原来秦汉经脉学家强调的是自主神经调节论。这个理论指导针刺疗法至今仍不可替代。起源于殷商的人体经脉调节理论、自主神经调节论难道不算先进吗?原始中医学理论的起步,本来是唯物的,当我们在"追中医理论产生之根由,察秦汉医理之真谛"的时候,我们发现原始中医理论与西医理论的起步依赖于解剖、生理知识的支持是一样的,用现代解剖、生理知识解读足太阳膀胱经"内属藏府"的实质,将可树立中医理论的魂。有了魂,未来中医理论的其他问题迎刃而解。

3. 层次严谨的望、闻、问、切诊法

当医学知识、临床经验、临床病例积累到一定程度,医家必然产生给疾病命名、归类的要求,在中国此情况发生于殷商时期。当医家给疾病命名的时候,首先离不开"望"。"望诊"包含的内容很多,中医是强调形神观的,对于神的了解,是对全身情况的评估,所以中医望诊非常重视对神的观察,包括人之精神、神志是否清楚,神情、神气表现,及对神形、神色、神态之综合分析,由此,望、闻、问、切的四诊方法逐步被总结出来。"闻"诊,指医者在接触病人时,利用自己的听觉和嗅觉收集病人的有关信息,借以判断病人之病情、病位。《灵枢·胀论》:"胃胀者,腹满、胃脘痛,鼻闻焦臭。"病人鼻出焦臭,病人可闻,医家亦可闻。《素问·腹中论》:"有病胸胁支满者,妨于食,病(人)至则先闻腥臊臭。"当医家接触病人,闻到"腥臊臭"时,就可作诊断参考之一。关于"问"诊,《素问·三部九候》:"必审问其所始病,与今之所方病,而后各切循其脉。"可见中医"望、闻、问、切"四诊,早在先秦已逐步总结并用于临床了。其诊断层次是严谨的。在四诊中望、闻的内容丰富,如五色诊法最主要的是望诊,包括对病人微循环的审视,对病情总趋势的评估,为问诊打下了基础。我们知道,西医在接诊病人时也有四诊,叫"视、触、叩、听",虽触、叩、听诊有优越性,但四诊中无"闻""问",当接触病人后,一望而开始"触、叩",这"触、叩"有目标吗?所以细思之,西医的四诊与"闻、问"脱节,至少在提出"视、触、叩、听"时不够严谨。

关于"切脉",张功耀在"脉诊"法中索垢至极,说"中医脉诊方法不具备起码的可用来排中分析的逻辑基础"。我们说早期的"脉诊法"是朴实的,张功耀戴着有色眼镜审视脉诊,看不见原始中医学中脉诊法的先进性,因此我们有必要和张先生一起研究脉诊法的历史了。我们已讲,脉诊法是从经脉主病、是动则病临床经验总结出来的,与血气理论及对表浅动脉搏动不断加深认识有关,与在望诊的基础上对五色诊法经验的积累存在一定关系,是秦汉医家主动寻找客观诊断方法的结果。张功耀在"告别"谬论中不怀好意地讲过扁鹊,对于扁鹊的历史没有必要鞭打。在探讨脉诊法时我们感谢司马迁保留了相关脉诊发展史料,当究读《扁鹊·仓公列传》时,我们发现扁鹊诊病多在望脉(五色诊),如在诊虢太子病时,就凭"望色、闻声、写形"诊断,可见他用的是望闻二诊，但他懂脉学理论。他从"上有绝阳之络，下有破阴之纽（赤脉）"指出"色废脉乱，故形静如死状"，都建立在望诊基础之上。到写仓公列传时，司马迁如实地记下了许多切脉诊法，如"脉来数疾去难而不一者，病主在心"。这说明仓公的脉学知识是先进的，当他切到脉律混乱时诊断为心脏有病（其病在心），难道就没有在分析病情时起到"排中分析"的作用吗？现在，我们能读到《足臂十一脉灸经》中有一句切脉诊法的记录，"循脉如三人参舂"，这是秦汉医家的实录，比喻十分形象，与仓公的"脉来数疾去难而不一者"，几乎可视为同一脉象。为什么这样准确的可以直接判断心脏有病的切脉诊法，张功耀就没有读到呢！现在，我们还可读到张家山出土的《脉书》，书中反映了秦汉医家的诊病水平。《相脉之道》说："他脉盈，此独虚，则主病；他脉滑，此独涩，则主病；他脉静，此独动，则生病……此所以论有过之脉也。"这则史料，反映了依经脉主病的脉学诊断方法是先进的。在希波克拉底医论中，希波克拉底未能探讨脉学诊断，是他的一个失误。同时说明：希波克拉底根本没有涉足于较深层次的人体（经脉）调节理论。

我们不否认在后世的脉象诊断中，由于受历史原因的影响，出现了"肝脉、肾脉、脾脉"等不切实际的说法，这正是我们在探讨未来中医理论时需要对其进行解构与重建的内容。张功耀在索垢至极的前提下全盘否定脉诊，不是科学态度。何况目前有经验的西医在诊断过程中也学会了切脉，希望从切脉中了解循环系统的基本情况，从脉之盈虚、频数、脉律、奔马律等脉象初步判断病情，提出进一步检查的方案与初步治疗方案。不知张功耀会不会将西医的切脉法也全部否定。

4. 在痈病中先进的"寒者"理论——上工治未有形者

虽于殷商时期我国先民已给疾病命名，临床医学理论已经起步，但对单个疾病的研究谈何容易。在《周易》中收载三则放血疗法，主要用于治疗"心逖""心惕"，但对"心逖"的病理机制无解。春秋战国时期，当血气学说、风寒致病、经脉调节理论逐步介入临床医学的时候，关心临床医学的人们已开始对单个疾病的病理机制、治疗原理进行探讨。春秋前后患痈疽者十分普遍，因痈疽死人的事情时有发生。所以人们对痈病的致病原因、病理机制、治痈方法都进行了广泛探讨。[1] 在痈之病理机制的探讨中，提出"寒者、热者、痈（包含容大者、狭小者）"三个发展阶段，在"热者"之前强调"寒者"。"寒者"是什么意思呢？"寒者"，是指病邪（化脓性细菌）侵入肌肤后，病邪刺激（细菌释放毒素），局部水肿，血液循环受阻，组织质地比较坚硬，病灶略显苍白，局部温度偏低（寒者），疼痛逐步显现或逐步加剧，病情逐步向"热者"方向转化。古代医家对"寒者"阶段的认识与提出是先进的。

现代医学对痈肿的病程讲"红、肿、热、痛"，没有细菌侵入后的早期病理过程，在抗生素没有被用于临床之前，西医对痈病的早期治疗是束手无策的。然而先秦中医早已采用"碞（砭）启"方法对"寒者"阶段的痈病施治了。这个方法又叫"用碞（砭）启脉"。《灵枢·刺节真邪》指出："刺寒者用毫针。"《灵枢·九针十二原》讲："毫针，尖如蚊虻喙。"《灵枢·官针》中所说"治寒气之浅者"的手法是"引皮乃刺之"。"引皮乃刺之"，是一种与体表平行的横刺法，是专治"寒者"的浅刺法。相当于在皮表无规律地划痕。《灵枢·官针》指出："始刺浅之，以逐邪气，而来血气。"

这中间讲明了"用锅启脉"的道理。现代病理生理机制告诉我们：这种浅刺可以刺激局部神经末梢，在划痕处可以渗出少许黄色组织液，促进和改善局部血液循环，调动白细胞等向局部浸润的速度，加快细菌减少与死亡，使早期炎症逐步消退，达到"启脉"与恢复健康的目的，这就是"以逐邪气，而来血气"的本质，达到了"上工治未有形者"的高标准要求。所以先秦时期在痈病机理中提出"寒者"概念及对"寒者"的施治方法是十分先进的临床医学理论，对于痈病中"寒者"阶段的划分，至今仍有参考价值，我们不应一概否定。

5. 先进的秦汉医学心理治疗

数千年来，人类社会不断发展，从总体讲，中国医学已由早期的生物医学模式逐步转向生物—生理—社会医学模式。当前许多社会学家呼吁加强医学心理学建设，加强各年龄段相关人群的心理疏导工作。事实上我国秦汉先民早已继承两周医家遗存下来的心理治疗，这是一份十分可贵的医学史料。传统习俗认为：中医学是可无师自通的。凡有文化功底的人，多可习医，并悬壶济世。张仲景述自家的处境，"感往昔之沦丧"，于是自学医理，"勤求古训……"，悬壶济世，关注临床经验积累，撰《伤寒》《金匮》，成为医方之祖。由此可见，医与仕极近。凡有学问的人都可习医，都可悬壶，都可论医。公元前5世纪的晏子习阴阳，懂"四经调节论"。晏子尤其对心理疏导很有研究。有一次齐"景公病水，梦与二日斗，不胜"。景公心情紧张，对晏子说："吾其死乎？"晏子有意不进行解释，推曰："请召占梦者。"占梦者来后，听了介绍，说："我回去拿书。"晏子说："不用书，我教你：'公所病者，阴也；日者，阳也。一阴不胜二阳，故病将已。'"占梦者按晏子的原话向景公做了解释，景公平静下来，过了两天，病就好了。晏子在此借用阴阳学说开导景公，解除景公之虑，恰到好处。晏子的思想对秦汉中医学是有影响的。《灵枢·师传》说："人之情，莫不恶死而乐生，告之与其败，语之以其善，导之以其所使，开之以其苦。"这些原则成为历代中医师心理治疗的指导方针。一百年前弗洛伊德的心理暗示疗法以及当今的心理治疗，无不将开、导结合，根据心理障碍者的实际情况灵活应用。我们的老祖宗遗留下来的这样好的心理治疗手段，为何张功耀要"告别"呢！

四、劝张功耀不要借虎皮为自己壮胆

张功耀在"告别"谬论中胡说："在知识界的名流中，主张废除中医中药的居多。"他点了9位名家，其中有章太炎、鲁迅。在张功耀笔下，近代有如此众多的名流主张废除中医中药，所以现在他就理直气壮地登场了。上述名流们是在什么场合说的"废止中医中药"呢？大约他是难出实据的。为回敬张先生，只将章太炎、鲁迅先生的情况简述于后。

章太炎先生生活于1869—1936年，在他的晚年碰上了"废止中医案"。有史料证明："废医论"原出于俞樾（俞曲园），发至他家连遭病丧之苦，成文于1890年左右。俞樾为晚清大经学家，章太炎曾从师于俞氏，但在废医论面前章先生没有跟着俞樾帮腔。20世纪30年代的余云岫发起"废止中医案"，余云岫是章太炎的学生，但章太炎绝对没有支持余云岫。章太炎先生于1924年发表《论藏府经脉之要谛》，同年撰《论五藏附五行无定论》《论旧说经脉过误》，全在于希望将中医理论刮垢磨光，这是我们现在探讨未来中医理论时仍然必须严肃完成的任务。章先生留下的130余篇医论中，[2]倾注了他对中医事业的深情。面对废医派他大声疾呼"中医诚有缺陷，遽以为可废，则非也""药由人用，方由人合，用之失，虽黄精、人参亦杀人"。有学者研究后指出，章太炎先生"在中医学研究中，着力于中医理论的解构……试图重建中医学术体系，实现传统中医的转型"，并指出："这种为中医自知、自信、自立而不懈努力，在今天也有其学习和借鉴的价值。"张功耀栽赃章先生，抬章先生为自己壮胆，无用！

鲁迅先生更是大家熟知的文豪，他出生于封建破落家庭，造就其为民呐喊的性格。他曾学医，为了唤醒民众精神，又改从文学。在他的文学作品中无不为民众呐喊，并成为新文化运动的顶梁柱。在他的文学作品中，虽然鞭打过中医药中的糟粕，但他从未讲"告别中医中药"。我们希望张功耀不要借名流提高自己，不要借虎皮为自己壮胆。

当前中医事业正处于关键时期，虽近半个世纪以来中医事业于多方面迅猛发展，但也有不尽如人意之处。如关于中医核心理论的经脉学说，被误解为"经络概念"，组织许多人力、财力，进行了长达半个世纪的研究，研究方法之新，涉及新生概念之广，久久不能统一认识，久久不能揭示"经络"之实质。加之传统中医理论中对于肾、脾、三焦、命门之解剖部位无定论，药学理论未见突破，使许多中医理论无法证伪，因而近几年来人们在许多场合都回避"理论"。当探讨未来中医理论时，只说到"要梳理理论体系"，拿不出突破中医理论"井口"的具体方案，这就是当前许多学者都感到"尴尬"的原因。如报刊发表"尴尬前行的中医药""中医的路为什么越走越尴尬"。学者们一片好心，但未找到尴尬之原因。我个人认为这种"尴尬局面"形成的原因就在于当今中医理论失去了魂，这一现实也是产生张功耀现象的原因，也是张功耀能够招募追随者的原因。现在张功耀将问题抛出来了，可以引起各级领导、各方学者思考了。对于张功耀先生，他也是探寻未来中医理论中众多苦行僧之一，这里用得着毛主席的"僧是愚氓犹可训"。我们相信当张先生再次深入学习远古中国医学史，学习到《经脉学说起源·演绎三千五百年》，学到足太阳膀胱经起到了"内属藏府"的作用，为中医理论找到了"魂"以后，是可以在比较中为创建未来中医理论出一份力的。

历史在发展，社会在进步，各项科技事业日新月异，新的事理总要替代旧的观念，医学理论当然也要与时俱进。当前，当我们探讨未来中医理论的时候，我们有两个基础：①秦汉中医理论不可忽视，我们应该在"继承不泥古，发展不离宗"的原则下探讨，因为秦汉中医理论中确实仍有闪光内容。②必须与当前发展了的医学科学同步。这是我们现在的观念。有一位学者在众多学者系统研究《黄帝内经》的基础上，预料将来有可能出现"可以将《黄帝内经》'束之高阁'之时"，这是一种辩证认识。然而现阶段对于中医学的整体研究，我们只有指陈其得失，才有可能汲取秦汉原始中医理论至今仍然闪光的精华，用现代医学理论解读足太阳膀胱经内属脏腑的实质，圆秦汉医家希望用"某一经脉与某藏某府联系，调节藏府功能"之梦。当我们首先为未来中医理论立了"魂"之后，再探讨相关问题，及应该"舍弃其所短"的内容，就比较容易求得共识了。

参考文献

[1] 严健民. 论秦汉时期痈病理论与痈病治则 [J]. 中华医史杂志, 1998, 28 (1): 26.
[2] 章太炎. 章太炎全集（八）[M]. 上海：上海人民出版社, 1994.

2006 年 11 月 14 日

第一篇　殷商至两汉人体经脉调节理论起源·演绎概说

开篇词

近半个多世纪以来，由于比较突然地提出了"经络"一词，加上日本又有《经络的研究》一书问世，在没有思考"经脉""经络"概念之渊源关系的情况下，误将"经络"词组从秦汉经脉理论中分离出来，使之脱离了殷商至秦汉的基础医学体系与临床医学体系，使"经络"词组脱离了主纲，与经脉、络脉无关了。可想而知，一个失去了主纲的名词，虽然学者们从各方面"研究"，用许多新概念解说"经络"，都未能阐明"经络"本质。有学者于1988年在《生物学杂志》第3期发表《对猪蛔虫神经系统研究》的文章，用以说明"经络"；1991年又在《大自然探索》第4期发表《经络原型的初步研究》再次提出"经络原型论"；到2005年该作者又一次于《中医杂志·增刊》119页发表《现代经络研究的反思》，还说："我们认为经络如存在……在人体内实际只是一种返祖现象或进化遗迹的表现……"这样的"反思"虽较以前两文有了进步，但抱着"返祖论"不放，也是不能自圆其说的。有学者在"经脉""经络"概念不清的前提下，早已宣布"经络学说的起源也是一个无据可考的历史问题"，说明某些学者对"经络概念"莫衷一是。我们将考察我国医学史的思路建立在诸多学者的佳章及考古学等基础之上，探明了"经络"即经脉、络脉的简称，经脉学说起源于殷商，其后有千余年的演绎过程，于两汉时期完善为十二经脉理论。东汉以后学者们在此基础上引入社会学中的君臣思想，用五行配五脏创藏象学说，俗称传统中医理论，指导中医临床两千余年。

本篇用六章探讨我国人体经脉调节理论的起源、演绎问题。

第一章 殷商诞生"经脉学说"的基础
——殷商社会、文化、原始科技、医学之概貌

医学理论的产生，有三个必备条件：①建立在原始医学知识的不断发展与积累之上；②需要人体解剖、生理知识及临床医学发展到人们感到有必要从理论上阐明疾病的起因、命名、分类等问题之时；③与原始综合科学知识的起步、发展存在同步与相互促进关系。这是医学理论的起源在很大程度上取决于社会、人文发展的重要原因。殷商时期社会、人文的发展，促进了"经脉学说"及中医理论的起步。

人类社会的发展，遵循着自然发展的总体规律之一，承前启后。人类科学事业的发展，同样遵循着总体规律之一，承前启后。

我们说在中国的医学史上产生过独具特色的人体"经脉学说"，它产生于殷商200余年间人们对心脏的反复解剖，产生于人们在人体心脏的解剖实践中认识到心内的"心眼"之多（有七个孔窍——心主思维），产生于人们意识到心脏底部的几条大经脉对全身起着调节作用。因而在第六个甲骨文"心"字的心脏底部画了两条线（🈺），我们认定它是"经脉学说"的源头。它不仅仅是在心脏解剖的基础上产生的，有雄厚的资料表明：中国特有的"人体经脉调节理论"的起源，与殷商时期的社会、文化、原始科技水平及医学的综合水平密不可分。

那么"雄厚的资料"在何处呢？雄厚的资料潜藏于中华民族繁衍生息的历史长河中。它可追溯至近5万～4万年以来的新人时期，可追溯至人类进化过程中获得了远事记忆能力之后，可追溯至原始狩猎工具——飞石索的诞生，弓箭的发明……在具体探讨"经脉学说"起源过程时，我们仅从近万年说起，许多资料来源于近百年来的考古发现。

在我国考古学中，大家熟知的仰韶彩陶文化、山东龙山文化等，都属我国先祖们创立的原始科学技术，都表明了中国人的聪明才智。它们与人体经脉调节理论的起源存在什么样的关系，一时间我还无法理清。在山东莒县陵阳河多次出土陶尊，陶尊上有"❦"和"❦"的陶纹符号，邵望平先生称之谓"远古文明的火花"[1]。这两个陶文上文书太阳，下面描山峰，表明日从山峰出，这一认识与《山海经》"大荒东经""大荒西经"的记载"日出之山……""日入之山……"是一致的，邵望平先生将这样的"尊"断为"祭日出的礼器"。南朝文字学家顾野王于公元560年左右在《玉篇》中收载"旵"字，作"丑减切"，解"日光照也"，这个"旵"字不正与❦、❦字形完

全相同吗？现代汉语大字典"昷"读 chǎn，引《广韵》"昷，日光照也"。证明将6000年前的陶文"❋""❋"释读为"昷 chǎn"是可通的。至目前为止，我国陶纹符号已收集不少，尚待整理。陶纹符号及可读的陶文，为我们留下了先祖们的聪明才智。

在甲骨文未出土释读以前，一般认为金文最早，2500 年前早有记载者，属《大学》第二章："汤之盘铭，苟日新，日日新，又日新。"记载商汤王克夏桀后铸了一个沐浴的大盘，盘铭表明：汤王决心日日革除旧弊，创立新业。考古证明：商汤在青铜盘上铸铭文绝不是偶然事件。现在学术界组织学者、专家对夏、商、周进行"断代"，认定河南偃师二里头遗址属夏初遗址，距今已 4000 余年。该遗址出土了青铜爵、青铜斝（jiǎ）等古朴庄重的铜器，[2] 表明夏初青铜铸造技术已趋成熟。商汤铸盘在夏初 400 多年之后铸出铭文，应该是可信的。且甲骨文中有（❋盥 guàn）、（❋湔足）、❋（洗浴）等近 10 个关于沐浴的字，[3] 更加证明了汤之盘铭的可信性。从铭文"苟日新，日日新，又日新"分析，说明汤王时期有一批高级知识分子聚集于汤王之下，表明学者们深思熟虑的遣词造句与构思的严谨性，他们的思维能力已可扩大到其他科学领域了。

商汤，一个新的朝代开始，继承先祖遗愿，总结"有夏昏德，民坠涂炭"的历史教训，做到"德日新，万邦惟怀，王懋昭大德，建中于民，以义制事，以礼制心"[4]，相对改善了民众生活。尤其是盘庚，当他定居于殷商之后，及时"奠厥悠居……肆上帝，将复我商祖之德，恭承民命，用永地于新邑……式敷民德，永肩一心"[4]。盘庚迁都于殷，建业 270 余年。安阳出土之"司母戊鼎"，妇好墓出土之"三联铜甗"，表明了那时手工业的兴盛、青铜技术的高超。尤其是妇好墓出土的"玉人雕像"[2]，双膝跪地，面朝右前，目瞪唇合，庄重沉思，艺术性与思想性结合，表明了艺术家对五官生理功能的领悟，描述了人之思维情景，可视为探讨人之思维功能的尝试，为思考人体调节功能埋下了伏笔。商代是我国奴隶社会发展的重要时期，其等级制度在殷王之下分邦伯、师长、百执事之人等，说明了社会制度的复杂，思考问题很多。毫无疑问，他们之间的斗争是难免的。

商代的农业，比夏有了较大进步，虽袭夏之井田制，但考虑了民生问题，有了"公田""私田"之分，促进了农业的发展。从甲骨卜辞分析，所种庄稼已有黍、稷、稻、大麦、小麦等。当我们将出土酒器如樽、爵、角、斝等十数种陶器、青铜器进行分析的时候，不难看出，那时上层社会贮藏粮食之多，用于造酒之多，统治者们与奴隶们生活之悬殊。潜藏着不安定因素，是促进社会发展的另一个原因。

殷商居黄河中游的冲积平原，这里湿地较多，水土肥沃，鱼、龟很多，为解决甲骨文载体创造了条件。此地又居"天下之中"，不仅有利于治理国家，而且适宜农牧渔猎的发展，盘庚从曲阜迁都至此是明智的。殷商的畜牧业据卜辞记载，已有马、牛、羊、鸡、犬、豕六畜，从卜辞记载祭祀所用"百羊""百豕"分析，可知各级统治者拥有大量牲畜群。殷墟卜辞中给马的取名如玥、骊、小驈等已近十种，[5] 说明养马、驯马、用马之兴旺；"他们为了育肥，注意到了牲畜的牝牡，如公牛作牯，公羊作羝，公豕作豭，母牛作牝……殷人为了解决猪的育肥问题，发明了'去势术'"[5]。这则史料见于金景芳先生的《中国奴隶社会史》，如磁石一般吸引了我，促我对甲骨文之生殖文字,先秦生殖生理史料,秦汉生殖史,《内》《难》生殖史料进行分析;促我追踪金景芳先生的原文本意,考释闻一多先生《释椓》,澄清了殷人发明"去势术"是对小公猪睾丸的"椓击",即破坏睾丸的正常结构,或拔除睾丸,达到公猪"去势"育肥的目的。[6]这一史料当然应该成为殷商时期的兽医学史料,成为殷商时期的公猪生殖医学史料,它与人们认识人类男性睾丸主生殖功能具有直接的启迪关系。它使人们认识到男性睾丸是男性性格强悍的根本原因,是男性追求女性,交合后具有生儿育女能力的根本原因,因而也是周代将动物之去势术移植于男人,产生"宫刑"的根本原因,也是宫廷内采用阉人的根本原因。如《周礼》之《天官·冢宰第一》《地官·司徒第二》《春官·宗伯第三》记载,许多部门中都用阉人,在一个部门中用阉人有多达十人。在今天分析医史,我们应该将周代之"阉人"作为男性生殖医学史看待,并结合秦汉睾丸名肾史料[7],结合《养生方》第37行"牡鸟卵(睾丸)"、第89行"阴乾牡鼠肾(睾丸)"澄清睾丸名肾,即秦汉医学早已认为睾丸是主生殖生理功能的肾[6,8]。由此判断商代之小猪"去势术"对后世的影响是合理的,它是人们在医学领域综合医学知识水平的反映,它促进了人们寻找人体调节理论的起步。以下我们要接着介绍殷商时期关于反映女性孕育生殖情况的文字。

关于人们对女性生殖生理的认识过程,我曾提及,"大约在整个母系氏族社会时期的母亲们就比较注意自己的妊娠、分娩过程了,或者母系氏族社会时期,人们比较关注女性妊娠、分娩时的阵痛以及分娩全过程,就已经注意新生儿脐带的处理、新生儿的保护等问题了"[8]。在甲骨文中解读与妇女怀孕、临产有关的字已达20个,[3,8,10]其中怀孕5字,临产14字,哺乳1字。在反映临产的14字中,又可分作待产、头先露和足先露[6],从这些字义分析,基本包含了顺产与难产,说明殷人的接生经验是很丰富的。在《甲骨文合集》中,反映女性生殖史料据统计有800余片,其中卜问生男、生女,卜问预产期者占相当数量,说明殷商时期,人们已可根据"十月怀胎"的规律大略推算出预产期了。殷人对男性和女性生殖医学的认识毫无疑问是建立在综合医学知识水平之上的,它将促进综合医学知识包括探讨人体调节理论的起步。

1983年温少峰、袁廷栋出版《殷墟卜辞研究》一书,在科学技术篇第七章"医学"章下,温、袁二先生用较大篇幅探讨殷商医学概貌,解读与疾病相关的卜辞内涵,根据卜辞命名疾病34种。现在,虽然已过20年,当探讨殷商疾病时,我们应该将殷商相关卜辞"视为我国历史上最早的病历和医案"。温、袁二氏将相关卜辞归类,其命名有"疾首""疾目""疾耳""疾齿"等,主要是按疾病所在的解剖部位命名的,反映了殷人的直观思维特性,是一种原始的命名方法。这种疾病命名方法,一直沿用至两汉。但也有"腹不安""疾软""疾心"等病名,说明殷人在疾病的认识方面积累临床经验较多,已经采用推理判断给疾病进行命名了。开篇曾讲,殷人对心脏的认识是在不断的解剖观察过程中逐步深化的,其中就包括了推理判断。殷人还创作了一个" (惊惧)"字和一个" (思维)"字。前者昂首张双目,双足直立,身躯下垂,惊恐之状,历历在目;后者之" ",释作"头颅"," "为爪,即手,手在头颅之后,描述了人在思维过程中用手抓后脑壳的行为表象,它是"依类象形"造字原则的反映,深刻表明了人的思维过程。[11]不仅如此，它还反映了造字者们正在寻找惊惧心态的表述与脑主思维的实录，这正是"人体经脉调节理论"产生的沃土。

在治疗医学中，彭坚教授在研究殷商的按摩术时指出："按摩术是我国早期医学中一种最常使用的治疗方法……殷代宫廷已有专职按摩医师和女性保健按摩师……"[12]有了专职按摩师，由他们探讨按摩效果产生的原因，促进"经脉调节论"的产生，也是理在其中了。

对于殷商时期的医学概貌，从总体讲，我已提出"丰富的基础医学理论""贫乏的药物治疗史料"，是"一部被扭曲了的殷商药学史"，"产生这一现象的原因与殷商统治者们信奉神灵……拒绝从民间吸取单方、验方入宫有关……"[13]殷墟卜辞反映了我国同一时期大量的医学史料。近年又有新的龟卜出土，有待进一步释读。考古史料一再说明：是夏商先祖们创立的基础医学与丰富的临床医学孕育了殷商人体"经脉学说"的诞生。

参考文献

[1] 邵望平．远古文明的火花——陶尊上的文字［J］．文物，1978（9）：75．

[2] 刘庆柱．二十世纪中国百项考古大发现［M］．北京：中国社会科学出版社，2002：152，181．

[3] 詹鄞鑫．卜辞殷代医药卫生考［J］．中华医史杂志，1986（1）：15-23．

[4]《尚书·商书》

[5] 金景芳．中国奴隶社会史［M］．上海：上海人民出版社，1983：73．

[6] 严健民．先秦中医泌尿生殖生理概说［J］．中国中医基础医学杂志，2005，（4）：245-249．

[7] 马王堆汉墓帛书整理小组．五十二病方［M］．北京：文物出版社，1979：81，83．

[8] 严健民．五十二病方注补译［M］．北京：中医古籍出版社，2005：113．

[9] 濮茅左．甲骨文中所见的有关孕育字［J］．中华医史杂志，1985（1）：23．

[10] 张宝昌．甲骨文中的人体知识［J］．中华医史杂志，1981（4）：235-240．

[11] 严健民．中国医学起源新论［M］．北京：北京科技出版社，1999：64-65．

[12] 彭坚．殷代按摩术管窥［J］．中华医史杂志，1989（3）：144-147．

[13] 严健民．论原始中医学［M］．北京：北京科技出版社，2003：71-73．

2005年9月25日于秋实居

第二章 春秋齐国的"人有四经调节论"
——《素问·阴阳别论》"人有四经"考释

笔者对"人有四经"进行了考释，认为"四经"是指心脏底部的四条大血管，为十二经脉派生于心脏底部的四条经脉打下了确凿的解剖学基础。

春秋时期齐国是西周的一个诸侯国，追述齐国的"人有四经说"，究其原因，离不开当时的社会发展史，离不开齐国的文化现象。在第一章中，我们对殷商之相关医学史料进行了探讨，论证了殷商时期基础医学知识、临床医学知识之丰富，在基础医学知识中已涉及男女生殖生理及心或脑主思维问题。当创作"心"字的人们认识到心（ᗞ）脏底部几条大经脉对全身起调节作用的时候，当认识到心内有七个孔窍，总结出"圣人心有七窍"的时候，不仅加强了"心主思维"的认识，而且产生了以心脏为主体的"经脉调节论"。至今只能说，由于历史的原因，殷商末年"经脉调节论"诞生以后淹没四百余年，至齐桓公以后的史料中，才逐步显露出"人有四经说"。

西周作为新兴政权，克服了商纣的许多弊政，不同程度地改善了奴隶和奴隶主之间的关系，促进了社会生产力的发展。从科学技术讲，天文知识日渐深化，古历法理论已逐步向十九年七闰制发展，青铜铸造业、金文已有较大进步，许多手工业相应兴起。从医学讲，依《周礼·天官》之医事制度，《礼记·月令》之预防医学思想，《国语》之许多生理、病理的记述，《左传·僖公十五年》之"阴血周作，张脉偾兴"，以及秦医和之"六气致病"理论分析，证明西周时期我国医学有了很大发展。具体到经脉理论，从齐桓公起有了较多记载。但在《黄帝内经》中，仅《素问·阴阳别论》开卷即设下一个悬案——人有四经。原文："黄帝问曰：人有四经十二丛，何谓？岐伯对曰：四经应四时，十二丛应十二月，十二月应十二脉，脉有阴阳。"什么是"四经"？王冰注释道："春脉弦，夏脉洪，秋脉浮，冬脉沉，谓四时之经脉也。"显然，岐伯和王冰都认为四经是四季的正常脉象。然而，《素问·阴阳别论》全篇讲的都是如何根据脉的阴阳来判别死生预后，将"四经"释为四季脉象，与全篇内容不合，有顺文敷衍之嫌。倘若"四经"不是脉象学名词，而是四条脉的话，它们是哪四条脉呢？它们与在同一句话中紧接着出现的"十二丛"（十二经脉）又是什么关系呢？从王冰以降，历代注家似乎无人做出过令人满意的回答。本文拟从一个新的角度就此疑难问题做一粗浅探讨，权作引玉之砖，以求教于有关的专家学者。

一、"人有四经十二丛"新释

《素问·阴阳别论》中"人有四经十二丛"这句话是由"人有四经"与"十二丛"两部分组成的,它是一个完整的句子。历代注家多认为"十二丛"是指十二经脉。因此,十二丛如同经脉一样属于解剖学名词。那么经脉(十二丛)与心脏是什么关系呢?《灵枢·经脉》讲:"心手少阴之脉,起于心中,出属心系……"讲明手少阴经是从"心系"分出来的。手少阴之脉还讲:"其支者,从心系上挟咽……其直者,复从心系却上肺。"在《灵枢·经脉》篇中,"脾足太阴之脉……别上膈,注心中""肾足少阴之脉……其支者,从肺出络心","复从心系却上肺"和"从肺出络心"是讲肺心之间经脉往复的,"心系"是经脉的重要组成部分。怎样理解"心系"的含意呢?1991年天津科学技术出版社出版的《黄帝内经词典》在解释"心系"时说:"心系,指心脏与其他周围脏器、组织相联系的脉络。"这样我们可以理解经脉是从心脏分出来的,"心系"即心脏底部的经脉,因此,经脉和"心系"都是解剖学名词。明代医家张介宾在《类经·经络类》中曾讲:"心当五椎之下,其系有五,上系连肺,肺下连心……"张介宾的这一注释,当然是指心脏底部的经脉(血管)了。其中"上系连肺,肺下连心"恰是"复从心系却上肺"和"从肺出络心"的阐发,是讲小循环的。这证明"心系"当指心脏底部的大血管(经脉)及小循环无疑。

在《素问·阴阳别论》中,依次提到"四经""十二丛""十二脉",而"人有四经"与"十二丛"并列,且"人有四经"冠于"十二丛"之首。丛者,聚也,集也,"十二丛",即十二经脉聚集于一起。显然,《黄帝内经》如此行文,意在说明:心有四条脉,又是十二经脉聚集之处,人体之十二经脉是从四经派分并由心脏发出的。那么,这样一种论点有没有事实依据呢?让我们超脱一下《黄帝内经》原文,从先秦的医学文化背景中进行一番考查。

二、从考古与传统文化中探讨"四经"的本意

从考古与传统文化中研究我国的人体解剖、生理知识史料,不难得出一个结论:我国先民首先研究了生理知识,而我国早期的人体生理学知识,是从五官生理功能开始的。[1]在我国早期,有目的的解剖则是从人体心脏开始的。[2]这一点在甲骨文中有着丰富的内涵,它充分地反映在"心"字的创作过程之中,本文不拟赘解。然而有一个"心"字却是我们考释"人有四经"的出发点。古文字学家于省吾先生在《甲骨文字释林·释心》中搜集到父已爵上的"心"字作"⊌",这个"心(⊌)"字的特点是在心脏底部刻画了两条线,是其他甲骨文"心"字中所未见过的,这两条线绝非无用之举。殷商时期,人们出于造字的目的,对人体心脏的解剖特征研究较多,促进了人们对思维功能的认识,并将思维与心脏内部的"心眼"联系起来。司马迁《史记·殷本纪》中"吾闻圣人心有七窍",便是那时的人们认为有学问的人是用七个"心眼"思考问题,[3]可见"心之官则思"的观念源于殷商。父已爵中的"心(⊌)"字,在心脏底部刻画两条线,应该是对心脏底部经脉的生理作用有了一定认识,即认识到"心主思维",心脏底部的经脉对全身起调节作用。

在考证中我们注意到，据春秋齐鲁史料，公元前6世纪前后，齐鲁地区的人们对于心脏及经脉的生理功能研究较多。《管子·内业》讲："凡心之形，自充自盈。"心脏"自充自盈"当然是指心脏有节律的自主搏动过程。齐灵公（公元前581—前554）时期所铸之叔夷镈铭、叔夷钟铭的"心"字形态，分别作"屮"和"屮"[4]。这两个"心"字与父已爵之"心（ㄅ）"字比较，反映心脏底部经脉的成分加大了，它们在心脏底部恰好突出了四条线。在《晏子春秋》中对这四条线说得很清楚。齐景公曾对晏子讲："寡人之有五子，犹心之有四支；心有四支，故心得佚焉。"（《晏子春秋·景公畋十八日不返国晏子谏第二十三》）这则故事是齐景公畋十八日不返国主事，晏子劝他返国时，齐景公利用当时的基础医学理论模拟朝政讲的。意思是说：我有五位谋臣（子牛、子游、子羽、申田、晏子）为我主持朝政，好比心脏有四条经脉通向全身各部，心脏通过四条经脉调理全身，全身各部位的组织也乐于在四条经脉的调理下活动，所以心脏很安闲。我有五位谋臣为我主事，有什么不安闲的呢？晏子也认为"若乃心之有四支，而心得佚焉，可"。这说明齐景公时期，人们早已认识到心脏底部的四条经脉对全身有调节功能。

以上史料从多方面证明春秋时期齐鲁地区的先贤们对心脏及心脏底部的经脉有了较深刻的认识。汉初刘安在《淮南子·原道训》中对于心脏底部四条经脉的生理功能讲得更为清楚。原文讲："夫心者，五藏之主也，所以制使四支，流行血气。"《原道训》的作者用了"制使"二字强化心脏底部四条大经脉的重要作用，指出"制使四支"的目的是"流行血气"。应该指出，从殷商到春秋，是我国先民对心、经脉由感性认识向理性认识转化的时期，即经脉理论的启蒙与发展时期；秦汉之际是经脉理论深化发展完善时期，即《黄帝内经》中经脉理论的系统形成时期，《原道训》中的"制使四支，流行血气"恰好证明了这一点。现在我们可以利用父已爵、叔夷镈铭、叔夷钟铭、《晏子春秋》《淮南子》及其他春秋史料为"人有四经"作注了。

"人有四经"讲的就是心脏底部的四条大经脉，那么，它们分别是哪四条经脉呢？两周时期，人们对胸腔及心脏的解剖是比较粗略的，他们可能是将胸腔打开后，在纵隔部将左右肺揭开，并清理部分纵隔暴露心脏底部观看的。现代解剖证明，在这一解剖过程中可见心包在心脏底部包裹于大血管根部，这里最显著的大血管（经脉）有四条，即显露于心包膜之外的由主动脉弓发出的左锁骨下动脉、左颈总动脉、无名动脉（头臂干）和上腔静脉，这便是"心有四支"即"人有四经"的本意与现代注释。因此，"四经"属于人体解剖学名词；"四经"即"心系"，只是名称不同；"四经"与四时之脉象无关。

综上所述，"人有四经十二丛"是说人体之心脏底部的四条大经脉是派生出十二条经脉的根本点，为十二经脉理论提供了解剖学基础。本文根据甲骨文字资料和先秦文献的有关记载，从医学文化背景的角度，大胆地对《素问·阴阳别论》中"人有四经"之说做了新的解释，不当之处，尚祈有关专家指出。

参考文献

[1] 严健民. 略论《灵枢》的解剖学成就 [J]. 浙江中医杂志, 1984 (5): 197-198.

[2] 严健民. 秦汉颅脑解剖在《黄帝内经》医学理论创立中的作用 [J]. 自然科学史研究, 1995, 14 (2): 162-167.

[3] 严健民. 论殷商时期的心脏解剖 [J]. 同济医科大学郧阳医学院学报, 1992 (2): 59.

[4] 马承源. 西周青铜器铭文选 [G]. 北京: 文物出版社, 1990: 538-544.

第三章 论殷商至两汉创立经脉学说的解剖基础

本章用翔实的史料论证了殷商至西汉人体经脉调节论在创立的千余年间,都是有经脉解剖做基础的。讨论中选文遣词,虽多推导,但推导有据,沟通了远古与当今有关人体解剖知识的内涵。我们应该勇敢地承认:早在殷商时期,我国先民就完成了人体心脏的大体解剖。殷商人们对心脏底部几条大经脉的解剖与生理功能的认识,导致了原始中医学特色人体经脉调节理论的诞生,引出了热热闹闹的人体经脉调节理论的演绎、发展史。

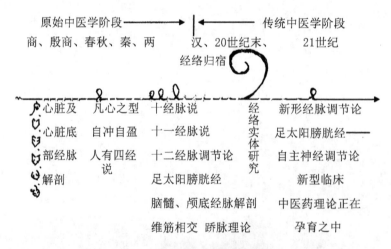

图一 经脉学说起源演绎图示

我用十数年时间,从考古学、古文字学、先秦诸子著述及《黄帝内经》中反映春秋、战国的一些医学史料中求索,先后悟出了秦汉以远中医理论框架的形成过程,更重要的是澄清了从殷商至秦汉中医人体经脉调节理论形成过程。[1]后来将经脉调节论的演绎过程简化为一条曲线,比较全面而深入地反映了中国独特的人体经脉调节论在发展中的一些关键情况,这条曲线如图一。

这条曲线告诉我们:在经脉学说起源与发展的每一关键时期,都是建立在当时的某些人体解剖知识基础之上的,以下予以分述。

一、殷商时期心脏底部的经脉解剖是我国经脉学说起源的根本条件

我们早已论证：殷商时期的造字者们为了造出一个心字，在长达200余年的时间内，先后对人体心脏进行反复解剖观察，创作了六个心字[2,3]；殷商时期的人们在对心脏的解剖过程中，不仅弄清了心内有七个孔窍，有两组瓣膜，瓣膜有向上与向下之分，而且还弄清了显露于心脏底部心包膜之外的四条大经脉。现代解剖证明，心脏底部的四条大经脉是：左锁骨下动脉、左颈总动脉、无名动脉（头臂干）及上腔静脉。因而造字者们将其概括为两条线，即在第六个心字的心脏底部划了两条线（⿱）。我曾指出："这两条线是殷人认识到心脏底部四条经脉对全身具有重要意义（调节作用）的结果。"[3]由此看来，我国有目的的人体解剖史，从殷商时期便已起步，首先是对心脏的解剖。正是由于殷人的努力，认为心脏底部四条大经脉对全身的调节功能，才导致了具有中医特色的人体经脉调节论的起步，它是我国中医学事业之所以能热热闹闹、红红火火地传承、演进三千余年的根基所在。

二、春秋齐鲁地区对胸腔活体心脏的描述

在探讨远古科学史的过程中，我们认识到远古科学发展史的艰辛。如自殷商时期完成心脏大体解剖后，约500年的时间内未见较为明确的人体解剖史、医学史轨迹。直至春秋，齐国在公元100—200年间，有四件史料反映了心脏及心脏底部几条大经脉的情况。距今2580年左右，齐灵公先后铸造了两件青铜器，其一为叔夷镈，其二为叔夷钟，两件铜器铭文中都有"心"字。前者作⿱，后者作⿱，都突出了心脏底部的四条大经脉。灵公之后约50年，齐景公分明指出，心有四支（四条大经脉）。景公说："寡人之有五子，犹心之有四支，心有四支，故心得佚焉。"[4]这一史料在《素问·阴阳别论》中保存了四个字——人有四经，我称之为春秋齐国的"人有四经调节论"[5]。可见公元前7—前6世纪，在齐国史料中肯定了殷商先民对心脏底部经脉解剖与生理功能的认识。应该指出，齐灵公、齐景公的上述认识也是有解剖作基础的。如比齐灵公还早近百年的齐桓公时期，即《管子·内业》所载："凡心之型，自冲自盈，一来一逝，灵气在心"。如果不是齐人将人体胸腔打开，暴露心脏，怎能见到心脏的"自冲自盈，一来一逝"呢？所以春秋时期，齐人对心脏的了解也是有解剖作基础的，它可能是在活体解剖时见到心脏在胸腔内自主搏动，一舒一缩过程的结果。

三、从《足臂十一脉灸经》《阴阳十一脉灸经》看秦汉时期经脉理论与经脉解剖的关系问题

20世纪70年代长沙马王堆出土了《足臂十一脉灸经》《阴阳十一脉灸经》，它们是从"四经说""十经说"发展而来的。春秋"四经说"只能反映人们对心脏底部四条经脉的认识，"十经说"[6]则已指全身的经脉了。但"十经说"除木偶十经图外，未见文字描述，只能证实我国的经脉调节理论发展至秦汉时期，人们已不满足于"四经

说"，提出"十经脉调节说"。仅依目前史料，我们无法知道"十经"的走向，更无法了解它们的命名过程。

但是，秦汉时期由于临床医学发展的需要，人体经脉调节论的发展是很迅速的，《足臂十一脉灸经》《阴阳十一脉灸经》的出土便是证明。我以前对《足臂十一脉灸经》《阴阳十一脉灸经》学习不够，认为它的循行都属向心性，是依皮肤可见静脉血循方向提出来的，似没有解剖作基础。今天，当重新审视后，我这认识应有所更正。①《足臂十一脉灸经》的经脉循行全为近心性，依每经原文分析，《足臂十一脉灸经》的创立，全是为了归类疾病与指导灸疗。②《阴阳十一脉灸经》则不然。如"肩脉，起于耳后……乘手背"，似指远心性循行。"太阴脉……彼（被）胃，出鱼股阴下廉……"，说明此经脉从腹腔向下肢走去，好似给人印象，对此脉循行的描述是有解剖作基础的。另有"齿脉……乘臑，穿颊，入齿中……""臂钜阴脉：在于手掌中，出内阴两骨之间，上骨下廉，筋之上""臂少阴脉，起于臂两骨之间，之下骨上廉，筋之下……"字里行间，总给人以前臂解剖的感觉。特别是"齿脉，穿颊，入齿中"，它恰是古经脉学家们在面部解剖过程中看到了经脉从颏孔入下齿（下颌骨），或从眶下孔入上齿（上颌骨）的描述。

《灵枢·寒热病》有类似记载，曰："臂阳明有入頄遍齿者。"到十二经脉理论建立时，如《灵枢·经脉》："手阳明脉，其支者，从缺盆上颈贯颊，入下齿中""足阳明……下循鼻外，入上齿中。"《灵枢·经脉》篇的描述，较《阴阳十一脉灸经》和《寒热病》的描述清楚多了。对于《灵枢·经脉》关于齿脉的描述，我曾依现代解剖进行对照："上颈贯颊""是对颈外动脉行走方向的描述，颈外动脉供血面宽，很多分支分布于面颊，由它分出的上颌动脉再分出下齿槽动脉于下颌支内面穿入下颌孔，并经下颌管出颏孔"，可见"上颈贯颊，入下齿中"是当时的经脉学家们在面部解剖过程中见到了颏孔有经脉穿入的实录。同样，"足阳明脉……下循鼻外，入上齿中"也是在面部经脉解剖过程中见到了"来自上颌动脉分支的眶下动脉从眶下孔（四白穴）穿出的实录"[3]，它都是解释齿脉"是动则病"即牙齿疼痛的经脉解剖学基础。在十二经脉的循行过程中，手太阴脉"……下肘中，循臂内上骨下廉，入寸口……"我认为这句话带有明显的解剖学术语性质。其中，"下肘中"，将这段经脉循行定位于前臂了。"那么，'上骨'是哪一块骨呢？当我们将掌心向内侧伸手，尺骨和桡骨便有了上下之分，'上骨'当指桡骨无疑"[3]。手太阴脉在前臂循行于"上骨下廉"，"这种清清楚楚的论述，说明它是循行于桡骨的内侧缘的"。

当代局部解剖知识告诉我们：前臂前区，有四条血管神经束，其中骨间前血管神经束是循行于尺桡之间的。这一束中，有骨间掌侧动脉循行于"寸口"范围，成为中医寸口脉诊的基础。可见"下肘中，循臂内上骨下廉，入寸口"的描述，是当时的经脉学家们在前臂解剖过程中依骨间掌侧动脉的循行记录的。当代学者刘里远编著《古典经络学与现代经络学》，在第477页指出："在《灵枢·邪客》中描述了肺手太阴之脉和心主手厥阴心包络之脉的立体走行，与血管走行完全吻合。"[7]刘氏虽未讲经脉与解剖的关系，但《邪客》的这一记录如果没有解剖作基础是写不出来的。当我们对十二经脉循行中的某些原文与当今解剖知识进行比较分析，我们还可找到古代经脉学家们做过人体解剖的痕迹。所以我们说:"在《灵枢·经脉》篇中,经脉在四肢的循行路线,有以动脉为依据的,亦有以静脉为依据的。它们在四肢的循行范围严格遵守六经在臂胫周径上的分布原则——直线行走,深刻反映了人为安排的性质。"

四、十二经脉理论完善后,大脑及颅底经脉解剖是补充蹻脉理论的基础

当经脉理论发展至十一经脉调节论时期,建立在痈病基础之上的"是动则病"原始脉象诊断学便已诞生了。当"如环无端"的十二经脉理论完善以后,风寒致病理论又向血气瘀滞病理发展,最为重要的是创立了三则疼痛理论。与此同时,治疗医学中的放血疗法被总结发展为"微针导脉,调其血气"的针刺疗法。《黄帝内经》反映,早期的针刺疗法是直接刺入血管之内的,很快又向腧穴方向发展,尤其是背俞穴的发现,肯定了足太阳膀胱经在经脉学说中的重要地位。因此,当十二经脉理论确立之后,我国的医学事业获得了迅猛发展。如在临床工作中总结蛔虫性肠梗阻认为"虫寒则积聚",其治疗原理是"已刺必熨,令热入中,日使热内,邪气益衰,大痛乃溃"(《灵枢·上膈》)。又如在《灵枢经》中,有一篇《大惑论》是专门"解惑"的,但实质上讲了眼球解剖与视觉生理。文中对白眼、黑眼、瞳子、瞳孔括约肌、眼球后的视神经束都做了解释。认为"肌肉之精为约束(瞳孔括约肌)",视神经束为"裹撷筋骨血气之精而与脉并为系,上属于脑,后出于项中"。这一原文与当代眼球后的视神经血管束,以及颅底基底动脉的循行情况一致,说明当时的记录是有眼球解剖、颅底解剖作基础的。该文还从视觉生理指出:"精散则视歧,视歧见两物(复视)""视误故惑,神疑乃复。"古人建立在解剖基础之上的认识是何等的深刻啊!

十二经脉指导临床不久,又认识到前胸后背正中应有经脉直走,又在肋间发现了动、静脉,人们又从临床中观察到"伤左角,右足不用"的病例等,说明十二经脉理论已不能满足临床发展,于是除提出任、督二脉外,又补充带脉等奇经八脉。在补充奇经八脉过程中,最使我们骄傲的是,两汉医家、经脉学家们在解释"伤左角,右足不用"时,没有采用约定俗成的足太阳之脉简单地解之,而是另辟蹊径,根据颅底经脉解剖资料,创蹻脉与维筋相交理论,比较圆满地解释了"伤左角,右足不用"现象,它是建立在颅底解剖基础之上的。如《灵枢·寒热病》指出:"足太阳有通项入于脑者,正属目本,名曰眼系……在项中两筋间,入脑乃别,阴蹻阳蹻,阴阳相交,阳入阴,阴出阳,交于目锐眦。"这则原文恰与《大惑论》讲的"裹撷筋骨血气之精而与脉并为系,上属于脑,后出于项中"相接。现代颅底解剖知识告诉我们:左右两侧的椎动脉从枕骨大孔进入颅底后,会合成基底动脉,再向前伸,与由颈内动脉分支的、起于视交叉前外侧的大脑中动脉及大脑前动脉相互吻合,组成动脉环。颅底经脉的这些形态特点,大约就是"阴蹻阳蹻,阴阳相交,阳入阴,阴出阳"的物质基础。不过,由于当时科学水平的限制,人体解剖、生理知识不足,医家误将大脑运动神经在脊髓段的交叉及其功能赋予颅底经脉了。且《灵枢·经筋》足少阳之筋,在释"伤左角,右足不用"时提出了"维筋相交",原文讲:"足少阳之筋……上额角,交巅上……支者结于目眦为外维……维筋急,从左之右,右目不开,上过右角,并蹻脉而行,左络

于右，故伤左角，右足不用，命曰维筋相交。"细究之，"足少阳筋"与"寒热病"的论述有别，但都出于采用跷脉理论解释"伤左角，右足不用"的同一目的，当时经脉学家们的认识，我们没有必要挑剔。

上述史料证明：在人体经脉理论起源、演绎的千余年间，凡经脉学家们提出新的见解，都是有一定的解剖知识作基础的，人体经脉调节理论的创立，朴实无华，是建立在当时的解剖知识基础之上的。历史继续发展，当五行学说被引入医学，被引入经脉理论之后，当五行学说与社会学之君臣思想结合，创藏象学说之后，原汁原味的原始中医学便过渡到传统中医学。两千年来，中国的医学一直在传统中医理论中振荡。近百年来，许多有志之士力图突破重围，都因认识水平与方法问题未能取得进展。现在，当我们对前人正反两方面经验进行总结以后，提出：在弄清原始中医学本来面目的基础上，逐步开展对传统中医理论进行解构与重建的时候，中医学事业有望在全国中医学术界、中医临床界的共同努力下，从恢复人体经脉调节论—自主神经调节论入手，重建中医理论特色即风寒致病、气血瘀滞、活血化瘀等，中医药临床将可获得可证伪性，中医药事业将会再度光照四海。

参考文献

[1] 严健民. 中国医学起源新论 [M]. 北京：北京科技出版社，1999.
[2] 严健民. 论殷商时期的心脏解剖 [J]. 同济医科大学郧阳医学院学报，1992 (2)：59.
[3] 严健民. 中国医学起源新论 [M]. 北京：北京科技出版社，1999：32 - 60，121，123，182 - 185.
[4] 晏子春秋·景公从畋十八日不返国，晏子谏第二十三.
[5] 严健民.《素问·阴阳别论》"人有四经"考释 [J]. 湖南中医学院学报，1997，17 (3)：6 - 7.
[6] 马继兴. 中医古文献遗产实物的发掘研究及其重要现实意义 [J]. 中医文献杂志，2000（增刊）：2 - 8.
[7] 刘里远. 古典经络学与现代经络学 [M]. 北京：北京医科大学，中国协和医科大学联合出版社，1997：477.

2002 年 12 月 4 日于秋实居

第四章 与《黄帝内经》今译本"前言"对话 中国远古有人体解剖史

对于《黄帝内经》成书问题,至今仍有"神授说"问世,怎能不使人揪心。1993年出版的《黄帝内经》今译本,"前言"中有一个焦点,在于作者否定了中国先秦人体解剖史的存在。我这篇文章在"揪心"之余,着重从甲骨史料、先秦传统文化史料出发,扼要地阐明了殷商心脏解剖史和秦汉大脑颅底解剖史,并证明心脏和大脑解剖是秦汉中医理论框架中的重要支柱,是十二经脉理论产生的重要原因。

大凡写文章、著书应该说都是为了阐明自己的观念,并希望自己的观念能启迪读者,推动某一事物的正常发展,否则,写文章、著书立说就没有意义了。周显忠和陆周华先生对一本《黄帝内经》进行全面今译,这一浩大工程前世没有,两位先生一定花了不少精力,这种敢于啃硬骨头的精神十分可嘉。我未对全书究读,无发言权,但该书之"前言"有些内容值得商榷,现书于后。

一、1993年版《黄帝内经》今译本"前言"简议

这本由重庆西南师范大学出版社出版的《黄帝内经》今译本,自1993年至1995年11月已先后四次印刷,说明读者不少,因而对当今中医药现代化的影响也不会小。对于浩浩译文,由于笔者学识浅薄,不敢妄言。然翻开卷首,便有"前言"横目,作者开篇就讲:"作为上古三大奇书之一的《黄帝内经》给后人留下了团团迷雾,至今仍神秘莫测。"为什么一部《黄帝内经》神秘莫测呢?作者回答说:"纵观中国古代医史,从无解剖学这门学科。但上古之人,不但清晰地描述了人体解剖结构,而且对人体生理学……早在几千年前就有了如此精辟的论述,岂不神哉。"作者在这里回答了自己认为"神秘莫测"的原因后,进一步讲:"因此,有人认为(作者未讲明是谁)《黄帝内经》与《易经》一样,得授于史前的另一个超文明社会或外星人。"并指出:"因为《黄帝内经》的著者及上古之人均崇拜另一种'人'。"请注意:作者在二十一个字中抬出了三种人,即《黄帝内经》的作者、上古之人和他们都崇拜的第三种人,强调后面这种人有着比《黄帝内经》的作者、上古之人更加先进的思想和科技水平。结论说《黄帝内经》的著者和上古之人称后一种人为"上古真人"。至于"上古真人"是否就是"另一个超文明社会的人或外星人",作者未作说明,由此在"人"的概念上蒙上了一层新迷雾。从该书封面和扉页看,按文字内容依常理推断:两位先生将《黄

帝内经》的作者认定为"元阳真人（上古）"。上古之"元阳真人"与"上古真人""外星人"是什么关系，作者亦未交代清楚，从而使得医史界早已认为《黄帝内经》属于合集的观念受到了严重挑战。

在20世纪90年代科学事业如此发达的前提下，专门今译《黄帝内经》试图为读者破释《黄帝内经》迷雾的学者，又给我们和我们的众多当代读者、未来的读者们留下了一大堆新迷雾，这些偏离历史唯物论而新布的迷雾，严重阻碍着中医现代化的进程。一部发生在地球中国黄土地的《黄帝内经》，虽然内容浩瀚，文辞古奥，相信地球上的中国人是会将其历史留下来的迷雾一一解开的。近些年来，国家和中医学术界都非常重视中医理论的整理、重建问题，已发表之佳作不少。晨曦已见，快人心肠。然而两位先生留下的关于"元阳真人""上古真人""外星人"著《黄帝内经》问题，因为他们都涉及"另一个超文明社会"这一新迷雾，叫我们地球人何时解迷？现在地球人才刚刚开始对火星进行探测，如果要到太阳系以外的星球上去寻找"另一个超文明社会"，我担心地球人类永远破释不了"元阳真人""上古真人"和"外星人"撰写《黄帝内经》之谜。

二、中国远古的人体解剖史

1. 殷商心脏解剖史

周、陆二先生讲："纵观中国古代医史，从无解剖学这门学科。"的确，我国先秦时期，没有人体解剖学书籍问世，在先秦传统文化中也未见人体某一器官的系统解剖记录。如从这一历史范围讲，二位先生的结论无疑是正确的。但我们绝不能由此而否定了殷商至两汉时期的中国人体解剖史。含甲骨文在内的许多史料证明我国人体解剖史料十分丰富，它在先秦中医理论框架中起着重要作用，是先秦中医基础医学理论的物质基础，应该指出：

其一，远古原始科学知识的发生和发展不同于现在纲目清晰，也不可能先立学科，后发展理论。早在6000多年前，中国人没有写过制陶学，但仰韶文化证明我国的彩陶事业就很发达；商周时期我国先民没有写过天文、历法学，然春秋早期我国历法已采用十九年七闰制[1]。我们能因古人没写过制陶学就否定彩陶文化的存在吗？我们能因没见古天文、历法学就否定十九年七闰的古四分历的存在吗？

其二，自中国创造文字符号以来，陶文发现不多，释读尚未规范化，尚不能排除陶文中存在人体解剖史料的可能；甲骨文具有保存的意义，但近百年史证明甲骨资料散失极为严重，国内现存的甲骨史料，不足以证明殷商甲骨全貌，但甲骨文中的人体解剖知识绝非一例；商周之青铜、钟鼎文容量有限，不能反映那一时期的综合科学水平；而《诗经》证明两周时期文字书写发达，估计那时文字之载体已有兽皮、树皮、木牍、竹简、帛类诸物，但保存十分困难，这一点正是《史记》《汉书》中记载之诸多古籍均已佚失的重要原因之一。假如殷商至两汉先民写下了"个案解剖"，因散失而无据可考也是能够理解的。因此，我们不能断言中国古代从无解剖学这门学科。

其三，用什么标准来衡量一个国家的古代人体解剖事业呢？我曾在"中医理论起源及中医理论框架形成新论"[2]中探讨过中医理论起源的条件问题，其中之一就是医学理论的产生是建立在人体科学（人体解剖学、人体生理学）及临床医学基础之上的。其中心脏和大脑的解剖对于秦汉中医理论的形成尤为重要。须知，中国的人体解剖史广泛蕴藏于古文字学及传统文化之中，早在殷商时期创造甲骨文的造字者们就意识到创造"心"字的重要性，这是他们在无数次动物或人体解剖中看到心脏的自主搏动并与人的记忆、思维能力联系起来进行思考后提出的要求，这一过程属于人类早期对自身生理功能的思考。他们在创作"心"字的过程中对人体心脏进行了反复解剖观察，已知心内有七个孔窍[3]，并先后创作了六个"心"字（▯[4]、▯▯▯▯▯[5]），根据六个"心"字结构分析，那时的造字者们已知心内有七个孔窍，有两组瓣膜，瓣膜有向上与向下之分。殷商晚期造字者们又认识到心脏底部四条大经脉对全身的生理作用，并抽象描绘为两条线（▯）。现代解剖证明，心内的七个孔窍分别是肺动、静脉孔，上、下腔静脉孔，左、右房室孔和主动脉孔；心脏底部的四条大经脉分别是心脏底部显露于心包膜之外的左颈总动脉、左锁骨下动脉、无名动脉（头臂干）和上腔静脉。

在世界范围讲，我国这样详细的心脏解剖与观察，不仅比希波克拉底早700—800年，而且比希氏的解剖观察有独到之处。在这样正确的解剖结论面前，我们能够简单地因没有文字描述而否定三千多前中国的心脏解剖史吗？殷商之后的近千年间，关于心脏的解剖、生理史料在传统文化中多次记载，如"……心有四支，故心得佚焉"[6]"夫心者，五藏之主也，所以制使四支，流行血气"[7]，说明殷商至西汉，我国存在以人体解剖为基础建立起来的"人有四经"调节理论[8]。随后又从十经脉十一经脉发展为十二经脉，不久又加入奇经八脉，使我国经脉理论逐步趋于完善。

2. 两汉大脑颅底经脉解剖史

关于人们对大脑的解剖史料，秦汉时期学者们认识到脑的生理功能及创造脑字的重要性。于是敲开死者头骨，对人脑及颅底经脉进行了许多次解剖观察，在数百年间创作出一批脑字初文，如甾[9]、甾[10]、甾[11]。这些脑字的初文，都深刻反映了秦汉时期的学者们对大脑和颅底解剖的认识水平[12]。其实《考工记》和《墨子·杂守》中的脑字（䐉、䐉），其特征是从止，都是在大脑解剖条件下对大脑皮层外形结构特征进行反复观察，经抽象描绘的结果。秦汉学者们在创立经脉理论的过程中，从临床上发现了"伤左角，右足不用"病例，经脉学家们面对这一病理现象，没有简单地采用十二经脉理论进行解释，他们不拘泥于现存的理论，而是利用在颅底解剖过程中发现基底动脉后提出了"足太阳有通项入于脑者……阴蹻阳蹻，阴阳相交……"结合《灵枢·大惑论》眼系之解剖"裹撷筋骨血气之精而与脉并为系，上属于脑，后出于项中"这一结构特点，建立蹻脉与维筋相交理论，用以解释"伤左角、右足不用"。在当时讲，比较合理地解释了脊神经交叉导致的特异生理、病理现象。[12]

秦汉时期的先贤们对大脑及颅底经脉解剖的历史，难道就因没有用现代方式进行描述就给予否定了吗？中国秦汉以远的先民对心脏和大脑、大脑颅底的解剖历史雄辩地证明：中国秦汉以远的医学先行者们创建过比较实在的基础医学理论，他们对心、经脉、脑的反复解剖，为创立具有中国特色的以心—经脉调节理论为主纲的中医理论框架起了决定性作用。在《黄帝内经》中有许多解剖史料尚未被今人公认，如"䐃肉"

"肉䐃""分肉之间""上管约"等,都是秦汉时期的解剖学名词。又如手阳明"入下齿",足阳明"入上齿",手太阴"从臂内上骨下廉,下肘中"等,都不是"外星人"传授的,它们都是在人体解剖过程中获得的直观的解剖记录,怎能因"从无解剖学这门学科"而否定了中国秦汉以远存在着人体解剖的历史呢?

中国自殷商起就存在以造字为目的的人体解剖,它是中国古代基础医学的重要组成部分,它为中国古代人体生理学的起源与发展提供了重要的解剖结构依据,促进了临床医学发展,促进了先秦中医学理论的诞生。我们不能否认,由于历史的诸多原因影响到秦汉以后人体解剖事业未能向系统解剖与层次解剖发展,两汉以后又由于诸多原因影响到中医理论的发展方向,这是我们今后更应深入研究的问题。

参考文献

[1] 严健民. 论原始中医学 [M]. 北京:北京科技出版社,2003:111.
[2] 严健民. 中国医学起源新论·中医理论起源及中医理论框架形成新论 [M]. 北京:北京科技出版社,1999:48-116.
[3] 汉·司马迁. 史记·殷本记.
[4] 胡厚宣. 殷人疾病考 [J]. 学思,1943.
[5] 于省吾. 甲骨文字释林·释心.
[6] 晏子春秋·景公从畋十八日不返国晏子谏第二十三.
[7] 淮南子·原道训.
[8] 严健民.《素问·阴阳别论》"人有四经"考释 [J]. 湖南中医学院学报,1997,17(3):6.
[9] 周一谋. 马王堆医书考注五十二病方·身疕 [M]. 天津:天津科技出版社,1988.
[10] 睡虎地秦墓基竹简整理小组. 睡虎地秦基墓竹简 [M]. 北京:文物出版社,1978.
[11] 周一谋. 马王堆医书考注·养生方 [M]. 天津:天津科技出版社,1988.
[12] 严健民. 论秦汉时期大脑及颅底解剖在《黄帝内经》医学理论创立中的作用 [J]. 自然科学史研究,1995,14(2):19-22.

第五章　经脉学说起源的多元性新论

《中国医药报》于1997年4月1日、8日发表关于经络学说起源的多元性文章，作者开篇指出："经络是经脉和络脉的总称。"这一概念的指出，一则符合秦汉医史实际，二则为讨论经络（经脉）问题省去了误解，应该说这是自探讨经络问题以来的一篇具有新意的好文章之一。但因作者在全文中都用"经络学说"，不自主地使代表经脉、络脉的"经脉"演变为"经络"，使文章走上了脱离秦汉医学史料的老路。作者在文章中虽回顾了经络学说起源在学术界的多种争议，又依争议线索开展了多元性探讨，全文基本没有脱离先穴后经、先经后穴和经络起源于气功诸说。文中虽然谈到经络与解剖、生理、医疗实践的关系，但在论证中都限于常用史料，因而，这样的"多元性"欠说服力。笔者对秦汉医史和经脉起源亦从多途径进行过研究，以下对经脉学说起源于多元性谈些拙见，盼学术界同仁斧正。为还秦汉时期经脉理论的历史面目，在本文探讨中，放弃"经络"词组，全用经脉学说。

一、解剖、生理知识的积累是创立经脉学说的基本条件

我国经脉学说的诞生，是先民们在漫长的解剖、生理与临床医学实践中逐步积累知识，并认识到经脉具有调节功能及经脉主病后的产物。

1. 经脉学说的起源渊源于半坡人在陶盆上绘制人面鱼纹时对目、鼻、口解剖部位的认定[1]；渊源于7000多年前的河姆渡陶塑人头、大溪人面玉佩[2]，推知他们对五官生理又有一定认识；渊源于鬼方族对人体骨架的刻画。[3]在先秦典籍和《黄帝内经》中有许多解剖知识，包括颅底经脉及大脑的解剖知识，[4]都是创立经脉理论和跷脉、维筋相交理论的基础。[5]当我们对马王堆出土的《足臂十一脉灸经》《阴阳十一脉灸经》和《灵枢·经脉》进行某些比较研究后，就不难发现三者有一个明显的与人体经脉解剖存在内在联系与发展过程。根据三部"经脉"中各条经脉循行的情况分析，某一经脉循行的指出，是有解剖知识作基础的。《足臂十一脉灸经》《阴阳十一脉灸经》中某一经脉循行，可能依可见的静脉路线作简要记述，到《经脉》时，出现了"伏行分肉之间"这样明确的解剖学术语，便是在经脉解剖过程中见到经脉循行的结果。以手阳明之入齿中为例，便可见一斑。

表一　手阳明经循行路线的演进

	《足臂十一脉灸经》	《阴阳十一脉灸经》	《灵枢·经脉》
经脉循行	出手中指间，循骨上廉，出臑口口上，奏枕之口。	（齿脉）起于次指与大指上，出臂上廉，入肘中，乘臑穿颊，入齿中，挟鼻。	起于大指次指之端，循指上廉，出合谷两骨之间……其支者，从缺盆上颈贯颊，入下齿中……还出颊口……

此外，在仓公诊籍中"龋齿、灸左大阳明脉"与上述三部经脉内容基本一致。

从上表看，三部经脉中关于手阳明经的起止、循行大同小异，但《经脉》篇中更详。依现代解剖知识分析："穿颊"及"上颈贯颊"是对颈外动脉行走方向的描述。颈外动脉供血面宽，很多分支分布于面颊，由它分出的上颌动脉再分出下齿槽动脉于下颌支内面穿入下颌孔，并经下颌管出颏孔。手阳明经的"穿颊"及"从缺盆上颈贯颊，入下齿中"，这一记录就是当时的经脉学家们在面部进行经脉解剖过程中见到了颏孔有经脉穿入的实录。同样在《经脉》"胃足阳明之脉……下循鼻外，入上齿中……"是来自上颌动脉分支的眶下动脉从眶下孔穿出的实录。这一事实说明古人在面部经脉解剖过程中见到了眶下孔有经脉穿入，便记下了"下循鼻外，入上齿中"这样准确的解剖学术语。关于上、下齿脉问题，在《灵枢·寒热病》中说："臂阳明有入頄遍齿者，名曰大迎，下齿龋取之。"《素问·气府论》讲："面頄骨空各一，大迎之骨空各一。"上述史料中虽穴名存在差异，但足阳明入上齿、手阳明入下齿是一致的。秦汉经脉学家们对人体经脉的有限解剖是经脉学说起源、完善的途径之一。

2. 我国的经脉理论渊源于殷商至两周时期人们对五官生理功能，精、气、神生理功能的反复探讨。

从考古史料分析：我国先民关于人体生理知识的认识与积累已有四千年左右的历史了，许多生理知识产生于甲骨文字创立之前。如甲骨文中的"目"字作"𣧑"，"见"字作"𥃩"，从"目"从"人"；"耳"字作"𦔮"，"听"字作"𦕔"，从耳从口。说明造字的人们早已知道"目之于色，耳之于声"了。尤其值得提出的是，关于"臭（𤉷）"字的创作过程。这个"臭"字，至今仍从"自"从"犬"，"自"在甲骨文中作"𦣹"（《甲》，392），即人之鼻的象形，是古人用指头指着自己的鼻子称呼自己的象形会意字。那时人们不仅知道鼻的生理功能是闻气味的，而且还知道犬的嗅觉比人更灵敏，因此甲骨文中的"臭"字从"自"从"犬"，作"𤉷"（《铁》，196，3），这个"臭（𤉷）"字，当是比较生理学的产物。我国传统文化中，人们对五官生理功能的探讨最为丰富。《左传·僖公二十四年》（公元前636年）"耳不听五声之和为聋，目不别五色之章为昧……"《老子·十二章》"五色令人目盲，五音令人耳聋"，都是耳目功能的一般性论述。《国语·周语下》"气在口为言，在目为明"，《管子·水地》"视之黑而白，精也"，讲的是"气""精"为五官生理功能的物质基础。《庄子·庚桑楚》既不承认"气"的生理作用，也不承认"精"的生理作用，公开宣称："目之与形，吾不知其异也，盲者不能自见；耳之与形，吾不知其异也，聋者不能自闻。"《吕氏春秋·尽数》将精气的流动与形体的运动结合起来进行分析："形不动则精不流，精不流则气郁，郁……处耳则为挶为聋，处目则为膜为盲……"肯定生理功能的失调与精气的郁结有关。《淮南子·原道训》则用神解释生理现象，说"耳目非去之也，然而不能应者，何也？神失其守也"，说明耳不能听、目不能视是神失守位的结果。古代学者们在探讨五官生理功能中，反映了精、气、神三派的观点，它们都是创立经脉理论的重要基础。

我国传统文化中反映其他生理功能的，亦多用精、气、神解释，《管子·内业》："精也者，气之精者也。"并接下去讲："气通乃生，生乃思，思乃知，知乃止矣。"认为"气"在一定的通道内流动，是思维功能的物质基础。孔子曾将人的一生分作三个阶段论述血气之不同，《孟子·公孙丑》说"今夫蹶者，趋者，是气也"，认为人体行为功能是否正常，亦由气的活动决定。春秋战国时期的精、气、神生理理论是《黄帝内经》经脉理论的重要组成部分，如"心藏血脉之气"（《素问·平人气象论》），"血气者，人之神"（《素问·八正神明论》），"营卫者，精气也；血者，神气也"（《灵枢·营卫生会》）。《黄帝内经》中的许多文章证明，源于两周以降传统文化中的精、气、神理论，是经脉理论的重要组成部分。

3. 经脉学说直接起源于人们对心脏底部经脉的认识过程。

在经脉学说的起源中，我们应该着重探讨数千年来我国先民对心脏与心脏底部经脉的反复解剖与认识过程。由此我们必须将研究的内容放到殷商与甲骨文史料中进行考证。其一，《史记·殷本记》记载，商朝的末代君主纣王"淫乱不止"，大臣比干"强谏"，纣王大怒说："吾闻圣人心有七窍。"于是下令"剖比干，观其心"。"心有七窍"是什么意思？就是说殷商时期人们在对心脏进行反复解剖的过程中，观察到了人心脏内有七个孔窍，这一认识是正确的。"圣人"之心有七窍，意思是说"圣人"（即有学问的人）用七个心眼思考问题，因此"圣人心有七窍"便是殷人最早将人类的思维功能赋予心脏的记录。其二，《殷虚文字乙编》738 卜辞云："贞土（有）⿸厂又（心），唯有蛇？"陈世辉指出："卜辞中的疾心，是指的精神方面病证。"陈世辉先生的这一解释是根据当时人们的认识水平出发的，因为殷人已经认识到心是主精神与思维的，当思维功能紊乱的时候，便是心产生了疾病。其三，于省吾先生在《甲骨文字释林·释心》中又搜集四个"心"字，作 ⿱丷凶、⿱丷凶、⿰凶丷、⿰凶丷。指出："父已爵作 ⿰凶丷（心）。"殷商时期上述五个"心"字的产生，都是人们出于造字的目的对心脏进行反复解剖观察后"依类象形"描绘的结果。唯父已爵的"心"字在心脏底部画了两条（⿰凶丷），代表心脏底部的四条大血管（经脉），是殷人认识到心脏底部四条经脉对全身具有重要意义的结果。于省吾先生在《释心》中，引《甲骨缀合编》177 反"多口王心若"，指出"王心若"即"王心顺善之意"。于省吾的这一解释，也是以心主精神与思维功能讲的。

当我们在研究心脏底部经脉与经脉学说关系的时候，我们不能忘记春秋在齐鲁地区曾产生过人有四经调节说。人有四经调节理论一直延续至汉代，对经脉学说的起源产生过重要影响。我们知道,《管子》中讲过"凡心之型,自充自盈",这应是对某一动物活体解剖的观察。不久,齐灵公时期的"心"字曾写作"⛎"和"⛎"。它们都突出了心脏底部的四条大经脉,尤其叔夷钟铭的"心"字作"⛎",还反映了下腔静脉。大约过了四十年,到齐景公时,景公曾将人们已知的心脏底部的四条大经脉的生理功能类比于朝廷的大臣说:"寡人之有五子(五位谋臣),犹心之有四支,心有四支,故心得佚焉。"毫无疑问,齐景公讲的是人有四经调节理论。这一理论被《淮南子》搜集,说:"夫心者,所以制使四支,流行血气。"心有四支,流行血气,在经脉理论的发展史上具有重要的历史地位,《素问·阴阳别论》记载"人有四经十二丛",讲的就是经脉理论在创立中,人们认为十二经脉是从心脏底部的四条大经脉派生来的。但自王冰误解为四季脉象后,"人有四经"便根深蒂固地结于脉象之上了。此乃一误数千年,不知何日方可恢复历史面目。

二、经脉学说的起源依赖于临床医学知识的积累

我国的医学知识有文字可证者已有3400多年了,它最早反映在殷商时期的甲骨卜辞中。目前甲骨卜辞中的医学史料,虽仅限于宫廷记录,但已很丰富,所反映的疾病达34种,涉及内、外、口腔、妇产诸科。从《左传》有关史料分析,公元前6世纪,秦国的医学对于晋国来说处于领先的地位,秦国先后于公元前581年、公元前541年应邀派医缓、医和分别为晋景公、晋平公治病,这两次应邀中,谈到了致病的深浅说和六气致病。尤其医和是在批驳了"实沈台骀为祟"及根据晋平公"近女室"的情况不同意"饮食哀乐之事"后提出来的,反映了当时的巫医之争及致病因素的学派之争。春秋时期周室的临床医学制度之先进已为公认,《周礼》中的有关史料虽有可能掺入战国内容,但《周礼》所载,未见于战国时期其他国家的政令,这不能不使我们认识到它应该是可信的。从经脉理论讲,《周礼》中的"以咸养脉"道出了那一时期人们已知含有食盐成分的血液是在经脉中流动的真谛,是最可贵的。《史记》记载的扁鹊事迹,睡虎地出土秦简反映的"疠迁所"[6],都反映了两周至两汉我国临床医学的发展,反映了临床经验的不断积累与丰富,它必然促进人们寻找新的生理、病理理论。

从疾病名称及其分类情况分析:它是促进经脉学说起源的重要途径之一。我国医学发展至秦汉时期,疾病名称已从甲骨卜辞时期的"疾首""疾目"发展为"病在头,脓为鰿,疠为秃,养为䩉……在目,泣出为浸,脉蔽瞳子为脉浸……"反映了依解剖部位划分疾病的方法越来越细。参照马王堆出土的医帛《脉法》分析张家山出土的《脉书》全文,将其分作五个篇章,即"疾病篇""阴阳经脉篇""阴阳脉死候""砭启四害"和"相脉之道"。这五篇文章都与经脉理论息息相关。其中"疾病篇"将人体上下分作29个部位,记述疾病66种,较殷商疾病命名方法有了进步。但依解剖部位给疾病命名是十分零乱的。如"疾病篇"将头面分作11个部位记述疾病;在讲完"在身"(躯干)的疾病后,接着又讲胃、肺、心、肠的疾病。其中肠的有关疾病又分11种情况记述,表明了脏腑疾病归类存在困难与医家对疾病分类、命名存在困惑心情。因此蕴藏着寻找新的疾病归类、命名方法的动力。事实证明,两汉时期医家对临床经

验的总结是十分活跃的，长沙出土的《五十二病方》中五十二种疾病的分类方法完全按疾病的临床表现形式分类、命名，与现代疾病命名方法类似，具有代表性，但它很快被当时正在兴起的经脉主病理论即按经脉划分疾病替代。如江陵张家山《脉书·阴阳经脉》最后附文："凡二十二脉（人体左右各十一脉）七十七病。"在古人看来，按经脉循行范围记述疾病较"疾病篇"记述疾病条理分明，一目了然，方便多了。不仅如此，按经脉循行范围记述疾病，深刻反映了经脉主病思想，不仅促进了秦汉时期疾病病理、治疗医学的发展，而且加快了十二经脉理论的完善速度。

三、痈病理论、脉象学说在经脉学说起源中的历史地位

从医学发展史讲，人类对痈病的认识大约是比较早的。笔者曾考证，"近八千年以来中华先民的聪明才智，他们已有智力认识像痈病这样的常见病了"[7]。殷商时期疖痈之类的疾病已为人们重视，据甲骨史料研究，殷墟甲骨文中已有34种疾病。其中疖痈及炎症病变已有19处；春秋战国史料常有肿疡、瘅疽、痈病的记载，因痈、疽"发背而死"者绝非偶见。在《黄帝内经》中有十六篇文章从不同角度探讨痈病病因、病理与治则，还专立"痈疽"探讨痈病病理、分型，并依临床特征及解剖部位之不同给痈病命名21个，表明了医家对痈病的认识水平。[8]

那么痈病与经脉学说的起源有什么联系呢？这得从秦汉时期的痈病理论说起。在《灵枢·刺节真邪》中专门探讨了痈病病理，将痈分作痈者、容大者、狭小者、热者和寒者五种，称作五邪。用现代医理讲，前三邪都是化脓后的痈疖，热者和寒者代表了痈病早期病程。现在让我们将其倒过来（即寒者、热者、痈），便可清楚地看到痈病的三个发展阶段，恰在此时是《灵枢·刺节真邪》讲的"虚邪之客于身也深……寒胜其热（寒者），则骨痛肉枯，热胜其寒（热者），则烂肉腐肌为脓（痈及痈之小者、大者）"。现代炎症医理强调红、肿、热、痛，忽视了"寒者"阶段，即炎症的早期阶段，较中医理论逊色。那么，这一病理过程中与经脉理论有关的是什么呢？就是"热者"阶段。此期化脓性细菌的毒素破坏了毛细血管壁，组织液向病灶渗透，各类细胞向病灶部位浸润，局部水肿，温度高于正常组织，组织质地坚硬，疼痛加剧，当病灶局部的压力超过动脉压时，患者可感到病灶部位跳痛。这一现象，正是《灵枢·经脉》"是动则病"，即经脉主病的具体化。如下齿区红肿、跳痛代表手阳明经有病，上齿区红肿、跳痛，代表足阳明经有病。因此，我们说：痈病理论促进了经脉理论的演绎过程，恰是经脉学说的起源演绎依赖于临床经验积累的最好例证。

从脉象学说讲，秦汉时期，医家已从痈肿等疾病的临床表现与经验中总结出最早的脉象理论，记载于马王堆《脉法》及张家山《脉书·相脉之道》中。在《脉书·相脉之道》中我们可以读到一段完整的原文："他脉盈，此独虚，则主病；他脉滑，此独涩，则主病；他脉静，此独动，则生病。夫脉固有动者，骭（足）之少阴（代表点足背动脉），臂之钜阴（代表点寸口）、少阴（代表点腋内动脉），是主动，疾则病。此所以论有过之脉也。"这是当时的作者论述"相脉之道"的核心，为临床诊断提供了客观标准。我们说，上述原文中的"主病"与"生病"是有区别的，它们是剖析"是动则病"的最好材料。"主病"是什么意思？"主病"是讲依某一脉由盈转虚，或由滑转

涩时，表明这条脉管辖范围有生病的可能，是归类疾病的方法。"生病"则是说当某一脉由静转动，或者原本就动之脉转入疾速跳动时，表明这条脉管辖范围已经生病了。因此，"他脉静，此独动，则生病。夫脉固有动者……疾则病，此所以论有过之脉也"。其实质讲的便是"是动则病"，结合临床我想是不难理解的。如属于痈病的齿槽脓肿、甲沟瘀滞，局部压力增高超过动脉压，于是压迫动脉使人产生跳痛感，这才是"是动则病"的实质。经脉学说在演绎过程中早期的"是动则病"（经脉主病）及后世的"相脉之道"（脉象理论）的产生，是早期经脉理论的重要内容，它们在发生、发展的道路上互为因果，相辅相成，促进了中医基础理论和临床医学的发展。

四、秦汉砭刺、放血实践促进了经脉学说的发展

历代学者在讲针刺和经脉理论时都与砭刺紧紧相连，但只能依《说文》"砭，以石刺病也"证之，除此再无他解。自马王堆、张家山相继出土《脉书》，原文讲明："用砭（砭）启脉者必如式，痈肿有脓，则称其小大而砭（砭）启之，砭（砭）启有四害。"（张家山《脉书》作"砭"）至此学者们都知砭（砭）即砭，它的作用主要在于破痈排脓。可见《脉书》有关"砭启"的内涵较《说文》详细多了。应该注意，《脉书》证明秦汉医家在用砭（砭）排脓的过程中已总结出"四害"，强调施术者应该对痈肿"称其小大而砭启之"，属于破痈排脓理论。这一理论在《灵枢·官针》中发展为针刺四害理论，成为经脉理论的内容之一。应该指出，"砭启四害"与"针刺四害"是有严格区别的，有关史料证明，我国采用锐器[含砭（砭）]直接刺破血管壁的放血疗法发展至秦汉时期，已十分盛行。但因施术者对动、静脉的解剖、生理特征没有正确认识，往往过度刺破血管壁，流血不止，导致死亡，因而引起了医家的注意，惊呼："夫子之言针甚骏，能杀生人，不能起死者。"（《灵枢·玉版》）并提出："欲以微针通其经脉，调其血气。"（《灵枢·九针十二原》）从而导致了针刺疗法的诞生，丰富了经脉学说的内容。

应该说明，砭启破痈排脓、放血疗法都不是经脉学说起源的重要途径，两者作为治疗手段，医家只是在总结临床经验中促进了经脉学说的发展，针刺疗法仅起于两汉，与经脉学说起源更无关系。

由上述史料不难看出，我国经脉学说的起源，不仅需要人体解剖知识、生理知识的积累，而且依赖于临床医学知识的积累，它包含着实践—认识—再实践的认识过程，这便是我国医学发展至秦汉时期才能产生与完善十二经脉学说的重要原因。将气功列为"经脉学说起源的多途径"，我们不敢苟同。关于阴阳、五行与经脉理论的关系，由上文不难看出，它们不是导致经脉理论起源的原因。当人们在创立经脉理论的过程中，为完善经脉理论，吸取了阴阳、五行理论，与经脉理论相结合，使经脉理论在那一时期达到了无可挑剔的程度。从这个意义上讲，阴阳、五行从属于经脉理论，在经脉理论中应具有一席之地。

参考文献

[1] 中国历史博物馆编. 简明中国历史图册·原始社会[M]. 天津：天津人民美术出

版社，1978：62.

[2] 刘庆柱. 二十世纪中国百项考古大发现［M］. 北京：中国社会科学出版社，2002：85.

[3] 吕智荣. 我国最早的人体结构刻像［J］. 中华医史杂志，1987（3）：159.

[4] 严健民. 中国医学起源新论［M］. 北京：北京科学技术出版社，1999：62，163.

[5] 严健民. 秦汉颅脑解剖在《黄帝内经》医学理论创立中的作用［J］. 自然科学史研究，1995，14（2）：162－167.

[6] 睡虎地秦墓竹简整理小组. 睡虎地秦墓竹简［M］. 北京：文物出版社，1978：204.

[7] 严健民. 远古中国医学史［M］. 北京：中医古籍出版社，2006：21.

[8] 严健民. 论原始中医学［M］. 北京：北京科技出版社，2003：192.

第六章 殷商至两汉经脉调节理论演绎概说

在前五章中，分别对经脉调节理论起源时期的社会、文化、原始科技及其基础医学理论、临床医学理论实践之概况作为基础进行了讨论，证明起源于殷商的以心脏底部四条大经脉（血管）为代表的经脉调节理论的起源绝非偶然，绝不是什么圣人在灵感下的突然之作，亦不是具有特异功能的扁鹊，在返观内视情况下发现了体内的经络，或者能"一拨见病之应，因五藏之输，练精易形"的俞跗发现循行性感觉后发现经络的，更不是另一个超文明社会的外星人的恩赐结果。商末纣王："吾闻圣人心有七窍"（圣人，有学问的人用七个心眼思考问题），反映了殷商时期的造字者们为造出一个"心"字，在依类象形原则下，对人体心脏进行反复解剖后，根据心脏解剖特征将人之思维能力赋予心脏了。造字者们以此为基础，假设具有思维能力的心脏通过心脏底部的四条大经脉可以调节全身功能，于是便又创作了"心（ ）"字，我认定这个"心（ ）"的创作过程便是经脉调节理论的起源过程。

应该指出，殷商先民在关注心主思维的同时，也关注了脑主思维的可能性。如甲骨文中反映头颅、巅顶的字较多，如 、 、 、 等，其中" "代表颅腔，后来演绎为"囟"。殷人以此为基础，通过描绘人在思考问题时的行为表象，创作一个"思（ ）"字，意指人在思考问题时往往用手抓自己的后脑壳，应该说这个"思（ ）"字代表的意义是非常生动的。但因脑组织在颅腔内十分柔弱，无声无息，远不如心脏在胸腔内自主搏动的可直观性，及与全身血液、生命生存关系的密不可分。因而在心与脑谁主思维的问题上，三千多年前的中国人选择了"心主思维"。它的另一个非常重要的结果，导致了人体经脉调节理论的诞生，从此赋予了原始中医学坚不可摧的理论之魂。

经脉调节理论起源以后，由于社会的原始性，知识传承的艰辛，约五百年未见经脉理论传承的痕迹。直至春秋时期，在殷墟东北的齐国，大约因管仲佐桓公，使齐国强盛，达到"九合诸侯"。齐国的财力，不仅可以"宽惠柔民"，还对有利于增强国力的科学事业给予关注。从《管子》分析，《立政》称人体有"百体""百骸"（一百个可活动关节），强调"百体之从心"（一百个可活动关节听从心脏调节）。《枢言》讲："道之在天者，日也。"（自然规律之道在于太阳的绕地循行）"其在人者，心也。"（心之道主思维与对人体全身的调节）《内业》明确指出："凡心之型，自充自盈……灵气在心，一来一逝。"在《管子》的许多篇章中都反映了基础医学知识和临床医学知识。

据齐国的医学史料证明，齐人完全继承与发展了殷人的心脏解剖知识与经脉调节理论，这是齐景公讲"寡人之有五子，犹心之有四支，心有四支，故心得佚焉"的根本原因。齐人将较为简单的殷商经脉调节论发展为"四经调节论"，因此三百年后淮南王刘安点明说："夫心者，五藏之主也，所以制使四支，流行血气。"两汉以后完成的《素问·阴阳别论》首句指出"人有四经十二丛"。"人有四经"即指心脏底部的四条大经脉，与刘安意见一致，"十二丛"即指全身十二经脉，应为《灵枢·经脉》之后的认识。可见齐人的"四经脉调节说"对后世影响很广。经脉调节论对《黄帝内经》的影响，虽只《素问·阴阳别论》记载四个字，但仅此四字，传承关系明矣。古人在注此句时说"四经应四季之脉象，十二丛应十二月"都是错误的。由现代考古史料观之，从四经说到十经说、十一经脉说都有史料出土，四川绵阳出土十经脉漆木人图，长沙马王堆出土《足臂十一脉灸经》《阴阳十一脉灸经》两部十一经脉医术，江陵张家山出土《阴阳经脉》一书，还有其他许多医书。这些史料都应是秦或汉时的文物，十分珍贵。从经脉医学讲，这充分显示出从齐人四经脉至两汉十二经脉的演绎过程。这些史料上下跨越约六百年，地域涉蜀、楚、越范围，因此各本经脉医学著作，绝非出于一人之手，从各本经脉医学著作分析，内容错综，以下简要析之。

从地理传承范围分析：殷商地处今之河南安阳，属中原冲积平原，为中华远古文化的中心地带之一。殷商学者创心、经脉调节论后，由于文字条件的限制，长期靠言传身教传播于这一地带，五百年后为齐人继承发扬。春秋齐国，地处殷墟之东的山东半岛，山东半岛素有"东方"之说，"故东方之域……其病皆为痈疡，其治宜砭石……"公元前约100年，司马迁在《史记》中说："扁鹊，渤海郡，郑人也，姓秦氏，名越人……特以诊脉为名耳。"东方之域的渤海郡出了个特以诊脉为名的扁鹊，恰好说明了齐国流传"心有四支"可以"流行血气"的经脉医学的存在。春秋齐国的"四经说"，大约就被许许多多的可以为人治病的"扁鹊"们传播出去了。按《史记》讲，历史上的扁鹊为赵简子（前470年左右）看过病，为虢太子看过病（据考：如为东虢，东虢于公元前767年被郑武公灭；如为西虢，西虢于公元前687年被秦武公灭），扁鹊过齐，为齐桓侯（田齐，公元前374—公元前357年在位）看过病。扁鹊在看病过程中提出六不治原则。扁鹊过邯郸，当带下医（妇科医师）；过雒阳，当（老年人的）耳目痹医；过咸阳，当小儿医，随俗为变，后被秦太医令李醯杀害。司马迁在记载中忽略了对上述史料跨越的时间、地域的分析、交代，我们只好认定"扁鹊"是东方之国的医生们的代称，或者"扁鹊"是一个综合性人物。这与东方先民在图腾崇拜中，信奉"玄鸟"是一致的。还有《韩非子》对扁鹊也有记载，《韩非子校注》（江苏人民出版社出版，1982）第221页记载扁鹊为蔡桓公看过病。校注组注曰：蔡桓公即蔡桓侯，公元前714—公元前695年在位，由此看来，这位"扁鹊"至少是公元前695年以前的人。从上述史料分析，我们不难得出另一条重要认识："至今天下言脉者，由扁鹊也。"可以证明，我国的经脉医学被东方之域的世世代代的"扁鹊"们传到了祖国的四面八方。春秋齐人重视经脉医学，继承殷商经脉调节论，功不可没。

从各类出土医著看，在四经脉之后，分别出现"十经脉说""十一经脉说"，于两汉时期完善为十二经脉理论。就长沙的《足臂十一脉灸经》《阴阳十一脉灸经》讲，许多学者进行了研究，一致认为《足臂十一脉灸经》早于《阴阳十一脉灸经》，但

《足臂十一脉灸经》中十一种脉名均与《灵枢·经脉》之脉名相同，且已用于临床指导灸疗，为《阴阳十一脉灸经》所不具备。江陵张家山之经脉文献，从属于长沙马王堆之《阴阳经脉》。而张家山经脉正文之后附文指出："凡阳脉十二，阴脉十，太凡二十二脉，七十七病。"说明长沙和江陵之《阴阳十一脉灸经》经脉循行范围的划分，主要目的是用来归类疾病的。在《足臂十一脉灸经》中，有用于诊断者，如足厥阴脉"循脉如三人参舂""脉绝"，但未系统化；张家山出土医书中有一篇"相脉之道"，较《足臂十一脉灸经》之脉诊内容丰富多了，说明张家山医书又较《足臂十一脉灸经》完善。绵阳西汉二号墓出土之木人漆十脉图，无文字可考，好似它应为十一经脉之前的文物，但依其经脉循行线显示，手有六经，手三阴中有厥阴，较十一经脉完善；足只三阳经，在背部有督脉描绘，督脉本属十二经脉完善之后的补充，故亦难与两部十一经脉比较先后。因此，上述各本出土秦汉经脉医学著作，应出于非一地、一时、一人之手，从经脉演绎过程分析，其差异可以理解。假如硬性用其排列先后，看来没有必要了。

从十一经脉向十二经脉演绎的过程，是东汉医家为了用于指导临床做了大量工作，改革了许多认识后完成的。首先，十一经脉是取"天六地五"十一常数为类比依据，组建阳脉六、阴脉五而简单成文的。东汉医家要采用"谨奉天道，请言（经脉循行之）终始"（《灵枢·终始》），即采用"天道"（古历法之十二月周而复始理论）"十二"类比，就必须将五脏改作六脏，即加入心包手厥阴之脉；其次完善经脉与脏腑的联系，要求某一经与一脏或一腑建立联系，提出"阴脉荣其藏，阳脉荣其府"，于是就有了"手之三阴，从藏走手；手之三阳，从手走头……"由此完善"经脉循行，如环无端"，达到"天道"之"周而复始"，保证精（经）气在经脉内封闭式循行。

上述原则，对于当时的经脉学家们讲，是严谨而必要的"原则"，在这些"原则"的系统性下创建的十二经脉循行理论，保证了经脉医学指导中医临床、针刺医学盛行2000余年。然而由于上述"原则"的苛刻性，迫使原本依某些血管解剖所见之循行路径建立的经脉循行路径，不得不作大量人为安排了。最为典型者，如臂胫周径上的六经脉循行之人为安排显而易见。[1]

因此，十二经脉之循行虽然达到了"内属藏府"的目的，但用今天解剖、生理知识审之，它们无法调节各脏腑功能，这是近几十年来研究"经络"必然失败的根本原因。然而，我们的老祖宗安排了足太阳膀胱经脉循行于脊柱两侧，指明背俞诸穴，不久又补入督脉、夹脊穴，用上述理论结合今天之解剖、生理知识解释秦汉经脉医学"内属藏府"，调节各脏腑生理功能足矣。当今国内外许多学者在研究"经脉"的实践中都提出过"经络"与自主神经系统的关系问题，值得我们认真探讨。

秦汉经脉医学，是原始中医理论体系的魂，对经脉医学内属脏腑的重新认识，也是重建未来中医理论的魂。

参考文献

[1] 严健民. 中国医学起源新论［M］. 北京：北京科技出版社，1999：180—193.

1997年6月26日于十堰市富康花园秋实居

第二篇　穿云破雾释"经络"

开篇词：

　　自20世纪50年代以来，"经络"这个词对于医学界的中国人是十分熟悉的。尤其对于中医理论界、生命科学界、西医解剖学界的学者们具有一种特殊的诱惑力。他们不因为金钱、名利的吸引，而是在全民族蒸蒸日上之精神鼓舞下看到德国、苏联、日本人都在研究"经络"，研究皮肤低电阻与中医穴位的关系，创立"良导络疗法"，特别是日本人出版《经络的研究》之后，激起了中国中医学界的振奋。如《中医杂志》1957年发表赵荣琅先生的《经络之研究读后的感想》，指出："回顾我们今天对自己祖国珍贵的医学遗产，反而很少有人研究，这未免令人兴起'礼失而求诸野'之叹了。"他"……希望引起专家们和广大读者们展开热烈讨论"。这就是近50年来，国内外学者在未澄清"经络概念"与"经脉概念"之关系的前提下，我国仓促上马进行"经络研究"导致"经络研究成果"层出不穷的历史背景。

　　应该承认许多学者在"经络研究"中忠实地记录下了许多生理现象，因受被曲解了的"经络概念"的束缚，其结论之命运也就可想而知了。在学者们立论中有些偏离哲学轨迹，当20世纪80年代气候异常，伪气功泛滥之时，有些学者受到伪气功理论的影响，将伪气功理论引入经络研究，这是在许多学者"反思"基础之上使我们加深认识的。因此，在探讨秦汉经脉学说本质特征时，我们必须穿云破雾窥视其"经络"谬误之源。

第七章 古今"经络"概念试说

今本《黄帝内经》中,"经络"词组 42 起,"经络"代表经脉和络脉;或者说,经络是经脉和络脉的省称,离开了经脉和络脉,"经络"词组便成了空壳。而当今"经络学说",是在没有澄清秦汉经脉理论的来龙去脉之前,从秦汉经脉理论中分离出来的,它不代表经脉、络脉了。当今的"循经感传"研究、"虚体调控系统"研究、"多层次、多功能"研究、"多回路控制系统"研究等等,都与当今的"经络学说"的概念有关,它们好像都是"经络"概念的内涵。但一个概念,为何有如此之多、如此之玄妙的内涵呢?它们解决了"经络实体"问题吗?

因此,我们主张废止当今被曲解了的"经络概念"。

一、《黄帝内经》中的"经络"词组不具有独立于经脉理论之外的概念

古往今来,当人们在研究某一事物的过程中,自主与不自主地都会从某一研究对象的许多属性中抽取出特有属性加以概括,用一个词或一组较为复杂的词组表述出来,这个词或这个词组就成为这一研究对象的概念。如老子在研究了水的一般属性"利万物而不争,处众人之所恶"(《老子·第八章》),便使用"柔弱"这个词(概念)赞美水的精神;又根据洪水特征上升出"弱以胜强,柔以胜刚"的哲学认识论(《老子·第七十八章》)。又如孟子在观察人的行动表象(趋、蹶表象)后,在血气认识的基础之上,推导出促使趋、蹶的物质基础是"气",提出"今夫蹶者、趋者是气也",赋予了人体之"气"的调节功能概念。起源于殷商时期的人体经脉调节理论,至《黄帝内经》成书时期,已完善为十二经脉理论;在经脉理论中,依经脉之小大、浅深、走向分类,命之曰经脉、络脉、孙脉等,它们都是经脉学说中的分支概念,都有自己的内涵与外延。在《黄帝内经》中,有时亦简书为"经络"。

我曾分别分析,《灵枢经》和《黄帝内经》中"经络"词组的本意,[1,2]《黄帝内经》中的"经络"词组出现 42 起,根据"经络"词组之上下原文分析,可将其分作含动词义 2 起,误字衍文 5 起,泛指经脉、络脉者 35 起。[2]因此,在《黄帝内经》中"经络"词组是经脉和络脉的总称。近 50 年来,许多学者在研究中指出:《黄帝内经》中的"经络"词组是经脉和络脉的合称、简称。[3,4]可见,《黄帝内经》中的"经络"词组不具有独立于经脉理论之外的概念。离开了秦汉人体经脉调节理论,"经络"词组

便成了空壳。

《黄帝内经》中的十二经脉理论起源于殷商，在十二经脉理论起源、演绎的千余年间，都有一定的人体解剖知识作基础。当十二经脉理论完善不久，又有奇经八脉补入，最为重要的是通过大脑及颅底解剖后，根据颅底动脉环的交叉特征而创立的跷脉理论，比较合理地解释了"伤左角，右足不用"的临床病症。在十二经脉理论形成过程中，随着医家认识的深入，逐步派生了"经脉瘀滞"病理观、"痛则不通"的疼痛理论、"是动则病"的经脉主病及"相脉之道"的脉象诊断理论等。可以讲，中医人体经脉调节之核心理论的来龙去脉我们已经梳理清楚了，《黄帝内经》中的"经络"有它自己的概念，应该指出，它的内涵是经脉和络脉，它的外延是内属脏腑、外络肢节，其实质仍然离不开经脉理论。

二、魏晋至明清"经络"词组均指经脉、络脉

中医人体经脉调节理论的形成指导中医临床两千余年，在中医临床演进的过程中，历代医家在讲经脉理论时，十分慎重。如《甲乙经》《类经》，都原原本本地保留了《黄帝内经》的经脉概念，虽然它们在记录"六经络手阳明少阳之大络……"时，其句读有待商榷，但它们都未从中加减一个字。我们分析，本句中的"络"字是一个动词，"经络"二字不是联合词组。在《类经》中，虽卷七、八、九均立题为"经络类"，但实质是讲经脉理论的。明代马莳、张志聪在注《灵枢经》时，都没有将"经络"从经脉理论中分离出来，清代唐宗海（1847—1897）在《血证论·卷五》中说："……譬如血初被伤，其色红肿，可知血初离经，仍是鲜血；被杖数日，色变青黑……此血在经络之中虽已紫黑，仍是清血，非血块也。"唐氏在后两句中虽将瘀血青紫与瘀血部位之下的血管中的血液混为一谈，但文中的经络实指经脉和络脉。唐氏所讲"经络"概念与经脉理论是一致的。清末周学海（1856—1906）在《读书随笔·卷四》中亦指出："……在经络所行之部，如太阳、少阴行身后，阳明、太阴行身之前……"在周氏心中，经络词组所代表的仍是十二经脉。

其实当代许多名家如刘里远在《古典经络学与现代经络学》第475页亦指出："经络本是《黄帝内经》中经脉与络脉的总称。"郭霭春主编的《黄帝内经词典》在解"经络"时指出："经络：经脉和络脉。"在解《素问·经络论》时说："本篇主要讨论经（脉）和络（脉）的色泽变化……并说明了络脉五色变化可以诊察疾病。"郭氏对《黄帝内经》中"经络"词组的内涵是清楚的。当代许多学者在他们的论述中讲"经络"都指经脉和络脉的例子不胜枚举。

三、当代被曲解了的"经络"概念

近50年来，特别在"分秒必争"的年代，由于1947年德国学者克鲁（Croon）在研究皮肤电阻时发现皮肤低电阻区与穴位有关，1949年俄国人在研究人体皮肤电位测定方法时，促进了人们对内脏活动情况与皮肤活动点的对应观察；[5]特别是日本学者关于良导络、良导络疗法、针响、经络诊断法以及长滨善夫的《经络之研究》问世，加之我国针刺镇痛、针刺治疗聋哑、针刺麻醉取得奇效等，迫使中医理论界急起直追，

在尚未澄清我国人体经脉调节理论起源、演绎过程时，将上述成就归功于"经络"，将《黄帝内经》之"经络"词组从经脉理论中分离出来，动用大量财力、人力，采取许多现代手段多方位研究与探讨经络实体，研究周期之长，探讨范围之广，为其他医学科学研究领域罕见，其结果人所共知。所谓"经络"研究的"成就"，被一次又一次否定，这种现象引起了许多学者的反思。中国中医科学院薛崇成教授指出：研究经络，必须解决"内属藏府，外络支节"问题。薛教授的意见，指明了探讨"经络理论"的关键。

我的分析，作为"经络"词组，当它从秦汉经脉理论中分离出来的时候，已经没有任何内涵与外延了，只存在一个外壳。后来，50年的研究史证明，学者们将"经络"这个外壳拿去与许多新创的概念挂钩，总希望将新创的概念与"经络"达到"有机结合"。愿望虽好，然因脱离人体解剖、生理、病理太远，所以必然一事无成。回顾近代"经络"研究史，在"现象是本质的显现"这一唯物史观的指引下，从解剖学入手研究"经络实体"是一条正确的路线。问题在于学者们总认为新创的"经络"概念是客观存在的，这就脱离了客观实际。当本研究告吹之后，又将"针响"翻译为"循经感传"，想用在四肢的"循经感传"现象（一系列纯生理现象）论证"经络实体"的存在。但当我们用"三段论"进行分析的时候，才知道他们恰恰是在"经络实体"的研究中，采用"结论"反推至"小前提"，即某一经线有"循经感传"现象出现，所以某一经线就是"经络"。这种用"结论"反推至"小前提"的做法，违背了"三段论"原理，不能作为论证经络存在的依据。[6] 但是，这个教训未被我们及时接受；相反，随后"经络"一再被列为重点科研课题，陷入了无穷的研究之中，许多新创概念都填充于"经络"这个空壳。在新旧世纪之交的时候，便有"虚体调控论""立体结构论""多回路控制论"推出，使"经络"一词在人们心目中越来越玄。

众所周知，自20世纪50年代起，中医理论研究是在政府的大力支持下进行的，甚至可以看出具有比较浓厚的政府行为。政府希望通过"经络研究"找到创立中医理论的突破口。那时有关部门出面举办西学中学习班，也是希望在学习成员中出现一些理论家，这个愿望应该说基本达到了。当今中医学术界的许多名家都曾参加过这样的学习班，他们在中医文献学目录汇编、评介学术思想价值中，在中医典籍的校勘注释中，在医方、医案、医学源流、版本传承的整理中都做出了史无前例的贡献，推动了中医事业的大发展。然而为了社会的进步，我们总是要向前看，希望中医事业在更加完善的前提下发展，这是我们回顾历史的出发点。近50年来，许多参加国家级研究"经络实体"研究的学者们，为何总有一股力量将学者们关于"经络"的思考逼向"经络是一种多层次、多功能、多形态的立体结构"（祝总骧，1988），逼向"经络是一种多回路的控制系统"（黄帝内经研究大成，2181）。更有甚者，2004年9月一个全国性的学会发出"奇异的经络现象"征文通知，可见在不少学者心中"经络概念"是一种怪现象了。我们看到这一结局十分寒心。更有奇异者，2001年5月21日，《健康报》第六版标题"经络是什么？"多么醒目的标题啊！然而读这篇文章也是令人十分寒心的。作者在得到国家自然科学基金的资助下，将日本人于1952年提出的"经络可能是脉管外液体的流动路径"于50年后捡起来"进行研究"，说他们在研究中"建立一套能够连续扫描测定组织液流阻的实验装置……终于发现循经脉路线的皮下存在着具有低流阻特性的组织液通道",重申"可以称之为循经低流阻通道"。在这一研究中作者发现的生理现象是客观的,问题在于作者希望用此论证"经络实体"的存在。文中发表了数组研究照片,证明研究对象是小猪、家兔,还有西瓜、香蕉。作者在此似乎想说明植物也有"循经低流阻通道",但在叙述中不敢对西瓜、香蕉加以评说。我个人认为,不经测定,香蕉、四季豆等植物肯定存在"低流阻通道",这些"通道"就是它的汇管区,是汇管区保证了植物营养物质的输送,是汇管区保证了植物果实的丰满。该文还得出结论说:"根据我的研究……人体的各个组织就好像是一台机器的零件,而经络则相当于这些零件的缝隙……"恕我不再往下录了。这篇文章的主要观点,全在于作者没有弄清秦汉人体经脉理论起源演绎的前提下,误将"经络"词组从经脉理论中分离出来,又用自己的研究成果错误地填入只具空壳的"经络"词组之中;同时还在于没有弄清"欲以微针通其经脉,调其血气"的全部意义及针刺疗法起源条件的前提下,错误地提出"《黄帝内经》中有'欲以微针通其经脉'的话,就是用针灸疏通经络的意思"。多么武断而荒唐的结论啊(请参考第二十一章"针刺疗法起源辨析")!

在长达 50 年的"经络"研究实践中,之所以出现如此局面,归根结底,在于怎样认识当代"经络"概念的错位。我们读到研究"经络"的许多精彩的文章反映了他们发现一些生理现象的成果,应该说是可喜的。但是当读到既按《黄帝内经》理论讲经脉学说,又用现代"经络"新概念描述"经络循行"线;又有人声称"本人发现了……经络能量传递系统……"的时候,可以看出他们都希望用自己的研究成果,论证"经络实体"的存在,实在是令人喜忧参半。

卢嘉锡先生总主编的《中国科学技术史·医学卷》(北京科学出版社,1998)第 20 页讲"经络理论的特殊性"中,一方面说"经络体系是一个迄今尚未被现代科学完全证实的人体联络体系";一方面又说"经脉体系的发展史颇不符合医学其他分支……",甚至指出:"经脉学说,原本并不是一种纯粹的理论体系,而是对一种生命现象的记述。"作者在第 55 页讲:"经脉学说是中国传统医学理论体系所独具的内容,其实可以说是对人体神经系统以外的一种传导现象的描述。"可见《中国科学技术史·医学卷》的作者对于秦汉人体经脉调节理论的起源、演绎过程并不理解,没有注意经络概念、经脉概念之不同。当讲述"经络体系"的起源时仍然抱着"无据可考"(迄今尚未被现代科学证实)的观念,说明作者并未弄清经脉学说的起源过程。我们不否认作者在《中国科学技术史·医学卷》中分析过经脉学说的发展史,如第 10 页,作者引马王堆出土的《足臂十一脉灸经》《阴阳十一脉灸经》论证十二经脉理论的发展,说"十二经脉循行的描述,一直延用至今,成为中医经脉理论的经典文献。……十二经脉,由于在经脉学说的发展过程中,有关各种络脉内容出现,故将形如主干的'脉'称之为'经'……"

上述分析与经脉理论发展史相符,但作者并不知道独具中医特色的人体经脉理论起源于殷商,并不知道它的演绎过程,并不理解当今"经络"概念已经从秦汉经脉理论中分离出来。总之《中国科学技术史·医学卷》对于秦汉人体经脉调节理论没有进行深入研究,因而在讲当今"经络"词义时,便表现为既讲秦汉经脉形成,又借用当今"经络感传"概念,说:"经脉传导现象,可能与气功等返观内视的实践活动有关。"将经脉学说的起源推上了特异功能邪说,令人心寒。

刘里远先生编著的《古典经络学与现代经络学》,首先将秦汉人体经脉调节论称为"古典经络学"就存在概念的误解。我们说秦汉人体十二经脉调节理论起源与演绎的脉络都是十分清楚的,十二经脉理论已应用两千余年,它的历史意义和现实意义都不可忽视。因此我们没有必要将它更名为"古典经络学"。这一更变还因为当代在长达50年"经络实体"的研究中,"经络"一词已成为气功可以感知的感传现象的代名词,已成为软组织中的"原浆整调机能"的代名词,已成为"人身虚体调控系统"的代名词等。假如将可知的秦汉经脉理论更变为"古典经络学",那不就是使"经络学说的起源无据可考论"成为结论了吗!

我们应该承认,在刘先生的这部书中对经脉理论的认识是很有见树的,值得求同。如刘先生在"下篇"开卷指出:"支撑经络科学框架的四大支柱。"其中"对经络起兴奋、抑制作用的自主神经受体"这句话很有见树。虽然刘先生未讲明自主神经怎样使经络发挥作用,在此我们和刘先生关于经络、经脉的认识仅一字之差外,我们同意自主神经在人体经脉调节系统中占据相当重要的地位。[7]

但是,应该指出,刘先生在这本书许多节、段中将经脉与经络混用,对它们的概念是混淆的。如《前言》"……恢复《黄帝内经》经脉循行的本来面貌",又说"古典经络学是指以《黄帝内经》为主的先秦经络理论",可见作者并未对《灵枢经》中,对包括《灵枢经》的今本《黄帝内经》中"经络"词组的原文本意进行研究,这是一个失误。我们很高兴地看到刘先生在第309—356页用现代解剖、生理知识,特别是自主神经知识对"现代经络学"做了铺垫。但从第357页起,又用大量的现代研究"经络"的资料不假思考地填充于"经络"空壳之中。我们不否认许多学者在研究"经络"中,获得了许多有益的客观资料,假如我们换个角度思考,这些资料都可能在某一生理范围找到落脚点。但是,当用这些客观资料填充于"经络"空壳的时候,不仅显得牵强,而且失去了这些资料的生理学意义。2006年以来,《中国针灸》已经发表了4篇研究"经络"的文章。其中第1期、第7期两文依《灵枢经》原文为据进行归类分析,十分精彩,对于我们认识在创未来中医理论中"发展不离宗"具有重要意义。但第七期的标题冠以"古典经络理论"……在已经澄清了秦汉经脉学说起源、演绎过程的今天,再读此文,便使人感到"经络""经脉"概念不清了。我们希望与作者协商将"古典经络理论……"改作"古典经脉理论……"顺此"求同"。

总结前文,在当今"经络学说"这个概念中所涵盖的是"循经感传",是"低流阻通道",是"虚体调控系统",是"多层次、多功能、多形态立体结构",是"多回路的控制系统"……然而在这么多的新生的子概念中,你能分辨当代"经络学说"的内涵与外延吗?你认为应该如何判定这些材料为好呢?一般常识认为,在一个科学理论体系中,当出现"公说公有理,婆说婆有理"情况的时候,这个学说就没有客观标准了,这个学说便会陷入无穷的否定之中,它当然也就没有存在的价值了。对于当今的"经络学说",不论我们是用三段论考证循经感传,还是用"概念"考证古今"经络"词组的概念,都不支持"经络"词组可以独立于秦汉经脉理论之外,都不支持

"经络学说"这个总概念的存在。考虑到秦汉经脉理论的历史意义和现实意义，分析近50年来"经络"研究实践，是应该在猛醒中拿出实际行动来的时候了。我们主张废止"经络学说"，重新宣传已经澄清了的秦汉人体经脉调节理论，树立十二经脉理论中的足太阳膀胱经—自主神经调节论（含督脉、夹脊穴），重新组织力量换个角度思考，回顾既往研究"经络"过程中一切可用的资料；采用自主神经调节探讨"气血瘀滞"与微循环障碍的关系；探讨活血化瘀药性作用本质；探讨熨疗、拔罐、刮痧、针刺疗法的治病原理；论证我们中华民族的先祖们早于三千多年前就在医疗实践中探讨人体经脉调节理论；早在两千多年前就认识到足太阳膀胱经—自主神经的调节作用。因此，公开废止"经络学说"，树立人体经脉调节论中的足太阳膀胱经—自主神经调节论，便是当代中国人勇敢、明智之举。愿学术界能早日达成共识，早日采用明明白白的经脉调节论—自主神经调节论指导现代中医药事业的发展。

参考文献

[1] 严健民.《灵枢》"经络"词义浅析［J］. 中医杂志，1984，25（11）：79.

[2] 严健民. 中国医学起源新论［M］. 北京：北京科技出版社，1999：130—136，195—199.

[3] 李鼎. 经络学［M］. 上海：上海科技出版社，1984：2.

[4] 管遵惠. 经络学说的理论及临床应用［M］. 昆明：云南人民出版社，1984：2.

[5] 何宗禹. 关于经络研究的若干问题［J］. 新医药学杂志，1979（2）：33.

[6] 严健民. 关于利用"循经感传"探讨经络实体的思考［J］. 医学与哲学，2004，25（10）：41.

[7] 严健民. 论足太阳膀胱经在经脉学说中的历史地位［J］. 中国中医基础医学杂志，2003，9（11）：57.

2004年12月20日

第八章　能对当今之"经络"概念下定义吗

近半个多世纪来出现的"经络"新概念，是在没有澄清秦汉人体经脉调节理论起源、演绎过程的前提下从人体经脉调节理论中分离出来的，今本《黄帝内经》中之"经络"词组，是经脉和络脉的简称。这一客观事实，是当今研究"经络"累遭失败的原因，也是难于给"经络"新概念下定义的根本原因。舍弃"经络"新概念及经络研究，认真总结教训，回到秦汉人体经脉调节理论中寻找它的合乎人体生理功能的内核，动员各学科力量共同研究，创立新型中医人体经脉调节理论，这就是当前创立新型中医药理论的突破口。

一、事由

近日重读方烨花、徐斌[1]两位先生的文章《经络是什么》中的经络是什么，读之品之，余味久长。《经络是什么》一书我没机会研读，有幸于2001年5月29日在《健康报》上读了张维波[2]研究员发表的《经络是什么》，张先生在文中介绍20世纪50年代，人们在针刺中发现……会产生一种沿经脉路线移动的感觉，后来正式命名为循经感传现象。又介绍说，早在20世纪50年代，日本学者藤田六朗提出，经络可能是脉管外液体的流动路径。而张先生就是在这一基础上"建立了一套能够连续扫描测量组织流阻的实验装置"，并"发现了具有功能意义的体液通道结构"，说这"是一种新的结构分布，形态学研究发现，低流阻通道位于《黄帝内经》所说'分肉之间'的组织间隙处"。对于张先生的这篇无可奈何而拼凑的"理论"报道，我已在习作《古今"经络"概念试说》时研读过，并表明了自己的认识。

现在，方、徐二先生在比较深入地研究了《经络是什么》一书后撰文的目的在于维护张先生的学说，纠正张先生书中关于经络定义的偏差，赞赏："作者（张维波）提出了经络的科学定义，并对经络研究思路和方法发表了科学、客观、中肯的看法。"张维波先生在书中给经络下的定义是："经络是一种存在于组织间质中的，具有低流阻特性的，能够运行组织液、化学物质和物理量的多孔介质通道。"[3]但方、徐二先生不同意此说，客客气气地讲"作者基于大量实验研究的科学结论对于经络研究仍是具有重要价值的，我们认为作者的经络定义实质上可能是指的经气"。"……我们将书中的经络定义理解为经络的一个子概念——经气的通道，应该是作者可以同意的"。接着方、徐二先生提出了"经络现代定义的原则"：①《黄帝内经》中的经络概念，并不完全是现代科学意义上的实证概念。②机体可能并不存在与古典经络概念完全一致的系统。③定义现代经络应以"针灸现象"为基础。方、徐指出:"现有的任何一个经络假说都不能完全解释古代经络,想建立一个完全符合古代经络概念的现代经络理论几乎是不可能的。"又接着说:"但是,古代学说中的科学思想和认识并不因此而消失,关键的问题是如何将蕴含在古代思想中的科学内核提炼成现代意义上的科学问题,只有这样才能使古代先哲的智慧发扬光大。"

我们感谢方、徐二位先生在后文中具有哲理意义的分析。关于二位表态赞同张氏的观点,我们不能苟同。

二、关于"经络的定义"

回顾近50余年来,国内外学者在"经络"有关问题的研究中,讲到"经络概念"者较多。也许是我自己孤陋寡闻,鲜见给"经络"下定义者。南京中医学院(现南京中医药大学)编写《针灸学》(1980年),李鼎教授为高等医药院校撰教材《经络学》(1984年),廖育群等著《中国科学技术史·医学卷》(1998年)等等,都未见给"经络"下定义。是方、徐二先生让我开了眼界,知道张维波研究员经长期研究后给经络下了定义,但方、徐二先生与张维波研究员存在一些分歧,于是提出了"经络现代定义的原则"共三条,不知方、徐二先生的经络定义,受不受"现有的任何一个经络假说都不能完全解释古代经络,想建立一个完全符合古代经络概念的现代经络理论几乎是不可能的"的约束。

近日有机会拜读刘澄中先生出版的《临床经络现象学》,用了较大篇幅介绍了"经络定义过程中的失误与伪科学行为"[4],提出:"对一个失足的'经络定义'的挽救与无可救药。"刘先生在这一章中从七个方面展开讨论,可以讲这是一篇对20世纪50—80年代的40多年间中医学术界在经络研究中关于"经络定义"的综合性讨论之作,文中取材之丰富,评议之中肯,实为罕见。不妨请张、方、徐先生们都读一读。刘先生针对各种经络定义,特别是针对"多层次、多功能、多形态"说,从逻辑学中引文,指出一个"太宽泛的定义是一种不确切、不正确的定义",又针对经络定义中,声明经络"与神经、血管以及淋巴系统有明显区别",经络是"不依赖动物的神经和血液循环"的"独特系统",指出"然而又不行,因为……定义不可是否定的"。为澄清当今经络研究中关于经络之定义问题的可行性,对于刘先生的这篇文章我们不可不认真细读。

定义是指揭示某一概念的内涵或者词语意义。辩证唯物论对定义的要求是从某一概念所反映的对象的发展变化中全面地研究该对象的一切联系,从而具体地揭示该概念所反映的对象的本质。假如能够给当今之被曲解了的"经络"新概念下一个切合客观存在的定义,并沿这条定义研究下去,将有可能挽救当今之经络研究的结局。然而刘先生结合实践已经预言过了"无可救药的",方、徐二先生对张维波研究员关于"经络定义"偏差的纠正,很可能是一种"无可救药"的行动。因为根据今本《黄帝内经》的原文本意,"经络是经脉和络脉的简称""离开了秦汉人体经脉调节理论,'经络'一词便成空壳"了。将一只空壳拿来统领当今经络研究中发现的所有的生理现象,冷静点想，它的结局应在预料之中。然而，刘先生用"从现象到本质仍然是我们（临床经络现象派）必须坚持的道路"作为第七个小标题论证循经感传研究的必要性。刘先生在前言中说："循经感传现象是古人借以建立经络假说的临床实践依据……"我们"临床经络现象学派……是被逼到角落里的一支哀军，它姗姗来迟"。可见，刘先生认为循经感传研究是临床经络现象学派的宗旨、总纲；临床经络现象学派是在"经络生物物理学派""经络生理学派"都失败后崛起的，循经感传研究是刘先生的希望，他没料到循经感传研究对于"经络学说"也是"无可救药"。

三、简介人体经脉调节理论

我国基础医学发展至殷商时期，已经创作出一个"思（）"字，反映了人们在思维过程中用手抓后脑壳的行为表象，证明人们已在思考人何以产生思维。从甲骨文"心（）"字分析，造字者在心脏底部用两条线代表四条大经脉，已涉足于人体经脉调节理论了。造字的人们在殷商的两百余年间，利用各种机会对人体心脏进行反复解剖，人之心脏多取材于对罪犯的剖杀及王宫的与王直谏的大臣，弄清了心内有七个孔窍的时候，便有了"圣人（有学问的人）心有七窍"之说，成为商纣王"吾闻圣人心有七窍"，于是借机下令"剖（大臣）比干，观其心"的理由。商纣时期，人们又意识到心脏底部四条大经脉的生理作用，便在心脏底部画了两条线，从此我国独具特色的人体经脉调节理论便诞生了。

应该指出，原始科学技术的起源、演绎过程是十分艰辛的，五百年后才在齐国产生了"人有四经说"，这一过程反映在齐桓公至齐景公的两百年间。从景公讲"心有四支，故心得佚焉"分析，那时的人们对于心脏生理功能的认识与商纣所讲"圣人心有七窍"是一致的，证明齐人继承了殷人的人体经脉调节理论。至两汉完善为十二经脉理论，两千余年来，人体经脉调节理论在传承中指导中医临床，没有特殊进展。50多年前，由于德、俄、日学者们在皮肤低电阻区研究中，发现与中医穴位关系密切，逐步提出了良导络、针响等认识，并有《经络之研究》问世，刺激了我国中医学术界，当时人民政府全力支持，投入大量人力、财力，对尚未弄清楚的"经络概念"未加追述的情况下，提出经络实体研究。20世纪70年代当"经络实体"研究告吹之后，又转入声势浩大的循经感传研究，至今仍有"新的研究成果"报道。尽管所有研究"经络"过程中所发现的各种生理现象都被宣称"发现了经络"，又一次一次地被否定，但仍有痴情不改者，毫无问题，精神可嘉。

对于秦汉时期逐步完善的人体经脉调节理论的理解认识，我们应该尊重历史，了解它的演绎过程。史料证明，从殷商至两汉的千余年间，人体经脉调节理论的每一发展过程，都是建立在某些局部解剖基础之上的，那时的科学技术原始，我们不可能要求他们达到连续解剖、层次解剖水平，我们的祖先在创立中医理论的全过程中，大多依赖于取象比类，人体经脉调节理论的创立也不例外。如十二经脉的产生、十二经脉的循行问题，虽有一定的解剖生理知识作基础，但"十二"这个常数就类比于十二地支、十二月，三阴三阳经脉命名与易学关系密切，十二经脉与脏腑相配时在五脏中补入心包，由此产生的十二经配六脏六腑问题等等，以及十二经脉之循行路线，如环无端，都存在大量的人为安排。这是在秦汉经脉理论中不可能找到"经络实体"，不可能用现代某一"经络定义"描述"经络"诸现象的根本原因。

十二经脉理论起源、演绎、完善于殷商至两汉，从起源之日起，它有一个总目的，就是解释人体调节问题。《淮南子》中讲："夫心者，所以置使四支，流行血气。"刘安记录的是春秋齐国的"人有四经说"，"流行血气"是讲全身的经脉主血气的调节；张家山出土的西汉早年的《阴阳十一经脉》篇，后文补充说："凡二十二脉，七十七病。"这说明西汉早年十一经脉主要用于归类疾病，很难用于临床指导脏腑疾病的治疗。然而两汉科技、医学发展迅猛，当天文、历法之"损有余补不足"理论引入医学，当物候之春萌、夏长、秋收、冬藏，循环往复如环无端以及"寒则地冻水冰"等引入医学的时候，当人们认识到"寒气入经而稽迟……客于脉中，则气不通"及认识到"人脉犹是也，治蹶者，必先熨调其经……"的时候，经脉理论便发展、完善为十二经脉理论，可以比较普遍地用于指导临床了。

在十二经脉理论中作者们没有讲，哪条经脉是主体，随后补入奇经八脉，也难分辨谁是主体，它是一种"全面开花"的行为。应该看到，秦汉时期的学者们在人体解剖、生理知识都非常贫乏的情况下，想将循环、呼吸、消化、生殖、卫、气、营、血诸多生理现象一一说清是不可能的，他们只能在已有的经脉理论框架内构思。现在当我们用现代解剖、生理知识解读十二经脉理论的时候，就发现了足太阳膀胱经在十二经脉理论中起着主导作用。足太阳膀胱经循行于脊柱两侧，是内脏诸俞穴所在之处（含督脉、夹脊穴影响范围）。我们知道，脊神经的内脏传出纤维于脊柱前两侧组成交感干，分布于心肌、胃、肠、胰、肝、肾、生殖器官等，调理内脏器官功能，经脉理论之"内属藏府"实质就是由膀胱经完成的。毫无疑问，足太阳膀胱经主交感神经功能。皮肤之腠理、卫气都与交感神经功能有关，交感神经与特殊的脊神经节段有关，叫交感皮节。皮节的分布最为常见。因此，我预计，未来中医人体调节理论足太阳膀胱经将起主导作用。当我们了解了经脉调节理论的起源、演绎过程之后，便知道将"经络"从经脉理论中分离出来是没有意义的，给经络下定义也是没有必要的。我的主张，废止经络新概念，不必使用"古典经络学"与"现代经络学"，以免概念不清，坚决继承人体经脉调节理论，努力从各个学科研究足太阳膀胱经与自主神经的关系，创出现代中医药之新型理论，保证中医药学堂堂正正地走向世界，主宰世界新医学。

参考文献

[1] 方烨花，徐斌. 经络是什么［J］. 医学与哲学，2004，25（10）：46，47，65.
[2] 张维波. 经络是什么［N］. 健康报，2001-5-29.
[3] 张维波. 经络是什么［M］. 北京：中国科学技术出版社，1997.
[4] 刘澄中. 临床经络现象学［M］. 大连：大连出版社，1994：352-360.

2005年2月23日

第九章　关于"经络"研究的再思考

自20世纪50年代研究"经络"以来,许多学者对这一历史过程都进行了比较客观的反思、思考。我在思考中认识到,所有研究"经络"的成果,都难以证实"经络"实体的存在。殷商至秦汉经脉理论的起步、完善过程建立在当时的解剖、生理知识的积累及临床经验不断丰富基础之上,经脉学说起源、演绎过程朴实无华。

2003年6月27日,国家有关单位在京召开了一次与"中医药战略地位"有关的重要会议,内容之一是"经络研究与应用"问题。[1]毫无疑问,这次会议是具有积极意义的,它将激励研究"经络"的人们继续在"经络"研究中苦求。关于"经络"的研究,假如我们从日人长滨善夫于1949年提出的"针响"(后来被我国翻译为"循经感传")宣布"发现了新经络"算起,那么国内外学者按照当今经络概念研究经络的历史已有54年了。尤其我国,半个多世纪以来,在经络研究中,走过了一条十分壮观而曲折的道路。张长琳[2]将这段历史归类为四个阶段,即寻找经络解剖结构、探讨循经感传、对已知"结构"未知"功能"的经络现象进行现代生理学研究、电磁驻波耗散结构与相关经络现象的研究。张先生的这一历史归类,是从近几年的研究进展提出来的。早在1989年,郭义[3]先生就撰文探讨"经络研究四十年",郭先生亦将四十年里程归类为"四个区间",即形态学研究、经络生物电研究、循经感传研究、多学科交叉研究。

我国研究经络的历史是壮观的,就因为解放初期百废待兴之时,各行各业生机勃勃。那时我国中医界经过20世纪30年代的"废止"之灾,而获新生,中医教学与临床都获迅猛发展,当日人报道"针响",宣布发现"新经络"[4],以及日人的"良导络"[5]"经络诊断治疗法"[6]和我国针刺镇痛、针麻、针刺治疗聋哑而获奇效之时,人们急于寻求新型中医理论,在还未来得及澄清秦汉中医人体经脉调节理论形成的来龙去脉之时,误用当今"经络概念"解释秦汉经脉理论并将落脚点落实到寻找经络实体的前提下,在全国开展尸体解剖,寻找经络结构;20世纪70年代用6年时间进行全国循经感传普查6万余人;"八五""九五"都将经络研究列入"攀登计划"。近十年来,又转入多学科、多层次、多形态研究,可见我国关于经络研究范围之广,延续时间之长,何等壮观。

半个世纪以来,我国历代投身于"经络研究"的科学家数以千计,涉及临床医家、解剖学家、生理学家、医史学家、生物学家、物理学家、社会科学家、哲学家及许多跨学科研究工作者，许多学者对于"经络的研究"付出了不少心血，做出了独到的贡献。如季钟朴、孟昭威、祝总骧、胡翔龙、刘澄中、廖育群等教授，都在他们的研究范围内留下了重要的学术思想与研究成果。尽管所有成果都不能论证"经络实体"的存在，但是许多研究成果都有可能在人体解剖学、人体生理学范围之内找到应有的地位。

我国对于"经络"的研究，给人的印象是新学林立，忧胜于喜。

我们注意到全国研究"经络实体、功能"的学者们的急切心情，学者们都有一个良好的愿望，都将"经络问题"当作中医理论的核心问题看待，都希望早日圆满阐明"经络实体与功能相一致"，以便促进中医事业的再度辉煌。因此，半个世纪以来，建立在各种学科研究基础之上的阐明经络理论的新学说如雨后春笋，林立于报纸杂志，细读之后，则忧胜于喜。1955年翻译出版长滨善夫《经络之研究》的承淡安先生，根据当时开展尸体解剖寻找经络实体中所反映的问题，于1957年首先提出"经络问题，不能从解剖的角度去理解"，指出祖国医学一向重视"气化""经络的发现，可能是迫于气功。因为做气功的过程中，能有打通任督诸脉的自觉景象发生……必定是在把经络现象逐步地结合临床经验以后，才逐步发展创立完整而有系统的经络学说来作为实践的理论基础"[7]。承先生的这一理论，影响了以后的经络研究，20世纪八九十年代都有因"气功而发现经络"之说问世，甚至到2001年的《中医杂志·增刊》说"返观内照，发现认识了人体内景隧道……经络系统"[8]，"吐纳导引功法中感悟到'舍利子'和经络系统产生的基本原理具有同源性"[9]。更有甚者，将20世纪80年代兴起的伪气功理论家柯云路的"潜意识"理论搬到经络研究之中，说"养生态是启动隐性生命系统和开发'潜意识'的关键……"又说"本人已发现有信息传递系统——经络能量传递系统……经络是隐性生命系统的一个子系统"[10]，以上事实说明在经络研究中努力克服伪气功理论对经络科学研究的干扰是一件十分重要的任务。我们认为，用伪气功理论创立经络学说是不会有任何结局的。

在经络实体的研究中从尸体上寻找经络结构的研究早已宣告失败了。但是，有一些研究，如朱式夷于1958年撰《经络学说的实质与今后研究方向的我见》指出："针法上，通过机械性刺激影响肌肉组织的本体感受器……产生酸胀的感觉，即认为取得效果……我们从定位觉及肌肉的防御反射获知感觉与运动是密切相关，亦即感觉感受器与运动效应器在整个反射弧也是密切相关。因而肌群的效应器形成共同性与矛盾性时，受纳器的共同性与矛盾性必然相应地形成。基于这个观点，同一解剖部位的肌群具有两组处于矛盾状态，而且在能量与数量上处于平衡。"[11]朱式夷在此利用皮肤、肌肉的拮抗性解释肌肉运动的平衡，并借用长滨善夫等人的成就论证经络的功能与存在。这一论证促使部分人将研究经络的注意力盯着皮肤下的软组织，促进了经络的深入研究。

又如福建省中医研究院（今福建省中医药科学院）和省人民医院经络研究小组于1959年的研究为我们留下了一则宝贵史料。他们的实验证明，患骨髓炎、骨膜炎者，其"经络测定"无异常变化，而骨折伴软组织损伤患者，在测定中出现经络阻断现象。因而认为："经络存在的解剖部位是在皮肤以内与骨组织之间的软组织——肌肉组织中。"[12]20世纪50年代福建省的经络研究者们提出的这一认识是有远见的。天津中医学院的郭义教授于1989年6月17日在《健康报》上发表《从细胞生物学角度探讨经络实质》，其中指出"当某一间隙连结细胞受到刺激，使其产生动作电位，细胞内外的离子浓度发生变化……这样就形成了动作电位间隙连结细胞之间的依次传导"。毫无疑问，软组织中的间隙，亦属肌肉组织范围，郭教授的研究成果与福建的研究成果一致。

近十数年来，有学者一再阐明"经络结构的多层次、多功能、多形态的立体结构观"。有学者撰文指出："利用特殊染色法发现隐性感传线下的表皮层和真皮层的神经末梢、神经束和血管相对集中，肌层的肥大细胞数目明显多于对照区。因此，经络线的高度敏感特性，可能与神经结构和肥大细胞的相对集中有关。"[13]经络"多形态"说的研究者们还做了"针刺引起循经微小搏动的实验"，指出："针刺引起循经微小搏动说明了定位在经络研究中的重要性……经络在人体的一个重要功能是'行气血'、针刺'得气'后，经脉血气运行加快……从而证明，经络确是'血气'运行的通道。"

我们看不出在无可奈何的情况下，利用表皮层、真皮层下的神经末梢、神经束、相对集中的血管、肥大细胞来解释"经络现象"有什么重要学术价值。将上述组织结构在一定条件下对刺激所产生的反应，只能认识是一种综合性生理反应；将诸多不同组织结构硬性捏在一起解释为"多层次、多功能、多形态的经络实体"是难以使人折服的。在经络研究中，我们注意到有些学者希望借助"进化论"，利用软组织中的"原浆整调机能""原始神经网""原始子午神经干"及"真皮层的原位丛"等解释经络现象，恐这些学者在"经络起源"面前走上"返祖论"的道路。

近50年来，在"经络"研究中还有许多学者先后提出过五花八门的"设想""我见""假说"，如利用先进的控制论解释经络信息的传递（任恕，1960）、第三平衡系统——经络系统（孟昭威，1983）、经络实质量子观（陈思平，1988）、经络中枢论（闫崇清，1989）、牛汉章等的经络生理学框架，提出经、经元、动元、络元假说（健康报，1992-5-12），上海五单位在研究"经络的物质基础"时拟用"生物光子系统"解释经络现象（健康报，1999-7-22），"经络本质新假说——能量共振传输系统"（晏向阳，2001），刘长林"经络的本质在时间——人身虚体调控系统试说"（科学时报·海外专刊，1999-10-26）指出："经络的作用在于调控人身的发育和演进……既然没有任何形态的有形组织能够规范经络之气的运行，那么规范其运行的可能是某种受一定关系规定的动态势能，这种动态势能类似于耗散结构中的熵流。"多么先进的假想啊！刘先生早年利用中国古典哲学对《黄帝内经》进行研究，做出过重要贡献，但在为"经络实体"操劳时，用"虚体调控系统"解释"经络现象"，恐将"经络研究"引入玄学。

我们说我国50年的经络研究史忧胜于喜，忧就忧在各位学者怀着一颗真诚的心希望挽回"废医理"之实。可惜在没有弄明白秦汉经脉理论是怎么样由殷商至两汉经千余年发展、演绎里程的前提下，埋头于"经络实体"研究，精神可嘉，但其"成果"难以证实"经络"的存在。喜在各位学者都本着唯物主义进行研究，已经将自己的观察结果忠实地记录在案。我们的认识是，只要我们换个角度分析在案的实验资料，将有可能在人体解剖、生理学中寻找到"成果"的应有地位。

参考文献

[1] 中国医药报,2003-7-15(13).

[2] 张长琳.经络现代科学研究五十年——功能与结构之谜[J].自然杂志,2000,22(1):11—14.

[3] 郭义.经络研究四十年(上、下)[N].健康报,1989-12-30,1990-1-6.

[4] 赵荣琛."经络之研究"读后的感想[J].中医杂志,1957(1):25—27.

[5] 肖友山.从皮肤通电抵抗所看到的经络形态[J].中医杂志,1958(2):121-127.

[6] 肖友山.从赤羽氏法(经络诊断治疗法)的临床看经络现象[J].中医杂志,1958(7):480.

[7] 承淡安.经络问题不能从解剖的角度去理论[J].中医杂志,1957(4):200.

[8] 黄在淑.经络是人体功能信息传导系统[J].中医杂志,2001(增刊):7.

[9] 石贤富,石元兵.经络研究的意义[J].中医杂志,2001(增刊):9.

[10] 季玉璞.经络归属[J].中医杂志,2001(增刊):20.

[11] 朱式夷.经络学说的实质与今后研究方向的我见[J].中医杂志,1958(5):334.

[12] 福建省中医研究院,人民医院经络研究小组.经络实质问题的探讨[J].中医杂志,1959(10):9.

[13] 徐亚静.古老而又年轻的经络科学 经络研究与应用研讨会在京召开[N].中国医药报,2003-7-15(13).

第十章 也谈"经络——人身虚体调控系统"问题

有一位采用哲学观念对《黄帝内经》进行详细剖析、曾对先秦"气"概念深刻指出"中国气概念不属一家一派……而是赋予整个中国文化以生命力的一个要素"的学者,在经络研究面前提出"人身虚体调控系统"观念,不得不引人深思。

1999年11月我到北京参加"医学与气象学术会议"时,主持会议的叶谦博士知道我对秦汉经脉理论的起源与发展过程有所研究,交谈中向我推荐《科技时报·海外专刊》1999年10月26日刊登的一篇关于"经络"的文章,叶博士说他的爱人是从医的,"读过那篇讲经络的文章",说他也读过,"强调气的作用"。他自谦地说:"门外汉,看不通。"我向他索要报纸,他同意了。晚上接过他从家里带来的报纸,知是刘长林先生的近作,题曰"经络的本质在时间——人身虚体调控系统试说",回想1984年,当我走进《灵枢经》不久,我就拜读过刘长林先生的专著《内经的哲学和中医学的方法》,可以说是这部专著鼓励我深入到《黄帝内经》之中寻觅。从某种意义上讲,刘先生对我起到了引路的作用。对于刘先生我没有拜见,但我是十分敬重的。

叶博士忙于会务走了,我打开床头灯,扎进报纸之中。刘先生围绕经络的发现,从时间、从气多方面展开讨论。为了理顺我的思路,我前文、后意地反复参阅,希望扩大自己的收获。散会回来以后,我又找到一些相关资料参考,多次拜读该文,记录心得体会,从疑惑到难解疑惑,5年以来凡碰到相关内容,我都必读此文,大约细读十次以上,每每有些想法都拟成文,但对刘先生从哲学高度研究《黄帝内经》的宏文总约束着我不敢轻举。与此同时,也因我自己的学识浅薄,对于刘先生提出的相关观念认识不足,不敢轻举。现在,在构思、补撰《经脉学说起源·演绎三千五百年探讨》书稿的时候,重阅该文,又知此文发表于《中国中医基础医学杂志》〔2000(3):43〕,更觉是一个不高不矮的门槛,我必须从这个门槛走过去,目的在于澄清经脉理论。于是又将2000年以来多次写下的心得、初文拿出来重新审视,斗胆"也谈",谈谈经络与人身虚体问题,这就是我近来的思考过程。

一、关于"经络"与时间关系问题

刘先生开篇写到对于经络的研究,"不应滞囿于微观解剖,需要从多角度进行探索",说明刘先生的这篇文章是在总结了从人体解剖寻找经络实体一无所获后,使许多学者处于罔然心态的情况下写出来的,是刘先生的一个新探索。因此,刘先生在探索中提出了"生命的本质主要是通过时间表现出来的",强调"中国人传统的时空观念以时间为主体"。刘先生讲:"经络是时间占优势的生命现象。"引《灵枢·根结》:"九针之玄,要在终始。"《灵枢·终给》:"谨奉天道,请言终始……终始者,经脉为纪。"说:"终始,即时间延续的一个段落;知终始,也就是了解其时间特征和时间规律……"又说:"古代医家首先是将人的生命活动看作一个特殊的延续过程,而不是着重研究其实体结构……并采取考究时间过程的特殊方法来体察生命,于是发现了经络。"由于这篇文章发表在《科学时报·海外专刊》,国外许多知名学者都一定会读到,该文在国外的影响一定不小,恐在国外留下更多的思想混乱,这是我不得不从这个门槛走过去的又一个原因。

刘先生在这里将"经络"看成是通过时间表现出来的没有形态特征的生命现象,因此,他称之谓"虚体"。我们依《灵枢·终始》为例,对于"谨奉天道,请言终始"为例解之,明代学者马莳从脉学诊断出发,说"此言持寸口、人迎之脉,可以别平人与病人……请终始篇之义,凡以经脉篇为之纲纪耳"。清代张志聪亦从脉诊法讲"谨奉天道,请言终始者,谓阴阳经脉应天之六气也……终始者,经脉为纪也,持其脉口人迎,以知阴阳有余不足"。他们在解释中都严格遵守《灵枢·终始》之原文本意。张介宾在"谨奉天道……经脉为纪"后指出:"天道阴阳,有十二辰次为之纪;人身血气有十二经脉为之纪……"可见他们对"终始"的解释,都没有由此而推论"生命的本质主要是通过时间表现出来的",更没有讲"古代医家采取考察时间过程的特殊方法来体察生命,于是发现了经络",刘先生的看法是值得商榷的。在时空关系上恩格斯说:"一切存在的基本形式是空间和时间,时间以外的存在和空间以外的存在,同样是非常荒谬的。"(《马克思恩格斯选集》第三卷.北京:人民出版社,1972:91)。请注意,恩格斯在此讲的时空是以"一切(物质)存在的基本形式"为基础的,脱离了具体物质的存在,就不太可能说明时空关系了。而近50年来的"经络"概念,恰是无法证明的"物质",用刘先生的话说,它是"虚体"。因而我们无法在"虚体"(没有物质做基础)的条件下讲时空关系,我们无法理解古人是在怎样的时空关系中"发现了经络"。

我们的研究证明,《灵枢》之"根结""终始"两文,都是两汉时期当十二经脉理论完善之后,在将十二经脉理论用于临床的诊断、治疗的过程中产生的,是在"欲以微针通其经脉,调其血气",即发明了针刺疗法之后,医家根据十二经脉理论探讨针刺理论时创作的,"根结"和"终始"都不是医家们"发现了经络"的理论依据。至于讲到金元时期,医家们根据文献创立子午流注等针法,更不足以借用论证"经络起源于人们对时间过程的特殊观察"。刘先生说:"生命的本质主要通过时间表现出来,时间才是生命存在的本质条件。"并结论讲:"生命的最直接的物质承担者和推动者,也应当是时间属性占优势的特殊存在。"由此说来,刘先生认为时间才是生命本质的表现与存在。但是,恩格斯说"生命是蛋白体存在的方式",又说:"这个存在方式的基本因素在于和它周围的外部自然界的不断的新陈代谢……"(恩格斯.自然辩证法.北京:人民出版社,1956:253)刘先生强调:"许多事实已经证明寻找解剖形态、分析物质结构的做法,并不能揭示生命的本质。"而恩格斯在分析了李比希、瓦格湟等人关于生命起源的一些假定后指出:"蛋白质是我们所知道的最不稳定的碳化物,只要它一失去了执行它所特有的机能(这些机能我们称之为生命),它马上就会分解。"恩格斯正是在分析生命的最简单形式——蛋白质的物质结构特征后说这番话的。由此可见，刘先生的理论有误。为什么说"有误"呢？刘先生所用的"许多事实已经证明寻找解剖形态，分析物质结构的方法，并不能揭示生命的本质"，其一，误在采用将"经络"转释为"生命"；其二，误在将近50年来从解剖寻找经络形态、分析物质结构的做法、企图揭示经络本质的做法扩大为对一切生命的探讨，这是刘先生必然有误的根本原因。

二、关于人身虚体调控系统认识问题

刘先生说："经络的体现者是气。"他强调"没有气就没有经络"。用战国"今夫蹶者、趋者是气也"分析这两句话应该不错。但是刘先生的这两句话是在"气是时间占优势的'虚体'物质"的标题下给出结论的。刘先生在前文肯定地讲"经络是时间占优势的生命现象"，现在又指出"气正是时间属性占优势的物质存在"。两者所见，前言后语，十分合拍，随后又说："我们称气为虚体。"由此转换之后，刘先生达到了"经络"便是"人身虚体调控系统"的目的。在这段文辞中刘先生花了不少笔墨解释"向内……向外……两条认识路线的配合"，指出"向内则是内省和体验……"即体验和研究自己的"感觉、感受和自我"，并由此推认相关事物……慎重指出："故主体内反式的精神意识活动，在认识时间性内容的过程中发挥特别突出的作用。"

刘先生的上述体悟，可谓苦费心机。但我觉得，假如是讲认识论，小心将精神意识的主观性抬得过高。假如秦汉医家们、经脉学家们是在"内反式的精神意识活动"过程中"体验和研究自己的感觉、感受和自我"而发现了"气"，从而发现了"经络"，那么我们的祖先在创立人体经脉调节理论时走过了一条什么样的认识道路？这与经脉学说起源于殷商，在千余年的演绎过程中经"四经说"……完善为十二经脉理论的历史是截然不符的。在"气"的探讨过程中我们的祖先讲了很多，王充从营养物质讲："人之生也，以食为气；犹草木生，以土为气。"孟子则从人体调节理论讲："今夫蹶者、趋者是气也。"再往上追，《国语》记载："气在口为言，在目为明……"我们还知道，刘长林先生在系统研究先秦"气"概念后深刻指出："中国气概念不属于一家一派，不是时兴于某一特定的历史时期，也不局限于一两个学术领域，而是赋予整个中国文化以生命的一个要素。"这应属于刘先生的至理名言，指导我在气概念的认识中起过重要作用。

我们没有忘记，在探讨经络实质时，"为了尽快弄清经络的实质……在用现代方法考察的同时，绝不可忽视从过去的经验和原有的理论中寻找线索与启示……"（内经的哲学和中医学的方法. 北京：科学出版社，1982：269）可见20年前刘先生关于"气""经络"的认识仍有指导意义，但是为何又提出"经络……人身虚体调控系统"概念呢？难道刘先生是在"气功、潜能"（1982）的影响下，在20世纪80年代伪气功理论的影响下才提出"主体内反式的精神意识活动""向内则是内审和体验，即体验和研究自己的感觉、感受和自我"，从而发现了"气"，并称"气为虚体"，又将"虚体"转释为"经络"，指出"对于这种物质存在没有任何一种管道或其他有形的组织结构能够规范它，约束它，而它本身根本不需要也不可能有任何组织结构"。结论说："这也就是找不到有形经络的原因。"刘先生的结论当然是有误的。仅就经络（脉）应该"内属于脏腑，外络于肢节"讲，结合"气在口为言……""今夫蹶者、趋者是气也"解之，"经络"无疑是一个在人体具有调节能力的组织，只是我们认识不到位，未能正确地与历史沟通,未能正确解读罢了。对于刘先生为什么在"气""经络"的认识上,由至理名言演绎为"虚体"的转变,恐怕只有他本人才能说清楚。

三、对我国人体经脉调节理论起源、演绎的简要回顾

近20年来,我是刘先生"在用现代方法(对经络—经脉)进行考察的同时,决不可忽视从过去的经验和原有的理论中寻求线索与启示"教导中探讨人体经脉调节理论的。我体会,"过去的经验和原有的理论"包括甲骨文中的"心(❤)"字所反映的人们对心脏底部几条大经脉的认识,包括殷人在心脏解剖过程中摸清了心内有七个孔窍("圣人心、有七窍",史记·殷本纪),包括春秋齐国的"人有四经说"及刘安讲"夫心者,所以制使四支,流行血气"……上述史料便是我国人体经脉调节理论起源的原因、源头,随后才有条理清晰,经千年演绎过程,于两汉时期完善的十二经脉理论。就在四经说至十二经脉理论演绎的过程中,在春秋战国先民探讨中医理论的基础之上,派生出了风寒致病理论、经脉瘀滞疼痛理论,原始经脉主病(是动则病)及原始的"相脉之道"的脉象诊断理论以及由砭刺(碥刺、砭刺)放血发展而来的微针导脉(针刺疗法)的发明与针刺理论的完善。在《黄帝内经》中,虽然"经络"词组达42起,但它包含三层意识,即动词义、误字衍文和"经络"是经脉和络脉的合称(严健民.中国医学起源新论.北京:北京科技出版社,1999:130—136),绝无"经络概念"独立于经脉理论之外的内容。回顾20世纪40年代末期,当德国、苏联、日本先后发表皮肤低电阻区与穴位及"针响""良导络""经络之研究"问世的时候,正处于奋发向上的中国人,希望在中医理论的创立中有自己的一席之地,在未来得及总结人体经脉调节理论起源演绎的过程时,误将"经络"概念从经脉理论中分离出来,并长期将其列入科技攻关项目,动员人力、财力之众,全国参加范围之广,研究"成果之多",引起了许多学者的反思,力主思维导向的更新,虽有"一位医师的提案……经络研究可以暂停",但都无力扭转"多层次、多功能、多形态"的经络研究的势头。直至2003年7月15日仍有"古老而又年轻的经络科学"的长篇报道刊于报端,报道"经络研究与应用研讨会在京召开"概况,可见要想扭转当今被曲解了的"经络"概念谈何容易。我理解这一现象与20世纪50年代以来在研究经络实体的过程中介入了"政府行为"有关,"解铃还须系铃人",盼有关机构组织相关人员进行探讨。

三千年前中国人创立的人体经脉调节理论是建立在当时的基础医学与临床医学基础之上的,是科学的,按当时史实验证是可以重复的。排除当今被曲解了的"经络概念",树立人体经脉调节理论,深入探讨足太阳膀胱经脉内属脏腑的自主神经调节论,便是对中医理论的"继承不泥古,发展不离宗",这才是当今创建中医理论的突破口。假如我们从现时起,依陈可冀院士提出的"中医药学有许多治疗法则和方药,如果都能应用现代科学方法进行临床、化学成分、药效学和毒理学的系统研究,那么,中医药现代化的进度将会大大加速"(健康报,2004-3-3)办事,中药之性味、药物归经问题将得到澄清与发扬,独具中医特色的、光辉灿烂的中国医药学将会再度风行于世界并独占鳌头。

2004年10月5日于秋实居

第十一章 新世纪的旧动向——修真、返观内照认识经络虚相结构——令人沉重的忧思

两天前，收到中国中医药学会学术部寄来的《中医杂志》2001年11月增刊，从封一得知这期增刊是2001年8月21至25日在大连召开的"全国首届经络研究与临床应用学术交流会"的文集。由于我对"经络"的嗜好，便用了一天时间专门究读了与"经络"有关的文章，受益良多。许多学者在"经络"理论的指导下观察与治疗临床诸病，收到满意效果；有些文章如王益民等对古代经脉学说的形成进行了探讨，指出"经络是经脉和络脉的总称"，反映了秦汉时期我国经脉学说的真实面目。但是也有几篇与经络有关的文章引人忧思，这就是本文的出发点。

我这篇文章对《中医杂志》2001的增刊发表的几篇关于"经络"形成问题的忧思集中在三个方面：

1. 关于"返观内照终于发现认识了人体经络现象"的忧思

有一位秦汉文化功底很深的先生，从先秦文化出发探讨经络，提出"惟返观者，可以照彻之，完成经络现象"的观念，认为："中华先哲在天人一体的整体哲学思想指引下，以德养生，忘我修真，融大小宇宙为一，返观内照，终于发现了人体经络现象这一虚相结构的存在。"作者用自己做"脊柱功"时开天目发现奇景，论证人体内是"立体坐标"，推测"经络"的存在。我们不能承认"返观内照"发现经络是虚相结构的观念。

2. 古真人（处子）创经络系统的忧思

两位先生说他们"在研习吐纳导引功法中感悟到舍利子和经络系统产生的基本原理具有同源性"，指出随着古真人（处子）生物物理学和化学物理学的吐纳导引功的不断提高，达到呼吸精气——入血循环的压力增大——使胸腔的压力也增大，纳入之气在全身组织中高度氧化，激活了生物信息物质——生物电子效应，从而测出生物信息，即中医的"经络系统""这就是经络实质"。我们不能赞同"古真人""上古之人""上古真人""元阳真人""外星人"创经络理论的观点，我们更不赞同人体胸腹腔内、血循环系统内的"压力可超常地增高"，人体各组织内可以"高度氧化"这一类超自然的观念出笼。

3. 关于"经络归属"的忧思

作者说："天人合一是有意识主动地经长期修炼达到显、潜意识配合——就可充分

发挥人体潜能，出现超常智慧"，还说"人是由显性（高级）、隐性（原始）两大生命系统及显、潜意识所组成的完善生命体"，这就是作者"已发现信息传递系统——经络；能量传递系统——气和排泄系统"的全过程。将经络归属于"隐性生命系统的子系统"，用显、潜意识解释生命科学是当代伪气功理论家柯云路的首创，我恐"经络归属"的作者走上"做功潜意识""超微潜意识"的道路从而否定了自己的存在。

一、关于"返观内照终于发现认识了人体经络现象"的忧思

有一位对于我国先秦文化功底很深的先生，从先秦文化的诸多记载中探讨"经络"的发现形成问题，似乎很有道理，其文中说"气功""经络""这一切，人们在常态下是只能感知、未能见识的虚相"，认为老子的"道"，《周易》的"无极"与传统养生文化中的"气"通过"惟返观者，可以照彻之"，完成"经络现象"的探求。为证实上述认识的正确性，作者不惜引用秦汉文人墨客的文学作品，于是，在此基础上提出了"修真"概念，说："中华先哲，在天人一体的整体哲学思想指导下，以德养生，忘我修真，融大、小宇宙为一，返观内照，终于发现认识了人体经络现象这一虚相结构的存在。"

这位先生的上述理论，勾起了我对 1999 年 10 月 26 日发表在《科学时报·海外版》上的"人身虚体调控系统试说"的回忆，"人身虚体调控系统"的作者在没有澄清"经脉""经络"概念的前提下，说"经络是时间占优势的生命现象"，这位曾经探讨过中国古典哲学与中医学关系者在"经络"面前感到了茫然，得出了"虚体"的结论，当时我曾担心此文在海外的影响后患无穷，曾拟撰专文澄清"经脉""经络"概念之不同，虽几次冲动，都因我在哲学家面前的胆怯，未能启齿。今天当读到"返观内照"，当听说"经络"是"虚相结构"的时候，再一次领悟到"人身虚体调控系统"对"经络"认识的严重后果，此乃"忧思"的原因之一。

我国从殷商到先秦的千余年间，其人文学特色的重要方面是，在对许多自然现象不能得出符合自然规律结论的情况下，认识到自然规律中的自然现象，一定有它自己内在的道理。《老子》中的"道"，大约有三分之二是直指自然规律和社会规律之道理的。如"功成身退，天之道"，比喻植物开花结果后株萎或叶凋的道理。而后人则将《老子》中的"道"，全部曲解为道教的超乎自然的"道"。从我国 20 世纪 80 年代以来的情况分析，"返观内照"与"开天目"可以等同，应该说这是世界文化、中国文化中共同糟粕在当今社会中的反跳，当前许多邪教都利用了它，用"修真"的方法来修炼自己的"返观内照"能力，更有可能走上歧途。"返观内照"的作者在文章中介绍他于 1991 秋在修"脊柱功"时，如开天目一般，见到了许多奇景，由此推想人是"立体坐标"，"经络"也是"立体坐标"。撇开所见"奇景"，说人体内是"立体坐标"没错，因为人体内存在许多具有"立体"性质的网络结构，但在后文作者提出针刺疗法中的"子午流注，灵龟八法"具有长远的现实意义。关于针刺疗法中的疗效，学界早已有肯定，关于针刺疗法的理论，还应探讨与共识，但对"子午流注"早有学者发表文章予以否定（中医药博士论坛·论子午流注针法缺乏足够的中医理论依据. 北京：北京科技出版社，1997：32-36），至少我们应该商榷（本文从略）。

二、古真人（处子）创"经络系统"的忧思

在增刊的第9页，我们认识了两位石先生，从文中得知，两位先生在究读《柳柏春吐纳导引养生疗法》及"在研习吐纳导引功法中感悟到'舍利子'和'经络系统'产生的基本原理具有同源性"，为此两位"进行了初步的实验研究"。在"实验研究"中两位先生创立（感悟）了一套理论，说"吐纳导引是物理化学和化学物理学"，一般生命物理"不能解释人体超常规的高能生物物理学现象，而吐纳导引之生物物理学，就像我们现代的高科技一样，我们常人感觉不到，认识不到，研究不出高能物理学产生的高科技产品"，"古真人（处子）不正如我们现代科学家"一样"感觉到，认识到研究出了属于现代科学（作者指经络系统）的东西"。两位先生还进一步阐明理论说："随着古真人（处子）生物物理学和化学物理学的吐纳导引功的不断提高，达到呼吸精气、独立守神、肌肉若一的炉火纯青的程度，吐纳导引之'气'，入血循环的压力增大，经过胸膜腔间隙及膈肌，使胸腔及腹腔的压力也增大，纳入（吸入）之气在全身各组织中高度氧化，激活了生物信息物质，在动静状态下产生的一系列的生物物理（物理化学和化学物理学）、生理、化学、生物信息（生物电子）效应。从而测出了人体血管与神经之间的生物信息，即中医的'经络系统'。"两位先生强调，这就是"经络的实质"。请读者恕我抄文太多，因为我不敢遗漏原文，歪曲作者本意。两位先生还说（古真人）"靠生物物理化学和化学物理学……维持生命，即呼吸循环代谢与消化吸收代谢，用生物物理化学（呼吸循环代谢）这一矛盾的一方研究出经络系统与舍利子以及针刺镇痛治病原理"。在此我不拟对正常人体如胸腹腔压力，血液循环内的压力，人体各组织内的"高度氧化"问题予以辩释，只就"真人"做些说明。

记得重庆西南师范大学出版社于1993年出版了一本《黄帝内经》今译本，这本译文的作者写了一篇十分精彩的前言，说作为上古三大奇书之一的《黄帝内经》给后人留下团团迷雾，至今仍然神秘莫测，作者经过一番讨论后结论《黄帝内经》的著作者是"上古真人"，对此我曾撰文发表于《医学与哲学》[1998（增刊）：47—49]。然而当我在三年之后的今天见到了"古真人创经络系统"理论的时候，我的忧思又涌上心头，回忆"前言"的作者讲"《黄帝内经》与《易经》一样，得授于史前的另一个超文明社会或外星人"，又说"《黄帝内经》的著作者和上古之人，称后一种人为上古真人"。且今译本《黄帝内经》封面和扉页，作者已明明白白地将《黄帝内经》的作者认定为"元阳真人（上古）"，但是"上古之人""上古真人""元阳真人""外星人"之间是什么样的关系，作者都未交代清楚。我个人的忧思是：当今，为什么有这么多文豪对于"呼吸精气、独立守神"的真人如此念念不忘，为什么在解剖、生理学知识及其他许多科学知识如此发达的今天，仍有人提出一些莫明其妙的，认为"真人们"的胸腹腔、血液循环系统压力可以超常地增高，人体各组织内可以"高度氧化"之类的超自然概念。我国的人体调节十二经脉理论分明是起源于殷商，形成于两汉的与原始中医学思维特征息息相关的产物，它深深扎根于原始医学的基础医学与临床医学之中，本来属"视之可见，切之可得"的经脉理论，只是在近50年来嬗变为无形的"经络"，为何久久不能纠正过来。

三、关于"经络归属"的忧思

有一位先生撰"经络归属"一文，刊于增刊第 20—21 页。作者虽未回答经络是什么？但站在一个较高的起点，从人类进化史出发，强调天人合一，进而公开宣称"本人已发现有信息传递系统——经络，能量传递系统——气和排泄系统组成"。结论说："天人合一是人有意识主动地经长期修练达到显、潜意识配合……就可充分发挥人体潜能，出现超常智慧，辟谷、皮肤呼吸、耐热、抗寒与超越人类个体生命极限（175 岁）的健康长寿……"将经络归属于"隐性生命系统的子系统"。文中作者还多次讲到"潜意识""无意识""显意识"，说"人是由显性（高级）和隐性（原始）两大生命系统及显、潜意识所组成的完善生命体"。记得这概念是近 20 年出现的，是伪气功理论家柯云路的绝作。柯云路曾在他的多部大作中将弗洛伊德的潜意识（无意识）改造为"做功能潜意识""超感潜意识"，从此将潜意识人格化，认为人们通过修练脑中的潜意识，可以超出人脑，游离于人脑之外为人做功。因此我对"经络归属"的忧思，其核心在于恐撰"经络归属"的先生，经过长期修练之后出现超常智慧，走上"做功潜意识""超感潜意识"道路，从而否定了自己的存在。

回顾以上三文，我希望能够理出三文精神实质，但由于我个人的学识所限，实在无能为力。考虑到一文说"修真"，一文强调经络系统"出于古真人（处子）之手"，一文又总结说"修练"可以出现超常智慧。我的忧思又在于这些作品和观念介入中医理论的探讨，当今中医理论和中医事业将走向何方？中医学术界如不从中医理论中澄清上述观念，未来中医事业又如何发展、证伪、走向世界。

我们还应看到，上述三文的作者有一个积极因素：当他们见到我国花了半个世纪的时间，花了许许多多的人力、财力探讨"经络"形态与理论，最终都不能自圆其说的时候，他们便提出了自己的看法，可见他们也在为中医事业操劳，功不可没。只不过路走错了。考虑到每一科学的进步都是在吸取正反两方面的经验教训后前进的，因此我们应该感谢他们的文章为我们提供了借鉴材料。

我对中医人体调节理论、先秦中医理论框架形成等问题进行了 20 余年的究读，所著《中国医学起源新论》于 1999 年出版，认识到人体经脉调节理论的起源演绎过程的艰辛。土生土长在中国黄土地上的人体经脉调节理论发展至今，它的内涵，它的代表——足太阳膀胱经—自主神经调节论应该到了起步研究的时候了，这是中华民族之医学继承中医核心理论的需要（请考阅本书相关章节）。

第十二章 关于利用"循经感传"探讨经络实体的思考

当寻找"经络"的解剖结构告吹之后,学者们又提出了一个"循经感传"新概念,并用于论证"经络实体"的存在。当我们用"三段论"考之,否定了其合理性。利用循经感传探讨经络实体的存在是一个错误的命题,它的根本错误点在于首先肯定了"经络实体"的存在。

半个世纪以来,我国在经络研究中,走过了一条十分壮观而曲折的道路。有学者将这段历史归类为四个阶段,[1]即寻找经络解剖结构、探讨循经感传、对已知"结构"未知"功能"的经络现象进行现代生理学研究、电磁驻波耗散结构与经络现象对应性研究。张先生的这一历史归类,是从近几年的研究进展提出来的。早在15年前,郭义先生就撰文探讨"经络研究四十年"[2],郭先生亦将40年经络研究历程归类为"四个区间",即经络形态学研究、经络生物电研究、循经感传研究、多学科交叉研究。本文重点讨论利用"循经感传"探讨经络实体的一些问题。

一、"循经感传"的提出

我国研究经络的历史是壮观的,就因为在解放初期百废待兴之时,各行各业,生机勃勃。那时,我国中医界经过20世纪30年代的"废止"之灾而获新生,中医教学与临床都获迅猛发展。当日人报道"针响",宣布发现"新经络"[3]等消息传来;当在"大跃进"时期我国针刺镇痛、针麻、针刺治疗聋哑而获"奇效"之时,人们急于寻求新型中医理论,在还未有条件澄清秦汉人体经脉调节理论形成的来龙去脉之时,误创当今"经络概念",并用当今"经络概念"解释秦汉人体经脉调节理论。在"现象是本质的显现"思想指引下从尸体寻找经络本质——经络之解剖结构。当经络解剖结构研究、经络生物电研究都告失败后,学者们通过三条途径寻找新的循经感传理论依据。如将古人之针刺"得气""气至而有效"演绎为"气至病所而有效";如将"针响"翻译为"循经感传";又如将西汉刘向之《说苑》中的"吹灼九(久—灸)窍而定经络"拿来论证古人在春秋战国时期就发现了经络,促进了20世纪70年代经络之"循经感传"普查研究的兴起。当今"循经感传",指的是在针刺疗法过程中,针刺"得气"之后,其"气"可以向远位传导,或者将针刺入后临床诱导出红线、白线,或者用同位素示踪观察,可以得到与传统之十二经脉循行路线基本一致的循行线现象,认为这就是我国古人发现循经感传的重要依据，我不能同意这一观点。首先让我澄清针刺疗法产生的时限，从而论证针刺"得气"的时限。

既往所有学者研究的资料都认为我国针刺疗法与砭、砭针、砭刺有关，针刺起源于砭石、砭刺。其实根据马王堆出土的西汉医帛证明，砭，秦汉楚越地区称啓、砭，读房法切或孚梵切。[4]在痈病发展早期，它是一种砭（孚梵切）刺，在痈病晚期用于破痈排脓。[4]由此古人早已总结出"砭启四害"[5]，这"砭启四害"不同于《灵枢·官针》之"行针四害"[4]。从马王堆《脉法》看，用砭排脓时，"砭启四害"与砭锋之大小有关，这砭锋应同刀刃类似，在那时很可能还用于放血。严格讲，它不是"针"。《黄帝内经》之放血工具，是九针中的锋针[6]。"锋针者，刃三隅"，《灵枢·九针论》讲："……锋针……主痈热出血。""主痈热出血"是放血疗法之一，它们都不能将针刺入并停留于皮肌之内。

我的研究还认为，两汉时期，当十二经脉理论趋于完善之时，当冶炼术发展到可以制造"微针"之时，当临床医家们在放血疗法中总结出"夫子之言针甚骏……能杀生人，不能起死者"之时，即满足了针刺疗法起源的必备条件之际，便提出了"欲以微针通其经脉，调其血气"。只有这时针刺疗法才可产生，只有这时，或稍后的临床医家们，才能在自己的针刺临床经验中认识与掌握行针之手感，总结出"得气"及"气至而有效"的针刺理论。应该说明，古代医家不是讲"气至病所"。近50年来，研究"经络理论"的人们，将古人针刺手感或病人感知的"气至"及"气至而有效"转释为"气至病所而有效"[4]。随后又将"得气""气至病所"释为"循经感传"，或者将"针响"释作"循经感传"。有学者多次利用刘向《说苑》中的"吹灼九（久—灸）窍而定经络"论证古人因此而发现了"经络感传"。此论亦应商榷：刘向，西汉末年人，他的《说苑》成书较晚，在十一经脉理论形成的一百年之后。据考，刘向《说苑》原著20卷，传世后散失严重，仅存5卷，到北宋时，唐宋八大家之一的曾巩搜辑复为20卷，所以《说苑》中的"定经络"之说需具体分析。

公元前后的200余年间，司马迁在《史记》中收载仓公二十五诊籍，班固留下前《汉书·艺文志》，近30年来出土西汉早年的两部《脉书》，都为我们澄清"定经络"之说提供了依据。首先，仓公之医籍，八问，在治疗中以熨灸为多，虽亦有"刺其足心各三所""刺足阳明脉左右各三所"。这些资料与马王堆、张家山出土《脉书》之内涵及所反映的整体医学水平基本一致，只能证明西汉早年已有"经脉理论"，这个经脉理论主要是归类"七十七病"[7]的，与当今之"经络感传"无关。《汉书·艺文志》记载的"医经者，原人血脉，经落（络）骨髓，阴阳表里"，这一释读，是《汉书·艺文志》的原文本意，它表明，指导医疗实践的血脉（经脉），是指人体血脉，强调经（脉）落（网络）于骨、骨髓及全身的阴阳、表里。有学者将原文释读作血脉、经落（络）、骨髓，将"经落"更作"经络"并独立出来，论证班固讲了"经络"，这种做法欠妥，有偷梁换柱之嫌。史料证明，我国的针刺疗法，只能起源于两汉，因为最重要的是十二经脉理论完善于两汉。《黄帝内经》还证明，发明"微针通脉"的早期，针刺疗法都是直接将针刺入经脉（血管壁）之内的，其目的在于"调其血气"，如"视其虚经，内针其脉中，久留而视，脉大，疾出其针，无令血泄"（《素问·调经论》）。请读者注意，当微针通入经脉，停放于经脉之内观察脉管盈虚变化的时候，医家的针刺手感是"落空"的，病人不会产生酸胀感，即不会出现"得气"。所以两汉以前的医家们没有针刺的临床经验，只有当将针直接刺入血管壁之内发展至刺入"分肉之间"的时候，这时候的针刺疗法才会产生"得气"，但不可能理解针刺经脉可以"感传"。《灵枢》刺法中的"左刺右、右刺左"等远位刺法，是两汉以后医家们的经验，不能作为两汉以前论证"经络具有感传作用"的依据。

二、采用哲学认识论之"三段论"考释"循经感传"与"经络"的关系

20世纪50年代以来，我国利用"循经感传"论证"经络实体"的存在有一个历史发展过程，它受"针响""良导点""良导络"等的影响是显而易见的。数十年来，"经络"研究界一直尊重"经络"具有循经感传作用的认识，从来没有学者怀疑它的正确性。其实，用"循经感传证实经络的存在"是值得商榷的；借用列宁"现象是本质的显现"转换为"经络感传现象是经络本质的显现"也是值得商榷的。在这个命题中，首先肯定了"经络"这个"人体机能结构"有循经感传作用。近代哲学认识论中有一个认识事物的方法叫"三段论"，用"三段论"考核人体"循经感传"等于"经络"对不对，从逻辑上讲是合理的。一个完整的"三段论"中分大前提、小前提和结论三部分，如所有的液体都有弹性（大前提），水是液体（小前提），所以水有弹性（结论），是正确的。现在我们将论证"循经感传"与"经络"的内容导入：人体所有的"经络"都具有"循经感传"作用（大前提），经脉手太阴之脉是经络（小前提），所以手太阴肺经具有"循经感传"作用（结论）。在这组"三段论"中的大前提"经络具有循经感传作用"的"经络"不如"液体"已普遍证实为"具有弹性"那样明确。近50年来，无数次"经络实体"研究都没有证明"经络实体"的存在，都没有学者明明白白地利用可见的"经络"组织做过什么实验，怎能结论"经络具有循经感传作用"呢？所以在论证"经络实体"的三段论中，大前提是不真实的，这组"三段论"中的结论是不能成立的。相反，我们恰恰是在"经络实体"的研究中，采用"结论"反推至"小前提"，即某一经线有"循经感传"现象出现，所以某一经线就是"经络"。这种用"结论"反推至"小前提"的做法违背了"三段论"原理，不能作为论证经络存在的依据。有学者指出："经络系统具有普遍性、低阻抗和高振动音等特性。"[8]这一结论也是首先肯定了"经络"的存在，然后将这条循行线上观察到的低阻抗、高振动音等特性认定是"经络实体"的多种表现，借以论证经络的存在，这个结论同样是不真实的。

《医学与哲学》[1999（6）：6] 指出："循经感传这一经络现象是在几千年针灸临床基础上发现的……经络现象的存在，无可辩驳地证明了经络的存在，正如燃烧证明了燃素的存在一样。……经络现象必然也是正常生命、生理现象，故也要用经络传导、传导速度、乏感传期、经络阻滞、自然显示等生理学概念来表达。"同样这位作者在撰录这段心得的时候，只是习惯地利用了"循经感传现象"是"经络组织功能"，因而简单地记录下"经络现象的存在，无可辩驳地证明了经络的存在"。当我们利用"三段论"法审之，这样的"结论"经得起"辩驳"吗？应该承认，这位先生留下了一句名

言,说"经络现象必然也是正常生命、生理现象"。毫无疑问,只要我们将"经络现象"换成"感传现象"中的"红线""白线"等,将"红线""白线"说成是"正常生命、生理现象",这句话便是千真万确的了。硬性用没有被证实的"经络"统领诸多"循经感传"中表现出来的"生理现象",自然也是一个错误。我们说燃烧证明了燃素的存在,这是对的,它的逻辑原理是严谨的。但是企图利用燃烧证明燃素存在的道理来论证"循经感传"可以证明"经络"的存在,那就违背逻辑原理了,关键是"经络实体"没有被证实。

三、秦汉经脉理论形成简议

为什么我在前文中强调"当今经络概念"呢?这是针对秦汉之人体经脉调节理论的本意提出来的,"当今经络概念"不是秦汉时期的经脉理论。现在我们弄清楚了秦汉经脉理论的来龙去脉:它产生于殷商造字的人们为造一个"心"字而开展的对人体心脏的反复解剖,它起源于殷商造字的人们对心脏底部四条大经脉的认识。因而于春秋时期在齐国,从齐桓公到齐景公的近200年的时间内产生了"凡心之型,自冲自盈"[9]"心有四支,故心得佚焉"[10],即人有四经调节论。[11]"人有四经说"至秦汉之际发展为"十脉说"(四川双包山)、"十一脉说"(马王堆,张家山)。那时的经脉理论仅限于归类疾病与灸疗,刚涉足于脉象诊断。至两汉时期才发展为十二经脉,它是吸收历法理论之"周而复始"而创经脉循行"如环无端"之后完善的。我曾论证了在起源于殷商,完善于两汉的中医人体经脉调节理论的每一发展的关键时期,都有相应的人体解剖知识做基础。[12]但是应该指出,当在两汉时期医家们迫于临床医学的发展与要求,迫于创立新型经脉理论满足"如环无端",迫于解决"内属脏腑,外络肢节"等认识的过程中,是在臂、胫及面部某些经脉解剖基础之上描述经脉循行的。因而在完善十二经脉理论时,经脉之循行问题除依部分解剖实践描述外,存在大量人为安排。如四经说时期仅指心脏底部的四条大经脉;十经说时期,手为六经,足只三经,加督脉,合为十脉;十一脉说是依"五脏,六腑"以应"天六地五"(或六十甲子之六甲五子)而人为安排的,这时的经脉为手五足六。两汉基础医学与临床医学都迅速发展,这是迫于完善十二经脉理论的重要原因,因而在"五脏"中创心包,发展为"六脏",产生手厥阴。恰是这条经脉的循行安排有误,引起后世纷争。当今学者们在研究"经络"时,因不知秦汉经脉理论的演绎过程,不自主地将"经络"从经脉理论中分离出来,宁可讲"经络学说"是一个无据可考的历史问题,也不愿面对古人在创十二经脉理论之经脉循行路线的人为安排,这是当代经络理论研究中的重要误区之一。

让我们勇敢地回到秦汉经脉理论之中,努力挖掘秦汉经脉理论中的合理内核,即至今仍然起"内属脏腑"作用的足太阳膀胱经—自主神经调节论,将足太阳膀胱经—自主神经调节论树为秦汉经脉理论的核心,树为当今中医人体经脉调节论。此举,其一符合秦汉经脉理论的本意,其二继承了中医人体经脉调节理论特色,其三它是当今新型中医理论发展的需要。这一理论的建立对于临床医学中的"气血瘀滞"(病理)"宣肺解表""活血化瘀"(药理)等都会产生积极效果,它将促进中医药在新的理论水平上走向世界。

参考文献

[1] 张长琳. 经络现代科学研究 50 年——"功能"与结构之谜 [J]. 自然杂志, 2000, 22 (1): 11—14.
[2] 郭义. 经络研究四十年（上，下）[N]. 健康报, 1989-12-30, 1990-1-6.
[3] 赵荣瑺. 经络之研究读后的感想 [J]. 中医杂志, 1957 (11): 25—27.
[4] 严健民. 中国医学起源新论 [M]. 北京：北京科技出版社, 1999: 239—243, 153—159, 161, 201—206.
[5] 马王堆汉墓帛书整理小组. 五十二病方 [M]. 北京：文物出版社, 1979: 22.
[6] 严健民.《黄帝内经》放血疗法初探 [J]. 中华医史杂志, 1992 (2): 87—89.
[7] 张家山《脉书》整理小组. 江陵张家山汉简脉书释文. 在阴阳经脉原文之后原注云："凡阳脉十二，阴脉十、七十七病". 文物, 1979: 71—72.
[8] 祝总骧, 等. 提出经络结构的新观点 [N]. 光明日报, 1988-10-23.
[9] 管子·内业.
[10] 晏子春秋·景公从畋十八日不返国晏子谏第二十三.
[11] 严健民.《素问·阴阳别论》"人有四经"考释 [J]. 湖南中医学院学报, 1997, 17 (3): 6—7.
[12] 严健民. 论殷商至两汉创立经脉学说的解剖基础 [J]. 中国中医基础医学杂志, 2003, 9 (10): 5.

2003 年 8 月 26 日于秋实居

第十三章　答马玉宝教授"商榷"
——兼论秦汉经脉学说起源、演绎、继承"求同"

昨日收到订阅的《医学与哲学》2005年第8期，当即拜读了马玉宝教授的《再论经络》兼与我"商榷"。读之，有喜出望外之感，因为我知道了马教授对未来中医理论十分操心。在此，我感谢《医学与哲学》为我们的讨论提供了平台，感谢马教授能直言有关问题，并提出商榷，这是正常的学术气氛。我希望我们能在关心中医理论发展的前提下逐步深入，求同存异讨论下去，共同突破许多学者提出的影响当前中医理论发展的"瓶口"，或寻找"突破口"，促进未来中医理论的发展与创立。

一、答马玉宝教授"商榷"

《医学与哲学》2004年第10期《关于利用循经感传探讨经络实体的思考》是在许多学者对"经络"研究进行思考的基础之上成文的，同时也裹撷了我多年习作的体悟，在撰文中曾考虑到为何许多学者从各自不同的思路中对经络研究进行反思都很难影响"经络研究"列为国家的重点科研课题呢？为何仍然有"经络研究成果"不断报道呢？为何上海五家联合研究"经络"的成果也不能达成学术界的共识呢？当我思前想后的时候，萌发了能不能从哲学概念中寻找理论依据，于是"三段论"被提到文中。顺此再向马教授简单介绍我在文中对"三段论"的应用。作为考核某一种科研命题是否正确的"三段论"，可分作大前题、小前题和结论三个部分，在应用中大前题是基础，只有大、小前题正确可靠，才能引出正确的结论。我在文中已经指出，作为"经络实体的大前题"是不真实的，这组"三段论"中的结论是不能成立的，用结论反推至"小前提"论证经络实体的存在违背了"三段论"原理。希望马教授再次研究这段文字，指出我的错误。马教授指出："借用列宁'现象是本质的显现'可以转换成'经络感传现象就是经络本质的显现'的结论，这一点不需要商榷。"而我觉得冷静三思，是应该商榷的。我们知道，本质是事物的内部联系，是决定事物性质和发展趋势的东西。如光的本质是电磁辐射，由此表现出折射等许多特性，但光早已证明是客观存在的，我们不须用"某物具有折射现象，所以某物就是光"。假使如此，那么水不就是光了吗？马文强调的是"经络感传现象就是经络本质的显现"。总结50余年来在"经络"的研究中，其理论依据问题之一就出现在此，是"经络"研究的学者们误将许多尚未澄清的生理现象强加在"经络"（经脉、络脉简称经络）这个徒有虚名的空壳之上了。

假如"经络本质"或曰"经络实体"已经被证实了,我就放弃商榷,双手赞同,但不知哪一家证实了"经络本质""经络实体"的存在。如果说"经络感传现象就是经络本质的显现"的结论,这一点不需商榷,也完全符合哲学认识之"三段论",只好请马教授将这一概念用三段论排出来让读者从中领教了,能排出来吗?

关于《黄帝内经》中出现的"经络"词汇,马教授指出:"至少有17处。"而我的研究是42处,其中《灵枢经》20处,《素问》22处,可分作动词义、误字衍文类及许多学者讲的经络是经脉和络脉的合称三类(中国医学起源新论,130-136)。如有机会,愿与马教授交流。我在《中国医学起源新论》第三篇用十二章论述了秦汉经脉学说的起源及当代"经络"新论问题,都希望马教授斧正。

马教授在文章中提到祝总骧教授的业绩,在此我不能不说几句了。从总体讲几十年来祝教授在经络研究中忠实地记载了许多生理知识是可贵的。他在1988年已经提出:"经络是一种多层次、多功能、多形态的立体结构。"至今虽还有追随者,但很难引起共识。首先将秦汉之经脉解释为当今经络,又认为"经络"具有"多形态",这样的"经络"还有什么意义呢?祝氏于1988出版《针灸·经络生物物理学》一书,宣称"在人体、动物、植物经络生理和生物物理及其形态学研究方面取得成果"。无独有偶,追随者于2001年5月29日的《健康报》第6版以"经络是什么"为题报道一位豪门学士受到"国家自然科学基金课题"资助研究经络的成果,文中看来有理有据,并附了几张科研照片,其中有西瓜、香蕉的经络线("低流阻通道"),读之使人啼笑皆非。我于2004年完成《古今"经络概念"试说》一文,对《经络是什么》中的上述内容简要指出:"文中发表了数组照片,证明研究对象是小猪、家兔,还有西瓜、香蕉……"我个人认为,不经测定香蕉、四季豆等植物肯定存在"低流阻通道",这些"通道"就是植物的汇管区。是汇管区保证了植物营养物质的输送,是汇管区保证了植物果实的丰满。怎能将植物的汇管区与秦汉经脉理论比呢!或者怎能将植物的汇管区与"经络概念"比呢?此举不就已经道破了"经络"研究的末日了吗?

二、秦汉经脉学说起源、演绎、继承求同

以上说了一些废话,我的正题还是希望与马教授求同,在此文中只求与马教授对"秦汉经脉学说起源、演绎、继承"求同。因为这是在"继承不泥古,发展不离宗"原则下提出来的,它是未来中医药理论发展的基础与核心理论。

早在20多年前有一位权威在"经络"起源面前,不知所措时指出:"经络学说的起源问题也是一个无据可考的历史问题。"[医学与哲学,1986(7):38]我从文献学角度研究秦汉经脉学说(与"经络"一字之差)起源、演绎过程,并找到了经脉学说起源的源头。从甲骨文中知道,殷商时期基础医学与临床医学都已相当发达了,那时人体生理学已发展到创作了"听( )"字、"见( )"字、"思( )"字以及惊惧的"惧( )"字,反映了殷商时期深厚的人文特征和生理学特征。于商纣时期出现第六个"心( )"字,其中两条线,突出了心脏底部的大血管,结合纣王讲"圣人心有七窍",将人的思维赋予心脏的认识,促进了后世经脉理论的发展。我认定,创作

"㈲"字的人们已经认识到了心脏底部几条大血管（经脉）对全身的调节作用，因此，它是我国经脉学说之源头，否则没有必要划出两条线。春秋齐国从管子讲心，"自充自盈"，齐灵公铸镈、钟铭文留下 ㄩ、Ψ ，突出心脏底部四条大经脉外，不久齐景公又将心脏底部四条大经脉与他的大臣相比说："寡人之有五子，犹心之有四支，心有四支，故心得佚焉。"《素问·阴阳别论》开篇保存了"人有四经"。当我们按照黄龙祥教授讲，"史学研究……把一件件孤立的史料置于总体网格之中它固有的网格，发现其本来意义，待相关的史料都被正确地放入各自的位置之后，史实便渐渐凸显，然后再用理性概括大量的史实，抽象出蕴含其中的规律，形成历史认识的一定的形态……"我就是按照上述历史将与经脉理论有关的史实安排于经脉学说固有的历史网格之中，从总体总结出先秦存在"人有四经调节论"，再加秦汉的十经脉说、十一经脉说，至两汉完善为十二经脉理论。

我个人理解，两汉时期，原始科学技术在原有天文、星象、历法、制井、造房、治洪、马车制造、编织印染等基础之上，青铜、炼铁、纺织、造纸等等"百工"都有迅速发展，那时人们的直观思维，推理判断，取象比类，犹其取象比类之思维方法，医学家们在创立中医理论方面达到了得心应手。我讲："殷商至两汉创立经脉学说的解剖基础。"［中国中医基础医学杂志，2003（10）：5-7］我又讲古代医家在完善十二经脉理论中，经脉之循行存在大量人为安排。而马教授说："并不是大量的'人为安排'导致的。……也不存在'人为安排'的动机。"当我们考虑十一经脉多为向心性循行，到十二经脉改作双向循行，目的是取自然之象，完成经脉学说的"周而复始"，又因三阴三阳顺序排列十二经之相互连接，这中间就存在人为安排。当我们看到阴经离心性循行，阳经向心性循行的时候；当我们读到"手之三阴，从藏走手；手之三阳，从手走头；足之三阳，从头起足；足之三阴，从足走腹"的时候；当我们读"阴脉营其藏，阳脉营其府"，规定每一经必与一脏或一腑相联的时候；我们能不认识到两汉医家在吸取先秦所有医学理论于十二经脉理论之中时，在经脉循行过程中存在大量人为安排吗？应该指出：这正是十二经脉创立早期出现经脉循行的"天文派、日月派、经脉派"三个派别的主要原因（中国医学起源新论，188），其实仅就十二经脉依三阴三阳理论在臂胫周径上的排列顺序就足以说明经脉循行的人为安排了。

我一再承认，我国独具特色的十二经脉调节理论是伟大的，它指导中医临床两千余年，促进了中医理论的不断发展，保证了中华民族的繁荣昌盛，毫无疑问我们是应该继承的。但有一方针："继承不泥古，发展不离宗"是我们应该遵守的。在秦汉经脉理论中我们应该继承什么呢？十余年以前薛崇成教授有一句名言：研究经络（脉）必须解决"内属藏府"。围绕此论揣摩，近几年我才有所领悟。在十二经脉理论中两汉经脉学家的愿望是每一经脉都必须与一脏或一腑相联，借以调节它们的功能，沟通它们的相互关系。但是用现代科学考之，老祖宗用一经支配一脏（腑）的愿望是无法实现的。但是我们的老祖宗安排了足太阳膀胱经，它循行于脊柱两侧，而脊柱两侧是与脊神经的分布密切相关的。"脊神经在脊柱周围的分布是非常复杂的，它们既有含交感纤维的窦椎神经分布于椎骨，在胸段又有胸神经后支的内侧支、外侧支分布于背部脊柱两侧的各层肌肉之中。由于脊神经是混合神经,在脊神经的神经纤维中,很难说没有交感神经纤维。且各部位的动、静脉血管壁上都有交感神经分布,这可能正是膀胱经上各腧穴受到刺激后能够调理相关内脏功能的主要原因之一"[严健民.论足太阳膀胱在经脉学说中的历史地位.中国中医基础医学杂志,2003(11):57-59]。

有学者指出,交感神经与特殊的脊神经节段有关,叫交感皮节,皮节的分布是最常见的特征。具有节段分布性质的海特氏过敏带所反映的与某一内脏相关的过敏区,基本与交感链支配的部位一致。在腹腔脊柱两侧的前壁有两条内脏神经,又名交感链,交感链中的自主神经纤维极其复杂,它们分布于胸腹腔的所有内脏器官,支配它们的功能。当代腧穴研究还表明肺俞穴在第3胸椎棘突旁开1.5寸处取穴,穴下第3神经后支内侧支分布较浅,后支外侧支分布较深,该穴要求进针一寸,针刺时内侧支和外侧支都可能受到刺激……在腹腔内,又有内脏大神经,内脏小神经,腹腔神经节,肠系膜上、下神经节,以及盆神经丛产生广泛联系,参与腹腔和盆腔器官的调节。这正是足太阳膀胱经"内属脏腑"的根本原因,也是我们当今应该圆秦汉经脉学家们提出十二经脉"内属脏腑"之梦的根本点。在十二经脉理论中,当我们澄清了十二经脉起源、演绎过程的时候,更应该宣传足太阳膀胱经调节十二脏腑的功能,我们就应该继承足太阳膀胱经在经脉学说中的历史地位,我们就应该进一步研究足太阳膀胱经与交感神经系统的渊源关系,阐述足太阳膀胱经在未来中医药理论中的核心地位。由此追溯到两千多年前的针刺疗法,熨疗、刮痧疗法,以及《伤寒论》中的汗法,病理学中的气血瘀滞,药物理论中的活血化瘀等等,无不与自主神经功能紧紧相连。我们的老祖宗提出的足太阳膀胱经调节论—自主神经调节论该是多么伟大的医学理论啊!

因此,上述认识我希望能与马教授求同。

顺便说一点,马教授讲到李时珍的"内景隧道,惟返观者,能照察之"。那是李时珍时代的认识,是李时珍重复了祖宗的意见,我们不必责难。现在,在研究经络起源时,我们不可再用了。我曾论证过"经脉学说起源的必备条件"[中华医史杂志,1997(2):86-90],指出了"认为从气功过程发现经络体系是丝毫不必隐藏的"观念是错误的。有学者认为"某些特异感觉功能发现了经络体系",或者将经脉学说的诞生推到"具有特异功能的古代医生——扁鹊"的说法都是错误的。我希望马教授警惕,防止在"经络"起源面前走进特异功能派。

马教授的文章叫"再论经络",我推知马教授一定还有高见。在撰文之前,希望能拜读马教授的相关文章,因此查了我的一些资料,未获成果,所以这篇拼凑的文字,仅依马文逐步展开,还请马教授再商榷。马教授热爱中医理论,相信一定会在未来中医理论中开一片天地。

2005年8月23日草于秋实居

【附马玉宝教授商榷文】

再论经络

——兼与严健民、章晓东同志商榷

马玉宝　许　瑜

《医学与哲学》2004 年第 10 期上，中医研究评估栏目中所刊登的，严健民同志《关于利用'循经感传'探讨经络实体的思考》和章晓东同志《经络实质的思辨》两篇文章，似乎有些踢开红旗闹革命的味道，他们的目的是要否定经络的客观存在，乃至否定整个中医理论体系，反复研读，思绪万千，为了现代中医经络的前途和命运，有义务站出来与两位同志再谈经络。

一、与严健民同志商榷

1. 严健民同志认为，人们急于寻求新型中医理论，在还未有条件澄清秦汉人体经脉调节理论形成的来龙去脉之时，误创当今"经络概念"，并用当今"经络概念"解释秦汉经脉调节理论，有人把《汉书·艺文志》记载的"经落"更为"经络"并独立出来，论证班固讲了"经络"这种做法欠妥，有偷梁换柱之嫌。今天我们同样把班固的这几句话认真分析一下，原意应该是这样的，医经是干什么的呢？是推求和论述人的血脉、经络、骨髓、阴阳、表里等生理特征来阐发人体的来源，区分死生的界限。人血脉、经络、骨髓、阴阳、表里语意上它们都是解释医经的，是并列关系，不存在谁说明谁的问题。落—络又是古人善用的通借字，班固明明白白地讲了经络，这一点不容怀疑，而严却把经络、骨髓、阴阳、表里非要说成是对人血脉的解释，这种认为搞清了秦汉人体经脉调节理论形成的来龙去脉的人，把自己的理解和认识强加于古人头上是违背科学精神的。《黄帝内经》中出现经络这个词汇至少有 17 处，李时珍在《奇经八脉考》中指出："内景遂道，惟返观者，能照察之。"经络的存在及重要性，当代循经感传现象的深入研究无可辩驳地印证了经络的存在。祝总骧教授领导的小组历时数十年，对不同民族、不同动物、不同植物进行了大量观测和研究，证实了经络在生物界具有普遍性，也阐明了经络的诸多物理特性如低阻抗和高振动音等。如果说经络概念是当今误创的，那么是谁在什么地方、什么时间、什么文章里创造的，这一点不但我们不清楚，就连严健民同志也同样说不清，道不明，那这一结论就是没有根据错误推断出来的。

2. 经络具有循经感传的特性，部分人表现为显性感传，绝大部分都是以隐性感传的方式而存在，这一点我们研究经络的人从来都没有怀疑过。借用列宁："现象是本质的显现"可以转换成："经络感传现象就是经络本质的显现"的结论，这一点不需商榷，也完全符合哲学认识论之"三段论"。人体所有的"经络"都具有"循经感传"的特征，手太阴肺经是经络，所以手太阴肺经也具有"循经感传"的特征。循经感传只是经络的一个最基本、最主要的特征，它不等于经络，关于这一点严健民同志不应该有异义吧！严健民同志还说："毫无疑问，只要我们将'经络现象'换成'感传现象'中的'红线''白线'等，将'红线''白线'说成是正常生命、生理现象，这句话便是千真万确的了。硬使用没有被证实的'经络'统领诸多'循经感传'中表现出来的生理现象，自然也是一个错误。"按严的观点，经络没有被证实不能统领诸多"循经感传"中表现出来的生理现象，那么是神经应该统领，还是血管应该统领。大量的研究事实表明，循经感传的产生神经、血管都参与了，但却不是任何一个组织产生的效应。再说"红线""白线"既不像呼吸、心跳属于正常的生命现象，又不像腹壁反射、膝反射属于正常的生理现象，必须经过特殊的方法诱导才能产生，并不普遍的现象怎么能说成是"正常生命、生理现象"就千真万确的了呢？这恐怕也不符合严的逻辑吧！

3. 严健民同志认为"当今经络概念"不是秦汉时期的经脉理论，这一观点和我们的认识是一致的。古人经络的概念相当广泛，它包含了经、络、脉、经脉、血脉的含义；而我们所要研究的这个经络，是从古人广泛而模糊的经络概念中提炼出来的，是一个既与有形的神经、血管、淋巴、内分泌等系统相联系而又有区别的独立的功能调节体系。然而严迫于临床医学的发展与要求；迫于创立新型经脉理论满足"如环无端"；迫于解决"内属藏府，外络肢节"的认识，而认为在完善十二经脉理论时，存在大量的"人为安排。"在《黄帝内经》时代，古人对功能与结构、气与血、经与脉的概念不够清晰，这是当时的认识水平决定的，并不是大量的"人为安排"导致的。再说古人对功名利禄的欲望与现代人相比淡薄得多，也不存在"人为安排"的动机。最后，严健民同志又说："当今学者们在研究'经络'时，因不知秦汉经脉理论的演绎过程，不愿面对古人在创十二经脉理论之经脉循行路线的人为安排"。要说人为安排，倒是严健民同志给世人嫁接了一个足太阳膀胱经—自主神经调节论，要我们把它树为核心、树为旗帜，似乎只有这样中医药才能在新的理论水平上走向世界。经络是中医学的灵魂，否定了经络，中医就会体无完肤，"皮之不存，毛将安附焉？"

二、与章晓东同志商榷（略）

第十四章　读"研究经络本质的新途径"有感

——兼论继承经脉学说的历史意义求同

拜读《研究经络本质的新途径》后，认识到作者指出"经络并非神经系统"是正确的，但在回答"经络到底是什么"时，提出了"缝隙连接"概念。回顾近几十年来在经络研究中，许多学者都提出过"间隙连接"，甚至是说"经络的细胞间隙连接……"因此，用"缝隙连接"解释经络现象不是"新途径"。关于"经络（经脉）"学说，我国起源于殷商完善于两汉的经脉学说已三千余年。近60年来，在尚未澄清经脉理论的来龙去脉时，将"经络"词组从《黄帝内经》之经脉理论中分离出来，对"经络实体""经络本质"进行了长期研究，发现了许多生理现象，并将诸多生理现象强加于尚未证实的"经络本质"，从而论证"经络结构"的存在。但是包括利用循经感传探讨"经络"实体都被否定了，问题出在对"经络概念"的认识，这是我与"新途径"作者求同的核心。

一、有感

近日在《中国针灸》2005年第10期拜读了《研究经络本质的新途径》一文，这篇文章出于青年作者之手，取材丰富，论说中辩证意识强。根据作者的观念，论点论据合拍，是一篇好文章，说明作者在这项学术范围之内具有深厚的功底。如作者在介绍神经系统与经络的研究资料之后说：研究表明"经穴是神经末梢、神经束、血管、肌肉运动起点及肥大细胞相对集中的地方，并且肥大细胞与外界神经系统关系非常密切。但经络并非神经系统……目前有关经络与神经—内分泌—免疫网络的研究，多数是宏观观察针刺对靶器官激素水平的影响，联系神经、内分泌、免疫网络的纽带或是信使还不明确"。作者还对结缔组织与经络的研究进行回顾，深有感慨地说："笔者曾以此推测刺激效应的本质可能是一种机械波，针灸活动是震源，结缔组织是弹性介质，但这些同样不能解释经络的所有现象。"

以下作者阐述"经络本质研究的新途径"，在引用一系列国内外资料后"综上所述，基本上可以确定针刺效应的产生，离不开神经、内分泌、免疫、结缔组织等结构与功能"，可见作者对经络与神经、内分泌关系是十分青睐的。但又反问道："经络到底是什么……我们必须寻找更微观的新途径。"提出："缝隙连接（GJ）低电阻与经络线低电阻、细胞间通讯的协同性与经络的传导速度的确有某些相似，而且GJ不仅广泛存在于同类型细胞之间，也存在于不同型细胞之间……因此，笔者推测，相同和不同细胞间（包括同一组织内和不同组织内）GJ可能是穴位经络的基础。"将"经络概念"引入到另一个生理概念范围之内。随后作者又引用一系列外文资料论证上述观点，可算恰到好处，所以我讲这是一篇好文章。然而有一点值得商榷，那就是"经络概念"问题。

二、关于"经络概念"

我们应该明确地意识到，在《黄帝内经》中十二经脉理论讲的是经脉调节论，当今"经络"这个词组是从今本《黄帝内经》之经脉理论中分离出来的，是近50年在逐步掀起的经络实体研究热潮中尚未从传统文化中澄清经脉学说的起源、演绎过程中悄然发生的事件。半个世纪以来，在研究传统中医理论中"经络"词组出现频率最高；在研究传统中医理论的多数学者中经络研究的威望最高；在国家对传统中医理论研究中探明经络实体所抱希望最高；在学科科研项目中经络研究所处层次最高，国家投资最高。因而"经络"问题，早已成为一种社会现象，凡参与研究经络者享受国家资助是一种荣耀，因为"经络实体及其现象"是一个高不可攀的领域。在经络研究中，对于"经络"所包含的概念，学者们的信念十分坚定，甚至有学者在"有关循经感传现象研究的五点看法"精神鼓舞下，用"天不变，道亦不变"激励自己，说人体"有神经系统，有循环系统……故必然有经络系统……故也应该建立经络组织学、经络解剖学……故要研究经络……"应该说这篇文章代表了当时与时俱进的经络研究热潮。现在我们应该冷静下来从各个方位反思"经络概念"从《黄帝内经》之经脉理论中分离出来的过程，反思"经络概念"的不可思议及对当今中医理论发展的负面影响。

对"经络"这个词组的本意，我曾进行过一系列探讨，对《黄帝内经》之经脉理论进行了多方分析，并在《中国医学起源新论》中用十二章进行阐释。[1-5]根据经脉理论起源于殷商及其演绎过程分析，我们应该勇敢地放弃"经络概念"，继承十二经脉理论中至今仍然闪耀着光辉的足太阳膀胱经脉。[6]用现代解剖、生理知识进行分析，在十二经脉理论中，是足太阳膀胱经脉起到了"内属藏府，外络肢节"的生理调节作用。假如我们在某种情况下用了"经络"名词，那么，我们一定要意识到在"经络概念"中包含的是经脉和络脉内容，因为近半个世纪许多学者在论著中都明文或者严正指出"经络是经脉和络脉的统称[7,8]""经络就是经脉和络脉的总称[9-11]""经脉、络脉简称为经络[12]""近代针灸书上描写的'经络'是从古人描述的'经脉'中演变而来的[13]"。

当今"经络概念"五花八门，关于"经络实体"存在的假说有数十种之多，有学者希望给"经络"下一个比较恰当的定义，然而莫衷一是，应该引起学术界的三思。《中国针灸》2005年第9期报道德国学者在"采用红外照像技术"对经络现象进行研究中提出了一种全新的见解，从生理学讲，这一研究也许是有意义的。但要用其论证"经络"，我们希望中国的学者不要追这一时髦了。

三、关于利用"缝隙连接"探讨经络实体问题

20世纪50年代以来我国经络实体研究一浪接一浪地兴起，一波接一波地平息，给

人们留下了无穷的沉思。有学者发表"从经络研究进展谈思维导向的更新",认为"经络循行的途径"乃是物理性与化学性的传导网络,对研究"经络循行"具有一定的指导意义。[14]该文提到"人体细胞之间的信息传递,既有化学(递质)传递,也有物理(生物电)传递",这一观点大约就是建立在缝隙连接基础之上的。据我所知,1988年雷政权教授发表了"缝隙连接"观点。[15]雷先生指出:"鉴于中国科学院生物学部、上海细胞生物学研究所庄孝僡等人在'蝾螈胚胎表皮传导现象'的实验研究中发现,其传导组织的活性物质,由六个'缝隙连接'蛋白围成,其中有一个可以启闭的孔道为'缝隙连接'的通道,内径为20A……"雷先生还说:"表皮传导缝隙连接通道,既非经络系统,又非经络感传现象,而是经络学说的组成部分及其产生经络感传现象不可缺少的中间诱发环节……"由于我个人知识面过窄,不知雷先生讲的与"新途径"作者的认识是否一致,假如相同或者相似,那么用"缝隙连接"概念,研究经络本质就不是"新途径"了。

谢浩然于1994年11月4日在《健康报》发表《经络实质是生命物质的运行通道》,提出"经络气道间隙"与脏腑的关系。郭义教授于1989年6月17日在《健康报》发表《从细胞生物学角度探讨经络实质》,根据Rudoeg Vicnow意见"提出经络的细胞间隙连接直接通讯系统学说",他说:"生物体内,细胞信息传递共有三种……直接通讯:相邻的细胞之间形成间隙连接,间隙连接的结合物质是中心有孔,由一个细胞直接进入另一个细胞……其传递物质可以是离子,也可以是代谢物分子,故间隙连接可以分为离子偶联与代谢物偶联。"我以为郭氏讲的"间隙连接"与"新途径"作者指出的"缝隙连接是两个细胞存在的细胞膜通过连接结构"是一致的,郭氏的意见又将间隙连接与细胞之离子道联系起来了。关于离子道,1991年度的诺贝尔医学奖就授予了研究细胞离子道的两位德国生理学家,他们从1976年起就采用"斑夹"技术记录通过单个离子道的极微小电流打开了细胞之门——离子道,推动了生理学的发展。[16]但是他们的目的是研究细胞生理学,而不是研究经络本质。

上述资料反映,假如我们将缝隙连接、间隙连接、细胞间离子道结构联系起来认为是同一概念或同一相似概念,那么研究离子道的历史已30年了,明文提出缝隙概念也有18年了,且中国科学院生物学部、上海细胞生物学研究所研究缝隙连接的目的就在于说明经络感传现象,他们的意见20年来并未被经络研究学术界共识,现在我们还有必要再次立项作为"新途径"研究经络本质吗?

四、继承经脉学说的历史意义求同

我国独具特色的经脉学说,起源于殷商,完善于两汉时期,分散于今本《黄帝内经》之中,讲的是生理、病理以及治疗医学中的一些问题,指导中医临床已两千年。它像激流中的一尊磐石,无论风吹浪打岿然不移,保证了我国传统中医理论的传承,为中华民族的昌盛立下了不朽功业。我们说经脉学说独特,独特在它讲的人体生理学中最高层次的调节理论。当我们从甲骨文中探讨基础医学知识的时候,发现许多民族还处于洪荒时代,殷商先民就已经思考人体生理现象中的视听功能,视听与生理之惊恐有关现象以及心脏对全身的调节功能了。到两汉完善十二经脉理论时,经脉学家们总结前人经验，将既往之精气神理论、五行配五脏学说统归于经脉学说之内，为十二经脉理论达到"内属藏府，外络肢节"、精气循行"如环无端"等立了许多规矩，如"手之三阴从藏走手……"等，依《灵枢·经脉》分析：经脉在臂胫周径上的循行从手太阴肺经起于中焦，阴阳经脉交替，归脏属腑轮回，到足厥阴肝经至肺止，完成如环无端，充分表明了十二经脉循环的人为安排因素。尤其当十二经脉理论加入任、督二脉，发展为十四经时，某经在人体体表部位十分清晰，当点明某经时，某经在人体所在的体表部位便跃然体表，起到了解剖学中划分解剖部位的作用。这一作用至今未减。但是当用"内属藏府"意见剖析时，绝对找不着手太阴经脉与肺或者中焦的直接联系，找不着足阳明经脉与胃的直接联系。前文已讲，因为某经脉之循行属人为安排。

有趣的是，我们的老祖宗安排了足太阳膀胱经脉循行于脊柱两侧，后来又补充背俞穴，这些俞穴都有调节相应脏腑的功能。现代解剖证实，在相应背俞穴之下都有相应的脊神经节段的神经纤维穿过，这是各俞穴能起调节相关脏或腑作用的根本原因。应该指出，脊神经各节段都有相应的神经纤维穿入胸腹腔后壁，组成交感链，成为调节内脏各器官的核心组织。可见，当我们回顾经脉理论中的"内属藏府"的时候，在足太阳膀胱经脉之下找到了答案，由此真有恍然大悟之感：原来经脉理论强调的是自主神经调节论。在此，我们还应该回顾近50年来探讨经络（脉）理论的学者们涉足于这个问题没有？回答是肯定的。国内外许多学者都讲经络与自主神经的关系问题。1982年孟昭威在《中国针灸》第4、5期发表文章，在"探讨新理论"时指出："经络学说为我们提供了这样一个问题：就是通过体表刺激发生的感传或隐性感传可达到内脏，西医也有对体表内脏之间由表及里、由里及表观察。"他扼要回顾国外百年进展后指出："1940年韦恩提出，皮肤和内脏之间存在神经反射，而且和交感神经更为密切。中医在这类的临床观察中，在针灸经络方面却极为丰富。"孟氏关注北京医学院保留交感神经的动物实验，深有感慨地指出："因此，膀胱经是全部经络系统的核心。"[17]可惜不久孟氏在创"第三平衡论和整体区域全息论"时说："这个系统显然不是已知的自主神经系统。"[18]将他自己的意见否定了。

刘澄中先生在《临床经络现象学》第281页指出："季钟朴氏于1981年提出（将体表与自主神经的关系）命名为'体表内脏自主性联系系统'，季氏1987年进一步阐述，认为古人所见的是血管、神经（血脉、经脉），今人所见的也是神经、血管……目前，对经络现象的研究结果不仅证明了有关经络生理学的一些主要论述，而且为现代生理学开辟了一个长期被忽视的新天地。"可见刘澄中先生是同意季氏之认识的。李定忠是研究"经络皮肤病"专家，他在《中医经络探秘（上）》专立一章探讨"经络感传与自主神经系统反应"问题。[19]

何宗禹指出，"近年来对针刺感传还出现某些自主神经机能变化症候，日本山下九三夫认为，'经络与控制血循环的自主神经，特别是与交感神经兴奋性有关'"[20]。焦顺发于1987年指出膀胱经之背俞穴与神经节段支配内脏之关系。[13]廖育群1991年指出，当人们对于背部脊神经与内脏之联系尚毫无认识时，（我国）医生却发现当内脏有病时，会在背部出现特定反应"按其处，应在中而痛解，乃其俞也"。[21]廖氏讲的也是膀胱经效应。

在经络的研究中刘里远教授所做的工作不可忘怀，其研究成果的历史价值相信会逐步被学术界共识。早在八年前他出版了《古典经络学与现代经络学》，虽然在"经络概念"方面我们还有一字之差，但刘教授在讲现代经络学时，用大量篇幅为读者介绍经络的现代生物学基础，[22]并对"毛囊与经络"进行了专门研究。[22]他希望用现代皮肤·神经解剖、生理学知识说明现代经络学的功能，用心良苦，对我启迪很大。近些年来刘教授一再发表这方面的研究文章，如《交感神经敏感带与经络实质》[23]、《皮肤交感神经分布线的发现及其与中医经络实质的关系》[24]、《针刺信号的立毛肌传递及其交感轴突反射机制研究》[27]等等。他在"经络的现代科学概念"[26]中指出："明确了血管性的经络和非血管性的经络之后，对经络的概念有必要进行修订，以便恰当地反映其真实的内涵。对血管性的经络来说，用经络脉比只用经络更贴切；对于非血管性经络来说以经络带表示，区别于血脉的空心结构和物质传导，体现皮肤属带状性及神经内分泌的信号传递作用。经络脉和经络带概括了古典经络学物质和信号的传递作用，反映了气血的营养和调节机能。"刘教授建立在雄厚实验基础之上的见地是深刻的，除与我一字之差（"经络"应为"经脉"）外，他已经将现代经脉学说的基本观念树立起来了，所以我说对刘教授和他所领导的工作组的伟大业绩是不可忘怀的。

本文写出，希望能与郑翠红、张明敏、黄光英同志求同。求同的根本点是继承经脉学说，继承十二经脉理论中至今仍然闪光的足太阳膀胱经，继承膀胱经各俞穴"内属藏府"的功能，用现代解剖生理学知识解读经脉理论"内属脏腑"，就是继承足太阳膀胱经—自主神经调节论。它的历史价值在于由此我们可以阐释生理之阴平阳秘、病理之气血瘀滞、药理之活血化瘀以及风寒致病等。在此当然还有许许多多的工作要做，需要多学科学者求同、投入、合作。

参考文献

[1] 严健民．《灵枢》经络词义浅析［J］．中医杂志，1984（11）：79．

[2] 严健民．中国医学起源新论［M］．北京：北京科技出版社，1999：130—137．

[3] 严健民．古今"经络"概念试说［J］．中国中医基础医学杂志，2005，11（10）：721．

[4] 严健民．能给当今之经络概念下定义吗？［G］中华中医药学会，陶广正．医论集锦．2005：153—158．

[5] 严健民．关于利用"循经感传"探讨经络实体的思考［J］．医学与哲学，2004，25（10）：41—42．

[6] 严健民．一位医师的提案：秦汉经脉理论研究获重大突破，经络学说的实质是经脉学说，"当今经络概念"可以废止［G］．罗山主编．世界优秀学术论文文献．世界文献出版社，2005：5，721—722．

[7] 上海中医学院．针灸学［M］．北京：人民卫生出版社，1974：4．

[8] 管遵惠．论经络学说的理论及临床运用［M］．昆明：云南人民出版社，1984：2．

[9] 黄荣发．小宽针刺综合疗法［M］．郑州：河南科技出版社，1989：33．

[10] 杨正烽. 杨氏经络疗法［M］. 北京：科学普及出版社，1993：1.
[11] 王启才，高俊雄. 经络的研究及临床应用［M］. 北京：中医古籍出版社，1987：1.
[12] 李鼎. 经络学［M］. 上海：上海科技出版社，1984：2.
[13] 焦顺发. 中国针灸学求真［M］. 太原：山西科学教育出版社，1987：1，584.
[14] 刘成基. 从经络研究进展谈思维导向的更新［N］. 健康报，1990－11－10.
[15] 雷正权. 胚胎发育与经络形成［N］. 健康报，1988－3－26.
[16] 余海若. 打开细胞之门——离子道——1991年度诺贝尔医学奖（上）［N］. 健康报，1991－12－19.
[17] 孟昭威. 经络学说的起源形成及其展望［J］. 中国针灸，1982，2（5）：25－28.
[18] 孟昭威. 经络学说新探（第三平衡论和整体区域全息论）［J］. 中国针灸，1983，3（5）：20.
[19] 李定忠. 中医经络探秘（上）［M］. 北京：解放军出版社，2003：122.
[20] 何宗禹. 关于经络研究的若干问题［J］. 新医药学杂志，1979，20（2）：30—34.
[21] 廖育群. 秦汉之际针灸疗法理论的建立［J］. 自然科学史研究，1991，10（3）：272－279.
[22] 刘里远. 古典经络学与现代经络学［M］. 北京：北京医科大学·协和医科大学联合出版社，1997：310－357，428－434.
[23] 刘里远. 交感神经敏感带与经络实质［J］. 中国针灸，2001，21（5）：285－289.
[24] 刘里远. 皮肤交感神经分布线的发现及其中医经络实质的关系［J］. 中国针灸，2003，23（1）：23－26.
[25] 刘里远. 针刺信号的立毛肌传递及其交感轴突反射机制研究［J］. 中国中医基础医学杂志，2004，10（2）：50－55.
[26] 刘里远. 经络的现代科学概念［J］. 中国针灸，1999，19（10）：603－607.

第十五章　论足太阳膀胱经在经脉学说中的历史地位

我国的人体经脉调节理论从殷商至今，已有3000余年的历史了。至两汉时期完善为十二经脉调节论，后来又发展、补充为十四经脉，接着又有奇经八脉的补入。在十二经脉理论中，足太阳膀胱经循行于背部脊柱两侧，与此同时，古代医家在膀胱经上发现了背俞穴，成为经脉"内属藏府"最为重要的依据。在奇经八脉中阴跷、阳跷最为重要，它们都与膀胱经存在一定的渊源关系，此乃立论的基础。

我们已经多次论证，我国的十二经脉调节理论从殷商走来，至两汉时期方逐步完善，其经脉名称及在臂胫周径上的排列，虽有许多是建立在当时的经脉解剖基础上的，但从总体讲，为满足三阴三阳经之排列顺序而人为排列是显而易见的。[1]其中足太阳膀胱经排列于脊柱两侧，当我们从解剖、生理及临床诸方面考察膀胱经的时候，它在十二经脉理论中的历史地位便显露出来了。

一、足太阳膀胱经与脊膂的渊源关系

长沙马王堆出土的《足臂十一脉灸经》《阴阳十一脉灸经》，公认为较《灵枢·经脉》早若干年，其中足太阳在两灸经中排列于十一经之首，与膀胱无联系。其循行简略，与《灵枢·经脉》之足太阳基本一致，但其循行方向相反。它在背部的行走，仅载："其直者，贯□（原文缺字），夹脊，□□，上于豆（胫，即项，指颈后）（《足臂十一脉灸经》）。""出厌中，夹脊，出于项（《阴阳十一脉灸经》）。"而《灵枢·经脉》足太阳的行走复杂多了。"膀胱足太阳之脉，起于目内眦，上额交巅；其支者……其直者，从巅入络脑，还出别下项……挟脊抵腰中；其支者，从腰中下挟脊贯臀……其支者，从髆内左右，别下贯胛，挟脊内，过髀枢……"可见足太阳在背部有四个分支，其中三个分支在脊柱两旁的不同段"挟脊"下行，其循行部位，都可从《灵枢》其他篇章中找到相应内容，如"挟脊抵腰中""挟脊贯臀"和"挟脊内"，它们或伴督脉而行，或行于脊正中旁开一寸半（或三寸）。用现代解剖、生理学考之，是经脉理论"内属藏府"的物质基础。《灵枢·经别》讲："足太阳之正……下尻五寸，别入于肛，属于膀胱，散于肾，循膂当心入散；直者，从膂上出于项。"膂，即脊柱。"从膂上出于项"，与"挟脊"循行意同，只不过《灵枢·经脉》之膀胱经从上至下行，而《灵枢·经别》之膀胱经则从下至上行走。《灵枢·背腧》在总结临床治疗经验后指出：五藏之输,"皆挟脊相去三寸所(《甲乙经》作一寸半),则欲得而验之,按其处,应在中而痛解,乃其俞也",将背俞穴的命名、部位与概念讲清楚了。

在《灵枢》中,我们还可找到与膀胱经有关的一些记载,反映了膀胱经的另一些循行路线,字里行间都潜藏着深刻的解剖知识。《灵枢·寒热病》讲:"足太阳有通项入于脑者,正属目本,名曰眼系,在项中两筋间,入脑乃别,阴跷阳跷,阴阳相交,阳入阴,阴出阳,交于目锐眦。"《灵枢·寒热病》中的这段描述,是在十二经脉理论形成以后不久的若干年内,当医家们对人体大脑及颅底进行解剖观察后,依颅底经脉的循行记录的,它是为解释临床所见"伤左角,右足不用"而创立跷脉理论的重要依据。[2] 只不过在《灵枢·寒热病》中,没有讲足太阳"挟脊"的内容,直接讲它有一个重要分支"通项入于脑,交于目锐眦"。这一内容,讲的恰是现代解剖学中颈内动脉、椎动脉进入颅底,组成基底动脉、动脉环,再分出眼球支的全过程。《灵枢·大惑论》从相反循行讲了这一过程,讲:"……精之窠为眼,骨之精为瞳子……肌肉之精为约束,裹撷筋骨血气之精而与脉并为系,上属于脑,后出于项中。""上属于脑,后出于项中"与《灵枢·寒热病》讲的"足太阳有通项入于脑者"都是讲的同一条经脉。本来《灵枢·大惑论》是为解释"精散则视歧,视歧见两物"这一幻视与复视及"视误故惑,神疑乃复"的,但其结果还说明了眼系(视神经血管束)的组成与脑组织、足太阳膀胱经的关系。在这里古代医家没有澄清"上属于脑"的"筋"主要是"中无有空"的视神经干,而"后出于项中"的经脉是"中有空"的动、静脉,"后出于项中"的经脉恰是"足太阳有通项入于脑者"经脉的反向描述。上述诸论"挟脊相去三寸"或"挟脊内",或"从膂上出于项",都具有独特意义,都表明了膀胱经与脊柱、脊神经及脊神经中的交感神经系统存在难解的渊源关系。

二、足太阳膀胱经是十二经脉理论"内属脏腑"的重要通道

古代医家在创立十二经脉理论的过程中,从殷商起便是建立在心脏底部经脉解剖基础之上的。在以后的千余年间,各代经脉学家们发展经脉调节理论,都依一定的解剖所见而推论,两汉十二经脉理论形成时期,十二经脉在臂、胫周径上的循行也有几条经脉循行是建立在解剖所见经脉基础之上的。其他经脉排列,多依三阴三阳理论而人为排列,它们分别解决了"外络肢节,濡养筋骨"问题。关于"内属藏府",十二经脉在胸腹腔的循行,除"脾足太阴之脉……其支者,复从胃,别上膈,注心中""心手少阴之脉,起于心中,出属心系,下膈络小肠;其支者,从心系上挟咽,系目系;其直者,复从心系却上肺,下出腋下……"在胸腹腔的循行讲得较为清楚,它们都有解剖作基础外,其他经脉在胸、腹腔,络属于某脏、某腑,其循行过程都是不清晰的。然而古代医家通过他们丰富的临床经验,总结发现了一组背俞穴,它们"挟脊相去三寸(《针灸甲乙经》作一寸半)所,则欲得而验之,按其处,应在中而痛解"。这些背俞穴恰与膀胱经挟脊循行一致。现在,当我们用现代解剖学解读背俞穴的生理功能、治病原理的时候,十二经脉理论中"内属藏府"的问题就可迎刃而解了。

现代解剖知识告诉我们,调理内脏功能的内脏神经,又叫自主神经,它们中的交感神经就由脊神经的内脏传出纤维等组成,于胸腹腔的脊柱两侧组成交感干,分布于

心肌，胃、肠平滑肌，脾、胰、肝、肾等，调理内脏器官功能。脊神经在脊柱周围的分布是非常复杂的，它们既有含交感纤维的窦椎神经分布于椎骨，在胸段又有胸神经后支的内侧支、外侧支分布于背部脊柱两侧的各层肌肉之中。由于脊神经是混合神经，在胸神经的神经纤维中很难说没有交感神经纤维。且各部位的动、静脉血管壁上都有交感神经分布，这可能正是膀胱经上各腧穴受到刺激后，能够调理相关内脏功能的主要原因之一。有学者研究后指出："发出脊神经根的脊髓节段对治疗该神经根所支配的任何结构的疼痛提供了极好的刺激位点。背部脊柱两侧的腧穴是治疗内脏病和局部病的重要穴位""节段排列也用于交感神经的皮节分布，交感神经与特殊的脊神经节段有关，叫交感皮节，皮节的分布是最常见的特征。"[3]大家都熟悉的具有节段分布性质的海特氏过敏带[4]所反映的与某内脏相关的过敏区基本与交感链支配的部位一致。当代腧穴研究还表明：肺俞穴在第3胸椎棘突旁开1.5寸处取穴，此穴之下第3胸神经后支内侧支分布较浅，后支外侧支分布较深，该穴要求进针1寸，针刺时内侧支和外侧支都可能受到刺激。心俞穴在第5胸椎棘突旁开1.5寸，该穴有第5胸神经后支内侧支及外侧支分布，内侧支分布较浅，外侧支穿入深层。肝俞穴，在第9胸椎棘突旁开1.5寸……从交感干的解剖特征分析，支配心脏的自主神经丛位于颈2、3椎横突前方的颈上神经节，到颈中、颈下神经节至胸第6神经节都有自主神经纤维分布于心脏的不同部位调理心脏功能。传统穴位的心俞穴就属这一范围，刺激心俞穴在调理心脏节律时，可能就因刺激到自主神经纤维所致。支配肝脏的自主神经来源于胸第6～10神经，传统穴位的肝俞穴恰在第9胸神经。在腹腔内又有内脏大神经，内脏小神经，腹腔神经节，肠系膜上、下神经节以及盆神经丛产生广泛联系，参与腹腔和盆腔器官的调节。因此当某一腧穴受到刺激后，相关器官之功能就受到调整，这正是膀胱经"内属脏腑"的根本原因。近代又有"夹脊穴"问世，[4]夹脊穴位于足太阳膀胱经内侧，在各棘突旁开一寸取穴，每侧24穴，进针1.5寸。据介绍，颈3至胸9治疗胸腔内脏疾病；胸6至腰5，治疗腹腔内脏疾病；腰1至骶4，治疗盆腔内脏疾病。从现代解剖、生理学讲，它们能治疗相关内脏疾病，都与自主神经受到刺激有关。

三、当代学者关于经脉与自主神经功能关系的研究与认识

众所周知，近代在疼痛生理的研究中，常离不开研究自主神经与疼痛的关系问题，如内脏器官的慢性疾病，往往在背部的某些区域产生牵涉性痛点。如前文提到的海特氏过敏带，被认为与脊神经或交感神经有关。许多临床实践证明，厥阴俞、心俞、膈俞，第4、5胸椎旁夹脊穴，均可改善冠状循环，治疗早搏。按交感干节段分布，上述穴位相应的交感节都有纤维分布于心脏各部起调节心脏功能作用。在"经络现象"研究中，北京市第六医院的李定忠先生曾观察到"通过交感神经的胆碱能神经的循经作用，便可产生循经发汗带。通过交感神经的肾上腺能神经的循经作用，产生立毛现象。通过神经—体液的综合作用，循经引起真皮层微血管扩张或收缩，便可产生红线或白线。循经引起真皮层微血管通透性增强，便可产生循经皮丘或循经皮疹。循经引起真皮或皮下血管脆性改变，有红细胞溢出，便可产生出血带"[5]。李定忠先生的观察细微，其分析都与交感神经功能有关。在我们看来，仅在"经络""经脉"之间，与李

先生存在一字之差。

在"经络"研究中,孟昭威先生做了不少工作,提出过一些概念,他曾指出:"临床上刺血疗法,颇值深思,刺血之有效,似不在于放出血的多少,而似在于刺血管壁。刺血管壁,按经络学说,自然也即涉及刺经络了。"[6]在这里孟昭威的主导思想是讲血管壁与经络关系的。用现代解剖知识释之,血管壁上广泛分布着自主神经,我们可以说:"刺血管壁,也就刺激到自主神经了。"[1]孟昭威在同一文中还说:"膀胱经是全部经络学说的核心,它有通过中枢反射地影响内脏的通道,也有直接影响内脏的通道,这种直接影响也发生相应的反馈作用。"可见孟先生早已认识到膀胱经—自主神经的核心关系,只不过在大势所趋的求证经络实体的时期,又在一笔可观的科研经费下工作,所得结论不可偏离"宗旨"。假如将"经络"换作"经脉",用"经脉—自主神经调节论"解释上述现象,原始中医学中的人体经脉调节论便与现代医学沟通了。还有刘里远先生花了不少精力编著一部《古典经络学与现代经络学》,也讲了血管壁与经络问题,他说:"血管通过血管壁(上)的交感传入和交感反射功能,实现接受和传布信息的作用。"刘氏接着感慨地说:"血管在这方面的作用,并没引起现代医学生物学科学工作者的足够重视,而古人较多地采用了刺激血管的方法来调节机体的自主神经机能,是值得我们大力研究的新课题。"[7]刘先生的意见是很有道理的,只不过在"经络概念"面前,我们与刘先生的认识同时与李定忠、孟昭威等先生的认识还有一定差距,相信这差距是可能在商榷中解决的。

有学者对起源于交感干胸节的内脏大神经以及足三里、胃俞穴进行刺激观察海马、椎体神经元反应。结果表明,内脏大神经的感觉纤维、痛觉纤维的冲动可传至海马,[8]可惜本研究的目的不在于观察胸腹相关器官的变化。既往在许多涉足于自主神经功能的研究中,多属上述类型。将来如果从经脉调节论—自主神经功能调节论出发探讨经脉调节理论的实质,将可换一个思维切入点,扩展思维方式,其结果定会产生许多新识。假如我们重新启用20世纪50年代以来研究"经络"的许多成果,都可能在新的思想指导下得出新的结论,加速确立足太阳膀胱经—自主神经调节论在中医理论中的地位。

我国的十二经脉调节理论完善于两汉,它与当时临床医学的迅速发展之关系极为密切。先秦时期的灸疗,直接灸陷下的经脉,放血疗法直接刺破皮下的静脉壁和表浅动脉壁。当总结出放血过多"能杀生人,不能起死者"的时候,提出"欲以微针通其经脉,调其血气",从此发明了针刺入血管之内的针刺疗法。在《黄帝内经》中反映针刺疗法的早期,都是将微针直接刺入经脉之内的,后来才发展为刺分肉之间等刺法。现代神经学告诉我们,动、静脉伸到哪里,交感神经纤维就伸到哪里,因此刺血管壁也就刺中了交感神经。现代神经学还告诉我们,在人体皮肤之下的汗腺、皮脂腺、立毛肌都有交感神经分布,当针刺入某穴,或者阿是穴时,很可能刺中或者刺在汗腺、皮脂腺、立毛肌附近,影响交感神经末梢,这些情况大约就与李定忠先生观察到的情况有关。追本溯源,与膀胱经有关的脊神经、脊神经纤维组成的交感链及全身各部的交感神经纤维都在针刺反应中起重要作用。足太阳膀胱经在十二经脉理论中的地位不可忽视,具有中医特色的人体经脉调节论—自主神经功能调节论应该树立起来,它是重整中医事业的根本点。

参考文献

[1] 严健民．中国医学起源新论［M］．北京：北京科技出版社，1999：183—185，228—238．

[2] 严健民．秦汉大脑及颅底解剖在《黄帝内经》经脉理论创立中的作用［J］．自然科学史研究，1995（2）：19—21．

[3] 何广新，曲延华．疼痛针灸治疗学［M］．北京：北京中国中医药出版社，1994：124．

[4] 上海中医学院．针灸学（第一版）［M］．北京：人民卫生出版社，1980：93，168．

[5] 李定忠．关于可见的经络现象诱发因素的探讨［G］．第二届全国针灸、针麻学术讨论会论文摘要．（北京）1984：184．

[6] 孟昭威．经络学说的起源形成及其展望［J］．中国针灸，1982（5）：25．

[7] 刘里远．古典经络学与现代经络学［M］．北京：北京医科大学、中国协和医科大学联合出版社，1997：477—478．

[8] 滕海滨，刘柞周．伤害性电刺激猫内脏大神经的海马诱发电位．第二届全国针灸，针麻学术讨论会论文摘要．（北京）1984：262．

2002 年 12 月 17 日

第十六章 一位医师的提案：秦汉经脉理论研究获重大突破，"经络学说"的实质是经脉学说，当今"经络概念"可以废止

国务院总理办公厅：

作为学习西医，又走进"远古中国医学史"，已出版《中国医学起源新论》《论原始中医学》的一位匹夫，我觉得有责任对当今之已被曲解了的"经络概念"提出自己的看法，于是扼要写下这个"提案"。

一、回索

20世纪50年代，获得新生的中华民族正处于百废待兴之时，各行各业生机勃勃。当时毛主席、周总理出于对中医事业的整体考虑，先后制定了一系列促进中医发展的方针、政策，其中，举办西医离职学习中医班，希望出几个高明的理论家，实属深谋远虑。事实证明，党和政府的政策是正确的。50年前的中医界，当针刺镇痛、针刺麻醉、针刺治疗聋哑均产生奇特效果的时候，激励着人们寻找新型针灸经络理论。在还未来得及澄清秦汉经脉学说的起源、演绎过程的时候，急于寻找"经络实体"，借用列宁"现象是本质的显现"作指导，提出经络既然可以镇痛，那么，镇痛这一现象必然是由经络的本质结构完成的。可以断言：当时的学者们在"现象是本质的显现"这一哲理指导下，推导出在人体内经络本质结构的存在。其科研目的是在肯定经络实体存在的前提下寻找"经络实体"，所以，这一论点促使研究经络的热忱一浪高过一浪。几乎每一个五年计划，政府都将"经络研究"列为重点课题，其结果除了将当今之经络概念从秦汉之经脉理论中分离出来外，所有研究未能证实"经络实体"的存在，反使中医理论越来越玄，甚至当今之"经络研究"具有政府行为意识，"经络"的镇痛功能已成不可碰撞的神圣命题，严重影响了当今中医理论的研究方向。十几年来，许多学者提出了反思。

二、我对"经络概念"的探求

1. 我1951—1958年当兵，1965年毕业于原武汉医学院医疗系。1982年我走进传统中医理论《黄帝内经》以来，比较系统地对《黄帝内经》成书以前的"远古中国医

学史"进行了研究，希望从文献学角度澄清秦汉之经脉理论与当今之"经络概念"的不同。1994年当我完成《秦汉经脉学说研究》书稿时，时值酝酿中的"九五"计划，经络研究又将列入重点课题之一。为此，我写了一份提案，名之曰"一位医师的提案——经络学说的实质是经脉学说，经络实质研究可以暂停"，希望在"九五"计划中免去"经络"研究。这是我第一次提出停止使用当今之"经络概念"，这个"提案"于1994年6月5日寄国务院总理办公厅。1999年《秦汉经脉学说研究》更名为《中国医学起源新论》出版以后，为上述目的，除向李经纬等四位教授写了一份"上书"外。在五十年大庆前夕，于1999年9月4日给朱总理写了一封信，同时寄去《中国医学起源新论》一册，我希望组织更多力量，研究秦汉经脉理论，废止当今被曲解了的"经络概念"，促进中医事业的发展。

2. 当今中医理论界、临床医学界面临的一个急需变革的大问题

我在深入学习远古中国医学史的过程中提出"原始中医学概念"，将"原始中医学"界定在《黄帝内经》成书以前的所有医疗实践，著《论原始中医学》，于2003年3月出版。在学习中，我深深感到，当今中医理论中，有一个具体的重大理论问题有待解决，这就是秦汉经脉学说与当今之"经络概念"的区别问题。以下列一扼要简表，以求醒目。

表2　秦汉经脉理论与当今"经络概念"之区别

	秦汉十二经脉理论	当今"经络概念"
起　源	起源于殷商对心脏底部经脉的解剖认识	起源于近50年以来。还有学者提出："经络学说的起源是一个无据可考的历史问题。"
生理功能	内属脏腑……	经络感传、气至病所……
词　义	经脉、络脉简称经络	经络是独立于血管、神经之外的第三调控系统
形　态	某些经脉以解剖为基础，"视之可见，切之可得"	经络是人身虚体调控系统

从上表不难看出，当今之"经络概念"偏离了秦汉经脉理论的本意，无法用它指导中医事业的发展。秦汉经脉理论，起源于殷商时期对心脏底部之解剖所见，从总体讲，经脉理论古朴而真实。对于经脉理论"内属藏府"的认识，稍加推导，便可与人体之自主神经功能相结合。我已撰《论足太阳膀胱经在经脉学说中的历史地位》一文，指出自主神经调节论应成为中医人体调节论的重要特色。

虽然秦汉"经脉"与当今"经络"仅一字之差，论其本意，真乃"肝胆楚越也"。废止当今之"经络概念"，重新启用秦汉经脉理论，吸取经脉理论在创立过程中的许多合理内核，将经脉理论中的某些合理内核如足太阳膀胱经与现代医学中的自主神经沟通，便是当今中医理论界、临床医学界面临的一个急需变革的大问题。这一点仅靠学术界平平淡淡地写文章呼吁，恐难达到目的。这是因为当今之"经络研究"受国家推崇，长期列为重点科研课题，每每报道"经络研究已获重大突破"，使当今之"经络"获得了神圣不可侵犯的地位，虽然学者们一再"反思"，也未能动摇"经络"作为重

点课题而被继续列入的地位。

我的疾呼是，既然秦汉十二经脉理论的形成过程已经澄清，经脉及内属脏腑的功能已经解决，启用足太阳膀胱经—自主神经调节论已可成为中医理论之重要特色。我们就应该理直气壮地废止被曲解了的"经络概念"，它恰好走了一条否定之否定的道路。这一变革将可受到远古中国医学史和未来中医理论的双重检验。

附：1.《中国医学起源新论》一册
  2.《论原始中医学》一册
  3."论殷商至两汉创立经脉学说的解剖基础"一份
  4."论足太阳膀胱经在经脉学说中的历史地位"一份
  5. 中医人体经脉调节理论起源，演绎三千五百年图示

2003年6月20日呈，6月24日寄国务院办公厅

附：编入后记

"一位医师的提案"，不是在心血来潮之时成文的。它有两稿：其一，于1994年完成《秦汉经脉学说起源新论》书稿之后，那时自以为从多方位探讨了经脉学说，认定"经络"词组是从经脉理论中分离出来的，提出"经络实体研究可以暂停"。现在回忆，1994年时，我还没有具备同学者们商榷"经络概念"的基础与勇气。其二，自深入学习以来，当2003年《论原始中医学》出版以后，认识到今本《黄帝内经》成书以前的中医学，其基础医学和临床医学的内涵都是十分丰富的，中国人早在三千多年前就探讨人体调节理论了。它的实质是经脉理论，特别是当完成《论殷商至两汉创立经脉学说的解剖学基础》《论足太阳膀胱经在经脉学说中的历史地位》等文之后，认识到"经络概念"已成为当今中医理论发展的拦路虎的时候，决心重写"一位医师的提案"了，于是便产生了现在刊用的这个"提案"。简议两个提案的根本点，前者提出"经络实体研究可以暂停"，后文明确界定"当今之'经络概念'可以废止"，说明十年之内，在"经络词义"面前，我的认识又一次跨越。在编这个册子的时候，我又将其收入《穿云破雾释经络》，目的在于希望它能在促进未来中医事业的发展中，真正起到抛砖引玉的作用。

在此我十分感谢罗山先生主编，于2005年5月《世界优秀学术论文（成果）文献》慧眼刊用。与此同时还要感谢《中国现代医学论文选》（北京海淀区复兴路甲63号国家卫生部咨询委员会，2005年3月8日来函）、《中国学术大百科全书》（北京西城区百万庄大街18号162信箱，2005年8月8日来函）、《世界华人文化研究中心》（北京100041信箱19分箱，2005年9月28日来函）、《世界文化艺术研究中心》（香港，2005年7月18日来函）、《现代文明画报社》（北京王府井邮局031信箱，2005年11月22日来函）等等，他们都纷纷来函要求刊用此文，由于我个人的固执，没有配合，顺此以表歉意并感谢各家的厚爱与支持。

2006年6月18日于秋实居

第十七章 读"经络学说研究的新发现及其对生命科学的启迪"有感

——与黄龙祥教授求同

今本《黄帝内经》中的经络词组，除含动词义、误字衍文外，有35起是与经脉、络脉紧紧相连的，它只是经脉、络脉的省称，没有独立存在的价值，当代"经络概念"是在对秦汉经脉学说尚未深入研究的前提下从秦汉经脉理论中分离出来的。对于秦汉经脉理论讲，当代经络概念已被曲解，这是长期研究无果的根本原因，也是寻找未来中医理论的拦路虎。因此，我们主张废止被曲解了的经络概念，重新使用经脉学说，组织相关力量探讨经脉学说的起源、演绎过程，挖掘出经脉学说中至今仍然耀眼的足太阳膀胱经，重新探讨未来中医理论的方方面面。

近半个多世纪以来，我国的中医事业不仅扭转了20世纪30年代的被动局面，而且医疗、教学都获得迅猛发展，应该说是中医史学上的最佳时期。这一时期中医领域的科研课题之多，国家投入之大，引领出学术争鸣之浓，亦为历史罕见，真可谓百舸争流。以传统中医核心理论"经络学说"为代表，其研究范围之广，研究周期之长，研究方式之新，实乃层出不穷，众多假说纷纷亮相，但都很难求得共识。回顾上述情况，中医各类科研都为我们总结过去、探讨未来积累了丰富的经验与教训，理所当然也是我们中华民族的一笔财富。我们没有理由在经验成果中陶醉，我们更无权力在教训面前训责过去。这个道理很简单，假如20世纪中叶我国没有天翻地覆的变革，在中医药界我们能有整体的发展吗？中医理论界能有百舸争流吗？没有百舸争流从何处冒出经验与教训，没有经验与教训我们又从何处评说，我们的责任在于本着辩证唯物主义观点总结之。

我国近几十年来的中医学术争鸣之风不仅是浓的，而且是正的。只是由于传统中医理论的特殊，在争鸣中各方都很难得出实质性结论，没有寻找到共识的基础。为此许多学者感到了"困惑"，提出了"选择"，表白了各种"反思"，探讨了"思维导向的更新"。他们在"冷静思考"中对一些伪气功理论干扰传统中医理论的行为忍无可忍，发出了"令人沉重的忧思"[1]的叹息！我们应该看透困惑、选择、反思、忧思的积极因素，正确面对传统中医理论的曲折与复杂性。李经纬教授于2002年指出："（中）医学作为一门对人类健康和社会进步关系十分密切的科学，它的体系、结构和演变规律已日益受到重视。作为历史现象，从整体上对医学的发展进行研究，通过不同历史时期医学变革的事实寻求它的形态与内容的变化规律，找出变革的动因与结果，作为进一步发展医学的依据。"[1]李教授为我们指明了探讨中医学的路径。秦汉时期是我国原始中医学向传统中医学发展的重要时期，毫无疑问，传统中医理论在每一重要发展的历史时期，都受到历史变革的影响，我们必须从中"找出变革的动因与结果"，探讨未来中医理论发展的依据。近日在读黄龙祥[2]教授的《经络学说研究的新发现及其对生命科学的启迪》一文时，对于黄教授多年来围绕秦汉足厥阴脉的历史渊源关系的文章重温，深深感受到黄教授从许多秦汉医学史料中理出"足厥阴经脉，足厥阴络脉所主病证，皆系阴疝的症状描述"，其目的在于"以史料较为完整可靠的足厥阴脉作为研究的突破口"，探讨新型中医理论，促进中医事业的新发展。由此我们认识到黄教授的目的是明确的，意义是重大的。但因在寻找突破口方面我们之间存在不同认识，所以产生了"求同"，希望我们能共同探讨。

一、废止"经络概念"求同

黄教授这篇文章立论在于"经络学说研究的新发现"。我们理解："经络学说研究的新发现"之核心是建立在"经络学说"基础之上的，但是假如"经络学说"这一概念具有不可靠性，那么黄教授论点的基础就必然动摇了。我们的研究证明，今本《黄帝内经》中的"经络"词组42起，含动词义、误字衍文7起，泛指经脉和络脉者35起。换句话说，在《黄帝内经》中，经络词组有35起是经脉和络脉的省称。[3]近几十年来许多学者在相关中医理论探讨中都认为经络是经脉和络脉的"简称""总称"等，从《黄帝内经》分析，"经络词组"离开了经脉和络脉概念便成为一个空壳，没有独立的意义了。近几十年来树立起的"经络概念""经络研究"，包括利用循经感传探讨"经络实体"，当我们用"三段论"进行分析，"经络实体"都无法成立。[4]但是，我个人的认识尚未求得学术界的共识，这一原因也许由于我个人说理不清，或者时间不长、交流不广。对于学术界讲，也许习惯认为"经络学说"就是"经脉学说"，不需进一步加以说明。这一局面恰恰是学者们的一个疏忽，是学者们没有认真思考秦汉经脉学说与当今之被曲解了的"经络学说"的概念有什么不同。

比如著《古典经络学与现代经络学》的作者，分明申称"经络本是《黄帝内经》中经脉和络脉的总称"，但书名却将《黄帝内经》中的经脉学说更改为"古典经络学"。作者在分析当今经络、经脉概念之误时指出："在国家科委的攀登计划里名为'经络研究'，'八五'课题里却没有一个是关于经脉的研究，似乎经络就是经脉……不能不说违背了两个基本原则，一是经络研究应该是经脉和络脉两个大的方面……另一个问题是混淆了《黄帝内经》中经脉概念。……"作者阐述这些问题的目的是要说明"现代的经络概念不太清楚，这可能对经络的科研构成人为的误区。"[5]这是刘里远先生的原话。综合分析全书，刘里远先生的许多观念都是正确的，如前文对国家科委攀登计划的评说，说明著作者认识到经络、经脉概念之不同，但又将自己的观念不自主地合污于"经络概念的回流"之中，除总体上创"古典经络学"一词外，对于"现代的经络概念不太清楚"不加思索，不加探讨，仅一般地指出："这可能对经络的科研构成人为的误区。"刘先生的这一评说是消极的，凭刘里远先生对秦汉经脉学说及当今经络学说研究的功底，刘先生是可以探索出、寻找到"当今经络概念不清"的缘由的，刘先生自己走进了自己点明了的误区。

黄教授在丰富的秦汉医学史料中理出"足厥阴经脉、足厥阴络脉所主病候……"希望达到"必将对经脉'是动病'本义的理解会更加准确"。黄教授论证的上述内容都是建立在秦汉经脉学说基础之上的，在此我们与黄教授求同应该是有基础的。但黄教授又说："我们必须清楚地认识到经络学说的科学价值不在于十二条线，而在于这些线所捆绑的经验事实以及对这些经验从特殊到一般的抽象表达……我们今天研究经络学说的目的是要对其中至今仍具有重大价值的经验事实与规律给出新的解释，建立新的学说和理论。"这里黄教授反复强调"经络学说"，指出"经络学说的研究价值不在于十二条线"。其中"线"我理解黄教授指十二经脉，而"线"之前又有了"经络学说"，这中间便有概念不清或同语反复，但黄教授的目的是要说明"而不是要证明经络学说中解释成分的科学性"。当我们在文中用了"经络学说"概念的时候，又说"不是要证明经络学说解释成分的科学性"。由此"经络学说"的正确与否，就不存在追述的必要了。这样的用语是不是黄教授对经络概念有所反思的一种退让表述呢？其实在此，我们与黄教授只存在一字之差，那就是将"经络学说"换成"经脉学说"。只要我们还原秦汉经脉学说的历史面目，认清秦汉医家在创十一经脉理论时，按经脉循行范围归类疾病，也是十一经脉理论产生的原因之一。对于我们理解足厥阴经脉中关于阴疝症候群的记述以及其他经脉循行范围诸多症候群、疾病名称的记载就容易理解一些了，将秦汉经脉学说误解为"经络学说"或者创"古典经络学说"替代秦汉经脉学说都是不明智的，都是没有理由的。硬性将当今被曲解了的"经络概念"使用下去，只会给中医学术探讨继续带来混乱，对于重建未来中医辉煌事业增添说不清的麻烦，此乃与黄教授求同之一。

二、秦汉经脉学说起源、演绎过程求同

黄教授开篇讲："要正确理解并科学评价经络学说产生的历史过程，这是一个极其困难而无法回避的学术难题。"黄教授在另一篇文章中指出："中国古人立说，往往只给出结论而不论证，其经典之作《九章算法》也只给答案，而不给出证明过程。更有甚者，有时连问题本身都被遮蔽了。中医经络学说大致属于这种情形，以至于从字面难以直接读出该学说的论题（命题）究竟是什么，论据是什么，以及说明论题的假说是什么。这一难以破解的疑案……"我们注意到"这是一个极其困难而无法回避的学术难题"及"难以破解的疑案"。从两文中相关文字分析，黄教授认为，秦汉经络学说的起源、演绎过程是无据可考的，这有点像廖育群先生于20年前讲过的话。而廖先生的话是在"经络研究"的高潮期，当各种研究结果都无答案时逐步提出来的。20年来许多学者都进一步认识到"经络"与"经脉、络脉"的关系。对于史学研究，黄教授曾明确告诉我们："史学研究，不仅仅是对史实的经验描述，而且还是一种创造活动，它要构建一种线索、图景、框架、体系，理论形态把一件件孤立的史料置于总体网格中它固有的网格，发现其本来的意义，待相关的史料都被正确地放入各自的位置之后，史实便渐渐凸显，然后再用理性概括大量的史实，抽象出蕴含其中的规律，形成历史

认识的一定的理论形态。在这个复杂的过程中，不仅需要细致的整理归纳工作，而且需要极高的想象力、创造力与理性思维。"[6] 黄教授的这段名言是很有价值的。我在从文献学角度研究秦汉经脉学说起源、演绎过程中基本就是走的这条道路。

我们从甲骨文中知道，殷商时期基础医学与临床医学已相当发达，那时人体生理学的发展已迫使人们创造出了听（🖼）、见（🖼）、思（🖼）等字，与此同时还创作了六个心字，其中于商纣王时期创作的心字作（🖼），它表明在心脏的底部多了两条线。结合现代解剖，这两条线代表的是心脏底部心包膜之外的左颈总动脉、左锁骨下动脉、头臂动脉及上腔静脉。我将此认定为人体经脉调节论的起源，它与纣王讲"圣人心有七窍"（有学问的人心眼多……心之官则思的起源期）是一致的，因此我将这个心（🖼）字安排在经脉学说总体网格的固有网格（起源时期）中。五百年后，管子讲："凡心之型，自充自盈……"齐灵公铸叔夷镈，叔侯钟铭之心作（🖼）和（🖼），齐景公又讲："寡人之有五子，犹心之有四支……"后来又有"夫心者，所以制使四支，流行血气"。《素问·阴阳别论》开篇云"人有四经"。当我们将上述史实分别填入经脉学说总体网格的各固有网格之后，正如黄教授指出的，这些史实的历史意义便凸显出来了，它为我们勾画出十分清晰的经脉学说起源及早期的演绎过程。当我们读到这样明明白白地建立在三千多年前的基础医学、临床医学、心脏解剖学基础之上的人体经脉调节理论的起源、演绎过程，我们是不该视而不见的，"经络（脉）学说无据可考论"应该纠正了。

我们理解停留于四经说的经脉学说，或者到两汉时期的十经说、十一经脉说，都只能用于对疾病的归类，或者初步涉足于脉象诊断，它们还很难用于临床。两汉时期，原始科学技术如纺织、印染、造纸、青铜等"百工"迅猛发展，原始五行哲学思想的起步，社会学中的独尊儒术，历法理论的进一步完善，"天之道周而复始"的自然观对学术界对中医理论的影响，促使两汉的经脉学家们积极探索十一经脉理论如何适应临床发展问题，于是他们根据当时学术思潮，补入心包经，使五脏成为六脏，十一经脉发展为十二经脉，将向心性循行的十一经脉改造为双向循行的十二经脉，使之达到"如环无端"，保证经气（精气）在经脉内循行……起源于殷商的经脉学说至两汉时期在有限的原始解剖知识的基础之上经过人为安排，完善为"内属藏府，外络肢节"的理论体系，表明了中华先民的聪明才智与独创精神。十二经脉理论完善之日，它已可替代人体解剖部位、人体生理了，从某种意义上讲，是经脉学说压抑了中国人体解剖学的发展。当后世藏象学说、药学理论进一步完善以后，传统中医理论达到了坚如磐石。

在此与黄教授求同经脉学说的起源、演绎过程。

三、树立足太阳膀胱经内属脏腑自主神经调节论求同

研读黄教授数文，深知先生非常重视足厥阴经脉循行范围内的阴疝症候群与现代髂腹股沟神经损伤所产生的综合征的内在联系，认为"上述史学研究的新发现，使我们能够更准确、更清楚地回答这一数十年来没有阐明的关键问题"。随后黄先生提出

"两点启示"加以阐明之后指出:"经络学说中的科学思想将成为探索生命本质未知领域的向导。"但黄教授又忧虑:"然而由于缺乏与经络学说相对应的关于人体相关部位联系的理论背景,一方面难以由此引导医学研究的新发现……"很清楚黄教授是在为中医理论的突破与创新操劳,但是,我们感到仅从阴疝症候群可以用髂腹股沟神经损伤综合征来解释,便可探讨创新中医理论是不够的。我们应该认识到殷商时期的先民们由于对疾病认识的深化,在给疾病命名中便形成了一种原始的局部解剖部位命名法,如疾首、疾目、疾肘,那时人们已意识到这一方法不足,于是又有疾蛔、蛊、祸风等病名出现。殷人给疾病命名方法一直沿用至张家山《脉书》时期。关于张家山《脉书》,我将其分作五篇,[3]给疾病命名的疾病篇居全书之首,将66病分列于29个解剖部位,如病在头、在鼻、在肩等,读之使人感到零乱,无规律可循。这一点很可能是促使古人采用经脉归类疾病的原因。如张家山《脉书·经脉》篇最后写道:"凡阳脉十二,阴脉十,大凡二十二脉,七十七病。"可见按经脉循行范围归类疾病,一目了然。这段原文使人想到按经脉循行范围归类疾病,也是十一经脉理论产生的原因之一。用这一观念分析,胆足少阳之脉"是动则病"的"阳厥"与"是主骨所生病者"的"头痛、颔痛、马刀侠瘿"及"胫绝骨外髁前外诸节皆痛"的病证,可能就是黄先生指出的"由于缺乏与经络学说相对应的关于人体相关部位联系的理论背景,难以引导医学研究的新发现"了。

那么,我们能不能在思维导向更新的基础之上寻找新的突破呢?薛崇成教授早在1998年指出:研究经络,"至少要符合中医论述经络的'可见、可扪',要有'内属藏府、外络肢节、濡养筋骨'的功能"。薛教授的意见从十二经脉理论出发,值得我们三思。本来两汉经脉学家们在总结十一经脉理论、完善十二经脉理论的过程中,首先立了许多规矩,如阴经向心性循行,阳经离心性循行,借以完成"如环无端",使经气(精气)在经脉内循行;如阴脉营其脏,阳脉营其腑,使每一经脉的循行都归属于某一脏或某一腑等等,应该说这些原则都是创立经脉理论的学者们人为规定的。所以"某一经脉归属于某一脏腑"是当时经脉学家们依据春秋时期脏腑情识论提出的,是主观愿望,是自主行为,是一种理想的人为安排,他们希望每一脏腑都接受一条经脉的指挥与调节。这一独特而理想的理论十分重要,它指导中医事业两千余年,已经圆满地完成了它的历史使命。用今天的科学水平分析:相对独立的、经人为安排的每一经脉无法与相对应的脏或腑建立起联系的通道,无法起到调节作用,它们在十二经脉理论范围内的"调节作用"其实是徒有虚名的。

然而从十二经脉循行理论分析,秦汉经脉学家们根据预先设计好了的一系列原则人为安排足太阳膀胱经循行于脊柱两旁,后来又根据无数的临床经验填入背俞穴,又补充督脉、脊旁(挟脊)穴等,应该说两汉的经脉学家们对于足太阳膀胱经脉的认识绝不会超出于手太阴肺经、手少阴心经的认识水平。然而用现代解剖知识分析,两汉经脉学家们在遵循人为规定原则基础之上安排足太阳膀胱经循行路线时,不自主地解决了经脉理论中对六脏六腑的调节作用,那就是足太阳膀胱经在脊柱两侧循行所处的特殊解剖部位及特殊的解剖学结构,即脊神经的每一节段都有相应神经的分支纤维循行于胸腹腔前壁,组成交感神经链,调节胸腹腔所有脏腑功能,可见在秦汉经脉学说中足太阳膀胱经对内脏的调节作用至今仍具有重大价值。当我们在探讨未来中医理论的突破口问题时，当我们在"继承不泥古，发展不离宗"原则下探讨未来中医理论时，重新讨论两汉十二经脉理论中至今仍然闪耀着光辉的足太阳膀胱经脉，并根据现代解剖、生理知识进一步从相关方面探讨新型中医理论是十分必要的。它具有中国人经脉调节理论的特色，它沟通了古今人体调节理论概念，它强调自主神经调节论，它能解释生理学中的腠理卫气、病理学中的气血瘀滞、治疗学中的活血化瘀，它有利于对中药药理学的重建。

其实近几年来的经络研究中，许多学者论及经络现象与自主神经的关系。如李定忠[6]讲："经络现象，通过交感神经的胆碱能神经的循经作用，便可产生循经发汗带，通过交感神经的肾上腺能神经的循经作用，产生循经立毛现象……"如刘里远[5]在《古典经络学与现代经络学》书中探讨"经络的现代生物学基础"，指出："经络的作用或针刺的作用主要在于调节内脏的功能，现代生物医学中内脏的功能是由自主神经系统调节的，从中枢到内脏及外周的交感神经和副交感神经通路及其作用方式是很重要的。"可惜的是许多学者对秦汉经脉理论的产生过程研究不够，没有明确地意识到秦汉经脉学说与当代"经络概念"之不同，更没有意识到每一经脉人为安排归属于某一脏或腑是不切实际的，而秦汉经脉学家在人为安排足太阳膀胱经脉循行于脊柱两侧时，并未意识到是足太阳膀胱经起到了"内属藏府"的作用。直到现在许多学者仍然没有意识到这点，因此，我们应该寻求广泛的求同与共识。

我们希望在重树足太阳膀胱经—自主神经调节论中首先与黄龙祥教授求同。

参考文献

[1] 中国医史文献研究所建所二十周年纪念文集［G］．北京：中医古籍出版社，2002：172，5，270．

[2] 黄龙祥．经络学说研究的新发现及其对生命科学的启迪［J］．中国中医基础医学杂志，2005（4）：241—244．

[3] 严健民．中国医学起源新论［M］．北京：北京科技出版社，1999：130—136，147．

[4] 严健民．关于利用循经感传探讨经络实体的思考［J］．医学与哲学，2004（10）：41—42．

[5] 刘里远．古典经络学与现代经络学［M］．北京：北京医科大学、中国协和医科大学联合出版社，1997：310－357，475．

[6] 第二届全国针灸、针麻学术讨论会论文摘要．北京．1984：187．

2005年6月23日于秋实居

第三篇 维护两汉针刺疗法的纯洁性

开篇词：

针刺疗法的起源在原始中医理论体系中具有代表性，她从原始治疗医学滔刺、砭刺、砭石发展而来，她在放血疗法"能杀生人"的惨痛教训中总结出"欲以微针通其经脉，调其血气"之后，她产生于两汉能用金属制造"微针"至制造出"微针"之时，她的形成过程没有任何神秘感，具有浓厚的医疗实践性与严肃性。但是近几十年来一些学者巧言造词，有说扁鹊是具有特异功能的神医用针为人治病者，有说古人在气功态下"返观内视"发现了经络者，有说他自己就用"三三九乘元功"的"高能意念力"在"龙子与气场"的环境下施针治病者，诸多不实之词，严重影响了针刺疗法的纯洁性，我们必须澄清之。

第十八章　怎样对待不断寻觅、进取的秦汉中医学

本章对"传统"二字及"传统科学"做了扼要探讨,重申原始科学及技术水平随时代演进观念,指出新型中医特色在于经脉学说——自主神经调节论、风寒致病、瘀滞病理等。

一、不断寻觅、进取的秦汉中医学

我国的医学事业发端于新人以来,渊源于农耕、红陶之源,仰韶文化对我国医学事业的影响不可忽视,至殷商时期已有重大发展。殷人在数千年目之于色、耳之于声、鼻之于嗅、口之于味的原始生理学知识的启迪下,创造甲骨文字的人们,不仅创作了目、见、耳、听、鼻、嗅、舌、齿诸字,而且意识到心脏在人体生理功能中的地位,力求造出一个心字,用以解释生理现象,首先需要解释人的思维现象。在殷商的两百余年内,是那些造字者们一代一代锲而不舍地对人体心脏进行了反复多次解剖,弄清了心脏内有七个孔窍、两组瓣膜,并将人的思维功能赋予心脏,这就是"圣人心有七窍"的内涵。商纣前期造字的人们又意识到心脏底部几条大经脉对全身生理机能的影响,便在第六个甲骨文心字的底部(心脏的底部)加了两条线,表明了商纣时期造字的人们对心脏底部几条经脉生理功能的理解程度。

这一成果,不仅导致了原始中医学中人体调节理论—经脉调节论的诞生、演进与完善,而且成为数千年来中医理论框架中的主纲与根基,成为创立针刺疗法的基础。可叹,近50年来,当中医事业遭受到"废止中医"的劫乱之后,获得新生之时,于"只争朝夕"的全面发展时期,人们急于寻求与挖掘传统中医理论的过程中,在没有弄清三千余年前人体经脉理论的起源、演绎过程的前提下,误将一向代表经脉、络脉的联合词组"经络"破释为独立于经脉理论之外的新的"经络"概念,并一再耗费大量人力财力,力求寻找"经络"实体。当解剖研究、凤汉小体、皮肤电阻、经络感传乃至"人身虚体调控系统"等都不能证实"经络"实体的时候,迫使许多学者进行了反思。50年来"经络"研究的实践,为我们留下了一堆厚厚的有益的历史教训史料。十二经脉理论的完善,是先民们不断寻觅、进取的结果,为我们探讨、重建未来中医理论的特色之———人体经脉调节论—自主神经功能调节论提供了最为原始的理论依据,我们必须珍视与认真研究人体经脉调节论的内涵。

在传统中医理论中，藏象学说占着十分重要地位。有学者在研究了它的特色后指出，中医学的特色就在于中医学特有的思维方式，它集中体现在阴阳、五行、太极象数的思维模型上，这一认识与历史基本相符。太极象数学说，渊源于河图、洛书。易学产生以后，象数学说取得新发展。当人们根据古历法理论演绎为九宫八风，创太一游宫图，企图利用象数理论、气象现象中的风邪伤人与临床患病过程结合起来，由此进一步提出治未病预防医学思维，为医学理论与实践做出了贡献。从预防医学思想讲，采用河图、洛书模型、象数易学模型、九宫八风模型说明某些原理，在创立医学理论的早期是绝无挑剔必要的。就如春秋齐鲁医家认为"人有四经"属绝对真理一样。但是历史无情，五百年后十经说、十一经说替代了它；大约百年之后，十二经脉论又以更加完好的面目取代了十一经脉说，而齐鲁之"四经说"仅在《灵枢·阴阳别论》中保存四个字。两汉医家依颇底经脉循行创阴跷阳跷理论，又有任、督二脉，冲脉、维脉的补充。所以我们说，在原始中医学时期，创立原始中医学说的人们煞费苦心，不断从各种文化现象中寻找可以利用的依据，以求在当时的文化水平基础之上建立中医理论，对此思维方法我们统称之为"取象比类"。即不同历史时期的人们将已知（或已俗用）的河图、洛书之象、易之象、阴阳（概念）之象、气（概念）之象、六节藏象、九宫八风之象、风寒之象等诸多模型用于与医学资料相配，说明医理，使人们更容易接受。上述模型理论反映了原始中医理论的历史发展的总里程。在两汉《黄帝内经》成书时期，编辑者们将上述史料全部裹撷进来。有学者指出，在《黄帝内经》中，是五行藏象占主流，此讲不假。两汉及两汉以后，五行学说介入医学，与此同时又将社会学中的君臣思想裹撷进来，受到历代统治者的认可，逐步巩固了传统中医理论的地位。但五行藏象学说统归经脉理论之下，由此可见，古代医家在创立中医理论框架的过程中，曾对前人创立的各种模型的藏象学说进行了探讨，最终统一于五行藏象之中。换言之，在十二经脉理论中，五行藏象是用与各有关象数统一于五行之象与五脏相配，概念较为清晰，为历代学者接受与阐发，所以是五行藏象学说替代了其他模型藏象学说。用唯物史观分析：五行藏象说的诞生、演绎，也是历代医家们不断寻觅、进取的结果。

二、怎样对待不断寻觅、进取的秦汉中医学

在当代中医药如何继续发展的问题上有学者反驳"中医不科学"论，指出中医是科学的。说中医学不是现代科学，而是传统科学。我没有哲学根基，不知如何界定"科学"，但在研究殷商时期的文化现象中，悟出那一时期基础医学理论与临床医疗实践的内涵已经相当丰富了。由于基础医学的发展、临床医学的需要，人们才从最重要的生理机能高度提出了"圣人心有七窍"即"心之官则思"假说。这是一则开天辟地的人体生理科学假说，它是建立在人们对生理解剖知识及临床医学知识体系进行了系统研究后提出来的，因此是科学的。自殷商以降，我国先民在医疗实践中提出了许多医学理论，包括精、气、神、阴阳、术数、古典历法理论，物候现象，风寒致病、瘀滞理论，乃至五行学说、社会学中的君臣思想引入医学，都是在当时的文化现象之中、科学水平基础之上经过较为系统的研究之后，一事一议，一点一点逐步提出，形成学

说的。因此可以这样讲，中医学发展的每一个阶段，都是建立在当时的文化现象与古典科学基础之上的；每一新学说的提出，都是对那一时期新鲜经验的总结，都是在原有经验基础之上的发展，反映了某一历史时期科学技术水平，是科学的。中医学的科学性，不用人为地树立，它属于古代科学范畴，因此从历史唯物史观出发，认为中医不科学的说法是站不住脚的。

科学是随时代的发展而发展的，古代科学发展至今，形成现代科学，现代科学也在日新月异地发展，40年前的现代化与当今的现代化概念大不相同。10年前讲电子时代，现在已进入克隆、基因、纳米技术时代。医学也进入到克隆器官、基因治疗的时代，因此应该讲，《黄帝内经》中的中医理论是建立在古代科学技术水平之上的。用这个概念讲我们就比较顺理成章地得出以下结论：古代科学进步了，逐步为现代科学替代；中医理论也应与时俱进寻找新的中医理论依据，发展新型中医理论，保证中医事业以崭新的中医特色与中医理论光照四海。有学者讲，中医学不是现代科学，却是传统科学。我已声明，我没有哲学根基，不知能不能用"传统科学"概念界定中医，我们理解"传统"二字的含义说明了历史发展继承性表现；我们更理解"传统工艺"一词的内涵。在我国数千年前的制陶科学史料中有一种制作蛋壳陶工艺，可称之为"传统工艺"，失传数千年。在我们这代人中，有学者矢志不渝，研究十数年，终于挖掘出这一工艺，发展了这一工艺，造出了重达千斤的大型蛋壳陶黑陶缸。还有我国传统工艺中的蜡染工艺、剪纸工艺等等。从总体讲，凡传统工艺中的关键工艺是不过时的，也是不容更革的。否则，就失去了"传统"的意义，其产品也不能叫传统工艺产品。用传统科学统帅中医的学者，正是在这一基础上比较笼统地提出了"中医学却是传统科学"。又结论说："中医学更重视无形的关系本体、功能本体、过程本体，而不太关注有形的物质本体、实体本体、形态本体，是一种高度发达的辩证法。"我未细究，大约这一结论就是讲的"传统中医学理论体系"。作者在此好似讲传统中医理论中的模型论等，是不可更革的，但其并未直言，我们的推测就显多余了。我们认定，中医理论必须在"继承不泥古、发展不离宗"的原则下与时俱进，寻找新的中医理论依据。

我国传统中医理论自《黄帝内经》始，便裹撷了许多秦汉以远的原始科学内涵。虽然在《黄帝内经》中保存春秋医学理论只言片语者不少，但足可证明秦汉以远的先民们在不断寻觅、探求中医理论框架的过程中存在采用那一时期已经习用的原始模型论观念。我们应该怎样对待不断寻觅、进取的秦汉中医学呢？我们的认识是，用辩证唯物观与历史唯物观，将殷商至两汉时期原始中医理论发展的里程，通过对有关历史史料做有机的解构，在解构中求重建，寻找出合乎历史史料、历史规律的中医真正特色，如取象比类的思维方式，人体经脉调节论——自主神经功能调节论，风寒致病、瘀滞病理，以及"相脉之道""微针导脉"等。顺此下去，对于魏晋、唐宋等中医理论与实践再做同样的解构与重建。如从"以毒攻毒"等传统观念中寻觅其发展的结局，以预防天花为例，认定"以毒攻毒"中蕴含着免疫学说；认定中医免疫学说早在数百年前就传出国外，影响了世界医学的发展，成为现代医学界医学理论的重要组成部分之一。

江西中医学院的吕辉章先生曾讲："中医药文化演变到今天，原来所赖以生存和发展的环境与条件早已不复存在，面对现代文明，中医不经历凤凰涅槃的洗礼，恐怕就难以生存和发展下去。"让我们主动遵循客观规律，迅速拿起解构、重建这把有力的板斧，劈开传统中医神秘的大门，澄清历代中医理论裹撷的尘埃，更新古老的中医理论特色，为全人类的健康服务。

2002年6月3日于秋实居

第十九章　也谈"细胞—元气说"
——兼论中医理论的发展出路

秦汉时期探讨宇宙、万物生成的元气说范围很大，不适合将元气局限于细胞。元气说引入医学在两汉以后，元气（原气）在《难经》中指人类生殖，涉及生理范围很小，不适合将元气扩大至全身细胞。秦汉经脉学说是讲人体经脉调节论的，是中医的重要特色之一，深入研究经脉调节论中的足太阳膀胱经，树立自主神经调节论，将使许多中医理论迎刃而解。

《中国医药报》2003年2月25日刊登了一篇《讨论中医现代化问题，制定现代化的发展战略》的文章，名之曰"重新认识细胞，是中医学理论发展的必由之路"，表明了作者对中医前景的操劳心情。文章在研究了中西医的某些差别后说："由于社会、历史等各方面原因，一百多年来中医学一直没有以自主的理论思维来考察19世纪（细胞）这一伟大发现，没有用阴阳、藏象等理论去阐释和说明这一生命现象，没有研究人与细胞之间的关系问题，没有试图将细胞纳入中医理论体系为我所用。"文章指出："这是中医现代化发展缓慢甚至停滞不前的一个重要症结。因为细胞的发现……对于中医学来说是发现了生命的元气。"文章接着强调："中医学能不能以自主的理论思维认识细胞是关系着中医学能不能继续发展，能不能继续开拓新的认识领域，有没有生命力的重大问题。在现阶段是一个迫切的、不能回避的问题。"随后作者从两个方面展开讨论。但全文显得说服能力不足，且某些观念如"中医学认识细胞的第一步是要回答细胞有没有阴阳，五藏"，解释说："细胞作为一个整体……可以称之为生命的'元整体''元气'。元者乃生命演化进程之本始，功能发展之纲纪，结构形成之父母。"作者的上述解释，并未回答"细胞有阴阳"及细胞内的"五藏"问题，以下的一串解释也未能回答作者提出来的问题。

数十年来许多学者都在为未来中医事业寻求发展之路，"细胞—原气说"的作者提出论证，其目的也在于"探讨中医现代化"，应该说是有意义的。出于对中医寻找理论出路的迫切性，本人担心用"细胞"替代"元气"，不知怎样才能将中医理论讲通，不知细胞有怎样的阴阳、五脏，以下做些探讨。

一、中国传统文化中气、元气概念简议

人体之气概念，是原始中医学理论体系之一，在针刺治疗医学中，当针刺由"通

其经脉、调其血气"发展到"刺分肉之间"可"气至"的时候，气概念便与治病医学结合起来了。近代提出"外气说"，说医者可发放"外气"，可在针刺的同时给人治病，我们能同意吗？我国气概念的形成已有漫长的历史，从甲骨史料到《周易》《国语》《左传》《管子》等许多史料都讲到气，曾用于解释天气、地气、风雨、地震。有学者[1]指出："中国气概念不属于一家一派，不是时兴于某一特定的历史时期，也不局限于一两个学术领域，而是赋予整个中国文化以生命的一个要素。"刘先生的这一结论是很有见地的。我国先民很早以前就开始探讨气与生理、病理的关系了，《国语·周语》的"气在口为言，在目为明……"，《管子·内业》的"气道乃生，生乃思……"，《老子》的"冲气以为和"；孔子将人身的血气分作血气未定、血气方刚、血气既衰三个时期；孟子讲："今夫蹶者、趋者是气也"；《淮南子》的"夫心者，所以制使四支，流行血气"，都是两周以来先民们不断求索人体调节理论留下的深深轨迹。我曾将上述史料进行总结，命之曰"原始的气调节论"[2]，它是先秦中医理论框架即原始中医学理论的重要组成之一。众所周知，气概念在传统中医理论中的地位早已被公认，但在《黄帝内经》中只讲脉气、宗气、营气、卫气，不用元气。马王堆出土的十数部秦汉医帛、竹简中载益气、恶气、养气、致气，也不讲元气或原气。

元气在我国作为哲学术语有一个产生过程，它是探讨宇宙生成的产物。易学只讲乾天、坤地，《尚书·尧典》对日月星辰进行观察的目的在于敬授农时，在《春秋三传》《国语》中也没讨论宇宙生成问题。《老子》讲"万物负阴而抱阳，冲气以为和""有物混成，先天地生""道生一，一生二，二生三，三生万物"，可以说从老子起就开始探讨宇宙生成了，但老子也不讲元气。吕不韦在《吕氏春秋·应同》中讲："芒芒昧昧，与元同气。"但还未直接用"元气"来表述。《淮南子·原道训》："所谓无形者，一之谓也；所谓一者……大浑而为一。"《淮南子·天文训》："道曰规，始于一，一而不生，故分为阴阳，阴阳合和而生万物。"说明从老子到刘安的四百余年内，人们在探讨宇宙生成问题时都讲到一（宇宙混沌为一的原始状态），或者说都想用气来解释宇宙生成、万物产生的根由。与刘安同时代的董仲舒在《春秋繁露·王道》中讲："王正则元气和顺；王不正，则上变天，贼气并见。"董仲舒不仅首创元气，且在董仲舒笔下的元气，与吕不韦的"与元同气"观念不同。吕不韦的元气代表吉祥，具有了天（帝）给予奖赏的意义。再过百余年，班固在《汉书》中多次讲元气。同时代的王充（公元27—公元97）也讲元气。但在《黄帝内经》医学理论中不见元气，至《难经·三十六难》曰"命门者，谓精神之所舍，原气之所系也。男子以藏精，女子以细胞"，可见元气在医学上被使用是两汉以后的事，《难经》原气所指，讲的是人的生殖问题。

二、"元气"不能局限于细胞

"重新认识细胞"的作者讲："细胞就是生命的元气，中医学的发展必须确认细胞在生命中的'元气'地位""中医现代化……必须回头补细胞这一课。"又说："肯定人身阴阳、五脏等有其自身的发展历史，实际上是肯定了细胞阴阳、五脏的存在，同时也肯定了从细胞阴阳、五脏到人身阴阳、五脏的必然联系""细胞……符合阴阳、五行规律的生命运动。"在文章中未见作者对上述问题展开讨论。

　　细胞,不知作者界定的范围,很难一言以蔽之。比如说,从生物进化史讲,是指植物细胞,还是指动物细胞? 我想,作者们的本意是指人体细胞,但不知是讲人体的上皮细胞、肌细胞、神经细胞,还是讲血细胞? 由于作者们讲:"细胞有五脏。"我们姑且理解为生物进化史上的单细胞。生物学界最早发现单细胞,只知单细胞由一层膜维持细胞的形态,只知单细胞内有胞浆、胞核,后来对其他细胞进行研究,知道细胞内有染色体,后来知染色体内有核酸、脱氧核糖核酸,再后来又知道细胞膜的分子结构有几种模式,细胞膜有复杂的离子道等等,但都没有发现细胞内有五脏,也没有人说细胞有五行特征。因此,我们很难根据"重新认识细胞"的观念探讨几位作者的思路,"细胞就是生命的元气"其理论根据是什么? 这一概念是将两汉时期的元气类比于细胞吗? 在中国传统文化中,元气概念提出之初分明是用于探讨宇宙生成的。楚隐士著《鹖冠子·泰录》:"天地成于元气,万物秉于天地。"王充《论衡·谈天》:"元气未分,混沌为一。"可见元气概念之大,不好归纳于单一的细胞。《辞海》(上海辞书出版社,1989)引《难经·三十六难》解释元气说:"元气,中医学名词,即原气,指人体维持各组织、各器官,含五脏、六腑、骨骼、肌肉、五官、神经等各脏器之特殊生理功能在内。"因此,根据《辞海》对原气或者元气的解释,只能是诸多特殊物质在不同组织、器官中表现出的具有共性的生命特征与各自的特殊生理功能。何况《难经·三十六难》的原气仅限于人的生殖问题,涉及生理范围较小;其次在人体内,尚有众多的细胞膜传递介质、神经介质以及体液传递中的许多物质在众多生理功能中占显著地位。按中医理论讲,这些物质与它们所完成的生理功能都具有元气意义。假如只用笼统的细胞代替,显然与人体的整体生理特征是不相适应的。我们不能用细胞替代元气,也不能将元气仅限于细胞,更无法用细胞解释神经—体液传递、经脉调节功能、远位针刺疗效等问题。

三、澄清经脉调节论的实质,是促进中医现代化的先决条件

　　数十亿年前的单细胞具有生命力,这是毫无疑问的,它们借其内在新陈代谢的功能繁衍,不断在自然选择中进化,经多细胞、软体动物,至脊椎动物,乃至灵长类的出现,都与最基础的细胞进化分工有关,这已是学术界的真理。假如我们的时代回复到科学不发达的王充时代,用元气解释细胞的生命力,大约算先进理论,但有返祖之嫌。最为关键的是作者认为"重新认识细胞,是中医学理论发展的必由之路""中医学能不能以自主的理论思维认识细胞是关系着中医学能不能继续发展,能不能继续开拓新的认识领域,有没有生命力的重大问题",前文我们已予以否定。当今中医理论应该如何发展,重在继承经脉理论。我国自 20 世纪 50 年代以来,在探讨"经络"实体的热潮中,有学者"设想经络功能的结构……介于海绵虫的兴奋器与水母神经网之间……"[3] 又有学者于 20 世纪 80 年代先后两次发表文章,论证"猪蛔虫神经系统的子午神经干……与经络原型的模式情况相似"[4]。刘先生之后发表《现代经络研究的反思》[5] 一文,但仍声称"进化角度研究是经络假说的捷径",我们不同意这些返祖观念。当读到用细胞—元气来阐释中医理论发展的必由之路的时候,我的思想久久不能平静

下来。

我国的医学事业源远流长,早已建立在原始基础医学、临床医学及雄厚的人文思想基础之上,早在殷商时期,造字的人们就意识到人类是有思维能力的,于是他们观察人在思维过程中往往摸自己的后脑壳的特征描绘一个"思（🧠）"字,再加上甲骨文中的其他史料,我总结出"朴素的脑调节论"[2];与此同时产生了早期的心—经脉调节论。它证明人们注意到人体调节功能,经千余年的探索,完善为十二经脉理论,成为先秦中医理论框架的重要内容。对于经脉理论我曾在《中国医学起源新论》中用十二章阐述她的来龙去脉,澄清有形的经脉嬗变为无形的经络的全过程。人体调节系统是客观存在的,近200年来西医讲神经调节,促进了西医的发展。我国的中医理论早已树立起经脉调节论,它是中医理论的重要特色,两千余年来促进了中医事业的不断发展。在对经脉的深入探讨中,我们认识到足太阳膀胱经"内属藏府"的重要性,认识到足太阳膀胱经与自主神经密切相关。我们认为中医理论中树立足太阳膀胱经—自主神经调节论,就是继承祖国医学宝库中至今仍有现实意义的理论,就是在继承中的创新。近几十年来许多学者在研究中证明交感神经在经络（脉）传递、针刺镇痛中的作用。如近期的"经络感传的外围神经机制"[6]中,专立交感神经在循经信息传递中的作用。刘里远先生编著《古典经络学与现代经络学》一书,该书从第310页至第350页专门介绍皮肤、脊髓的结构特征,以及自主神经的组成及其调节作用,从中不难理解足太阳膀胱经在经脉学说中的地位。我曾在《中国医学起源新论》中借用国内外学者在针刺研究中的经验,专立《植物神经学说在经脉系统中的地位》一章以求学术界指正。

对于已经裹撷一些历史残渣的传统中医理论,我同意上海何裕民教授的意见,必须对其进行解构与重建。但我们不同意用过了时的不可能从中找出新意的理论或者用改头换面的历史残渣来重建中医理论。如1998年发表的《气功针法之手感与疗效》一文,重提"外气说""元功之龙子与气场说""高能意念力说",甚至有学者在《黄帝内经》今译本前言中说《黄帝内经》"是另一超文明社会或外星人"所著,在同一前言中又说《黄帝内经》的作者是"上古之人""上古真人""元阳真人"所著。在诸多秦汉史料面前,对于"龙子与气场""高能意念力"的针刺作用以及"上古真人""元阳真人"著《黄帝内经》的观念我们都不能同意。《中国医药学报》2003年第1期发表邢玉瑞的《元阴元阳概念的发生学研究》,这篇文章从秦汉史料中采撷有关史料,解说传统中医理论中特定内容,是一篇说理文章,我们都可从中吸取良知。我们重申,对传统中医学在解构中寻觅,就是要寻觅到中医学的真正特色;在重建中创新,就是要继承祖国医学宝库中至今仍然具有现实意义的理论,再将这些理论结合现代科学整理提高,使之获得可证伪性,促进中医事业的大发展。

参考文献

[1] 刘长林. 气概念的形成及哲学价值 [J]. 哲学研究, 1991 (1): 56-63.
[2] 严健民. 中国医学起源新论 [M]. 北京: 北京科技出版社, 1999: 62-71, 72-82.

[3] 王玉良. 经络研究之我见 [J]. 中医杂志, 1962 (3): 33 - 36.
[4] 刘燕明. 经络原型的初步研究 [J]. 大自然探索, 1991 (4): 81 - 86.
[5] 刘燕明. 现代经络研究的反思 [J]. 中医杂志, 2005 (增刊): 119.
[6] 赵晏, 等. 循经感传的外周神经机制 [N]. 中国医药报, 2003 - 3 - 6.

第二十章　秦汉"人体之气，蕴含两义"求同与用"道"概念释秦汉之气存异

我同意"秦汉人体之气，蕴含两义"，中国气概念的产生已三千余年了。它不属于一家一派，不是时兴于某一特定历史时期，也不局限于一两个学术领域。"人之生也，以食为气，犹草木生，以土为气""大块噫气，其名曰风"，认为正常的气候是"天地之气，不失其序"，以上都是两周中国气文化的精彩表述。但我们不能同意在医学领域解释秦汉时代气之两义性时，采用"道"的理论进行曲解，因为道教的"道"，不是老子的道。这样做既破坏了老子的形象，也不利于我们对秦汉医学理论的正确理解。

一、求同

近日拜读了《中国中医基础医学杂志》2003年第10期发表的《论气之两义》，作者指出"气既表物质又表功能"，我非常赞同，并希望在此基础上求得共识，这就是拙文的宗旨。作者开卷讲，关于"气"含义之争论已20年，大致有两种意见：一方认为"气"含义有二，即流动着的微小物质，如水谷之气、呼吸之气等，但又指人体脏器组织的活动能力，如五脏之气、六腑之气、经脉之气等，持此论点者被称为"两义说"。指出，此论被"一义说"否定。后者认为：中医领域中"气"始终是一个物质的概念，"气"不能既是物质，又是机能。近年来学术界似乎更倾向接受"一义说"的观点，作者接着强调，"一义说"存在诸多不足，值得商榷。

作者在商榷中抓着"一义说"提出的"语义多义性，多数以近义引申，但绝不允许一词反义"，反问："一词反义有逻辑错误吗？"并依此精细剖判后说："中医的气是一种细微难见的物质，但可以'并行分训'。如'形不足者，温之以气'。气指物质的性质；也可'歧出分训'，既可解释物质，又可释作机能。"诸多点睛之笔，读之使我在哲理上认识到训诂中的许多重要道理，真可谓受益匪浅。作者进一步阐明："脏腑之气既指物质，又寓功能。"在论述中都十分贴切。从总体讲，作者利用秦汉以远的与气有关的史料说明人体生理功能，这一观点肯定是正确的。

回顾商周史料，中国气概念的产生，有文字可考者至少已三千年以上了。但是原始人类对风寒、风气的感知，当以百万年记。[1]商周以降，我国先民对气概念的认识逐渐丰富，伯阳父曾用"天地之气，不失其序"[2]解释地震，《管子·幼官》认为存在十二地气、十二天气。老子提出"冲气以为和"（《老子·四十二章》）。用气解释人体生

理现象也是很早的。"气在口为言,在目为明"(《国语·周语下》),"精气为物,游魂为变"(《系辞上》)。《管子·内业》已将气指思维功能,说:"精也者,气之精者也……气道乃生,生乃思,思乃知,知乃止矣。"《管子·心术下》又说:"气者,身之充也……思之不得……其精气之极也。"《孟子》亦讲"今夫蹶者,趋者是气也"。我简录上文,仅就古人将气用于解释地震、观察四季气候及日影变化,建造基础医学理论,也已深深涉足于用以解释人之思维理论语言、行为动因了。在《黄帝内经》的诸多理论中广泛吸收了气的思想,成为特色之一。对气概念的评价,刘长林先生说得最为贴切:"中国气概念不属于一家一派,不是时兴于某一特定的历史时期,也不局限于一二个学术领域。"[3]我们的祖先早已赋予"气"之哲学意义,早已既指物质,又指功能。仅就"气在口言,在目为明"而言,不就深刻指出了"气"在"言""明"中的物质基础作用与执行功能(言、明)的作用吗?东汉王充指出:"且人之生也,以食为气,犹草木生,以土为气矣。"(《道虚》)对于此文的解释,我们绝不能将气停留于物质的一面。因为王充讲的是动植物的"生",动植物在"生"过程中发生了多少次"行为"(新陈代谢)过程呢?这些"行为"过程与动植物的生理功能存在怎样的关系呢?在百家著述中常常是言简意赅,强调领悟,或者叫心领神会,难道我们不能从王充的论述中领悟到气的两义性吗?

《庄子·知北游》讲过一段话:"万物一也,是其所美者为神奇,其所恶者为臭腐,臭腐化为神奇,神奇复化为臭腐。故曰,通天下,一气耳。"对这组文字的产生,我们应该看到不是庄子凭空写下的,是他继承先秦文化和对许多事物观察后,依据实际情况写下的。如"腐草为萤"[4],"神奇"指萤的产生。先秦时代的人们能观察到并总结出"腐草为萤"这一自然现象就极不简单了,他们无任何观察条件弄明白"萤"的生活习性与变态过程,不可能用科学术语阐明"萤"的真正的神奇过程。在《月令》中我们没有读到"腐草为草",但从"臭腐化为神奇"中,腐草中的草籽化为小草也当然是一种神奇,这是庄子能够写下"臭腐化为神奇"的根本原因。《老子·十六章》讲:"万物并作,吾以观复,夫物芸芸,各复归其根,归根曰静,静曰复命……"万物并作中当然包括了草。老子留心于"观复"(植物的萌杀与循环往复过程),他观察的结果是"归根曰静(结出的果实、种子),静曰复命(种子的萌发)",可见"万物并作"过程中的"复命曰常(规律)"也就是"天乃道,道乃久"的实质。庄子的"臭腐化为神奇"有他自己的本意与文风,但也说明,在庄子时代,也只能用"神奇"来感叹、来描述"腐草为萤""腐草为草"等自然现象,他们只能说到"神奇"为止。最多是说"通天下,一气耳"。

同理,当古代医家写下"气在口为言……""今夫蹶者、趋者是气也"以及"中焦亦并于胃中……此所受气者,泌糟粕,蒸津液,化其精微,上注于肺脉,乃化而为血……"(《灵枢·营卫生会》),"肠胃受谷,上焦出气……中焦出气如露,上注溪谷,而渗孙脉,津液和调,变化而赤为血……"(《灵枢·痈疽》),哪一点能脱离气的两义去理解呢?仅就"乃化而为血"的过程中"此所受气者"就是讲的五谷入胃后,在原来五谷转化之气的作用(所受气)下完成消化过程,又将新化其精微之物质(气)上注于肺脉,再转化为血液。这一过程不都表现了"气"的两义性吗!古人对气之两义的认识，出于当时的科学水平，受当时科学条件限制。那时的医家们只能根据某些生活实践、生理现象，或者某些人体解剖知识，再结合自身的领悟而进行推理判断，写下自己的意见，而这些不留姓名的伟大的医学学者们，是他们的观念、兴趣促进了他们对医疗实践的关注，他们的日趋丰富的医疗实践又促进了他们对气之两义认识上的深化。

以上就叫求同。

二、存异

但是我不能同意在医学领域解释秦汉时代气的两义性时采用"道"的概念。作者说"'道'充塞天地，无处不在。……很明显，'道'是以物质与能量、本体与功能合而为一的形式存在着"，并引《道德真经集注》陈景元注曰："道也者，虚之虚者也……混沌一气，未相离散，必有神明潜兆于中……"这种同意别人将"道"物质化、人格化、神化的做法本身是值得商榷的。我对《道德经》做过一些研究，全书"道"字75个，分散于《道经》和《德经》的三十七章中，可分作自然规律之道、社会规律之道及玄妙之道。后者不足五分之一，是老子时代老子无法讲清的一些问题。但在玄妙之道中老子未将其神化，因此，将"道"人格化、神化不是老子本人的思想。[5]

首先我要说明的是，春秋时期做过周室守藏史的老子，不仅仅是一位伟大的哲学家、社会学家，由于他的学风是"欲不欲，学不学""万物并作，吾以观复"，由于他的学风充满了"格致穷究精神"，因此他对于当时的天文、历法、物候及许多自然现象、生活习俗、民众疾苦无不给予极大关注。《道德经》全书是讲依德治国的，"道生之，德畜之，物形之，势成之……夫莫知命而常自然"，只能反映老子对尧舜禹依德治国思想的怀念。从春秋史料分析，管子、左丘明、孔子、孙子、墨子等无不根据自己的观念建言立论，探讨治国安邦之道。从这个意义讲，老子的德与道的观念是春秋传统文化的总体反映，只不过老子比其他人站得更高，赋予了哲理性，成为不朽之作。但是，在《老子》中，存在"玄德""玄妙之道"。如"道，可道，非常道……""……玄之又玄，众妙之门""道冲……吾不知谁之子，象帝之先"，这些看不见、摸不着、恍惚不定的"道"是老子本人不能理解、感到困惑的部分，老子就是在这样的心态下写出"强字之曰道，强为之名曰大"的。"玄妙之道"为后世曲解老子本意留下口实，我们在研究秦汉中医理论的时候，怎能引用被"道教"歪曲了的"道"，如"道也者，虚之虚者也……必有神明潜兆于中"等来说明气之两义呢！老子指出的"人法地，地法天，天法道（客观规律），道法自然"（道的概念是老子从总结自然规律中概括出来的并强字之曰道的），所以"道法自然"是我们认识老子之道的重要武器。在《老子》中有许多章已涉足中医理论，如赤子之"骨弱筋柔而握固，未知牝牡之合而朘作，精之至也；终日号而不嗄，和之至也"（第五十章）、"视而不见，名曰夷；听而不闻，名曰希；搏而不得，名曰微"（第十四章）、"企者不立，跨者不行"（第二十四章），以及"冲气以为和"等，老子在人体生理功能的认识中是客观的，他所认识的人体之生理的"精之至也，合之至也"，夷、希、微，以及"冲气以为和"，都是人之正常生命活动的道理，未有为我们留下人体之道是"虚之虚者也"的感觉。

我国近20年来，当伪气功理论大量泛滥之时，竟然影响到一些豪门学士，作言造语，说扁鹊是气功师，说他通过透视发现了"经络"；我曾读到《黄帝内经》今译本（1993年），在"前言"中作者说《黄帝内经》的作者是"元阳真人"，又说是"上古之人"，还说"是另一个超文明社会的人或外星人"。两位学者合作著书，一篇"前言"横目，将本来就土生土长在中国远古黄土地上的《黄帝内经》说成是"怀道"的"真人"所著，如此不负责任地向读者传授伪科学，能不让人揪心吗？还有学者于1998年发表"岐黄绝术……气功针法……"（参见第二十二章），说他的气功针法是根据三三九乘元功的龙子与气场理论和零态学说创立的。当读到这些逆科学时代而动的"理论"时我们应不应该发点感慨呢？我承认，为维护西汉针刺疗法的纯洁性我发过感慨，将其编入《论原始中医学》中，但临到出版时被无情地刷下来了，真乃"有寒无力苦争春"！因此，在此文中对于气与"道"的关系问题，我请求存异。

气概念是经脉理论的重要组成部分，我们切不可用人格化了的"道"加以曲解。气概念是创建未来中医理论的重要内容之一，我们必须认真总结、正确继承。

参考文献

[1] 严健民. 中国医学起源新论·原始的气调节论［M］. 北京：北京科技出版社，1999：78.
[2]《国语·周语上》
[3] 刘长林. 气概念的形成及其哲学价值［J］. 哲学研究，1991（10）：56-63.
[4]《礼记·月令》
[5] 严健民. 走近老子·道德经章秩重组注译［M］. 武汉：湖北人民出版社，2006：2.

第二十一章 针刺疗法起源辨析
——兼论针刺疗法起源的必备条件

我国针刺疗法的起源与十二经脉理论的完善是分不开的,《灵枢·九针十二原》中"欲以微针通其经脉,调其血气",讲的就是这个道理。当针刺疗法与针刺理论在医疗实践中完善以后,又反作用于经脉理论,促进了经脉理论的巩固与发展。在辨析中论证了由尖状物刺、砭、碥、砥、破痈排脓到放血疗法的临床应用与临床经验总结,当气血瘀滞、十二经脉理论形成、能用金属制造微针之时,用微针直接刺入经脉之内的针刺疗法便诞生了。当我们弄清了两汉针刺疗法在医疗实践中的方方面面的诸多问题以后,便可加强我们对两汉经脉理论的完善过程的认识。

我国古老而神奇的针刺疗法到底起源于何时?渊源于哪一些古老的医疗实践?形成于哪一些医疗实践过程?长期以来,许多学者在研究针刺疗法起源过程中都曾涉足上述内涵。有学者指出:"大量史料证明,针灸起源于我国的原始社会,相当于考古学上的石器时代。针法的原始工具砭石就是石器。"[1]我们主张研究针时,不必谈灸,两者概念不同,起源不同,针、灸之施治方法不同。对于"砭石"应做具体考证。有学者考甲骨文"殷（𠂤）"字后指出,"字形中手所持'↑'形物,与其说是'按摩器',不如认为象针刺之形。可见'殷'字的构形就是用针治病的形象"[2]。前文主张针刺疗法起源于石器时代,忽视了针刺疗法产生的条件和原始科学知识循序渐进的发展规律;从医疗实践讲,用植物刺刺痈排脓及砭石破痈的砭法不同于针刺的针法,砭针不能替代针刺。后文主张针刺疗法在殷商时期就已用于临床,与康殷[3]意见一致,但我们不能忽视砭刺在于破痈排脓、针刺在于调其血气的根本区别。"殷（𠂤）"所反映的医学意义在于用尖状物"刺"(cì)破痈排脓,在殷商时期已是治痈的先进方法了。有学者指出:"我国古代针灸医疗用的针,就是在砭石的基础上产生的。"[4]从总体讲,这一意见是正确的。但我们应该研究、阐明砭石如何发展演进为针刺疗法,两者之间还有一个放血疗法的医疗实践过程。

一、针刺疗法起源的必备条件

在历史上任何科学知识、科学技能的起源都是有条件的,某一特定科学知识、科学技能的起源都必然与其相关事物实践经验的积累有关。如仰韶的彩陶不是突然烧出来的，八千年前的红陶也不是突然烧出来的。红陶（陶器）的产生与人类总结森林雷电火焚中烧红枯树疙瘩上的淤泥形成凹形物有关，与黄河中上游居民的原始半地窖房屋在建造中采用草筋泥涂摸墙壁后再烘烤墙壁过程有关。针刺疗法的产生在原始科学发展史上应属于那一历史时期医药战线的高科技，它是医疗实践发展到一定历史时期后的产物，它要求人们在生理知识中建立了气血理论和病理知识的瘀滞理论之后，它建立在经脉理论趋于完善阶段，它产生于人们可以利用金属制造"微针"之时，它是医家们在放血疗法实践中认识到"夫子之言针甚骏，能杀生人，不能起死者"，因而提出"欲以微针通其经脉，调其血气"之后，这些条件对于针刺疗法的产生都是必备的，缺一不可，而且这些条件都不是殷商时期所具备的。周秦时期，我国流行放血疗法，从砭石治疗医学实践至放血疗法的临床应用过程分析针刺疗法的起源，在学术上具有十分重要的意义。

二、从砭至针的辨析

"砭"是什么？《说文》："砭（方廉切或方验切），以石刺病也。"在许慎笔下，砭是一个动词，"石"才是名词，是治病工具。传统观念常依《说文》意见，先引《山海经·东山经》"高氏之山——其下多箴石"，又引《素问·异法方宜论》"东方之域……其病为痈肿，其治宜砭石"为证，将箴与石（或砭与石）结合为动名词。从此"砭石"成为东方之民的治痈工具，上文肯定砭石所治之病为痈肿成熟以后的破痈排脓。春秋时期，用砭石治疗痈疽，在《管子·法法》记载为"痈疽之砭石"。《灵枢·玉版》说："故其已成脓血者，岂唯砭石铍锋之所取也。"显然，《灵枢·玉版》这句话较晚，已将两汉九针中的专门取脓的铍针写进去了。最有医学史价值的是20世纪70年代先后在长沙马王堆、江陵张家山出土的两部西汉早年的《脉书》，它们是未经后人修饰的秦汉原著。两书出土以后，注家都认定碥、砭为砭（方验切）的异体字。笔者曾撰《秦汉时期砭、碥、砭发音考辨》，认为碥、砭都应为房法切或孚梵切，该文收入《中国医学起源新论》[5]。撇开发音不议，两书都证明碥、砭是用于治疗痈肿的。两书还证明，秦汉之际医家们已从碥、砭的临床治疗痈病的经验中总结出"碥启有四害"，并提出依痈之大小、深浅选择砭、碥、砭锋的改进意见。

现在让我们将探讨中国治疗医学的历史向前推进。远古中国先民在有目的地与痈肿的斗争中大约经历了万年以上，我在《中国医学起源新论》中用了较大篇幅论证，认为人类对自身疾病的认识是外伤、皮肤病先于内病，在治疗医学中是外治疗法先于内治疗法的，因此中国人对自身疖痈的认识与治疗经验积累是先于内病治疗的。在破痈排脓过程中，先民们首先认识的是植物的刺或砭石。比如说，"有人身上长了多个疖痈，由于生活所迫，常到荆棘丛中穿行，如果荆棘或尖石碰巧刺破了一个成熟的痈，起到了排脓作用，不久这个痈愈合了，而另一个未被刺破的痈，久久不能排脓，不能愈合。……山顶洞人、裴李岗人及其以后的人们，特别是他们中间对于疾病比较留心的人能够理解刺的治疗作用……以后当他们再患疖痈，或者别人患痈成熟时，他们便能主动地折一根刺，挑破脓头排脓……"[5]因此用尖状物（含刺和砭石）破痈排脓在我国已有十分悠久的历史了，它应早于殷商若干年。

用尖状物破痈排脓何以向针刺疗法发展呢？治痈实践经验的积累、整体社会的发展对医学的影响促进了放血疗法至针刺疗法的诞生。在治痈实践中，正如《灵枢·玉版》所讲，"故其已成脓血者"，这是在破痈过程中，除了脓外，还有血液流出，成为导致放血疗法产生的原因之一。我国的放血疗法比用尖状物破痈排脓晚许多个世纪，大约产生于殷周以后。从整体社会发展史讲，远古人类在艰辛的谋生实践中难免受各种外伤，常可见到自身血液向外流出，久之，认识到少量出血可以导致某些疾病的缓解；当神灵思想产生，巫术盛行之时，血祭及饮血为盟、割臂盟誓等习俗流行，促进了放血疗法的发展。《周易》中就收载了三则放血史料，反映了"心逖"与放血的关系，[6]《史记·仓公列传》疾之"在血脉，针石之所及也"讲的就是放血疗法。《黄帝内经》中的放血疗法有理论依据，有放血注意事项，在《黄帝内经》的治疗方法中，占相当地位，它反映了先秦至两汉放血疗法正处于方兴未艾时期。[7]两汉医家在丰富的临床经验中看到了它的利弊，总结出："夫子之言针甚骏……能杀生人，不能起死者。"所以我断定，我国的针刺疗法起源于秦汉之际人们对放血疗法经验教训的总结。

三、"欲以微针通其经脉"指明了针刺疗法起源的时限

秦汉之际，我国的医学理论迅猛发展，如风寒致病理论日趋完善，气血瘀滞病理理论已经提出，经脉学说已向十二经脉发展，并逐步得到补充，原始中医理论框架已经形成，为微针导脉创造了条件。当医家们总结出放血疗法"能杀生人，不能起死者"的时候，便在科学发展至可以利用金属制造"微针"的前提下提出"欲以微针通其经脉，调其血气"（《灵枢·九针十二原》）的改进意见。由于"九针十二原"属于《灵枢》的首篇，秦汉曾有《针经》之说，所以许多学者在研究《灵枢》的演绎过程时，常引"欲以微针通其经脉"作为论证《灵枢》原名《针经》的依据。笔者认为，"欲"字十分特殊，它有如"故上七节"中的"故"字一样，含而不露地点明了"上七节"的本意。我们说"欲"特殊，特殊在何处？其一，它代表了当时医家对既往医疗实践中某些医疗事件的追述。如《素问·刺禁论》"刺跗上中大脉，出血不止死。……刺阴股中大脉，出血不止死……刺臂太阴脉，出血多立死"等诸多惨痛教训的回顾，这是惊呼"……针甚骏……能杀生人，不能起死者"的依据。其二，一个"欲"字引出了当时医家的改进意见，提出用微针直接刺入经脉之内。"无用砭石，欲以微针通其经脉，调其血气"的全部意思是，为了避免因用砭石放血而死人的事件发生，改进为不用砭石铍锋等刃锋宽大的针具割破经脉，而用细小的微针刺入经脉内调其血气，达到治疗疾病的目的，这才是针刺疗法起源的原因与时限。

《黄帝内经》的许多记载证明，两汉时期当十二经脉理论被修订之后，我国针刺疗法产生的早期，便是按"微针通脉"的要求，将针直接刺入血管壁内调其血气的。《素问·三部九候论》"经病者，治其经，孙络病者，治其孙络"，成为将针直接刺入经脉之内的理论依据。《灵枢·邪气藏府病形》讲："刺涩者，必中其脉，随其逆顺而久留之……已发针。疾按其痏，无令其血出，以和其脉。"《素问·调经论》对微针通脉过程讲得更详细，写道：血"不足，则视其虚经内针其脉中，久留而视，脉大，疾出其针，无令血泄。"可见针刺疗法诞生早期，医家们反复强调将针直接刺入经脉（血管

壁）中，并对"虚经"要求做到进针之后"久留而视"，当看到虚经充盈（脉大）之后，才"疾出其针"，充分显示了早期针刺疗法的特色。现在的问题是，学者们认定"经络理论"是针刺的基本理论。为何在早期针刺理论与针刺临床实践面前，还要将"经络"从经脉理论中分离出来呢？

《黄帝内经》资料还证明，自采用微针直接刺入经脉内"调其血气"后，临床上收到许多效果，但临床上有许多疾病不能使用此法。如在痹证的治疗中，"凡痹往来无常处者"，分肉间痛就刺分肉间（《素问·缪刺论》）。《素问·水热穴论》讲"肝气急，其风疾，经脉常深，其气少，不能深入，故取络脉分肉间"，"刺痛无常处者"采用"直内无拔针，以左手随病所按之，乃出针，复刺之"，"脉之所居，深不可见者刺之，微内针而久留之"，这些刺法，都不强调将针刺入经脉之内，说明医家们认识到将针刺入经脉以外的地方同样可以取得疗效。自《针灸甲乙经》后，医家均依循经取穴，流传至今。应该指出，针刺治疗实践的发展，不是在古人发现了"经络系统"后发展的，刺经脉之外的针刺疗法，来源于古代医家的医疗实践，它的理论基础仍然是经脉理论。

我们同意我国古代针刺治疗用的针"就是在砭石的基础上产生的"，但从砭至针，有一个放血疗法的介入时期，人们在总结放血方法的利弊时，才提出了"微针导脉"，并付诸实施。

我们重申：

1. 砭、砮、砒刺的主要目的在于破痈排脓，甲骨文"殷"字中的尖状物反映的是用植物的刺破痈排脓过程，它们与针刺疗法的产生相差一个历史时期。

2. 从砭法至针刺之间还有放血疗法的医疗实践，不可忽视，至秦汉时期，可用金属制造微针，才有微针用于临床。

3. 针刺疗法的早期是将微针直接刺入经脉之内调其血气，随后在医疗实践中才总结出刺分肉间的针刺方法，针刺疗法产生的必备条件是严格的。

4. 因此，我国以"调其血气"为目的针刺疗法只能产生于秦汉之际或两汉时期，针刺疗法不是在古人发现了"经络系统"之后的产物。

5. 针刺疗法是在经脉学说发展过程中，在临床实践的基础上发明的。针刺疗法用于临床后，取得了显著效果，巩固了经脉理论的地位。

参考文献

[1] 王雪苔. 针灸史的新证据——近年出土针灸文物 [G]. 针灸研究进展. 北京：人民卫生出版社，1981：2.

[2] 詹郑鑫. 卜辞殷代医药卫生考 [J]. 中华医史杂志，1986 (1)：15-23.

[3] 康殷. 文字源流浅说 [M]. 北京：荣宝斋出版社，1979：561-564.

[4] 马继兴，周世荣. 考古发掘中所见砭石的初步探讨 [J]. 文物，1978 (11)：80.

[5] 严健民. 中国医学起源新论 [M]. 北京：北京科技出版社，1999：24，21，45，239-243.

[6] 严健民. 《周易》放血疗法初探 [J]. 国医论坛，1993 (6)：10.

[7] 严健民. 《黄帝内经》放血疗法初探 [J]. 中华医史杂志，1992：87-88.

第二十二章 "气功针法"质疑

气功针法的作者提出三三九乘元功、龙子与气场概念在针刺手法中的作用，违背了客观规律，影响了经脉学说的客观性，我们不得不加以澄清。

近日拜读《中国医药报》1998年10月29日刊登的《岐黄绝术——气功针法之手感与疗效》一文，受到不少启示。从针法、手感、疗效三方面领悟文意，不失为针刺疗法的经验之作。然而作者在"针法"之前，冠以"气功"二字，说"在气场中，用毫针治疗疾病的同时，注入能量、信息的独特治疗方法为气功针法"。当在读这段文辞的时候，我领悟，作者已给"气功针法"下了定义，说明了"将气功与针刺统一地结合起来，使病人获得了气功和针刺的同时治疗"的本意。在这里作者将医者之"气"可以施治于病人，为病人治疗疾病给予了肯定，该文作者还向读者介绍了"气功针法"的理论由来。作者写道，气功针法的理论是"根据三三九乘元功的'龙子与气场'理论和'零态'学说"创立的。气功即是气在气场功能下所做的功……气是物质的，它有独特的能量、信息和疗效。医者用气功针法治疗难治病时，是通过运用三三九乘元功独特的高能意念力在气场力的作用下，将自身的高能龙子（原注：俗称元气，亦称能量或良性信息）注入患者的体内，同时，在针刺的特定信息作用下，共同清除患者的不良信息，使其恢复健康。由此，作者将"气功针法"的"治病理论"交代清楚了。

作者在后文讲到医者之手法、手感诸问题，将医者与患者处于不同情况下其感受不同都做了分析。其指出："当针尖穿过小血管时，患者有热流感，医者有内空感；当针尖穿过神经时，患者有触电、抽痛感，医者涩沉感……当针尖扎至神经时，患者有麻、抽痛感，医者有紧重感……"尽管早在1957年裴斌先生就撰《有关针刺感觉的初步探讨》发表在《中医杂志》上，当我们再读"气功针法"领悟作者分七种情况介绍他的感受时，如果我们对这七种针刺过程中的医患感受与裴斌"感觉"之差异不做细究，可视作"气功针法"作者临床经验总结，是可贵的；作者能从针法、手感、疗效三个方面总结自己的临床经验，也是有益于针刺事业发展的。但作者将"气功"冠于"针法"之首，用伪气功理论指导撰文，在伪气功理论从多方面干扰中医理论的今天，将严重影响中医理论的正常发展，这就不能不引人深思。为捍卫传统中医针刺理论的严肃性，将有关问题质疑于后。

一、气功之"外气"质疑

作者讲到气功之"气"问题。关于气功之"气"是近20年来提出的一个新概念，20世纪70年代末期上海顾涵森在没有经过严格检验、鉴定的情况下，将自己的简单研究结果在《自然杂志》上报道，提出"气功外气说"，认为"外气"表现为"微粒流""红外辐射""电磁波"等，将气功外气说成是可以由气功师发放的物质。其实，人体作为一个有生命的有机体，在不断地进行着新陈代谢。人体在新陈代谢的过程中，或者说在活人的体表周围用各种不同的仪器进行测试时，就会存在红外辐射、电磁波、静电感应、低频磁信号等。有学者研究后指出："无非是人人都有的人体声、光、电、热、磁等生物物理特性，专门研究这些特性的学科叫生物物理学。"上述人体之物理现象是正常人体生理学及生物物理早已证实了的。如前所述，将这些生理现象当作气功"外气"始于顾涵森。顾涵森大约没有想到他的"外气"理论，不久为伪气功、人体特异功能、伪人体科学所利用，引出了张宏堡、严新、张志祥等许许多多的气功大师们粉墨登场。由"外气"理论派生的（复活的）阴世界、阳世界，"灵魂附体说"，"意识留存说"，"转世说"，纷纷出笼。人类美好心灵严重污染，传统中医理论深受其害。

记得流落国外的伪气功大师严新，声明在2000千米以外发放气功外气，可使清华大学的多种物质分子结构得到改变，结果成为一场笑话而收场。气功师发放"外气"为人治疗，导致延误病情、伤害人命者屡见不鲜。《健康报》于1998年5月12日再次报道，这是一件发生在淄博鲁中生命科技进修中心的事，怎能不引人心惊。1997年冬以来，大巫柯云路在中国黄土地上树起了一位"当代华佗"，这位两度坐牢的"当代华佗神医"胡万林在给病人治病的时候，靠十几秒的"一望而全知"的本领为人诊断，在发药的时候，就要将手掌在药杯口上捂一捂，或者将食指和中指放进杯子的药液中搅一下。这是千篇一律的动作，名之曰"向药物施气"，他的治病方法叫"医气结合"。胡万林"治好了的病人"，是因心理暗示而暂时缓解，他不可能利用手掌、手指"施气"的方法收治疗效果。柯云路胡说胡万林医术高超，为其著《发现当代华佗》，收载于《发现黄帝内经》之首在全国发行，并在胡万林的"医院"强行推销，由此招来许多求生者，为胡万林捞得数百万钱财。就是这位神医，于1998年2月在陕西长安县（今西安市长安区）太乙宫镇发乱以后，带着巨款潜逃。近十余年来，中国中医研究院气功研究所的张洪林教授及其他许多学者研究后指出，"利用气功外气治病的实质是心理暗示"。所有信息水、信息茶、信息瓜子、信息书法、信息字画，都是用神化"气功外气"的方法来神化气功大师自己，都属骗术。由此看来，"气功针法"之"在气场中，用毫针治疗疾病的同时，注入能量、信息"的说法是没有依据的，三三九乘元功的气功"外气"是不存在的。世间没有可以用作治病的"外气"。如果作者还认为三三九乘元功在发功时确实有"外气"，请问你们的"元功"与其他伪气功比较有什么独特之处？你们对"外气"做过什么样的科学监测与鉴定？

二、元功之"龙子与气场"质疑

20世纪80年代以来，我国有许多流派的气功大师出山，如金钢圈神功的圣钦、道光功的周世泰、修持功的覃尧卿、自然中心功的张香玉等，还有许许多多的巫婆、仙姑、神汉以及许多流窜农村游乡治病的祖传神医都打着"气功"的旗号，"经苦心修悟而得道"。这种丑恶的群体现象，好似气候条件在特殊变化中导致生物界产生返祖现象一样。20世纪80年代以来的中国，好似返回到商周时代了，《封神演义》中的搬运术、土遁术、狐仙变人都在柯云路的书中登场。我们庆幸马克思创造了辩证唯物论，恩格斯写了《自然辩证法》，列宁著有《唯物主义和经验批判主义》；我们庆幸中国的众多先贤们努力普及了马列主义的唯物史观，培养了一大批被伪气功大师们称之为"佛眼通"的于光远式的学者，他们都有了识别唯心论的本领。自伪气功出笼之时，就有学者撰文揭露伪气功，且反对伪气功、人体特异功能的潮流一浪高过一浪。但由于众多原因，时至今日，又冒出了一个三三九乘元功的"气功针法"。

三三九乘元功在全国好像影响不大，但他创造了"龙子"学说，中国人是离不开"龙"的，我担心这"龙子"对人们有着更大的诱惑能力，会导致更大的恶果。"龙子"是什么？"龙子"是怎样产生的？作者没有讲清楚。但有一段原注说"龙子""俗称元气，亦称能量或良性信息"。既然龙子就是元气，何必又另取一个"龙子"的名字，就不怕弄巧成拙！据我考之，元气在中国传统文化中首见于汉代董仲舒的《春秋繁露·王道》，存在已两千年了。在传统中医理论中首见于《难经》，也有两千年。但"元气"是什么？从古至今无人讲清，气功针法的作者也没讲清楚。作者将"元气"上升为"龙子"，只能将"元气"越说越玄；作者将"龙子"解释为"能量""良性信息"，只能说明作者学到了一些时髦的新名词。然而作为生物新陈代谢过程中有着明确内涵的"能量"概念中的"能量"，是不可能在针刺时由医者的指端注入患者的体内的；医者在施针时由于提、插、捻转的强弱，可使医患产生不同的感受，但这种感受绝不是医者所施的"良性信息"引起的。因此在"气功针法"中提到的"能量"和"良性信息"是虚幻的，是没有意义的。比如医者的元气（龙子或曰能量）如何从医者的指端离体？它离体以后又如何进入患者体内？患者是如何接受元气（龙子或能量）的？这种玄之又玄的"龙子"理论除了暗示作用（或曰骗人）外，还有什么实际意义呢？作者还说，当将良性信息"注入患者体内，同时在针刺的特定信息的作用下共同清除患者的不良信息，使其恢复健康"。既然创造了一个可以治病的"良性信息"，那么能够致病的"信息"当然就是"不良信息"了。在《黄帝内经》中是讲病邪的，强调病邪致病。古人讲邪气致病是可以理解的，当今还讲邪气（不良信息）致病就不好理解了。也许"气功针法"的作者正是考虑这一问题，因而换作了"不良信息"致病。但是，我们不能理解可以致病的"不良信息"是什么东西？或者"不良信息"的内涵是什么？我想作为针刺实践家，作为医疗科学工作者，不必追逐不可捉摸的时髦概念，还是认真地从自己的医疗实践中总结出一些有用的实践经验为好。

关于"气场"，所有的伪气功大师们在他们施术的时候，除了利用求生者们的心理欲望及对施术者的高度信仰以外，都十分注意"培养气场"。最为典型的是做"带功报告"的伪气功大师们，都要用他们的"托儿"在大会场上制造气场，当大师表演时，少不了用他们强烈的暗示语言进行无休止的诱导，强化气场，这是他们利用心理暗示的重要条件，从而取得成功，使带着求生欲望的听"带功报告"的人们哭闹无常、千姿百态的表演之后，于是精神上感到宽慰，自觉病情轻松了许多。听带功报告的被愚弄者们从来不想一想，他们在被大师们愚弄之后，反将大师视为神灵。然而湖南衡阳杂技团的孟继孔团长，为了揭露伪气功大师们的"带功报告"，组织了一次"超强力带功治病报告会"，取得了超过气功大师们带功报告的效果。会议结束时，孟继孔先生告诉参会者们说："我不会发功，让大家动起来不是由于我的功夫，而是由于我的方法，包括要求大家坐的姿势，加上我的语言暗示、引导。"孟团长讲了暗示效应，但对"气场"没讲清楚。孟团长成功的"气场"是什么呢？是众多的伪气功大师们已经做过的宣传在人们心目中留下的诱惑力，是众多求生者们的心理欲望，是那张"超强力带功治病报告会"的广告影响，是孟继孔本人属杂技团团长会武功、可能练过气功、可能有气功高功夫，是孟团长临场的要求、不断的语言暗示强化了气场。但是医者在针刺过程中如果强调靠虚幻的"气场"作用取得疗效，那是"神医"们的手段，对于真正的医者是没有意义的。"气功针法"的作者，如果你在治病过程中还不放弃诸多制造"气场"的手段，还不放弃"龙子与气场"邪说，那么请将"龙子与气场"治病的具体过程向医界介绍清楚。

三、"高能意念力"质疑

"气功针法"的作者说："医者用气功针法治疗难治病时，是通过运用三三九乘元功独特的高能意念力在气场的作用下'驱使'高能龙子完成的。"这样说来，"独特的高能意念力"有别于"气场"，有别于"高能龙子"，当然是值得研究的。在此我们感到了作者的勇敢精神，承认"气功"在他施治过程中的作用了。对于意念力，我们知道"意念力"是伪气功的重要理论之一，在柯云路笔下屡见不鲜。但表明既"独特"又"高能"者不多见，很可能只是三三九乘元功的一家之说，因而就"独特"了。在"独特的高能意念力"中"意念力"是本质，"独特"与"高能"，是形容，是描述。因此我们需要澄清的只有"意念力"。"气功针法"的作者强调，医者的高能龙子是在医者的"高能意念力"的驱使下完成治病的。这"意念力"又处于主导地位了。"意念力"是什么东西？作者没讲清楚。大巫柯云路讲："人的意念能发放外气。"又说："我们用意念确确实实可以从天地中吸取能量""气功是一项实实在在的意念力和意念知识……意念的力量可以把你带入奇妙幻化的境界，通过意念可以开发心神，通过心神可以发现精魂，通过精魂可以开发出原始的生命力。"可见在意念力的解说中，"气功针法"的作者是无与伦比的，在柯云路看来"意念力"是可以做功的。柯云路的这些胡言乱语，不知"气功针法"的作者能不能同意？柯云路还有一个新词儿，叫作"做功潜意识"。不知"气功针法"的作者是不是还准备将"做功潜意识"借来，为自己的针法再造一个"理论"。

我们的祖先对"意"做过一些解释，《说文》："意，志也，从心音，察言而知意也"。讲的是"意"出于具有思维功能的"心"。《论语·子罕》："子绝四，毋意，毋必，毋固，毋我。"这里的"意"指主观意识。宋代朱熹指出："意者，心之所发也。"《四书章句集注》："意，心上一念之发也。"可见数千年来，意都指脑中的思维过程。人体生理知识、人类思维知识告诉我们，"意念"是一个思维过程，它是在大脑中进行的；意念的出现，可以是（表明）一个愿望，一种想法的存在，它是建立在经历过的事物的基础之上的。意念力，是一个新创的词儿，近几年来，伪气功理论家们又在"意念"的基础上创一个名词，叫意念力，并给意念力赋予物质的概念，成为一种可以离开大脑、离开人体的东西，甚至可以凭借意念力"一望而全知"地给病人下诊断，名之曰"意念诊病"；凭借意念力搬运物质，名之曰"意念搬运"。这些都属荒唐之说，不知三三九乘元功的"独特的高能意念力"与上述意念搬运术有什么不同？这高能意念力是如何被证明的？较之意念搬运有什么"独特"之处？其"能量"之高达到如何程度？

从文章中可以看出"气功针法"的作者不仅在针刺临床中是有经验的，而且在医史与针刺理论方面也是有一定修养的，如选《灵枢》《标幽赋》论证手感。作者如能认真对自己的临床经验进行唯物主义的总结，相信也会写出如裴斌先生那样的好文章。

希望"气功针法"的作者能改弦易张。

1998年11月14日于秋实居

第四篇 关于当今继承重建中医理论的"突破口"问题

开篇词:

《中国医药报》2006年7月4日、8日刊出以"尴尬"为主题的文章探讨未来中医问题,《健康报》2006年9月14日刊出《拿什么拯救中医》。在这些"沉思"而又拿不出具体方案的文章面前,我们深深感悟到了当今中医药发展之尴尬局面,深深感悟到了学者们迫切希望中医再度振兴的心情,深深感悟到了我们肩上重任之大且难。

在对中国医药学起源·演绎探讨的过程中,在早期中医学药理论形成、发展的认识过程中,我们都有自己的认识。在探讨中医药理论之"魂",或者说中医药理论之"主心骨"的过程中,我们毫无掩饰地将其推到具有"决死生,处百病,调虚实"的经脉理论,这一点绝不是我们随心所欲,更不是胡作非为,它有极其悠久、深刻的历史原因。

早在夏商之交,我们的祖先就寻找到了中国方块字的造字原则——依类象形。这一法宝后来演绎为比物丑类、触物圆览、取象比类等,促进了格致穷究之思维方式的发展,神奇般地推动了原始科学技术,包括原始中医学、早期诗文的飞速发展。在原始中医学的发展过程中,如殷商时期人们已考虑到"有学问的人是用七个心眼在思考问题"(圣人心有七窍),又考虑到"脑主思维",因而造出了一个代表人之思维过程的思(,从头颅从手,描述了人在思维过程中往往用手抓后脑壳的行为表象)字,说明早在殷商时期,人们就在探讨心、脑之主思维问题。毫无疑问,此举是对原始中医学的基础医学理论的探讨。推而广之,它证明殷商时期的医家们已经在探寻人身之调节功能了,并且实实在在将这一功能赋予心脏底部的几条大经脉,这就是我国经脉调节理论产生之根由。殷商时期的经脉调节理论产生于雄厚的基础医学与临床医学基础之上,指导原始中医学的不断发展,它符合客观规律,是人身生理功能的反映,能经受当今现代医理的考验。我们理解:在原始中医学理论体系中经脉调节论是灵魂;人体经脉调节论在演绎过程中派生了许多子系统理论,如风寒致病理论、脉象诊断理论、病理疼痛理论;治疗医学中的熨疗理论、放血疗法理论、微针导脉调其血气理论等等，在当今发展中医理论中是我们必须继承的。不是讲"发展不离宗"吗！在现代中医理论中发展经脉调节论就是"不离宗"。不是讲"继承不离古"吗！继承经脉理论至今仍然闪光的足太阳膀胱经，便可以解读经脉之"内属藏府"功能，便可以与当今之自主神经调节论通约，便可以为传统中医理论之阴平阳秘、气血瘀滞、活血化瘀等理论找到可以证伪的依据。光辉灿烂的中医经脉调节理论啊！当今重建中医理论的"突破口"就摆在我们的面前。

2006年10月1日于秋实居

第二十三章 论中医基础理论的继承与发展方案

——兼述我的寻找"突破口"之路

以今本《黄帝内经》为基础的传统中医理论的组成是极其复杂的,它蕴藏着秦汉以前的许多原始中医学理论,又在魏晋前后裹挟了许多不尽人意的历史尘埃,后者一方面影响了当今中医事业的发展,另一方面为继承中医理论设置了许多障碍,所以有学者在如何继承中医理论时提出"突破口"问题。我们研究的是"医学",就现代意义讲,医学是研究人类生命过程以及同疾病作斗争的科学。在现代医学中,所谓生命过程,包含了人体的生理与病理,它的核心理论是神经调节论,由大脑及神经系统对处于一定的自然环境状态和生理状态进行调节,使之适应、保持与自然环境的一致性。

我国三千余年前,当中医步入医学理论阶段的时候,人们便主动地寻找人体调节理论。一千年后的人体经脉理论中终于提出了足太阳膀胱经、督脉、背俞穴理论,这三组理论实质上解决了经脉理论"内属藏府"问题。用现代医学讲,足太阳经脉循行于脊柱两侧,与脊神经节段分支及交感链关系极为密切,刺足太阳经穴、背俞穴等,可起到调节脏腑功能的作用。原来中医理论核心是强调的自主神经调节论,这便是当前中医理论的突破口,即解决中医理论的主心骨问题。

回顾我自己走进远古中国医学史近20年来,在寻找"突破口"的道路上走过了漫长的道路,文中做了简要陈述。这个"突破口"就是建立在我对人体经脉调节理论的一系列研究基础之上的结论,我认为,当今中医基础理论,应该首先树立人体经脉调节理论,含足太阳膀胱经—自主神经调节论,否定近半个世纪以来被曲解了的"经络概念",现代中医学将突飞猛进。

中医理论的继承与发展,两千余年来,求索、创新不绝于耳,是一个极其复杂的问题,它强调的是依今本《黄帝内经》为基础讲继承与发展。近数十年来,当涉足这个问题的时候,继承重于发展的倾向就抬头了,甚至达到《黄帝内经》理论神圣不可动摇的程度。从中医理论演绎的长河验之,"泥古"观念只是某些人的看法。对以《五十二病方》《足臂经脉》《阴阳经脉》《武威汉代医简》《仓公诊籍》等为代表的汉前医籍分析,都保留了原汁原味的原始中医学发展的本来面目。两汉时期的《难经》依《黄帝内经》为据分类解释医理,条理较《黄帝内经》清晰,可称作继承与发展。一部《伤寒杂病论》,源于对"今夫热病者,皆伤寒之类也"的继承与发展。《伤寒杂病论》直至《类经》，无不与《黄帝内经》一脉相传，又无不希望将中医理论探讨得更为合理。

历史上的诸多著述对于继承与发展的关系处理得较为适当。魏晋时期，虽有玄学对中医理论产生严重干扰，但后世医家在临床经验的总结、新的医理的创立中都十分慎重。如吴又可在温疫病因的审视中创"戾气说"，认为"戾气"是一种可以致病的"物质"，是"邪从口鼻而入"，戾气"有天受，有传染"，这种病可"延门合户，众人相同"。吴又可观察到"戾气"的种类不同，致病不同，"然牛病而羊不病，鸡病而鸭不病，人病而禽兽不病，究其所伤不同，因其气各异也"。当我们简单记述吴又可对"戾气"的认识后，我们将"戾气"翻译为致病的细菌、病毒，又何尝不可。吴又可对致病"戾气"的认识早于西方发现细菌致病200年。中国人对天花的认识，假如从汉光武帝建武年间（公元25—55年）有天花（痘）流行[1]算起已两千年，在漫长的医疗实践中反映了历代医家对天花认识深化的全过程。《尚书·商书》中"若药弗瞑眩，厥疾弗瘳"讲的是原始中医用药思想，是一种"以毒攻毒"的认识论。痘病在中国流行千余年后，约在14世纪，中国的医家们在治痘的医疗实践中观察到将患病孩子穿过的衣服（毒物），给尚未患病孩子穿几天后（攻毒），可以使未患病孩子不患天花，或者患了临床症状也轻。进而发现，天花在化脓期的痘疱内的痘浆，对尚未患天花的孩子有同样影响，于是发明了痘浆鼻种法的人痘接种术，它是建立在原始用药理论"以毒攻毒"思想指导下所采取的预防措施，临床预防效果明显。这一方法于17世纪传出国外，后又传入英国。英国医生琴纳在我国人痘接种术的启迪下，观察到采牛奶工人手上长痘与患天花的关系，导致接种牛痘方法的诞生，为在全世界消灭天花做出了重要贡献。接种人痘预防天花，真可谓独出新技，开花结果，早已融入现代预防医学的理论之中，促进了西医的发展。由以上两则医史可见，它们没有受到五行学说的影响。对于某一中医理论的继承，应做具体分析。

传统中医理论内容极丰，如整体观、阴阳说、五行论、五运六气、时间医学，还有近代被曲解了的"经络概念"等等，都存在如何继承问题，有学者有感于无从下手，便提出了"突破口"问题。我介入远古中国医学史的研究，目的在于追中医理论产生之根由，察秦汉医理之真谛，力求根据中医学史各重要发展时期的综合科学发展情况，探讨当时新的医学理论产生的原因，澄清医学史的主流，寻找当今中医理论发展之方向，大约这就是一种寻找"突破口"的方法。然而我在寻找"突破口"的过程中，走过了一条漫长的道路。结合我个人的认识实践，我将"突破口"选定在人体经脉学说，我是在声势浩大的经络研究浪潮中，在《灵枢》《素问》"经络"词组本意的分析中认识到突破对"经络概念"的认识，树立对人体经脉调节理论的认识，将有可能达到"继承不泥古，发展不离宗"地建造起新型的核心中医人体调节理论目的。自1984年起，我将我的远古中医文献学研究范围锁定在人体经脉调节理论之内，有一个逐步加深认识的过程。

一、从崇拜到困惑

对于中医理论研究，我是一位半路出家者。1958年我从部队复员回家，在天门农业机械厂当保健医生的时候，认识了县医院的杨辅之中医师，他用针刺治疗聋哑取得奇效，吸引了国外求治者，引起了各级领导的重视，医院领导协助杨医生开办夜校，传授经脉理论与针刺技术。我崇拜杨辅之医生，针刺疗法在我胸中占据一定地位，促使我打算进一步学医。1959年我考入武汉医学院工农预科，1960年进本科学习，那时医学院的解剖老师正忙于在尸体解剖中寻找"经络结构"。20世纪70年代的全国性的循经感传研究、针刺麻醉的成果不断推出，真可谓振奋人心。至1982年，当我因庐山全国经络电阻测定资料而走进《黄帝内经》后不久，于1985年我又谋得一本《第二届全国针灸、针麻学术讨论会论文摘要》，这本书不仅收录了针灸临床应用、针刺麻醉临床研究的许多文章，而且还记录了经络与穴位研究、经络感传研究、针麻作用机理研究的许多文章。尤其当我读到孟昭威《经络学说新探第三平衡系统和整体区域全息论》及"新十四经图"时，首先是振奋。我感慨：两千多年前的古经络图，现在又被新的十四经图替代了。恰在这时，我收到了1984年11期《中医杂志》，该杂志于第79页发表了我的短文《〈灵枢〉"经络"词义浅析》（后来收入《中医百家言》，1987：49），我想我的这篇短文被认可了，说明《灵枢》中讲的是经脉不是"经络"。后来我对《素问》中"经络"词义进行探讨，当我主动从《灵枢》《素问》中探讨"经络"词义的时候，我认识到《黄帝内经》中的医学理论体系中人体经脉调节理论如西医的神经调节论一样，应属核心理论，梳理清楚经脉、经络的关系，将成为继承与发扬中医理论的突破口。我感到《黄帝内经》中"经络"二字分明是经脉、络脉的简称，为何现在独立出来了？孟先生的研究能站着脚吗？我同时感到了困惑。

二、从追索到领悟

1984年底，我的工作有了变动。为适应新的工作，我忍痛放下对《黄帝内经》及相关医学史的学习，然而对"经络"困惑的心情总无法抹去。至1987年秋，在适应新的工作之后，再度利用业余时间开始翻阅与秦汉医学史有关的资料，并在前人的指导下将学习的视野扩展至古人类学、考古学、古文字学、人类原始思维。当代的许多著作，如《气的思想》《周易原理与古代科技》《传统文化与医学》，都将我的思想引向春秋战国的子书群中，无疑增强了我探讨秦汉医学史的信心。特别是当我学习、领悟到春秋齐国百余年史料中潜藏着可贵的系列经脉史料，即齐国的先祖们对人体心脏、经脉的认识，如齐桓公时期的"凡心之刑，自冲自盈，一来一逝，灵气在心"。齐灵公时铸造的叔夷镈、叔夷钟铭文中的"心"字所反映的心脏底部的四条经脉及齐景公时《晏子春秋》记载景公讲"寡人之有五子，犹心之有四支，心有四支，故心得佚焉"，以及后世《淮南子》"夫心者，所以制使四支，流行血气"，《素问·阴阳别论》保留的"人有四经"，都深刻反映了从殷商至春秋时期人有四经调节理论的演绎过程，为两汉完善为十二经脉理论走出了极其重要的一步，它实质是反映殷商的造字者们在人体心脏解剖过程中看见心包膜之外，心脏底部四条大经脉。春秋时期齐国的学者们重复了殷商时期的解剖观察，甚至是活体胸腔解剖观察，肯定了心脏底部的四条大经脉（即当今解剖学中的左颈总动脉、左锁骨下动脉、无名动脉和上腔静脉）。我这一领悟看来比较偶然，但并不偶然，因为那时我已从甲骨文中知道纣王时期的"心"字作

"㿻"，已读过《足臂经脉》《阴阳经脉》了，我从中领悟到我国人体经脉调节理论发展的延续性。

三、从解构到重建人体经脉调节理论、构建当代中医理论的突破口

在今本《黄帝内经》中，人体经脉调节理论的内容是十分丰富的，但这些理论多为当时的医学理论服务，多与当时的治疗医学相结合，因而人体经脉理论极其分散，看不出经脉理论在发展中的连续性和经脉理论的系统性。在经脉循行的叙述中，存在学派之分，[2]某些经脉的循行，虽有解剖作基础，但由于历史的原因，某些经脉循行依赖于解剖的事实交代不清。在经脉循行的过程中，按照太阳、太阴、少阴、少阳规律人为安排走向的现象非常明显。上述诸多问题证明《黄帝内经》中反映的秦汉经脉理论不仅散失极为严重，而且特别分散，需要我们认真阅读、分析、采摘、梳理，方可看出经脉学说的原文本意。有关《黄帝内经》中经脉理论的解构，我在《中国医学起源新论·秦汉经脉学说起源及当代"经络"新论》中用十二章进行探讨，尤其是第八章"经脉学说创立早期的几个问题"、第九章"当今经络实质研究中的几个问题"，重点围绕经脉、经络进行阐释、解构，目的在于统一认识经脉学说的现实意义，否定"经络概念"。第十章"关于经脉学说的总体认识问题"，对以上九章做了进一步回答，又在第十二章中采用当代学者们的诸多研究成果立题——"自主神经系统在经脉学说中的地位"，说明自主神经系统在经脉学说中具有核心意义。

上述文章完成于1994年，尽管薛崇成教授于1992年就指出，研究经络必须解决内属脏腑问题。但我的认识，直到2003年才领悟到足太阳膀胱经在经脉学说中的重要价值，完成了《足太阳膀胱经在经脉学说中的历史地位》[3]一文，用现代医学知识回答了人体经脉调节理论关于内属脏腑的问题，反映了我认识上的逐步深化。应该说目前对于我国起源于三千多年前的人体经脉调节理论可以清晰地重建了，这就是计划再撰《人体经脉调节理论三千五百年探讨》的重要原因。

1. 早在商代，当盘庚迁都于殷（今河南安阳）后，我国的甲骨文字就逐步走向规范化，成为当今汉字的始祖。那时造字的人们造字，叫象形描绘，凡造字都是对实物的扼要描述。商代人们早已意识到人体心脏的重要性，甲骨文早期造字者们造出的第一个"心（♄）"字，便是对仰卧位的尸体开胸后所见到的心脏（♡）的整体描述，它只是对心脏所在解剖部位的记录。到200年后的第六个"心（㿻）"字，除了对心脏内部结构进行扼要描述外，还在心脏的底部画了两条线。根据春秋齐史分析，这两条线是对心脏底部心包膜之外四条大经脉的记录，反映了人们认识到这四条大经脉对人体全身的调节作用，从此我国的人体经脉调节理论便诞生了。后来经过春秋齐国的人有四经说、秦汉蜀地双包山木人十经说、楚地的十一经脉说，至两汉时期，在自然界"如环无端"规律影响下，完善为十二经脉理论。在这一过程中，经脉学家们为了说明经脉与脏腑的关系，将已经习用的五脏六腑之五脏再加心包络合为六脏，用六脏六腑配十二经脉，使十二经脉理论用于临床工作，具有十分重要的指导意义。

应该指出，秦汉医家们在完善十二经脉理论的过程中，心情是十分复杂的，因为

他们在解剖实践中已经认识到脑和髓的关系，已经领悟到脑和耳、听、目、视、口、言存在一定关系，已经认识到临床工作中碰到的"伤左角，右足不用"不能用心主神明解释，因而迫切希望造出一个脑字。考古证明，秦汉时期医学家们造出了三个原始脑字（甴甴𣎴）[2]，这是通过对大脑进行反复解剖后造出来的。不仅如此，秦汉医家们完善十二经脉理论后不久，又补充奇经八脉，其中尤其是当临床发现"伤左角，右足不用"病例后，结合颅底解剖发现颅底经脉（基底动脉环及视交叉）产生多次交叉，经脉学家们将其收入足太阳膀胱经，创"维筋相交"论，补充命名为跷脉，比较合理地解释了"伤左角，右足不用"。以上简要回溯了我国人体经脉调节理论的演绎过程。

2. 人体经脉调节理论在完善的过程中，数代经脉学家做了许多工作。大约于战国末期，当医家们为了解释消化生理而创三焦理论之前，人体脏腑概念中是没有"六腑"词组和"六腑"概念的。从传统文化分析，六腑概念属社会学范畴。大约4500年前夏禹当政时，夏禹为了改善国家的管理制度，在国家机构中设置府库，建立六府管理各府库的财用支出。这六个府库即名之曰水、火、木、金、土、谷，"就是说，在大禹治水时期，可能设立了司水即管理施水工程的府，设立了司火即管理饮食给养等后勤保障之府，设立了司金即冶炼煅造铜质开山工具之府，设立了伐木保障工程用材之府……"[2]强调"德惟善政，政在养民，水火木金土谷维修，正德，利用，厚生惟和"（《尚书·大禹谟》），被誉为"六府三事允治，万世永赖""及……劝之以九歌"。

战国末年的医家们在根据天六地五十一常数创十一经脉理论的过程中，在脏腑生理功能的思考中，在人体解剖的过程中考虑到胆、胃、小肠、大肠、膀胱都是管理输出（泌糟粕的五腑）的，这样不能与天六地五十一常数相配，又看到上焦（小网膜）有管道"出于胃上口"，中焦（大网膜）有管道"亦并于胃中"，又看到"下焦（肠系膜或回盲部后的输尿管）者，别回肠注于膀胱而渗入焉"，因而三焦功能应属于腑，与胆胃配作六腑。上述所见解剖过程，恰与小网膜、大网膜、肠系膜中的脂肪、血管丛（古人称募原、脂膜）的解剖结构一致。[4]必须指出，探讨消化生理的医家们在创三焦理论的心情是矛盾的，他们仅依"下焦者，别回肠注于膀胱而渗入焉"将上、中、下三焦之生理功能划入"泻而不藏"的腑，从而忽视了上焦、中焦之"泌糟粕，蒸津液，化其精微，上注于肺脉，乃化而为血，以奉生身"的重要的"藏而不泻"的脏的作用。我们理解古代医家在构建经脉与脏腑理论中的艰辛，不必苛求了。

我国独创的人体经脉调节理论发展至十经说、十一经脉说和十二经脉说时期，大约从殷商至两汉跨越近1500年，有一个逐步认识的过程，深刻反映了否定之否定规律。在经脉理论逐步完善的过程中，发展了"六气"致病说，强调风寒致病的重要性，认为"天地温和，则经水安静；天寒地冻，则经水凝泣"，指出"夫邪之入于脉也，寒则血凝泣……寒则地冻水冰，人气在中，皮肤致，腠理闭，汗不出"，并由此引出"善行水者，不能往冰；善穿地者，不能凿冻；善用针者，亦不能取四厥"，强调"人脉犹是也，治厥者，必先熨调其经……火气已通，血脉乃行"。

古代医家所创风寒致病理论是很先进的，它是生理、病理的反映，至今仍有重要的现实意义。秦汉医家将风寒致病与经脉理论结合首创疼痛理论三假说，特别是"通者不痛，痛者不通"，具有重要临床意义。商周两朝，痈病夺人性命者时有发生，秦汉医家利用经脉瘀滞理论解释痈病获得成功，它所强调的"寒者""热者"、痛，不仅讲了炎症的红、肿、热、痛全过程，而且强调了"红肿"之前的"寒者"阶段，这一理论较现代医学中解释炎症的理论有先进的因素。古代医家在探讨痈病理论的过程中观察到经脉瘀滞（病态，如甲沟炎、齿槽脓肿等）都会出现跳痛感，于是总结出："他脉盈，此独虚，则主病；他脉滑，此独涩，则主病；他脉静，此独动，则生病，此所以论有过之脉也"的"是动则病"的经脉主病及"相脉之道"的原始脉象诊断法。此外，在经脉理论完善的过程中，临床上由砭（碥）刺、放血疗法发展到医家们认识到"夫子之言针甚骏……能杀生人，不能起死者"的时候，提出"欲以微针通其经脉，调其血气"，导致了微针导脉即针刺疗法的诞生。至今，当我们提出树立人体经脉调节理论作为探讨当今新型中医理论的突破口的时候，当我们强调在人体经脉调节理论中，树立足太阳膀胱经—自主神经调节论的时候，我们认识到，树立了自主神经调节论不仅解决了经脉内属脏腑问题，而且可以解释针刺理论中、风寒致病与熨疗理论中、血瘀证与活血化瘀理论中等等一系列问题。

以中医临床常见的血瘀症为例，近些年来，国家投入资金进行研究，取得不少进展。冠心病属血瘀症之一，有学者在研究中率先提出：冠心病的主要病机是"心血瘀阻，血脉不通"，采用活血化瘀方法治疗，临床效果不错。且在血瘀症的科研中，涉及对血瘀症的认识，认为血瘀症是以微循环障碍为主，包括血液高凝滞状态，血小板活性增高，易于黏附聚集，血栓形成倾向明显等。在冠心病的治疗中，改进组方，提出理气活血法、益气活血法、益气养阴活血法、化痰活血法等。上述研究，特别是对血瘀证的认识，已涉足现代医学，具有突破性，其治疗方法，可以讲属"发展不离宗"，没有突破传统中药理念，使人喜忧参半。尤其当我们看到"中医发展需要现代语言"，或者说"中医药学要发展，要走向世界，就必须用现代科学的语言去诠释"。不用分析，在两者中，后一认识较前一表述全面。但是，"现代科学的语言"是否指采用现代科学观念和相关的现代科学方法研究血瘀证后产生的语言？假如是这样，为何不直接将某一具体科研如用微循环障碍理论解释血瘀症呢！如果恐有离经叛道之嫌。那么，当我们光明正大地树起足太阳膀胱经—自主神经调节论之后，当我们理直气壮地宣布我们的老祖宗们早就主张自主神经调节论的时候，我们利用血液流变理论诠释血瘀症不就顺理成章了吗？仅凭采用"现代语言"是不能促进中医药发展的，中医药的发展必须建立在明明白白地重新构建的基础理论之上。

根据足太阳膀胱经内属脏腑的调节功能树立人体经脉调节理论——自主神经调节论，便是构建新型中医理论的突破口。

废止当今被曲解了的"经络概念"不仅可以使众多科研人力、财力从经络研究中解脱出来，而且当树立起足太阳膀胱经—自主神经调节论之后，"继承不泥古，发展不离宗"的全部意义必在其中。

树立起自主神经调节论之后，涉及科研、临床、生理、病理方面的许多研究工作，应由相关部门组织相关力量进行专门研讨，投入相关资金展开研究，包括重新启用20世纪50年代以来的所有与"经络"有关的研究资料，对其重新审视，挖出有用的资料。探讨足太阳膀胱经—自主神经调节论应是需要多学科参加方可完成的新型中医基础理论。

陈可冀院士在一次讲话中指出,中医药学有许多治疗法则和方药,如果都能应用现代科学方法进行临床、化学成分、药效学和毒理学的系统研究,那么,中医药现代化的进度将会大大加速(健康报,2004-3-3)。我们非常赞赏陈院士的意见,假如这些研究建立在足太阳膀胱经——自主神经调节论基础之上,那就"发展不离宗"了,对于中药学理论也可重建了。

参考文献

[1] 甄志亚. 中国医学史 [M]. 北京:人民卫生出版社,1991:310.

[2] 严健民. 中国医学起源新论 [M]. 北京:北京科技出版社,1999:66,106,188.

[3] 严健民. 足太阳膀胱经在经脉学说中的历史地位 [J]. 中国中医基础医学杂志,2003,9(11):57.

[4] 严健民. 战国消化生理三焦配六腑新论 [J]. 中国中医基础医学杂志,2007(6):408-410.

2004年3月10日于秋实居

第二十四章 论中医理论的魂

当前许多学者十分关注创建未来中医理论,感到了莫衷一是,提出了"瓶口"与"突破口"问题。当我们对中医理论起源、演绎的历史与现状进行了较为系统的分析后,认识到在中医理论中是经脉调节论起着主心骨作用。从总体上讲,古人认为其能"决死生,处百病,调虚实","内属脏腑,外络肢节",实实在在地调理所有内脏功能。因此,人体经脉调节理论才是中医理论的魂。当我们找准了中医的核心理论,明确了继承核心理论中至今仍然闪光的足太阳膀胱经脉的时候,创建未来中医理论的突破口便找准了。在共识之后,应该组织各方学者探讨与经脉理论有关的各项工作,保证中医事业进一步发扬光大。

对于我国医学史的简要回溯

许多学者在讨论世界医学史时,常将古埃及、古巴比伦、古印度医学与中国医学比较,论证我国医学具有数千年延续不绝,相继发展,迄今仍翘首傲立于世界医学之林,饱含中国气色特点,独秀一枝,不能不引为自豪。而其他古国之光辉医学,由于不同之历史命运左右,在一定历史时期为世界医学做出了一定贡献。我国医学为何能相继传承?究其原因,众说不一。一般认为是天人相应整体观、自然哲学之阴阳五行观、藏象经络论保证了我国医学的长盛不衰。然而在此论中分不清纲目,看不出主次,很难说明是哪一种因素在中医理论中起到了主心骨作用。在今天,当我国经历了从20世纪30年代起消灭中医、捍卫中医,以及20世纪50年代后探讨"经络"实体,肾、三焦实质及"证"的研究等学术争鸣之后,近十年来学者们不仅对"经络概念"进行一系列反思,又提出了发展中医理论之瓶口与突破口问题。这些问题的连续提出,已涉足具体讨论当今之中医理论的继承、创新与发展问题了。据《中国医药报》2005年12月1日报道"专家把脉中医发展滞后难题",第一个问题便是"中医理论如何突破"?专家们虽然指出,当前中医理论"在很大程度上影响了中医学术的传承,制约了中医学术的发展",从原则上提及"梳理理论内涵,完善理论框架",仍未见较为具体的方案揭示于众。2003年1月,在全国中医药会议上,在泛泛提出"四个坚持"中回避了当前中医理论的继承发展问题,尤其《中国医药报》于2006年7月4日、8日分别发表《尴尬前行的中医药》《中医之路为何越走越尴尬?》两篇文章。作者虽然用辛辣的词藻概括了当前中医理论界、中医临床医学界的心态,但未找到"尴尬"之原因,更应激起我们的深思。

感到"尴尬"的是江淑安先生在中医临床、教学、科研等单位工作中，在中医药的管理工作中都做过许多工作，深知中医辉煌的过去，其目睹了近几十年中医的发展，特别是"经络"研究的兴旺与衰落，体悟到了中医前景的尴尬。江先生希望"找出中医事业发展中的真正病因"，为此倾吐了自己的心声。我个人浅见，如此局面之出现，还在于没有从我国医学历史根源及当今数十年之癥结所在入手。毛主席讲："你对于那个问题不能解决么？那么，你就去调查那个问题的现状和历史吧！你完完全全调查明白了，你对那个问题就有解决的办法了。"(《反对本本主义》)根据毛主席的教导，我们必须认认真真地分析一下我国医学理论产生的真正历史过程，其策略便是追中医理论产生之根由，察秦汉医理之真谛，方可明中医药发展之方向。

1. 我国医学理论产生的原因探讨

医学作为人类与疾病作斗争的一门科学，是在人类进入新人时期，进化到具备了远事记忆能力后逐步认识的，当原始医学知识经数万年的积累与认识上的升华，便产生了最初的"目之于色"等五官生理功能；又经数千年，人类对疾病才有了进一步认识，进入到给疾病命名、分类时期。根据现有考古史料分析，我国五官生理渊源于山顶洞人时期，[1]产生于六千年前河姆渡人、大溪人、牛河梁人在陶塑人头、人面形玉佩及泥塑头像中人们对面部五官的完整布局与双眼的生动雕刻之中。[2]对疾病的命名、分类发端于3500年左右的商代，它们的产生都与当时的社会生产实践、医学自身的发展实践密不可分。

追述我国原始科学技术发展史，关系民生的畜牧业、农业为先，原始科学便围绕"民以食为天"，首先在于满足种植农业的"敬授人时"。所以尧典追记，尧帝放勋当政时，首要任务便是命羲和、羲仲、羲叔、和仲、和叔分赴四方之山及中央地代"历象日月星辰，敬授人时"，解决按季节种植问题。尧帝的这一举动充分反映在《灵枢·九宫八风》之中，其实质是观测日之每日在某山出入的位移总结出四季更替规律。[3]有学者在"十二地支三阴三阳合图"说明中指出："如以冬至为始点，则太阳出辰入申……夏至出寅入戌……"与九宫八风所含古历法意义一致[4]。除此之外，古历法理论的产生还有两条途径，即"仰则观象于天"之星辰位移的大火法和北极星法，后世发展的圭表观日新法。所以我国古代历法从《夏小正》到古四分历法，内容十分丰富，早在春秋时期已完成十九年七闰制，[5]甚至达到"千岁之日至"都可在家中推算出来。[6]当依九宫八风观日之东升西沉位移及斗柄方位定四时的时候，天象之气运观念便诞生了。所以《素问·脉要精微论》说："是故冬至四十五日，阳气微上，阴气微下；夏至四十五日，阴气微上，阳气微下。"其实质讲的是天文、历法理论中反映寒暑变化的阴阳气息。中医理论在发展中借阴阳之气类比人气，引出"朝则为春……朝则人气始生……夕则人气始衰……"(《灵枢·顺气一日分为四时》)，成为天人相应整体观的重要理论依据。然而，采用天文历法之气、阴阳之气类比于人说明医理，只是一种社会文化现象，是类比思想，是说理策略，在整个中医理论中没有解剖知识作基础，不属"主心骨"，不能构成中医理论的魂。

在我国医学理论发展史上，据甲骨文反映，从殷商至两汉的千余年间，人们分别采用解剖手段对心、脑研究最多。创甲骨文的学者依心脏的反复解剖观察，先后创六个原始"心"字▨、▨、▨、▨、▨、▨，揭示殷人已经完成心脏的大体解剖，认识到心内有两组瓣膜，瓣膜有向上与向下之分，察明了心内有七个孔窍，推导出"圣人心有七窍（心之官则思）"[7]，为中医理论的起源打下了坚实的基础。

关于脑，据史料记载，《考工记·弓人》脑字作"𦛟"，《墨子·杂守》作"𦚙"，出土西汉之《五十二病方》246行作"𦝁"，432行作"击"[8]，睡虎地秦墓竹简作"击"[9]，《说文》之"脑"字作"▨"，这六个脑字，都反映了初创"脑"字的原始特征。尤其前五个"脑"字，从上、从止、从山、从匕，说明初创者都是在大脑实体解剖过程中依脑回阴影象形描绘的[7]。但是由于历史的原因，我国的人体解剖未能继续进行，已进行了的解剖无人签名撰著成书，闹得许多先秦至两汉的解剖知识分散于今本《黄帝内经》之中。当将其被引入医理时，心仅为"君主之官"，脑仅为"髓之海"。秦汉学者虽根据颅底经脉循行首创跻脉理论，比较合理地解释了"伤左角，右足不用"[10]，但都未能发展为中医的核心理论，不能构成中医理论的魂。

在中医理论中，五行被引入医学，一则因为晚在秦汉之际，二则必须将木、火、土、金、水与五脏相配方可说明脏腑之生克。因此，使用面较窄。如张仲景在《伤寒论》中大量使用六经辨证，很少应用五行理论。有学者将易学、阴阳、五行通归于古典哲学，认为中医理论产生于古典哲学，成为"医源于易""医易同源"的理论依据，其说服力是不足的。简言之，易学诞生于先祖们观察日、月之东升西沉，认识到日（阳）、月（阴）等一系列自然现象，进而升华为阴气（冬至时的寒冷之气）、阳气（夏至时的暑热之气）及四季更替规律……因而易学对于以往之自然崇拜是一大进步。春秋时期，正在寻觅进取的中医理论希望从易学中寻找支持，借鉴易理创中医理论也是可以理解的。医易关系，关键在于医学理论不能脱离医疗实践而产生，医学中的古典哲学观只能从认识论、方法论加以理解。从中医整体理论体系分析，五行与脏腑相配及后世产生的藏象学说不能脱离六经辨论而独立存在，因此，阴阳理论、五行、藏象学说也不是中医理论的魂。

通观中医理论之起源、演绎，建立在心脏解剖基础之上的，起源于殷商时期的人体经脉调节理论是不可忽视的。

2. 人体经脉调节论是中医理论的魂

魂是什么？对魂的认识与原始宗教是分不开的。早期人类无法解释许多超自然现象，如无法解释风、雨、雷、电时，无法解释梦境中亲人、先祖的言辞，自己在梦境中能蹦蹦跳跳，自由往来于河川山巅时，想象人有灵魂，人的灵魂能离开肉体存在，诸多原始认识不足为怪。我国比较正确地解释"魂"，首见于《易·系辞上》："精气为物，游魂为变。"周学熹、周成永引《京房易传后序》说："魂，阳物……"二周解释说："日（太阳）体有精光，阳气有生机，万物非此光气而不能生存，所以精气为物也。魂为晷影，游移南北可据以测验气候而知有四时、八节、二十四气之变化，故游魂为变也。"[4]《左传·昭公七年》亦讲"阳曰魂"，按二周解释魂，指用圭表测日影时观察到日影之变化规律，体现了日在赤道南北的运行的恒定规律，可看作日的一种精神、意志、力量,由此维持了太阳在地球赤道南北之运行规律所表现的四季更替。推而广之,所以在传统文化中魂常作为精神、意志、品德等使用,如民族之魂、国家之魂等,它是民族团结、国家兴旺发达的凝聚力量。作为某一科学领域的魂,如中医理论的魂,它必须在中医理论中具备"主心骨"作用,它必须贯穿中医理论的方方面面。医学是医治人的科学,在中医理论中起主心骨作用的理论必须是既调节生理,也调整与改善病理过程,如"决生死,处百病,调虚实"以及"内属藏府、外络肢节"者。如此重任,非人体经脉理论无可为也,这是古人完善十二经脉理论时已经认识到的。

我在《中国医学起源新论》中重点介绍了先秦中医理论的框架形成,并用十二章解说了人体经脉调节理论的形成,后来又在《论原始中医学》中论及经脉学说的演绎过程。

(1) 经脉学说起源的基础

我国经脉学说起源于殷商有三大支柱:其一,原始天文、历法理论的迅速发展,六十甲子的创立,十三月的制定,[11]证明中国人在高精尖的原始科学领域已经具备了一套直观思维、推理判断的综合思维能力,具备了探讨人体生理、病理的基本条件。其二,基础医学知识如五官生理之"目之于色、耳之于声、鼻之于嗅"已经产生三千余年,基础医学知识中的心脏解剖已于殷商时期起步百年。那时的造字者已开始探讨人体思维功能,如原始的"惧"字作"夒"[12],描绘了昂首张双目的惊惧之状;原始的"思"字作"囟"[13],由头颅与手组成,描绘的是人们在思维过程中常用手抓后脑壳的行为表象,说明基础医学知识的内容已十分丰富了。其三,临床医学知识已很丰富,如对疾病不仅命名,而且开始分类。[14]以上三者,便是经脉理论起源的重要基础。

(2) 经脉学说的演绎过程概述

商纣时期,创作甲骨文字的先民在先祖的传承下继续探讨心脏的生理功能,这时他们注意到心脏底部于心包膜之外有四条大经脉(血管,即左颈总动脉、左锁骨下动脉、无名动脉及上腔静脉),设想它们分布于全身,必然对全身起调节作用。于是在心脏的底部画了两条线作"曰"。约五百年后于管子时代,人们又开始关注心脏的生理功能,提出了"凡心之型、自充自盈、灵气在心"[15]。齐灵公铸叔夷镈铭之"心"字,突出了心脏底部的四条线,作"屮"[16]。四十年后,齐景公又讲:"寡人之有五子,犹心之有四支,心有四支,故心得佚焉。"晏子也承认:"心有四支,可!"[17]而《淮南子·原道训》则明确提出:"夫心者,所以制使四支,流行血气。"从传统文化史料中我们已经清楚地看到了我国经脉理论的起源、演绎过程。

近几十年的考古史料如四川、双包山十经脉木人图、湖南马王堆的《足臂十一脉灸经》《阴阳十一经脉》,湖北张家山的《脉书》,都直接证明了我国经脉理论由三百年前的"人有四经说"走来。尤其是张家山《脉书》,原文注明:"凡二十二脉,七十七病。"说明那时的经脉划分主要是为了归类疾病。在张家山脉书中还有"相脉之道",不仅讲明了我国脉诊法的起源,而且还解释了《灵枢》悬案"是动则病",诸多考古史料值得我们认真研究经脉学说在秦汉时期的演绎过程。

应该指出,当十二经脉理论完善之时,各经脉在体表的循行范围已经规范,这一方案不仅为归类疾病、探讨生理提供了方便，而且当讲述某一经脉时，就知道它在体表的循环范围，起到了体表局部解剖划分的作用，为交流临床经验提供了方便。加之它已"内属藏府，外络肢节"，因而在那一时期起到了解剖学、生理学的作用，使人们满足于此种状态，这才是抑制我国解剖学发展的根本原因。

（3）经脉理论在演绎过程中吸取了精、气、神、阴阳、五行学说

先秦时期，在我国的传统文化中反映精、气、神的内容是相当丰富的，它们都从不同角度反映人的生理功能，应该属于原始中医学的重要组成部分。我曾在"原始的气调节论"中重点讨论了精、气、神问题。[7]《灵枢·经脉》讲："谷入于胃，脉道已通，血气乃行……"《灵枢·本脏》讲："人之血气精神者，所以奉生而周于性命者也；经脉者，所以行血气而荣阴阳，濡筋骨，利关节者也。"《素问·八正神明论》讲："血气者，人之神……何谓神？答曰：神手神、耳不闻、目明、心开，而志先，慧然独悟……"《灵枢·本神》讲："心藏脉、脉舍神。"《素问·平人气象论》讲："心藏血脉之气也……出左乳下，其动应衣，脉宗气也。"从上文不难看出，秦汉经脉学家将先秦之精、气、神理论，统归于经脉学说之下。关于五行学说被引入医学，前文已经论及，"应该看到，五行—五藏调节论，是建立在社会学中具有君臣思想的类比基础之上的，是在经脉理论发展过程中发展起来的，可以说它从诞生之日起，就从属于新型的心—经脉调节理论了。五行—五藏调节论与经脉理论相互补充，丰富了中医理论，在中医理论的发展史上起过一定作用"[18]。

（4）足太阳膀胱经是十二经脉理论的核心

在经脉理论的起源、演绎过程中，殷商时期只能作为经脉理论的起始，至春秋齐国才有"四经"及"夫心者，所以制使四支，流行血气"之说。四川双包山的木人十经脉图，无文字可解，马王堆、张家山的十一经脉界于"四经"、十经与十二经脉之间，它是经脉理论发展史上的重要阶段。从十一经脉理论的具体内容分析，它向心性循行，分支少，位点简单，未与某脏或腑结合，只作疾病归类，很难用于临床。两汉时期正是我国原始科技的迅速发展时期，学术争鸣已到"独尊儒术"时期，两汉之社会经济、文化思想，某些经脉循行解剖、颅脑解剖的不断发展，临床医学发展的需要，促进了十一经脉理论向十二经脉理论的发展。

应该明确，十一经脉的向心性循行，虽以经脉循行方向为基础，但某些经脉的循行如"齿脉……穿颊，入齿中""臂钜阴脉……出内阴两骨之间，上骨下廉……"是有解剖作基础的。在十二经脉理论中，这些解剖又有发展，如"肺手太阴之脉……下肘中，循臂内上骨下廉，入寸口……"，尤其齿脉"入齿中"一分为二，在"大肠手阳明之脉"中写作"其支者，从缺盆上颈贯颊，入下齿中"；在"胃足阳明之脉"中，写作"旁纳太阳之脉，下循鼻外，入上齿中"。经脉的"入上齿""入下齿"都是有解剖作基础的。[7]在完善十二经脉理论的过程中，两汉经脉学家费了许多心思，立了许多规矩，方达到完善经脉理论的目的。如十一经脉，依天六地五之十一常数立论。十二经脉依三阴三阳为据。在配五脏时必须将五脏发展为六脏，加入手厥阴心包络之脉，由此，不仅完成了十二经脉与脏腑相配，而且达到了经脉循行"如环无端"，使精气（经气）在经脉内封闭式循环。在完善十二经脉理论中规定"手之三阴，从藏走手；手

之三阳,从手走头;足之三阳,从头起足;足之三阴,从足走腹"(《灵枢·逆顺肥瘦》)原则。在此规定中,"足之三阳"并非直接走足,它们的分支必须安排达到相应的腑去,由此达到"内属藏府"目的。所以,我们有理由说《灵枢·经脉》中十二经脉的循行过程,存在大量的人为安排。当我们弄明白了这一点,承认了这一点,对于十二经脉理论的实质就好理解了。

我们说两汉经脉学家在完善十二经脉理论中费了不少心思,他们有一个良好愿望,就是经脉必须调整十二脏腑功能,或者说十二脏腑必须在经脉的调控之下完成生理、病理过程。他们的这一指导思想,指导中医理论两千年,完成了历史使命。他们的愿望虽好,但因经脉循行多属人为安排,因此当今研究中无法验证手太阴脉与肺的直接联系,无法验证手太阳脉与小肠的直接联系。从"经络概念"讲,当今之"经络概念"是从经脉理论中分离出来的,[19]所以要寻找"经络实体"就更不可能了。

但是,我们的老祖宗安排了足太阳膀胱经循行于脊柱两侧,后世又补充脏腑俞穴、督脉、夹脊穴等。现代解剖证实,脊神经为混合神经,调理内脏的内脏神经又名自主神经,它们由脊神经的内脏传出纤维组成,它们从背部穿入胸腹腔,在脊柱两侧组成交感干,交感干分出纤维分布于心、肝、胃、肠及所有内脏,调整它们的功能。可以说,是足太阳膀胱经起到了"内属脏腑"的作用,[20]是足太阳膀胱经起到了"外络肢节"的作用。因此,在经脉理论中名正言顺地树立足太阳膀胱经—自主神经调节论就显得极为重要了。

我们的研究证明,在所有传统中医理论中,经脉调节理论起主心骨作用,因此,我们应该承认,经脉理论是中医理论的魂。在经脉理论中,足太阳膀胱经起主心骨作用,现代解剖知识证明,足太阳膀胱经之经脉起到了"内属藏府,外络肢节"作用。表明了经脉理论完成"内属藏府"功能的是自主神经系统,这一认识可以得到许多学者的支持。[20]当足太阳膀胱经之"内属藏府"的自主神经调节论树立起来后,将证明中国医学理论从起源之时就注意到经脉的调节作用,并经千余年的努力,完善为十二经脉调节理论,随后指导中医临床两千年,保证了中医事业独秀一枝,长盛不衰。当足太阳膀胱经—自主神经调节论树立起来后,当今中医理论中的许多问题,如"经络概念"可以停止使用,可以抽出精力研究经脉理论方方面面的许多问题。在生理方面"理色脉而通神明"(《素问·移精变气论》)、"血气者,喜温而恶寒"(《素问·调经论》)可以理解了,病理中的"气血瘀滞"、药理中的"活血化瘀"可以理解了,当今再次兴起的络病理论可以理解了,对于当今五花八门的针刺理论可以找到共同的语言了。

按照毛主席的教导调查经脉理论的过去和现在概况,我做的工作很有限,因此得出的当今中医理论的突破口,可能也需要进一步探讨。好在经脉理论起源演绎过程大体弄清了,为在学术界寻找共同语言提供了基础,盼请关心未来中医理论的有关单位、行家里手们斧正。

参考文献

[1] 严健民. 论原始中医学 [M]. 北京:北京科学技术出版社,乌鲁木齐:新疆科技

出版社，2003：21.

[2] 刘庆柱．二十世纪中国百项考古大发现［M］．北京：中国社会科学出版社，2002：81，85，108.

[3] 严健民．《灵枢·九宫八风》之远古历法说．陶广正，柳长华．医论集锦．中国中医药学会医史文献分会，2005：294.

[4] 周学熹，周成永．中国医易学［M］．成都：四川科技出版社，1992：214，563.

[5] 中国天文学整理研究小组．中国天文学史［M］．北京：科学出版社，1981：72.

[6] 孟子·离娄．

[7] 严健民．中国医学起源新论［M］．北京：北京科技出版社，1999：58，163，79-83，100-123.

[8] 周一谋．马王堆医书考注［M］．天津：天津科技出版社，1988：218.

[9] 睡虎地秦墓竹简整理小组．睡虎地秦墓竹简［M］．北京：文物出版社，1978：266.

[10] 灵枢·经筋．

[11] 黎虎．夏商周史话［M］．北京：北京出版社，1984：105-106.

[12]《遗珠》．565．徐中舒主编．甲骨文字典［M］．成都：四川辞书出版社，1990：565.

[13]《合》．380．徐中舒主编．甲骨文字典［M］．成都：四川辞书出版社，1990：1025.

[14] 温少峰，袁庭栋．殷虚卜辞研究·科学技术篇［M］．成都：四川社会科学院出版社，1983：299-348.

[15] 管子·内业．

[16] 马承源．西周青铜铭文选（四）［M］．北京：文物出版社，1990：538，544.

[17]《晏子春秋·景公从畋十八日不返国晏子谏第二十三》．

[18] 中国中医药学会．中医药现代化战略研究会．亚洲医药，1997（10）：660.

[19] 严健民．古今"经络"概念试说［J］．中国中医基础医学杂志，2005，11（10）：721.

[20] 严健民．论足太阳膀胱经在经脉学说中的历史地位［J］．中国中医基础医学杂志，2003，9（11）：57-59.

2006年2月14日

第二十五章 论建立在经脉理论之上的风寒致病理论——风寒，永恒的致病因素概说

先秦时期的先祖们早已提出"阴淫寒疾""夫邪之入于脉也，寒则血凝泣""风入伤，身信而不能谥"等风寒致病的认识，是在经脉学说演绎至"人有四经说"并希望用其指导临床后提出来的。结合现代临床，我们提出"风寒，永恒的致病因素"观念，此一观念，必须继承，扼要讨论之。

风寒致病是一个医学理论概念，是建立未来中医基础理论的重要内容之一。

人类发展至近五万年前的新人时期，当远事记忆能力增强，为积累各种生活经验提供了可能以后，人类对于自然灾害的抗衡能力逐步提高。就医学来讲，当人类在与各种原因所致的疾病做斗争中积累的经验多起来了，人们便在原始思维的基础之上对取得的经验进行总结，逐步采用（分析、综合、推理、判断，由简入繁）等方式，提出一些原始的最为一般的理论性认识，这便是医学理论萌芽过程，由此，逐步认识到风寒可以致病。

一、两汉以前风寒致病理论史料的简要回顾

在我国，先民们对于医疗经验的较为系统一些的总结，大约从殷商以前的一个相当长的口头医学文化历史时期开始。如六千年前半坡遗址半地窖居住群落便是为了预防风寒的袭击。据温少峰、袁廷栋对殷虚甲骨史料的分析，历史发展至殷商时期，人们已根据以往对疾病的认识进行最为原始的命名、分类，已有由虫媒引起的蛊、疾蚵等病名，还有因自然因素引起的"祸风"。殷人由于其先民对口头医学文化中的疾病、对人体解剖知识认识上的深化，已可根据口头医学文化中的含义，对与疾病有关的事例、与人体解剖部位有关的事例等创造出许多相关的象形文字，随后还创造出了一批会意字。与医学有关的甲骨文字所反映的医学史，在我国医学史上独树一帜，是殷代学者对我国文化及医学事业发展的重大贡献。甲骨文中的"祸风"便是殷人认识到风寒所致疾病的有力证据，但殷人对风寒致病说中没有致病机理的探讨。

据《左传》记载，秦国先后于公元前581年、公元前541年应邀派医缓、医和分别为晋景公、晋平公治病，医和提出"阴阳风雨晦明"六气致病说，强调"阴淫寒

疾……风淫沫疾",反映了风寒致病的最新认识。《老子·四十五章》"躁胜寒",从另一个侧面反映了认识到"寒"对人体健康的威胁。战国末期的《吕氏春秋·尽数》对于风寒致病有了深刻的理解,认为"大寒……大湿、大风……七者动精,则生害矣",指出风寒致病的根本原因是侵扰了人体精气的正常运动,并从生理、病理讲:"形不动则精不流,精不流则气郁,郁处头则为肿为风……"文中讲明,寒、湿、风侵入人体,可以影响正常人精气(血气、血脉等)的流动从而导致疾病,此文中的"风"指借用风命名的一种病证。

近30年来,我国考古发现抄写于西汉初年的《五十二病方》记载:"风入伤,身信(伸)而不能诎(屈)""如产时之居湿地久……筋挛难以信(伸)",肯定风寒是导致筋肌致病的原因。《武威汉代医简》中记载了"寒气在胃莞"的病证及"治伤寒逐风方",都是汉代医家认为风寒可以致病的记录。今本《黄帝内经》中风寒致病理论内容十分丰富,认为"风""寒"既引起局部性疾病,也导致全身性疾病;讲局部性疾病者如"风伤筋脉,筋脉乃应""寒则血凝泣""寒气客于脉外则脉寒,脉寒则缩蜷,缩蜷则脉细急,脉细急则外引小络,故卒然而痛";讲全身性疾病者如"人之伤于寒者,即为热病""寒伤形,形乃应""风寒湿三气杂至,合而为痹者"。在治疗方面,《黄帝内经》的作者提出了一系列"寒者热之"的治疗方法。

二、我国风寒致病理论的沿革

《黄帝内经》中风寒致病理论的产生,是建立在古代医家临床经验并不十分丰富、知识面不广,不可能建立严密的实验方法的情况下形成的,那时的风寒致病理论仅建立在原始思维方法及临床医学基础之上,如取象比类中的"人与天地之自然因素相参"。那时的医家是将人体血脉理论与自然环境中的"天寒地冻,则经水(较大的河流)凝泣"类比,从而推导出"夫邪之入于脉也,寒则血凝泣"(《素问·离合真邪论》),"寒邪客于经(脉)络(脉)之中则血泣"(《灵枢·痈疽》),"寒气入经而稽迟,客于脉外则血少,客于脉中则气不通,故卒然而痛"(《素问·举痛论》),"风寒湿气,客于分肉之间,迫切而为沫,沫得寒则聚,聚则排分肉而分裂也,分裂则痛"(《灵枢·周痹》)。不难理解,古代医家的上述理论是建立在自然现象中的"寒则地冻水冰"基础之上的,是淳朴而原始的认识论的反映。应该指出,《黄帝内经》中的风寒致病理论对于后世医学的影响是深远的。汉代有一部医学理论著作叫《难经》,一般认为是解释《黄帝内经》难点的专著。这部著作多次讲到风寒致病,并认为"伤寒之脉,阴阳俱盛而紧涩",为临床提供了诊断"伤寒"的理论依据,发展了《黄帝内经》因"伤寒"而导致全身性疾病的理论。汉代病证学说发展很快,全面论述风寒致病者当推张仲景。张仲景从其自家的悲剧中"感往昔之沦丧",于是"勤求古训,博采众方",继承《素问·热病论》"夫热病者,皆伤寒之类也……人之伤寒者,即为热病"的认识论出发,发展六经致病理论,撰《伤寒杂病论》一十六卷。张氏在全书中始终将"寒"作为病因,所发之热作为病证。他常提"中风",虽曾将"中风"用于病证,但多次将"中风"之"风"视为病因,其中"风"如同"伤寒"之"寒"一样,"中"和"伤"都属动词。所以我们讲,《伤寒论》主要是论述因感受风寒而导致热病的。

《伤寒论》中以"中风""伤寒"为病因，进而以六经辨证为准绳，着重探讨各种热证的治疗问题，在东汉时期将我国临床医学推到了一个新高峰。《伤寒论》所述医学理论十分先进，甚至21世纪的今天，依"伤寒"而论治热证也是无可非议的。

两汉以来，隋代巢元方之《诸病源候论》、宋之《圣济总录》、金代张子和《儒门事亲》，以及明清医家都依《黄帝内经》"人之伤寒者，即为热病"及风寒湿三气杂至理论解释"热病""痹证"，深刻说明中医理论之传承特性，尤其是巢元方在《诸病源候论》中多次强调风寒湿三气致病特点是病人多"皮肤顽厚""手足不遂"，进一步丰富了两汉以后的临床医学及病理理论。

在祖国医学中，风寒致病理论是不可忽视的，它有待于我们采用现代科学方法澄清"风寒"致病的病理过程。

三、风寒致病理论的命运与建立未来中医理论的重要意义

我是主张"风寒，永恒的致病因素"之观点的，但并不排除生物因素中的寄生虫类、细菌类、病毒类、支原体类及物理因素、化学因素、情感因素（社会因素）致病的现实性。我主张"风寒"是一种永恒的致病因素，除源于中国古代医家的认识之外，还因为世界范围各个地域的不同种族的人们在气候条件突然变冷时，确确实实可以导致许多不同年龄的人们，特别是1～7岁的小朋友罹患上呼吸道感染及流行性感冒。在"寒潮"侵袭的时候，已经患有其他疾病的人们，不仅容易罹患上呼吸道感染，更会加重已患疾病的恶化，延长已患疾病的病程，这一点在临床工作中占十分重要的地位。从相关资料分析，对于风寒致病的认识，我国医学界已落后于气象学界了。近年来，我国气象学界在做气象预报时常在大风降温消息之后提醒人们加强防寒，起到了一定的预防疾病的作用。然而，作为医疗预防单位，作为门诊医师，作为医疗教学之教科书，对于风寒致病的道理很少宣传；对于风寒致病机理问题，世界医学家们、病理学家们并未予足够重视。就我国来讲，近40年来先后编撰两部《内科学》，从中可窥视一斑，表明风寒致病观念在病理学家们、临床医学家们的头脑中日趋淡化了。

1952年上海第一医学院的学者们为了适应新中国的建设与发展，受华东医务生活社的要求，在短期内编撰成《实用内科学》，后经多次再版，1958年再次修订出版，人民卫生出版社于1963年再版。这部《实用内科学》是20世纪60—70年代高等医药院校的重要教学参考书之一，为建设我国自己的医学文献，推动我国医学教育，起了很好的作用。在《实用内科学》中，讲明"过冷""气候剧变"对疾病传播的影响，认为"受寒""雨淋"是大叶性肺炎的重要原因之一；在预防支气管哮喘发作时，指出应"避免受寒和冷风侵袭"，并将冻疮、冻伤列入内科学范围讲解。参加《实用内科学》撰稿的郑伟如先生在撰"纤维织炎"时，从病理机制指出："受寒与寒冷或潮湿接触，都已被公认为是促成纤维织炎综合病症的重要因素，尤其是突然受到寒冷侵袭。"郑先生认为"局部受寒比全身受寒在促成本病上更为重要""受寒风侵袭，引起所谓'风湿病'""上呼吸道感染或受寒冷侵袭"是导致滑囊炎的原因之一。可见《实用内科学》对于风寒致病给予了一定的重视，但全书未见学者对风寒致病的实验性研究资料。

1979 年在国家卫生部领导下组织全国高等医药院校力量撰写《内科学》，该书于 1984 年、1989 年两次修订再版，为培养医学生"能够学到较为全面和系统的内科学基础知识"提供了教材。该书在一些章节中承认"受凉、淋雨""过冷空气""冬季寒冷季节"对呼吸系统及其他疾病的影响，指出"秋冬和冬春之交"是消化性溃疡的好发季节。从总体看，《内科学》全书与 1952 年之《实用内科学》相比，不仅对于风寒致病的关注度大大降低，而且同样未见学者们对风寒致病的实验性研究的资料。

两书表明，《内科学》和《实用内科学》在讲致病因素时对于生物致病机制讨论得越来越详细，反映了时代和科学的进步；但对风寒致病的认识越来越淡漠，没有涉足风寒致病理论的探讨，更不见实验研究资料。不论国内国外，近代医家们对于风寒致病的认识远不如我国古代医家的认识水平。我的目的在于呼吁生理学家、病理学家、临床医学家从现在起着手研究"风寒"对于各部位、各组织的正常生理有些什么样的影响，阐明"风寒"为什么可以致病，"风寒"在什么样的条件下加重其他已患疾病，延长已患疾病病程。我的目的在于提醒世界各族人民增强预防风寒对人体的侵袭，减少风寒对自身的伤害。

我惊呼与慎重宣告：请君莫受寒！为了您的健康，请注意各地气象预报，请在寒潮来临之时，及时增加衣被。如果是热天，亦请注意应对"天气转凉"之变化，请正确使用电扇、空调。我们的老祖宗创立的"天人合一"理论，其实质就是告诫人们一年四季都要注意自然因素之气象变化对人体生理的影响。我们还应注意人为因素之"空调"与"中央空调"之小气象条件对人体的影响。对于从事医学职业者，应该随时想到为了民众的健康和无数小朋友们的健康成长，请关注风寒变化，请树立"风寒"永恒的致病因素观念，特别是儿科医师更应该探讨风寒对儿童的影响，更应向病孩父母宣传预防孩子免受风寒的侵袭。

编入后记：

1999 年 10 月参加全国"第二届气象、医学与环境变化学术研讨会"（北京西客站），该文依《风寒——永恒的致病因素概说》在大会交流，收入《学术论文集》第 94—96 页，本次编入做适当增补。

第二十六章 论经脉学说形成时期脉学诊断方法的起源问题

依历代传说论证切脉诊法起源于黄帝时期是欠妥的,考古史料证明我国经脉学说起源于殷商时期,十二经脉理论完善于两汉,切脉诊法只能逐步起源于战国至两汉时期,当今中医必须继承。

《中医杂志》2005年增刊第297页发表《脉学起源考》,全文依历代传说为据,好似很有说服力。考虑到先秦至两汉学者根据传说所撰诸多托文如《黄帝针经》《神农本草》《素女脉诀》,号称"三世"之书,假如认定它是两汉文墨,可。假如硬说它是黄帝时代遗物,我们只能回答:"否!"因为它们都属没有可靠依据的伪作,用史学要求分析,与我国远古医学技术史之起源发展史实不符。"脉学"是一个广义名词,它包含了经脉学说、脉诊法之诸多问题。当我们讲脉诊法的起源,必须将其放在经脉理论基础之上展开讨论。否则,脉诊法便是无本之木了。

一、脉学诊断起源之基础

近百年来我国考古史料不断丰富,当我们利用考古史料对我国远古医疗科学知识、医疗科学理论的起源、演绎过程分别做了较为系统的探讨以后,虽然我们可以从六千年前的陶塑、玉雕人面头像中认识到中国人对五官生理如"目之于色,耳之于声,鼻之于臭"有了一定认识,从陶纹中得知☥、☥反映了人们对于日之东升西沉有了一定认识;虽然我们依据考古史料论证过我国近5万年以来的先祖们在远事记忆能力增强的基础上不断利用他们的聪明才智发明了许多生产工具,改革了许多生产工艺,不断促进了原始科学技术的发展,但是到了五千年前的黄帝时期,人们还未产生对人体生理之更深层次上的认识要求,在当时的医疗实践中,距离创立人体经脉调节理论还有一段十分遥远的距离。须知,黄帝时期,人们对自己的生理、疾病的认识,不是他们的智力问题,而是因为人体生理、疾病知识的高深难于理解,以及原始医疗知识的积累不足,实践经验缺乏,限制了他们的认识能力。所以,我们认为说黄帝著《黄帝脉诀》实属于不实之词,《黄帝脉诀》很可能为两汉医家托名之作。

从黄帝时代到殷商时期,大约经历了两千余年。这两千余年中,我国发生了许多重大事件,如尧帝时期我国早期历法理论已可"期三百六旬又六日,以闰月定四时成岁",将古历法敬授农时,促进了种植农业的发展。如先夏时期,鲧治洪水以"堵"为主，治洪失败，到禹治洪水，总结先辈经验将"堵"改作"导"，治理了洪滥。特别是在禹治国过程中总结前人社会经验，建立了六种（水、火、木、金、土、谷）府库制度，[1]强调当政者要做好"三事"（正德，利用，厚生），"六府三事"成为禹的治国之本，后世用"九歌"歌颂禹的伟业。夏禹之后，很可能发明了文字创作与青铜冶炼术，所以当商汤克夏桀执政时，便铸一尊大盘，铸铭文九字，曰"苟日新，日日新，又日新"，借以告诫自己。此史料已两千余年，具有一定的可信性，说明商汤之前，我国先民已开始创造文字了。殷商的甲骨史料证明，殷商时期原始科学技术已十分丰富了，如养蚕、丝织、印染、马车制造、已可组织千人以上的围猎。天文知识更广，历法制度更健全，已创天干、地支、六十甲子，已用天六地五十一常数，在计数中已可用万记，殷商的手工业已号称"百工"，尤其是殷人们熟练地掌握了依类象形的甲骨造字原则，在依类象形造字原则中充分反映了造字者的抽象思维能力，充分反映了他们的科学态度。对此，我们意识到殷人已有智力思考医学中的相关问题了，尤其当我们从甲骨史料中知道殷人已给疾病命名34种，在孕产、临产医学造字中已知头先露、足先露、已可判断顺产难产的时候。当我们知道，殷人为了造出一个"心"字，先后对人体心脏进行了反复解剖，弄清了心内有七个孔窍、两组瓣膜，瓣膜有向上与向下之分，并将人的思维能力赋予心脏（圣人心有七窍）的时候，我们进一步领悟到殷人在"❀（心）"字面前的思维过程，是造字的人们认识到在心脏底部心包膜之外的几条大经脉对全身起着调节作用，由此引出了人体经脉调节理论的诞生，为远古中医理论的发展开了一个好头。

在医学领域中，我国独具特色的人体经脉调节理论经千余年的努力，于两汉时期完善为十二经脉理论，指导中医临床两千余年。但是，我国经脉调节理论起源之后，并非一帆风顺。由于原始科学知识起源与发展的艰辛，在发展中几经湮没，到今本《黄帝内经》成书时，其经脉学说之面目已十分支离破碎，反映在春秋齐国"四经调节"理论的"人有四经"四字，仅被误解为"四季之脉象"，在《灵枢·经脉》篇中反映脉象诊断的"是动则病"长期被曲解为"是动病"，在整体《黄帝内经》史料中，看不出由殷商之❀所代表的经脉理论的起源过程，看不出四经说、十经说的任何轨迹。虽在《灵枢》的许多篇章中叙述了十一经脉理论，能够验证"天六地五"十一常数对创立经脉理论的影响，但当两汉"十一脉灸经理论"未出土之前，很少学者论证十一经脉理论的存在。

直至目前，学者们仍然很难认识到两汉医学家在探讨十一经脉理论发展、完善为十二经脉动理论时，除了在"五藏理论"中补入"心包"发展为"六藏"外，还根据既往之所有医学理论特色，将精、气、神理论……统归于经脉理论之中，在此前提下，为完善十二经脉理论立了许多规矩。学者们也很难认识到在安排十二经脉走向时，存在许多人为安排……

我国的经脉理论仅起源于殷商，完善于两汉，与黄帝、岐伯无关。作为脉学诊断法的起源时限，只能在殷商以后讨论。

在本文中，我们重点讨论的是"脉学诊断方法的起源问题"。"脉学诊断方法"具体起源于何时？它的基本的起源过程是怎样的？以下再做讨论。

二、脉学诊断起源概说

我曾撰"原始中医学临床诊断方法起源初探"[2],我个人认为,原始中医学临床诊断方法的起源过程中,存在一段自发的"体表病态诊断法"的使用时期,如殷人给腹内疾病命名为"腹不安""疾心""心逖",如皮肤病中的痈、疡的诊断,如张家山《脉书》之病"在目,泣出为浸,脉蔽瞳子为脉浸"。可见他们给疾病下诊断(命名),仅依视(望)为据,与患者的表情、体态有关,因此,它们都不是医家主动寻找临床诊断方法进行诊断的结果。如甲骨文中的"疾蛔",亦包含了直观的"病因诊断法",反映了依病因(蛔)给疾病下诊断的历史过程。后世由于医疗经验的积累,科学技术的发展,逐步完善了病因诊断法及其他诊断法。马王堆《十一脉灸经》、张家山《脉书》的出土,揭示了秦汉医家、学者寻找到经脉理论与临床相结合的诊病途径,特别是"相脉之道",表明那时的医家主动寻找到了按经脉之体征诊断疾病的方法。在探讨脉学诊断方法(切脉诊法)之前,让我们简要回顾秦汉时期医家主动寻找到的其他临床诊断方法。

1. 五色诊法 约产生于战国时期,首见于《史记·扁鹊仓公列传》,在《素问·经络论》《灵枢·五色》中都有记载,它的实质是经脉诊法,即依气候条件之冷暖与病人体表色泽变化特征进行诊断的一种较为原始的诊病方法,后世的舌诊与五色诊存在一定渊源关系。

2. 内踝弹诊法 此法在《史记·扁鹊仓公列传》《素问》《灵枢》中均有反映,它是一种原始的对较大静脉弹诊法,它反映了脉学发展早期人们对较大静脉之盈虚的认识过程。江陵张家山《脉书》中"……右手直踝而弹之……"即属此法,说明内踝弹诊法大约产生于两汉时期。

3. 三部九候诊法 此法主要见于《素问》诸篇,其中《素问·三部九候论》较为正统。经分析,三部九候诊法与十一经脉理论有关,多将动脉搏动处看作"气口",约产生于秦汉之交。在三部九候诊法中,上部天、地、人之气口部位明确,中、下部之气口部位十分含混,说明该理论记录不全或并不成熟,不久被淘汰。后世学者将三部九候理论引入寸口脉法,起到了画蛇添足之效果。此外还有脉症法、四时脉法等,不拟赘文。

4. 关于脉象诊断法,即切脉诊法 在中医四诊方法中占据十分重要的地位。我们认为产生脉象诊法的必备条件是:其一,需要经脉理论作基础。切脉诊法是建立在"脉(经脉)"理论基础之上的一种诊断方法,它的产生,一定是在经脉理论趋于完善之时。其二,需要临床医学的发展。切脉诊法是在五色诊(络脉诊法)、内踝弹诊法(静脉诊法)、三部九候诊法(动脉诊法)基础之上发展起来的。换句话说,只有在临床诊断经验得到不断总结的基础之上才能建立。其三,在临床经验中医家对动脉搏动的进一步认识。如当某一医家患了痈病或者患了齿槽脓肿或者患了甲沟炎,当甲沟炎在红肿期,当局部压力超过动脉压时,患者就会产生严重的跳痛感,这便是医家总结出经脉主病及"是动则病"的认识过程。随后总结出"相脉之道",明确了"脉象诊断法",只有在此基础上才能认识到经脉异常跳动可以反映疾病。切脉诊法便可以在此条件下产生。脉诊法在早期发展中,经人迎脉法、寸口脉法至独取寸口,当三部九候诊法汇入寸口的时候,使脉诊法走过了一段十分曲折的道路。

脉诊法的基础是动脉的搏动,是医家在切脉过程中根据动脉搏动的性质判断人之生理状态与病理过程的新型诊病方法。在脉象诊法的早期阶段,如《足臂十一脉灸经·足厥阴脉》记载"揗脉如三人参舂"(相当于现代的三联律),如张家山《脉书·相脉之道》记载的脉象之盈虚、滑涩、动静三组脉象,都是秦汉医家在切脉过程中对动脉搏动性质的实际描述,是对心脏及循环系统生理功能、病态现象的客观反映。在《脉书·相脉之道》中有一段原文,即:"他脉盈,此独虚,则主病。他脉滑,此独涩,则主病。他脉静此独动,则生病。夫脉固有动者,足之太阴(代表点足背动脉)、臂之太阴(代表点寸口)、少阴(代表点腋动脉)是主动,疾则病,此所以论有过之脉也"。从这组原文分析,不仅三组脉象都有区别,而且"夫脉固有动者……"是人们对全身各部动脉有了较深认识的写作。

在《黄帝内经》中记载了许多脉象,如人之常脉可分作大小、滑涩、浮沉,四季脉象如弦、钩、浮、营(沉),用阴阳概念指导脉象者如疾徐、实虚、浮沉、滑涩等。《黄帝内经》中的脉象方法,都与"相脉之道"的三组脉象存在渊源关系,所以脉象诊断法(切脉诊法)的起源,至早产生于秦汉时期。用考古知识论证脉学起源时限或脉象诊断,应该是有说服力的。在今本《黄帝内经》中有近30篇文章探讨过脉象或脉象诊断,有学者统计《黄帝内经》中脉象名词多达50余种,反映了两汉时期脉学派别之争,学术界的混乱及脉象学中术语的规范化等都存在问题。此外,有学者指出,脉学在起源与发展中受到术数学的干扰。当五行哲学思想被引入脉象学,引出"肝脉""肾脉""脾脉""胃脉"(《素问·大奇论》),或者认为"寸口脉中手短者,曰头痛,寸口脉中手长者,曰足胫痛……"(《素问·平人气象论》)的时候,已将朴素的脉象学引入到不可思议的紊乱状态了。有一位名家指出:"当哲学思想、概念与自然科学知识产生联系时,自然科学知识既有向理论跃进、升华的一面,也有被引向脱离客观实际、牵强附会的危险。"(廖育群,1990)《黄帝内经》脉象诊断名词中的牵强附会成分是不可忽视的。

对于《脉学起源考》论证黄帝等人著《黄帝脉诀》等书,对于脉象诊断法的起源等问题,我们经考证提出了看法,愿与《脉学起源考》的作者商榷。

参考文献

[1] 严健民. 中国医学起源新论 [M]. 北京:北京科技出版社,1999:106.
[2] 严健民. 论原始中医学 [M]. 北京:北京科技出版社,2003:135-147.

2006年7月4日于秋实居

第二十七章 论建立在经脉理论之上的秦汉疼痛三假说

疼痛是一个古老而现实的医学概念。本章以《黄帝内经》和出土《脉书》之经脉主病和风寒致病为据,论证了秦汉时期我国先民创立的疼痛假说三则,具有重要的历史意义。进一步阐释秦汉时期建立在经脉学说基础之上的"痛则不通"三则疼痛理论,对于"继承不泥古,发展不离宗"原则下创建新型中医理论是十分必要的。

医学发展史告诉我们,医学知识的起源来源于人类的医疗实践;医学理论的起源建立在医学知识的基础之上,亦来源于人类的医疗实践,并反作用于医疗实践,促进医疗实践的发展,这是马列主义的认识论所框定了的。我们的任务在于从远古人类的生活实践中寻找有关史料,澄清史料的精神实质,加以系统说明。本文目的在于探讨中国人对疼痛的认识过程。

疼痛是医学知识起源过程中的一个古老概念。我曾说明,我国属于"新人"范围的山西阳高许家窑人的智力水平已发展到对于外伤及外伤的流血、疼痛有了认识,他们不仅能用手语表示流血,而且还能用眉头、眼神配合表示痛,[1]还可能创造了痛的单词;当受伤后,他们已能主动用手将伤口紧紧地握着,其目的在于减少流血,减轻疼痛。

疼痛也是医学理论形成时期的一个古老概念。研究疼痛的古代史,公元前4世纪亚里士多德时期,曾认为疼痛是一种与愉快相反的情绪,而不是一种感觉。这一假说缺乏物质基础,对后世医学影响不大。在我国今本《黄帝内经》中蕴藏着丰富的古典疼痛假说,这是后文要展开讨论的内容。

疼痛还是现代医学中尚未完全说清、值得深入探讨的一个新概念。现代医学认为,疼痛包括两个方面,一是机体对疼痛的感知,二是机体对疼痛的反应。近三百余年来,在世界医学中关于疼痛的假说不少,我们读到的不论疼痛的特异学说、闸门学说,还是近些年来从生物、心理、社会诸学科出发对疼痛理论的探讨,都代表了人们对生理、病理知识的追求,都是现代解剖、生理、显微、生物化学知识综合发展的产物,反映了现代疼痛理论的发展过程。

一、秦汉疼痛假说产生的历史背景

医学发展史证明,医学理论的发展是建立在临床医学发展基础之上的,当新的医学理论建立起来之后又反作用于临床医学，促进了临床医学的发展，于是又会派生出一些新的子系统的医学理论，我国经脉理论产生之后派生出疼痛理论就经历了这一过程。

从临床医学讲，疼痛是疾病在临床中症的表现之一，是病人对疾病的一种感知。疼痛假说是临床医学发展到一定历史阶段之后的产物，它需要探讨医学理论的人们已经建立了一定的"感知"理论。因此疼痛理论的建立，依赖于基础医学与临床医学的共同发展。《黄帝内经》中的疼痛假说深深植根于秦汉医疗实践之中，它是经脉理论产生以后的派生理论，内容丰富，我们有责任挖掘整理，公之于世。

两千余年前，全世界的自然科学都十分落后，许多民族仍处于蒙昧状态。然而，在我国由于原始农业、纺织，以及仰韶文化、龙山文化以来的制陶、印染、冶炼、天文、历法、治水、文字及认识论方面的类比法、格物致知等综合科学知识的发生、发展，促进了我国古代医家对疾病命名、病因的深入探讨。至殷商时期，由于人体生理学的发端，即人们对"耳之于声、目之于色、鼻之于臭"认识的正确性，促进了人们对心脏解剖的深入，促进了"心之官则思"及心脏底部大经脉对全身调节作用的认识。[2] 由此，我国经脉理论踏上了千余年的发展历程。我国经脉理论的发展与形成，是世界医学史上的重大事件，它使中国医学理论与实践在世界医学史上长期处于"独领风骚"的地位，秦汉时期我国的疼痛理论便产生于这一历史背景之下。

二、取象比类在疼痛理论创立中的历史地位

国外学者在研究人类原始思维的过程中曾提出"互参律"，我国远古思想家在认识问题时广泛采用了取象比类，即用已知的自然现象论证希望说明的问题，目的在于"及于比类，通合道理"[3]。采用取象比类方法说明疼痛是建立在经脉主病与风寒致病基础之上的，秦汉时期，我国医家将人与地理环境相参，论证人体病理过程，认为"地有十二经水，人有十二经脉"（《灵枢·邪客》)，它与"水者，地之血气，如筋脉之通流者也"（《管子·水地》）相互辉映，这些史料与齐景公讲"寡人之有五子，犹心之有四支"是指人体由经脉调节生理功能的道理是一致的。其实秦汉时期，人们又认识到经脉与疾病存在一定关系。张家山出土《脉书》说"脉蔽瞳子为脉浸"，直接将眼病与脉的关系提到我们面前。《五十二病方》专立"脉者（脉痔）"，其中的"婴儿索痙（脐风）"讲到"其肎（肯）直而口钳（扣），筋挛难以信（伸）"，学者们一再认定这则两汉术语，"与后世经脉拘急"的临床表现是一致的。张家山《脉书》还明言："他脉盈，此独虚，则主病；他脉滑，此独涩，则主病；他脉静，此独动，则生病……"《素问·病能论》亦讲："阳明者常动，巨阳、少阳不动，不动而动，大疾。"上述诸文，都是讲经脉主病与"是动则病"的，表明了秦汉时期基础医学和临床医学都有较大发展，为疼痛理论的建立铺平了道路。

但是经脉主病为什么能引起疼痛症状呢？秦汉医家采用了取象比类的认识方法。古代医家在自然环境中见到了"天寒地冻，则经水（流域较大的河水）凝泣"，并由此推之，得出"夫邪之入于脉也，寒则血凝泣"[4]的结论。《灵枢·痛疽》亦讲："寒邪客于经（脉）络（脉）之中则血泣。"古代医家认为风寒可使经脉之中的血凝泣，

无疑是将"天寒则地冻水冰"现象类比于人之经脉血气的。《素问·痹论》指出:"寒气胜者为痛痹……痛者,寒气多也,故有寒则痛。"寒邪的侵犯是"荣卫之行涩,经(脉)络(脉)时疎"的根本原因,上述认识从一般意义上讲,点明了以经脉主病为基础的风寒致病问题。

三、秦汉丰富的疼痛假说

《素问·举痛论》是专门探讨疼痛理论的,其以经脉主病及风寒致病为基础,分十三种情况解释疼痛问题。稍加分析,这十三种情况中蕴含着三种疼痛假说。

疼痛假说之一:寒邪客于脉中则气不通,故卒然而痛——痛则不通

《素问·举痛论》讲:"寒气入经而稽迟,泣而不行,客于脉外则血少,客于脉中则气不通,故卒然而痛。"《素问·离合真邪论》说:"夫邪之入于脉也,寒则血凝泣",《灵枢·痈疽》记述了同一道理。《素问·举痛论》还分析道:"寒气客于经脉之中,与热气相薄(搏)则脉满,满则痛而不可按也。"上述史料都是讲不通则痛的,它的物质基础是血气在经脉内因受寒邪的侵袭而导致血的凝泣,使经脉不通,从而产生疼痛。后来发展为"通则不痛,痛则不通",是指导灸疗、针刺疗法及观察治疗效果的重要理论依据之一。《灵枢·刺节真邪》的作者在讲到治则时发展了上述理论,写道:"善行水者,不能往冰……故行水者,必待天温冰释冻解……"指出:"人脉犹是也,治厥者,必先熨调其经……"《灵枢·刺节真邪》的作者接下去讲:"火气已通,血脉乃行,然后视其病……"《灵枢·刺节真邪》的作者将水遇寒冷结冰类比于风寒致病,又将"故行水者,必待天温冰释冻解"类比于治疗,引出了采用热熨治疗某些疾病的合理性,对临床治疗医学具有深远而广泛的指导意义,是十分可贵的。时至今日,在世界范围内对有关疼痛的治疗,仍然离不开五花八门的热疗。

疼痛假说之二:外引小络则痛

《素问·举痛论》还认为:"寒邪客于脉外则脉寒,脉寒则缩蜷,缩蜷则外引小络,故卒然而痛。"《素问·举痛论》用这一理论解释腹痛时说:"寒气客于肠胃之间、膜原之下,血不得散,小络急引故痛。""外引小络则痛"这则假说的特点仍以经脉主病理论为基础,但有所发展,似乎认定络脉(小络)是疼痛的感知部分,外引小络则痛理论,对后世医学具有一定影响。

疼痛假说之三:分裂则痛

《灵枢·周痹》认为:"风寒湿气客于外分肉之间,迫切而为沫,沫得寒则聚,聚则排分肉而分裂也,分裂则痛。"《灵枢·五癃津液别》说:"寒留于分肉之间,聚沫则为痛。"上述两文都讲寒邪对分肉之间的影响,"沫得寒则聚",与"寒则地冻水冰"的道理一致,它的物质基础是风寒湿三气侵入分肉之间后形成的"沫","沫"在寒的作用下如水结冰一样聚集,从而使分肉向四周、上下分裂开来。因此推断说:"分裂则痛。"导致分肉之间"分裂"的"沫"不是在经脉内,可见"分裂则痛"相当于现代的"肌原性疼痛",在《黄帝内经》中仍具有一定影响,对后世临床指导意义不大,是医家探讨疼痛理论的早期之作。

秦汉时期,医家以风寒致病及经脉主病理论为物质基础,创立了气血在经脉内流行，当因风寒导致经脉、络脉中之气血不通畅时，便引出了"通则不痛，痛则不通"理论及寒则经脉缩蜷、"外引小络则痛"理论，其中尤以寒邪导致的"通则不痛，痛则不通"假说对中医临床医学具有普遍的指导意义。《黄帝内经》中保存的疼痛理论，指导中医临床两千余年，它们比西方古代疼痛"情绪说"先进，比西方近代疼痛理论中的特异学说、模式学说早近2000年。我们不可忽视上述三派疼痛假说在世界医学史上的历史地位。当今探讨如何完善新型中医理论的过程中，怎样依托经脉理论与风寒致病理论探索新型疼痛理论，也是不可忽视的。

参考文献

[1] 严健民. 中国医学起源新论 [M]. 北京：北京科技出版社，1999：16.
[2] 严健民. 中国人体解剖史探源 [J]. 湖南中医学院学报，1988，18（4）：61.
[3] 黄帝内经素问·示从容论 [M]. 北京：人民卫生出版社，1963：549.
[4] 黄帝内经素问·离合真邪论 [M]. 北京：人民卫生出版社，1963：169.

1999年6月10日

第二十八章 秦汉经脉理论完善时期的治疗医学特色

长沙马王堆出土的《五十二病方》载临床用药248味，不讲药理，与经脉理论无关，说明《五十二病方》成书较早，纯属经验医学。《五十二病方》中记载物理疗法45方，绝大多数不以经脉理论作指导。其中灸疗6方，多用于局部麻醉，仅一方讲："而灸太阴太阳。"从《黄帝内经》分析，先秦至秦汉时期灸疗、放血疗法、针刺疗法先后问世，并将其纳入经脉学说指导之下，对于古老的推按疗法，不仅提出许多新概念，而且在九针中专门制作了锟针、员针作为推按血管（经脉）、分肉之间的工具，其中蕴含的理论是我们应该认真推考与继承并发扬光大的。

世界医学史一再证明，当某一新的医学理论诞生后，便会产生一系列新的治疗方法，我国秦汉时期医学发展史充分证实了上述认识的科学性。

独具中国风格的经脉理论，是以人体之心脏解剖为基础，在认识到心脏底部四条大经脉对全身起调节作用之后，以及人与天地之自然现象相参的类比方法、格物致知的科学态度指引下，经过千余年的孕育、发展，直至秦汉时期完善为十二经脉理论的。秦汉时期的经脉理论，仍以"圣人心有七窍"即"心之官则思"为核心展开思考的。十二经脉理论的完善即各经脉在全身各部位的循行过程，起到了对全身各部位之局部解剖部位的作用；十二经脉理论用于临床时，将人体生理、病理类比于"天寒地冻""寒则地冻水冰"，引出当寒邪侵入人体时"寒则血凝泣""血气者……寒则泣而不能流"，因而引起许多病证。同时还总结出邪客于经脉的"经脉主病"及经脉的"是动则病"至"相脉之道"的脉象诊断理论，即在临床中依据人体各部之动脉搏动情况归纳为盈虚、滑涩、动静等脉象概念用于临床诊断，促进了早期脉象诊断学的起步与发展，使某些内、外科疾病有了比较客观的诊断依据。上述经脉理论的发展，使中国医学早在秦汉时期就已经具备了较为完整的基础医学和临床医学体系，保证了土生土长在中国黄土地上的中医学独具风格，世代相袭，平稳发展。

那么，秦汉时期我国治疗医学特色是什么呢？

从治疗医学讲，经脉理论创立以前虽然早有药物治疗，如河北藁城台西村殷代遗址出土了桃仁、杏仁、郁李仁等中药，殷墟甲骨文中已有用药物治疗疾病的卜辞。《周礼·医师》明文写道："凡疗疡……以五药疗之……"反映了早期药物治病的发展过程。到西汉早年的《五十二病方》中，采用动植物药、矿物药治病的药味达248味。

但上述临床用药都与经脉理论无关，缺乏药学理论指导，纯属经验医学。在今本《黄帝内经》中，采用药物治病者少见，可能因医家们尚不知道如何将经脉理论用于指导药物治病有关，这是秦汉时期我国治疗医学的特色之一。从外治疗法看，在《五十二病方》中，记载古典物理疗法45方，绝大多数不以经脉理论作指导。其中灸疗6方，多用于局部麻醉，仅一处讲"而灸太阴太阳"。也许从此时起，医家已开始采用经脉理论指导外治疗法了。到了《黄帝内经》时期，《黄帝内经》中的外治疗法几乎全部采用经脉理论作指导了。《黄帝内经》中的外治疗法普通而典型者如灸疗、放血疗法、针刺疗法以及推按疗法四类，它们都是建立在风寒致病及经脉主病理论基础之上的。前三类具有点状施治的特点，施治作用点准确，疗效较好。推按疗法虽然施治面积较大，但以经脉为对象进行推按，疗效亦好。

一、熨疗、灸疗的特色

《灵枢·禁服》指出：脉"陷下者，脉血结于中，中有着血，血寒，故宜灸之"。这里包含灸疗理论，这个理论就是当血脉遇到寒邪的侵袭，血在脉中就瘀结，血瘀结后，脉就"陷下"了，所以在治疗时就是用灸疗（火攻）。这一理论，与《黄帝内经》中普遍存在的"寒则血凝泣"理论是完全一致的。从文中分析，"血寒，故宜灸之"的施灸点当在经脉之上。在经脉上施灸也是《黄帝内经》中普遍存在的。如《灵枢·经脉》在十二经脉之下常规指出：经脉"陷下则灸之"。"陷下则灸之"不仅是《黄帝内经》的灸疗原则，也是《黄帝内经》以降历代医家的施灸原则之一。《黄帝内经》中的熨疗理论同样保持了这个特色。如《灵枢·上膈》："……已刺必熨，令热入中，日使热内，邪气益衰，大痈乃溃。"

二、放血疗法的特色

《黄帝内经》中的放血疗法记载于47个篇目之中，采用经脉放血86刺，治疗疾病48种，它的理论基础是"病在脉，调之血"（《素问·调经论》）。"夫邪之入于脉也……无逢其冲而泻之……此攻邪也，疾出以去盛血，而复其真气……刺出其血，其病立已。"（《素问·离合真邪论》）从《黄帝内经》分析，在秦汉时期，我国的放血疗法已经建立了理论依据，在临床中的使用是十分盛行的。但由于医家对人体各部位大小动、静脉的特点没有掌握，因而在放血过程中死人的事情时常发生。所以《灵枢·玉版》惊呼"夫子之言针甚骏……能杀生人，不能起死者"。这一告诫，导致了秦汉外治医学的改革，在可以用金属制造"微针"的前提下提出了"欲以微针通其经脉，调其血气"（《灵枢·九针十二原》）理论，这便是我国针刺疗法产生的根由。换句话说，因放血疗法的死人现象导致了"微针通脉"即针刺疗法的诞生，这一时期应在两汉。

三、针刺疗法的特色

针刺疗法产生早期，主要是将"微针"直接刺入经脉之中的，它的理论仍以风寒致病和经脉主病为基础。《素问·离合真邪论》采用人与天地之自然现象相参，在讲述了"天寒地冻，经水（流域较广的河水）凝泣"之后写道："夫邪之入于脉也，寒则血凝泣……"在治疗时强调将针刺入脉中，说："吸则内针，以得气为故。"《黄帝内经》中的"刺涩者，必中其脉""刺此者，必巨刺之，必中其经，非络脉也"，都是强调将针刺入脉中。《素问·调经论》对微针通脉讲得更详细，写道："神不足者，视其虚络，按而致之，刺而利之，无出其血，无泄其气，以通其经，神气乃平。"这则文字讲的是"按络法"与"络刺法"。《素问·调经论》的作者接下去写道：血"不足，则视其虚经内针其脉中，久留而视，脉大，疾出其针，无令血泄"。可见针刺疗法诞生早期，医家反复强调将针直接刺入经脉和络脉之中。不仅如此，施针者还必须将针刺入"虚经"后，"久留而视"，当看到虚经充盈（脉大）之后，才"疾出其针"，充分显示了早期针刺疗法的特色。

四、推按疗法的特色

《黄帝内经》中的推按疗法也是建立在经脉理论基础之上的。《素问·离合真邪论》对于经脉空虚表现为血不足者的治疗方法是"必先扪而循之，切而散之，推而按之，弹而怒之，抓而下之"的推按法，使血管壁充盈起来。不难看出，上文推按疗法中包含了推、按、切、弹、抓诸多手法，这些手法都直接施治于虚经之上。在《黄帝内经》中，还有将针用作按摩工具的。《灵枢·九针十二原》讲："锃针者，锋如黍粟之锐，主按脉无陷，以致其气。"《灵枢·九针论》亦讲："锃针取法如黍粟之锐……主按脉取气，令邪出。"这里讲明锃针的用法如"员针者，针如卵形，揩摩分间，不得伤肌肉……"的用法一样。可见九种针具中锃针、员针，都是顺着血管壁直接用于来回按摩血管壁和来回按摩分肉之间的按摩工具。《灵枢·刺节真邪》中还搜集记载了一则对颈动脉进行推按治疗高热惊厥的病例，写道："大热遍身，狂而妄见、妄闻、妄言，视足阳明及大络取之（此疑讲放血疗法或文辞有误）。……因其偃卧，居其头前，以两手四指挟按颈动脉，久持之，卷而切推，下至缺盆中。而复，止如前，热去乃止，此所谓推而散之者也。"可见上述对颈动脉直接进行推按疗法中还包含了对颈动脉窦的刺激，也许这就是导致解除高热的原因。

我国经脉理论的孕育，从殷商至两汉，上下跨越一千余年，它的动力是历代医家、学者不断探求人体调节理论。它在发生、发展中一方面指导临床医学实践，一方面又从临床医学实践中吸取新的知识，丰富了经脉理论的内涵。秦汉时期，是我国古典医学理论发展的鼎盛时期，当风寒致病及经脉主病理论诞生以后，医家便将经脉理论用于指导外治疗法，充分显示了我国外治疗法特色，促进了外治医学的发展。后来，随着临床经验的积累，丰富了医家对药物治病效果的认识，导致了药物性味、归经、主治、辨证施治理论的诞生，巩固了经脉主病理论的地位。这便是后世历代名家只能在传统医学理论的指导下发展，不能对其进行"补充、修改"的根本原因。秦汉时期的治疗医学特色，对后世的影响十分深远。

1995 年 4 月 18 日

第二十九章　笑看当今针刺疗法大发展

中国中医事业发展的历史证明，近60年来是我国中医学界发展的最为辉煌的时期，尽管20世纪50年代个别地方提出"团结中医，改造中医，消灭中医"及近年又有"告别中医中药"事件发生，这些逆流绝对淹没不了我国中医发展的总体浪潮。解放初期党和政府对中医制定了一系列保护政策，如团结中西医发展中国医学事业；创办西学中学习班，培养了一批高级人才；创办各级中医院校、中医院，提高中医执业水平；创办各级中医期刊，传递相关科研信息，引领与推动了各项中医事业的综合发展；组织众多人力、财力，开展了许许多多的相关科研，包括各种临床课题研究及各类课题的"经络之研究"，留下了一批又一批的正反两方面的宝贵史料，为我们在冷思考中合理使用这批史料探讨未来中医理论积累了经验。

作为中医治疗医学的重要组成部分，针刺医学的发展更为许多学者、临床工作者所关注。他们在医疗实践中关注自己的针刺手法，关注医患的针感，关注各种不同针具针刺后的临床效果，促进了针具的改进，探讨了新的针刺理论，在探索的道路上立下了丰功伟业。当我们回首中医事业针刺疗法发展过程的时候，可谓江流澎湃，百舸争流。笑看当今针刺疗法大发展，为我们探讨未来中医理论立了头功。

一、关于针刺感觉的探讨

在针刺疗法进行中，除患者能比较准确地说出各种感知外，有经验的医家也会体悟到各种感觉，两汉医家对进针后的"沉涩""气至"的描述就建立在临床经验之上。1957年中国医家裴斌先生为适应世界各国学者研究"经络"的形势下，特别撰文《有关针刺感觉的初步探讨》，发表于同年《中医杂志》第10期上。裴斌先生的文章在于他从丰富的临床医疗实践中留心体悟，细微揣摩，写下了针刺过程中医患双方的各种感受，包括感觉性质、感觉传导位向、探讨针感的意义等。裴先生撰文的初衷在于那个时代中国人必须回答西方学者用皮肤低电阻解释"经络"、经穴及日本《经络之研究》、良导络理论问世。裴先生指出："因此，说明感觉在针灸治疗中是复杂的、多样的，它不仅是和疾病有一定治疗关系，同时也对今后生理病理学的研究中提供了新的资料。"可叹，20年后经络循经感传研究中的结论背离了裴文的初衷。

近半个世纪以来，许多中医论著如《论经络学说的理论及临床应用》《杨氏经络疗法》等，无不用一定篇章探讨针刺感觉、手法。只恨我手头资料有限，论说无力。

二、针具、针刺疗法的改进

20世纪50年代以来，我国针刺疗法逐步走向方兴未艾时期，那时各行各业朝气蓬勃，国外《经络之研究》问世，良导络推广；国内《新针灸学》出版，针刺治疗聋哑取得奇效，促进了"一根针，一把草"治疗运动的发展。因现在有人盲目指责"一根针，一把草"，在此要多说两句。对于任何历史事件的评价，都不能离开当时的历史演绎过程。如解放初期，党和政府根据当时中国的水患及农业需要发展的实际，在政府的适当补贴下发动群众，兴修水利，号称"人海战术"。20世纪80年代以后有人批判"人海战术"是"劳民伤财"。就湖北讲，如果没有1952年的"人海战术"，能有荆江分洪工程的竣工吗？能有1954年抗击特大洪水的胜利吗？至今我国仍有许多县市的水利工程使农民受益，不都是在十分艰难的条件下经"人海战术"完成的吗？湖北天门的罗汉闸工程、河南著名的红旗渠工程，不也是在"人海战术"中完成的吗？评价历史，不可忘记历史演绎。中国针刺临床医学界的学子们就是在"一根针，一把草"的医疗实践中奋发图强，从针刺镇痛中总结出针刺麻醉，总结出"头针""耳针""夹脊针法""水针"等疗法，在针刺镇痛的探讨中，有资料反映，发现有效新穴已达1595个。[1]在针刺历史上，哪个朝代有如此伟业？更为可喜者，许多学者在他们的临床实践中关注各种针具的临床疗效，对针具进行改革，推动了针刺疗法的发展。

1. 小宽针针刺综合疗法

小宽针发明人黄荣发先生是一位有心的学者，他的祖辈行医，常用三棱针为民众解除疾苦。他参军的年代正是推行"一根针，一把草"的年代，也许是这个时代给黄荣发带来勇气，于1968年用三棱针为他的一位正在忍受腰部扭伤，经多方治疗无效的好友治疗，当即好友能下床活动。这一疗效给他无限力量，在社会、军营的鼓励、支持下，黄荣发从此走上了针具改革的道路，发明了独具特色、治疗简便的小宽针。

小宽针一套为六枚不同型号的不锈钢针具，临床使用可灵活选择，在选取穴原则下进针简单、不捻针、不留针，出针后配合拔罐（含放血）、按摩综合治疗，疗效明显。用黄先生的话说就是"用之得当，有益无损"（《小宽针针刺综合疗法》一书已于1989年由河南科技出版社出版）。

2. 小针刀疗法

小针刀疗法是二十世纪六七十年代由朱汉章先生在十分艰难的条件下创制的。毫无疑问，小针刀疗法是我国针刺疗法历史长河中一朵闪光的浪花，是朱汉章先生在自己的医疗实践中对待针具进行揣摩、改革的结果。从有关资料分析，朱汉章经历千辛万苦，迎着各种阻力，在临床实践中磨炼，于1987年才走出县、省，在全国范围推广，为现代针刺医学做出了他自己的贡献。用辩证唯物史观分析，朱汉章先生的创作发明反映了那个时代的烙印。假如没有"阶级斗争、生产斗争、科学实践三大革命运动"作动力，没有"一根针，一把草"运动作支点，有谁能大胆支持他的革新，有谁能组织社会力量给予鉴定，能在十几年的时间就闯过数关推向全国呢？小针刀的针具设计是有科学性的，小针刀的理论基础比较客观，是接近生理病理的，得到了针刺学术界的广泛支持，于1994年被更名为"针刀医学"。

《小针刀疗法》一书于1992年出版，收载相关史料较为合理。第一章"有关慢性软组织损伤的病理学说"至今仍有现实意义，在探讨未来针刺理论时具有参考价值。第四章专门探讨小针刀学派对慢性软组织损伤机制的新认识，文中从六个方面探讨了软组织动态平衡失调问题，其中软组织的损伤粘连学说占重要地位，由此导出了小针刀疗法中的剥离术、松解术，达到比较合理地解释疏通气血的目的。现代针刺医学对于小针刀疗法的理论与临床实践是不可忽视的。

3. 巨钩针——钩活术

《中国中医药报》2007年8月10日第8版在"河北特刊"栏下刊载魏玉锁先生的巨钩针——钩活术。这篇报道十分翔实，分五个内容介绍，附魏氏巨钩九针图。从文中得知，魏玉锁先生从1984年毕业于中医学校起，便从临床医疗实践中走上了探索改进针具的道路。魏先生于1984年10月读到小针刀资料，1985年10月又采集到山西针灸研究所师怀堂医师创新九针的资料，并从师氏的"锋勾针"既能针刺，又能挑治、割治和放血多用途中得到启示，并在此基础上设计出可以"强通"的巨钩针，自此魏先生在临床工作中伴随巨钩针走过了20余年。由于他的学术成就对针刺医学、疼痛医学、骨伤科医学的影响，他承担的各类社会任务越来越大，他希望具有中医特色的针刺医学更加发扬光大。

4. 关于激光针与激光针刀的临床应用

当今新兴科学事业不断发展，推进了许多行业的现代化。自激光被用于医疗后，在针刺医学中添加了激光针疗法与激光针刀疗法。激光针是将一束激光对准某穴施治，我国已有南京小松医疗仪器研究所生产的XS.998型光电多探头激光治疗仪，它的功率性能良好，可渗透至皮下7cm左右，按操作规程进行疗效明显。

激光针刀，据《中国针灸》2007年8月发表的《夹脊电针配合激光针刀治疗腰椎间盘突出症》一文介绍，收录病例计115例，分夹脊电针组、激光针刀组和综合组，激光针刀组采用SJ-L型激光针刀进行治疗。从临床应用分析，SJ-L型激光针刀具有小针刀特性，表明针刀医学已有分支。作者报道，激光针刀在局麻下进针后留针、通激光30分钟，临床疗效明显，但激光针刀组半年复发率为74.2%。由此看来，激光针刀用于临床，至少对针刺手法还应作研究。

小宽针、小针刀、师氏新九针、巨钩针、激光针、激光针刀都是近几十年来中国针具改革中的佼佼者。回首之，笑在心扉。

三、针刺理论的探讨

近几十年来各级中医期刊刊载相关针刺理论的文章，亦可谓浩如烟海，有关探讨针刺理论的专著绝非罕见。《小针刀疗法》就不失为探讨针刺镇痛的专著之一。金观源博士以前贤解剖、生理学包括神经反射理论为基础探讨疼痛与镇痛理论，已出版《临床针灸反射学》（北京科学技术出版社，2004），他从神经生物学、身体反射区知识出发，探讨了交感神经系统在内脏、在皮肤、在血管壁上的分布情况，这些探讨对于阐释针刺镇痛是很有意义的。

刘里远先生在《古典经络学与现代经络学》一书中同样用较大篇幅探讨了交感神

经系统的分布与功能问题，其目的亦在于探讨"经络"与针刺镇痛原理。

上述认识在当今规范镇痛理论中我们应该怎样求到共同点呢？居住在地球的人类，人体是一个已经适应太阳系、地球这一自然环境的具有众多层次的、极其复杂的、可以自我反馈的自我调控体系，某一局部因受较长时间的风寒侵袭，导致局部组织中血管收缩，各细胞间代谢物质迟缓或停滞，俗称风寒瘀滞，影响该局部代谢物质的正常代谢；或因各种外力作用导致某局部组织损伤，使运动过程中的动态平衡失调；因损伤、代偿、粘连，或在某外力作用下因全身姿态突然改变而导某组织位移，如某筋"出槽"；或因骨质增生，加之风寒影响某肌痉挛，使某关节错位，从而产生压迫等，都极其复杂，但我们可从中找出主次。我们注意到许多学者在探讨疼痛机理时讲到"诱因"，在讲"诱因"时多指"风寒"，古人有时将风寒称"贼风"侵袭，我们称之为某局部持续感受风寒可导致该局部因风寒而产生瘀滞，成为疼痛的重要"诱因"。因此，治疗医学中的五花八门的"热疗"，对于治疗疼痛有效。那么在临床治疗中我们应该怎样认识病理中的风寒瘀滞、药理中的活血化瘀、热疗中的舒筋活络呢？

但是有一点应该指出，在"经络概念"从《黄帝内经》经脉理论中分离出来满天飞的时代，许多治疗疗效都贴上"疏通经络"是不对的。因为人体并未找到"经络"组织，并不存在"经络"，因此在今后的中成药宣传中应该不再出现"疏通经络"字样了。

关于改进后的小宽针、小针刀、巨钩针等在临床实用中新创的镇痛理论我们是不可忽视的。分析这些针具与毫针的区别，首先在于它们比毫针粗，其次有了"刀"，有了"刃"，下针之后对局部组织的分离、撕裂、破坏，面积更大。我们能不能在这一实际情况中找到一些镇痛的认识呢？当小宽针进针以后，除较多地刺激到肌梭、环层小体、各类神经纤维、毛细血管壁、毛细血管壁上的交感神经系统、汗腺以及立毛肌上的交感神经纤维外，还因它们的"刀""刃"能割裂更多的组织乃至伤损各类细胞壁，增加受损局部的各种组织液的渗出，如K^+、Cl^-离子浓度的改变，组胺、5-羟色胺等浓度增加作用于神经末梢，产生痛觉兴奋，此过程被认为是"疼痛的生化机制"。但是，小宽针等用于治疗，我们应该怎样突破矛盾，重新认识呢？我们应该怎样认识它们的镇痛原理呢？病理学家、临床医学家、疼痛生理学家应该设计一些怎样的课题，开展怎样的相关研究呢？拜求学术界审视。

参考文献

[1] 金观源. 临床针灸反射学 [M]. 北京：北京科技出版社，2004：34.

跋　杏林忧思

中国医学事业，渊源于新人以来的数万年间；有文字可考者延蔓三千余年，为中华民族的繁衍做出了重要贡献。在原始中医学中不仅思维方式独到，许多理论独具中国特色，能经受当今科学考验，为世界其他民族医学史所不及。

但在《黄帝内经》成书以前，许多医学史料多经口头传授，或为残帛断简流传，发展之艰辛，不难理解。因此，撰集《黄帝内经》的人们，搜集、依赖的先秦口传之医学史料、残帛断简史料中，只言片语者不少。在今本《黄帝内经》中这类文辞是较多的，如《素问·生气通天论》《素问·六节藏象论》中都有"其生五，其气三"，由于在两文中引用生硬，其理难明，因此，在传统解释中未能统一，学者们都不理解它应与古历法理论中的"五日为候，三候为气，六气为时，四时成岁"联系起来解释；如《素问·上古天真论》中讲男女性生殖生理时，强调"肾气"，至今在学术界尚未统一对先秦"肾气"的认识，尚不知道在秦汉时期"肾"本指男性的睾丸，两千余年来泌尿之肾与生殖之肾的概念混淆不能通释的历史应该结束了。但是已经澄清了的事实，不知何日方可在教科书中统一认识。又如在《素问·阴阳别论》开篇便说"人有四经十二丛"，"人有四经"这四个字本来源于春秋齐国的"心有四支"，即"人有四经"调节论，本源于殷商甲骨文造字者对心脏底部四条大经脉的描绘，但因撰文者所得为只言片语，不了解文意而生硬录下；或者写"人有四经十二丛"的作者，已经知道十二条经脉是从心脏底部的四条大经分离出来的，但原作者未能进一步阐明，使后世注家闹出了笑话，今本《黄帝内经》中的相关问题是我们需要进一步阐明的。

我们还应该看到，两汉《黄帝内经》成书以后，于魏晋时期，当玄学发展之时，人们在不能解释《黄帝内经》中许多原文本意的情况下，希望从玄学中找到理论依据，于是对于《黄帝内经》之解释越来越玄妙。当代学者证明，两汉以后，《黄帝内经》在转抄中累有散失；《素问》在唐代，《灵枢》在宋时，都有较大更变。天人合一观念被曲解，五行、运气学说大增。尤其从殷商至两汉之"经脉起源演绎理论"，在《黄帝内经》中未被全面反映，为后世传统中医理论中的某些内容走上玄学留下了口实，同时也为当今澄清经脉理论增添了难度。

近代西方医学传入中国，使"中医理论"陷入困境，国外只认可中药疗效，不接受"中医理论"。且于20世纪30年代，南京政府通过"消灭中医案"，使中医事业蒙受重大损失。20世纪50年代，百废待兴之时，中医事业获得新生。当针刺镇痛、治疗聋哑取得奇效，当日人提出"良导络"、出版《经络的研究》的时候，中国人急于寻求新型中医理论。在人们还未来得及探明经脉理论来龙去脉的前提下，误将经脉理论（经脉、络脉简称"经络"）曲解为当今之"经络概念"，且动员全国医学界花去大量人力、财力寻找"经络实体"，有些学者用伪气功理论解释"经络"，再一次为现代中医理论制造新的玄学，严重限制了中医事业走向世界。这一过程的实质，反映了近百年来许多医家为传统中医理论中一些过了时的"理论"而惆怅，包含了杏林学子忧思无门之心情。可叹当今又出了个张功耀！

现在当我们从甲骨文中领悟出"心（ ）"字的历史意义在于描绘了心脏底部的四条大经脉，当我们认识到齐景公讲"心有四支"的医学理论意义即"夫心者，所以制使四支，流行血气"的时候，当我们将其出土之十经脉、十一经脉联系起来进行思考，比较明确地意识到了我国经脉理论的起源、演绎过程的时候，我们能不认真思考我国独具特色的经脉理论的历史意义与现实意义吗？然而，我自己"单枪无马"，功底浅薄，这就是我于2003年向四教授呈送为探讨撰《中医人体经脉调节理论起源·演绎三千五百年》的信，希望谋求指导、谋求立项的根本原因。但因我的设想脱离社会实际而未能实现。

三年以来，我自己在学术实践中因认识上不断深化，并结合学术界的实际，围绕当今之五花八门的"经络概念"逐步撰文，综合反映了这个时代"经络研究"的演绎脉络及我个人对经脉医学的认识。经组编完成《经脉学说起源·演绎三千五百年探讨》书稿，现将拙著投于学海，希望专家教授指导。假如有商榷刊出，那就更好，因我衷心求得千层浪花，预先向指导者叩谢！

2006年10月1日于十堰市十堰小区秋实居

◀ 下集

原始中医学
理论体系十七讲

内容提要

"十七讲"是在《论原始中医学》《远古中国医学史》等基础上对我国医学知识、求治愈思想、医学理论的萌芽、起源问题进一步展开讨论，澄清了殷商时期脑、心主思维之前的数千年间，尚有"目主思维"即"目论"的认识过程。结合近半个多世纪"经络"的研究，导致了李时珍返观内视发现了经络，经络水通道等观念问世，为组建未来中医理论新布尘埃，特设"拂尘篇"澄清之。

在殷商至秦汉的医学史料中，先民们将医学理论建立在有限的人体解剖、生理知识基础之上，以及传承中原始资料丢失，使脾为虚拟形态，生殖生理嫁接于泌尿之肾，三焦之下焦界定于右侧输尿管……为响应"中医形态学研究呼唤与时俱进"的号召，本书以秦汉以前的医学史料为据，澄清了玄府、肌筋骨及脏器形态解剖结构，补正了脾胰、生殖之肾——睾丸、命门——子宫颈口等认识，盼能在创建未来中医理论中与学者们求得共识。

2014 年 6 月 28 日

自 序

　　1982年我在郧阳地区人民医院门诊办公室工作,因去庐山参加"全国经络电阻测定会"的王医师回来后介绍相关情况,我请他将会议资料留给我读一读,由此勾起了我1958年以来对全国性"经络研究"的思考;由此根据我的条件走上了独自一人从《灵》《素》,从文献学角度探讨与经脉医学、原始中医学相关理论及临床资料的道路。虽然1984年又被调离医院,在适应新的工作后,又于1987年起,利用所有业余时间全身心地投入到秦汉及秦汉以远的原始中医学相关史料的习读、探讨之中。几十年来,我遵守"切勿三心游学海,莫想一步登书山"自律,真有点"朝于斯,夕于斯",埋头于原始中医学的探讨、考辨之中。在我的记忆里,自介入《灵》《素》以来,医史学界许多学者佳章促进了我深入思考的决心,同时也得到了李经纬、甄志亚等一批学者的指导、支持!当李经纬教授约我参编由中国科学院牵头的《学科思想史丛书·自然科学系列·中医学思想史》,指导、启迪我撰著《中医学思想萌芽》的时候,我在回敬李教授的信中,曾错误地认为:"中医学思想萌芽,属于中医理论范畴;外治医学知识在起源时,没有医学思想萌芽的支配。"大约4个月后,于1999年8月的一个晚上,突然考虑到"原始医学知识的起源过程,是有'求治愈'思想作指导的;原始医学知识的积累,与原始医学理论的萌芽是一对难舍难分的孪生兄弟;直观思维是原始中医学思想萌芽的重要途径"。由此展开探讨,完成了《论原始中医学》,于2003年出版。

　　不觉30年过去了,自7年前《经脉医学起源·演绎三千五百年探讨》脱稿以后,当想起贲长恩教授2005年发表的《中医形态学呼唤与时俱进》;想起特异功能从多方面对"经络起源",对扁鹊、对李时珍袭来;反思中医学术界对中医理论起源的时限;对"经络是什么"的回答中仍有许多问题需要澄清;特别是当读《经络是水通道》的时候,深深感到在中医理论体系范围还有一些灰尘必须拂去;想起两汉以远原始中医学理论体系中基础医学人体解剖、生理学史料有待进一步挖掘、整理的时候,虽然认识到自己对《灵》《素》，对先秦子书群中与医学有关的史料，对相关考古史料认识都十分肤浅，但仍有"抛砖引玉"的决心，决定撰此《原始中医学理论体系十七讲》。现在这块砖坯初稿完成，拟先投于学海，请求学界赐教！

回顾原始中医学理论体系，尚有药学理论应做简要交代。在今本《内经》中，中药理论涉及甚少。在《五十二病方》中用药理论是朴实的。传统中药理论中的四气五味、药物归经理论，是两汉乃至唐宋以后逐步总结的。中药理论亦有待"与时俱进"。现在的形势很好，2012年我国政府采取措施，于中国中医科学院组建成立了设编60人的"中药资源中心"，该中心设"中药资源科学技术研究部"等3个部及"中药分子研究室"等9个研究室。国家推进的这一措施，必将从根本上改进中医药理论面貌，必将促进中医药事业的规范化发展。

2013年2月3日于秋实居

绪论　用毛泽东思想指导原始中医学理论体系研究

我国中医学渊源于数万年来人类在进化过程中获得了远事记忆能力，能逐步积累生活经验之后，渊源于数千年前人们对日东升西沉、南往北来位移变化规律的认识，渊源于远古历法理论中天地定位、阴阳观念及远古太极文化的创立，渊源于远古综合科学的发展及口头文化传承之中。至殷商，人们在数千年陶文创作的基础之上，总结出"依类象形"造字原则，开创了创作甲骨文的新篇章，为方块文字的创立奠定了基础。有了文字，为追议民间远古口头文化传承史料提供了可能，为周王室创建各类礼制，开设文史馆藏，封"守藏史"，分设各类医事官员，加强与规范医事管理提供了方便之门。历史发展至春秋战国时期，由于古文字已由甲骨文、金文、篆文演绎为隶书，两周以来便有许多不留名的学者对民间远古口头传承文化进行采集、整理，方有以《尚书》为代表的尧、舜、禹史学——德治思想问世，初步反映了我国五千年文明史。至《周易》成文，又有从口头文化传承中追议"连山""归藏"者，乃至"河图""洛书"先后追议成像，分散收载于子书群中，有待学者们挖掘整理，反映我国先民早期探讨四季气象更替的"九宫八风图"被《灵枢》保存下来。从远古先民口头文化传承中逐步追议成文、成像的诸多典籍中我们能不领悟到数千年前中华口头文化的光辉与伟大吗？原始中医学事业的演绎必然孕育其中。

春秋管仲相齐，齐之强盛达"九合诸侯"。《管子》成书，虽有后来之士补文，但它所收载的社会科学史料、自然科学史料（含医学科学史料）可谓春秋时期的骄子，不可小视。随后，老聃著《道德经》，孔丘整理《诗》《书》，治《春秋三传》，无名氏又留下《山海经》，战国百家争鸣之风无不成为原始中医学发展的沃土。

在原始中医学理论体系中，关注人类思维已被先民们放在首位。甲骨文的造字者已对人体天（𠂉、𠆢）[1]即人头顶（巅）进行描绘；《甲骨文合集》24956"𠙻"被释为头颅，这个"头"（𠙻）字与《殷虚文字甲编》507"⊕"意同。在此基础上甲骨文造字者创作了[2]字，这个以头颅为基础的字，描述了人们进行思考时常常用手抓自己的后脑壳的行为表象，我释作思。[3]𠂉、𠆢、⊕、（思）字证明，殷商先民曾经思考过"脑主思维"。只是因为柔弱的脑组织静静地藏于头颅之中，不如胸腔的心脏不停地搏动，因而甲骨文的造字者在 200 年的时间内，先后对人体心脏进行了反复解剖观察，弄清了心内有七个孔窍……完成了心脏的大体解剖。纣王"吾闻圣人心有七窍"（有学问的人用七个心眼思考问题）就建立在心脏解剖基础之上。第六个"心"字作 ，造字者在心脏底部画了两条线，代表四条大经脉（血管），推导出"有思维能力的心脏通过四条经脉调节全身各部位的机能"，从此导致了我国经脉医学的诞生，[4]心主思维、经脉调节论史料流传至今。然而《史记·越王勾践世家》载：古有"目论"，劝谏者说："今王知晋之失计，而不知越之过，是目论也。"指出："目能见其毫毛，而不能见其睫。"《史记》"目论"之说，促我特撰《中华远古医学思想萌芽史上的轨迹——目主思维史话》[5]，说明中华远古先民早已对人体思维功能十分关注。即在脑主思维、心主思维之前，尚有四千年左右的"目主思维"的认识。与此同时，八千年前的先民们对自身的疾苦必然是关注的，这就是远古中医学知识必然积累发展的动力。但是近半个多世纪以来，以"经络"（经脉医学）为代表的中医理论起源，众说纷纭，更有权威人事介入布尘，障人耳目。为促进未来中医理论的健康发展，此等灰尘，必须拂去。

一、澄清特异功能对中医理论起源·演绎中的干扰

上文已涉足于我国经脉医学的起源，但由于20世纪70年代末在我国特殊情况下刮起了气功、特异功能热，从耳朵识字、特异透视……到严新与清华大学的"外气实验"[6]，可谓热闹非凡。德高望重的物理学家钱学森院士多次参加相关会议后，将特异功能与西方研究百年"心灵研究学会"[6]（P：197）、"超心理学"等结合，提出"人体科学"概念。钱院士有一个良好的愿望，希望通过气功、特异功能的研究，解决中医理论中一些尚难说清的问题。1983年11月14日，钱院士听顾涵森《生命信息疗法与中医现代化》报告后说："我认为，中医、气功和特异功能是三个东西，而本质又是一个东西……气功研究，会使我们找到一把打开人体科学大门的钥匙。"1984年4月2日，在听陈信《人体科学研究最新的动态》报告后，钱院士说："关于中医理论、气功、特异功能有密切联系的观点……看来不如陈信所长提的经络、气功、特异功能有密切联系的观点更具体……所以，气功的研究工作是打开人体科学大门的钥匙。"据巩献田《浅谈钱学森的中医观》说："钱老在1986年5月23日向香港《文汇报》记者说：'……我现在的认识认为：中医、气功、特异功能三个东西是一体的，从现象来看，最突出的是特异功能，要发展特异功能、气功、中医，使它们变成真正的理论……搞中医、气功、特异功能，最后的结果，是引起一场新的科学革命。'"[7]与此同时，钱老还讲"经络的实质是不存在的，有经络的理论，但是没有经络的实体"。所以钱院士还力主建立"唯象中医学"[8]。30年前的这场特异功能热给中医理论的创建带来极大的负面效应，是我们应该逐步澄清的。在特异功能热思想的影响下，有学者认为"某些特异感觉功能发现了经络体系"[9]，或者将经脉学说的诞生推向具有特异功能的古代医生——扁鹊"[10]。有学者在探讨我国先民对器官认识的途径时说："古人对解剖器官脏腑的认识，主要通过三条途径。其一……其三，特异功能对机体的透视。"作

者指出:"扁鹊能够见垣一方人,尽见五脏症结。……少数特异人的特异透视能力,应该在解剖器官的认识方面发挥过一定作用。"[11]这篇文章出自中医博士之手,可见特异功能对中医学理论影响之深。甚至20世纪以来仍有学者用特异功能解返观内视,如马献军在《感悟李时珍的经络观》中说:"内景隧道,惟返观者,能照察之的论点……这是他(李时珍)自我练功至高境界对经络感应的精辟描述,足以说明,练气是查知经络的唯一方法……"[12]马先生的意见,迫使我们不得不加以澄清,特撰《论李时珍返观内视与内审思维的同一性》[13],成功地否定了李时珍的返观内视(特异感知)能力。

应该指出,钱院士自介入特异功能与中医理论的探讨后,虽经常发言支持中医、气功、特异功能三位一体,但总体上讲钱院士是十分慎重的。他多次强调:"我们一定要用辩证唯物主义指导我们的工作。……我们搞自然科学的,也要学好辩证唯物主义。"1984年在人体科学的探讨中,钱院士注意到系统科学、思维科学的探讨,他强调:"人体科学特别要抓着人的整体这个层面,特别是在神经系统和人脑控制下的这个系统。……在马克思、恩格斯著作里,意识、思维、精神的来源只可能从脑这个物质产生……"提出"人体是一个开放性复杂巨系统"。钱院士的这一认识,对于他本人讲是人体科学研究中认识上的一次深化;对于广大研究人体科学的医家及经络研究工作者,这一认识将对今后人体机能的研究产生巨大影响。1986年他撰《人体科学的幽灵在徘徊》一文批判了气功新理论中的"龙子""气场",指出:"什么气场啦,还有同志说的龙子啦,其实这些东西,没有科学实验的验证事实,是凭空想的。无非是以一个说不清楚替代另一个说不清楚,这个不能叫作科学。"[14]钟科文在《气功与特异功能解析》第198页收载《香港大公报》1990年转引《健康报》刊登钱学森的秘书涂元香的一封信称:"我作为钱学森同志的秘书,要郑重声明的是,钱老提倡用科学的、严格的方法研究气功现象……他反对少数人借气功之名,行骗金钱之实,更反对借气功搞封建迷信活动。"

从诸多事实分析,对于钱院士在早期特异功能热中将气功、特异功能与中医理论捆绑在一起的言论,我们应该在澄清认识的原则下,用唯物认识论理解钱院士的心情:他是在我国"经络研究"累遭失败后,希望从气功、特异功能中寻找突破口,从而提出了一些不切实际的看法。但在1985年以后,钱院士根据辩证唯物论指出"人体是一个开放性复杂巨系统"。当今我们应该尊重钱院士的心愿,采用辩证唯物论对中医理论进行研究。钱老新创的"开放性复杂巨系统"人体理论,应成为我们研究人体科学、研究中医理论的新武器。

然而,进入20世纪以来,特异功能的幽灵仍然不散,如伍绍祖发表《认真总结经验教训,促进人体科学研究健康发展》一文[15],公布"找到了新一代的特异功能者沃尔根"。伍先生力主继续研究人体特异功能。2010年10月,中国科协举办第45期新观点、新学术沙龙,沙龙会上气氛热烈。不久又有学者追随,推出"象思维与藏象理论的构建"[16]。作者们无端强调,人体存在天、地两个系统,并作"命门中所藏四时藏及所生五神藏图示";无端将肝、心、肺、肾一劈为二,说"肝心肺肾属天系统,肝心脾肺肾属地系统"。正如钱院士批评龙子气场时说:"其实这些东西,没有科学实验的验证事实,是凭空想的。无非是以一个说不清楚替代另一个说不清楚,这个不能叫作科学。"所以在探讨中医理论起源·演绎过程时,我们还是应该遵循钱院士的心愿,一方面排除特异功能对中医理论的干扰,一方面采用历史唯物史观深入到相关历史时期探讨中医理论体系的产生根由,用"人体是一个开放性复杂巨系统"指导中医理论研究,这是我们撰著原始中医学理论体系十七讲的根本宗旨。

二、《医学导论》中"医学起源"的观念应修改

近日有机会拜读 2011 年发给高等医学院新生的《医学导论》,该教材由文历阳先生主编,人民卫生出版社 2001 年 8 月第 1 版,2008 年 6 月第 3 版,说明本教材对高等医学界的影响是深远的。从《医学导论》全书分析,本书包括阴阳五行、藏象、经络、学习心理、大学生思维发展、学习方法、记忆理论及记忆技巧等,应该说是引导新同学学习的一本好书。

但是该书开卷讲"医学的起源与发展",说"历史证明,自从有了人类,就有了医和药",这种观点一下子将我的思想打乱了。我立即放下《医学导论》,思绪如潮水涌来,"有了人类"这个概念应该怎么理解?在这个词中应该包括人类进化中的断代问题,这里的"人类"是指古猿进化为猿人吗?在我国,170 万年前的元谋猿人被人类学家认定是"直立猿人的一个新亚种"[17],是否早在 170 万年前已经"有了医和药"?80 万年前的蓝田猿人[17](P:9)时期"有了医和药"吗?50 万年前的北京猿人[18]"有了医和药"吗?20 万年前的广东马坝人是我国猿人进化为古人的代表,马坝古人被古人类学家根据进化特征认定为早期智人[19],进入智人阶段的马坝人在原始生活状态下"有了医和药"吗?世界各民族医和药的起源能不加分析地讲"有了人类,就有了医和药"吗?

具有世界意义的医学起源问题,是近百年来世界医史学界关注的大问题,既往各文明古国对医学起源都存在"神授说""圣人创医说",反映了数千年来人们对医学起源的探讨过程,与医学知识必然来源于医疗实践不符。20 世纪中叶,苏联著名生理学家巴甫洛夫指出:"有了人类的出现,就有了医生的活动。如果认为医学的历史是从有了文字记载时期开始,那就错了。"从后一句讲,巴甫洛夫认为,医学起源的历史在文字创作之前,医学的起源出于人们的医疗实践,此认识比"医学神授说""圣人创医说"无疑是一大进步。但前一句"有了人类的出现,就有了医生的活动"对于人类进化断代概念不清,是值得商榷的。由于 20 世纪 50 年代我国受"学习苏联老大哥"的影响,我国学者在医史著述中往往沿袭巴氏观念,如《中国医学发展简史》讲:"原始人最初在采集植物充饥的过程中,也就开始发现了植物药。"[20] 有学者说:"有了人类的出现,就有了医疗活动。……人与兽斗争,故有外伤,外科因之而兴;没有火以前,生食而伤肠胃,内科因之而起。"[21] 上述认识好似说人类出现之初,连因"生食而伤肠胃"的内科病证都能认识了,这种推论能站住脚吗?仅就 20 万年前的早期智人对人体内脏进行过解剖吗?他们能给"肠""胃"命名吗?《医学与哲学》于 1988 年第 4 期刊登《试论医学的起源》《医学起源阶段的时间界定》《医学的起源与形成辨析》甚至将医学起源推到 1400 万 ~ 300 万年前。医史名家何爱华不加分析地撰文指出:"医学起源分期"将 170 万年前元谋猿人至公元前 841 年划定为医学起源积累时期。[22] 何等武

断！1991年高等中医院校参考书中也讲："有了人类，就有了卫生保健。"[23]现在21世纪头十年已经过去，在医学起源的教育中，《医学导论》再次抬出"自从有了人类，就有了医和药"，还借用"历史证明"作强证，能不令人心寒吗！《医学导论》第2页："……在以植物为生的长期生活体验中……也认识了某些植物毒性……例如中国人发现大黄能泻下，麻黄能平喘、止咳。"此论强调"在长期的生活体验中……"应该可取。但是作者的前提是"有了人类，就有了医和药"，如果不将远古先民在什么样的条件下，方能认识"大黄能泻下，麻黄能止咳、平喘"的前因后果讲清，能服人吗？比元谋猿人进化了120万年的北京猿人能理解大黄的泻下作用，并在临床中主动应用吗？北京猿人时期有"临床"这个概念吗？他们能认识泻下、咳喘是病态吗？北京猿人能将麻黄的止咳、平喘作用应用于临床吗？"有了人类，就有了医和药"的错误在于对人类思维进化史未做任何探讨，忽视了人脑解剖结构与人脑生理功能的渐进性进化史的认识，忽视了人脑远事记忆能力在积累原始生活经验及原始综合科学知识积累中的基础作用。人类学家将人类进化史分作猿人、古人（早期智人）、新人（晚期智人）三个历史阶段，新人除具有现代人类的体质特征外，最为重要的特征是大脑容量达1350mL左右，脑神经元达140亿左右，脑神经元内部结构进化至具有了远事记忆能力。只有这时新人们才能对积累的知识进行比较，得出新知，并主动将某一新知继续积累，完善新知，这才是原始综合科学知识中许家窑人发明飞石索，峙峪人发明弓箭，山顶洞人发明钻孔术、制造骨针的根本原因。所以只有人类进化到新人，人类才具有主动积累医事活动中的知识的可能，近5万年来的新人时期，才是医学起源的上限[3]（P：4—10）。

有学者讲："医学的起源，实际上包括了本能行为、经验医学、医学理论等几个方面的问题。"[24]并说："低级的本能行为当然要向高级发展。"这种观点混淆了没有目的的自救行为与主动寻找医治方法的界限。如早期人类手受伤后，受伤者没有目的地将受伤的手放进口中吮吸，与有了远事记忆能力之后能从既往受伤的经验中主动寻找某一嫩绿的植物叶揉一揉，贴敷在伤口上的有目的的主动行为意义是不同的。只有后者对疾病的主观认识才能认识到自己有病了，与主动寻找治疗方法才具有医事活动与医学起源的意义（P：8，23）。[3]在探讨人类医学起源时，如不澄清"本能行为"与医学起源的关系，将"本能行为"列入医学起源范畴探讨，所得的结论便会掉进"有了人类，就有了医和药"[24]的怪圈，这是我们不能同意的。

关于人类的认识水平，近代学者指出："如果说以前只能认识分子，后来认识了原子，现在深入到原子核内部，那不是人的认识问题，而是实践问题，是人的实践水平局限了人们的认识能力。"[25]这一分析正好解释了新人的认识能力，是具有远事记忆能力的新人的实践水平限制了新人的认识能力。还因在新人中，"并非人人都可以用同等的思维能力来连接他们的观念，这就是想象力和记忆力何以不能一视同仁地为每个人服务的缘故"。[26]因此，在新人中间产生了对医学知识比较关注或感兴趣的人群，当他们经历了某一次疾病过程，便能留心于这一疾病某些特征及与这一疾病好转有关的事件，并能较好地记忆下来。只有人类的记忆和思维能力发展到有目的地、主动地寻找治疗方法的时候，这种主动行为才具有医学起源的意义。至于说人类给肠胃命名，给心脏命名等，那是近 4000 年来，特别是殷商以来甲骨文的造字者们采用"依类象形"原则造字后，促进了人们对人体脏器的解剖观察、生理功能的思考后逐渐起步的。唯 8000 年前的河南贾湖先民在龟甲上刻下了 ⊙（目），证明他们对人体五官生理的关注：贾湖人关注目视生理，反映了我国先民遗存了中医学思想萌芽的轨迹。此一起点在数千年的文化演绎中，导致了"目论"的产生，导致了四川三星堆 ⌒（目）文化的产生，反映了在心、脑主思维之前的数千年内还有"目主思维"的认识，[5]人类医学知识的起源与人类大脑进化规律完全一致。

三、用毛泽东思想指导原始中医学理论体系的研究

在人类社会早已存在一种思维模式，或曰思维方式。人类最早在直观思维下发明了砍砸器，经数百万年的进化，当有了远事记忆能力之后，才能将已经历的事件（个别知识）记忆下来。有了远事记忆能力，才有了原始综合科学知识的积累，才有了思维过程中的比较观念，促进了人类社会的发展。从中国远古史分析，看得见的事物莫过于一万年前的种植农业、红陶烧制的起步（玉蟾岩等遗址），莫过于七千年前的水上运输工具、杆栏屋群落等（河姆渡），莫过于四千年以来遍及东南西北的眼花缭乱的青铜器。近万年来人类社会的每一发展，无不反映人类思维的进步。但人类思维的进步，很难如石箭头一样被保留、被直观。人类社会的进步是人类大脑解剖结构、生理机能进化的结果，包括人类在社会进化中对社会进化规律的认识，包括社会学的进步。研究中国社会学的发展，不得不感谢两周学者追议口头文化传承保留的《尚书》。《尚书》讲尧帝在十分艰难的情况下关心民众疾苦、衣食，组织有知识的人"历象日月星辰……敬授人时"、农业，促进了社会的发展。禹王认识到"政在养民"，在此思想指导下，要求执政者们"正德、利用、厚生"，又改进国家管理制度，设"水、火、木、金、土、谷"六府，管理国家财用支出。禹王的"六府三事"，被人们编作"九歌"传颂禹王的业绩。从尧帝到禹王的思维模式，有直观，有比较，又有推理判断，禹王治水就因从"堵"改作"导"才取得了胜利。以尧舜禹为代表的我国先民思维科学的演进，亦是中医理论产生的根本原因。人类思维方法的进步，无疑是提高人类认识自然界、认识社会事务的法宝，探讨自然科学之道与社会科学之道的"道法自然"的深远哲理就在其中，它是促进社会进步的原动力，也是当今建立和谐世界的原动力。

近代思维方法自黑格尔提出辩证法以来，马克思发展为辩证唯物主义、历史唯物主义。马、恩、列的辩证唯物主义、历史唯物主义不仅适用于对社会科学史的分析，更适用于对自然科学史的分析。毛泽东主席在他的革命实践中始终贯彻着辩证唯物、历史唯物史观，他的一生，力主"改造我们的学习"。特别是新中国成立前后，他和党中央的先辈们共同努力，在全国普及辩证唯物主义与历史唯物主义教育，努力将辩证唯物、历史唯物史观变作社会意识，他希望政府职员、科学工作者们都建立这一主观意识。新中国成立前后的这场思维方法的大变革、大普及，使许多人受益匪浅。

1955 年青岛市的卫生部门举办"巴甫洛夫高级神经活动学说学习班"，通知驻青岛解放军卫生人员参加。那时我在青岛五号码头卫生所工作，这为我自学创造了条件，

我向所长要求跟医生们一起参加每星期天开讲的学习班。讲课的老师对巴甫洛夫的条件反射理论讲得很通俗，也有巴甫洛夫与唯心论者谢灵顿的斗争史料，因此讲课中无疑贯穿了唯物主义与唯心主义认识论。后来我认识到，这些学习在我的思想中种下了辩证唯物与历史唯物史观的种子。回忆之，我非常感谢那个时代的朝气，蒸蒸日上、宣传普及真理的火红年代。火红的年代培养了我在以后的学习中注意到"分析"并养成了习惯。尤其在大学及大学毕业以后的学习中，我都要考虑该学习内容的诸多具体问题。1982年自学《灵枢》，后来学《素问》，认识到《灵枢》中潜藏着许多先秦医史。为追踪中国医学起源，我逐步追至考古学、古人类学、古文字学及先秦子书群中，希望从中探求医学起源的根由。现在想来，上述"追踪"，应该是在"历史唯物主义"思想指引下"追踪"的。在中国医学史的研究中，1997年我提出："追中医理论产生之根由，查秦汉医理之真谛，方可明中医药发展之方向。"（北京·小营·中医药发展战略研讨会）后来在习撰中完成"医学知识起源新论、中医理论框架形成新论、经脉学说起源及当代'经络'新论"，收载于《中国医学起源新论》之中（1999出版）。在撰《经脉学说起源·演绎三千五百年探讨》时，我表白了"穿云破雾释经络"的勇气。我在历史唯物论指引下研究远古中国医学史，认识到应以今本《内经》为界，将今本《内经》成书之前的医学史料命之曰"原始中医学"。"原始中医学"是建立在丰富的原始基础医学与临床医学基础之上的，将今本《内经》成书以后的中医学称作传统中医学。不论是"原始中医学理论体系"还是"传统中医学理论体系"，都是中国先民在不同历史条件下的原创理论，因此我们有必要进一步进行做历史性分析。我个人认为，原始中医学理论体系是一块未受社会学中君臣思想、魏晋时期玄学干扰的净土。在"原始中医学理论体系"中经脉学说是核心，是灵魂。当代误将"经络"从经脉医学中分离出来，从不同层面研究"经络"60年，至今众说不一，其实以失败而告终，但仍有"虚体"论者及"经络是水通道"的论述，这一结果必然使中医理论失去灵魂，必然导致许多尴尬局面的出现。这便是"告别中医中药"谬说出笼的重要原因。当今有许多学者为寻找中医理论的"突破口"操劳。我希望学者们能走进原始中医学，深入探讨原始中医学理论体系，从中寻找到中医理论的灵魂，并在此基础之上重新审议近几十年来许多学者在"经络研究"中留下了许多与既定之"经络客观存在"不符的，但属唯物论认识的真实史料，由此我们应该在重新审议之后认识"经络概念"的负面影响。薛崇成教授早已指出，"研究经络，必须解决经络内属藏府，外络肢节"问题。其实两汉医家在创十二经脉理论中，将足太阳膀胱经脉循行安排在脊柱两侧，与脊神经关系十分密切。由脊神经分出的交感神经在胸腹腔内组成交感干，在生理学上，交感干支配、调节着胸腹腔内所有脏器的生理机能，是我们不可忽视的，是足太阳膀胱经脉的循行特征完成了针刺疗法中远位调节功能。因此，放弃"经络概念"及其内涵，重新探讨"经脉学说"的方方面面，在原始中医学理论体系框架内构建未来中医学理论体系，是一条可通的道路，愿有关权威机构有计划地组织此项科研；愿学术界共同努力，促进中医事业光明正大地走向世界。感谢毛主席等雄才家们对辩证唯物、历史唯物史观的宣传、普及。

参考文献

1. 殷墟文字乙编，906.
2. 殷墟文字缀合，380.
3. 严健民. 中国医学起源新论［M］. 北京：北京科技出版社，1999：63-70.
4. 严健民. 经脉学说起源·演绎三千五百年探讨［M］. 北京：中医古籍出版社，2010：18-30.
5. 严健民. 中华远古中医学思想萌芽史上的轨迹——目主思维史话［J］. 中国中医基础医学杂志，2011（3）.
6. 冯学敏. 人体密码［M］. 北京：大众文艺出版社，1999：205.
7. 巩献田. 浅淡钱学森的中医观［C］. 载首都师范大学学报·社会科学版，2008（增刊）：61.
8. 钱学森. 论人体科学与现代科技［M］. 上海：上海交通大学出版社，1998：99，154，214.
9. 廖育群. 从逻辑推理谈医学起源的研究［J］. 医学与哲学，1986（7）：38.
10. 苏礼. 扁鹊名实考略［J］. 中华医史杂志，1987（1）：50.
11. 付延龄. 论脏腑的实质［C］. 中国中医学会博士学术研究会筹委会编. 中医药博士论坛［C］. 北京：北京科学技术出版社，1997：26-28.
12. 马献军. 感悟李时珍的经络观［C］. 钱超尘，温长路. 李时珍研究大成. 北京：中医古籍出版社，2003：1200.
13. 严健民. 论李时珍返观内视与内审思维的同一性［J］. 中华医史杂志，2011（1）.
14. 北京世界华人文化院通讯，世界华人，2009.12.36-39 重刊《人体科学的幽灵在徘徊》
15. 北京世界华人文化院通讯，世界华人 2009.4.36-38 页
16. 文中"象思维与藏象理论的构建""象思维是中医理论的思维方式". 中国中医药报，2010-11-1.
17. 容镕. 中国上古时期科学技术史话［M］. 北京：中国环境科学出版社，1990.
18. 一丁. 从我国一些旧石器文化资料看早期原始社会的发展［J］. 文物，1975（12）.
19. 吴汝康. 人类发展史［M］. 北京：北京科学出版社，1978：98-113.
20. 湖南中医学院主编. 中国医学发展简史［M］. 长沙：湖南科技出版社，1984：8.
21. 薛愚. 中国药学史料［M］. 北京：人民卫生出版社，1984：1-4.
22. 何爱华. 中国医学史分期之我见［J］. 中华医史杂志，1988（3）.
23. 甄志亚. 中国医学史［M］. 北京：人民卫生出版社，1991：16.
24. 廖育群. 试论医学起源［J］. 大自然探索，1986（4）：156.
25. 张恩慈. 人类认识运动［M］. 上海：上海人民出版社，1984：100.
26. ［法］孔狄亚克，著，洪洁求，译. 人类知识起源论［M］. 北京：商务印书馆，1989：37.

第一篇 萌芽篇 原始中医学思想萌芽史话

——中医药知识、中医理论起源概述

开篇词：

　　人类学家将进化中获得了远事记忆能力的人类叫作"新人"，即晚期智人。此一时期大约距今5万～4万年，在中国新人的代表有许家窑人，随后还有柳江人、资阳人、峙峪人，以及距今1.8万年的山顶洞人和后世的仙人洞人、吊桶环人、玉蟾岩人等，他们都在各自的时代首创了一番事业。早在1.2万年前的吊桶环人、玉蟾岩人已进入种植农业、家庭驯养、红陶烧制时期，为人类的进化（进步）做出了贡献。距今八千年前的贾湖先民们已过着定居生活，七千年前河姆渡人、半坡人首创出不同形态的房屋居住群落；以颛顼部族为首的濮阳先民们遗存"蚌塑二分日道图"，证明他们早在六千五百年前不仅改善了居住环境，而且已在观"日东升西沉、南往北来"位移规律中首创了"蚌塑观日法"，初步制订了分至、四维历法；春秋古六历之一的颛顼历，即源于此。按地质史料分析，近8000～3000年前地球北半球属气候温和的"温湿期"（中全新世），此时正是世界各文明古国的发展时期，我国贾湖人、跨湖桥人、河姆渡人、濮阳人……能够在继承先祖们遗留下来的各类口头文化遗产的基础之上，继续改进造房、发明编织、印染、制井、造舟、发明尖端科学青铜冶炼、铸造……促进原始综合科学知识的发展，与此同时，必然促进了原始医治行为即原始医学事业的发展。此乃撰著《萌芽篇》的宗旨。

第一讲

原始中医药知识的萌芽、起源及其理论的起源·演绎

本讲包含了原始中医学知识的萌芽、起源、积累及原始中医学理论的起源与演绎，已涉足考古学、古人类学、古文字学、原始思维的相关认识。

一、原始中医学知识的萌芽、起源与大脑进化的关系

在探讨原始中医学知识萌芽、起源的过程中，我们体悟到原始中医学知识的萌芽、起源与人类进化史是不可分割的，原始中医学知识与远古中华原始综合科学知识的起源同步发展。

人类社会的发展，一般认为已有数百万年的历史。在人类社会进化史上，我们应该怎样断代原始综合科学知识起步的时限呢？学界认识存在一定分歧。苏联生理学家巴甫洛夫关于医学起源的概念，在排除"医学神授"说后，将医学起源推到猿人早期。在当时，这种观念具有权威性，影响到中国医学界。有学者写道："原始人最初在采集植物充饥的过程中也就开始发现了植物药。"[1]在此，"最初"二字是值得商榷的，因为这等于重复了巴甫洛夫的"有了人类的出现，就有了医生的活动"。难道180万年前的元谋猿人时期就有了医生的活动吗？人类学家将人类进化史分作猿人、古人、新人三个历史阶段，指出，早期猿人脑量平均为600～700mL。有学者对50万年前的北京猿人头骨进行分析，结论是"北京猿人平均脑量为1059mL"。因此强调："人脑容量的大小，与人类智力强弱存在一定关系。"[2]当人类进化至近5万年以来的新人阶段，不仅大脑容量与现代人完全一致，而且大脑新皮层迅速发展，皮层各脑区神经元内核根据生理功能不同而迅速进化，各脑区神经元网络联系迅速进化。此时的人类已具备了长期记忆（远事记忆）能力[3,4]。我国新人的代表是5万～4万年前的许家窑人[2]（P:113），他们遗存了打制规范的小石球2000余枚，最小者约50克，发明了由小石球制成的可以飞打猎物的飞石索，第一次提高了狩猎能力。从人类社会学分析，由于新人们有了远事记忆能力，人类社会已向较高层次发展，又因那时人类多因血缘群居，尚无家庭概念，孩子出生以后全由母亲抚养，因而"从母不知父"，所以新人早期的人类社会，如许家窑人已属母系氏族社会的早期阶段，氏族中的领头人物已初步学会了一

些管理社会的某些能力。随后的峙峪人、山顶洞人在原始文化上发明了弓箭,学会了钻孔、雕刻以及绘画技术,出现了饰品,反映了1.8万年前我国先民们的原始综合科学知识水平。人们能将从直观中认识到的知识与记忆的相关知识进行比较,抽象思维能力无疑比以往任何时期都大有进步。许家窑人晚期的人们对于外伤、伤后流血、疼痛有了更多的认识,成为人类医学知识起源最早的源头,他们不仅能用手语指着流出的红色物质表示"血",而且还能用眉头、眼神配合表示"痛"。在他们自觉与不自觉地目睹了无数次受伤、流血的情境后,有些人将伤口中流出的红色液体用"血"这一单词表示。时间长了,当多数人都能用"血"这一单词与伤口中流出的红色物联系起来发音的时候,"血"这一特定的单词就被口头文化固定下来了。同时许家窑人以来的人们还可能创造了"痛"的单词。上述医学知识大约萌发于近4万～2万年以来,逐步形成口头文化被传承下来。

　　从语言发展史分析:峙峪人、山顶洞人的生活都是"从母不知父",母系氏族社会的习俗更浓。由于大脑的解剖,脑神经元生理机能的不断进化,他们继承了许家窑人口头文化中传承下来的"血""痛"等单词,还可能用"流"这个词来说明伤口中处于流动状态的血叫"流血"。原始医学知识的萌芽、起源随着人类大脑的进化、经验的积累而逐步丰富。考古工作者在峙峪遗址发现造箭的重要部件——石镞的存在,证明峙峪人发明了弓箭,"由于有了弓箭……打猎也就成了普通的劳动部门之一"[5]。原始的狩猎生产发展了,人们的活动范围扩大了,在社会交往中必然促进了口头文化的交流、发展,提高了人类的生存能力。人类捕杀各类动物,对动物体内的脏器功能已有一些直观认识。如捕杀兔时,在胃内可见到草;捕杀狼时,在胃内可见到某些动物的肉,这些现象为以后认识人类相关器官的生理机能提供了借鉴。

　　地质学家考古证明:"大约距今一万年,地球地质历史进入全新世……全新世期间的气候变化,可以划分为三个阶段。即距今1万至8000年前的早全新世,此期属气温偏冷期;距今8000年至3000年的中全新世,此期气温属温湿期;近3000年来的晚全新世,气温属偏凉期。"值得注意的是,中全新世期间,正是世界各文明古国如古埃及、古巴比伦等地原始文化的大发展时期,也是我国贾湖文化、濮阳文化、河姆渡文化、裴李岗文化、仰韶文化、龙山文化、洪山文化等文化的大发展时期。此期我国原始综合科学技术迅猛发展,如种植农业、家庭驯养业、制陶业、青铜冶炼铸造业、编织业、印染业,以及造房、制井、造舟等广泛兴起;尤其是河南濮阳颛顼部族、甘肃永靖伏羲部族、云梦泽西南的女娲部族,他们几乎在同一时代(6500年前)分别从事观"日东升西沉、南往北来"位移规律,分别制订八月历、十月历、十二月历法制度,特别是伏羲氏族的"天地定位"观,成为"天阳地阴、暑阳寒阴"的理论根据,成为中医阴阳理论的源头;许多远古口头文化传承的天文、历法史料被两周学者追记收载于《尚书》《山海经》以及《管子》《道德经》《晏子春秋》《淮南子》子书群中,成为两汉创建中医理论的沃土。

二、原始中医学思想萌芽与原始中医学理论的起源・演绎

　　关于人类思维的起源,必然与人类脑神经系统的进化联系起来思考。原始中医学

知识的萌芽、起源及中医理论的起源·演绎，两者是两个层次不同的概念。医学知识的萌芽、起源，医学思想（医学理论）的萌芽、起源具有同步性，它们是一对难以分解的孪生兄弟。试想，假如没有"求治愈"医学思想的支配，又怎能主动关注相关医学知识（受伤过程、医事行为等）呢？现在，当我们较为深入地探讨原始中医学知识的萌芽、起源，原始中医学思想的萌芽、起源时，才知原始中医学思想萌芽、起源是原始中医学知识产生的基础；原始医学知识的逐步产生、积累，丰富了原始医学思想的内涵，原始医学思想伴随着原始医学知识的产生而产生。

原始医学知识的萌芽、起源，与人类谋生行为密不可分。当早期人类为谋生在荆棘丛中穿行的时候，当在追逐动物的迅跑中，或者在与较大猎物的搏斗中，难免经受各种伤害。早期人类在受伤后，是不能理解自己受伤过程的，因而也不可能有主动医治行为。即使存在用手抚摩伤口等行为，也是一种自救本能，这一行为没有口头传承的可能。到新人时期，新人们能理解受伤。在受伤的人群中，又有比较关注者，那些比较关注自己和他人受伤的人们，才能主动从自己受伤或他人受伤的经验中寻找治疗方法。如当受伤后，采来某一嫩绿的植物叶揉一揉，贴敷在伤口上。只有这种主动行为才具有早期医事活动的意义，它所反映的知识，才具有医学知识的性质，并可经口头文化传承下来。当我们追议他们为什么在受伤之后主动采集某一植物叶揉一揉，贴敷在伤口上的时候，我们不能不感悟到那时的人们已经从过去的经验中总结出某一被揉软了的植物叶贴敷在伤口上可以止血，或者可以减轻疼痛，促进伤口早日愈合，这就是新人们的"求治愈欲"，就是早期医学思想的萌芽、起源过程。

1. 直观思维是原始中医学思想萌芽的重要途径

所谓直观，是指一种感性认识，是指人们在谋生的生活实践中通过自己的耳、目、口（舌）、鼻以及全身各皮表部位直接感觉到外界事物冷、热、尖、钝的存在，俗称感性认识。人们在各类生活环境中所感受到的直观思维是新人以来人们认识事物的总体特征之一，新人们离开了他们亲身经历的事物，就无法借用推理判断方法认识事物。直观思维的另一特征是：在直观下人们只能感知个别的表面现象。感性认识的内容建立在生活经验的积累之上，这些知识是直观的、具体的；当从多方位感知同一事物时，所获取的知识可以是多方位的、十分丰富的，是反映某一事物本质特征的基础，同时也是促进对本事物理性化认识的基础。如许家窑人以来的柳江人等，到了热天，身上长了多个疖、痈，由于谋生，仍需出去采集、狩猎，常到荆棘丛中穿行，易被荆棘或尖石刺伤。也许有一次，正好刺破了一个成熟的痈，起到了排脓的作用，不久这个痈痊愈了；而另一些痈，久久不能排脓，不能向好的方向转化。四万年以来的新人们特别是柳江人以来的新人们对这一直观认识是可以记忆的，当积累的相关经验多了，在比较认识之后产生了"求治愈欲"，产生了主动取一枚刺刺破已经成熟的痈，使之排脓，达到了治痈的目的，用植物刺挑破痈头排脓治痈的方法经口头文化传承下来是我们可以理解的。我国抗日战争时江汉平原的民众们仍用皂角树刺刺破痈头排脓，我小时候就在父辈的帮助下用皂角刺挑破痈头排脓，起到了治痈的作用。

水是人类生活必不可少的，远古人类多择居于伴水向阳的山洞，这是渴了要喝的需要，是一种本能行为。进入新人以来的新人们，在谋生的各类活动中逐步认识了水的相关性质[3]（P：21，22）。当伤口感染，经久不愈时，便可主动寻找溪流、河水，蹲在水旁洗涤伤口，其目的在于促进伤口早日愈合，丰富了原始治疗医学知识的内容。

2. 推理判断是原始综合科学知识，如制陶、冶金及原始中医学理论起步的基础

人类认识论的起源，是人类有了远事记忆能力以后在谋生的实践中经直观思维积累知识、丰富经验后的产物，这一认识的进化过程大约经历了两万年。这是山顶洞人能够制造骨针，缝制兽皮衣服，将赤铁矿粉末撒在成年女性死者周围的根本原因。也就是说，近两万年以来的新人们当能将积累的多种知识进行比较，在比较中感悟新知的时候，人类的推理判断能力便诞生了，人类认识的事物更加丰富了。近几年又有学者在怀念钱学森院士时再次提出："经络的发现及其保健功能，涉及到中医、气功和特异功能"，要求"人体科学工体者与功能人（特异功能人的简称）合作"[6]。本来钱学森院士于20世纪80年代介入气功研究热后，曾多次表态说："我认为，中医、气功和特异功能是三个东西，而本质又是一个东西……气功的研究，会使我们找到一把打开人体科学大门的钥匙。"钱院士将气功、中医理论、特异功能三者捆一起，希望用"特异功能人"的本领如"返观内视"能力探讨"经络实体"，已给中医理论的创建产生了许多负面效应。但是钱院士后来多次强调"人体是一个开放性复杂巨系统"，多次讲"人脑是人类意识的物质基础"，要求学者们在研究工作中学好辩证法，又忠告学者们在研究工作中"不要用一个说不清楚的龙子、气场替代另一个说不清"，指出："这个不能叫作科学。"[7]钱院士的上述认识才是钱院士为我们留下的一笔精神财富，为我们研究人体科学提供了新的、与人体整体机能，特别是大脑机能相一致的科学认识与研究方向，我们应该与钱院士同步修正自己的认识。

人类的认识是向前发展的，假如新人时期的人们原始思维仅停留于直观思维下的简单感悟，不在感悟的基础之上做推理判断工作，那么，人类的思维就会停顿下来，世界上的事物就不可能向前发展。我国考古工作者于20世纪在江西万年仙人洞遗址及附近800米处同时代的吊桶环遗址均发现了红陶片，从陶片中可以看出：那时的陶器制坯法，有泥片贴塑法和泥条叠筑法，证明这些陶器制作是有规范工艺要求的。仙人洞3B1层遗址经^{14}C测定，断代为距今12500年左右的遗存。也就是说距今12500年前的仙人洞人已经步入规范制陶多年了。我们分析，发明陶器有一历史过程。我们追议：居住在南方古百越（江浙等地）沼泽的居民，见到过茂密的森林里古树众多。见到过古树在风灾中倒下死后，有些突起的树疙瘩成为各类动物擦痒的好地方。如野水牛、野象，在泥塘卧后，又到树疙瘩处擦痒，将泥擦于树疙瘩上，干后又擦，擦后又干，使树疙瘩上的泥越积越厚。有一天雷火引起燃烧，大火之后，先民们再到枯树处，见枯树已烧为灰烬，但在地上见到一个烧成红色的凹型物，捡起来用手指敲一敲，还能发出声音，拿在手上可在水塘取水，为喝水带来方便。先民们在这一直观过程中，不是一时一地的人们经一次二次就可理解、加深认识的，肯定经许多人无数次的反复认识过程，特别是有些先民反复留心于这一事物的观察，便于雷火之后主动寻找烧成的凹型物为自己使用。随后又在上述直观中产生"灵感"。产生"灵感"的先民们推导：树疙瘩上的泥是牛、象擦上去的，雷火烧后，枯树疙瘩烧成灰烬，而凹型泥烧作可以取水装物的东西，是否可以用泥做出一个凹型物，晒干后放于火上烧呢？这一"灵感"

终于变成现实,第一件陶器在仙人洞、吊桶环先民的手中发明了。这一过程可看作是我国陶器的起源。

我国于五千年前的青铜铸造技术的发明过程具有类似的历史。尧舜时期,我国烧制陶器已有七千年以上的历史;先民们在制陶过程中逐步总结经验,改进陶器制作工艺,改善陶窑形态、火膛、烟道,逐步提高炉膛温度,发明彩陶,极大地丰富了人类的生活质量。在炉膛内摆放陶坯的过程中为了提高火膛利用率,将某些石块放于火膛,以利于陶坯的摆放。尧舜以来,聪慧的先祖们在烧制陶器的实践中,在处理炉渣时,逐步发现了冷凝的金属物。这一发现,促使先祖们展开综合思考,分析窑膛内某一石块的变化与冷凝金属物的关系,在下次的装窑时,有意先取某石置于窑膛内,结果证明冷凝金属物增多。在反复的实践中认识冷凝金属物与某石的关系,从而探讨冶炼、收集金属物的方法,经数代人的努力,终于导致了尖端科学——青铜冶炼铸造技术的发明,成为《大学》"汤之盘铭,苟日新,日日新,又日新"问世的重要原因,证明先商以前的若干年前,发明了青铜铸造,发明了文字,并刻于盘范上铸造出盘铭,告诫汤王自己在执政中要接受夏桀的教训。

我们思考,近万余年以来,人们在原始科学技术如此贫乏的情况下与火、与高温打交道,不会发生烫伤、烧伤吗?他们不想到预防吗?当烫伤、烧伤发生后不进行最简单的治疗吗?最初的预防知识、治疗知识不经口头传承吗?但都因在文字未创作之前医学知识等无法用某种形式保存而失传。我们必须承认仙人洞人、吊桶环人、玉蟾岩人他们不仅发明了陶器制作,而且发明了水稻的人工种植,证明他们已有能力关心、记忆、思考自身的受伤状况及其相关的外治疗法中的经验了。七千年前的河姆渡人遗存人工采集樟科植物叶一堆,学者们断定,可能为防病之用。还有杭州萧山跨湖桥遗址出土七千年前的盛有植物茎枝的陶釜——中药罐,"将杭州文明史上溯两千年"(北京晚报,2002-2-7)。自新人以来原始中医学知识在不断起源、积累,原始中医理论孕育其中。

3. 相对对立概念的建立,促进了中医理论的起步

我们讲,我国先民自新人以来,在他们的生活实践中注意到某些天然物的坚柔、锐钝、曲直等性质,成为峙峪人发明弓箭的基础。在峙峪人、山顶洞人的生活实践中,他们关注到太阳、月亮、早晚、明暗、黑白等现象,特别是六千年以来的先民们在陶器制作中留下了众多陶文,如 ⺀ ⺀ ⺀ ⺀ ⺀ ⺀ ……都表明一种相对、对立观念,成为人们进一步探讨新知识的动力,成为后世演绎作相对对立概念、进一步演绎作阴阳观念的基础。原始中医学理论中的阴阳观念,我们可在考古史料中得到印证[3](P:83-89)。阴阳观念更与伏羲氏族在观日视运动中创"天地定位观",表明天阳地阴的阴阳观难分。

我国远古先民在口头文化传承中有"结绳记事"之说。结绳记事讲的是大事用大结,小事用小结。除此之外,不能表明事物的形态,不能用于观日出日落位移。濮阳出土6500年前的"蚌塑二分日道图"[8],说明我国先民在"结绳记事"之前,还有失传了的采用某物摆出某一形象的"蚌塑记事""摆石记事"(用小石块根据某一事理摆出某一形状的记事）方法，我们将在《连山易》的揭示中阐释。濮阳"蚌塑二分日道图"中潜藏着天阳地阴暑阳寒阴观，从春秋战国子书群中分析，在原始中医学理论体系中引入了阴阳理论，广泛汲取了原始天文历法理论中的寒暑更替——"冬至一阳初生，夏至一阴始发"的阴阳气息渐进性发展、周而复始观，在一个较高层次采用天人合一观组建中医理论。上述观念，当我们思考未来中医理论时仍然不可忽视。

三、殷商至两汉基础医学、临床医学理论的演绎

历史再向前行，到了殷商时期，依类象形的甲骨文字已经成功地创立，我国的基础医学知识、临床医学知识已可用文字记载，其内容已相当丰富了。殷商基础医学知识主要表现在某些生理、解剖知识。如甲骨文"目"字作❐，由此产生了具有生理学意义的"见"（❐从目从人）、"惊惧"（❐从双目，从人，描绘一人踮足，突出双目远望）[4]（P：72），"耳"字作❐，由此产生具有生理意义的"听"（❐从耳从口）。还有"舌"字作❐，"鼻"字作❐，"骨"字作❐⋯⋯在甲骨文中已有一个"肓"字作❐[9]，经考证这个肓（❐）字，是对腹腔内肝左下之网膜囊孔的描绘，网膜囊孔的上方（尸体取仰卧位）是俗称膏脂的大网膜。春秋时期疾病深浅说的"病入膏肓"就指这一解剖部位。甲骨文❐字证明，殷人对腹腔内的膏脂类网膜系统进行了解剖观察，为后世医学创消化生理之三焦理论提供了基础。[10]殷商时期甲骨文的造字者们本着依类象形原则造字，在心字（❐·❐·❐·❐·❐）的创作过程中经历200余年，先后对心脏进行反复解剖观察，造成六个"心"字，最后一个"心"字在心脏底部描绘了几条大经脉，代表了我国人体经脉调节理论经脉医学的诞生。殷商经脉医学起源后，经齐国的"人有四经"说、楚域的"十一经"说，至两汉时期在建立一系列规则后完善为十二经脉理论，达到"阴脉营其藏，阳脉营其府，如环无端"（《灵枢·脉度》）的天人合一整体观的目的。但上述规则，都属人为安排。所以在六十年前将"经络"从经脉医学中分离出来后，又视为"经络客观存在"，依此立论，经数十年的各类研究，均以失败而告终，是必然的结果。在经脉医学中，循行于脊柱两侧的足太阳膀胱经，由于脊神经的解剖学特征，保证了足太阳膀胱经"内属藏府，外络肢节"的要求。[11]

殷商时期的临床医学有很大发展。据温少峰、袁廷栋《殷虚卜辞研究·科学技术篇》记载：现存殷虚卜辞中涉及病名者323片、415辞，疾病名称34种。其病名大部按人体解剖部位命名。分析商代临床，有一点值得注意，就是在卜辞中很少见到治病的药物与治疗方法，如依卜辞，殷人用药物治病就成了空白。但《尚书·商书·说命上》分明讲："若药弗眩瞑，厥疾弗瘳。"说明殷商是有用药治病习俗的。因此，从甲骨文分析，商代存在一部被扭曲了的临床药学史。造成商宫廷卜辞中不见药物治病的原因是复杂的，与商统治者们信奉先祖保佑，信奉鬼怪报复有关。从医学起源、发展

内在规律分析，我们相信，商时的民间口头文化传承中，有关医学文化传承是十分丰富的。由于人们关心、记忆的内容受个人兴趣、观念和经验多少的影响，那些对于人们健康状况给予关注的人们一定留心于民众中某一疾病表现，积累治疗经验，他们一定参与了民间疾病的防治，他们是殷商民间社会的天才医家。由此推之，在殷商的广大农村，必然有许多原始医学知识在传播，必然有许多留心于民众疾苦的人们自觉与不自觉地在为黎民百姓排除疾苦。但民间的医事活动是没有条件被龟卜刻制下来的。民间广大老百姓是没有条件将自己的疾苦及治疗过程刻制于龟板之上的。我们注意到宫廷中有鱼、枣的记载，如同《五十二病方·蚖》第十治方"煮鹿肉，若野猪肉，食之饮汁"一样具有药物的意义。马堪温先生于1955年指出："尽管在医学发展中掺入了宗教巫术，也不能阻止人民在生活经验中积累起来的医药知识的进展。"1973年我国考古工作者在台西村商代遗址挖掘出土桃仁、杏仁、郁李仁及其他植物种子30余枚。有学者研究指出："不能排除台西村遗址出土郁李仁、桃仁药食同源论的可能。"因此，说商代没有用药物治病的认识是不可取的。从文化源流发展观讲：周由商发展而来，周之医药、医政制度都较完备，如果不汲取继承商时的医药事业之长，能一下子发展完备吗？周之医药事业能凭空发展吗？周之医药文化的源头至少在夏商。

殷商依类象形的造字原则促进殷商基础医学与临床医学的发展，殷商基础医学与临床医学的发展反作用于造字，使造字者造出了如 （思）字，描绘人们在思考问题时用手抓自己后脑壳的行为表象；再如反映临产的字 （临产、顺产、头先露）、 （临产、难产、足先露），这些包含临床经验的象形会意文字的产生，深刻记载了殷商临产医学的进步。[12]

四、小结：中医理论起源的必备条件

1. 原始医学知识的积累是医学理论起源的必备条件之一。

2. 在中医理论起源中，原始天文、历法理论中的天地定位观，天阳地阴、暑阳寒阴、昼阳夜阴，对中医阴阳观的影响是不可忽视的，是新人以来原始综合科学知识在原始中医学理论体系中的反映；自然物候之春萌秋杀、寒则地冻水冰，一年之周而复始；阴阳合历之"损有余而补不足"，都是原始中医学理论体系中的基础医学理论。古代医家名之曰"天人合一观"。

3. 中医理论体系的起源与殷商以降基础医学中人们对"食入于胃"后对消化生理的感悟，力求了解"泌糟粕，蒸津液"的生理欲望——求知欲有关。

4. 中医理论的起源与殷商以降临床医学中的疾病命名、归类的发展演绎难分。

5. 人类原始思维方法中的依类象形、触物缘览、取象比类等象思维方法是创立原始中医学理论体系的神奇途径之一。

6. 两周先民在相关学科中创精、气、神理论，春秋战国时期医家们旁纳精、气、神理论解说中医理论，将中医理论与思（ ）、与"脑神"相连接，促进了中医理论的升华。

7. 汲取"圣人心有七窍（心主思维）"，结合心脏底部四条大经脉（血管），创四经调节论，演绎为每一经脉与某脏、某腑相连接的首尾相连的十二经脉调节论，反映了自然界及循环系统"周而复始，如环无端"观，指导中医临床2000余年。

参考文献

1. 湖南中医学院．中国医学发展简史［M］．长沙：湖南科技出版社，1984：8.
2. 吴汝康．人类发展史［M］．北京：北京科技出版社，1978：98，103.
3. 严健民．中国医学起源新论［M］．北京：北京科技出版社，1999：4－10.
4. 严健民．论原始中医学［M］．北京：北京科技出版社，2003：27－28.
5. 恩格斯．自然辩证法［M］．曹保华，译．北京：人民出版社，1956.
6. 华业．继承钱学森遗志努力开创生命科学新局面．北京世界华人文化院，世界华人通讯，2010：4－17.
7. 钱学森．人体科学的幽灵在徘徊．北京世界化人文化院，世界华人通讯，2009：12，86.
8. 探索、发现栏目组．《考古中国·贰·濮阳星图之谜》［M］．北京：中国青年出版社，2007.
9. 徐中舒．甲骨文字典［M］．成都：四川辞书出版社，1989：1386.
10. 严健民．战国消化生理三焦配六脏新论［J］．中国中医基础医学杂志，2007（6）．
11. 严健民．论中医理论的魂［C］．全国第九届中医医史文献学术研讨会《论文集萃》2006：129.
12. 严健民．远古中国医学史［M］．北京：中医古籍出版社，2006：98，99.

第二讲

中医理论·天人合一整体观之根·太极文化史话
——解《连山易》《归藏易》及在中医理论中的应用

在中国传统文化中，太极文化十分神秘，"天人合一又是一个含蕴极广的概念，就广义而言，'天'被用来指整个自然界……是一个有意志、有情感，无法彻底认识，只能顺应其'道'，与之和睦共处的庞然神秘活物。所有天人合一与天人感应的大道理可归结为一点，人如何与天共处"[1]。在此，江氏主要用先秦至两汉社会学观念理解天人合一观，在评说原始中医学理论体系的形成过程中，具有参考价值。但江氏认识，将天人合一与天人感应未加区别，是我们应该注意的。

人类认识天人关系，应该说是有条件的。首先，近万年来，我国原始综合科学知识在以往弓箭、钻孔、骨针、人工种植、红陶烧制的基础之上，又转入到彩陶制作、造房、造舟、造井及观"日东升西沉、南往北来"的规律之中，导致我国国学"太极文化"的起源，为华夏文明史刻下了重重的一笔。与此同时，人类社会学知识有了较大发展。如后世学者依远古口头文化传承追记的尧帝继承先祖"太极文化"，命羲仲、羲叔、和仲、和叔创远古历法，依德治国；至大禹治国，又创建"六府三事"，厚生于民。社会学的进步，必然促进原始医学的发展。殷商时期，我国基础医学知识和临床医学知识有了较多的积累，人们已要求用医理解释临床所见。

一、天人合一观，人类必然在太阳系、地球环境条件下演进

在探讨天人合一观时，我们不能盲目地说："天有四时，地有五行，则人应有与天之四时相应的四气……人与天地相应存在着如天之无形的四时藏、地之有形的五行藏……"[2]我们不能曲解传统中医理论中的整体观。

探讨天人合一整体观，必须从生命的起源、人类进化史说起，必须将其放在大宇宙，并局限于银河系的太阳系，局限于按距太阳由近及远的次第为第三颗星（地球）上。由于这颗特殊的星球表面存在70.2%的水面，由于地球与太阳的距离及地球在太阳系诸多行星共同作用的引力与排斥力的作用下绕太阳公转，又具备自转，组成椭圆形轨道等诸多特性，太阳在地球视运动中，好似太阳绕地球运行于赤道及南北回归线

之间,恰好使太阳的辐射热能传至地球时,使地球表面不同区域的温度维持在 -50℃ ~45℃之间,使地表的不同区域、不同时间产生寒暑交替,于赤道南北广大区域有了春、夏、秋、冬四季之分,有了一定的大气压力,这就是"道之在天者,日也"(《管子·枢言》)的实质。自地球产生以来,追议最初由无机物演进为有机物,均依靠相关元素如 Na^+、K^+、Ca^{2+}、Mg^{2+}、H^+、O^{2-}……的外层电子层在有水、有相关温度、有大气压力的作用条件下,由相关元素外层电子能量经自组织原则相互结合,逐步产生了核酸类物质,为无机物演进为有机物、演进出单细胞生命体创造了最为基本的条件。其实单细胞演进为多细胞,演进为软体动物、脊椎动物、哺乳动物,都是在太阳系、地球、月球……以及地球大气环流这一特定的地表环境条件下逐步演进的。自有生命物产生以来,又经遗传与生存竞争,在适者生存的规则下不断演进,在生命的演进史上,随之出现了高等生命物——人类。有学者结合地质历史研究地表气象变化规律后得出结论说:"人类是不幸的,大约在二三百万年前,当他们刚脱生于灵长类而成为智慧生物的时候,地质历史进入了寒冷的第四纪大冰期时代……"[3] "在整个第四纪二三百万年期间,至少发生了3~4次以上的气候冷暖波动……"[4]然而原始人类,就是在这样严酷的环境条件下接受了严峻的考验。人类在经受了一次冰期寒冷气候的严峻锻炼之后,接着便迎来了一次间冰期的温暖气候。此间植物繁茂,果实丰硕,给人类提供了相对丰厚的生活条件,促进了体质的发展。[5]人类早期的进化史,就建立在天人合一、适者生存基础之上。

关于人类皮肤器官的进化过程,我曾参照人类学家吴汝康先生的意见写下相关认识:"早期猿人皮肤角化层较厚,保暖的密毛遍布全身……冰期与间冰期冷暖波动,可能是人类皮肤结构进化的重要原因之一。从内因分析:猿人的直立行走,手的劳动,要求血液循环系统的功能相适应及其器官相应进化;在寒冷时,猿人们常常将树叶、树皮、兽皮披在身上,或捆绑在身上御寒等综合因素长期作用;尤其是在冰期气温偏高的条件下,猿人们在劳动时,常常需要剧烈地迅跑,追逐野兽,迅跑中要求机体及时产生大量的热能;有时又得静静地守候在密林丛中,等待猎物的到来。静止守候时,则要求机体产热过程减慢。人类在劳动过程中的这些生理要求长期作用于大脑,促进了大脑内部体温调节中枢的进化;与此同时,当机体内大量产热的时候,又要求与外界环境接触的皮肤加强散热过程。久而久之,人类皮肤的毛,如触毛和保暖密毛全部退化,皮肤角化层变薄,与调节体温有关的汗腺、皮脂腺逐步发达起来。这是人类由相对变温的古猿进化为相对恒温的新人的重要原因[6]。一个人(现代人)有两百至五百万条汗腺,这是任何猿猴所不及的。人在长期追捕猎物时,汗腺排出的汗水,使人体能够维持一定的温度,不致因温度过高而昏倒。"[5]

从上述人类进化史的基本条件分析,太阳系、地球……构建的环境条件对于人类的进化是最为基本的条件,这些条件中包含了数百万年来地球冰期、间冰期以及四季寒暑交替,深刻反映了人类在进化过程中必须适应地球环境,即天人合一整体观。天人合一观之根蕴藏于人类与太阳系、地球、月球、地球大气环流等这一特定的自然环境之中,今本《内经》中的所有天人合一观都与上述史料密不可分。

二、中华远古日月为易探讨天人合一及太极文化在中医理论中的应用

当人类进入晚期智人时期（近5万～4万年）以来，人类的思维十分活跃，特别是近万年以来，在原始综合科学知识的促进下，逐步认识到天空中那个火球与人类生存的关系，这一认识进入到一个较高层次，导致日月为易，太极文化的诞生。大约于七千年前，我国先民已利用远山景作参照，观日东升西沉位移变化为出发点，引出了早期日月为易历法理论的易学起源史。《尚书》追记尧帝"分命羲叔宅嵎夷……"《淮南子·天文训》："天圆地方，道在中央……日，五日不见，失其位也。"《山海经》："日出·入六山……"等等史料都是远古先民们分别在他们的居住地选一固定观日点后，利用远山景观日东升西沉位移变化首创历法理论的证据。近几十年来相关考古史料如山东莒县、诸城，安徽蒙城等地出土相同陶文 ⊗ 、 ⋀ ；河南濮阳出土 M45 号墓蚌塑龙虎二分日道图，甘肃永靖出土"双龙古太极图陶钵"等，证明早在 6500 年前的若干年，我国广袤地区的先民们都各自在自己的故土选一固定观日点，每日朝（zhāo）朝东依远山景作参照观日出点，并在固定观日点东方地面与日出点的联线上摆上一石，记下当日日出点……创摆石观日法。经若干年的观察、总结，提出周而复始的"岁"概念；明确二分二至，乃至在二分二至之间设四维（四立），分别制订出八月历法、十月历法、十二月历法，促进了农事与社会的发展。在今本《内经》中分别散载了不少相关内容。如《素问·生气通天论》"其生五，其气三"讲的是"皆通乎天气"的道理，强调"天运当以日光明。"这里的"五"，依"日，五日不见，失其位也"为据，"五"的七十二倍，即三百六十（一年）。《素问·六节藏象论》在"通乎天气"的"其生五，其气三"后补充说："五日谓之候，三候谓之气，六气谓之时，四时谓之岁。"就指一年有七十二个"五日"之变，与《礼记·礼运》中"三五而盈，三五而阙"的月象（太阴）理论相类。两周至两汉阴阳合历十九年七闰制历法理论中将"五日"订作一个"候"，三候（三个五日）叫作一个"气"；"其气三"（指四十五日）是八月历法的理论。"气"又分作"中气"和"节气"。春秋时期，我国历书上规定将二十四节气中的小寒，定为"节气"的起点。从小寒起，日行三十度，即三十日后为立春节。从立春起，日行三十度，即三十日后为惊蛰节……与"节气"相对应者名曰"中气"，"中气"以冬至（小寒前十五天）为起点，冬至日行三十度即三十日后为大寒，大寒三十日后为雨水……即冬至、大寒、雨水……叫"中气"。上述历法理论均潜藏于远古蚌塑二分日道图、双龙古太极图陶钵中，潜藏于《连山易》《归藏易》易理之中。

关于阴阳合历置闰理论的产生，即依中国远古先民们观日（太阳）视运动中一年360 日（实为 $365\frac{1}{4}$ 日）、观月（太阴）视运动，按朔望月计算，平均为 29.5 天，一年为 354～355 天。我国先民在地球绕太阳运行一周，实际依在地球观日视运动于赤道与南北回归线位移所在点参照地表物候拟定出固定的二十四节气，即立春、雨水、惊蛰、春分等计之。用太阳历计，一年二十四节气是比较固定的，如立春在每年 2 月 4 日前后。二十四节气对太阴历而言波动较大，采取置闰月方式加以调整。方法是：将无"中气"之月定作闰月。依太阳历每年 12 个中气，19 年只有 228 个中气。但太阳历

19个回归年有235个朔望月,即19年中有7个朔望月中没有中气。所以阴阳合历十九年七闰制规定:没有中气的月份是上一个月的闰月。如2012年,阴阳合历(农历)四月后的一个月有芒种(节气),无夏至(中气),历书上将这一月定作上一月的闰月,中气(夏至)在农历五月初三。故2012年四月的后一个月置闰,叫作闰四月。《内经》要求人们在生活中主动适应这些规律,如《灵枢·本藏》:"五藏者,所以参天地,副阴阳,而连四时。"《灵枢·四时气》告诫人们:"夫四时之气,各不同形,百病之起,各有所生。"《素问·六节藏象论》讲:"终期之日,周而复始,时立气布,如环无端。"强调了自然之象的周而复始观,要求人们在生活中关注"自古通天者,生之本,本于阴阳";强调医家"不知年之所加,气之盛衰,虚实之所起,不可以为工(医生)。"《素问·阴阳应象大论》开卷就讲:"阴阳者,天地之道也,万物之纲纪,变化之父母,生杀之本始,神明之府",强调"治病必求于本"。上述医理都将人们的生存置于天地运行、四时物候的大环境之中,都强调了人在生活环境中必须适应寒暑变化即天人合一整体观。人体"阴阳调节论"是天人合一观的重要组成部分,已在相关论著中探讨,不拟赘言。中医天人合一观,深深扎根于中华远古天文、历法理论之中;中华远古先祖们在长期观日视运动中创建的历法、日月为易易学理论潜藏于《连山易》《归藏易》之中,以下展开专题探讨。

三、解《连山易》《归藏易》奥秘

1.《连山易》诞生史话及其奥秘

关于《连山易》的创作年代、内容、作者,在远古民间口头文化传承中诸说难于统一,反映了《连山易》的悠久历史。在《周礼》中有两文讲三易之说,"一曰连山,二曰归藏,三曰周易"。三易都指卦卜之术,没有反映远古历法理论。亦有"夏曰《连山》,殷曰《归藏》,周曰《周易》""《连山》为神农所作,《周易》为伏羲所作"之说。《连山易》的作者最常见曰"宓羲之易"。此说多用《系辞》"古者包羲氏之王天下也,仰则观象于天……"作证,乃两周之追记。在传统文化中还有"《连山易》以艮卦为首,艮即山,两山相重,山山相连,故曰连山",此解似有一些道理。但仍出于先周以后有了卦爻之说的追议,很难反映远古《连山易》的尊容。所以历史上《连山易》《归藏易》有书名而无文本,失传数千年。《淮南子·天文训》载:"天圆地方,道在中央……日,五日不见,失其位也。"此语值得深思。1985年春,我曾在我的住家西凉台观日西沉位移,出于好奇在西凉台取一固定点测出正南北方位,参照西远山景观日落位移,并记于专用纸上,从1985年春至1986年夏坚持一年有余。1985年5月底,我发现五天前日落于某山南坡下,五日后,日落已向北移至该山腰了。我理解:原来"日,五日不见,失其位也"是先民们利用远山景观日东升西沉位移得出的结论。现在想来,正可用这一结论思考《山海经》《大荒东经》"日出六山"、《大荒西经》"日入六山"在《连山易》中的史学意义。结合濮阳"蚌塑分至图",该墓在墓主人东侧用蚌壳塑龙,西侧摆塑虎,在龙虎的外侧面分别随葬一殉人;在墓主人的北方(脚下方)随葬一殉人。中国社会科学院考古研究所研究员冯时先生研究后说:"墓主人正东正西随葬两个殉人，代表司掌春分和秋分的神，南边的半圆形轨道，就是春分和秋分的日道……北方的那个殉人不是正东正西方位，他的头指向了冬至这天太阳初升的方位。"[7]（图一）濮阳先民于6500年前摆塑的"分至图"，反映了那时的天文

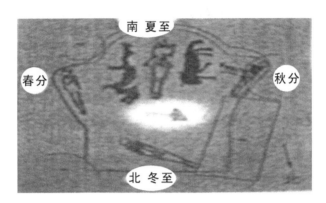

图一　濮阳M45号墓蚌塑龙虎分至图

星象理论已较成熟了，它启迪我们思考处同一时代的颛顼部族、伏羲部族、女娲部族的先民们都已在观日视运动规律方面做了许多工作。《山海经》中的"日出·入六山"恰好印证了上述史实。陈久金先生撰《天干十日考》[8]，列出"《山海经》日出，日入

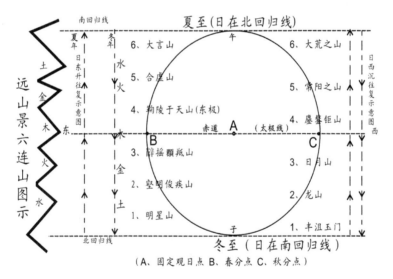

图二　《山海经》"日出六山，日入六山"重组图

之六山图"具有参考价值，我们参照陈先生用圆图重组之（图二）。但陈氏在日出·入六山方位上，采用右东左西，上北下南，与秦汉规则不符，我们不取。两周到两汉我国相关古文献在地理方位制图认识上从"左东右西，上南下北"说，与太极文化的演绎一致。本图制作依此原则，冬至节布于北方子位，春分、秋分布于正东（左）正西（右）……

《山海经·大荒西经》日入六山是丰沮玉门、龙山、日月山、鏖鳌钜山、常阳之山、大荒之山，袁珂先生早有议论，[9]日入六山山次依袁珂意见不变。丰沮玉门在北，

大荒之山在南，日月山在原文中强调"天枢"，我们理解此山与二分连线（赤道、太极线）有关，太阳在视运动中经日月山时，时值南往的春分点，北来的秋分点，春秋分点有如一扇门的门枢一样，故曰"天枢"。《素问·六微旨大论》："天枢之上，天气主之；天枢之下，地气主之……"此文的"天枢"，反映的是伏羲"天地定位图"（参后文）的认识，是在一圆中经圆心点画一水平线，将圆分作上天下地，才有"天枢之上……"的认识。换句话说，赤道是日南往北来的起点和止点，故将日月山布于龙山以南的秋分点附近。

《大荒东经》的作者在追议日出六山时原文混杂，袁珂排日出山次不可取。本图在重组中以"大言山"前文有"东南隅"，因此将大言山布于南。袁珂注"日月所出山之二"的"合虚山"布于大言山北，原文在"有司幽之国"后的"明星山"，根据"幽"的概念应属东北方之山，这是本图将"明星山"调至东北方的根本原因。袁珂注"日月所出山之四"的"鞠陵于天山，东极"，原文中有"东方曰析"，应排于东方"合虚山"之北，关于"东极"，大约与"天枢"意同，故排于春分点（赤道）附近。袁珂主张"猗天苏门"为日月所出山之五，考虑"猗天苏门"乃"日月所生"，因此我们同意陈久金先生用"壁摇颓羝山"代之，此山"一日方出"强调"日出"，反映了《连山易》中"日出六山"的实际。

前文我们介绍了濮阳先祖留下的M45号墓的蚌塑图中（图一），春分点和秋分点正好与《山海经》"日出，入六山重组图"方位一致，深刻反映了"分至图"与"日出，入六山图"中蕴含我国远古历法初创时期的基本情况。只是濮阳"分至图"属我国东方之域先民首创，而"日出，入六山"之山名，据初步考证，丰沮玉门、龙山、日月山、天山等均属西北山名，很可能是居住在甘肃永靖范围的伏羲氏族先民观日视运动的遗存。

远古先民是怎样利用远山景观日东升西沉的？《淮南子·天文训》曰："天圆地方，道在中央……"这一远古口头文化传承中的追记，反映的是宇宙观天圆地方说，"道在中央"，这"中央"即指早期先民们在他们居住的地方选好某一固定观日点（图二A点），因为这一"固定点"就处于观日东升西沉、南往北来的"中央"。远古先民就站在"固定观日点"（中央）利用东西方远山景作参照，朝（zhāo）朝东观日东升位移、夕向西观日西沉点位移过程中，并可能用顺手捡起的小石块在固定观日点的东西方与日升日落点连线的相应地面摆放，记下当日日出、日落点的。参照"分至图""日出、入六山图"，我们设计了"逐日观日东升西沉分别摆石图"（图三），在此图中，春分秋分连线（赤道），一日日道线，日东升、西沉往复线，均用小石块摆出，一目了然。由此，先民们必然发现：日在极南，我国中原十分寒冷，草木凋谢；日在极北，中原地区进入暑热，草木繁茂；当日出入于正东、正西，天气平和。先民们在"周而复始"的思考中，首先得出"岁"的概念，又逐步将一岁分作春夏秋冬。与此同时，经多年总结积累，得出日南往北来一周，用石365、366块，还因人类在生活实际中早有白天、黑夜、山泽、水火的认识，在牲畜驯养繁殖中早有公母概念。上述知识，可能都成为远古历法理论的部分内容。

陈久金先生在《阴阳·五行·八卦新说》中介绍我国"小凉山彝族十月历以夏至

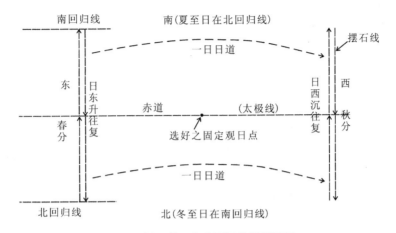

图三　逐日观日东升西沉分别摆石图

和冬至为夏冬两个新年，两个新年之间各占五个太阳月，相邻两月又分别用公母称之，用来表示他们之间的变化关系"[10]。陈氏提出："在这里我们可以得到启发：中国上古最古老的十月历月名，是从《洪范》水火木金土学来的。从夏至新年开始，经水火木金土五个月，到冬至新年，再分别用水火木金土五个月，又回到夏至新年，一年十个月，分别配以公母，便成一水公，二火母，三木公，四金母，五土公，六水母，七火公，八木母，九金公，十土母。"在上文中，一二三四……属古人研究十位数的重要内容。《系辞》："天一，地二，天三，地四，天五，地六，天七，地八，天九，地十，天数五，地数五，五位相得而各有分……"（参彝族十月历月名表），被誉为《河图》。郑玄注曰："天一生水于北，地二生火于南，天三生木于东，地四生金于西，天五生土于中。"在传统文化中，又有"天一生水，地六成之；地二生火，天七成之；天三生木，地八成之；地四生金，天九成之，天五生土，地十成之"之说。在上文中一、三、五、七、九属天数，二、四、六、八、十属地数；而《河图》的解释中，又说"一二三四五属生数，六七八九十属成数"。由此完成东南西北中五个方位，它们都与远古历法理论存在渊源关系。应该指出，陈氏关于夏年（夏至、阳年）、冬年（冬至、阴年）中夏年水（一月）、火（二月）、木（三月）、金（四月）、土（五月）；冬年：水（六月）、火（七月）、木（八月）、金（九月）、土（十月）的往复排列过程，恰与《山海经》"日出，入六山"重组图示中太阳从明星山向大言山渐次移去至夏至，称夏年，太阳再从南方的大言山向明星山渐次移来至冬至，称冬年，往复一周反映一岁的全过程一致，即《连山易》创建时期的岁概念早已遵从夏年（阳年）、冬年（阴年）的认识了（图二）。

彝族五行、河图、十月历月名表

年		月名				
		水	火	木	金	土
生数（生年）	夏年（阳）	天一（冬至）、公	地二、母	天三、公	地四、母	天五、公
成数（成年）	冬年（阴）	地六（夏至）、母	天七、公	地八、母	天九、公	地十、母

以上探讨了远古先民在观日东升西沉中首创《连山易》的基本情况，我们该如何用《连山易》解十月历、十二月历呢？

（1）关于《连山易》与十月历法的关系

《山海经》日出，入六座山峰相对，日出六山，日入六山各有五个山谷，是我们用以解释十月历的根本点。如从夏年（由冬至一阳初生至夏至）解之，日出时从明星山山峰起，经36日行至鏊明俊疾山山峰，两山峰之间的山谷叫一月（水）（参图二）；太阳从鏊明俊疾山山峰移行至䗩摇顡羝山山峰，该两山之间的山谷称二月（火）；䗩摇顡羝山与鞠陵于天山山谷称三月（木）；鞠陵于天山与合虚山山谷称四月（金）；合虚山与大言山山谷即五月（土）。依日入时计之：丰沮玉门与龙山山谷对应一月；龙山与日月山山谷对应二月；日月山与鏖鏊钜山山谷对应三月……以此类推，每月36天。如从冬年（由夏至一阴始发至冬至）解之，太阳从大言山山峰移行至合虚山山峰，经36日，称六月（水）；从合虚山山峰经36日移行至鞠陵于天山山峰，即七月（火）。余下类推。依日入时计之，大荒之山与常阳之山山谷对应于六月；常阳之山与鏖鏊钜山山谷对应于七月；……日月山与龙山山谷对应于九月；龙山与丰沮玉门山谷对应于十月。所以易学早期的以研究太阳视运动规律为出发点的《连山易》，属于名副其实的"日月为易"，讲的是远古历法理论。

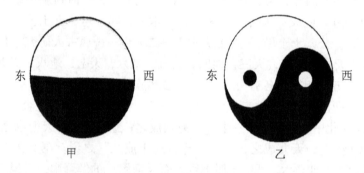

图四　江氏天地定位图（阳鱼头左旋式）

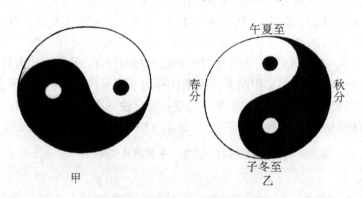

图五　阳鱼头右旋式太极历法图

图四甲、乙，江氏天地定位图通过圆心点做水平直线将天地分开，此线恰为赤道，古人命之曰太极线，成为太极文化的源头。但图乙阳鱼头向左……（见后文解）。我们

将江氏图乙修正作阳鱼头向右（图五甲），再左旋 90°得图五乙，使太极曲线作"∽"，左下阳气渐进性增长，与"冬至一阳初生"完全一致。

（2）关于《连山易》与十二月历法的关系

用"日出，入六山"与十二月历法相配，取六座山峰作月的标志即可。依"冬至一阳初生"计之，太阳出山时，从明星山北坡下移行至明星山南坡下，经 30 日，即是一月（图二），与之对应的丰沮玉门山也是一月；太阳出山时，再从鏊明俊疾山北坡下经 30 日行至该山南坡下，属二月；太阳从辞摇頵羝山北坡下经 30 日移行至该山南坡下，属三月。余下类推。依"夏至一阴始发"计之，太阳从大言山南坡下移行至该山北坡下，即七月；太阳从合虚山南坡下经 30 日移行至该山北坡下，即八月；……太阳从明星山南坡下经 30 日移行至该山北坡下，就是十二月，与之对应的日入六山均适用此理，余数 5～6 日作节日处理。

在早期以探讨太阳视运动规律为出发点的日月之学，导致了远古历法制度的诞生，史称"日月为易"，《连山易》为其代表。《连山易》可用于解释十月历、十二月历。《淮南子·天文训》"距日冬至，四十六日而立春，立春四十六日而春分，春分四十六日而立夏……秋分后 45 日立冬"，反映的是八月历法，他们在"天圆地方"宇宙观指引下，将圆中反映"阴阳气均，日夜平分"的春分、秋分点画一水平直线时，"天地定位观"建立起来了，于是又有了上天下地、上阳下阴等太极文化的阐释，天地定位的分界线就叫太极线（即赤道，见图四甲），从而引出了《归藏易》的诞生。

2. 太极文化《归藏易》诞生史话

上文我们依"日出，入六山"探讨了《连山易》创作的时限与内涵，揭示了《连山易》的部分历史原貌。但《淮南子·天文训》《览冥训》中还有许多原始天文历法史料有待进一步澄清。根据《系辞》分析：当包牺氏们在长期观日视运动中掌握了"日月运行，一寒一暑"之后，对于"岁"的概念已经确立，又从"俯则观法于地"认识地表物候，提出山泽、雷风、水火等对立概念，并构思出：☰（乾天）、☷（坤地）、☶（山）、☱（泽）、☳（震）、☴（风）、☵（坎水）、☲（离火）诸多象形符号，深化对天地关系的认识，于是，天地定位图产生了，从而概括出，"天地定位，山泽通气，雷风相搏，水火不相射"，并成为八月历法的月名。当天地定位演绎作"天尊地卑，乾坤定矣"，成为日月为易，太极文化的源头。这就是"易有太极，是生两仪，两仪生四象，四象生八卦"的全部内涵。当代学者江国樑先生根据相关史料补创"天地定位图"[11]，又将天地定位图演绎作含阴阳鱼头的太极图（图四甲、乙）。该图将阳鱼头设计向左向下，阴鱼头向上向右。假如将其左旋 90°后，左侧虽为阳，但鱼头向下，阳气太重，不适于依两汉以前规则解释"冬至一阳初生"，不适用于传统太极、子午线要求，不适用于日出六山、日入六山的分析。因此我们将阳鱼头改作向上向右，再将此图左旋 90°，得"阳鱼头右旋式太极历法图"（图五甲、乙），此乃传统阴阳太极图。在此图中，水平太极线演绎作"∽"太极曲线，[12]将此图配以伏羲氏族的八月历月名，可得太极"先天八卦归藏图"（图六）。图六：春分、秋分连线，就是天地定位的分界线……

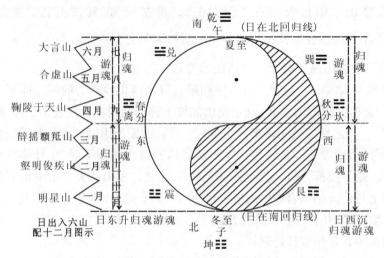

图六　太极先天八卦归藏图

我理解《归藏易》中强调的是"藏",强调的是"日"在南往北来视运动中潜藏着寒暑气温渐进性变化及四季物候变化的信息。《系辞》"精气为物,游魂为变"界定了"魂"!魂是什么?在传统文化中"魂"亦指"灵魂",与《归藏易》内涵不一。西汉今文易学家京房撰《京房易传》,提出:"魂,阳物也,谓乾神也。"魂指天地之精气的暑影。北魏易学大师卫元嵩撰《元包经》,用"以地包天"首坤之理,解归魂游魂。近代学者著《伍剑禅与章太炎论易卦归魂游魂书》,指出:"古说日光的阴影称为魂,魂就是暑影的代称,于地面一年往来赤道两次,前为春分,后为秋分。夏至日游极北,自是之后,渐次南归,名曰北回归线;冬至日游极南,自是之后,渐次北归,名曰南回归线;皆须经过二分之点。往来循环不已,易学上名归魂游魂。"[13] 伍、章二氏为我们解"归魂、游魂"指明了思路。《中国医易学》第81页指出:"归藏者,黄帝之中天易也,首坤,坤为地,万物莫不归藏于中也。"《中天易》《元包经》均首坤,意见一致,邹学熹还采用十二辟卦等演绎归魂游魂,都有一定道理。只是上述诸说,均为有爻卦、六十四卦之后的解说,与远古原始易学即由《连山易》演绎为《归藏易》不同。远古伏羲氏族的先祖们,当他们利用固定观日点,从东六山、西六山分别观日东升西沉位移变化规律的时候,他们可以利用小石块在固定观日点东西方地面分别摆出日南往北来的往复线,在这一往复线中,二分联线(赤道)成为日往复线的出发点与归宿点;当日从二分线(赤道·太极线)向南、北移去,叫游魂;当日从南、北回归线向二分线游来,叫归魂。与章太炎先生"夏至日游极北,自是之后,渐次南归,名曰北回归线;冬至日游极南……"意见完全一致。这里涉及春秋学者对二分联线的认识。老子《道德经·三十九章》云:"昔之得一者,天得一以清,地得一以宁。"老子在此虽未讲明这一认识的来源,但"昔"字表明,其实质讲的是当时口头文化传承中的关于"天地定位"的认识。在"天地定位"理论中,春分、秋分点之联线即"一"(太极线),将天地分作上天下地、上阳下阴,故言"天得一以清,地得一以宁"。《道德经·二十五章》解"道"时说:"有物混成,先天地生……强字之曰道,强为之名曰大。"前八字讲的是宇宙自然形成观,"道"指大自然规律,在此重点指天地定位的分界线即赤道。所以又将赤道线名"大"(强字之曰大)。在《道德经》中,

"一""大"是分开用的。《庄子·天下》则讲："至大无外，谓之大一。"扩展了"大一"的概念。《礼记·礼运》："是故夫礼，必本于大一。"孔颖达疏："大一，谓天地未分，混沌之元气也。"孔颖达点明了"大一"与天地定位的关系问题。所谓"元气"，是指天地定位图演绎作太极图时，太极图的中心点就是"元气"所在之点，就是宇宙，天地万物的始发之点；就是创作《归藏易》的根本点。《庄子·天下》还将"大一"解作"主之以太一"；《吕氏春秋·大乐》"道也者……谓之太一"，都依"大一"推演而来。《史记·天官书》中的北极星叫"太乙"，称"太乙常居之"，"太乙"指星名。在探讨天地定位、太极文化、《归藏易》的演绎实质时，"太极先天八卦归藏图"（图六）为我们提供了可以目视的"归魂、游魂"等想象的空间，它潜藏着太阳视运动南往北来周而复始、一年四季寒暑更替、万物萌藏的自然规律。《归藏易》的本质特征明矣。

关于太极的神秘感与普遍性，我拟再做揭示。当我们站在南半球或北半球地表的任何一点，只要不探讨太阳南往北来问题，你所站的这一点与太极文化无任何关系。只要站在南北半球的某一点探讨太阳视运动规律，你所站的这一点就与远古太极文化密不可分了。"我在太极之中，太极在我心中"！这就是太极文化的普遍性。因为你站立的这一点，就代表站在二分联线上，就代表赤道，就是天地定位的分界线，古人将此命名曰"天地之心也"，太阳从此点南往北来产生二分、二至。由此可见，我国远古先祖们依太阳视运动规律建立天地定位观后，游魂、归魂的认识便产生了。远古历法理论中的《归藏易》中所有知识就更好理解了。

自《连山易》《归藏易》问世以来，中华先祖们便在地球北半球这一自然环境条件下和谐生存；秦汉时期，先祖们不断创建中医理论与养生理论，天人合一观必在其中。

参考文献

1. 江晓原．天学真原［M］．沈阳：辽宁教育出版社，1911：10．
2. 象思维是中医理论的思维方式［J］．中国中医学报，2010（11）：1．
3. 王会昌．中国文化地理［M］．武汉：华中师范大学出版社，1992：22．
4. 李四光．冰期之庐山［M］．中央研究院地质研究所专刊乙种，1947：2号．
5. 吴汝康．人类发展史［M］．北京：科学出版社，1978：45．
6. 严健民．中国医学起源新论［M］．北京：北京科技出版社，1999：17－18．
7. 《探索、发现》栏目组编．《考古中国》贰"濮阳星图之谜"［M］．北京：中国青年出版社，2007．
8. 陈久金．天干十日考［J］．自然科学史研究，1988，7（2）：119－127．
9. 袁珂．山海经校注［M］．上海：上海古籍出版社，1980．
10. 陈久金．阴阳、五行、八卦新说［J］．自然科学史研究，1986，5（2）：97－112．
11. 江国樑．周易原理与古代科技［M］．福州：鹭江出版社，1990：45．
12. 严健民．远古太极图"$\mathcal{S}$"曲线探源——论天地定位图演绎为太极图［J］．中华医史杂志，2012，47（1）：38－40．
13. 邹学熹，邹成永．中国医易学［M］．成都：四川科学技术出版社，1989：82，1．

第三讲

中华远古中医学思想萌芽史上的轨迹、目主思维史话

三星堆"凸目文化"出土问世以来，考古学界的学者们进行了广泛考释，许多问题值得重视。我国蜀域"凸目文化"应渊源于远古先民"目之于色"的感知，渊源于蜀民对昆虫中诸昆虫幼虫头端的"凸目（复眼）"的神秘感与崇拜；其实质是远古先民对"目主思维"的感悟与崇拜。蜀字之创作及蚕丛氏、鱼凫氏、开明王朝均传承了"凸目文化"精神，我国"凸目文化"值得进一步探讨。

今本《灵枢·根结》："太阳根于至阴，结于命门，命门者，目也。"《灵枢·卫气》："足太阳之本在跟以上五寸中，标在两络命门，命门者，目也。"《灵枢经》中追议的古人将"命门"认定为"目"，与后世"右肾命门说"及"命门，乃生殖之门"说相去甚远，我们应该怎样认识这一史料？就今本《灵枢经》而言，非汉前《灵枢经》原貌。南宋史崧于1155年说："谨按《灵枢经》曰：……则知相去不啻，天壤之异。但恨《灵枢经》不传久矣，世莫能究……"他指出："夫为医者，在读医书耳""仆本庸昧，辄不自揣，参对诸书，再行家藏旧本《灵枢经》九卷，增修音释。"然而在史崧时代，他只能根据当时的经脉医学解之，不可能将"命门者，目也"潜藏之意解说清楚的。清初张志聪在《灵枢·根结》注释中说："命门者，太阳为水火生命之原，目窍乃精气所出之门也。"张志聪等亦无条件将命门与目的关系说清。一部今本《内经》在各相关篇章中讲述目之解剖、生理、病理者，可谓不厌其烦，为中医临床眼科学奠定了基础。《灵枢·大惑论》突出介绍目之解剖观察，指出"骨之精为瞳子，肌肉之精为约束（瞳孔括约肌）……"早已成为传统中医理论经典，我们可引以为用，但有些认识不适于固守。近百年来，我国考古工作者们挖掘出许多描绘目（　、　、　……）的史料，最为久远者如河南舞阳贾湖出土八千年前的龟板刻文　，这个刻文中间的圆当指瞳孔；两殷墟安阳甲骨"目"字作　，"目"字形态众多。与殷墟同时代的四川广汉三星堆出土的陶文　及其系列凸目面像、凸目铜人像、凸目面具等，都应深藏着中华远古先民对"目"的深刻认识。尤其甲骨文

中的"蜀"字作 ❦，突出一条虫头端的凸目，它的本意应如何解之？我们不能不想一想。我国先民们在"目"的面前究竟想了些什么？我们是否可用现在考古史料、先秦史料中关于目、眸、瞳及由目演绎的 ❦（臣）字的内涵做一些新的探讨，做一些与人的思维功能有关的探讨。我们深知，这个设想过于大胆，将试求证之。

一、关于三星堆青铜"凸目文化"的考释

据《探索·发现》栏目编《考古中国·贰》中国青年出版社 2007 年载《三星堆·消失与复活》六文叙述，20 世纪 30 年代发现四川广汉月亮湾出土大批玉石器，随后于 1986 年起，广汉三星堆文化始露头角。考古学家们认定，早在 3200 年前，"三星堆先民因一种神秘事件发生，致使几千件王国宝器历经损毁埋入地下"。说明三星堆文化在突然埋入地下之前曾有数百年的发展历史。三星堆文化的最大特色是以青铜凸目面像为代表的"凸目文化"，"与凸目面像同期出土的所有青铜人头与青铜面像的眼睛造型，均凸出于眼眶"。三星堆先民围绕"目"创作的"凸目文化"的动机是什么？此亦是我们追议的宗旨。

在《三星堆·消失与复活》六文中，考古学家们根据东晋常璩（347 年）所撰《华阳国志·蜀志》记载，"蜀侯蚕丛，其纵目"。"蚕丛氏"是蜀人的先祖之一，我国古蜀域辽阔，民族传承复杂，如古蜀山氏、葛戟氏、氐族、古羌族等之传承关系一言难尽。古羌族历史悠久，活动范围很广，传说大禹是羌族。葛戟人生活于四川西南，四川大学林向教授曾讲过"羌葛大战"的故事，据传说，葛戟人的眼是竖目的，又说葛戟人很可能就是氐人，又有"蚕丛羌"（茂县蚕陵镇人自称）之说。总之蜀域辽阔，蜀史悠久，蜀文化现象中的"凸目文化"值得进一步研究。在《三星堆·消失与复活》六文中，学者们已经探讨过三星堆先民创作凸目文化的根由，有些观念难以苟同。我们拟从"蚕丛"探讨。

"蚕丛"中的"丛"非"虫"，"丛"作"聚集、丛集、丛生、丛林"解，是对主语"蚕"的解释。文中之"蚕"指众多昆虫的幼虫。应该指出，远古先民能提出"蚕"这个概念，且能将这个"蚕"的名词固定下来并传承，不是一件易事。生活于亚热带区域的远古人类，在采集生活中对于昆虫幼虫的变态生活史的认识，不知经过多少代人的经验积累，才认识到"蚕"，进而才认识到可以吐丝的"桑蚕"的生活习性，才知"桑蚕"吐的丝纤维很长，可以利用取丝纺制。据考，古蜀人饲养桑蚕、制作丝绸的历史，可上溯至公元前 26 世纪以前（《考古中国·贰》第 39 页），四川师范大学巴蜀文化研究中心段渝教授认为："蜀域由蜀山氏到蚕丛氏，也就是古蜀人初步完成蚕桑、丝绸的早期起源阶段，进入发展传播过程。"我们说"蚕丛"之"蚕"不单指"桑蚕"，它应包括昆虫类螟蛾科、粉蛾科、蚕蛾科等昆虫的幼虫，是古蜀民在长期观察中总结出的一种崇拜概念，称作"蚕丛"。如以尺蠖为代表，尺蠖蛾科的幼虫尺蠖俗称打弓虫，它体长 4~6 厘米，头端一对凸起的双目（复眼），行走时先屈后伸。正如《系辞下》所描述："尺蠖之屈，以求信也。"尺蠖头端凸起的双目能感受、传递外来险境，知险后能迅速逃跑。尺蠖的特性使我们想到古蜀字 ❦（甲骨文一期《后上》

九·七）、🜚（甲骨文一期《合集》9774），它们都形象描绘了一条头端凸起双目的虫，正如"打弓虫"的屈伸之状。🜚字虽始见于甲骨文，但我们推想，它应始创于古蜀域，它应是古蜀域先民对以尺蠖蛾科的幼虫尺蠖为代表的、能用凸起的双目思考险境、保护自己安全的崇拜，这才是三星堆先民围绕"目"创作"凸目文化"的动机。三星堆人崇拜的实质，是崇拜尺蠖、桑蚕等头端凸起的"目"能思考险境，"目"能指挥逃脱险境，于是这个民族为自己取名叫"蚕丛氏"。蚕丛氏的后代于武王伐纣时参加伐纣盟会，西周中后期"蚕丛氏"始称蜀王，后禅位于"开明氏"，传十二世，被秦灭。"开明氏"亦意指"目明"，继承了凸目文化精神。

二、中国先民"目之于色"中医学思想萌芽的探讨

近5万年以来人类进化至新人时期，新人在体质上出现了许多新特征。古人类学家证实，自古猿进化为猿人数百万年来，猿人如能直立行走、双手劳动，在谋生中由于安全的需要，其头必然左顾右盼，促进了全身骨骼系统在脑指挥系统的指挥下的协调发展，最为重要的促进了猿人大脑的渐进性进化。新人的脑容量达到了1300毫升左右，脑神经系统在脑内各部之间产生了广泛联系，组建了较为完备的新皮层，在生理上获得了远事记忆能力，为经验的积累创造了极好条件。如中国新人的代表许家窑人中的男子汉们，由于他们关注狩猎经验的积累，发明了狩猎工具飞石索，第一次提高了狩猎的生产能力。新人们原始生产、生活经验的积累才是各类原始科学知识，包括原始医学知识、人体生理学思想萌芽的起源时期。我曾在《论原始中医学·新人早期外治医学思想萌芽概说》一文中初步探讨过我国先民关于"目之于色"的认识，如山顶洞人，他们已有可能在有意、无意中"注意到目的生理功能"。如山顶洞人及其以后的人们从强烈的阳光下走进黑乎乎的山洞时，感到眼前一片漆黑，并本能似地摇摇头，或本能地用手揉一揉眼睛，当在山洞中闭紧双目站一会儿后，再睁开双眼，眼前又明亮起来。人们的这一行为，似乎在探讨"目之于色"的生理功能。当人类能够采用这种直观方式主动注意与观察自己身边的自然现象与生理现象的时候，人们对于"目之于色"的认识便深化了一步，"目之于色"这一生理现象代表了作为基础医学知识的生理学已处于萌芽状态了，中医学的医学思想已处于萌芽状态了。至八千年前的贾湖人，人工种植水稻已数千年，制陶已有较为丰富的经验，能利用白鹤的股骨制作出5孔、6孔、7孔、8孔的骨笛，对我国古典音乐做出了重要贡献。贾湖人的智力已能观察理解"目之于色"的生理功能，这是他们能在龟板上刻出👁，理解眼中有一孔（瞳孔）的原因。他们对"目"的生理功能有了更多的感知。到了殷商时期，人们不仅刻画了许多形态的目（👁），而且还依👁创作了👁（见）、👁（朢，即望）、👁（瞿、懼）等寓意很深的字。从甲骨文👁（一期《宁》248页望，古作朢）分析，这个👁（望）字，描绘一人站在一高物上，突出用"目"眺望、探望的行为表象，不仅表明了这"目"是可视的，而且还寓意人的心态疑惑、解惑之意，说明"目"是有思维能

力的。甲骨文表示惊恐的 ❀ 字，描绘了人们遇到险境时，昂首张双目的惊恐之状，何等传神！上述 ❀、❀ 二字，应该比较深刻地说明了造字者对"目"生理功能的认识，反映了人（当事者）在某一处境中的"目主思维"过程的认识。由此思之，从山顶洞人到贾湖先民、殷商造字者们，他们早已在直观下关心自己对外界事物的感知是由"目"完成的。人们对"目之于色"（中医学思想萌芽）的认识过程，应属原始综合科学史中自然科学范畴。

中华远古追议史《尚书》记载：夏禹执政时，为完善国家体制，提出了"正德、利用、厚生，水、火、木、金、土、谷（六府库制度）惟修"。夏禹的"六府三事"，为我国远古社会学发展起了奠基作用。商汤已可刻置"盘铭"，说明由陶文演绎来的、初步规范化的甲骨文字（依类象形原则）进入大发展期。甲骨早期的臣（❀）字由目（❀）演绎而来，❀ 或 ❀ 字的产生，表明社会学中有了侍奉君主的，要甘心用目（用心、用脑）"全心全意"为君主出谋献策的人（臣子）。就此论之，能为君主出谋献策的臣（❀）子是在用"目"思考问题。毫无疑问，当原始自然科学"目之于色"的认识，转化为原始社会科学中"伏首为臣（❀）"，将"目"之生理功能推向社会学的时候，由此代表远古中医学思想萌芽的"目"之生理功能不仅限于"目之于色"了。臣（❀）字，潜藏着目主思维的深刻意义。

在我国古文字中采用臣字作部件组建文字者达40字左右。这些造字都适应了社会发展的需要。如臤（qiān,）从目从手，表明除用"目"思考外，还善于用手操劳的人是牢固可靠的；古坚字亦作牢固解，坚从目从手从土。土属意符之一，描绘的是站在土地上（脚踏实地）用目判断事理，用手操劳的行为表象，表明脚踏实地，意志坚定；古鉴字作鑒或鉴，成语中的"前车之鉴""以史为鉴"都突出了臣（目），即善于用目阅览群书，总结前人各方经验教训，启迪后世的深刻内涵。尤其早期的鉴字，右中之"四"亦指目，这个"目"横藏于内，含潜心（细心）研究之意，反映了古人造字的本意。古圣贤的"贤"字，上部本为"臤"，"臤"字下部加"贝"，强调了善于用"目"思考，用手操劳的人是人群中少有的宝贝，称作"圣贤"。古造字者们借用臣（❀）作意符组建的近40字，无不反映了造字者们对"目"之生理功能的深刻理解。

若问远古造字者们在"目"（❀）"臣"（❀）字面前为什么有这么多的思考、认识？也许当解开眸、瞳、眸子、瞳子、瞳人的奥秘之后，方能有所领悟，远古中医学思想萌芽过程中潜藏"目主思维"过程。

三、眸、眸子、瞳子、瞳人生理学意义初探

在本节的探讨中有一个基础，就是远古先民对"目"之生理功能的关注，就是人们关于眸子、瞳子、瞳人本意认识的连续性与同一性。由于在追溯中，总感历代学者

们对于"眸子""瞳子""瞳人"之关系均未能解开其八千年以来的原始本意,未能认识它们的连续性与同一性。故本于"求可以知物之理"(《荀子·解蔽》)精神,拟试设新径求证,盼求学者们在指导中达成共识。

试解"眸子"大约与牟难分,而牟在春秋早期已是一个多义字。我们的探讨集中于牟即眸。《荀子·非相》"尧舜参牟子"。清王先谦注:"牟与眸同。参眸子,谓有二瞳之参也。"表明尧舜二帝办事十分认真。《尸子》曰:"舜两眸子,是谓重明,做事成法,出言成章。"《尸子》的追议,进一步肯定了人们认为舜帝用两个眸子思考问题,说明舜帝办事认真。《荀子·大略》:"……非目亦明也,眸而见之也。"此言讲:不是目能见光明,是眸子见到了物。在作为整体的"目"中,突出了眸子的作用。《孟子·离娄》:"存乎人者,莫良于眸子,眸子不能掩其恶。胸中正,则眸子瞭,胸中不正,则眸子眊。"朱熹集注曰:"眸子,目瞳子也,盖人与物接之时,其神在目。"朱熹讲,眸子就是瞳子。说人在看事物时,其神(思考、判断)在目(在瞳子)。《国语·周语下》:"夫君子目以定体,足以从之,是以观其容而知其心矣。目以处义,足以步目……今晋侯视远而足高,目不在体,而足不步目,其心必异焉!"《周语》所论,从晋侯的整体姿态观察,虽强调了"心"的作用,但重点放在目,如"目以定体,目以处义,足以步目"都说明了"眸子不能掩其恶",《灵枢·五色》裹撷远古口头传承说:"目有所见,志有所恶。"将"目"与"志"联在一起,反映了古人认为目与志的关系。《灵枢·脉度》:"目能辨五色。"《素问·脉要精微论》:"夫精明者,所以视万物,别白黑,审短长。"在此,《脉要精微论》的作者虽然比较单纯地讲了眼的视觉功能,甚至指出"目者,心使也",但在远古人类,如贾湖人是不可能知道目的功能是脑(心)完成的。《灵枢·大惑论》更明确记载:"……骨之精为瞳子,筋之精为黑眼……肌肉之精为约束。"又说:"目者,五藏六府之精也……神气之所生也,故神劳,则魂魄散,志意乱。"总体讲《大惑论》说"目"是产生"神气"(神气之所生也即思维功能志意)的部位,继承了先祖认为"目主思维"说。但《大惑论》随后又用两汉医理进行解说,说明中医理论发展道路的坎坷。

眸、瞳指瞳孔,眸子、瞳子即瞳人,瞳人即两人抱头对视时所见瞳孔中的小人,对视者自己的像。"目主思维"与瞳人有关,这是远古先民的认识,后文应再求证。

四、关于"目论"与"目主思维"的再探讨

我曾读到:古人讲过"目论",《文选·王屮·头陀寺碑文》"顺非辨伪者,比微言于目论",认为"目"是主思维的。《史记·越王勾践世家》:"吾不贵其用智之如目。"此语建立在既往有人认为"智出于目"。反对的一方说:"目能见其毫毛而不见其睫。"认为"目论"中"目"不能看见身边的睫毛,"目论"是不全面的。司马贞《史记索隐》"……尤人眼能见其毫毛而不能见其睫,故谓之目论也",因此才有"吾不贵其用智之如目"之说。《三国志·吴志·周鲂传》:"目语心计,不宣唇齿。"认同了古有"目语""目论"之说。追议中华远古先民七千年前的河姆渡人早已驯养水牛,试想较河姆渡早数百年的贾湖人是否已驯养过性格温顺的水牛、黄牛呢!贾湖先民在

龟甲上刻下了 ⟨眼形⟩，是否因他们在驯养牛的过程中，在牛崽坠地"牟然而鸣（刚生小牛睁开眼就叫）"的情况下，人们抱着可爱的小牛的头对视时，发现小牛眼中央那个大大的"黑洞（瞳孔）"内有一小人（瞳人·对视者自己的像），因而认为小牛眼中的"小人"可动可笑，不可思议，推论认为是小牛的目中小人指挥牛的所有活动。当人们抱着大牛头对视时，也见到牛瞳中有一小人；甚至人与人抱头对视时，亦见到目中小人。目中小人俗称眸子（瞳子、瞳人），当人类建立了灵魂思想的时候，又认为目中这个"小人"，代表了牛或人的"灵魂"。总之，远古先民崇拜"目"，创作"凸目文化"过程是复杂的，贾湖人的认识经口头传承至三星堆，三星堆先民在"小浅盘高柄陶豆"上刻下与贾湖同形的 ⟨眼形⟩，代表了三星堆人"崇目"源于贾湖的先民。三星堆人"崇目"还有其深厚的社会基础。前文讲到"凸目文化"与蚕（尺蠖·桑蚕等）的关系，其实还有另一说。《考古中国·贰》第18页引龙晦先生话说："三星堆人相信他们的图腾与鸟有关。"龙晦在《广汉三星堆出土铜像考释》中说："古蜀国的第二代王叫鱼凫，凫就是鸟，即鱼鹰。"鱼鹰俗称鸬鹚，善潜水捕鱼。《楚辞·卜居》："宁昂昂若千里之驹乎，将泛泛若水中之凫。"歌颂了鱼凫潜水捕鱼的本领。可见蜀先民在马牧河驯养可以战胜鱼的鱼鹰（鸬鹚）捕鱼，崇拜鱼鹰能在水中睁大双眼捕鱼，此亦成为"凸目文化"的又一源头。四川省文物考古研究所副研究员胡昌钰说："鱼凫氏是部落联盟的形式，过去有两支，即崇拜鱼的部落与崇拜凫的部落，两个部落组成联盟，统治了当时的成都平原。"学者们认为："蜀分别由蜀山氏、葛戟氏、蚕丛、柏灌、鱼凫、杜宇（蒲泽）、开明等诸族系的首领统治，蜀域各族先民共同创造了'凸目文化'，蚕丛、鱼凫、开明共同传承了远古蜀民的崇拜与信仰。"

上述史料可证，我国先民早已关注人的思维问题。殷商时期，商纣王根据甲骨文造字者们在心脏解剖过程中的成就说："吾闻圣人心有七窍"（有学问的人用七个心眼思考问题），于是纣王又借机"杀比干，观其心"。商史证明，心主思维源于商，后被传统中医理论传承。关于脑主思维，商时虽做初探，但因脑组织藏于硬脑壳之内，又柔弱如泥，商民难于探讨。时至两汉，医家们虽在完善心十二经脉调节论后，仍感无法用经脉理论解释临床所见"邪入于脑，则脑转，脑转则引目系急……""伤左（额）角，右足不用"等病例的时候，医家们不仅对颅底经脉进行了解剖，记录颅底经脉（基底动脉环）为："阴跷阳跷，阴阳相交……"首创跷脉与维筋相交理论，比较圆满地解释了"伤左（额）角，右足不用"。还在开颅之后详细观察了脑回形态，依所见脑回形态，创作了原始脑字如 ⟨字形⟩、⟨字形⟩、⟨字形⟩ 等记录于《五十二病方》及相关史料中。但脑主思维，仍然未被传统中医理论传承。

现在，当我们从"目主思维"角度探讨"凸目文化"根由的时候，从《灵枢·大惑论》得知，秦汉先民完成了眼球的大体解剖，认定可大可小的瞳孔由"约束（瞳孔括约肌）"控制，点明"肌肉之精为约束"，辨别了"白眼（眼球前部）""黑眼（眼球后部脉络膜）"，强调"血之精为络"，提出"眼系"概念，讲明眼系是"裹撷筋骨血气之精而与脉并为系，上属于脑，后出于项中"。当我们认识到殷商至两汉先民用同等注意力关注心脏解剖、颅脑解剖、眼球解剖的时候，印证了远古先民在无能力探讨心、脑主思维之前的数千年前，存在远古先民在"目之于色"的基础上探讨"目主思维"的可能性，并有"目论"之说。《灵枢·大惑论》证明，两汉医家对"目主思维"（神气之所生也）中的"目"再次进行了解剖观察。

商末至春秋，当精、气、神理论创立时，人们对人的思维、思维的物质基础进行探讨，提出了"思维"功能之"气道"说。《管子·内业》讲："精也者，气之精者也……""气道乃生，生乃思，思乃知，知乃止矣。"《管子·心术》讲："气者，身之充也……思之不得，其精气之极也。"《管子》认为，人的思维是有物质基础的，其一是"思维之精气"，其二是思维过程在"气道"内运行。讲明人在生命进行时可能产生思维过程；人通过思维弄明白事理；当弄明白了某些事理后，主持思维活动的"气"便在"气道"内暂时停止活动；当思考不出结果（思之不得），是精气用完了。应该指出，《管子》的这些认识，是从总体上讲的，未讲"脑主思维""目主思维"还是"心主思维"。虽然脑、心各有"气道"，但对于"目主思维"讲，"目"之眸（瞳）即人们可见的瞳孔及瞳孔后深不可测的通道，更可认为是"目主思维"的"气道"，所以《管子》"思维气道论"，更支持"目主思维"。

小结：我在《释命门》[中国中医基础医学杂志，2005（7）]一文中探讨了"命门者，目也"，从多方面论证了"古人认为目是心灵之窗，观其目之眸子，就能了解心灵活动。因此将目叫命门"。现在看来，此论虽无误，但未深入，当与"凸目文化"结合，认识即可升华。"目之于色"是医学理论的组成部分，"凸目文化"的内涵——包含了"命门者，目也"，目论、目主思维深刻反映了远古中医学思想萌芽过程。

本文发表于《中国中医基础医学杂志》，2011（3）
二〇一〇年三月十四日完稿

第四讲

先民关于原始中医学理论体系的创建问题

前文我们探讨过人类进化至5万～4万年以来，新人们获得了远事记忆能力之后，便可将记忆了的相关知识、经验与近期感悟的相关知识、经验进行比较，得出新知。由此，人类的原始综合科学知识、原始医事行为、医学知识便已起步，逐步积累，新人们关注五官生理处于优先地位。

一、我国先民对五官生理的逐步感悟

1. 关于"目之于色"的感悟

新人以来，人类在生产、生活实践中逐步积累各类知识，人体五官生理知识的起步、积累便展开了。原始中医学理论的起步，可追溯至山顶洞人对"目之于色"的感悟。山顶洞人发明了钻孔术，制造骨针及贝壳类项链，有了尊母习俗……他们的生活实践证明，当他们外出谋生，突然从烈日下进入山洞时，什么东西也看不见，他们能注意到自己站下来用手揉一揉双眼，停一会儿后，又可看到从山缝射进来一束光线，明确感悟到这一光线是用双眼看见的。由此，山顶洞人对"目之于色"的生理功能有了一定感悟。[1] 当有这一感悟的人在逐步积累经验、尝试说明"目之于色"的基础之上，将自己的感受用手势或用新创的相关语言向他人表白的时候，最早的"目之于色"的生理知识便诞生了，这一过程可能完成于仙人洞人、吊桶环人时期，被口头文化传承下来。再过五千年，贾湖先民已将目（◎）刻于龟甲之上，[2] 表明贾湖先民关于"目之于色"的认识已是不争的事实。从我国传统文化以及四川广汉、三星堆凸目文化等史料分析，自贾湖龟刻◎以来，已有"目论"即"目主思维"的认识，反映了我国"医学思想萌芽的轨迹"[3]。"目主思维"在我国医学思想萌芽史上传承数千年，直至殷商时期的甲骨文，才有"脑主思维"与"心主思维"之争，最终因心脏的自主搏动生理功能，被古人误定为"心之官则思"，指导中医临床两千余年。此一历史在当今中医理论中仍难拂去。

2. 关于"耳之于声"的感悟

人类对"耳之于声"的感悟应该是最原始的，因为最早在猿人时期，猿人们常用"呵！啊！哎！"等音素进行最初的信息交流了。但那只属本能。还因猿人们大脑的原始性，他们不可能产生长期记忆，更不可能理解"我是用耳听见呵！啊！的"。数百万年后，人类进化至新人时期，新人们对"耳之于声"的感悟虽可侧耳静听，或直立、颠足远眺，探视声音的来源及其周围环境的变化，亦难理解"我是用耳在听别人讲话"。山顶洞人……贾湖人对于"耳之于声"的经验可能在逐步积累中进展较快，特别是贾湖先民发明了骨笛，有了音乐艺术，反映了耳与大脑发育的高度一致。自河姆渡人以来，先民们对"耳之于声"的认识应该明确了。因为人类社会的发展，信息的广泛交流，生产事故伤耳的发生，中耳炎症对鼓膜的破坏等，人们在谋生生活环境中相关经验的积累，都能使人感到：以前我能听人说话，现在我听不见了……是不是因为"耳"受伤或流脓的原因？自殷商甲骨文中明确首创一个耳（ ，《遗》271），又明确首创了一个听（ ，《遗》8502）；这个听（ ）字，从耳从口，代表从口中发出的声音是被我耳朵听见的，深刻反映了殷民认识到耳的生理功能是听声音的。

还有一点值得说明，自猿人以来，人类自己发出的呵、啊，以及自然界的鸟语、雷鸣等声音，都作为"音素"刺激人类的听神经，刺激大脑各脑区神经元内记忆核蛋白体的进化、发育，最终记忆核蛋白体进化至可以将接触到的知识进行有序编码记忆下来，此即新人时期的人类在进化中获得了远事记忆能力，能将从各类声波中传递的相关信息经耳传至大脑各相关皮层的脑神经元内编码记忆下来，促进了原始综合科学知识的发展与社会的不断进步。

3. 关于"口之于言，舌之于味"的认识

新人们的生活来源，虽许家窑人发明了飞打猎物的飞石索，峙峪人发明了弓箭，但新人们的生活来源仍然以采集为主，至山顶洞人时期已有吃不完的坚果收藏备用的习俗。当严冬到来，大雪封山，只能以收藏的坚果、狩猎的兽类为生。冬去春来，草木萌发，萌发的绿叶、嫩枝均可食用。山顶洞人们在食之之时，已从本能的弃苦涩而吞无味、甘润之品，已有经验地选择瓜、杏、梅、桃；早春，因饥不择食，不论多么酸的杏梅都往肚里咽下去；夏季到来，各类鲜果成熟，已可选择甘甜可口的桃李，这些舒适的味道是难忘的。在采摘进食对比中，有一些小球形的红果，果汁甜酸味浓，这些味道虽众人都有同感，但如何用语言表白，难度很大，还要有很长时间经验的积累过程。总体讲，他们将这种感觉定位在口，有了最初的"口之于味"的认识，被口头文化传承下来。须知"口之于味"是一组较为含混的词，还有"口之于言"及舌的生理功能有待认识。大约到了夏商，人们已逐步认识到舌的作用与酸甜有关，当依类象形，采用蛇吐舌之状创作出舌（ ，《福》26）字的时候，人们也许感悟到"舌之于味，口之于言"的不同认识了。

4. 关于"鼻之于嗅"的认识

人类对嗅觉的感知，应该说已经有万年的历史了，只是早期人类的注意力，难以关注鼻的生理。至殷商时期，甲骨文的造字者们首创一个鼻字作 ，是对鼻的象形描绘，其意是指人们在信息交流时，用手指指着自己的鼻子说自（己）之意。关于气味中香臭的臭，甲骨文作 （《铁》1961.3， ，从自从犬，与现代的臭字从自从犬完全一样），其本意应指嗅觉，描绘了犬（狗）的嗅觉较人的嗅觉灵敏，说明殷人在创"臭"字时，对犬的嗅觉观察十分细致，因此，这个"臭"字是比较生理学的反映。后世，人们在臭字旁加口作嗅（xiù），意指嗅觉，好似想阐明鼻腔与口腔相通，从文字发展史讲，嗅比臭较深入一步，已约定成俗。

从殷商史料分析：目之于色、耳之于声、口之于味、鼻之于嗅的生理功能的认识，早在万年以前，人类已逐步注意经验积累，于殷商时期上述认识已趋成熟了。

5. 关于"触觉"的认识

在五官生理功能中，人们对触觉的感悟，虽然从先民们的实际生活中可以讲，起步最早，如远古人类在采集植物时，难免被刺刺着手指，但不可能理解手指皮下有痛觉感受器。至1.2万年前的玉蟾岩人，在最初的制陶实践中必须和泥，必须用手感受泥的质地、干湿度、黏稠度，必须感受到陶塑过程中某一陶器形体的要求。但人们无法理解：是我的手指在触觉到泥的性质。所以人们对人体触觉系统的感悟应该是最晚的。触觉，指人体各部位皮肤与某物接触时所产生的各种感觉，包括硬软、锐钝、刚柔、冷热、灼烫等感觉。由于人体各部皮下各类感觉感受器不同，给人们提炼出某一感觉的存在带来很大困难。人类对各种感觉的感知与生活、生产实践是绝对分不开的；生活在西北地区的先民，早在六千年前就住进了半地窖屋，在半地窖屋草筋泥投摸、烧制过程中，在随后的金属冶炼、青铜铸造中，都要与硬软、刚柔、灼烫等物体接触，特别是在烧制陶器、金属冶炼铸造中，还必须预防烧伤，但人们不可能认识到人体各部位皮下有冷热等各种感受器的存在。应该说，在现代解剖、生理学未建立之前，各部位皮肤的触觉等也是一个含混的概念，目之于色、口之于味、耳之于声、鼻之于嗅都是一个含混的概念。只有当现代解剖、生理学在实验基础之上，认识了温觉感受器、痛觉感受器、触觉感受器之后，只有当解剖、生理学证实了眼底视神经细胞的感光与传递、内耳听神经细胞的感音与传递，以及鼻腔嗅觉细胞、舌部各类味觉细胞的解剖观察与实验之后，人们对五官生理机能才全部认识清楚了。

必须指出，我国先民对五官生理的逐步感悟，在感悟过程中逐步提高各类认识，促进了人类在宰杀猎物的过程中，借鉴观察各类动物的相关器官形态，推导对人体解剖、生理知识深入了解的欲望，至殷商时期，促进了人们对人体脏器形态解剖、生理知识进一步探讨的追求，促进了临床医学理论的起步与发展。

二、殷商先民对生殖医学的贡献

人类单靠五官生理功能是不可能建立起医学理论体系的。从《尚书》追议的相关史料分析，我国历史发展至尧帝继承先祖们口头传承下来的相关知识，十分关注日之东升西沉、南往北来运行规律，故"分命羲仲等分赴四方观日运行，完成历象日月星辰位移，制订历法，敬授人时"，促进了农业发展。舜帝继承尧业，后传至禹，禹发展先祖事业，提出执政纲要"正德、利用、厚生"，在政府设"水、火、木、金、土、谷"六府，管理国家财用支出。禹还总结前辈治洪经验，改"堵"为"导"，用十三年时间疏导江河、湖水，治理了洪泛，受到民众拥戴。商史证明，商的第一代国君汤王在克夏傑之后，作盘铭"苟日新，日日新，又日新"，告诫自己，决心革除旧弊，日日立新为民。同时证明，先商时期人们在总结陶文的基础上，提出了"依类象形"的造字原则，即甲骨文造字有了较为规范的要求，于是由肌腱、韧带连接的"骨架"作 ，"胃"字作 ，反映视觉生理的"望"字作 ，反映腹腔内脂膜系统的网膜囊孔的"肓"字作 [4]。这个 （肓）字，描绘了肝左叶下的网膜囊口，都是在人体解剖实践中创作的。"肓"（ ）字成为我国最早的疾病深浅说"病入膏肓"的重要依据。腹腔内的脂膜膏肓，还成为战国时期创消化生理——三焦府的理论基础。殷商时期的基础医学与临床医学知识还深深潜藏于相关甲骨文字的字意之中。

根据甲骨文史料分析，殷商时期的原始中医学理论体系，已在以下几方面取得了较大进展。

（1）殷人人体解剖学起步的动力是甲骨文造字原则中的"依类象形"，他们已在人类思维机能的探讨中围绕脑、心经脉调节论方面做了许多工作。

（2）女性待产、临产文字反映产科医学比较成熟，如临产之"娩"字作 （《乙》1277），描绘了接生人员的双手（ ）、产妇的大腿，方框内的"o"描绘的是"施生之门"，即子宫颈口。在产科文字中与孕、产、育有关的此类文字达20字[1]（P: 98），说明殷商时期我国产科医学的发展处于领先地位。

（3）雄兽"去势术"的演进。我们曾讲过殷商先民对公猪"去势术"的发明。[4]如在狩猎过程中，有一些雄兽伤了睾丸，在狩猎有余的情况下，将伤了睾丸的公猪喂养着，当公猪长大，性格温顺易肥，人们对此有所感悟后，认识到睾丸破坏后对公猪育肥有利，便将喂养的小公猪睾丸有意破坏后，取得同样效果，殷人便据此发明了公猪的"去势术"。殷商先民发明的公猪"去势术"，被周代移植于人。西周王朝将犯罪的男性实施"宫刑"，即去除睾丸，使之失去性欲，丧失生殖能力。被执行"宫刑"的人，留在后宫使用。证明从殷商至两周，先民们认识到男性睾丸的生理功能为主生殖，成为《素问·上古天真论》生殖医学的理论基础。但撰《上古天真论》的作者未能说明泌尿之肾与生殖之肾的区别，更未收集到两汉时期男性睾丸亦名肾（外肾）的相关史料。

（4）殷商先民已在临床接诊中，根据病种的增多，产生了给疾病命名、归类的要求。在给疾病命名中，他们思考了多方因素，已包含了病因、病证特色。殷人给疾病命名多依解剖部位，如疾肘、疾目、疾齿，反映了命名的原始性。

由此，我们断言，我国原始中医学理论体系的创立，在殷商时期已经较为系统了。但是，创建医学理论，涉及面广，由于基础医学理论如人体解剖、生理学的内涵复杂，殷民无法依系统解剖、层次解剖展开讨论，原始中医学理论体系尚待医学事业的进一步发展。两周先民在创原始中医学理论体系时，广泛汲取社会学等相关知识进行医学说理。

三、两周先民引社会学、原始思维观对人体生理功能的探讨

1. 引社会学之九州、九野创九藏理论

自甲骨文字创作以来,殷商的部分社会史、医学史都有据可考了,这是我们能将我国经脉医学史追至3500年前的根本原因。[5]西周克商纣以后,医学事业、医疗行政基本进入规范化发展阶段,如周王室制订了一整套医事设员、医政管理制度。《周礼·天官·冢宰下》记载:"医师掌医之政令,聚毒药以供医事;凡邦之有疾病者,疕疡者,造焉,则使医分而治之……"周时的医分食医、疡医、疾医、兽医,还有与医相关的"酒正"。周制规定:"疾医掌万民之疾病。"(含内科、皮肤科等)疾医在诊疗技术上,"两之以九窍之变(望诊),参之以九藏之动"(推考相关内脏病证)。还根据病人表现之"五气、五声、五色(望闻)"分析病之转归(死生),治疗时用"五味、五谷、五药(草、木、虫、石、谷)养其病"。可见周时的基础医学、临床医学已有一套规范化的理论体系,特别是对内脏器官的认识已有"九藏"之说。

关于我国先民对人体脏器的认识,《尚书·商书·盘庚》追记"心、腹、肾、肠";两周成书的《诗》《易》《礼》等均有脏器记载,综述之有九,即心、肺、肝、肾、脾、胆、胃、肠、膀胱,合称九藏。与"疾医掌万民之疾病",在诊断时"参之以九藏之动"的基础医学水平一致。当我们追问:商周时在基础医学理论中为何用"九脏"?原来先民们认为"九"是一个大数,"九藏理论"取社会学中的"九族"(《尧典》)。《尚书·禹贡》:"禹敷土,随山刊木,奠高山大川。"对国土范围提出"九州、九川、九河、九江"概念。应该指出,《尚书·大禹谟》追议大禹政绩是"德维善政,政在养民",其执政纲要是"政德、利用、厚生"。在政府设"水、火、木、金、土、谷"六府库机构,分别管理国家各类财用支出,被誉为"九功",又"劝之以九歌",说明大禹执政功业深得民心。史料反映,禹选伯益继位。禹死后,伯益推让禹之子夏启继位。夏启继承父业执政,但夏之部族有扈氏违背"六府三事",欺压民众,所以启决心伐有扈氏。启在起兵时,宣布有扈氏的罪名是"威侮六府,怠弃三政"。与禹执政时执行"正德、利用、厚生"设"水、火、木、金、土、谷"六府之"六府三事"一致。而《尚书·甘誓》在追记中(或后世转抄中),误将"六府"记作"威侮五行",成为近代学者探讨中医理论"五行"学说的源头,此之误也。因《甘誓》前文分明讲"乃召六卿",即召管理六府之负责人。很明显,在此"威侮五行",与《大禹谟》之"六府三事"脱节,成为学术史上的一大憾事。当今我们应该澄清了。[6]

我国历史,自黄帝以来,由于天文、历法的不断发展,以北斗七星为天枢的观念在口头文化传承中逐步演绎,于是,以北斗为基础提出"天庭九宫说",《灵枢·九宫八风》就是北斗、天枢、天庭、九宫说的证据,它建立在洛书基础之上,实际反映了洛书九宫说,为天人感应观的发展奠定了基础,同时也为人体创九藏(心、肺、肝、肾、脾、胆、胃、肠、膀胱)提供了天人合一的理论依据。但是九藏理论是一个初创的、概念不清的脏器理论,它没有说清各脏器的生理特性,没有说清相关脏器主藏(cáng)还是主泄实质,因此医学理论还必然向前发展。

2. 引社会学中天六地五十一常数创五藏六府理论

历史跨入西周,单襄公总结六十甲子,提出:"天六地五,数之常也。"(《国语·周语下》)即主张在自然数理中"弃九",突破自然数十,依六十甲子周期演绎出天六地五十一常数概念。这一举动,在"崇九"的西周时代,可谓惊天动地。在十一常数中,"天六"即六甲(甲子、甲寅、甲辰、甲午、甲申、甲戌),"地五"即五子(甲子、丙子、戊子、庚子、壬子)。天六地五十一常数,在春秋战国时期被广泛使用。如《管子·牧民》"六亲五法",《淮南子·天文训》"五官六府",都是天六地五的反映。《汉书·律历志》:"日有六甲,辰有五子,十一而天道毕。"也是讲六十甲子的周而复始之理。人体五藏六府理论就是在这一基础之上创建的。从有关史料分析"五藏"词组,商鞅(前390—前338)在《算地》中讲"劳其四肢,伤其五藏";比商鞅小21岁的庄子在《庄子·列御寇》记载"愁其五藏,以为仁义"。此"五藏"都指人体内五个脏器,是十一常数在人体脏器生理中的反映。回顾春秋时期我国人体内脏史料,只有九脏,用十一常数创新医理,九脏必须发展为十一脏。也许那时的医学已从腹腔解剖中认识到"肠"的整体形态不同,在胃以下的"肠",细长盘曲,至右下腹又变粗大、直上……解剖观察者依此将"肠"分作"小肠""大肠"等。还有腹腔的脂膜广泛存在,胃下挂着一大块,大小肠都有脂膜附着。且殷商先民早已记下ら(肓,网膜囊口)的认识。根据"谷入于胃……泌糟粕,蒸津液,化其精微"(《灵枢·营卫生会》),食物在胃肠消化后,应有吸收过程。那时的医家也许想到"精微物"的吸收过程由腹腔内的脂膜完成,因而提出了上、中、下三焦学说,将三焦立为消化系统主吸收、排泄的一腑。在此基础上,春秋战国医家将"九藏"发展为"十一藏",可以与天六地五十一常数相配了。在十一脏中,后世先民又感悟到它们的生理功能不同,在探讨中提出:"五藏藏精气而不泄,六府传化物而不藏"(《素问·五藏别论》)。十一常数在《内经》中已广泛使用,如《灵枢·本输》《素问·刺热论》《素问·六节藏象论》等均用十一经脉理论进行说理;长沙马王堆出土汉代两部灸经,也属十一经脉理论的重要证据。

3. 关于情感思维——"移情观"在创建中医理论中的影响

"移情观"是人类早期的一种共性。法国人列维·布留尔称作"互渗律"[7]。当人类获得了远事记忆能力,已能关注各类生产、生活知识;特别是日之东升西沉,南往北来,周而复始,并伴之以风雨雷电、寒来暑往,万物萌杀更替,禽兽虫蛇相残,旱涝交加,福祸无常的时候;加之梦境中的先祖相见、人类生殖中的畸形降临、各类怪事,先祖们该如何解释;还有,在人类交往中,除父母、兄妹关爱外,善良者居多,当人们在困难的环境中思念亲人的时候,思念亲人们关怀、帮助、救护的时候,认识到世间存在相互关爱的"情";当见到喂养的狗、马、驴、牛、鸡、鹅对主人的温顺、亲近,为主人效力的时候,万物有情、有灵在人们的头脑中逐步产生。结合我国史料,尧舜夏商时期,先民们已提出"以物观我,故物皆着我之色彩"的认识,其实质是讲天地万物都有生命,都有情感,是一种"移情观"的反映;这种原始思维方式,除直观思维外,还具有拟人化的思维色彩,具有类比、比拟、比照等性质。"移情"作为一种自发的普遍的对外界事物的态度，已成为新人以来的人类所特有的思维方式之一，社会意识十分浓厚。

在我国传统文化中，认为胸腹内之脏器都是有情识的。《尚书·盘庚》："今予其心腹肾肠，历告尔百姓于朕志。"《诗·大雅·桑柔》将肺肠与心并列抒发情感。《大学》："人之视己，如见其肝、肺然。"指出："诚于中，形于外。"将肝肺代表人的品德。简录上述史料，都反映了人体脏器是有情志、情感的。《庄子》多次将五藏与仁义并论，批判社会时弊的假仁假义是"多方乎骈枝于五藏之情，淫僻于仁义之行"。《淮南子·修务训》从正面讲："圣人……苦心劳形，焦肝怖肺，不避烦难。"我国秦汉医家在创医理时，就是将春秋以降人们在社会交往中逐步提出的脏器情识论引入医学理论的。《灵枢·本神》："心怵惕思虑则伤神……脾愁忧而不解则伤意……肝悲哀动中则伤魂……"《素问·六节藏象论》："心者，神之变也……肺者，魄之处也……"《素问·灵兰秘典论》："心者，君主之官，神明出焉；肺者，相傅之官，治节出焉；肝者，将军之官，谋虑出焉。"总之，秦汉医家在创医理时，将精神、魂、魄分别与相关脏腑相配，完成了人体机能调节的社会化整体观框架模式，为西汉将五行、五藏调节论引入医学理论做了准备。

4. 取象比类——创立中医理论的神奇途径

对于中医理论，我有一个基本的分析：我将今本《内经》作为探讨中医理论的标志，今本《内经》以降（含《内经》中部分内容）作为传统中医学；从远古至两汉《内经》成书以前的所有中医临床与理论（含已收进《内经》中的先秦史料）均作为"原始中医学"（已著《论原始中医学》）[6]。原始中医学的临床与理论的最大特点是与当时的天文、历法、物候紧扣，古朴无华。河南濮阳 M45 号墓出土蚌塑二分日道图，以及后世的《连山易》《归藏易》、历法理论《九宫八风》，无不与我国原始中医学史有着千丝万缕的渊源关系，成为天人合一的理论依据，其实质是取天地之象类比于人体生理病理。如先祖们在中国的地理物候条件下，观察到"天寒地冻"的许多特征，如本来流动的河水，在寒潮到来时出现"地冻水冰"而断流，哪怕是"善行水者"，也"不能往冰""善穿地者，不能凿冻"，迫使水上运输中断，破坏了人们的生产、生活。秦汉医家正是在这一自然现象的基础之上认识到风寒对人体经脉、血气的影响，创建了一系列病理理论。他们观察到"天地温和，则经水（较大的河流）安静；天寒地冻，则经水凝泣；天暑地热，则经水沸溢；卒风暴起，则经水波涌而起"（《素问·离合真邪论》）等自然现象，古代医家正是依上述自然现象推断（类比）风寒侵入人体后的病理变化，指出："夫邪之入于脉也，寒则血凝泣……"又说："寒则地冻水冰，人气在中，皮肤致，腠理闭，汗不出……"认为风寒致病机理是"积寒留舍，荣卫不居"，导致"卷肉缩筋，肋肘不得伸……"最为可贵者，古代医家进一步推导出"通则不痛，痛则不通"等三则疼痛理论，指导中医临床两千余年。在治疗医学方面，汉代医家指出："善行水者，不能往冰；善穿地者，不能凿冻；善用针者，亦不能取四厥。"强调："故行水者，必待天温、冰释、冻解，而水可行地可穿也。"医家进一步类比指出："人脉犹是也，治厥者，必先熨调其经……"达到"火气已通，血脉乃行"，然后再进行针刺治疗，这一理论促进了秦汉治疗医学的发展，它仍然是当今五花八门热疗理论的基础。在人体生理学方面，秦汉医家依"地气上为云，天气下为雨"推导人之生理是"清阳出上窍,浊阴走下窍"。他们还用"流水不腐,户枢不蠹"推导"营卫不行,乃发为痈疽",认识到"形不动则精不流",当精不流时,体内"邪溢气壅,脉热肉败,营卫不行,必将为脓"。可见,用"形不动则精不流"类比人体血气痈疽理论的建立,反映了我国先民的聪明才智。

先民们取两个相类事物比较,采用已知之象推导未知事理,是创建中医理论的一条神奇途径。

四、旁纳天地定位、天阳地阴之阴阳理论丰富了经脉调节论

我们曾论证,医学知识的起源,与同一时期原始综合科学知识的起源是不可分割的;医学理论的起源,与其他原始科学理论的起源也是不可分割的。在中国医学理论创立早期,旁纳天地定位、天阳地阴之阴阳理论,借以说明天人合一、经脉调节整体观医理是显而易见的。

对于我国先民阴阳观念的建立,我曾用"相对对立概念"注释将其追述较远。一是因为"阴阳观念"已步入哲学门槛;二是我国考古出土许多陶文,如 北、屮、孓、米、屮 等,都表明有相互对应关系;表明先民们在日常生活中关注到上下、左右、植物的春萌秋杀、月亮的盈亏更替。早期"日月为易"易学中在天地定位观建立之后,引出"一阴一阳之谓道",成为《老子》《淮南子·天文训》等探讨事理的指南。秦汉时期,医家首先将阴阳理论引入经脉调节论,依人有四经调节论创阴阳十一脉灸经;两汉学者为适应疾病谱的扩展及临床医学的发展,在引入心包经后,将十一经脉发展为十二经脉。在十二经脉理论中已明确:阴脉归属于藏,阳脉归属于府,提出"阴脉荣其藏,阳脉荣其府"(《灵枢·脉度》)。由此阴脉在循行中必须与某藏相连,阳脉在循行中必须达到某府,经如此人为规范后,使十二经脉有序循行,达到"周而复始,如环无端",近似于描述了人体循环系统。当根据临床发展要求进一步补充"奇经八脉",特别是汉代医家在颅底经脉解剖的基础之上,根据"基底动脉环"特征,构建阴阳跷脉理论后,比较合理地解释了临床所见"伤左(额)角,右足不用"的病例,使经脉调节整体观理论达到了无可挑剔的程度。《素问·阴阳离合论》:"天为阳,地为阴;日为阳,月为阴;……人亦应之。"《素问·四气调神论》:"阴阳四时者,万物之终始也,死生之本也……"都是阴阳观在医学理论中的应用。如《素问·太阴阳明论》:"阳道实,阴道虚,故犯贼风虚邪者……阳受之则入六府,阴受之则入五藏。"《素问·金匮真言论》:"平旦至日中,天之阳,阳中之阳也;日中至黄昏,天之阳,阳中之阴也;……"作者将一日十二时辰用阴阳解之,深刻反映了子丑寅卯十二时辰阴阳气息的转化过程。《内经》的作者们将阴阳理论引入医理,解说人体生理、病理、疾病转归,多数恰到好处,值得我们深入探讨。

五、旁纳精、气、神理论充实经脉调节整体观理论

我国先民对于"精"的关注大约起于两周时期,从文字构成规律分析,这个精字的含义与"米"有关,"精"指米中的精微之物。推之,天地都存在精微之物。《易·

系辞》："精气为物，游魂为变。""精"指日光之阴影的游移变化。《老子·二十一章》："其中有精。"将精气之物推之于自然界。《左传》及其子书群中讲"精"甚丰，将"精"引入医学。如老子讲：男孩子"未知牝牡之合而朘作，精之至也"，指男孩子的精气导致了阴茎（朘）的勃起。《管子·内业》："精也者，气之精者也……气道乃生，生乃思，思乃止。"《管子·心术下》又说："思之不得，其精气之极也。"在此，管子将"精气"活动于"气道"之内，作为人之思维功能的本源解之，可见管仲利用"精气"活动于"气道"之内对人体思维功能进行了探讨。

精、气、神在中医理论中是不可分割的。我国周秦医学理论中的精、气、神理论，属于精神、神智范畴，精、气、神三者各有内涵，又有共通之处，它们相辅相成，对人体的生理功能起着重要的调节作用。《素问·上古天真论》："恬惔虚无，真气从之，精神内守，病安从来。"讲的是养生与预防医学概念。真气，指人体内的正气；精神，指正常的精气、平和的神气。《灵枢·本藏》："人之血气精神者，所以奉生而周于性命者也。"这里的"血气精神"内涵丰富，一般指血脉中的营气、精微物质之气及属于自主神经调节的卫气之类的神气，都是精、气、神理论在临床的应用。在今本《内经》中，精气与经脉理论结合最密者，如"夫血之与气，异名同类……营卫者，精气也；血者，神气也……"所以古人将精、气、神引入经脉理论，用于解释消化生理与经脉调节生理，占相当的分量。这些认识限于西汉时期，他们只能推导出在经脉内的"血"有调节作用，血中的"气"（神气）也有调节功能。他们的推导是建立在治疗医学之放血疗法、针刺疗法基础之上的。现代人体解剖、生理学已知所有血管壁上都有自主神经分布及各类感受器的存在。人体皮下各类感受器及血管壁上的自主神经系统，有望成为"双针"学派、"钩活术"学派、"小针刀"学派等创建的共同的针刺理论应该是可通的。

《国语·周语下》："气在口为言，在目为明……"《孟子·公孙丑上》："今夫蹶者，趋者，是气也。"《礼记·祭义》："气也者，神之盛也……此百物之精也，神之着也。"上述都表明春秋战国时期的学者们深刻认识到"气"在人体内的生理意义，医学家在创立经脉调节理论的进程中旁纳精、气、神理论，充实了经脉调节理论的内容，值得进一步总结。

参考文献

1. 严健民．远古中国医学史［M］．北京：中医古籍出版社，2006：50.
2. 考古杂志社编著．二十世纪中国百项考古大发现［M］．北京：中国社会科学出版社，2002.
3. 严健民．中华远古中医学思想萌芽史上的轨迹——目主思维史话［J］．中国中医基础医学杂志，2011（3）：261.
4. 金景芳．《中国奴隶社会史》第73页．
5. 严健民．经脉学说起源·演绎三千五百年探讨［M］．北京：中医古籍出版社，2010.
6. 严健民．论原始中医学［M］．北京：北京科学技术出版社，2003.
7. ［法］列维·布留尔．原始思维．

第二篇 拂尘篇 当今给中医理论新布的尘埃必须拂去

开篇词：

2013年2月上旬，当我正在审议《原始中医学理论体系十七讲》初稿时，读到冯盛才发表的《能量传递系统理论揭示经络实质》（中国中医药报，2013-1-31），作者开篇讲："针灸申遗成功后，有学者提问，针灸理论基础经络学说的经络到底是什么？笔者通过以纤维状蛋白为标本的一系列实验及理论研究，认为，经络的实质就是机体内纤维状蛋白分子内分子间的能量传递系统。"这篇文章与张维波的《经络是水通道》一样，建立在现代人体生理学研究基础之上，揭示了针刺时人体能量传递的某些原理。假如将文题改作："针刺能量传递系统纤维状蛋白分子对针刺疗效的探讨"，将有助于当今针刺基础理论的深化。但是该文错位的要点在于仍然认定"经络是客观存在的"，因而论证之，同意有"古典经络"之说，不知道《内经》中"经络词组是经脉和络脉的简称、省称"。

近日想起20世纪由"经脉"演绎作"经络"过程。20世纪中叶，欧亚多个国家学者对"经络"开展探讨，日本学者长滨善夫出版《经络的研究》一书。此时不论中、外学者，对于《内经》中的"经络词组"都未能从原文本意进行研究。我国学者承淡安于1955年翻译《经络的研究》，在"译者的话"中写下"经脉亦称经络，我国经络学说在最古的《内经》中已有详细记载，十二经络不但把人体的各个脏器相连……所以十二经络学说也是古代医学中生理、病理的基础……"毫无疑问，承先生同意了长滨善夫用"经络"一词替代十二经脉理论了。将《灵枢·经脉》十二经脉理论认定作"十二经络"了。承淡安没有想到他的解释会被随后出版的《中医学概论》重申作："经络是人体气血运行的通道……经络包括十二经脉、奇经八脉、十二经别、十二经水、十二经筋、十二皮部、十五络脉……构成了经络学说的正统认识……"此观念被中医药规范化教材采用。由此，两汉以前的经脉医学在强大的"约定俗成"势态下演绎作"经络学说"了，并将针刺疗效与飞来的"经络概念"结合，进一步认定作"现象是本质的显现"，进一步从哲理上强化了"经络的客观存在"，成为开展各类经络实体研究的理论基础。当今"经络概念"中夹杂的尘埃何等之深！我国经脉医学的命运啊！

本篇中心在于为原始中医学理论拂尘，如当今"象思维"中夹杂的尘埃、医学起源时限中夹杂的尘埃、返观内视中夹杂的历史尘埃，都应一一拂去。由于我个人的原因可能说理有误，拜请学界指正！

2013.3.8 于秋实居

第五讲

用"象思维助推中医经络原创研究"的思考

《中国中医药报》2010年10月14日第3版刊出《从象思维发掘中医原创活动》一文,此文是参加了由中国科学技术协会学术部主办、中华中医药学会承办的中国科协第45期"新观点新学术沙龙"的曹东义先生撰文。该报第4版报道同一内容,题曰《象思维助推中医经络原创研究》,讨论的主题是"象思维和经络实质"。字里行间,一下子将"经络研究"再次推到我们面前。所谓"原创",意指今本《内经》所载十一、十二经脉理论中的"经络词组"都属我国春秋时期原创"经络"内容;20世纪时半个世纪的"经络解剖结构研究""循经感传研究"未果,那是因为思维方法问题;当今学者们又想到"象思维和经络实质"的关系,因而推出用"象思维助推中医经络原创研究",这就是在总结既往经络研究经验的前提下提出"经络研究中的新观点新学说"的过程。

用"象思维"开展"经络原创"研究,这一主题假如改作"经脉原创研究",原则上应该无误。但是学者们在探讨中,仍然将当今之"经络概念"从先秦之经脉学说中分离出来,采用既定之"经络客观存在"展开讨论,使所谓"经络原创"再次走上玄妙轨道。因此,有必要将相关问题加以澄清。

一、关于我国远古"象思维"的回溯及其临床应用

"象"的概念,两周时期的《系辞》介绍最明,出于用卦、爻符号表示自然界某一事物的变化之象。《系辞下》:"是故易也者,象也;象也者,像也。"孔颖达疏曰:"谓卦为万物象者,法象万物。"我国的象思维从远古走来,蕴含着深厚的中华文化色彩。

近年我在探讨中华远古天文·历法史时,借鉴诸多考古史料,认识到人类自新人获得远事记忆能力后,人类的思维有一个渐进性发展过程。早在1.8万年前的山顶洞人时期,先民们有了尊母习俗(将赤铁矿粉末撒在成年女性死者周围),这种思维方式建立在推理基础之上,寄托对女性长者的怀念与哀思。根据他们的思维能力我们推断:当他们突然从阳光下进入山洞,感到眼前一片漆黑,不自主地用手揉一揉双眼,当停

一会儿后，便可见到从山缝里透进一些光线，由此逐步认识到这光是用双目看到的；由此逐步产生了最早的人体生理功能的认识——目之于色。一万年后的贾湖先民在目·视的感悟中，第一次描绘了目的"象"作 👁，刻于龟甲上，[1] 反映了贾湖人对目之于色的理解。大约从这时起，人们进一步注意到日（太阳）对人类生活的重要影响。换句话说，人类对自然界事物的主动认识要求也越来越迫切了。因为人类的种植农业、制陶业等原始综合科学知识的积累，逐步提高了人类的思维能力。6500 年前的河南濮阳先民遗存了蚌塑二分二至日道图，[2] 此图示告诉我们，居住在百濮之原的颛顼部族的先民们，早已对日（太阳）视运动的东升西沉位移、南往北来规律进行观察，并用蚌塑法（垒蚌法）记录，将春、秋分日道运行规律用蚌壳摆塑于地面，此图实质上反映的是太阳视运动位移之象，反映了最早的二分二至远古历法理论。山东莒县陵阳河出土 6300 年前的陶尊 4 件，陶尊上刻 ☼、⛰，也是描绘群山巅上出太阳，之象十分生动，被学者们释作旦，表明日出之象。"☼"这个"象"，当属最初的依类象形之一。我国《易》学探讨的是日月之学，被口头文化传承为《连山易》《归藏易》《周易》。传说中最早的易与伏羲有关，上述口头传承史料十分复杂，一卷难尽。《系辞》讲："天尊地卑，乾坤定矣。"这里追记的是伏羲氏族根据他们在甘肃永靖等地长期观日东升西沉位移、南往北来、寒暑交替、春萌秋杀，一年周而复始的自然之象，并依天圆说抽象描绘天地定位图（江氏国樑复原伏羲天地定位图，参图四）。[3] 此图上天下地，天阳地阴，属一年寒来暑往，四季更替，是伏羲氏族在观日视运动中首次将太阳东升西沉位移周而复始之象，经依类象形，固定于天、地定位图中。三千年后，创甲骨文的学者们广泛采用了"依类象形"原则创作甲骨文字，如"耳"字描绘人耳朵作 𝟋，"齿"字描绘牙齿作 𝌀，"望"字描绘人站在某一高物上张目远眺作 𝍖，所有甲骨文字都取实像做基础，再创作一个表意的象（文字），可见我国的象思维何等生动。至两周时期，《说卦》："天地定位，山泽通气，雷风相薄，水火不相射……"这一追记，讲的是伏羲创八卦符号过程，即用"—"代表天、阳，用"– –"代表地、阴，用☰（乾）之象代表天、阳；用☷（坤）之象代表地、阴；坎水（阴）之象用☵代表；离火（阳）之象用☲代表……可见伏羲氏族先民们创八月历，伏羲创八卦图像时，象思维起着十分重要的作用。伏羲氏积先民智慧，象思维已十分复杂了。《内经》中的阴阳调节论之基础，就是取天阳地阴、暑阳寒阴之象类比于人之生理病理。阴阳理论在原创中医理论中阐明了许多原创之生理、病理，至今不可用其他理论替代，此一方法叫取象比类。所以在我国当原始综合科学知识尚不发达的情况下，人们取两个相类事物比较，采用已知之象的相关内容推导未知事物特性是一种有效而常用的思维方法。从这点出发，"象思维是创中医药文化的灵魂"之一，但不能理解为"象思维是中医理论的灵魂"。

我国的"象思维"从远古走来，在"象思维"的发展史上，当人们主动取已知自然之象类比于相类事物未知内涵，以求阐释未知事物本质的时候，这就是"象思维"

从"依类象形"演绎为"取象比类"的发展过程。在《内经》中采用取象比类说明医理的，最典型者，莫过于《素问·四气调神大论》强调"阴阳四时者，万物之终始也……逆之则灾害生，从之则苛疾不起"。这里的阴阳四时，是建立在远古先民早已在观日东升西沉位移、南往北来规律，创立了八月、四季、寒阴、暑阳等一系列与历法理论有关的概念后讲的，是明确了"冬至四十五日，阳气微上，阴气微下；夏至四十五日，阴气微上，阳气微下"的寒阴暑阳、气候交替规律，强调人类在寒暑交替的环境下生活，只有遵循寒暑交替规律，随时根据天气变化情况加减衣被，才会苛疾不起。在探讨生理病理时，《素问·离合真邪论》讲"地有经水（较大的河流），人有经脉（将流动的河水类比于在经脉内流动的血液）；天地温和，则经水安静；天寒地冻，则经水凝泣；天暑地热，则经水沸溢；卒风暴起，则经水波涌而起"；在此作者总结出了"天地温和，则经水安静"等四种自然之象，引发经水安静转化为凝泣等展开讨论，创建了血气病理理论。作者接下去说："夫邪之入于脉也，寒则血凝泣，暑则气淖泽……其行于脉中循循然，其至寸口手中也……"后者引出寸口脉法理论之一。《灵枢·刺节真邪论》："寒则地冻水冰。（在寒则地冻水冰之时，对人的影响是）人气在中，皮肤致，腠理闭，汗不出，血气强（彊），肉坚涩。"在春秋时期，先民们利用地冻水冰之象类比于血气，解释生理病理，使人一听就懂，应该是恰到好处了，再次证明利用"取象比类"（象思维）创建中医理论的神奇作用。

二、"象思维助推中医经络原创研究"质疑——兼议两汉前经脉学说起源演绎

"象思维助推中医经络原创研究"是中医学界第 45 期新观念、新学说学术沙龙的主题。这个主题，将当今之"经络概念"再次定位于"经络是客观存在的"。试问：我国开展的半个世纪的经络实质研究，能够证明"经络的客观存在"这一定位吗？迫使我们有必要再做简要考辨。

今本《内经》中的经络词组 42 起，含动词意、误字衍文及经络是经脉和络脉的简称类。如《灵枢·经脉》"六经络手阳明、少阳之大络，起于五指间……"，"经络"二字是可以分的，"六经"指手三阴三阳之六经，经后之"络"是一个动词，含网络之意。《素问·调经论》"经络支节，各生虚实"，其中"络"指各经脉之经网络于相关支节，"络"也是一个动词。《内经》经络词组，含动词意、误字衍文 7 起，泛指经脉、络脉 35 起。《灵枢》中的经络词组，都是两汉时期"微针导脉针刺疗法"发明之后，首先将微针直接刺入经脉之内调其血气时，在解释针刺理论中出现经络词组，是对经脉、络脉的合称、简称。[4]如《灵枢·邪气藏府病形》"经络之相贯，如环无端"，讲的是经脉络脉之相贯；如《灵枢·官针》"豹文刺者，左右前后针之，中脉为故，以取经络之血者"。经络之血当然是指针要刺破血管壁，使之流少量血液。《灵枢·口问》讲百病始生之病理时说："阴阳破败，经络厥绝，脉道不通……"经络当指经脉络脉之脉道无疑。《内经》中许多史料证明，我国古代医家们没有在经脉理论之外发现"经络""原创经络"。我国经脉医学发展中的演绎过程，已在《中国医学起源新论》第 130～136 页，《经脉学说起源·演绎三千五百年探讨》第 64—71 页讨论。在 21 世纪

已过去十多年的今天，再次提出用"象思维助推经络原创研究"，与我国医学史不符，是不现实的。

有些学者在探讨中医理论时，总爱将"经络"既定为"经络客观存在"。"经络"是客观存在吗？"经络"是在什么样的"象思维"指导下起源的，或被发现的？强调"经络客观存在"者无法证明"经络的起源过程"，在无可奈何时，只能重复说："经络学说的起源，也是一个无据可考的历史问题。"[5]这一说法，实际是对经络学说的质疑。我们记得黄龙祥教授在学术沙龙会上所说的"从象思维入手研究经络是一层窗户纸"的名言，有关"临床针刺有效"之医理，应结合实际从多方面探讨临床针刺疗效新理论。

当今放弃"经络"概念与经络研究是明智的。探讨经脉学说的起源、演绎过程，都有史可证，由经脉学说演绎的一系列原始中医学理论体系将成为未来中医理论的基础，相关问题在《经脉学说起源·演绎三千五百年探讨》（中医古籍出版社，2010）一书中做了初步回答。

以《灵枢·经脉》为代表的十二经脉理论，完善于两汉时期。我之所以用"完善"二字来界定十二经脉理论，是因为我国经脉学说有一个起源、演绎的渐进性发展过程。殷商时期的造字者们在创作"心"（ ）字的过程中，约经200年对人体心脏进行了反复解剖观察，完成了心脏的大体解剖，弄清了心内有七个孔窍、两组瓣膜，瓣膜有向上与向下之分；认识到心脏可在开胸后自主搏动，与生命和思维存在关联。加之当时的君主们多剖杀近臣中的直谏者，认为有学问的人"心有七窍"，推导心是主思维的。这一推导促进了人们对心脏底部几条大经脉（血管）的假想，认为有思维能力的心脏通过心脏底部几条大经脉对全身起调控作用，于是，纣王时期第六个"心"字作 ，就是描绘了心脏及心脏底部的几条大经脉（血管）之象，表明了我国经脉学说的起源时限。殷商以后的400年，齐桓公时期，管子相齐，人们对心脏再次解剖验证，观察到开胸后活体心脏的自主搏动，"自充自盈，灵气在心，一来一逝"，亦认为人的思维（灵气）在心。此时，正处于金文发展时期。至齐灵公铸叔侯镈、叔侯钟，镈、钟铭文之"心"字分别作 、 ，这两个"心"字之象就是在心脏实体面前描绘的，属依类象形，继承了殷商时心脏底部四条大经脉的认识。齐景公时明确提出："寡人之有五子（五位谋臣），犹心之有四支，心有四支，故心将佚焉。"[6]讲明心脏（君位）通过四支（臣位）对全身起调控作用，故心脏本身很安闲。从桓公到景公，齐史较完整地反映了心、经脉调节论的认识过程。

应该指出，从殷商至春秋，人体经脉学说仍然处于起步时期，其概念是不完整的，经脉学说怎样与临床结合，尚待进一步探讨。这一时期在学术界，从数千年积淀的由天干、地支之象演绎出六十甲子，创历法新理论，反映自然界周而复始之象；又从六十甲子中演绎出六甲五子，组成天六地五十一常数，成为说理的工具。《国语·周语下》："天六地五，数之常也，经之以天，纬之以地，经纬不爽，文之象也。"十一常数成为"文之象"的代称。《汉书·律历志》："日有六甲，辰有五子，十一而天地之道毕，言终而复始。"汉代学者进一步强调自然界"终而复始"的意义。从春秋至两汉，十一常数的应用很广，两汉医家终于将十一常数引入经脉医学，创《足臂十一脉灸经》《阴阳十一脉灸经》，试探将经脉理论用于归类疾病、指导灸疗，可以讲，我国的经脉学说从四经说发展至十一经脉学说，与"象思维"存在着一定的联系。

但是，十一经脉理论没有反映十二月历法"周而复始"的规律，与临床医学联系不紧密。为适应两汉医学迅猛发展的需要，医家们又汲取十二月、十二辟卦之十二，补入心包经脉，使经脉由十一经脉发展为十二经脉，将手足六经在臂胫周径上的循行规律人为安排其首尾相应的经气（津气）在经脉内做封闭式循行，达到"阴脉荣其藏，阳脉荣其府，周而复始，如环无端"。由此看来，经脉学说在完善为十二经脉理论之时，汲取了自然界"周而复始"之象，近似于解释了与经脉（早期经脉理论中的血管）有关的循环系统生理。

应该指出，在完善十二经脉理论时，某一阳经与某一腑相连，某一阴经与某一脏相连，都属人为安排，在实体解剖中是不可能找到依据的，且每一经脉的连续向论述方向前行，从全程讲，也是没有实体组织作依据的。但是，在十二经脉理论中总体要求"内属藏府，外络肢节"，成为完善十二经脉理论的理论要求。而足太阳膀胱经脉在脊柱两侧循行，针刺临床实践中又总结出背俞诸穴可调整相关器官功能，不久又补充督脉、夹脊穴。结合今天的脊神经解剖、生理知识，用足太阳膀胱经脉解释十二经脉理论中的"内属藏府，外络肢节"是可通的，因为足太阳膀胱经脉在脊柱两侧的循行范围，恰是脊神经中的相关神经纤维穿入胸腹腔，组建交感链，调节胸腹腔各脏腑器官功能，从这一点讲，我国的经脉学说反映的是自主神经调节功能。经脉学说的演绎过程也是有据可考的。

三、玄妙乎"象思维与藏象理论的建构"兮

《中国中医药报》2010年11月1日载文《象思维是中医理论的思维方式》，作者在开篇探讨中，从我国早期数理、易学出发，探讨"象思维"与中医学理论体系，论点论据基本合拍，读之受益匪浅。作者在第三个小标题"象思维与藏象理论的建构"中指出："古代医家应用象思维方法，结合粗略的解剖知识建立了藏象理论，对人体脏腑的形态性质、功能等进行了全面的认识与探究。"原则上讲，这些认识与历史基本一致。

但是作者们在"象思维"的美名下笔锋一转，指出："天有四时，地有五行，则人应有与天之四时对应的四气，称'天系统'；地之五行对五藏，称'地系统'。"又说"人与天地相应，存在着如天之无形的四时藏、地之有形的五形藏的天地两套系统"。并设"命门中所藏四时藏及所生五神藏示意图"。并强解曰："天系统的四时藏即时相藏，含肝、心、肺、肾，地系统即为主藏五神的形体五藏肝、心、脾、肺、肾。"恕我不再往下录了。

在这套新理论中，其一，作者们无端新创天、地两套系统；其二，又将肝、心、肺、肾一劈作二，说肝、心、肺、肾属天系统，肝、心、脾、肺、肾属地系统；其三，四时藏和五神藏都藏于命门之中（图七"命门中所藏四时藏及所生五神藏示意图"）。

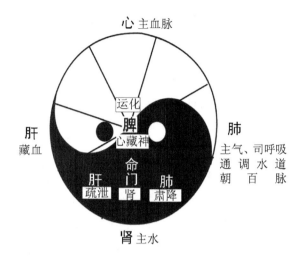

图七　命门中所藏四时藏及所生五神藏示意图

作者们是在"象思维"的美名下展开建构的，不知"天之无形的四时藏"取天的什么"象"推演？命门中所藏四时脏又是什么"象"？命门在人体何处，何以能藏象？作者对应该是直观的"象"概念都不可确定，还能引出什么"象思维"的正确结果吗？这幅"命门所藏象图示"是无端捏造？还是故弄玄虚？

在这套新理论中，将天阳地阴分作"天系统和地系统"有何意义？五脏中的肝、心、肺、肾应该一劈为二，属天又属地吗？古人讲脏腑，如《素问·金匮真言论》"阴中有阳，阳中有阴；心在背为阳中之阳，心在五藏属阴"何等英明，否之无理。在《内经》中"命门"有二说，一说"命门者，目也"，一说"命门在肾位"。考之"命门者，目也"，反映的是远古中医学思想萌芽阶段目主思维史。[7]"命门"在两肾间，历代争议无止。其实命门在甲骨文 ⿻ （娩）字中早有反映，商人描绘接生之"象"的双手、产妇大腿，方框之内的小圆图便是"命门"（子宫颈口），深刻反映了甲骨文造字者"象思维"的本意。我国医家早已将命门界定在"直肠之前，膀胱之后"，认定为"施生之门"，即女性的子宫、子宫颈口。看来用象思维建构藏象理论的作者们对"象的概念"、对取象的方法还需要进一步了解，切不可无端捏造"命门所藏四时藏五神藏图示"误导读者。在科学技术发达的今天，"象思维"已不是唯一的发展中医理论的良策。尤其不应在既往某些玄学的基础之上再做玄之又玄的解释，影响中医事业与时俱进的发展。

我们应该如何创建未来中医理论呢？在重建中对于已经过时的早期医理应抱什么态度呢？许多学者在研究后指出，研究医学起源、形成和发展的历史演进，深入地理性分析和对历史严肃反省，明确中医学的发展方向，是我们的责任。大同市精神病院许浩然在《中医思维方法浅谈》中早已指出："中国古代的解剖知识，绝不像有些人想象的那么落后和无知，它是中医生理、病理、治疗学说的形态学基础，也是古代医学家辩证思维的起点""唐宋以降发展的病理学说……以致中医学现在仍以模糊定性为重要特征……因此，我们现在吞食的是中医封闭发展的苦果……中医要发展，必须打破过去封闭的体系。"[9]许先生的见解是不可低估的。何裕民先生在《差异、困惑与选择·代结束语》指出：研究中医"严谨性的途径和方法，那是把中医学放回到它所赖以生存和发展的文化背景中……借助科学哲学等学科知识，对中医学做多维度、全方位的考察。……理性告诉我们，要发展中医学，历史的、现实的和科学的抉择只有一个，那就是变革旧范式，重建中医理论的新体系。"何先生指出："变革和重建，必定会有所失……但重建中失去的大多是陈旧过时了的东西，宛如清创，必须剔除坏死腐败的组织。"

我国先民最早表明自己使用象思维者，如贾湖人描绘 ◎ 代表目之象；伏羲作"天地定位图"是在利用东、西方远山景作参照物长期观日东升西沉位移、南往北来年复一年地垒石观察，并感悟到在日之东升西沉位移的规律中伴随着地面的寒往暑来、春萌秋杀；观察到日东升西沉在北点时我国为暑热，日东升西沉在南点时我国阴寒；认识到暑热与阴寒中间时段为气候温和期。当时的伏羲们并不知道赤道、南回归线、北回归线，但将这种天地之象用"天地定位图"固定下来。贾湖人、伏羲们的上述行为叫依类象形，甲骨文的造字者们将"依类象形"定作造字规则，为中华方块字的发明创造了奇迹，后来依类象形进一步演化为"取象比类"。取象比类讲的是人们在思考问题的过程中根据两个对象的某些相同属性，如水与血都是可以流动的，取水在寒冷地冻水冰之时，河流冰封、交通阻塞之象，类比于人在受寒邪侵袭之后，推导出"寒则血凝泣"。这种取象比类，当然是十分生动的。两周、两周以后我国取象比类思想十分活跃，如《诗经》中的"战战兢兢，如临深渊，如履薄冰"，《论语·为政》的"人而无信，不知其可也。大车无輗，小车无軏，其何以行之哉"，描绘人在社会生活中讲求信用的重要性。我国古代医家们在原始科学技术知识、人体解剖知识、生理知识贫乏的情况下，借用"象思维"创造了许多有益的医学理论，至今不可无故弃之；关于一些过了时的理论，如"子午流注"之类与人体生理不符，当今探讨针刺疗效，不可取也。对于原始中医学理论体系中的"旧范式"都应变革和重建；对于原始中医理论体系中许多光辉之作我们都应探讨、阐释，使之发扬光大，为创未来中医理论做出新的贡献。

2010 年 11 月 15 日于秋实居

参考文献

1. 考古杂志社，编著. 二十世纪中国百项考古大发现 [M]. 北京：中国社会科学出版社，2002.
2. 探索、发现栏目组，主编. 考古中国贰，濮阳星图之继 [M]. 北京：中国青年出版社，2007.
3. 江国樑. 周易原理与古代科技 [M]. 福州：鹭江出版社，1999：45.
4. 严健民. 中国医学起源新论 [M]. 北京：北京科技出版社，1999：130－136.

5. 廖育群.从哲学推理谈医学起源的研究［J］.医学与哲学，1986（7）.
6. 晏子春秋.景公从畋十八日不返国晏子谏第二十三.
7. 严健民.中华远古中医学思想萌芽史上的轨迹、目主思维史话［J］.中国中医基础医学杂志，2011（3）.
8. 严健民.释命门［J］.中国中医基础医学杂志，2005（7）.
9. 许浩然.中医思维方法浅谈［C］.全国第二届唯象中医学，学术讨论会论文集（浙江奉化），1990.

第六讲

虢"中庶子医论"考辨
——澄清经脉医学起源的时限

"中庶子医论"概念，是根据司马迁在《史记·扁鹊仓公列传》中虢中庶子所言"上古之时，医有俞跗，治病不以汤液、醴酒、镵石、挢引、案扤毒熨，一拨见病之应，因五藏之输，乃割皮解肌，决脉结筋，搦髓脑，揲荒爪幕，湔浣肠胃，漱涤五藏，练精易形"而提出来的。两千余年来，上述之论并未引起医史学界的关注。近世，在研究"经络实体""经络敏感人""经络感传"之后，因各类经络研究无果，使人感到"经络概念"的虚无缥缈，学术界提出了"经络是什么"的问题。有学者根据司马迁评议"至今天下言脉者，由扁鹊也"，认为在中医史学上扁鹊是一位不可忽视的人物。因而学者们逐步转向以"脉"为内涵的经脉医学的探讨。有学者提出返观内视与经络的关系，使自己走上了特异功能邪说。绝大多数研究经络的学者根据自己的研究提出了五花八门的看法，至今难于达成共识。有学者放弃经络概念后，在探讨经脉医学起源时，抓着出土汉画像石与"一拨见病之应"（《韩诗外传》《说苑》），采用虢中庶子的口实论证经脉医学的起源问题，说我国经脉医学起源于五千年前的黄帝、扁鹊、俞跗时期。但因根据中庶子医论，很难直解经脉医学起源的上限，于是将"经络密码""俞跗密码"等莫须有的概念强加于经脉医学。持此观念的学者如刘澄中、张永贤两位教授，他们参加我国经络研究，几十年如一日，付出了不少心血。两位学者近年在海峡两岸出版与虢中庶子有关的经脉医学数卷，大者洋洋近百万言。[1] 书中引述当今中医学术界各学派研究经络的论著十分翔实，相关研究资料可谓浩如烟海，为我们保存了这个时代中医学术百家争鸣的盛景。两位教授于2007年出版《经脉医学与经络密码的破译》[2]（以下简称《破译》），因该书的核心在于根据虢中庶子医论展开讨论，讨论内容中对于我国经脉医学起源的结论有误，我们只好根据《破译》的有关内容做些考辨，希望能与刘、张二位教授求得共识。

一、根据我国原始医学史料考辨"中庶子医论"的可信度

《破译》第一章依1958年山东两城山出土东汉画像石为据，撇开刘敦愿先生的研

究"石上浮雕着从前未发现的一种神话体材"不议，直引《汉书·艺文志》之《泰始黄帝扁鹊俞跗方》，指出："黄帝是假托。"在排除黄帝之后，认定《扁鹊俞跗方》中的"扁鹊应指俞跗之前的泰始扁鹊，也就是轩辕时扁鹊"[2]（P：5），又说："观察此画像石，被称为大古扁鹊的岐伯，其中以右手握持受术者的右（左）手，而左手举持着一个棒状物者，很可能是在以石制的鍉针进行一拔的操作而致气……"并肯定"岐伯（大古扁鹊）占脉行医的神话失传了，但《岐伯占脉行医图》画像石流传下来"[2]（P：5）。由此刘、张二氏依《泰始黄帝扁鹊俞跗方》及东汉画像石经一番移花接木后，完成了"大古扁鹊的岐伯"医事，结论说：他"在经脉医学上的地位是不可或缺的"使命。由此，将我国经脉医学的起源时限上溯至"大古"（公元前 2600 年前的轩辕黄帝时期)[2]（P：256），又将扁鹊与岐伯捆绑在一起。我们知道殷商以前我国文字未创立，"大古"时代的民间口头文化传承中与医学有关的人物如黄帝、俞跗、伯高、雷公、少师、少俞、岐伯、扁鹊，还有伏羲、神农，都属综合性人名，其时间断代也是很难界定的。有关原始医学知识的起源、经脉医学的起源，我们早已论述。[3,4]但是《破译》的作者反复引《韩诗外传》《说苑》等论证岐伯、俞跗是上古的真人真事，说《史记·扁鹊仓公列传》"恢复了大古有岐伯、俞跗的历史本来面目"[2]（P：7）。作者在此采用不确切的传闻，难于论证医史。

西汉初年燕人韩婴于汉文帝（公元前 179—前 141）时立为博士，其治诗兼治易，撰《韩诗内传》四卷、《韩诗外传》六卷。南宋以后仅存《韩诗外传》，书中载："……中庶子之好为方者，出应之曰：吾闻上古医曰茅父，茅父之为医也，以莞为席，以刍为狗，北面而祝之……"可见《韩诗外传》的这则记载分明是巫祝之言，刘、张未用作医史的证据。但于《破译》第 104 页引《韩诗外传》《说苑》论之，又据元本《韩诗外传》补曰"搦髓脑，爪荒莫"句论之，指出今传本《韩诗外传》误为"搦木为脑，芷草为躯"，说明今本《韩诗外传》有多个版本，内容不一，刘、张二氏是知道这一情况的。

西汉中晚期刘向撰《说苑》，后失传，至宋代，经曾孔复辑为二十一卷，言"中古之为医也，曰俞跗。俞跗之为医也，搦髓脑，束肓莫，吹灼九窍而定经络……"曹东义在《神医扁鹊之谜》一书中指出，"按以上十三字"，旧作"搦木为脑，芷草为躯，吹窍定脑"。曹东义指出，刘向原文讲的是巫医之举，说明早期是用木刻一个人头形，用白色的芷草扎一个草人的躯体，然后再做"吹窍定脑"的动作，本来刘、张二氏在论证中不应该将此巫祝之举用于说明远古医史的。

关于司马迁撰《史记》，记录"中庶子医论"，可！因他是在搜载当时的民间口头文化传承及相关文稿，不加斟酌地汇集成文。"中庶子医论"囊括了先秦医史中的许多概念，如镵石、毒熨、决脉、髓脑、肠胃、五藏等，都归入"上古"。东汉班固（32—92 年）在《汉书·司马迁传》中评司马迁"是非颇谬之人，论大道则先黄老，而后六经"。班固对司马迁的评议，值得我们深思。19 世纪 20 年代日本学者中荃谦在《扁鹊传正解》中指出："此文原是假医事以论其道……文士不辨之，错认为古之医事以修饰之，司马迁亦不辨之，从而润色之……"中荃谦指出，司马迁对传说之词不加辨识使用，其意见是不可取的。当代医史名家李经纬教授为《神医扁鹊之谜》撰序时指出：

"司马迁在撰写《史记·扁鹊仓公列传》时，所搜到的有关资料显然不够详细和丰富，这给后世研究扁鹊的史学家和医学家们留下了许多疑点。"历代学者们的相关认识，是我们在研究扁鹊事迹时必须考虑的。

《韩诗外传》称俞跗为中古，《说苑》亦言"中古俞跗，吹灼九窍而定经络"。依《破译》第256页，中古（中世）指春秋至秦。说春秋时"定经络"（经脉），应该是可信的。因中世（春秋时期）起源于殷商的我国经脉医学在齐桓公至齐景公时期多次反映，齐景公讲"寡人之有五子，犹心之有四支，心有四支，故心得佚焉"。齐景公将他的五位谋臣比作心脏底部的四条大经脉，强调的是"人有四经调节论"[3]（P：58—61）。与齐景公同时代的孔夫子崇尚人身血气三阶段说；《周礼》中的"以咸养脉"，都属当时的经脉医学理论，成为秦越人扁鹊可能掌握视诊——色脉诊法的基础。两汉时期色脉诊法演绎为"相脉之道"，才有了切脉之寸口脉法问世。

现在的问题是：刘、张二氏撇开众多相关医学史料，强解"俞跗是上古新石器时代晚期的名医"[2]（P：144）。代前言说："扁鹊秦越人通过长桑君的秘授而得到俞跗的真传。"又说："汉代古墓中出土的脉书、脉人都属这个秘码。"强调："解读俞跗密码的钥匙，则隐藏在失传了的循行性感觉的走行图案之中。"

首先，"扁鹊秦越人通过长桑君秘授而得到俞跗的真传"，据《史记》所载，长桑君对扁鹊曰："我有禁方书，年老……乃悉取其禁方尽与扁鹊，忽然不见……"司马迁并未阐释禁方书中的任何内容，扁鹊何以能从长桑君秘授中得到俞跗真传？退一步讲，长桑君在司马迁笔下是春秋人，长桑君从何处得到黄帝时俞跗的真传？长桑君秘授给扁鹊的真传内容是什么？从轩辕黄帝到长桑君的两千多年间，只有民间口头文化传承，无文字可以记载保留，俞跗的真传何以能保留传承下来？我国远古医学理论的起源应在何种条件下产生？中庶子所言："上古俞跗"掌握了五藏之输吗？四千多年前的俞跗能"割皮解肌，决脉结筋"吗？我国人体解剖学史料虽证明殷商时期已完成人体心脏的大体解剖，但对尸体的较为系统的解剖，殷商无能，且《灵枢·经水》"若夫八尺之士，皮肉在此，外可度量循行而得之，其死，可解剖而视之"，此文尚不能直接证明两汉已有人体系统解剖。西汉末年，王莽命"太医令与巧屠"配合，才完成对王孙庆的尸解，做到"用竹挺导其脉，知所始终，言可以治病"。这次有准备的人体解剖资料，可能成为《灵枢·脉度》《灵枢·肠胃》《灵枢·平人绝谷》等许多文章的相关依据。我国基础医学中的人体解剖学，虽起步于殷商，但经千年的演绎，以及经验的不断总结，到两汉时期才获得较大发展。殷商以前，无史料可证我国人体解剖学已经起步。五千年前不可能有肠胃、五藏、髓脑等解剖学名词问世，所以司马迁笔下的中庶子医论是不可信的。

二、《史记·扁鹊仓公列传》中的相关医学史料必须澄清

纵观刘、张教授在《破译》中的认识，总体讲，其目的在于论证经脉医学的远古。代前言讲："扁鹊去了，但他给我们留下了破译古代经脉学说的俞跗密码……俞跗密码的破译，也就是经络迷彩或经络密码的破译。"在此作者为书名点题了。作者好似想在全书中用"经络密码"作为主语替代"俞跗密码"，强化"经络密码"的现实意义，

达到树立"经脉医学——高等临床神经学与循行性感觉"的目的。但在全书中多用"俞跗密码",难见"经络密码"及其相关概念,不知作者如此处理的心态如何。假如离开代前言的点题,很难从全书中认识到作者在各篇中是在"破译经络密码"。

关于《内经》中的"经络概念",古人是否在经脉学说之外单独创立了"经络学说"呢?我们已在《中国医学起源新论》中做了澄清,所以我们不能认为两汉医家既讲经脉学说中的经脉、络脉,又讲"经络学说"。在两汉医家眼中"经络"词组未从经脉医学中分离出来。当今"经络"概念是20世纪中叶因发端于德、俄、日等世界性经络研究,那时我国百废待兴,中医临床的针刺镇痛、针刺治疗聋哑激励着中国人,特别是承淡安翻译日本《经络的研究》一书,在"译者的话"中声称:"经脉亦称经络,我国经络学说在《内经》中已有详细记载,十二经络不但把人体的各个脏器相连……"随后《中医学概论》重申"经络是人体气血运行的通道……"由此两汉以前的经脉医学,在强大的"约定成俗"的势态下演绎作"经络学说"了。由此开展"经络研究"数十年,均以探讨经络实体及生理为主线,偏离了秦汉经脉医学的正确轨道,故均以失败而告终。不切实际的"经络概念"已经产生了许多负面效应,因此我曾提出"废止当今之经络概念"[5,6]。

1. 艾灸与经脉医学起源无关

《破译》第33页立题:"艾灸引发的热致循行性感觉状如流水。"文中说:艾灸的出现在先……古代医家把艾炷放置在病家的腕、踝部点燃,热致循行性感觉的走行便会忽而慢、忽而快……因而有十二经水之说,这说明此种感觉的循行是立体的。刘、张二氏在此将艾灸的使用时限定位在五千年前,说"远在五千年前便发现了循行性感觉或感觉循行现象",并用"灸法的出现在先……"证之。此一认识,难与我国灸疗史一致。邵虹先生于1983年在《新中医》第4期发表《灸的历史研究》,文中依春秋史料为据,指出:"艾火之前,很可能是采用了干草、树枝诸种木柴作燃料来做熏灼烫等方法来消除疾病的。"邵虹将艾灸临床史定位于春秋前后。在邵虹先生的启迪下,我曾根据《灵枢·经筋》足阳明之筋治疗面神经麻痹的史料及《五十二病方》中的"令病者背火炙之"等十九条史料,结合康殷先生《文字源流浅说·医术》第566页关于 的探讨,撰《论古老的火炙疗法》[7]。2004年重撰"远古火炙疗法史"[8]及"春秋战国灸疗史"[8](P:128-130)。在上述考著中最古老史料为甲骨文 ![字],仅3300年左右,证明远古火炙疗法早于灸疗约4百年~6百年。这里涉及燔、炙、灸之不同。段玉裁《小笺》云"燔与火相着,炙与火相离",成为辨别燔炙的重要理论依据,成为解释"令病者背火炙之"的火炙疗法之施治方法的依据。关于灸与艾有关,正如刘、张二位所说,是将艾炷放置于病家的某一皮表进行灸疗。我国用艾的历史有两点可取,一是《庄子·让王》讲越国无君,是因王子搜不肯出任越君,跑到山洞藏起来。越人请子搜出任,只好"熏之以艾"。二是《庄子·盗跖》介绍孔丘老先生去劝柳下跖不要当盗跖,与柳下跖舌战,孔丘老先生舌战不过柳下跖,吓得"出门上车,执辔三失"。孔子回鲁国对柳下季说:"丘所谓无病而自灸也。""越人熏之以艾"说明春秋时期民间有用艾的习俗。孔夫子讲的"无病而自灸",喻自讨苦吃,讲的是灸疗早期的瘢痕灸。秦汉时期的《五十二病方·颓》第十二治方："取枲垢，以艾裹，以灸颓者中颠，令烂而已。"讲的就是瘢痕灸。在《五十二病方》中还用灸作为手术的麻醉手段，如《五十二病方·疣》第一治方："取敝蒲席若籍之弱，绳之，以燔其末，而灸疣末，热，即拨疣去之。"《孟子·离娄》讲"七年之病，求三年之艾"，已是战国时期的认识了。上述史料证明新石器时代晚期的先民不可能认识到用艾炷置于体表点燃后引发出循行性感觉。关于《灵枢·经水》中"十二经水"的断代，重在"十二"。我国先民是重视"数"的，禹王执政崇九，有"六府三事"为证。《尚书·禹贡》记有九河、九江、九州、九川、九泽，都只讲九。至春秋时期，崇尚天六地五，即六甲五子，定为"十一常数"。医学中的"五脏六腑"、马王堆出土的十一脉灸经，就是十一常数在人体脏腑理论、经脉理论中的应用。十二经脉理论出于两汉医学大发展时期，十二经水之说只能出于两汉。所以希望用十二经水论证灸疗史出于五千年前也是缺乏史学意义的。五千年前不可能有"十二经水"之说。

2. 我国新石器时代没有医家

《破译》中多次强调"大古扁鹊的岐伯行医"[2]（P：5），说"事实是，俞跗乃是上古操一拨循行脉法为人诊病的伟大医家的代表"[2]（P：8），认定俞跗是我国五千年前的医家。据学者们考证，此说与我国历史不符。马堪温[9]教授于20世纪90年代考证，引孔夫子讲"人而无恒，不可以作巫医"，论证孔子时代巫与医尚未分开。《左传·昭公元年》有医和，《左传·成公十年》有医缓；《周礼·天官》设医师之职；《说文》解"医治病也"，均证明我国医生的出现在两周。且甲骨文中，殷商史中只有巫祝，没有医家之说。马先生指出："医生的出现，取决于社会的需要、社会发展的条件以及医学本身的发展。"五千年前（夏禹以前）我国原始综合科学知识虽有较大发展，但人们的认识能力还十分有限，对许多事物缺乏分析、综合，主要因为实践经验不足。尤其医学本身的发展，先民们尚无人体解剖与追求生理知识的要求；称作第二信号系统的文字，黄帝时期仅见于陶文，医学知识无法在口头传承以外传播，因此黄帝时期的医学知识仅限于外伤、外治的口头传承。根据诸子史料证明，两周时期才有专职的和、缓及医师之职。大古有"扁鹊的岐伯行医"，误矣！

3. 原始中医学理论"五藏概念"产生于春秋战国时期

关于五脏，"上古之时，医有俞跗，因五藏之输……"本属春秋民间口头文化传说的追记。但刘、张认为上述记载，是"新石器时代晚期的史料"。《破译》第7页立题"俞跗一拨脉法的神奇"，文中说："一拨见应……只可能是'脉口'或者是'五藏之俞'。"我们讲："五藏之俞"的前提是有"五藏"。五千年前的大古时期，我国基础医学中有没有"五藏"名词呢？我们的考证是否定的。"五藏"在胸腹之内，属在解剖观察中对相关器官功能的了解后的命名，在此需要原始生活知识的不断积累，特别是需要原始解剖、生理知识，包括动物解剖知识的积累及原始临床医学知识的积累。我国考古史料证明，近万年来，我国制陶工艺虽已发展为彩陶，已可观日之东升西沉位移规律，并用蚌塑法垒石法记之，制订出最初的二分二至历法[10]……在剖杀猎物时，很可能对猎物的内脏有了一定的感性认识，但是他们多依直观积累知识，还不能理解肺与呼吸的生理意义，还不能理解胃与食物的消化吸收关系，更无法理解尿来源于肾。

因此，五千年前的先民们没有"脏器"的概念，更无"五藏"的概念。为澄清扁鹊秦越人的医术，探讨长桑君有何等医技，我曾将历史定位于长桑君、秦越人、赵简子、孔夫子时代，从那一时代的子书群中搜集相关脏器，结果只有心、肺、肝、肾、胆、脾、胃、肠、膀胱九脏。在甲骨文中有心、胃；《尚书·盘庚》"今予其心腹肾肠"；在《诗经》中肺、肠、脾与心合用，常用于抒发情感；《大学》"人之视己，如见其肝肺然"；《周礼·疾医》"参之九藏之动"，均证明西周时，人体内脏只有"九脏"之说。但在九脏中没有脏和腑的划分。春秋时期的基础医学知识如此，大古俞跗怎能"一拨定五藏之俞"呢？"五藏"名词首见于《庄子》。《庄子·在宥》："愁其五藏，以为仁义……"《庄子·骈拇》："骈枝于五藏之情者，淫僻于仁义之行。"《庄子》两文都建立在当时的"五藏情识论"基础之上，批判社会现象中的假仁假义行为。《素问·六节藏象论》："形藏四，神藏五，合为九藏以应之。"在《灵》《素》的多篇文章中都未能将脏腑概论统一下来，刘、张二氏强调新石器时代晚期有"五藏"之说，此言虚矣。

4. "脑"字的创造是两汉先民继承先祖脑论开颅研究的结果

《破译》第 8 页讲"……使循行性感觉的走行路线……趋止于头部，也就是定脑"。刘、张想将"搦髓脑"转释为五千年前的现实。刘、张二氏于 2005 年在台湾出版的《经脉医学与针灸科学》清样本第 183 页引用我搜集到春秋以后不同时期的 21 个"脑"字[3]（P：66）（其中有两汉前的六个原始"脑"字），论证大古新石器时代晚期"吹窍定脑""搦脑"，说"这二十一个脑字与新石器时代晚期的'吹窍定脑''搦脑'等记载是一致的"。在此我要声明，我国秦汉时期的先民们分别创作的 出、张、哨 等原始"脑"字，只能证明我国先民开颅直观脑回阴影，并依脑回阴影创作出从上、从匕、从山、从止的原始"脑"字，是秦汉先民们完成的。这一伟业殷商、春秋先民未能完成，但殷商、春秋先民们遗存下来的相关文字知识、医学基础知识是秦汉先民们的智慧。由此，我们断定，5000 年前的岐伯们、俞跗们绝对不会有开颅、搦脑、定脑的可能，我们希望不要用秦汉时期及其以后的"脑"字为大古俞跗们还魂。更奇者，刘、张二氏说"定脑也含有定五藏"的意思，说"在病者生前，看到循行性感觉有趋止于头，判断它是入于脑，则死后搦脑；生前看到感传入于某藏、某府，其死，则漱涤而求索之，结果找到了与所入的幕位相应的藏府上有病灶"[1]（P：185）。刘、张二氏讲的这一死后追踪调查的方法，在我国无史可证。我们只可从西方 19 世纪中叶找到原型。1861 年医学家、生理学家 Broca 氏在临床发现有些患者能听懂别人的语言，但自己的语言表达困难，发音不清，属失语症。在患者死后追踪尸解，发现病人脑左额叶后部有病损区，此区后称 Broca 氏区，这类失语症叫运动性失语症。1864 年 Wernicke 氏又发现能讲话、有听觉的患者，听不懂别人和自己讲的话，往往答非所问。后追踪尸解，发现脑病损部位在颞叶后部，后来该区叫 Wernicke 氏区，这类失语症叫感觉性失语症。我们要问：19 世纪中叶的科学技术，在五千年前可能实施吗？

在《破译》中，刘、张二氏为解"俞跗密码"也好，为解"经络密码"也好，采用艾灸论证我国经脉医学起源于五千年前；说我国新石器晚期已有操一拨循行性脉法为人诊病的医家,强调上古俞跗已完成"五藏之俞",又想将"吹窍定脑"转释为真实,力求用近代脑生理学、脑解剖方法证之,可见刘、张二氏在此真的"挖空心思"了,刘教授"经络密码的破译"观,影响了刘教授的学术威望。

在我国悠久文化、医史学面前,我们应该采取什么态度与方法研究之?这里应该记着毛主席的两条教导!即:"……人的认识,主要依赖于物质的生产活动,逐渐地了解自然现象……人类社会的生产活动,是一步又一步地由低级向高级发展……即由浅入深,由片面到更多的方面。"其二,"你对那个问题不能解决么?那么,你就去调查那个问题的现状和它的历史吧!……"当代学者任继愈先生在《老子新译·绪论》中说:"我们不能替代古人讲他们自己所不知道的东西,不能替代古人发挥到他们自己还没有达到的地步。"毛主席叮嘱:人的认识,是一步又一步由低级向高级发展,即由浅入深……点到了自然科学和社会科学的发展规律。任继愈先生劝我们在探讨历史问题时,不要替代古人讲他们不知道的东西。何等通俗!在研究相关历史时,对于实有其人的老子如此,对于传说中的俞跗,切不可将俞跗现代化了。五千年前的俞跗们不可能完成"五藏"的解剖、命名,更不可能完成"定脑"。

三、秦汉与经脉医学起源相关的一些问题

前文我们论证由于原始综合科学知识、原始医学知识起源、发展诸方面因素的影响,五千年前的中华先祖们没有发明"经络学说"。"泰始扁鹊,也就是轩辕扁鹊"属远古口头文化传说,"扁鹊"应属综合性人名。我国秦汉经脉医学,乃是原始中医学理论体系的脊梁。数十年来由于经脉医学与当今之经络概念有关,因此备受中医学术界关注。有关认识,可谓众说纷纭。

在探讨我国经脉医学起源后,于秦汉时期裹撷的内涵实质时,我们应该回到秦汉时期医家们首创相关医学理论时的认识基础之上进行。关于经脉医学的实质,我自己的体会如下:

1. 殷商甲骨文造字者为造"心"字,在依类象形原则指导下,对人体心脏进行了反复解剖观察,经近200年的时间,殷人终于完成了心脏的大体解剖,知心内有七个孔窍,有两组瓣膜,瓣膜有向上与向下之分,纣王时期已将人之思维能力赋予心脏。在此基础上意识到心脏底部几条大血管的生理作用,所以,第六个"心"字作 ![字形], 描绘出心脏底部的几条大血管,意指有思维能力的心,通过心脏底部几条大血管对全身各部位起调节作用,从此,我国经脉医学诞生了。

2. 从殷商至两汉我国经脉医学走上了渐进性发展道路,春秋齐史表明:"凡心之型,自充自盈,灵气在心,一来一逝。"(《管子·内业》)说明齐桓公时期,有人观察到活体心脏解剖。随后齐灵公时两个金文"心"字作 ![字形] 和 ![字形]。齐景公时又讲:"寡人之有五子,犹心之有四支,心有四支,故心得佚焉。"景公将自己的五位谋臣比作心脏底部的四条大经脉调理全身。至《淮南子》:"夫心者,五藏之主也,所以制使四支,流行血气。"以上所见,我国经脉医学之根,在于对心脏底部几条大血管的描述,秦以后经脉医学的发展将跳出"四经"说。

3. 我国经脉医学的发展遵循由低级向高级的发展规律，秦汉医家跳出"四经"说，在采用经脉归类疾病的探讨中，汲取十一常数作理论基础，创《足臂十一脉灸经》《阴阳十一脉灸经》时，经脉循行的方向，多依四肢浮见于皮表之下的静脉为基础进行描述，多为向心性循行[3]（P：182）。有学者说："理应把它认作提出经络（脉）路线图的主要依据。"[11]经脉向心性循行理论在《灵枢·本输》《灵枢·根结》《素问·阴阳离合论》等篇中均有反映。当经脉学说向十二经脉如《灵枢·经脉》发展时已具有新特点；如双向循行，与藏府相配，如环无端；如经脉循行已有一些经脉（血管）解剖所见作基础；面部经脉的"入上齿""入下齿"；"脾足太阴之脉……循行内侧白肉际，过核骨之后"；"肺手太阴之脉……起于大指之端""从臂内上骨下廉，上肘中，行少阴心主之前"；等等；都是对某一局部血管走行的描述。随后《灵枢·寒热病》"在项中两筋间，入脑乃别，阴跷阳跷……"，更是在颅底经脉解剖中利用颅底动脉环创阴阳跷脉的理论基础。

4. 在经脉医学中，秦汉医家根据某些器官所见解剖特征，创立了"系"的概念，"系"大约具有"以末求本"或"以上缀下"的自成体系认识。如心系、肺系、肝系、目系、睾系等，都属经脉学说在创建过程中的重要内容。从心系讲：指进出于心脏的动静脉，也就是甲骨文中心脏底部代表四条大经脉的两条线（）。包括两汉时期的"出属心系……复从心系却上肺"（手少阴心经）的小循环系统；"从心系上挟咽，系目系"的头面、颅底经脉；"起于中焦……上膈属肺，从肺系……入寸口"的前臂经脉；肝系见于《灵枢·论勇》；睾系见于《灵枢·四时气》；其中目系又名眼系（见《灵枢·动输》）；《灵枢·大惑论》说："裹撷筋骨血气之精而与脉并为系，上属于脑，后出于项中。故邪中于项……则随眼系以入于脑。"指出"眼系"是病邪入于脑的重要途径。其中目系（眼系）见于《灵枢·经脉》《灵枢·经别》《灵枢·寒热病》《灵枢·动输》《灵枢·大惑论》五文。我们分析：目系包括"上属于脑"的动静脉、视神经及淋巴系统。而处于肺门部位的"肺系"，除进出肺部的小循环系统外，尚有大循环的支气管动静脉。小循环主气体交换，大循环主营养供应。肺门部的重要组织迷走神经、交感神经、气管、支气管、淋巴管等在此构成肺系。由此，系都与经脉医学挂上钩了。所以从经脉学说中的"系概念"分析，经脉医学的实质也是复杂的。

5. 针刺疗法的理论与实践建立在经脉医学的基础之上。《内经》中的针刺疗法，从"微针导脉"之日起，就要求将针直接刺入经脉（血管）之内。如"……视其虚经内针其脉中，久留而视，脉大疾出其针，无令血泄"（《素问·调经论》）；"刺涩者，必中其脉，随其逆顺而久留之……已发针，疾按其痏，无令血泄，以和其脉"（《灵枢·邪气藏府病形》）。用微针导脉，是两汉医家总结刺破血管壁的放血疗法中常有"刺跗上中大脉，出血不止，死；刺阴股中大脉，出血不止，死；刺臂太阴脉，出血多，立死"（《素问·刺禁论》）的悲惨教训后提出来的，因此针刺疗法早期的理论基础就是"欲以微针通其经脉（血管之内），调其血气"。《素问·三部九候论》："经病者，治其经，孙络病者，治其孙络。"同样反映了针刺疗法早期的针刺理论（经络理论，其实质就是经脉、络脉理论的简称）。血管壁上伴随着自主神经系统，针刺血管壁,必然调节自主神经系统。

两汉医家根据临床医学发展,及时调整了针刺疗法,如:"脉之所居,深不可见者刺之,微内针而久留之""取分肉之间,无中其经,无伤其络。"针法的诞生,很快将"微针导脉刺法"改进为"直内无拔针……乃出针,复刺之"的刺法,后世又发展为取穴位刺法,中国针刺疗法的神奇作用和针刺理论与时俱进,潜藏其中。在创建未来针刺理论时,自主神经调节论在针刺理论中不可忽视。

四、刘澄中教授的学术思想及其贡献简录

前文从三个方面展开讨论,否定了"俞跗密码",在此不得不感谢刘澄中教授为经脉医学事业积累、保存了许多宝贵史料。刘澄中教授1957年毕业于大连医学院,留校任教,历任神经、精神病学教研室主任,附属医院神经科主任,自20世纪70年代起,被选入"经络现象研究"工作及攀登计划自然科学基金项目"经络现象研究"承担者。刘教授是中国针灸学会及经络研究会创会第一届委员会委员,东北针灸经络研究会创会秘书长,中华针灸医学会(台湾)荣誉研究员,《医学与哲学》杂志第一届特邀编委,刘教授还在国外相关机构任职。最为可贵的是,刘教授能在"经络研究"中根据自己的研究及许多学者的研究结果、相关史料进行综合分析,跳出"经络是客观存在"的概念,修正为"经脉医学",创"经脉医学的科学原理、高等临床神经学与脑科学"概念,将我国经脉医学的研究推到另一个顶峰。50余年来刘教授与经脉医学结下不解之缘,在他的经脉医学论著中搜载了当今"经络研究"的许多宝贵史料,为我们探讨经脉医学内涵提供了借鉴。如《经脉医学与血脉论孰是孰非》中,引蔺云桂研究员"以泛经感传阳性者为实验对象,在其躯干的侧面,在前起足阳明胃经,后至足太阳膀胱经之间的区域内,在其间各经脉的间隙中取十个非穴位点施加刺激,结果均可引出上至头,下至足的全程感传,相互邻接地分布在足阳明脉、足少阳脉、足太阳脉的相应皮部中"[12]。同文引张文亮先生关于十例泛经感传研究文"……在其手足两条经脉的间隙中各取两个点……其结果除一点为阴性外,均可引出全程的感传,且均各与十二经脉并列行走,互不干扰"[13]。该文还引头针发明者焦顺发"在一个肢体上施行'多株密植式'的施压而不顾及经脉循行线的位置,则最多者,压40个点,能出现40条循行线,而多为互不融合,且成平行状态分布"[14]。刘教授的上述收载对于我们了解全国学者在泛经脉感传者的研究中忠实记下他们观察到的"经脉感传线循行特征"十分宝贵,说明所有感传线的循行特征是直线纵向行走,且互不相干扰。对于这样的实验结果,我们应该如何解释呢?还是让我们引刘澄中教授搜载的资料探讨。《破译》第88—89页收载"经络实质假说"20余条,其中:《中国中医药报》于2005—2006年曾陆续刊载关于经络实质的假说,刘教授引出5条,其中有"经络是生命间隙维""经络是传输人体生物电的低电阻功能线路""经络的物质基础是生物直流电"。刘教授指出:"最近的则有电渗流(EOF)假说与案数演化简式假说。"[2](P:89)。刘教授又指出:"假说越来越多,越说越玄""经络是什么的回答,多种多样,等于没有回答。"我们之所以转录上文,是因蔺云桂等学者循行性感传特性的介绍为纵向直走,互不干扰,使我们想到在四肢、躯干、皮部的感传可能相当于直线传递的"直

流电"，相当于直线传递的"低电阻功能路线"，或者"电渗流"等。使我们想到两汉先民在四肢周径创十二经脉理论属人为安排为直线行走。总之，今后对于在四肢、躯干相关皮部施加刺激引发的直线行走的感传循行线的生理学原理，还有进一步研究证实、求得共识的必要。我们还盼望能与中医学术界、临床医学界学者们求得共识。在经脉医学实质的探讨中应该参阅国内外许多相关史料，如本德（Bender）氏"两点同时刺激的手面试验，知觉延伸"阐释经脉医学中的临床现象，还应明确十二经脉中足太阳膀胱经脉循行范围与脊神经的关系恰好可以阐释"内属藏府"的客观性。

"经络"词组、"经络概念"是当今特殊条件下从秦汉经脉医学中分离出来的，"经络"不可能"客观存在"。我们希望在废除"经络客观存在"后，采用秦汉经脉医学理论，树立足太阳膀胱经脉内属脏腑，自主神经调节论用于临床，逐步促进中医事业的大发展。在未来中医学理论的创建中，还应涉足于中医形态学与时俱进的探讨、创建问题；涉足于中药理论中单味中药、复方中药新型药理的逐步深入的探讨问题。我们期盼后来之士的不断努力。

参考文献

1. 刘澄中，张永贤．经脉医学与针灸科学［M］．台湾：知音出版社，2005．
2. 刘澄中，张永贤．经脉医学与经络密码的破译［M］．大连：大连出版社，2007．
3. 严健民．中国医学起源新论［M］．北京：北京科技出版社，1999．
4. 严健民．经脉医学起源的必备条件［J］．中华医史杂志，1992（2）：86—90．
5. 罗山．世界优秀学术论文（成果）文献［M］．世界文献出版社，2005：721—722．
6. 严健民．经脉学说起源·演绎三千五百年探讨［M］．北京：中医古籍出版社，2010．
7. 严健民．论古老的火灸疗法［J］．湖南中医学院学报，1993（2）：52—53．
8. 严健民．远古中国医学史［M］．北京：中医古籍出版社，2006．
9. 马堪温．历史上的医生［J］．中华医史杂志，1986（1）．
10. 探索发现栏目组主编．考古中国贰、濮阳星图之谜［M］．中国青年出版社，2007．
11. 何宗禹．马王堆医书中有关经络问题的研究［J］．中国针灸，1982（5）：33．
12. 蔺云桂，等．经络敏感人的感觉研究，全国针灸学术经验交流会议资料选编（一）福州，中华医学会福建分会1980：30．
13. 张文亮．经线间隙区域感传与十二皮部关系探讨，第七届全国经络研究学术讨论会，黄山，1993—11．
14. 焦顺发．经络感传现象的初步研究·经络敏感人［M］．北京：人民卫生出版社，1979：155—192．

第七讲

李时珍"返观内视"新解

——论返观内视与内审思维的同一性

[提要] 李时珍在《奇经八脉考》中引张紫阳道士在《悟真篇》中"内景隧道,惟返观者,能照察之"后,写道"其言必不谬矣",这一史料给当今探讨者留下了想象的空间。有学者甚至指出:"李时珍说过,经络隧道,若非内视返观者,是难以说出道道的。"又有学者说:"这正是他(李时珍)自我练气至高境界对经络感应的精辟描述。"上述认识与李时珍的学识水平不符,给当今探讨中医理论带来负面效应,力求澄清之。

关键词:内景隧道;返观内视;内审思维;同一性

一、关于返观内视与恍然而得其要领者的"悟"(灵感)的概述

明代医药学家李时珍继承家学,采撷众说,潜心究讨医药之隐奥,是一位勤思博学的学者。他除著《本草纲目》外,尚有《脉学》《奇经八脉考》传世,其著述之艰辛与成就,影响当今中医药界。然历代学者论中医理论之文,浩如烟海,尤其魏晋以后,道家佛儒养生之法渗入中医理论,互作发明,强解生理病理,致使医理玄奥,有些理论难于达成共识。以脉学发展论之,起源于殷人对心脏及心脏底部经脉解剖的认识,从心主思维促经脉医学的诞生,到春秋齐国继承发展为心有四支(人有四经调节论),至两汉才有十一经脉说,随后完善为十二经脉理论,总括探讨人体经脉"内属藏府,外络肢节"的调节问题,逐步应用于临床。但两汉医学迅猛发展,十二经脉理论难于解说临床所见"伤左(额)角,右足不用"[1];难于阐释"夫子之言针甚骏(放血术),能杀生人,不能起死者"[2];分布于上下肢的十二经脉在前胸后背缺乏统领。于是两汉学者又有任、督、维、跻诸脉提出,分散于《灵》《素》之中,使临床医理有所深入,但欠规范。

1. 当代学者们新添的迷雾

根据明神宗三十一年(1603年)张鼎思《重刻脉学奇经八脉考·序》所讲:李时珍经考证后,认为《脉诀》非王叔和著,"特条列而证之"。由此李时珍考证以往脉学

诸书 50 余种，汲取名家精粹，著《脉学》和《奇经八脉考》，目的在于阐释诸说，达到"脉理尽，而病无不察，可以穷吾治之之方矣"。众所周知，魏晋以来，道家养身方术对医学的影响是不可低估的。当代学者宋知行先生对李时珍的学术思想进行研究后指出："李氏对道家方术之类，素来颇不苟同。"[3] 然而李时珍独在《奇经八脉考》"阴跷脉"的叙述中，采用北宋道士张紫阳撰《八脉经》介绍八脉起止，引"凡人有此八脉，俱属阴神，闭而不开，惟神仙以阳气冲开，故能得道"为据，指出："而紫阳《八脉经》所载，稍与医家之说不同。"但在此李时珍未能阐明"不同"之内容，尤其在引张道士"内景隧道，惟返观者，能照察之"的时候，突然指出"其言必不谬矣"！近代学者林如祥亦在未能探明张紫阳"内景隧道，惟返观者"的前提下，肯定了道教"内景隧道，惟返观者，能照察之……"属于气功与特异功能范畴，指出："这就是说，只有练气功到一定程度的人，才能看得见人体经络系统的存在。"[3]（P：1065）

据马献军《感悟李时珍的经络观》[3]（P：1200），马先生指出："'内景隧道，惟返观者能照察之'的论点……这是他自我练气至高境界对经络感应的精辟描述，足以说明练气是查知经络的唯一方法……以至于揭示人体生命奥秘都必须把对气功的锻炼放在首位。"两位先生认为练气功到一定高境界时可以看见自身体内经络的存在。此一观点应该是受到了"中医、气功和特异功能是三个东西，而本质又是一个东西……气功的研究会使我们找到一把打开人体科学大门的钥匙"[4]的影响。在此两位先生将练气功强加于李时珍了。我们认为，两位先生对《奇经八脉考》的研究忽视了两点：其一，忽视了李时珍在撰《脉学》《奇经八脉考》时查阅了大量相关医籍；其二，在论阴跷脉时重点采用道士张紫阳《八脉经》时，指出了道士之说"稍与医家之说不同"，但随后又说"其言必不谬矣"。李时珍"其言必不谬矣"的本意尚待澄清，从李时珍这段上下文分析：李时珍没有练气功，更不是"他自我练气功的高境界对经络感应的精辟描述"，他只是在照抄张道士"惟返观者，能照察之"之后，轻易写下"其言必不谬矣"。更奇者，刘力红在《思考中医》[5]（P：14，15）一书指出"李时珍曾经说过，经络隧道，若非内视返观者，是难以说出道道的"。刘力红在此完全将李时珍的观念篡改了。刘力红接着说："内视返观，就是典型的内证实验。具备了这个内证能力，经络穴位都是看得见的东西。"为了说理，刘力红抬出名人杨振林："心明便是天理。"刘力红指出："心明实在的就是已经具备了内证实验这么一种状态，心明就可以内证，就可以返观，经络隧道就可以一目了然。"刘力红将中医理论的产生推向练气功而产生的"内证法"，否定了医学理论与临床实践的关系，我们能同意刘力红的胡诌吗?！在中医界仅有一位德高望重的名家于 2005 年 11 月 11 日至 13 日在北京召开的第二届中医药发展大会上盛赞刘力红的《思考中医》，盛赞刘力红的内证实验，并说："我有一个朋友，50 多岁，他长期打坐练功。近十年来，出现内视返观功能，他清楚地看到经络路线及内脏。"[6] 这位名家轻易赞同他的朋友在打坐练功时，看到了经络线及内脏是经不起历史考验的。当今特异功能理论家柯云路在《发现黄帝内经》第 417 页说："根据现代人气功修练的体验……气功修练是发现人体经络的一个更微妙的手段……以特殊的内视或者说特异感知功能，透视到自己体内经络体系的存在……也可以透视到他人体内经络系统的存在。"[7] 当今学者新添的诸多玄念，大约都受到"中医、气功和特异功能是三个东西，而本质又是一个东西……"的影响，结论："气功修练是发现人体经络"的观念，切不可再次干扰中医理论。对于"然内景隧道，惟返观者，能照察之"之说，我们希望能逐步释解。

2. 从传统文化史料中解"悟"、解"灵感"

张紫阳，名张伯端（984—1062），全真道南宗五祖之一，字本叔。他专心修道，详习天文、历法、地理、医卜诸课，体悟较多。自称在成都遇异人，授以金液还丹诀。紫阳习医理丹术，著《悟真篇》，论述内丹修练之道教、禅宗、儒学三教一理思想。在《八脉经》中，对《灵》《素》中分散之任、督、维、蹻、冲、带脉之起止点，他根据自己对病证归经的认识提出自己的看法。因此李时珍考证阴蹻脉时，照抄了张道士的"内景隧道……"然在《悟真篇》中，一个"悟"字，为我们理解张道士"内景隧道，惟返观者，能照察之"提供了依据。《说文》："悟，觉也。""悟"作领悟、明白、了解、恍然大悟解。佛学中的"顿悟"、慧然独悟、心领神悟都探讨悟。说明"内景隧道，惟返观者……"是张道士在探讨医卜之理时，因研究较为深入而产生了对阴蹻脉的循行应与十二经脉循行相互贯通的认识，提出"八脉者，冲脉在风府穴下……阴蹻脉在尾闾前阴囊下，阳蹻脉在尾闾后二节……八脉者，先天道之根，一气之祖……"由此便可说明"蹻脉为病"之"恍然大悟"的结果，构成了《悟真篇》的重要内容之一。对于悟的理解，南宋大儒朱熹在《中庸章句·序》中认为，二程解中庸，"是以大意虽明，而微言未析"。于是他"即尝受读，而窃疑之，沉潜反复，盖亦有年，一旦恍然似有以得其要领者，然后乃敢会众说而折其衷……"[8]朱熹介绍他对中庸之道的究读过程，即由"沉潜反复（潜心反复思考）"究读而"恍然似有以得其要领者"，这就是朱熹在究读中庸之道的"悟"。我们能理解张紫阳的"悟"与同一时代的朱熹在"沉潜反复"究读中庸之道的"恍然而得其要领者"的"悟"是一致的，他们都是在学习前人知识中获得了新的感知与体悟。换句话说，张道士正是在打坐中思考他自己的临床经验，在探讨疾病归经时提出了八经脉起止点的新认识，对此，古人曾用豁然贯通、豁然开朗、通晓领悟表述。春秋末学者子思在《中庸》中指出，人们在事理面前要"审问之，慎思之，明辨之"，强调"有弗思，思之弗得，弗措也"（措：处置、搁置），要求人们在思考问题没有结果时，也不要放弃、搁置下来。他要求做到："人一能之，己百之；人十能之，己千之。果能此道，虽愚必明。""明"即"悟"。上述史料都从不同角度探讨了人之思维，指出人们在思考中只要不断探求某一事理，都能"虽愚必明"，都有"恍然而得其要领（悟出新知）"的可能。这些"明""悟""要领"在什么地方实现的呢？古人提出了"思维气道说"。《管子·内业》讲思维时说："精也者，气之精者也……气道乃生，生乃思，思乃知，知乃止。"《管子·心术》讲："思之不得，其精气之极也。"可见《管子》讲"精""精气"是"思"的物质基础。当"内景隧道"与"思维气道"是讲同一思维过程；当将"思之不得，其精气之极也"认定在大脑之内的时候，我们便可将"恍然而得其要领"，将"豁然贯通"，将"虽愚必明"，将"悟"（恍然大悟）一并与当今常用之"灵感"结合解之了。《辞海》对灵感的解释是："灵感是一种自己无法控制的创造力高度发挥的突发性心理过程。即对文艺、科学创造过程中由于思想高度集中、情绪高涨、思虑成熟而突然发出来的创造力。……其实，灵感的产生，是创造者对某个问题长期实践、经验积累和思考探索的结果。灵感在一切创造性劳动中都起着不可轻视的作用。"上述解释与朱熹"沉潜反复"研究《中庸》后"恍然而得其要领"，悟出新知的精神是一致的。当我们对大脑机能进行了一系列研究后，就会认识到"灵感"是大脑机能的一种显性表现形式。

一个人灵感的产生是有条件的，是有物质基础的。其条件是，某人产生的灵感必然与他的兴趣有关，与他近期思考的、研究的内容有关。车工产生的灵感与他思考改进车床等有关，采矿工人的灵感与采矿环境条件有关，地质工作者的灵感与他当前研究的地矿内容有关。当我个人较为深入地学习、思考人脑机能记忆、思维、运动，拟撰"记忆、思维、运动试说"的时候，当具体思考与大脑机能相关问题的时候，分别产生了一系列灵感。如我曾读到有学者研究动物脑机能，指出："动物在记忆过程中表现为脑内核蛋白含量增高。"[9]有学者提出"记忆基因"之说。在数日之后的一个清晨我突然感悟：人脑的记忆、思维是脑神经元内一种记忆核蛋白质完成的。[10]这种具有记忆（编码知识）能力的蛋白质，不同于具有遗传能力的"基因"，不能叫"记忆基因"。因父辈的知识是不会遗传给子代的，故我提出将具有记忆、编码知识能力的蛋白质叫"记忆核蛋白"为好。关于人与人之间知识的传送与记忆，我感悟到："音素、脑神经元生物电脉冲谐振传递"，可以表述为从对方的语言叙述（音素）刺激受听者的听神经，传至听觉中枢神经元，产生一系列生物电脉冲，传递至其他诸多脑区神经元，在传递中各脑区神经元记忆核蛋白体又存在谐振。我的上述灵感产生的条件，是我走进原始中医学探讨时就读到殷商先民已在思考人脑思维，又读到出土于秦汉的三个原始"脑"字（ ）[8]，这些"脑"字从上、从匕、从山、从止，都是两汉先民敲开头盖骨后，观察脑回形态后根据脑回阴影描绘的。与此同时，两汉先民还对颅底经脉（血管）进行了解剖观察，根据颅底动脉环特征记下了："……在项中两筋间，入脑乃别，阴蹻阳蹻，阴阳相交，阳入阴，阴出阳，交于目锐眦。"（《灵枢·寒热病》）从而首创了蹻脉理论与维筋相交理论，比较圆满地解释了临床所见"伤左角，右足不用"的病例。是先民们的聪慧引导我关注大脑机能的相关文章，提高了我对大脑机能的兴趣。几十年来逐步读到与脑机能有关的文章，加深了我对大脑机能的认识，这就是条件。如果讲基础，就是我在大学老师们的教导下学习过人脑解剖、脑生理知识，以及心理学相关知识。特别是美国启动"脑的十年"以来，国内相关报刊中报道脑机能的"小文章"促我又积累了一些新知识，并于2008年出版《论脑及脑机能》，提出了"内审思维"等假说。较为深入地探讨内审思维内涵，有利于我们探讨"返观内视"的实质。

二、揭示人脑生理机能的重要内涵——内审思维

我在《人脑机能——记忆、思维、运动试说》一文中根据自己的体悟提出了"内审思维"概念，[10]我认为：

1. 自人类获得了远事记忆能力以来，每一个人都有内审思维能力；一个人不论是否识字，他的"内审思维"都建立在字、词、句记忆基础上，建立在他所接触到的相

关知识的广泛记忆之上。每一个人在思考各类问题时包括农民种地，都必然发生"内审思维"。如洼地积水，只能种稻，如幼儿玩娃娃搬家时他必然围绕他所玩的内容思考相关问题，内审思维的特点就在于不出声地思考相关问题。

2. 在"内审思维"中有多少中枢神经元参加呢？大约语言中枢、听觉中枢、视觉中枢、思维中枢以及所有各脑区记忆了相关内容的神经元都要参加，在内审思考某一问题的过程中各脑区相关神经元都要经反馈与负反馈传递，相关记忆核蛋白体上编码的相关知识都可能有解码、补充、重组、再编码记忆的过程，它是当今巨型计算机难于表述的。

3. 在内审思维中，有时存在一些特殊的瞬间应急效应，都必须在大脑思维调控中枢指挥下在瞬间完成，包括指挥运动中枢参与调控，如一个人在迅跑中对前方各类险情的瞬间判断、预测与瞬间决定行为举止。

4. 从书写过程讲，内审思维的实质是围绕一个书写目的，将已贮存的与书写有关的文辞知识体系进行解码及新组知识的编码、记忆。在书写过程中，内审思维包含着对所有相关资料的哲理类比、分析、综合、推理判断等。纸上书写文章的修改过程，也是脑内进行内审思维，将原有知识进行解码、修改、补充再编码记忆过程。当完成再编码记忆后，一些不必要的资料（记忆垃圾）被消除后，这时候整个头脑便感到了轻松和愉快。

5. 内审思维是极其复杂的，大脑和全身是一个完整的网络系统，是人类长期在太阳系、地球、月球……这一特定环境下接受各类环境因素综合刺激、适应、进化过程中获得的；人体脑内的思维网络就在不断地接受综合刺激中得到"训练"，发育完善，形成了一整套适应环境、学习、记忆及内审思维网。

6. 内审思维无所不在，人类第二信号系统获得的信息知识，成为内审思维的重要物质条件。如当我们记忆一个人时，这个人的音容像貌、音频、音色、音质、音调、特异举止、生活嗜好、性格品质——被记忆在各相关脑区。30年后当我们突然从电话中听到他的声音，或者突然在街上听见他与别人交谈，或者远距离见到他的身影、步态、手势，都可能使我们突然记起他的名字，调出与他有关的全部"资料"：面目、眉睫、口唇、耳垂、政见、事业、交际、家境。上述"资料"都是从30年前的记忆中在瞬间被调出来的。

7. 内审思维的敏捷，还表现在各类"外交式"的谈判之中。参加谈判者，总要代表各自一方的利益，在内审思维下选择最为恰当的词句，表述自己所要争得的利益……在内审思维过程中，运动中枢还要指挥某些运动肌群，用声调、手势、姿态配合自己的语言表述，他们或慷慨激昂，或欢欣鼓舞，或得意忘形，或悲愤交加，内审思维的敏捷性在外交式的场所下显得何等的激烈与必要。

内审思维揭示的方方面面，为我们理解脑生理机能的复杂性增加了理解的层次、深度与广度，使我们理解了在内审思维的基础上产生的顿悟与灵感的客观性。

三、关于返观内视与内审思维的同一性

近几十年来，各国学者对脑科学的研究都十分关注。以往脑科学研究认为，人脑

活动方式是线性的,像表格一样,人们讲话或听到别人讲话,是一个字一个字地进行,认为语言交流是线性的。托尼·布赞在《运用你的大脑双侧》中指出,近年的科学研究表明,人脑具有很大的多面性。虽然以往认为语言从一个人传向另一个人,必然成线性。问题在于"人们在讲话、听话时,脑子里是用什么方式处理这些语言的呢"?布赞回答:"它绝不是线性的,绝不像一张顺次开列的表格。你可以默想一下,当你把某一种思想讲给别人听时,你脑子里的思维活动方式和你的语言表达方式两者有多大的差别。你一定会发现,当你说出一串话的时候,脑子里马上又继续进行着分拣、筛选等一系列极其复杂的活动。同理,听你说话的人也绝不是像吸面条一样单纯接受你的话,他脑子里也同时注意你的上下文,以便准确地理解你的意思。"布赞的上述分析,其实讲的就是内审思维中相关知识在记忆核蛋白体的解码、重组、表述及编码、记忆等问题。

有学者在分析心理知觉时曾说:"他的预感来自内心深处一个微弱的声音,这声音提示他们:'怎么办?'"这位学者讲的"内心深处的微弱声音",必然是被脑内听觉中枢听到了的。心理学界曾有"内部言语"之说,"所谓内部言语,是一种对自己发出的言语,是自己思考问题时的言语活动"[11]。其实,在人们的生活中碰到相关事件之后,常常在听觉中枢有一个细小的声音在促你思考相关问题,只是这一现象被人们忽略不计了。心理学家认为,新生儿生下来就有了一种语言获得装置,即听力系统。这是人类头脑在进化过程中获得的一种包括听觉、语言、思维、运动在内的极其复杂的系统。六岁左右的孩子,由于生活经验的积累,已有他自己的"内部言语",这一"内部言语"就表现为"内心深处的微弱声音"。孩子上学以后,常有朗读(看着书本读出声)、默读。默读是一种看着书本不读出声的阅读,默读依靠内部语言进行。还有默诵、默诵,是在不看书本的情况下,复记已经记忆了的课文,并在大脑内暗自吟着课文,这种暗自吟着课文的声音是听觉中枢可以听见的。在学生时代,默诵是强化知识记忆的一个重要形式与手段;默诵在研究生中、在各类科研人员中常常使用。

我现在正在默诵《道德经》四十二章。在我的脑内,我听见了"道生一、一生二……"如果是另一个人在朗读时我听见了"道生一、一生二……",这一声音来源于外界,是内耳听神经细胞受到刺激后传送至我的脑内听觉中枢的。而现在是我在默诵时听到这个小声音,这个声音不论它怎么样微小,但被我听出来了,它应是被我的听觉中枢感知的。那么这个小声音的声源在哪里呢?毫无疑问,这个小声音的声源在我的思维中枢及与思维中枢有关的、所有脑区内的许多脑神经元内双螺旋链记忆核蛋白编码的、关于记忆了"道生一、一生二……"知识的解码与重组后,反馈于听觉中枢时被听觉中枢感知。小学生还有背诵,默诵与背诵的区别在于背诵时必须启动语言中枢、运动中枢,必须下令胸腔肌群、舌咽肌群、口腔肌群进入运动程序,将"道生一、一生二……"用读出声音的方式背诵出来。而默诵,不需要启动语言中枢、运动中枢,不需要与发音有关的各类肌群的运动。我体会:我的默诵过程是在我的脑内"返观"检查我已经记忆了的知识的结果。其实,对某一事物的"思维"过程,也是一种不出声的,包含着推理判断的内审思维。

假如我是在默诵我已经学习过的心脏解剖生理知识,或者默诵肝、胆解剖生理知识，我就不仅从内部语言中听到了心、肺、肝、胆相关知识的信息，而且还会在视觉中枢激起相关兴奋灶，看见相关器官的解剖部位、解剖结构，看见心脏的"自充自盈，一来一逝"的搏动规律，以及对相关生理病理的回索。这应是我对心、肺、肝、胆的"返观内视"。假如是默诵"足太阳膀胱经脉"，我会记起此脉"起于目内眦"，在循行中"挟脊，抵腰中，入循膂，络肾，属膀胱"。结合脊柱两侧的诸多神经我会进一步"内视"到由脊神经穿入胸腹腔，组成交感干，再发出许多分支，调节胸腹腔所有脏器。这也是我在大学学习过的，这些回忆也是我的"返观内视"。李时珍抄录的"然内景隧道，惟返观者，能照察之"很可能就是善习天文、历法、医卜诸课的张道士对自己打坐时默诵他的相关认识过程，即对八经脉起止点根据他自己的临床经验，按经脉归类疾病等认识重新探讨八经脉起止点过程的记录。由此推之，返观内视与内审思维讲的就是同一概念了，张道士的"返观内视"就没有神秘感了，李时珍的"其言必不谬矣"也没有疑义了。

古人在思考问题的过程中所讲"返观内视"与我们研究的内审思维具有同一性。古人所讲的"恍然而得其要领""豁然贯通""虽愚必明"都是古人在思考相关问题时的感悟，上述诸多经典文辞的内涵与当今"灵感"是完全一致的，我们在探讨"返观内视"时，应该认识到它与"内审思维"的实质是一致的，切不可将"返观内视"推向虚无缥缈的特异功能。

参考文献

1. 《灵枢·经筋》.
2. 《灵枢·玉版》.
3. 钱超尘，温长路. 李时珍研究大成［M］. 北京：中医古籍出版社，2003：221.
4. 钱学森. 人体科学与现代科学纵横观［M］. 北京：人民出版社，1996：119.
5. 刘力红. 思考中医［M］. 桂林：广西师范大学出版社，2006.
6. 刘澄中，张永贤. 经脉医学·经络密码的破译［M］. 大连：大连出版社，2007：89.
7. 柯云路. 发现黄帝内经［M］. 北京：作家出版社，1998：417.
8. 严健民. 中国医学起源新论·朴素的脑调节论［M］. 北京：北京：北京市科学技术委员会主办. 科学技术出版社，1999.
9. 严健民. 论脑及脑机能［M］. 武汉：湖北科学技术出版社，2008：67-70，136-143.
10. 严健民. 人脑机能记忆、思维、运动试说［J］. 北京：北京科学技术委员会主办，科技潮，2001（11）.
11. 全国九所综合性大学. 心理学（修订本）［M］. 桂林：广西人民出版社，1984：338，405.

本文发表于《中华医史杂志》2011年第6期

2011年9月1日重修

第八讲

"经络是水通道"辨析

张维波先生研究"经络"已数十年，见解之更新有独到之处。他于1993年出版《经络是什么》一书，第65页答案："经络是一种存在于组织间质中的，具有低流阻性质的……多孔介质通道。"补白曰："经络是一种组织液通道，可简称作经络的低流阻通道假说。"书中将"经络"与组织液通道混同。2009年作者将《经络是什么》修订作《经络是水通道》[1]再版，说："经络是低流阻的组织液通道。"解释说："组织液的主要成分是水，组织液的通道就是水通道""绝大多数细胞、血管之间都有一段距离，水如何从毛细血管流到细胞旁？这就是经络的功能。经络是气通道……气就是组织液……因此，经络就应该是让组织液流动的地方。……经络是低水阻通道。即经络是水通道。"强调，这一认识"正合了本书的书名，岂不美哉"[1]！看来作者对这段论述没有任何顾忌，是十分满意的。但是，当我们考虑到创建未来中医理论的探讨，必须澄清与"经络概念"相关问题的时候，对于"经络是水通道"的认识，我们不能袖手旁观，必须力求澄清之。

一、辨析张维波拼凑的"经络、水通道理论"

《经络是水通道》这本书，如果主题是在秦汉经脉医学基础之上，即承认人体经脉调节理论的前提下阐释人体组织间质中的体液生理，这本书不仅资料丰富，而且不少章节内容与体液生理相符，应该说是一本好书。可惜作者在主题前，就将《内经》中"经络词组"这个"经"念歪了，我们不得不加以辨析。

1. 借助"古典经络"概念救不了"经络、组织结构间质"说

为了从《内经》中找到"经络"与水通道的关系，张维波从"古典经络溯源"入手，说："最早的经络著作是1973年在马王堆出土的《马王堆帛书》……"[1]在此，公然将十一脉灸经认定作"古典经络"了。在引"足阳明温（脉）"循行后说："《足臂》和《阴阳》告诉我们，人体有11条脉，每一条脉都有特定的空间部位和路线，这就是经络的第一特点。"随后承认："总之，经脉是古人在实践中观察到的。"此语反映了秦汉医学发展史。但作者在引《阴阳》《脉法》中的"气"概念做铺垫后，又引《庄子·养生主》庖丁为文惠王解牛的故事说："……技经肯綮"句中的"经"是"经络"！并指出："经络是身体的自然纹理间隙。"[1]这就使人感到奇了。《庄子·养生主》中的"技经"，分明指与肌骨相联的肌腱、韧带，我释作"遇到筋骨盘结的地方，我就顺着骨缝，小心用刀，刀尖微微一挑，盘结的筋骨就解开了"[2]。而张维波硬性转释为"间隙、空隙"，再释作"经络"，由此完成了"经络是身体的自然纹理间隙，而不是血管"[1]的认识。作者又说："由于经络是运行血气的通道，没有经络的运输，血气就不能发挥作用。因此，血气的功能就是经脉的功能。"[1]可见作者在书中既用经络概念，又用经脉概念，作者对经络的实体功能提出了两种看法。读者应何去何从？在书中第52页我们读到"经脉与血管"的关系，作者说："很多人认为脉指血管，但遍览《内经》，并无一处明显地指出经脉就是血管。"此一问题容后文再议。张在《内经》中实在找不到"经络、气、组织间隙"的文辞，便用《灵枢·营卫生会》大做文章，说从"《内经》中的大量描述看，经脉主要指营气之道。……营在脉中，卫在脉外"。文中撇开"人受气于谷，谷入于胃，以传于肺"及"中焦亦并于胃中，出上焦之后"，独引"此所受气者，泌糟粕，蒸津液，化其精微，上注于肺脉……"经反复移花接木后说："'诸脉之浮而常见者，皆络脉也'中的络脉（与血脉）是同一类东西，故后者常称作血络，但与深不可见的经脉不是同一种东西。经脉行血气的功能可能主要指血气运行，即经脉的通畅是全身血气流动的动力学条件，而非血液直接流动于经脉之中。"其强调："不这样考虑，我们就无法解释血脉与经脉、血与营气在定义上的明显差别。"[1]原来张维波认识经脉医学中的根本点是将血脉与经脉看成是两个东西了，以上意见我们很难达成共识。回到《灵枢·营卫生会》，"此所受气者，泌糟粕……"讲的是"人受气于谷，谷入于胃"后，才有谷在胃内"泌糟粕，蒸津液，化其精微"的消化过程。在古人看来，谷经消化后的津液才能"上注于肺脉"。古人根据什么条件讲胃内的津液物质可"上注于肺脉"呢？这应该是根据《灵枢·经脉》手少阴之脉"起于心中，出属心系，复从心系却上肺"的经脉循行基础之上的认识，反映了秦汉医家在某些经脉解剖所见经脉循行基础之上，推导消化生理的认识。应该指出，"复从心系却上肺"是秦汉医家在心肺的经脉解剖过程中发现了小循环，秦汉医家是在利用小循环解释化其精微的物质是经小循环"上注于肺脉"的。张维波企图将胃肠消化生理与血、营气说成是"全身血气流动的动力学条件"，借以阐释对古典经络学的认识，论证"经络是气通道"，这一目的能达到吗？《灵枢·营卫生会》讲的是谷入于胃后，在胃肠内消化作营气，营气被脂膜系统（三焦）吸入血液后，再经心脏"上注于肺脉"，可见"血气流动的动力学"应在心脏，不能证明"经络是气通道"。

研究经络的刘里远教授于1997年出版《古典经络学与现代经络学》一书，前言指出："古典经络学是指以《黄帝内经》为主的先秦经络理论对与经络有关的阴阳、气血理论……总结：找出与现代生命科学共同之处……"[3]对此，我们的评议是："刘先生首先将秦汉人体经脉调节理论称之谓'古典经络学'就存在概念误解……这一更变，还因为当代在长达50余年的'经络实体研究'中，'经络'一词，已成为气功可以感知的感传现象的代词，已成为软组织中的'原浆整体机能'的代词，已成为'人身虚体调控系统'的代词等。"[4]我们不希望20世纪50年代由承淡安先生翻译日人长滨善夫《经络的研究》时在"译者的话"中所写"经络是人体气血运行的通道……"，经《中医学概论》及中医药规范教材再三转载、肯定。在这一强大的"约定成俗"势态下，肯定"古典经络概念的权威性，从而否定了秦汉经脉医学的原文本意，否定了传统中医理论的魂"。可喜的是，刘里远教授在阐释古典经络学时，完全采用《内经》中的经脉医学的实质论证"古典经络学"，说："在古人眼里确实把血管当经脉，或者说把看见的血管当作感觉到的经络……在功能上自然把血管的功能几乎全部等同于经络功能……"[3] 关于"经络的实质"，刘先生指出："经络不可能是小到只有显微镜才能看见，应该是肉眼可见的宏观组织。"[3] 又指出："脉，很容易使人想到人体中的脉首先是脉管、血脉、血管。《灵枢·经脉》《灵枢·邪客》中描述了肺手太阴之脉和心主手厥阴心包络之脉的立体走行与血管走行完全吻合。"[3] 在第475页刘先生明文写道："经络本是《黄帝内经》中经脉和络脉的总称，在国家科委的攀登计划里，名为'经络研究'……似乎经络就是经脉，经脉似乎就是十二正经加任督二脉……经络的研究应该是经脉和络脉两大的方面，实际执行中，只研究经脉，而没有研究络脉。说明现代经络概念不大清楚。"从上文看来，刘里远先生虽然承认在古人的眼里确实把血管当经脉，经络本是《内经》中的经脉和络脉的总称，但又将经络概念从秦汉经脉理论中分离出来，而且一再肯定"经络实体"的客观存在。对此论点，从中医经脉医学理论演绎的历史长河中分析，不论古今，都是不可取的。中医理论中的人体经脉调节理论，才是中医理论的灵魂。张维波对刘里远教授关于"经络"认识中应该吸取什么样的教训？古典经络概念救不了"经络、组织结构间质"说。

2. 气功发现经络不可取

关于经络与气功的关系，张维波步他人后尘，说"气功与经络的关系是非常密切的。李时珍说：内景隧道，唯返观者，能照察之"，并指出："这种内视经络的现象在现代气功实践中曾有发现。扁鹊服长桑君药后，可视见墙另一边的人，并能看到病是在腠理、血脉还是在脏腑，似乎就属于外视经络。"[1] 张还声称："笔者自己曾有过亲身体会。"他说："气功的实质之一，就是通过意识调节经络的一种锻炼"[1]"气功内视时可以看到奇经八脉……气功锻炼的主要内涵是对经络和气的锻炼。"[1]"在李时珍的《奇经八脉考》中有'内景隧道，唯返观者，能照察之'的记载，说明了气功内视时，可看到《奇经八脉》。"[1] 我们不同意张的看法。关于李时珍在《奇经八脉考》中引张紫阳《悟真篇》"内景隧道，唯返观者，能照察之"之后表白"其言必不谬矣"的认识，已被现代某些学者释作李时珍练气功时内视到经络，而在20世纪末的特殊历史条件下，气功又与特异功能混同，故某些学者的认识、张维波对返观内视的认识破坏了李时珍的学术成就。我在《李时珍返观内视与内审思维的同一性》[5] 中已经做了澄清，请张先生赐教。用气功、特异功能，或者"返观内视"能力发现经络，都是当今某些人给秦汉经脉医学，给扁鹊、给李时珍新布的尘埃，我们必须拂去。

3. 从古至今无人给"经络"下过确切的定义

为了解释经络、间隙、水通道，张维波给经络下了定义，说："经络的古典定义是在《内经》中首次出现的（未点明出处）……之后没有提出更新的经络定义。"[1] 作者从五个方面用3000余言进行讨论，说："经络的定位还包括经络系统的其他成员，如十五络脉、十二经脉、十二经别和奇经八脉等""古典经络包括两个方面，一是特定的循行路线，二是功能。路线的最早描述源于《马王堆帛书》的两部灸经，在《黄帝内经》中更完善。……清楚完整的（经络）定义，始见于《黄帝内经》（未点明出处），此后再没有新的定义，现代人没有必要再对经络下新的定义"[1]"经络的定义……涉及解剖定位概念、气血概念、阴阳概念、脏腑概念以及疾病概念，它们共同构成了经络的内涵……"[1]张先生的上述认识是给经络下的定义吗？学术常识告诉我们，某一定义只能围绕某一概念进行。难怪刘澄中教授在《临床经络现象学》中指出："一个太宽泛的定义，是一种不确切、不正确的义定。"[6]关键在于今本《内经》中未见"经络的定义"。秦汉时期我国医学正处于大发展时期，《内经》中的《经脉》《经别》《经水》《经筋》篇都非出至一时一人之手，每一文都各有侧重，古人并未将相关文章归入"经络学说"。我们在探讨秦汉医学时，不能将古人未讲的话强加于古人。对于刘澄中教授从七个方面探讨当今"经络定义"的文章我们不可不读。当"经络"词义从秦汉经脉理论中分离出来的时候，"经络"一词便成空壳了。在"空壳"中寻找实体，行吗？"将一只空壳拿来统领当今经络研究中发现的所有生理现象，冷静点想，它的结局应在预料之中"[4]。

4. 经络结构学与流体动力学能救经络水通道吗？

张维波的思想在于说明经络是组织液通道，于是抬出了"经络结构学与流体动力学"，说："在实际组织中有很多大大小小的低流阻通道，它们实际上就是由疏松结缔组织组成的一些间隙结构。"[1]这话本来不错。人体组织内的间隙结构，就是由疏松结缔组织构成，但张说："这就是经络结构。"后文撇开《灵枢》十二经脉理论不用，又说："经脉是最长的连续纵行的低流阻通道，在经脉线上的若干地方间隙更大，并有一些朝各个方向的短程结构，即所谓的浮络和孙络……"请读者注意，在张维波笔下，《内经》中的"经脉、浮络、孙络"概念与内涵完全变味了，与秦汉医学中的经脉调节理论决然无共同之点了，这是我们不能容忍的。张维波认为，"总之，经络无论是经脉、络脉还是孙络，都是一些流阻较小的通道""经络是一种存在于组织间质中的具有低流阻性质的能够运行组织液、化学物质和物理量的多孔介质通道，经络为一种流体通道，本假说可简称为经络的低流阻通道假说"。本文开篇曾指出，如果是在秦汉经脉医学基础之上阐释人体组织间质中的体液生理，不愧为一种理论。但用其解释起源于三千年前的人体经脉调节理论是不可通约的，请将"经络组织间隙"说收入张先生自己的金匮、玉版为好。

二、澄清经脉医学的原始概貌

1. 李志刚先生解经络及针刺原理

近日有机会读到李志刚先生发表于《中国针灸》2012年第9期的一篇短文《通过剖析"流动的组织液就是经络"一说认清经络的本质》，文中说："研究经络的教授通过实验性研究，提出：经络就是流动的组织液，或就是低阻抗组织通道。"指出："此结论不科学。"李先生指出："①组织液无处不有，不仅存在于组织细胞中，也存在于组织间隙中，任何地方的组织液都始终处于流动状态。②组织液自身不会加速流动……组织间隙不可能成为经络通道。组织间液不会循经流动，更不能承担起经络活动的重任。③如果说流动的组织液或低阻抗通道就是经络……由于支配穴位处的神经离开脊髓后是贴着皮下深筋膜循行到穴位处而进入肌组织中，切断皮下深筋膜必然切断支配穴位处的神经，切断刺激反应，故经络的真正物质基础是肌肉和神经，而不是深筋膜，更不是组织液……"李先生在文中提出大小十个问题进行解说，不妨请张维波教授读一读，因为《中国针灸》就在您的身边。

李志刚还发表《穴位经络探秘说》[7]一文，说"针灸作用的传入途径是：感觉器—传入神经—中枢；针灸作用的传出途径是：①神经反射性通路；②神经反射通路→体液性通路（显然体液性通路只可能出现在腺器官到终效应器官之间）。从这一研究结果可知：针刺后的感传活动基本上是一种神经反射活动……"结论说："针刺经络活动就是以神经反射活动为主体的活动，肌肉、血管和内分泌等活动作为效应性活动或后续活动是整个神经反射活动的部分活动，经络学实质上就是神经分支学。"当我们在探讨经脉医学、针刺疗效的医学理论时，对于李志刚先生的上述两文，我们都应该认真学习。

2.《马王堆帛书》中讲的是十一经脉理论

这里有一个重要问题，就是张维波跟踪近70年来我国中医学术界关于经络的词义问题，说："经络路线的最早描述源于《马王堆帛书》的两本灸经，在《黄帝内经》中更为完善。"首先应该说明，在两部灸经中未见"经络"词组，不能认为《足臂》《阴阳》中讲了"经络学"。《足臂》中的"温"字，《阴阳》中的"脈"字，都是秦汉医家们在撰著中依经脉（血管）的解剖所见创作的象形文字。请不要将"温"写作"温"[1]。"足阳明温"，"温"（脉）字从水，从纵目、横目（皿），水指脉中的流体，纵目、横目（皿）指管腔内存在瓣膜，形象地反映了血管内壁的形象。但是张维波在第46页说："帛书中所用的两种脉字，都含有'目'的成分，暗示与眼睛的观察有关。"（顺便插一句，张先生在第40、46、53页都将"温"写作"温"。）张先生的分析与秦汉医家创"温""脈"的本意相差甚远，可谓张冠李戴：《阴阳》中的"脈"字，从纵目、从辰，是经脉分支为络脉、孙脉的形象，其象形意义应该清楚了。所以两部灸经中，讲的都是用十一经脉归类疾病的理论。

有关马王堆两本十一脉灸经在经脉医学史演绎过程中处于什么地位或阶段，下文都有简介。

3. 今本《内经》中"经络"词义简释

关于《内经》中的经络词组之本意，我曾多次探讨，[8,9]只能认识到学者们指出"经脉、络脉简称经络""经络是经脉和络脉的省称"[10,11]是对的。刘里远教授指出："经络本是《黄帝内经》中经脉和络脉的总称。"[3]在当今中医理论的研究中，我们应该首先就"经络"的上述概念达成共识，放弃《内经》经脉医学以外的"经络学说"概念，回到秦汉经脉医学的理论之中，这是我在《经脉学说起源·演绎三千五百年探讨》中专立第二篇《穿云破雾释经络》，用十一章反复阐释、专著《一位医师的提案、秦汉经脉理论研究获重大突破、经络学说的实质是经脉学说，当今"经络概念"可以废止》的根本原因。

由于张维波一再强调："经络的定位还包括经络系统的其他成员……"以下再就《内经》中被学者们认为与经络相关的文章是否讲了"经络学说"做些探讨。在《灵枢·经脉》中，只在"五气绝"后补经脉理论时说："诸脉之浮而常见者，皆络脉也，六经络手阳明少阳之大络，起于五指间……"这里的"六经"指手三阴、手三阳六经，经后之"络"是一个动词，讲手六经的经脉分支网络于手阳明、少阳经的大络脉。文中接下去讲十五络脉，在十五络脉中未见"经络"词组。《灵枢·经别》《灵枢·经水》《灵枢·经筋》三文中均未见"经络"词组。《灵枢·经别》指出："十二经脉，以应天道。"（以应一年十二月）随后简介"足太阳之正，别入于腘中……"从文辞看，此文较《灵枢·经脉》晚出，属十二经脉的补充或曰后起之学派，未讲"经络学说"。《灵枢·经水》开卷："经脉十二者，外合于十二经水……""十二经水"指中国境内的十二条河流，是采用天人合一观对十二经脉的一种类比。文中掺入了"若夫八尺之士，皮肉在此，外可度量切循而得之，其死，可解剖而视之……"成为秦汉医界有人体解剖史的又一证据。《灵枢·经水》全文未讲经络学说。《灵枢·经筋》中"足太阳之筋，起于足小趾，上结于踝……"一个"结"字表明某筋"盘结"（附着）于某骨某处，这是解《灵枢·经筋》的关键，由此解释"脊反拆，项筋急，肩不举"等相应肌肉、肌腱的病证。所以《灵枢·经筋》是依十二经脉循行范围为准，讲解相关肌腱、韧带生理、病理的专著，不应理解为"经络学说"之一。

关于十二皮部，见《素问·皮部论》，文中"……欲知皮部以十二经脉为纪者，诸经皆然，阳明之阳，视其部中有浮络者，皆阳明之络也"，说明古人在此将人体体表依十二经脉循行范围划分十二皮部，指出："凡十二经络脉者，皮之部也。"此句应解读作："凡十二经（之）络脉者，皮之部也。"此处的"经络脉"讲的是经脉理论。关于奇经八脉，在《内经》中可见任、督、冲、带、维、跷分散于《灵》《素》，独《灵枢·五音五味》讲"经络之海"，明代李时珍作《奇经八脉考》，于冲脉项下记"冲任皆起于胞中……为经络之海"。似乎《奇经八脉考》中讲了"经络"，从上下文分析：此文取材于《灵枢·五音五味》，重复了"经络之海"。但应指出：《灵枢·逆顺肥瘦》讲"冲脉，五藏六府之海"，《灵枢·动输》《灵枢·海论》《素问·痿论》均讲"冲脉者，十二经之海。"可见《奇经八脉考》中"冲脉……为经络之海"，原引《灵枢·五音五味》，此文之"络"是一个衍文，所以《奇经八脉考》亦未讲"经络学说"。

此外，《素问·经络论》正文讲"阴络之色（在解剖过程中见到分肉之间的'阴络'含动脉、静脉神经纤维的分支）应其经（与经同色），阳络之色（皮表之络脉）变无常，随四时（寒暑）行也"。所以《素问·经络论》是专解络脉之色的。值得一提的是《素问·通评虚实》，此文主解人体虚实之证，如"络气不足，经气有余""经虚络满""经满络虚"；该文约1200字，而"经络"词组六用，在治疗中讲"刺手太阴经络""取手太阳经络"，文中经络联用，应属后世的抄误。前后文证明"经络"实指手太阴经脉、手太阳经脉，可见《素问·通评虚实》"经络词组"六用，未离开经脉医学。

4. 我国经脉医学起源·演绎四阶段说

我国经脉医学起源·演绎大约可分作四个阶段。殷商时期我国原始医学进入较快发展时期，如女性孕产医学、男性去势术、临床疾病分类都促进了人们思考"人之思维，人体调节"的相关问题，促进了甲骨文的造字者们在依类象形原则下展开对相关问题的探讨。那时人们在残杀奴隶的过程中，已经知道"心有七窍"。纣王讲"吾闻圣人心有七窍"，意指有学问的人用七个心眼思考问题，即将人的思维功能认定为心藏了。此一认识成为甲骨文创作第六个"心"字作 ❀ 的依据，造字者在心脏底部画了两条线，代表了四条大经脉（血管），表明有思维能力的心脏通过心脏底部的四条大经脉对全身起调节作用，成为我国经脉调节论起源的上限，即经脉医学起源的第一阶段。春秋齐鲁先民继承了"经脉调节论"，齐灵公时的叔侯钵铭中"心"字作 ❀，叔侯钟铭文作 ❀，都描述了心脏底部的四条大经脉。齐景公明确讲："寡人之有五子（五位谋臣），犹心之有四支（四条经脉），心有四支，故心得佚焉……"[11]西汉《淮南子》指出："夫心者……所以置使四支，流行血气。"《素问·阴阳别论》："人有四经十二丛。"都属经脉调节论的第二阶段，即"人有四经调节论"。第三阶段指由四经演绎作十一经脉调节论。《国语·周语下》："天六地五，数之常也，经之以天，纬之以地，经纬不爽，文之象也。"说明我国学术界由崇尚九进入到崇尚十一常数时期，十一常数是从六十甲子中总结出六甲五子，称"天六地五"，十一常数成为当时的说理工具。周朝襄公、顷公时提出的敬、忠、信、仁、义、智、勇、教、孝、惠、让为治国的十一行为标准，就是十一常数的运用。秦汉《足臂》《阴阳》十一脉灸经就是依十一常数阐释医学理论的代表。十一经脉在《内经》中亦有反映（略）。十二经脉理论属于经脉医学发展的第四阶段，产生于两汉时期。两汉学者们进一步制定了"阴脉荣其藏，阳脉荣其府""手之三阴，从藏走手；手之三阳，从手走头；足之三阳，从头走足；足之三阴，从足走腹"，补手厥阴心包经，完善为十二经脉理论。此时的经脉循行范围在有限的经脉循行解剖基础之上做了大量人为安排，这是我们应该面对的事实。

那么，经脉调节论如何指导临床？在秦汉我国放血疗法处于盛行时期，由于医家们逐步认识到放血疗法之害大于利，总结出"夫子之言针甚骏……能杀生人，不能起死者"，吸取了"刺跗上中大脉，出血不止死；刺阴股中大脉，出血不止死；刺臂太阴脉，出血多立死"的教训，于是在可以制造微针的条件下，提出了"欲以微针通其经脉，调其血气"的认识。从此，在人体经脉调节理论诞生千年后被进一步用于临床，促进了"微针导脉，调其血气"针刺疗法的诞生。我国针刺疗法创立的早期就是将微针直接刺入经脉之内，调其血气的。如《素问·调经论》："血不足，则视其虚经，内针其脉中，久留而视，脉大疾出其针，无令血泄。"随后在临床中发展为"取分肉间，无中其经，无伤其络"的、具有取穴性质的针刺疗法。

5. 近世经络词义的演绎

回顾20世纪50年代以来"经络"概念的演绎过程，那时中医学术界在未澄清《内经》"经络"词义的情况下，承淡安先生于1955年翻译出版日人长滨善夫《经络的研究》时，在"译者的话"中声称"经脉亦称经络，我国经络学说在最古的《内经》中已有详细记载。十二经络不但把人体的各个脏器相连……所以十二经络学说也是古代医学中生理、病理的基础……"毫无疑问,在此,承淡安先生同意长滨善夫的认识,将《灵枢·经脉》篇中的"十二经脉"认定作"十二经络"了。随后,人民卫生出版社于1958年出版《中医学概论》[12],重申:"经络是人体气血运行的通道……经络包括十二经脉、奇经八脉、十二经别、十二经水、十二经筋、十二皮部、十五络脉以及若干浮络孙络的总称,其中以经脉在脏腑、头面、四肢之间逐经相传,构成了带有关于经络学说的正统认识……是一个具有特殊的调控功能的体系。"此一观念,随后的中医药规范教材从之。由此,两汉以前的经脉医学在强大的"约定成俗"的势态下,演绎作"经络学说"了,这是我们在医史面前很难接受的。但是60年前我国广泛展开了"经络实体研究",当时的哲理基础,借用了"现象是本质的显现"(列宁),说"临床所见经络的疗效(现象)是经络本质的显现",由此推导出:"在人体经络是客观存在的。"张维波在著述中继承发展了这一认识。[1]将"经络学说"发展至水通道,我想张先生是应该反思的。

三、奇闻:长时间的梦境引发的"内语言"会使肌肉持续兴奋,缩小肌间隙构成的经络通道,影响经络的功能

这个标题,虽立了"奇闻",但是我实在难以从第229、231页[1]提取"水通道"精神实质写下一个概念清晰的标题,我虽对此文细读十数次,总感该文语无伦次,我只好慢慢梳理以下奇闻。

关于"内语言",作者在声称"从事过一段时间的脑神经生理和心理学的研究"后,逐步介入到与脑生理、病理有关的论述之中,将弗洛伊德的"情节"、潜意识拿来与《内经》"心主神、肝主魂、肺主魄……"进行探讨,指出,弗洛伊德认为"人的心理受潜意识支配"。但很难从张文中理解梦境中的"内语言"与弗洛伊德的潜意识有什么关系。在作者转入"中国的武术、气功锻炼很强调意念的运用"时解释:"……这种意识主要指本体意识,即一种与体觉相对应的体觉想象、气功的意守丹田、意念接气等,都属这种意识。"不知作者是否在此意指体觉想象与潜意识的关系,强调了潜意识在气功锻炼中的作用。在解释"感觉意识"时,将他的硕士研究生研究视觉生理的论文抬出来说:"更常见的是眼肌的紧张性粘连,疲劳的病变……"从简要介绍中知这是一篇与眼解剖结构相一致的,采用实验研究视觉生理、病理的好文章。奇怪的是,作者将眼、耳形态不同的视、听机能采用类同式解说,对于听觉提出"耳动能力",说"虽然人类进化基本丧失了有意识的耳动能力,但不自主的耳部肌肉兴奋,调节着听力空间定位,当想象一个声音时,耳肌通常处于近似强直性紧张……"[1]并说:"长期处于噪音环境下思考问题,很可能造成听力下降、神经性耳聋。就是因为耳部肌肉群长期紧张,造成肌肉粘连和调节耳肌空间定位的神经反射弧衰弱。"我们同意长期噪音对听力的损害,但长期噪音对听力的损害与耳动肌群无关。张强调:"内语言同样可以造成与语言活动相关的肌肉群兴奋……长时期的、大量的内语言会使肌肉持续兴奋,缩小这些肌肉间隙构成的经络通道……"[1]。到此张维波的落脚点清楚了,可谓千方百计将梦境引发的内语言能"引起耳部肌群粘连,影响肌间隙构成的经络通道"从而降低听力功能的目的达到了,但是:

1. 张维波从人类进化史说：人类进化……

张维波从人类进化史分析说："虽然人类进化基本丧失了有意识的耳动能力，但不自主的耳部肌肉兴奋，调节着听觉空间定位。"我理解张先生"人类在进化中丧失了耳动能力"，其与人比较的对立面是兔、驴、马之类的长耳朵动物。这些动物在生存中之所以需要"耳动肌群调节外耳道的方位"，是因为它们四足向下，头的运动受限，为了生存，所以它们的耳动肌群非常发达。人类耳动肌群退化是因为人类直立行走，人类在外出谋生中由颈椎的灵活性与颈部肌群的调控完成；人能左顾右盼捕捉信息，所以人类耳动肌群退化。我们分析张维波的观点：人类由耳动肌群调控外耳道的听觉空间定位的认识，与人耳郭、外耳道等解剖、生理机能不相符。人类的听觉系统：声波经外耳道传至鼓膜，由鼓膜将声波传至内耳听小骨，听小骨由三块十分精巧的锥骨组成……组成听骨链，听骨链接受声波后，将各类不同声波所载的信息传至听神经、蜗神经，再传至大脑皮层的颞横回、颞上回。不同声波所载的不同信息内容，分别传递至相关的许多脑区的神经元内的记忆核蛋白体，经编码、贮存、记忆下来，这才是人类脑神经网络与听觉有关的部分内容，可见张维波说"梦境中长时间大量的内语言会使（听觉系统）肌肉持续兴奋，缩小肌肉间隙构成的经络通道"引起听力下降与人类听力系统解剖、生理机能不符，全都属于奇闻。

2. 关于人脑的"内语言"及其脑生理学基础

人类的大脑是一个极其复杂的网络系统，用钱学森院士的话说："人体是一个开放性复杂巨系统"。我理解"开放性"就指"五官"收集各类信息都归入大脑网络系统处理。从脑解剖生理学讲，脑组织大脑皮层有侧重分管视、听、记忆、书写、思维运动等的脑区，各脑区神经元内的记忆核蛋白结构都分别贮存着许许多多相互交织的信息，如听觉中枢听见"太极湖"这个词："太极湖"这个词包含的信息有太极湖在什么地方，太极湖与太极图有无关系？如果有，太极图的形象在哪个脑区。太极图代表着远古的什么文化，它与远古历法有关吗？如果有，远古先民是怎样在观察自然界中注意太阳的，又怎样演绎作太极图的？这许许多多的围绕太极湖扩展开来的知识便是一个体系，与这个体系相关的所有内涵都贮存于所有交织着的脑神经元内。美国心理学家塞尔弗利奇在研究知觉、认知时，将脑神经系统的不同机能形象比作许多小鬼（我释作小人）。他说：在人脑中有许多负责不同使命的小鬼（人），如特征性小鬼（人）、决策性小鬼（人）、认知性小鬼（人）……在认字方面，特征小人中又有负责水平线的、负责垂直线的……各种小人分别完成自己的任务。负责水平线、斜线的小人发现 A 这样特征的字时发出呼叫，引起认知小人的注意认识了 A 这个字……[13]塞尔弗利奇强调的是"脑内常有一个呼叫声被其他相关脑区感知"。《心理学》知识告诉我们"闭目沉思（内部注意）"讲的就是思维过程，思维本身由无声的内部语言进行，人类在思维过程中就是"自我默语"，这样的"默语"是自己脑内发出的微弱声音由自己的听觉中枢感知[13]，小学生的"默诵"与此同理。我在脑生理研究中提出"内审思维"[14]，近期撰著的《李时珍返观内视新解》都探讨过内部语言与内审思维的关系。[5]但张维波强调："做一个恐怖的梦时……由内语言变成外语言，长时间的大量的内语言，会使肌肉持续兴奋，缩小这些肌肉间隙构成的经络通道……"[1]生活常识告诉我们,小说家们、各类老师们、各类科学工作者们,包括张维波自己,每时每刻都在"自我默语"地思考相关问题,大脑皮层各相关脑区的脑神经元都在接受各类"内部语言"。小说家们、科学家们,包括张维波自己并未因长期思考相关问题时因内部语言的刺激而引起听力下降,张先生的此类推论不属于"奇闻"吗?

四、我国经脉学说与血管的关系

前文我们留下一个悬案,张维波说:"经脉与血管的关系,很多人认为脉指血管,但遍览《内经》,并无一处明显指出经脉就是血管。"现在该回答了。

首先要问:张先生曾引用过"欲以微针通其经脉,调其血气"[1],怎么就不能从"通经脉、调血气"中理解经脉中有血呢?《灵枢·九针十二原》中还讲:"持针之要,神在秋毫,审视血脉,刺之无殆""刺络脉者……急取之,以泄其邪,而出其血。"难道还不能从"审视血脉,刺之无殆""刺络脉,出其血"中认识到刺破血管壁的放血疗法吗?《素问·调经论》是讲述经脉治疗原则的,文中讲:"病在脉,调之血""血不足者,视其虚经内针其脉中,久留而视,脉大,疾出其针,无令血泄。"假如在此还不能认识脉与血脉、血管的关系,再看看《素问·刺禁论》:"刺跗上中大脉,血出不止死;刺阴股中大脉,出血不止死;刺臂太阴脉,出血多立死。"张先生能不能从诸多刺经脉放血的惨痛教训中理解经脉中有血,经脉就指血管呢?张先生能再读一读《灵枢·血络论》吗?读后能理解经脉与血管的关系吗?

两汉时我国针刺疗法诞生早期,便是按"微针导脉"的要求直接将微针刺入经脉(血管壁)之内调其血气的。《素问·三部九候论》"经病者,治其经;络病者,治其络"成为将针刺经脉之内的理论依据。《灵枢·邪气藏府病形》:"刺涩者,必中其脉,随其逆顺而久留之……已发针,疾按其痏,无令其血出,以和其脉。"《灵枢·官针》:"豹文刺者,左右前后针之,中脉为故。"还有"……视其虚经,内针其脉中,久留而视,脉大疾出其针,无令血泄"。上文都应该证明了经脉就是血管,经脉中有血。

我们一再探讨经脉医学至殷商起源以来经历了四经说、十一经脉说,于两汉完善为十二经脉理论,要求每一经脉直线行走,依次首尾相连,某一经必与某一脏或腑相通,达到调节该脏或腑生理功能的目的。所以《灵枢·经脉》中十二经脉在循行中存在大量人为安排,这是两汉时期基础医学、原始综合科学知识都十分原始的历史条件所决定的,是我们应该面对的事实。应该感谢两汉的医家们在创建医学理论中汲取有限的人体解剖生理史料,结合临床针刺效应,发挥创造性思维完善了人体经脉理论,这是中华先祖们在人类医学史上的一个伟大创举。今天当我们探讨经脉医学及其理论时,应在经脉医学产生的历史条件下依有限的人体解剖所见经脉循行为基础,顺应十二经脉循行范围解释相关临床效应。在此想起了张维波先生的号召,在引用这个号召时,我们只将张先生用的"经络"改作"经脉"。他说:"经络(脉)研究者们首先要虚心地拜我们的老祖宗为师,认真地学习古典经络(脉)理论,研究它的形成过程和后人的注释,不要根据是否符合自己的假说,就说古典经络(脉)理论某某处是精华,某某处是糟粕,不能根据自己的需要随意取舍,修改古人的理论,更不能因为自己找不到经络就说古人是胡说八道。"[1]张先生的号召与任继愈先生"只要把具体研究的对象放在当时的历史条件下来考察,是可以做出科学判断的"[15]论述完全一致。可惜张维波自己在研究秦汉经脉医学时违背了自己的高论,将秦汉学者所创经脉调节论中"经脉、络脉、孙络"全部修改作"水通道"了。我们承认20世纪50年代以来,我国参加"经络研究"的许许多多学者们,本着辩证唯物史观,忠实地记下了"研究"中的许多生理现象,留下了依"经络属客观存在",只能依研究资料解说"经络实质"的非正常结论,所以解释"经络现象"的"经络假说"丛生。我们应该认识到,只要我们换个思考,重新审视学者们忠实记下的研究资料,如孟昭威的自主神经说,其他学者的经络量子观、经络中枢论,还有刘里远教授的一系列研究成果,蔺云桂先生的循行性感觉线的特性研究,[16]焦顺发先生的"多株密植式互不交叉的循行线研究"[17],还有李志刚先生指出的"经络学实际上就是神经分支学"[7],刘澄中教授的经脉医学的科学原理、高等临床神经与脑科学等,都可参阅。在重新思考中,将有可能加深对秦汉经脉医学的认识。假如我们在此能与张先生求得共识,以下我就建议:由有条件的权威部门组织相关力量,重新审阅既往研究经络的相关资料、相关假说,进一步综合分析,以求确立阐释秦汉经脉医学、针刺疗法的古今理论,在"继承不泥古,发展不离宗"的总原则下创当今新型中医人体调节理论、针刺理论。在中药药理研究方面,许多学者于近几十年做了不少工作,如青蒿素的药理成就、临床推广可谓代表,陈可冀院士的呼吁不可忽视。2012年中国中医科学院已组建设编60人的"中药资源中心",该中心设"中药资源科学技术研究部"等三个部、"中药分子研究室"等九个研究室。中医药界的这一重大措施,将大力促进中医药事业的发展。中医药事业走向世界,当属势不可挡。

2012年12月1日于秋实居

参考文献

1. 张维波. 经络是水通道[M]. 北京:军事医学科学出版社,2009.
2. 严健民. 论原始中医学. 从《庄子》看庄子时代的医学概貌[M]. 北京科技出版社、新疆科技出版社,2003.
3. 刘里远. 古典经络学与现代经络学[M]. 北京:北京医科大学、协和医科大学出版社,1997.
4. 严健民. 经脉学说起源·演绎三千五百年探讨[M]. 北京:中医古籍出版社,2010:71.
5. 严健民. 李时珍返观内视新解[J]. 中华医史杂志,2011(6).
6. 刘澄中. 临床经络现象学[M]. 大连:大连出版社,1994:352-360.
7. 李志刚. 穴位经络探秘说[J]. 中国中医基础医学杂志,2011(6).
8. 严健民.《灵枢》"经络"词义浅析[J]. 中医杂志,1984(11).
9. 严健民. 中国医学起源新论·今本内经经络词义研究[M]. 北京:北京科技出版社,1999:130-137.

10. 李鼎. 经络学 [M]. 上海：上海科技出版社，1984.

11. 管遵惠. 经络学说的理论及临床应用 [M]. 昆明：云南人民出版社，1984.

12. 南京中医学院. 中医学概论 [M]. 北京：人民卫生出版社，1959.

13. 全国九所综合性大学《心理学》教材编写组. 心理学 [M]. 桂林：广西人民出版社，1982：248.

14. 严健民. 人脑机能记忆·思维之谜 [J]. 科技潮，2001（11）.

15. 任继愈. 老子新译·绪论 [M]. 上海：上海古籍出版社，1985.

16. 蔺云桂. 经络敏感人的感觉研究. 全国针灸经验交流会议资料选编（一）. 福州中华医学会福建分会，1980：30.

17. 焦顺发. 经络感传现象的初步研究——经络敏感人 [M]. 北京：人民卫生出版社，1979：155-192.

第三篇　殷商至两汉中医器官形态解剖史

开篇词：

在第一篇中，我们围绕中医学思想萌芽从多方面展开讨论，根据考古史料将思想萌芽史追溯到八千年前贾湖先民遗存于龟甲上刻文 ▢（目），理解贾湖先民已在既往民间口头传承文化中注意到五官生理的探讨。这一思想，经数千年的传承，于广汉三星堆时期，三星堆先民演绎作"凸目文化"，殷商甲骨文字学家们在依类象形原则下创作甲骨文，在与人体解剖、生理有关的文字创作中做了许多工作。如甲骨文中突出心脏解剖，创心主思维及心脏底部的经脉（血管）调节论，又探讨脑主思维，创作出一个"思"（▢）字，尤其在甲骨文中反映"目"（▢）的文字形态多样，又依▢创作出"见"（▢）等字，反映了中医学思想探讨中的多元性。两周时期，在原始口头文化传承及相关追记史料中，人们仍在思考目中眸子（瞳人）的神秘（眸子即目中有瞳人），创"目论"（目主思维），强调"命门者，目也"。似乎强调是眸子在主思维。但是两周先民总结出"目能见其毫毛，而不能见其睫"。认识到"目"不能看清身边的事物，成为春秋先民否定"目主思维——目论"的证据。所以近八千年以来至两千年前，我国先民对于人体思维功能的探讨，可谓思绪万千，促进了人们对人体思维功能的漫漫求索之路。是殷商先民分别探讨了脑、心主思维问题，最终确立了"心主思维"及"经脉（血管）调节论"，影响中医事业三千余年。

现在当我们探讨原始中医学理论起源之根由时，我们很自然地想起了七年前贡长恩教授等发出的呼唤中医形态学研究，呼唤与时俱进。

从今本《灵枢》《素问》及相关子书中挖掘与中医基础理论有关的人体脏器形态解剖学史料是我们责无旁贷的责任。

第九讲

原始中医学心、脑形态解剖学史

一、殷商时期的心藏形态解剖学史

《中国医药报》2005年6月25日发表解剖学家贲长恩教授等《中医形态学研究呼唤与时俱进》的"呼唤",指出:"中医学要发展必须先求得中医形态学的发展。"这一认识聚集了半个多世纪中医学术界及世界各国爱好中医学的学者们的心血,应该说是至理之言,或曰:"点向了中医药现代化的要穴。"我听从呼唤,拟从以往认识的基础上,对今本《内经》成书以前的原始中医学中的心、脑、肾、脾、三焦等脏器的形态学分别进行讨论,以求教于中医学术界同人斧正,并求得早日共识。

我国是人类发祥地之一,也是人类医学的发祥地之一。医学是研究人体疾病发生、发展、治疗过程的科学,研究医学必然贯穿着探讨人体的解剖结构、生理病理。许多史料证明,我国医学知识发展至殷商时期,已可分作基础医学与临床医学了。从我国考古史料分析,早期的基础医学知识,主要反映在人们对耳、目、鼻、口生理功能的探讨。到殷商时期,由于原始医学知识的迅速发展,如女性孕育医学的发展,男性"去势术"的发展,人体腹腔脂膜之膏、肓(❥)的认识等,都与人体解剖知识有关,都属原始基础医学范畴。与此同时,殷人对巅顶、头颅功能的探讨,创作出一个从头颅(囟)、从手(❥)的"思"(❥)字,说明殷人探讨过脑主思维。从殷商先民在200多年间先后创作六个"心"字分析,殷人在宰杀牲畜、奴隶主杀戮奴隶的实践中,对人体胸腔内心脏的自主搏动与生命的关系有所感知,可见殷人要求创作一个"心"字也就迫在眉睫了。

从人体解剖学分析,在我国由于特定的历史条件:即甲骨文字的创作,迫使造字者们在连续200余年创作"心"(❥、❥、❥、❥、❥、❥)字的过程中,有目的地对人体心脏等胸、腹腔器官进行了反复解剖观察。因此,我国的人体解剖学史应从殷商时期算起。以下我们对相关"心"字做些分析,希望说明殷人通过解剖弄清了对人体心脏形态学的总体认识，完成了心脏的大体解剖。

《殷虚文字乙编》第738号卜辞："贞，⿱（有）疾⿱（心），唯有跎。"这个"心"字作⿱，描绘的是尸体仰卧位，开胸后所见于胸腔中心脏的部位。"⿰"才是胸腔中的心，仅用一竖将心尖部的左右心室隔开。其他"心"字都是将心脏从胸腔取出，剖开心脏，观察心内结构。早期描绘的 ⿱ 字，没有注意心内瓣膜，随后造字者们注意到了心内瓣膜，分析主动脉瓣和肺动脉瓣的人将心内瓣膜朝上描绘，分析房室瓣（三尖瓣和二尖瓣）的人将心内瓣膜向下描绘。殷商时期，人们在解剖心脏时，还注意到心内有七个孔窍。商朝的末代君主纣王在听了近臣比干的直谏后曾讲："吾闻圣人心有七窍。"意思是说"圣人"即有学问的人用七个心眼思考问题，于是借机下令"杀比干，观其心"，验证心脏是否真有七窍，说明殷商时期将人之思维功能赋予心脏了。

现代医学告诉我们，心脏内部的七个孔窍是左、右房室孔，上、下腔静脉孔，肺动、静脉孔及主动脉孔，说明商纣时期"心有七窍"的结论是正确的。对于心脏底部的血管父已爵画了两条线作（⿱），我们称之为"抽象描绘"。其实心脏底部于心包膜之外的血管有四条，即左颈总动脉、左锁骨下动脉、无名动脉与上腔静脉。在心脏底部画两条线（⿱）代表心脏底部的四条大经脉，强调的是能主思维的心脏，通过四条经脉对全身起调节作用，这一史料证明我国人体经脉调节理论起源于殷商。

500年后，《晏子春秋·晏子谏第二十三》有一段记述：齐景公（公元前547至前490年在位）外出打猎，十八日不回朝主事，晏子劝景公回朝主事。齐景公回答晏子说："寡人之有五子（五位谋臣），犹心之有四支，心有四支，故心得佚焉。"这个"佚"字作"安闲"解，就是说齐景公及其同时代的人们知道心脏的底部有四条血管（经脉）与全身相连，支配全身各部位的活动，全身各部位也自觉与心脏活动相协调，所以心脏就很安闲平和。齐景公在此借当时的医学理论即"人有四经调节论"比拟朝政，说人体心脏有四条经脉调节全身各部，心脏自己安然无事，"我有五位谋臣为我主事，调理朝政，我有什么不放心的呢！因此，我可以不回朝主事"。齐景公的话，为后世提出"心者，君主之官"做了伏笔。齐景公讲的人有四经调节论，在《素问·阴阳别论》中保留下来："人有四经十二丛。""十二丛"是两汉学者们的认识。"人有四经"属殷商春秋遗存，为说明春秋、战国时期人们对心脏、经脉、心包的认识，我们还应该回顾以下史料，《管子·内业》记载："凡心之型，自充自盈……一来一逝，灵气在心。"《管子·内业》的这一记载当然是有人体活体解剖作基础的。到齐灵公时期，齐灵公先后铸造叔侯镈和叔侯钟，它们铭文中的"心"字分别作⿱、⿰。1977年在河北平山县出土"中山壶"和"中山鼎"，壶、鼎铭文中的"心"字均作⿰，这个⿰（心）字，无疑是从⿱隶化而来，它突出了从心脏发出的四条经脉对人体的功用，即心脏底部的两条线隶变为四条线，心尖部又下延一条线，意指下腔静脉。而心脏本身则只占很小部分了。就是说，人们认识下腔静脉对全身同样起调节作用约在公元前400年左右；从齐景公到"中山壶"时期人们对下腔静脉的进一步描述又经过了200年左右的时间。中山壶铭文的 ♥（心）字，《说文》从之。古人对心胞的认识，《庄子·外物》曾讲"胞有重阆，心有天游"，强调心在心包膜之内自由跳动。两汉时期的《灵枢·胀论》用"膻中、宫城"解读心包，指出"膻中者，心主之宫城也"。认识到心包膜对于心脏和心脏底部大血管的保护作用。到了《灵枢·经脉》创十二经脉理论时，对"心系"的认识又在解剖过程中有所发展。如"肺手太阴之脉……上膈属肺，从心系横出……""心手少阴之脉，起于心中，出属心系……其直者，复从心系却上肺……""复从心系却上肺"讲的是心肺之小循环。可见，两汉学者已用"心系"阐释对全身起调节作用的经脉学说部分内容，并用之探讨生理、病理，指导诊断与治疗，这就是"人有四经十二丛"的本意。

综上所述，殷商时期，造字的人们于奴隶主们在斩戮奴隶和战俘时，对人体心脏进行了反复解剖观察，探明了心脏的大体解剖。但由于那时解剖心脏的标本都是斩戮后的尸体，全身血液流尽，心脏内根本看不见血液（水），这是众多的造字者在描绘"心"字时都没有"水"痕迹的原因。因此，殷商时期的人们认为心脏是一个空腔脏器，不知心脏与血液的关系，只知"心有七窍"，这"七窍"似指具有思维能力的"心眼"。"吾闻圣人心有七窍"，是说圣人（身边有学问的大臣）用七个心眼进行思维，所以足智多谋，传统中医理论中的"心之官则思"来源于此，"诸血皆属于心"当是秦汉之交或两汉时期的认识了。

自殷商起，心脏就是一个内外形态清晰的重要器官，并由心脏、心脏底部的经脉构建了最初的心、经脉调节理论，于两汉时期发展为十二经脉理论，指导中医临床两千多年。

二、秦汉时期大脑、颅底解剖及其相关认识

秦汉时期，我国医学事业与其他原始科学事业一样，在百家争鸣中迅猛发展，先后有许多古医书问世，反映了原始中医学概貌。关于大脑，殷商人们对头颅、思维已有推断，成功地创作了一个"思"（ ◉ ）字，它是描绘人们在思维过程中常用手抓后脑壳的行为表象。秦汉时期，医家们从临床中已经观察到"伤左额角，右足不用"（《灵枢·经筋》）的病例，《素问·脉要精微论》已提出"头者，精明之府"的设想，可见起源于殷商时期的"心之官则思"的观念不论是殷商时期还是两汉时期都曾经动摇。这是促进经脉学家们关心人脑解剖的重要原因。秦汉时期医家们又迫于对人脑生理功能的思考，对人脑及颅底进行反复解剖，不仅创作了六个原始"脑"字，而且还因在颅底经脉解剖中加深了对颅底经脉的认识，创蹻脉理论，将十二经脉理论推向深入，逐步补充奇经八脉理论，丰富了秦汉中医理论。

1. 从原始"脑"字推断人们对大脑进行解剖，创建大脑形态学的认识

我国秦汉时期，许多文字工作者们认识到有必要造出一个"脑"字，于是他们对脑的形态给予了关注，先后进行了多次颅脑解剖，便有了许多"脑"字的初文问世。

1973年，长沙马王堆出土一批汉代医帛、竹简，其中《养生方》中的"脑"字作"㞢"，《五十二病方》中的"脑"字作"㞢"和"击"，1975年，在湖北云梦睡虎地出土的秦墓竹简《封诊式》中及后来安徽阜阳出土的汉简《万物》中的"脑"字均作"击"。这些"脑"字都是距今2200年前后的原文，没有受到后人的修饰，代表了"脑"字创立早期的字形，它们都强调从匕、从上、从山、从止。为何"脑"字的初文从匕、从上、从山、从止呢？现代解剖知识告诉我们，人脑表面呈沟回状排列，如筷子（箸）粗细，有起有伏。当我们面对人脑左右外侧面细看时，紧靠"额中回"的前下方沟回阴影便是一个十分清楚的"山"字形；从前额面看"中央后回"的沟回阴影也有"山"字形，或者"上"字形；在人脑表面寻找"止"字形阴影较难，但"匕"字形阴影极为普遍。所以上述"脑"字（击、㞢、㞢）都是不同的造字者打开颅盖骨后各自从不同角度，面对脑组织表面形态特征进行抽象思维后概括描摹的产物，不属讹变。在传统文化中保存了一些"脑"字，如《周礼·考工记·弓人》中有"脑"字作"刕"，《墨子·杂守》中的"脑"字作"刕"，这两个"脑"字存在讹变是没有疑问的，因为隶刀除了说明春秋学者采用金属物敲开颅盖骨便于观察脑回形态外，与脑组织形态没有任何关系。但这两个"脑"字"从止"，保留了"脑"字创立早期的特征。特别是"考工记"中的"刕"字，用两个"止"字相叠，深刻描绘了大脑沟回叠加的特征。在《说文》中，"脑"字作"𦠅"，许慎指出："𦠅，头髓也，从匕，匕相匕箸也。"许慎收集的"脑"（𦠅）字，除从𠤎（人）外，"囟"则是依颅顶外形抽象描摹的。这个"脑"（囟）字的形态描绘的是颅骨（囟门）及头发，应该说也是一个"脑"字的初文。许慎讲脑字"从匕，匕相匕箸"应如何理解呢？《说文·竹部》："箸，饭攲也。"即今之吃饭用的筷子。所以"匕相匕箸"，是说脑组织像吃饭用的筷子那样排列着。从许慎收集的"脑"字（𦠅）和他的注释分析，其字形以描摹头顶外形为主，而注释则重在解释颅内的脑组织表面形态特征"从匕"，两者似有分离之嫌，说明他的取材来源不一，他本人又未见过脑组织表面形态特征及其他"脑"字的初文，所以他在"𦠅"字条下将"匕"写作"人"（𠤎）旁，又说"从匕"，说明许慎在"𦠅"字面前存在内心矛盾。

古人对人脑的解剖部位已有认识：《灵枢·海论》对脑组织的解剖部位划了一个界限，指出："脑为髓之海，其输上在于其盖，下在风府。"意指颅腔内的脑组织，其上达颅盖骨，其下在风府穴以上。换句话说，风府穴以上的脑组织属脑，风府穴以下与脑组织相连的脊髓属髓。这一事实还说明，那时的人们已知道脑与脊髓是相连的。秦汉医家已将人脑的形态学展现在我们面前了。文中已有"风府穴"名，说明《灵枢·海论》中的穴名属于两汉以后的作者补入之作。

2. 关于颅底经脉的形态解剖与"跷脉"理论的关系

我们的研究证明，我国的经脉学说是建立在有限的经脉解剖基础上的，秦汉医家们对颅底经脉的解剖，发展了十二经脉理论。《灵枢·寒热病》讲："足太阳有通项入于脑者，正属目本，名曰眼系，头目苦痛，取之在项中两筋间。入脑乃别，阴跷阳跷，阴阳相交，阳入阴，阴出阳，交于目锐眦。"《灵枢·寒热病》的这段记述是十分翔实的，是秦汉医家们对颅底经脉进行详细解剖观察时，从颅底解剖观察到左右两侧的椎动脉从枕骨大孔进入颅底后，会合成一条基底动脉，再向前伸，又与由颈内动脉分支的、起于视交叉前外侧的大脑中动脉及大脑前动脉相互吻合，组成动脉环。颅底经脉的这些形态特征，大约就是"阴跷阳跷，阴阳相交，阳入阴，阴出阳"的物质基础。《灵枢·大惑论》讲到眼内的解剖结构时指出："……裹撷筋骨血气之精而与脉并为系，上属于脑，后出于项中。"这段文字表明：眼球后方上属于脑的有两种组织，一为"裹撷筋骨血气之精"的视神经等，一为"与脉并为系"的"脉"，它们组成眼系，并从视神经孔进入颅腔，与脑组织相连，当然相连的是视神经，而脉（颅底动脉环）则从颅底"后出于项中"。毫无疑问，撰写这段文字的作者，如果没有内眼解剖与颅底经脉解剖知识作基础是写不出来的。《灵枢·动输》还认为大脑的营养物质是从眼系输送进去的，写道："胃气上注于肺……上走空窍，循眼系，入络脑。"《灵枢·动输》作者的认识，也是依颅底经脉之解剖循行特征为基础写的，只是他们误将大脑中动脉、大脑前动脉的生理功能作"循眼系、入络脑"了。

3. "维筋相交"新解

《灵枢·经筋》篇提出"维筋相交"理论，"足少阳之筋……支者，结于目眦为外维。……维筋急，从左之右，右目不开，上过右角，并跷脉而行，左络于右，故伤左角，右足不用，命曰维筋相交。"秦汉医学史料证明，古人发现了"伤左（额）角，右足不用"这一病例后，在用什么理论解释"伤左角，右足不用"现象时是花了不少心思的。那时，阴阳五行学说、天人相应十分盛行，但这些不留名的解剖、生理学家们将其一律弃之；从十二经脉讲，在《灵枢·经脉》《灵枢·经筋》时期，各经脉（经筋）循行之道已经约定俗成，《灵枢·寒热病》的作者们未简单地采用约定俗成的"足太阳之脉"解之，而是在朴素唯物思想指引下另辟蹊径，在对大脑及颅底进行解剖的过程中，结合颅底经脉循行，创立"跷脉"与"维筋相交"理论，在当时而言，圆满地解释了"伤左角，右足不用"，是十分先进的。"跷脉与维筋相交理论"深刻反映脑内左额角的经脉通过颅底的阴阳跷脉交叉后调节右下肢功能，因而得出结论："伤左角，右足不用。"不过，由于当时科学技术水平的限制，人体解剖、生理知识的不足，秦汉医家们误将大脑运动神经在脊髓段的左右交叉及其功能赋予颅底经脉了。另外，颈内动脉循至颅底后，分出眼动脉，从视神经孔穿入眼眶，供给眼球的血液，它与视神经伴行，只是方向相反。可以讲，颈内动脉的解剖循行，与《灵枢·大惑论》《灵枢·动输》的有关记录比较，除方向相反外，也是完全一致的。古人的这些记录都是以颅底经脉解剖为基础写的，是秦汉时期的医家们进行过大脑及颅底解剖的证据。

从字面解释，"维筋相交"即维络全身骨节的筋是左右相交叉的。这段原文的全部意思是说，足少阳筋有一条支筋，循行于眼外角，维络眼的外侧，支配眼球的活动

（即外展神经的功能）。该筋上行，通过左额角，伴随着跷脉循行。这样，左侧的维筋网络于右下肢，所以伤了左额角，右下肢就瘫痪了。然而，从《灵枢》起，历代医家认为"筋"是"皆络于骨节之间"的，是"主束骨而利关节"的，这样的"筋"，又怎能左右相交叉呢？杨上善强调："以筋为阴阳之气所资，中无有空不得通于阴阳之气上下往来，然邪入膝袭筋为病，不能相移，遂以病居痛处为输。"既然"阴阳之气不得上下往来"，因筋所致疾病又"不能相移"，那么左额角的"维筋"受损，又如何导致"右足不用"呢？所以笔者认为，对《灵枢·经筋》原文的分析，应该从两方面进行：其一，《内经》成书，至隋杨上善认为"筋"是"中无有空"的，借以区分行气血的经脉（血管）之中有空。而"中无有空"的"筋"，应该包含两种组织，一为肌腱、韧带，一为四肢的大小神经干。《灵枢·经筋》中十二经筋的循行，基本与同名经脉循行一致。如足太阳之筋，与膀胱足太阳之脉除循行方面相反外，它们的循行范围完全一致。《灵枢·经筋》讲的应该是相关部位的肌腱、韧带，这些"经筋"的生理作用，应该是"主束骨"的。然而足少阳之筋的作者，赋予了较为复杂的神经功能的调节作用：足少阳筋"……上引缺盆、膺乳、颈维筋急，从左之右，右目不开，上过右角，并跷脉而行……命曰维筋相交"。在此，作者将肌腱、韧带、神经干、跷脉之生理功能完全混淆了，也完全统一了。当然，我们不必苛求两汉时期的先民，因为那时的人体解剖、生理学知识的积累十分原始，没有区分神经干、经筋、经脉的经验。其二，足少阳之筋明文指出："并跷脉而行。"这是我们应该抓着的。跷脉，《说文》解跷："跷，举足小高也，从足，乔声。"从生理功能讲，跷脉，即能指挥抬足运动的经脉，可见"维筋相交"是古代医家们利用跷脉理论解释"右足不用"这一病态行为的一个例子。据《灵枢经》记载，跷脉属奇经八脉，是在十二经脉学说完成之后，随着人体解剖及临床医学深入发展后提出来的一条经脉。《灵枢·脉度》讲："跷脉从足至目……跷脉者，少阴之别……上出于人迎之前，入頄属目内眦，合于太阳，阳跷而上行……"这里讲阴跷脉是足少阴经的别脉，最终达目内眦部，与足太阳的阳跷脉相交会，再向上行走……说明"目内眦"为阴阳跷脉的交会地；阴阳跷脉与目系有着不可分割的联系，但《灵枢·脉度》的作者与《灵枢·寒热病》的作者说法有别。《灵枢·寒热病》写道："足太阳有通项入于脑者，正属目本，名曰眼系……在项中两筋间……交于目锐眦（应作目内眦）。"原文讲，足太阳有一支别脉，从后颈部的枕骨大孔进入颅内，它实际上是属于（眼球后面的视神经）目本，是目系的重要组成部分。原文接着讲，这条经脉（左右两侧的足太阳经分出的别支）由项入脑后，组成阴跷、阳跷二脉，阴跷脉、阳跷脉在颅底相互交叉，阳气通过阳跷脉内入，阴气通过阴跷脉外出，阴阳之气出入，交会于目内眦部。现代解剖学告诉我们，左右椎动脉从枕骨大孔进入颅内，于脑桥下端相吻合，构成基底动脉，基底动脉又与起于视交叉前外侧的大脑前动脉及大脑中动脉相互吻合，构成动脉环。这就是说，这一结构，恰好将从后项入脑的椎动脉与视交叉前的大脑前动脉连接起来了，这就是"足太阳有通项入于脑者，正属目本，名曰眼系"的物质基础。《灵枢经》对颅底经脉循行的认识还有记载，《灵枢·大惑论》用较大的篇幅分析了眼球的组织结构后，在描写视神经交叉时接着说："裹撷筋骨血气之精而与脉并为系，上属于脑（上属于间脑部的视交叉），后出于项中。"这是讲，眼球的组织在眼球的后部与经脉合并为一个系统——目系。目系从视神经孔进入颅内后，一部分与脑实质相连，另一部分在颅底继续向后延伸，从枕骨大孔出于后项。所以，不论是"足太阳有通项入于脑者"，还是"而与脉并为系，上属于脑，后出于项中"，都是古人在颅底经脉解剖过程中的实录，是指颅底的经脉循行分布讲的。这些经脉，左右交叉，故命曰"阴跷、阳跷，阴阳相交"。换言之，上述颅底经脉，就是阴跷脉和阳跷脉。应该指出，《灵枢经》中，有多篇文章讲到跷脉，各有侧重，在跷脉的循行和功能方面存在较大的分歧，说明两汉时期的跷脉理论非出于一时、一人之手。经脉调节理论中的奇经八脉理论的补入有一个逐步演绎的过程。在《灵枢经》中，古人对阴阳跷脉的左右交叉、维筋相交的左右交叉是难于分解的，也是未交代清楚的。

但《灵枢经》中的记载，仍然是我们必须依从的原始史料，当我们弄清了阴跷脉和阳跷脉的解剖部位及相互交叉的特点后，对于"维筋相交"就好理解了。左（右）额角受伤的病人，经"上过左（右）角"的跷脉把病机传至目内眦部，经目内眦部再传入"目系"，随后跷脉在颅底左右交叉，出项、挟脊、抵足。所以"伤左角，右足不用"。以跷脉为基础，提出"维筋相交"理论，解释"伤左角，右足不用"这一病态行为，不仅是有道理的，在当时来讲，是最先进的医学理论。

有趣的是，我们的祖先远在2200多年以前提出的阴阳跷脉与"维筋相交"理论，恰与现代神经解剖及现代心理学家们借助于临床医学对大脑皮层运动功能定位的结果是完全一致的。近200年来，心理学家们为了弄清人类大脑对语言、数字、视、听、行为活动的影响，从颅相学家的颅骨构形论，到近数十年来颅脑外科利用脑组织本身在接受直接刺激时并不产生痛苦反应这一特点，在病人意识清醒的状态下施行脑手术的过程中，用微弱电流分别刺激大脑皮层各部，并根据受试者的报告或动作等，绘制出运动、感觉等"脑图"，都说明左、右额角（即中央前回运动区）与下肢运动功能的正常与否，恰是"维筋相交"关系，"维筋相交"的心理思想价值就在于此。现代医学证明，中央前回运动区对全身运动肌群的指挥是左右交叉的，运动神经系统的左右交叉在脊髓，而两汉医家根据颅底解剖可见的经脉交叉视为指挥运动的交叉部位了，古代医家这种认识上的错位是可以理解的。

采用秦汉史料论说秦汉大脑形态学是我们的使命。

东汉、魏晋时期，道教《黄庭经》中依脑回形态称脑为泥丸宫，并认为泥丸宫主众神，说明魏晋医家不仅对大脑进行过解剖，而且用手指触摸过脑回的质地，知脑回之柔弱，故名曰泥丸！

在《内经》中，采用脑髓有余、不足（虚实）理论解释临床神经、精神疾病，为创立脑、藏象学说进行了尝试，为探讨未来中医脑论开了先河。

第十讲

秦汉泌尿之肾、生殖之肾解剖部位简考

——兼释男性睾丸名肾

肾，在秦汉以后传统中医理论中属五脏之一。一部《内经》讲"肾"之生理病理内容极丰，但在《内经》中的"五脏之肾"概念是未加界定的。在讲"肾"之解剖部位时说："腰者，肾之府。"在讲肾之生理时说："女子七岁，肾气盛，二七天癸至；男子二八气实……阴阳合，故能有子。"传统中医理论中的肾之解剖部位与生理机能的脱节，是我们在探讨原始中医学理论体系、传统中医学理论体系及未来中医理论体系千万不可忽视的。

一、泌尿、生殖之"肾"解剖、生理问题的提出

现代人体解剖、生理知识中，关于泌尿系统和生殖系统的概念是不同的。但在秦汉时期，由于科学技术的原始，人体解剖知识的局限；或相关人体解剖知识的口头传承，文字传承的失误，在尚无条件观察、分析泌尿之肾、生殖之肾（当时睾丸亦名肾），以及尚未规范器官（泌尿之肾与睾丸）命名的前提下；或者撰《素问·上古天真论》的作者忽视了睾丸亦名肾，在讲男性生理功能时全部嫁接于泌尿之肾，留下了想象的空间。加之后世医家根据自己对有关生理现象的认识，考虑到临床医学理论发展的需要，人们便在这一基础之上凭想象扩大泌尿之肾的生理功能，造成泌尿、生殖之肾解剖概念的错位。于是肾生髓、肾主骨，以男性为主的肾藏精，肾主蛰、封藏之本，精之处也等认识都嫁接于泌尿之肾，都见于今本《内经》的许多章节之中，甚至发展为肾阴、肾阳、真水、真火，混淆了泌尿与生殖概念，严重影响了中医学理论的发展。两千余年来历代医家都没有澄清泌尿之肾、生殖之肾的解剖部位及男性睾丸、女性卵巢的本意。这是我们今天必须澄清的。两汉医家记载肾的解剖部位有三：①今本《灵枢·五色》："夹大肠者，肾也；当肾者，脐也。"此一记载，应看作是泌尿之肾的解剖部位。②今本《素问·脉要精微论》载："腰者，肾之府。"此说很可能是汉后医家在探讨疾病诊断而补写的，亦应指泌尿之肾。③《难经·四十二难》："肾有两枚，重一斤一两。"这样大的肾，虽未讲明解剖部位，也应是讲泌尿之肾。其他如：

"肾,开窍于二阴"(《素问·金匮真言论》),"肾合膀胱"(《灵枢·本输》),又有"素肾"(《素问·逆调论》)之说,这些记载只能看作只言片语,无法用作探讨肾之解剖部位的依据。《难经·三十六难》又说:"肾两者,非皆肾也。其左为肾,右者为命门。"右肾命门之说,使人玄惑不解。作者接下去讲:"命门者,谓精神之所舍,原气之所系也;男子以藏精,女子以系胞,故知肾有二也。"这样的解释,虽然涉足于男女性生殖生理,但将人们对生殖之肾的玄惑心情去掉了吗?笔者认为,"男子以藏精"的肾及"女子以系胞"的肾,应是讲生殖生理之肾,即男性的睾丸、女性的卵巢了,这一点是我们拟在下文中展开讨论的根由。至于三焦中的下焦与泌尿之肾的关系,如《灵枢·营卫生会》讲:"下焦者,别回肠,注于膀胱而渗入焉。"《难经·三十一难》:"下焦者,当膀胱上口……"这些论说,可看作是古人探明了右侧输尿管下段的记录,也不能当作讲述泌尿系统之肾的证明。

关于主生殖生理之肾的形态及其解剖部位,在传统中医理论中,从来未见相关探讨。《素问·上古天真论》:"女子七岁,肾气盛……二七而天癸至……月事以时下,故有子。"指出女子"七七……天癸竭,地道不通,故形坏而无子也"。又讲"丈夫八岁,肾气实……二八,肾气盛,天癸至,精气溢泻,阴阳和,故能有子。七八……天癸竭,精气少,肾藏衰,形体皆极"。不难看出,《素问·上古天真论》的作者将男女之生殖功能都嫁接于解剖部位不清的"肾藏"了。《素问·水热穴论》在前300字的字里行间讲解泌尿之肾与水肿的关系,如"肾者,胃之关也。关门不利,故聚水而从其类也,上下溢于皮肤,故为胕肿(浮肿,即全身性水肿)。胕肿者,聚水而生病也"。《素问·水热穴论》所载之肾与《素问·上古天真论》所载之肾在生理功能上是有别的,它们都未讲明肾的解剖部位。从传统中医理论发展的长河分析,在临床上将其分为肾阴、肾阳、肾亏、肾气、肾阴虚、肾阳虚等,它们的基础应该在主持生殖生理之肾,或者属于内分泌系统的肾上腺,与重一斤一两的泌尿之肾无关。但在传统中医理论中,当讲生殖生理时,"肾"的解剖部位已离开了"腰者,肾之府""夹大肠者,肾也","肾"已是一个虚构的形体了。这种结局应是中医理论在发展中的一个悲剧。它无法解释男性"醉以入房,以欲竭其精"的精之产地,不可能讲明"精之处也"的具体部位。我们注意到《灵枢·刺节真邪》"……津液内溢,乃下留于睾……"讲的是睾丸鞘膜积液及放水疗法。《灵枢·五色》:"……下为卵痛,其圜直为茎痛……狐疝溃阴之属也。"这里讲的是男性阴囊疝。在《内经》中讲睾、卵者并不少见,说明秦汉医家们已经注意到男性阴茎、睾丸(卵)的生理病理现象了,但他们无法阐明男女之生殖生理。假如能用睾丸解释"精之处也",那就合乎人体生殖生理了。为了解开肾、男性睾丸生殖生理的奥秘,我想从以下几方面展开探讨。

二、秦汉时期睾丸名肾

1. 秦汉睾丸主生殖奥秘

20世纪70年代,考古学家们在长沙马王堆出土一批秦汉医书,它们随葬于公元前168年,其史学价值极高,对于我们解开《素问·上古天真论》中的"肾"本质提供了两千多年前的原始史料,其中《养生方》讲:"……到春,以牡鸟卵汁弁。"牡鸟卵，即公鹊的睾丸，如"公鸡卵"在鄂西北民间仍作为壮阳验方之一至今流传。《养生方》第89行："阴干牡鼠肾……以揹男女。"牡鼠肾即公鼠的睾丸。有学者引陶弘景《本草经集注》"牡鼠"指出："牡鼠，父鼠也。此处的肾字，当指外肾而言。"外肾，当指公鼠阴部可见的睾丸。陶氏的意见应该重视，可见秦汉时期人们已将牡鸟的卵（睾丸）、牡鼠的卵（睾丸）命名为肾了。与《养生方》同时出土的《五十二病方》有"肾疸"一名；在治疗癞疝时，又有一方强调："纳肾䐜（阴茎）于壶空中。"这里的"肾"都指男性睾丸。当代医史学家马继兴在注文中指出："肾，当指外肾，肾疸后世又称肾痈……相当于睾丸结核，睾丸炎诸病……"[1]当我们澄清了秦汉时期睾丸亦名肾的时候，《素问·上古天真论》中"男子二八肾气实"，就是讲男子十六岁时，睾丸已经发育成熟，是"精之处也"的地方了，《内经》中的"肾藏精"便由此而来。用睾丸（卵）直解《内经》中相关之肾，或者进一步明确秦汉时期睾丸亦名肾，这样秦汉时期的"男子二八肾气实"之"肾"的生理功能就好理解了，主生殖功能的"肾"之形态解剖学就可考了，传统中医学中的许多生殖生理问题就好理解了。当代李益生教授《论男性奇恒之府》一文指出"精室即精囊"是可取的。[2]

关于"肾主骨"，笔者认为，秦汉医家认为"肾主骨"是一个直观认识。如《灵枢·天年》讲人的生长是"以母为基，以父为楯"。楯（shǔn）即楯柱，转释为骨架，指男孩的生长以父亲的骨架为标准，而父亲有生殖能力是在"肾气实"之时，因此这个直观认识是提出"肾主骨"的根由。

2. 排除商业宣传中对"肾"的虚构理论

在探讨古代中医理论时，学者们一再强调，在历史研究中切忌将现代观念强加于古人，当代许多研究恰好忽视了学者们的告诫。近代常报道："肾生髓研究得到科学验证"[3]"中医肾生髓研究进入分子水平"[4]"×××等揭示中医肾主生长奥秘"[5]，其中"肾"的概念，好像不言而喻指"肾"即五脏之肾（泌尿之肾）。将现代许多科学成就强加于泌尿之肾后，结论说"揭示了肾的奥秘"能使人信服吗？近年有三位名家参加电视节目"通脉强肾酒"的宣传，达到了"震撼上市"的目的。宣传材料宣称他们提出了"生命轴心说"和药物的"通补分子团"理论，宣称在药物制造中发明了"生物键技术"，能将"通脉类和补肾类活性分子连接起来"形成完美的"通补分子团"，并设计出数幅泌尿之肾的"肾虚"图，通过现代宣传手段设计泌尿之肾图示，通过电视演绎，用"通补分子团"逐一消除"肾虚"，用心良苦，在此十分鲜明地采用泌尿之肾解释"肾虚"了。这样的宣传除了暂时的经济效益外，对于未来中医事业的发展有多少好处？对于中医"肾虚"理论的解释与重建有多少好处？我们能够理解"通脉强肾酒"之组方及药效可能对心脑血管疾病具有较好的治疗作用，如服用后畏寒肢冷、头晕耳鸣、神疲力乏等症状好转或消失，这就是中药史上的一个进步。我们何不换个方式思考，用陈可冀院士讲的"中医药学有许多治疗法则和方药，如果都能应用现代科学方法进行临床、化学成分、药效学和毒理学的系统研究，那么中医药现代化的进度将会大大加速"[6]。为了未来中医药事业健康的发展，我们希望从事与肾生理研究的理论家们和从事肾病药理研究及肾病临床研究的科学家在自己的著作中一定要澄清泌尿之肾与生殖之肾的概念，更希望推出新型中药的科学家们在新药的宣传中接受陈可冀院士的忠告。切切不可再玩"通补分子团"游戏了。

三、三千五百年前，殷人发明了公畜"去势术"（破坏睾丸机能）

当今中国史学家金景芳教授于1983年出版的《中国奴隶社会史》第73页说："殷人为了解决猪的育肥问题，还发明了去势术。"[7]金教授的这一简单记述，如磁石一般吸引了我的思维。记得在《灵枢·五音五味》见到"宦者去其宗筋"。为解释宦与宗筋，宦与奄人、阉人，以及奄人与势的关系，势与男性之睾丸的关系，我曾在诸子典籍中探释，在历代辞林中察考，希望寻找到势与睾的共同点，都未能如愿。虽然《字彙·力部》："势，阳气也，宫刑，男子割势，势，外肾也。"那是后世之作，不足为据。势字，是一个合文，从执从力，意在表白权势。《尚书·君陈》："无依势作威。"所以有"势，盛力，权也"之称。以上是社会学的反映。在自然界，猴王是雄性，有威力的猩猩是雄性，虎狮都属雄性最为威猛，而它们的共同点就因为在阴部可以见到阴茎、睾丸突出于体表，而表现出威力、权势。一旦它们的睾丸受伤，失去功能，它们的威武之姿也就消失了。现在得知"殷人发明了去势术"，对于我讲，就等于云开雾散，可以寻找到势与睾的关系了，我将探求之。

1. 殷商时期人们对公畜睾丸生殖能力的认识过程

对于殷商先民如何发明去势术，金教授讲："殷人长期饲养与繁殖肉用牲畜，他们为了育肥，注意到了牲畜的牝牡，如公牛作牡，公羊作羘，公豕作豻，母牛作牝，母羊作牂，母豕作豝……"我们应该怎样理解金教授的介绍呢？应该想到创作甲骨文字的人们有一个原则，就是"依类象形"。从上文不难看出，牡牝字形的产生，都是对公牛和母牛外生殖器的描绘。母牛作牝，牝中之"匕"便是母牛外生殖器之外形。牡指公牛，牡字中的"土"字该如何解之？这个"土"字下面"一横"代表外生殖器根部的肌肤，"十"字之竖表示阴茎，十字之横表示由皮肤包裹的两枚睾丸，它们突出于阴部皮表，相当于"丘陵为牡"或曰"牡高肤"的本意，说明殷人对雄畜之外生殖器睾丸的生殖功能有了一定认识。

2. 殷人发明"去势术"的过程

人类对自身、男女交配、孕育的认识虽然长期处于本能状态，但到距今20万年，即进入早期智人时期，大约已经有了一些领悟，当人类进化至近4万年以来的新人时，或者说当人类获得了远事记忆能力，进入到"从母不知父"的母系氏族社会以后，人类对自身男女外观区别已有一些理解。成年男女之性行为已成为生活的一部分，女性孕育已与兽类不同，不受春夏秋冬的制约。人类对兽类雌雄的认识，是在狩猎过程中逐步取得的。到了殷商时期，狩猎仍然是普通民众的生活来源。当他们捕杀到一只怀胎的雌兽，剖剥时见到腹内的兽胎，这一过程不仅促进了他们对兽类妊娠的认识，而且也促进了他们对人类妊娠经验的主动积累。

3500年前，我国华北平原还有许多未经开垦的沃土，到处荆棘遍野，丰林茂草，为虎狼、犀牛、野猪等动物的繁衍生殖提供了良好的环境。自盘庚起殷商先民就定居于此地，据记载殷王出去捕猎，一次获野猪140头，一次获麋348头，还有犀牛或野牛71头、狼41头（《殷虚书契后编》下1、4）（《后》下41、12）。捕获兽类有了剩余，就有可能将受伤而未死的动物圈养起来。在受伤的动物中有可能刚好伤着雄性的睾丸，当它们伤口愈合后，性情比以前温顺。特别是在圈养伤着睾丸的猪的过程中，假如有数头公猪的睾丸受伤，经圈养愈合后，不仅见到它们的性情温顺了，而且发现它们易于肥壮，这是人类最早意识到雄猪睾丸受伤后，其结果有利于猪的肥壮的认识过程。这一结果是所有圈养主希望得到的，为了在饲养中得到更多的肥猪，于是他们试着将小公猪的睾丸用木棒砸伤，待公猪长大后收到了预想的效果，当这一技术推广以后，殷人便在不十分自主的前提下发明了公猪的"去势术"。这一时期在文字方面还没有创作出睾、势等字，而牡已在甲骨文中普遍使用了。金景芳教授在论证这一发明时引"炃三豕、三羊、卯五牛"[7]（《后》上24、10）等史料为据指出："殷人祭祖，一次用牲达数百头。"为说明卜辞中"豕"字的本意，金景芳特引闻一多《释豕》，以下抄录之。"许君谓豕为'豕绊足行豕豕，从豕系二足'。（许君）此盖不得其解而妄以羁、羁等字说之。（闻一多指出）实则豕之本义当求之于经传之椓及劓歜等字。……按椓、劓并歜与豕音同义通。豕去阴通于人，故男子宫刑亦谓之豕……去阴之豕自无性别可言，故卜辞（中百豕、百牛等不必用牝牝或者牝牡之必要）。"金氏指出："这种解释是可信的。"

考椓：椓（zhuó），释击，《诗·小雅·斯干》："约之阁阁，椓之橐橐（tuó）。"形容打土墙时筑土的声音咚咚作响。椓指宫刑或宫刑之后的宦官。《诗·大雅·召旻》："昏椓靡共。"谴责宦官们不努力供职。《说文》："椓，击也，从木，豕声。"许慎的这种解释与殷商时期人为致伤公猪的睾丸时用棒击伤睾丸的过程是一致的。《尚书·周书·吕刑》："劓、刵、椓、黥。"这一记载表明，大约西周时期的宫刑也是用木棒击伤睾丸，所以孔颖达疏："椓阴，即宫刑也。"郑玄亦注曰："椓，谓椓破阴（睾丸）。"歜：《说文》："歜，去阴之刑也，从支，蜀声。"所以闻一多先生指出"椓之本义当求助于经传之椓及劓歜等字"这话是很有道理的。

但在《说文》中"阴"无"阴器"或者睾的解释。《说文》中有"睾"指"今吏将目捕睾人也"，亦无睾丸之意。《说文》中有"卵"，只解作"凡物无乳者卵生"，这一解释比《庄子·知北遊》"故九窍者胎生，八窍者卵生"还要原始。《说文》中卵亦与睾丸无关。而卵，《说文》书写作 ，这个字形使人寻味。有趣的是秦汉之交成书的《五十二病方》第236行卵字作 ，据《汉语大字典》第313页指出："一号墓木牌28行卵亦作 。"可以看出它们比《说文》之 更原始，更使人寻味造字者"依类象形"的实物是什么？

四、在未来中医生殖生理中创新型"肾"概念

秦汉时期，"肾藏精""精之处也"的肾之形态解剖学反映的是生殖生理，在男性主要指睾丸。但《内经》中"腰者，肾之府""夹大肠者，肾也，当肾者，脐也"，以及"肾有二枚，重一斤一两""北方生寒，寒生水，水生咸，咸生肾……"，《素问·阴阳应象大论》等，都讲泌尿之肾无疑。在传统中医理论中的"肾阴""肾阳""肾阴

虚"等，结合现代解剖生理知识分析，它与泌尿之肾显然无关。细思之，切不可忽视"肾上腺""肾上腺素""下丘脑—垂体—肾上腺轴的调节作用"。此外睾丸雄性激素、卵巢雌性激素对正常人体生理功能的调节影响也是不可忽视的。中医素有"外肾（睾丸）"之说，但"外肾"从未归入中医正史。因此，我们明确提出，在未来中医生殖生理理论中创以下肾概念。

未来中医理论中男女性"肾"生殖生理图示

泌尿、生殖之肾图示	内肾	泌尿之肾概念，主泌尿之相关生理、病理；与生殖无关
		肾上腺，肾皮质激素概念，下丘脑—垂体—肾上腺轴，参与内分泌调节，与肾阴、肾阳证候群有关
		女性卵巢，女性生殖之肾概念，受下丘脑—垂体—卵巢轴调节，卵巢、子宫内膜均受反馈与负反馈调节影响，与女性肾阴、肾阳证候群有关
	外肾	（主要指男性睾丸）生殖之肾概念，受下丘脑—垂体—睾丸轴调节，无周期节律性规律，与男性肾阴、肾阳证候群有关

秦汉医家们由于当时基础医学理论体系的限制，医家们在《内经》中讲泌尿之肾、生理、病理少见，而讲具有生殖机能的肾（睾丸）已十分普通，但他们未见到睾丸名肾的史料，造成主生殖之肾的形态解剖学概念模糊，更无知识阐明女性卵巢生理，甚至给卵巢命名都未见记录。因此，我建议对《养生方》《五十二病方》中给睾丸命名为肾的史料加强宣传，增添女性卵巢（生殖之肾）宣传，借以纠正关于生殖之肾的形态学、生理学的认识上的偏差，有利于指导临床肾病的分类、诊治，有利于促进肾阴虚、肾阳虚本质的认识。

参考文献

1. 马继兴．马王堆古医书考释［M］．长沙：湖南科技出版社，1992．
2. 李益生．论男性奇恒之府［J］．
3. 肾生髓研究得到科学验证［N］．健康报，1990-12-16．
4. 中医肾生髓研究进入分子水平［N］．健康报，1992-1-11．
5. ×××等揭示中医肾主生长奥秘［N］．健康报，1992-10-15．
6. 陈可冀院士讲中药开发［N］．健康报，2004-3-3．
7. 金景芳．中国奴隶社会史［M］．上海：上海人民出版社，1983：73．

第十一讲

女性孕育生殖（命门解剖部位）史概述

人类对自身孕育生殖的认识，不是早期人类可以理解的，它与人类的进化历程不可分，有一个渐进性认识过程。只有人类进化至新人时期，当获得了远事记忆能力之后，怀胎的女性方有可能记忆怀胎的艰辛。那时孩子降生后，"从母不知父"，孩子对母亲的依赖与敬仰情感很重，在尊母习俗的增长中，母系氏族社会起步，在我国，将新人以来至1.8万年前的山顶洞人划入母系氏族早期应该是可取的。大约在整个母系氏族社会时期的母亲们就比较注意自己的妊娠、分娩过程了，或者母系氏族社会时期人们比较关注女性妊娠、分娩时的阵痛以及分娩全过程，就已经注意脐带的处理、新生婴儿的保护及产妇的照顾了。因为近4万年以来不论是中国人还是外国人，人类的大脑解剖结构与大脑生理机能都具备了长期记忆的能力，已可积累她们妊娠、分娩以及哺育婴儿的经验了。

一、殷商至秦汉我国女性孕育史简议

我国自有文字记载以来，如距今3400年前的甲骨文中，到目前为止解读与妇女怀孕、临产有关的字已达20个，其中怀孕5字，临产14字，哺乳1字。在反映临产的14字中，又可以分作待产、头先露和足先露三种字义（见附表）。从这些字义分析基本包含了顺产与难产，说明殷人接生经验是很丰富的。

附表：殷商女性生殖医学之孕、产、哺的有关甲骨文抄录

1. 怀孕

⋛（《小屯殷虚文字丙编》340）

⋛（《乙》8504）⋛（《佚》584）

⋛（《乙》6691）

⋛＊（《拾》11、10）

2.临产

待产 ▨ 娩(《乙》1277)

▨(《明义士藏商代甲骨文字》50、115)

▨(《乙》4529)▨(《 》34)

头先露 ▨(《龟甲兽骨文字》1、21、9)

▨(《晋寿堂所藏殷虚文字》3、11)

▨(《殷虚书契前编》2、11、3)

▨(《乙》8898)▨(《甲骨文编》2502)

▨(《乙》8893)(参中华医史杂志 1985(1)：23)

▨(《殷虚书契后编》下、18、2)

足先露 ▨(《乙》2160)▨(《乙》8893)

▨(《簠》杂 69)

3.哺乳

▨(《乙》8896)

作临产解：关于 ▨ 的卜辞，▨ 在与生育有关的卜辞应根据《方言》释"胎"，即怀孕。

在临产的字中有一个 ▨ 释"娩"，这个"娩"(▨)字，上部方框代表腹，腹内有一圆孔，这圆孔是胎儿降生必经之地，当指子宫颈口，后人命之曰"命门"。方框下部由 ▨ ▨ 组成，好似产妇外展的两条大腿，大腿下部的 ▨ 恰好描绘了接生的双手，形象十分生动。《中华医史杂志》1985 年第 1 期第 23 页发表濮茅左《甲骨文中所见的有关孕育字》解："《殷墟书契前编》2.11.3 '▨,' 即育字的繁体字，这是殷末帝乙、帝辛时新造的会意字，该字右半部从衣、从手，全字像接生者用襁褓把婴儿包裹起来。"在《甲骨文合集》中，反映女性生殖医学史料据统计有 800 余片，是卜问妊娠生男、生女及卜问预产期的卜辞，如"壬辰卜，彀贞，妇良有子"(《乙》2510)。此类卜辞，一般在妇女出现妊娠反应后再卜问。在卜问生男、生女的卜辞中常有"佳女""妫"字出现，"佳女"指生女孩，"妫"从女从力。温少峰、袁廷栋指出："妫"是卜问是否生男孩的专用词，如"乙亥卜，▨(师)贞，王曰有孕，妫：▨ 曰，妫"(《佚》584)。"卜辞说：乙亥这天，叫师的卜贞说有孕，是男孩吗？叫 ▨ 的这个人卜后回答：是男孩。"

有一组卜辞较为滑稽：九月的戊午这天因孕妇快要临产了，主人躁急，连续卜问三次，卜辞云：

戊午卜，小臣妫，十月(小臣卜后说是男孩，十月生)。

戊午卜，小臣妫(小臣卜后说是男孩)。

戊午卜，小臣不其妯（小臣卜后说不清楚是不是男孩）。

过了十六天即癸酉，卜辞补充说："癸酉🐱（天气阴蔽）甲戌（日）佳女"（《丙》83）。

从戊午日到癸酉日是十六天。验辞说，癸酉这天，天气阴蔽（🐱），再过一天是甲戌，生了一个女孩。看来，占卜者将生女孩的原因归咎于上天未能红日高照，送一个儿子来。

在预产期的卜问中，从验辞记录看，有40天后生男孩的（《合》94），有"五旬"后生男孩的（《续》4.30、4），说明殷商时期，人们已根据"十月怀胎"的规律可以大略推算预产期了。在其他卜辞中，多次记录男婴为死胎、死产的事，说明在殷王室内婴儿成活率不高，更显出男孩的重要。殷墟甲骨文所反映的生殖医学史料，应视为临床生殖医学史，它为我们了解从殷商至秦汉生殖医学史的发展情况提供了重要的基础性史料。

在两周文化中，反映孕育的史料不少。《周易·渐卦》："妇孕不育，失其道也。"又说："妇三岁不孕，终莫之胜，吉。"前者讲妇女怀孕后出现早产胎夭，是因为妊娠过程中出了偏差。后文说妇女结婚3年不怀孕，后来终于怀上了，是好事。正如"象曰：终莫之胜，吉，得所愿也"。我国两周时期，已主张"同姓不婚"，一部《礼记》虽为桎梏，但《礼记·曲礼》"取妻不取同姓"是有科学道理的，"男女同姓，其生不蕃"（《左传·僖公二十三年》，公元前647年）是社会经验的总结，这一认识在《左传·昭公元年》（公元前541年）《国语·晋语》中都有记载。那时的人虽然不可能知道同一血缘关系的近亲结婚是因为染色体配对时容易产生先天畸形，但他们看到了"内官不及同姓，其生不殖"（《左传·昭公元年》）的灾祸。所以《曲礼》将"取妻不取同姓"明确提出，具有一定的社会约束力，是社会进步的表现之一，在一定程度上防止了近亲结婚的危害。

从产生于战国至秦汉时期的《胎产书》（长沙马王堆出土）原文分析，《胎产书》将女子的月经称"月朔"，《史记·扁鹊仓公列传》称"月事"，《睡虎地秦墓竹简·封轸式》称"朔事"，而《素问·上古天真论》则将"天癸"和"月事"同用，可以讲，名称略异，内含无别。《素问·上古天真论》强调"女子七岁肾气盛，二七而天癸至，任脉通，太冲脉盛，月事以时下，故有子……七七任脉虚，太冲脉衰少，天癸竭，地道不通，故形坏而无子也"。在《胎产书》中已记载十月怀胎中每一月胎儿的基本情况，如"一月流刑（相当于一滴水）""二月始膏……""三月始脂"。后世《诸病源候论·第四十一》及《千金要方·妇人方》中关于十月怀胎的记录与《胎产书》的这一记载基本一致，很明显存在传承关系。然而《灵枢·经脉》的说法有别，《灵枢·经脉》讲："人始生，先成精，精成而脑髓生，骨为干，脉为营，筋为刚，肉为墙，皮肤坚而毛发长。"《灵枢·经脉》的作者注意到：人体胚胎发育时期，人脑处于优先发育。前两句讲胚胎发生的条件，必须先在父母体内形成一种极其精微的物质，成为"阴阳合乃有子"的基础，后一句的"精"是指胚胎开始生命活动。就是说："两神相搏，合而成形，常先身生，是谓精。"（《灵枢·决气》）这其中的意思是两神相搏，产生新的生命以后，脑髓就开始生长（精成而脑髓生）。现代胚胎学告诉我们，人体胚胎在开始发育时，头颅的发育处于优先地位，胚胎发育到两个月时，头颅长度仍占胚胎全长的一半，随后躯干的生长加快，头长与身长之比逐步发生变化。我们知道在胚胎的头颅内主要含有头脂，因而使人看去好像胚胎之两三个月，只有膏脂，这便是《胎产书》论述"二月始膏，三月始脂"的原因。《灵枢·天年》还讲："人之始生……以母为基，以父为楯。"就是说人之胚胎在发育过程中，以母血为基础发育，依父之骨架为标准地构建身躯。上述史料，都属殷商至秦汉先民们关于人类生殖医学的认识，集中反映了女性孕育史的认识。

二、释命门——施生之门辨析

命门之名，在今本《内经》中三用。《灵枢·根结》："太阳根于至阴，结于命门，命门者，目也。"《灵枢·卫气》："足太阳之本，在跟以上五寸中，标在两络命门。命门者，目也。"《素问·阴阳离合论》："太阳根于至阴，结于命门。"前两文点明"命门者，目也"。后文在"太阳根于至阴"之后未讲"命门"之解剖部位（关于"命门者，目也"，请参阅第三讲：目主思维史话）。

而《难经·三十六难》则说："两肾者，非皆肾也，其左者为肾，右者为命门。"此说建立在"腰者，肾之府"解剖部位基础之上，讲的是主泌尿之肾，又强调"命门者，谓精神之所舍，原气之所系也；男子以藏精，女子以系胞"的男女性生殖生理。《难经·三十九难》重复了上述观念。《难经》的作者将与生命有关的命门，推导到泌尿之肾，是古代人体解剖学中的一个错位。

《针灸甲乙经·卷三第七》："命门，一名属累，在十四椎节下间，督脉气所发。"此论虽指穴名，亦依"腰者，肾之府"为据。

以上原文中之命门，一说是目，一说指腰部的泌尿之肾，一说强调督脉之气，它们论及的内容应该有所不同。

我们应该如何理解生殖医学中的"命门"概念呢？看来只得从上述出处的原文本意释读。

1. 两汉生殖生理、右肾命门说

两汉时期人们提出"命门者，谓精神之所舍，原气之所系；男子以藏精，女子以系胞"的生殖生理概念，《难经》的作者借鉴"玄牝之门，是谓天地根"（《老子·第六章》）的认识，借"命门"一词介入人类生殖生理。《难经·三十六难》"两肾者，非皆肾也……右者为命门"是"右肾命门说"的代表，此一认识，是创《内经》理论的人们没有想到的。但是关于人类生殖生理的认识，在中国古代由来已久，内容十分丰富。单从马王堆出土之《合阴阳》讲"玄门""宗门"，以及《天下至道谈》记"血门"分析，两汉医家对有关女性生殖器官解剖知识已经掌握得比较多了。后世所称玉门、子户、血室，都是对子宫、子宫颈口的命名，它们与"玄门""宗门""血室"的概念应该是一致的，在这样的基础上另一派学者将子宫颈口命名为"命门"就好理解了。其实《灵枢·水胀》中"石瘕生于胞中，寒气客于子门……"的子门当为子宫颈口。再者，我们的研究证实，秦汉医家对泌尿、生殖概念的认识是混淆不清的。如

《素问·上古天真论》中关于生殖生理只讲与肾的关系，未讲明肾的解剖部位，更不知道秦汉时期荆楚地区的睾丸亦名肾，因而提出"二七女子肾气盛，二八丈夫肾气实，因而有子"的认识。此一认识与泌尿之肾无关，应与殷商女性生殖医学史存在渊源关系。

2. 隋唐以后学者们对命门概念的误解

从秦汉传统观念分析，医家们将人类生殖生理错误地嫁接于五脏之肾（泌尿之肾）了。《难经》对"精神之所舍，原气之所系，男子以藏精，女子以系胞"的命门的认识也只能重复这条错误的认识。不仅如此，至隋代杨上善又在《黄帝内经太素》中反复重演了这一错误。如《藏府之一》"在恐惧者，荡惮而不收"，杨注曰："右肾命门藏精气，恐惧、惊荡则精气无守而精自下。"《藏府气液》"肾藏精志"，杨注曰："肾有两枚，左相为肾，藏志；在右为命门，藏精也。"《邪传》"若入房汗出浴水则伤肾"，杨注曰："肾与命门主于入房。"解释了泌尿之肾主生殖的关系，但他不知道这里的肾应指睾丸，更不知女性卵巢的存在。他还指出："命门之气乃是肾间动气……肾间动气，人之生命，故气和则生精，精生则形盛"（《知汤药》）。

但杨上善又在《经脉之三》中说："肾为命门，上通太阳于目，故目为命门。"我们不同意他合二为一的观念。在此论中有一个中介句，叫命门"上通太阳于目"。我们知道足太阳经属膀胱经，在《灵枢·经脉》中膀胱足太阳之脉起于头，下行于足，它不可能"上通太阳于目"，而肾足少阴之脉只讲"……其直者，从肾上贯肝膈，入肺中，循喉咙，夹舌本"。亦未讲"上通太阳于目"。因此，杨上善的愿望虽好，但他的推论是错误的。当代有学者论及此事，认为"唯杨氏《黄帝内经太素·经脉之三·经脉标本》中说：肾为命门，上通太阳于目，故目为命门是将两说统一"[1]了，此观念亦应商榷。杨氏以后，孙一奎再议命门，他认为《铜人图》将命门穴绘在两肾中间是合理的，命门穴就是肾间动气之所。他说："夫二五之精，妙合而凝，男女未判，而先生二肾，如豆子果实，出土时两瓣分开，而中间所生根蒂，内含一点真气，以为生生不息之机，命曰动气，又曰原气。"（《医旨绪余·命门图说》）孙一奎讲："肾间动气非水非火……《难经》有右肾命门之说，但无左右水火之分，后人谓命门为相火之说是不恰当的。"他在《赤水玄珠》中对胎儿生理做了许多推导，指出人的呼吸功能在胎儿形成之时就已具有，从根本上说，呼吸的原动力实为肾间动气，为先天之气，即"胎藏母腹，系于命门"。毫无疑问，孙氏将命门学说与人类生殖紧紧联系起来了。自孙氏始引发了对命门的百余年争议，张介宾在《质疑录》中说："命门……妇人子宫之门户。"但他在《真阴论》中指出：命门之火，谓之元气；命门之水，谓之元精。……此命门之水火，即十二脏之化源。张介宾在《类经附翼》中关于三焦、包络、命门的论述较多，总希望将他的理论说清楚点，并在《类经附翼·求正录》中另提一说："《内经》命门，此盖指太阳经穴经于睛明，睛明所夹之处，是谓脑心，乃至命之处，故曰命门。"张氏提出"脑心"概念，又说"脑心"就叫命门。将"命门者，目也"向脑内推去，与古人之说相去甚远。他的愿望虽好，却将命门理论推到一个更玄的地步。真乃在"因词害义"的情况下，越是旁征博引，就越是迷惑难解。当今又有步后尘者，影响可谓深远。

赵献可在《医贯》中主肾间命门说，指出"命门在人身之中，对脐附脊骨……左肾为阴水，右肾为阳水，各开一寸五分，中间是命门所居之宫"，并用太极解白圈黑窍，认为"右一小白窍为相火，左之小黑窍即天一之真水，此一水一火，俱属无形之气"。上述史料，都属历代学者对命门认识的追求，留下了许多误解。

3. 明末程知的"命门"子宫颈口说

明末医家程知在早期探讨命门时认为命门即心包络，应该说，他的这一认识比较混杂。他在《医经理解·手心主心包络命门辨》中说："《难经》指出：'命门……女子以系胞'，故命门与心包络同为一体。"强调："命门之为包门无疑矣。"又说："命门即包门也，又名子户、子宫、血室……"程氏的心包络命门说与《内经》理论不符，认识混杂，我们不取。历代医家认为，心包络是在十一经脉理论发展为十二经脉理论时将心包络配五脏为六脏时提出来的，现代解剖学证实，它是包裹心脏之外的外膜。《庄子·外物》讲："心若悬于天地之间……胞有重阆，心有天游……"讲的就是心脏悬于心包膜之内自由地跳动。程知认为："这是一个误解。"他依《素问·评热病论》"包脉者，属心而络于包中"及《素问·奇病论》"包络者，系于肾"的片段认识说："包者，包胎之名，即子户也……可以系包，其络下联于两肾，而上属于心，故谓之心包络。"程氏总想将"包络"与"包胎"相连，此时的他不知"心包络"与"包胎"有别，他在此说有强词夺理之嫌。但他到晚年指出：命门"道家谓之丹田，又谓玉房，其门居直肠之前，膀胱之后，当关元气海之间，以精气由此出入，男女由此施生，故有门户之称，以其为生之门、死之门，故谓之命门"。由此论之，程氏的"丹田""玉房""包门""子户"汲取了稍长于他的张介宾在《质疑录》中所讲"命门，即妇人子宫之门户"的新识，强调命门"居直肠之前，膀胱之后"，指阴道、子宫、子宫颈口了。至此，程氏的后一认识为久悬之"命门"还原到解剖学之女性子宫颈口了，这就是他认识上的进步。其实《灵枢·水胀》："石瘕生于胞中，寒气客于子门，子门闭塞……恶血当泻不泻……月事不以时下。"[2]注"子门，指子宫颈口"。应该说，从《灵枢·水胀》至张介宾、程知等，主生殖之子门命曰命门概念，已经指女性生殖系统了，命门指女性子宫颈口最为贴切。

追述中国原始医学史，我们的祖先早已关注女性妊娠生理与临产医学了。殷人首创一个 ⿱ （娩）字的构形，说明早在三千多年前的殷人对产道、对"生殖之门"就有了一定认识。

命门之说，自《内经》命名以来，纷争两千余年，唯明末程知至晚年时引道家的认识："其门，居直肠之前，膀胱之后……男女由此施生……"此文点明了"命名"之解剖部位与生理功能，此说应指女性的阴道、子宫、子宫颈口，由此我们可以将"命门"直译为子宫颈口，借以了结两千余年的纷争。

参考文献

1. 王洪图. 黄帝内经研究大成 [M]. 北京：北京出版社，1997：472.
2. 南京中医学院. 黄帝内经灵枢译释 [M]. 上海：上海科技出版社，1986.

第十二讲

秦汉消化生理之咽喉、颃颡、脾、三焦形态解剖学初探

一部《灵枢经》分散记载了我国秦汉时期的许多人体解剖、生理学知识，一再指出以肠胃为主的，能"泌糟粕，蒸津液，化其精微"的消化功能及消化后营养物质的输布问题是通过"中焦"上注于肺脉（《灵枢·营卫生会》），还"从脾注心中"（《灵枢·营气》）。说明脾、三焦都参与了营养物质的输布，保证了人体正常生理的完成。而饮食入胃，必经咽喉，在《灵枢经》中关于咽喉的记载亦较详细，以下分别探讨。

一、关于咽喉、颃颡的形态解剖学认识

《灵枢·忧恚无言》是关于咽喉解剖的专篇。"咽喉者，水谷之道也。喉咙者，气之所以上下者也。会厌者，音声之户也。口唇者，音声之扇也。舌者，音声之机也。悬雍垂者，音声之关也。颃颡者，分气之所泄也。横骨者，神气所使，主发舌者也"。用现在的话说，咽部是食物经过的通道，喉咙是呼吸气流经过的通道，人们能发出各种声音，是声门、会厌、悬雍垂、舌和口唇共同作用完成的。舌的根部，有一块横着的骨头，叫舌骨，是舌肌附着的地方，由一种还不知道的物质（即神经）指挥舌的运动。这里不仅记叙了咽、喉等的解剖部位，连发音的机理都讲清楚了。关于"颃颡者，分气之所泄也"，应该与声门有关，"喉咙者，气之所以上下者也"点明了喉咙的解剖部位。现代解剖知识告诉我们：咽，位于鼻腔、口腔的后方，是呼吸和消化的共同通道。喉，呼吸器官的一部分，在咽头和气管之间，喉内有声带、声门，故兼有通气和发音的功能。由此看来古代医家是将喉部可以通气、发音的声门命名为颃颡了。关于颃颡，《灵枢经》中多篇文章有记载。《灵枢·经脉》："肝足厥阴之脉，循喉咙之后，上入颃颡。"《灵枢·营气》："……从肝上注肺，上入喉咙，入颃颡之窍。"两文都讲"颃颡在喉咙部位"，是建立在解剖所见基础之上的。尤其《灵枢·忧恚无言》说"颃颡者，分气之所泄……颃颡不开，分气失也"是"人之卒然忧恚，而言无音者"的根本原因，说明颃颡就是声门、声带。可惜清初张志聪注《灵枢·忧恚无言》"颃颡者，腭之上窍……"时，将颃颡定位于口腔上腭部。明代张景岳解"颃颡不开，分气失也"，用"清气不行，则浊液而不出"解之，未点明解剖部位。南京中医学院所编

《黄帝内经灵枢译释》（上海科技出版社，1986）解《灵枢·营气》"入颃颡之窍"，采用日丹波元简意见，说"颃颡即上腭内二孔，又称鼻之内窍"，此解又与张志聪同说，亦误也。《灵枢·逆顺肥瘦》《灵枢·卫气》两文讲到颃颡，交代不清。从《灵枢·经脉》《灵枢·营气》《灵枢·忧恚无言》原文分析：两汉医家对于咽、喉、颃颡的解剖部位及其生理功能的认识是正确的，是有人体解剖作基础的。

二、秦汉时期脾（胰）解剖部位应予正名

我国先民对于脾的命名已三千年了。《诗经·大雅·行苇》："或燔或炙，嘉殽脾臄。"反映两周礼制的《礼记·月令》和《吕氏春秋、十二纪》均讲："春……祭先脾……夏……祭先肺……"春秋战国的子书群中亦有脾的记载。

但是，《诗经》《礼记》中对于脾的解剖部位都未做明确交代。汉魏以来，传统中医学中的脾，早已是一个没有明确解剖部位的"虚拟形态"器官了，我们应该怎样从秦汉医学史料中解读脾之形态学及其解剖部位呢？

1. 关于脾（胰）的解剖部位问题，为脾即胰脏正名

现代解剖学的脾，位于左季肋区深部的胃底与横膈之间，与左侧，第9～11肋骨外侧相对应，正常脾在左肋弓下不能触及。脾之生理属淋巴系统，参与免疫反应。脾能储存适量血液，当身体需要时，将血液输入循环系统。在病理情况下，当各种原因产生门脉高压，脾藏血量过多，表现为脾肿大。现代临床表明，当脾脏肿大，导致食管静脉曲张反复出血时，可切除脾。脾被切除后，不影响人体正常生理。切除脾后，中医理论该如何解释？

在传统中医理论中，将脾列为五脏之一，其生理功能是脾为"仓廪之官"（《素问·灵兰秘典论》），与胃、大小肠等主运化水谷，"脾合胃，胃者，五谷之府"，又说"饮入于胃，游溢精气，上输于脾，脾气散精……"总之脾与消化功能密不可分。"脾主身之肌肉"，与营养状态有关。由此可见，传统中医理论中的脾与现代解剖学中的脾绝无共同之处。从"上输于脾"讲，脾之解剖部位应在胃之上。

应该说，在传统中医理论中，脾之生理功能与消化生理密不可分，其理是可通的。问题在于古今学者们在研究"脾"之解剖部位时，没有查探秦汉医家们讲了些什么，习惯于"脾是由功能演变出虚拟形态学"了，认为"脾"不存在实质器官。这是我们不能同意的。秦汉医家们对"脾"之解剖部位一再指出：如《灵枢·五色》"肝左者，胆也；下者，脾也；方上者，胃也……"，明确指出了"脾"的解剖部位在胆之下（依尸体仰卧位视之），"脾"的上方便是胃。应该指出，此处讲的是胰脏的解剖部位。《素问·太阴阳明论》讲："脾与胃以一膜相连耳，而能为之行津液。"指出了"脾"与胃十分临近，仅一膜之隔，此一认识，与"方上者，胃也"及胃之精气"上输于脾"的认识是一致的。由此思之，传统中医学中的脾恰在现代胰脏的解剖部位。脾是胰的代称，或曰，古人将胃上后的胰命名为脾。

《素问·玉机真藏论》说："脾为孤藏，中央土以灌四旁。"《素问·五运行大论》"中央生湿，在藏为脾……"都讲"脾"居中央，恰属胃之后壁"与胃以一膜相连"的胰。况且，汉代的《难经·四十二难》指出："脾重二斤三两，扁广三寸，长五寸，

有散膏半斤。"如此详细的脾之形态，不支持后世讲的"脾为虚拟形态"之说。可见秦汉医家眼中的脾居于当今的胰位，我们应为脾即胰脏正名。

2. 关于脾（胰）生理机能的探讨

王清任《医林改错·亲见改正藏府图》将脾画作梭形，注曰："脾中有一管，体象玲珑，易于出水……脾之长短与胃相等。"王氏在此的描述，用胰腺的解剖部位解之更切。依以上史料，不能不使我们想到传统中医理论之"脾"的解剖部位，恰在今之胰位。即今之胰古人名之曰脾。与汉代《急就篇》《说文》中有脾无胰参照议之，是可以理解的。近代张锡纯说："脺（脆，即胰），脾之副脏……脺尾衔接于脾门……"张锡纯参考了《康熙字典》解脺意见，认为两者功能一致。张氏是想将脾、胰二脏合二为一，张锡纯亦误也。

现代解剖学之胰为腹膜后位器官，从仰卧位看，在胃之下方，相当于第 11 胸椎至第 1 腰椎之间，横卧于腹后壁，恰与"肝左者，胆也；下者，脾也，方上者，胃也"之脾（胰）的解剖部位一致。现代生理学告诉我们，胰脏每日分泌消化液在 1000 毫升以上，主要含各种消化酶，如胰淀粉酶、胰脂肪酶、胰蛋白酶；属于内分泌腺，可以分泌调控血糖的胰岛素等等，这是王清任讲"脾中有一管，易于出水"的根本原因。胰液从胰管排入十二指肠，参与消化，这便是古人推导的"脾为仓禀之官"，胃"游溢精气，上输于脾，脾气散精……"及"脾主身之肌肉"等全部生理功能的意义。只不过，汉代医家在《灵枢经》相关文章的著述中，是在有限的解剖、生理知识启迪下根据解剖所见脾（胰）胃解剖关系进行推导，他们不知胰液排入十二指肠参与消化，故将脾之消化生理功能的方向推导反了，认为是"上输于脾"，通过"脾"再散精于全身了。但我们不可强责古人。

关于脾胰问题，十数年来我个人虽有上述认识，但我无据说清，曾疑为近百余年来最早将西医解剖学引入中医学时翻译之误，如将传统中医学之脾译为胰，或根据《五色》之"肝左者，胆也，下者，脾也"翻译澄清脾脏的解剖部位，问题不就澄清了吗？为此，我曾寻找《人身说概》等我国早期西学医著，因所处山沟资料匮乏，无法达到。近日，在解剖学名家贾长恩《中医形态学研究呼唤与时俱进》文章的影响下，重读相关史料，见到明代医家李梴《医学入门·脾藏赋》中讲到"脾居中脘一寸二分……脾气壮，能消磨水谷……形扁似马蹄，又如刀镰……其胃之包在脾之上……"应该说，李梴是认为古人将当今之胰位的胰命之曰脾了。假如早期从事中西医学译著者们在澄清脾之解剖部位的前提下，点明脾处于当今胰位，并将"胰岛素"译作"脾岛素"，并讲解其"脾岛素"的生理功能，那么关于脾（胰）解剖部位错位的认识及其生理功能的认识不就统一了吗？脾之"虚拟形态"结构论不就不会纠缠了吗？当今脾之形态众说各异，纷争不已。谭银章先生于 1989 年出版《中医生理解剖学》一书，书中第 17 页专讲"脾的形态结构"，言"脾在位置形态上是脾和胰的合称"，谭先生除此再无结论。谭银章与张锡纯"合二为一"意见一致，谭先生亦误也。

我希望更多学者，从秦汉医史中寻找关于脾之解剖部位史料，进一步澄清秦汉之"脾"其解剖部位本在现代解剖学之胰位。我希望有条件的学者们能从近几百年来中西医翻译史料中找到有关脾的翻译情况。传统中医学之脾本指胰脏，以求早日达成共识。

这是一件恢复原始中医学中脾之解剖部位的工作,这是一件可以否定"脾为虚拟形态器官"的工作,这是一件有利于创建未来中医消化生理、病理的大事。努力完善中医消化系统含三焦参与消化生理的各器官形态学,我辈责无旁贷。

三、探讨秦汉消化生理"三焦府"解剖实质四原则

三焦府是秦汉先民为解释消化生理而创立的,首见于《灵枢·营卫生会》,在今本《内经》中相关资料比较分散,约东汉时期《难经》提出:三焦有名无形。导致学术纷争两千余年,当今又有广义三焦说[1~3]、三焦胰脏说[4,5]泛滥。为寻求达成共识,在前人对三焦形态学认识的基础上,我们提出"探讨三焦府解剖实质四原则",即:①依《灵枢·营卫生会》定上、中、下三焦之解剖部位;②从病邪"居肓之上,膏之下"考膏肓概念及与三焦之关系;③不可用三焦之经脉循行扩大三焦之解剖部位;④定位三焦形态切不可超出"腑"的概念。

两周史料如《尚书》《诗经》《大学》等证明,我国先民早已关注心、肺、肾、肠、肝、脾等内脏器官的生理功能了,认为每一个器官都有情感,并借用这些器官抒发情感。因此我推断早在春秋战国时期,先民们对心、肺、肝、肾、脾、胆、胃、肠、膀胱九个器官的生理功能进行过探讨,只不过脏腑概念之区分尚欠明确。《庄子》证明那时的人们常讲"五藏",商鞅也讲"劳其四肢,伤其五藏",至《素问·五藏别论》根据天六地五十一常数原则明确提出"五藏者,藏精气而不泻;六府者,传化物而不藏",给人感觉《素问·五藏别论》对人体脏腑功能的归类有些突然;从先民们对各器官早已赋予情识论分析,又感到这一认识论的发展过程顺理成章。追述"六府"词义,首见于《尚书·大禹谟》之水、火、木、金、土、谷,讲的是禹王改进国家管理制度在国家设立的六个府库机构,"六府"分别管理相关"财用支出"。《大禹谟》中的"六府",属社会学范畴,与人体解剖学无关。从《内经》综合分析,《素问·五藏别论》当出于两汉。从先秦至两汉的数百年间,正是人体经脉调节理论不断演绎的重要发展时期,正是原始中医学理论不断探讨的新时期。《素问·五藏别论》:"六府者,传化物而不藏。"《难经·三十八难》又说:"……然所以府有六者,谓三焦也,有原气之别焉,(三焦)主持诸气。"根据相关史料,我推断是我国先民在腹腔网膜(膏肓)解剖的基础上,从网膜(大网膜、肠系膜)与胃肠的解剖关系分析,体悟到网膜系统在胃肠消化、吸收过程中起传化输布作用的时候,借用"天六地五十一常数"创原始中医理论体系,提出"三焦腑概念",将先秦九脏中之肠分作大、小肠,再加三焦腑发展为十一脏器,配作五脏六腑的结果。五脏六腑理论是先进的,一直沿用至今。

三焦腑理论创立以后,由于历史条件的限制,资料保存困难,至《内经》成书,被分散记于许多篇章中,内容多不一致,反映了后世学者的诸多感悟。尤其当《难经》提出三焦有名无形之后,两千余年来纷争不已。当代台湾学者杨仕哲总结出七个学说,真乃绫罗万象,五花八门。杨先生指出:"三焦一词会有如此大的争议,产生于后世医家各抒己见。"他说:"当一个研究议题会造成如此众多且纷乱的说法,通常代表在基本研究方向上出了问题。"[6]"三焦"的命运,与当今"经络概念"的命运是一样的。历代学者对三焦的不同认识,大约因他们的历史条件不同、选择角度不同、取材不同

为其重要原因。现在，我们的条件较好，应该可以说清楚一些了。但我个人近几年来对于三焦的认识，也有一个逐步深化的过程，由战国消化生理三焦（三集）配六府新论[7]（《远古中国医学史》）至"三原则"[8]，发展为本文的"四原则"。

我们认为，在三焦的探讨中，首先将古人认为三焦之生理功能在于解释五谷在胃肠中腐熟后之精微物质的输布问题，即三焦腑属于消化系统，它执行消化物质的吸收、输布。在此前提下，我提出探讨三焦腑解剖实质四原则，以求在此基础上展开上、中、下三焦之解剖部位、解剖实体生理功能的探讨，借此寻求学术界的共识，促进当今中医事业的发展。

1. 依《灵枢·营卫生会》定上、中、下三焦之解剖部位

在今本《内经》中，《灵枢·营卫生会》记录三焦解剖部位最为明晰。《灵枢·营卫生会》除"愿闻三焦之所出"，此处"三焦"应为"上焦"外，以下则明文将上、中、下三焦之解剖部位分开论述："上焦出于胃上口，并咽以上……中焦亦并胃中，出上焦之后……下焦者，别回肠，注于膀胱而渗入焉。"考"胃上口"，古人早已将胃上口命名为贲门，将胃下口命名为幽门。根据现代解剖学定位，"胃上口"应指贲门，即胃底部延伸1.5厘米左右之食道部位，以及包裹它的部分小网膜，食道再由此"上膈"。上膈后的食道等不属上焦了。这一认识，与《灵枢·经脉》"心主手厥阴心包络之脉，出属心包络，下膈，历络三焦"应该是一致的。在《灵枢·经脉》篇中，心主手厥阴心包络之脉"下膈，历络三焦"、三焦手少阳之脉"散络心包，下膈，循属三焦"都说明古人将三焦之解剖部位定在"下膈"后的腹腔之内。这一点常被历代学者忽视。当代学者廖育群在《岐黄医道》中指出："至于腑的准确部位，根据《灵枢·经脉》的记载，'三焦，手少阳之脉，起于小指……散络心包，下膈，循属三焦'。又'手心主厥阴心包络之脉，起于心中……出属心包络，下膈，历络三焦'。"廖氏指出："这两条与三焦腑有直接联系的经脉，均在下膈之后与三焦腑相通，这就说明三焦腑所在部位是居于膈下，与膈上毫无关系，前述诸家之说大多未能搞清这一点。"可见将三焦腑之解剖部位放在腹腔内讨论，是战国时期创立三焦腑用以解释消化生理的医家们的本意与宗旨。廖氏之析，不可忽视。

2. 从病邪"居肓之上，膏之下"考证"肓膏"概念及与三焦之关系

《左传·成公十年》（公元前581年）秦医缓指出病邪"居肓之上，膏之下"。对于"肓"之概念与实质，历来无人考证。笔者在阅读徐中舒《甲骨文字典》时受到启迪，认为肓应属腹腔内脂膜中的网膜囊口，现书于下。徐中舒在《甲骨文字典》中收载与 ᛋ（亡）有关的字较多，第1386页载 ᛋ（亡），并指出，甲骨文一期《合集》591作 ᛋ，《乙》4544作 ㇏，五期《合集》36681作 ᛃ。徐中舒解曰：金文天亡簋作 ᛃ，杞伯簋作 ㇏，毛公鼎和默钟均作 ᛃ。《说文》："ᛃ，逃也，从人从⌐。"……书中1387页徐氏收"旬"……徐解曰：旬，从（亡），从（人）ᛋ，与《说文》旬字篆文构形略同。《说文》："旬，气也。"徐氏在第1389页释义指出：竹……"疑为宗庙祭物。"其实，第 1387 页之字形构成与一期《乙》738 心（⺌）字构形完全相同。⺌，于省吾等学者释心，即人体胸腔之心。故，⺌当为人体胸或腹腔之某组织。《说文》："⺌，气也"，徐氏"疑⺌即⺌为宗庙祭物"，这使我们想到商周常用之祭品多为膏脂类。膏是什么？春秋战国时期，先民对动物腹腔内的油脂已有界定，叫"载角者脂，无角者膏"，即猪、兔头上无角，腹腔之油脂称膏，牛、羊头上长角，腹腔之油脂称脂。所以，膏亦可统指腹腔内的油膜。《周礼·庖人》："……共祭祀之好羞……膳膏膻。"郑玄注：膏香，牛脂；膏臊即犬膏；膏腥，即豕膏；膏膻即羊脂。意思是说：古时，因季节不同，人们在祭祀先祖时所用动物膏脂之不同。肓（⺌）是否就属于膏脂类物质？秦医缓不就是将膏肓连在一起讲的吗？⺌，根据秦医缓意见在膏的下方（病邪在肓之上，膏之下），医缓讲膏与肓相连，那么肓（⺌）是否就指胃体后部的小网膜？而⺌（肓）之部位，据《灵枢·四时气》讲："气盛则厥逆，上冲肠胃，熏肝，散于肓。"可见，⺌（肓）在肝附近。因此，我们推断，⺌，指胰头前壁的网膜囊。现代解剖告诉我们，网膜囊在肝、十二指肠的游离缘前有一孔，叫腹膜腔网膜孔。秦医缓说，病邪"居肓（⺌）之上"大约就指这个部位。从⺌之字形分析，这个"⺌"字，恰好描绘了小网膜与网膜囊、网膜囊孔的形态特征（请参附：解剖学腹腔网膜图）。近人孙玉龙引新安孙景思氏"上焦若窍"，推其义而解之曰："上焦若窍，窍者，窍漏之义。"[9] 由此论之，肓（⺌）在膈下，膏肓恰指腹腔内的网膜系统。历代许多学者用油膜……一腔之大腑解三焦（肓、亡、⺌都具有 huāng 的发音），用小网膜、网膜囊解释上焦是可通的。

3. 不可用三焦之经脉循行、生理病理扩大三焦之解剖部位

历来在探讨三焦形态时存在广义三焦说。广义三焦说者往往将胸腹腔、全身各间隙认为是三焦，乃至扩大到腠理、玄府，奇论百出。广义三焦说多依三焦经脉循行范围、生理功能而推导、立说，我们不能同意广义三焦说。难道"肺手太阴之脉……下络大肠……"能说大肠是肺吗？在排除广义三焦说，将三焦腑之解剖部位定位在腹腔后，腹腔内的相关组织与三焦腑的关系，是我们今后探讨三焦必须把握的原则之一。我在《战国消化生理三焦配六腑新论》[7]中探讨过上、中、下三焦的解剖部位问题，由于本人知识的局限性，未能对"肓之上，膏之下"展开较为深入的探讨，现在当我们在上文探讨过肓（亡、⺌）与上焦的关系之后，对于中焦腑的认识，须参考东汉《白虎通义》"中焦若编"。《白虎通义》是当时的学者们对许多问题展开争辩后的共识，具有代表性。《白虎通义·性情》载："三焦者，包络府也，水谷之道路，气之所终始也。故上焦若窍，中焦若编，下焦若渎。"[10]《白虎通义》由班固整理成册，讲三焦为"包络府"。"包络"当然指腹腔内的包于脏器之外的网膜，"水谷之道路，气之所终始也"。将三焦腑之生理功能主消化、吸收、输布过程基本概括了。虽"上焦若窍，中焦若编"与《灵枢·营卫生会》中雾、沤不同，雾、沤是形容词，是形容上焦、中焦之生理功能的。而窍、编将上、中二焦之形态与解剖部位结合起来了。上文我们在考"亡"（ ）时讲到小网膜后的网膜囊及网膜囊孔，这个"孔"就是"上焦若窍"。"中焦若编"我们不敢与《中藏经》中的"霍乱"相联。我国周代早有挂着敲击的乐器编钟，当今出土编钟不少，我们何不将中焦认为是被古人形容为挂着的编钟呢？"中焦若编"恰指中焦（大网膜）挂在胃大弯。根据班固等学者的意见，中焦腑是指挂在胃大弯下的大网膜无疑。

4. 定位三焦形态切不可超出"腑"的概念。

据悉，赵棣华撰《中西医结合探脏腑》一书于1984年出版，提出三焦即胰脏之说以来，追踵者有之。且曲解"《白虎通》中焦若编"，用《中藏经》"霍乱"解之曰："霍，大山、小山相互围绕的山形"，强解"霍乱就指胰脏，其形如编，杂乱无章"。四川古蔺县的王峰先生于2010年发表《试析内经三焦腑》一文，从甲骨文、金文、篆文之隹字形入手，考证焦由小鸟与火构形，此点不误。但作者从竖形之 转释 形后，断言" 可以表述或描绘人体脏器具有头、体、尾像小鸟形的一个器官形态"。又说"从这个角度来看，三焦腑的确定具有解剖学基础，是古代先民观察到人体内有一个像短尾鸟样外形特征的形态结构器官……胰腺是《内经》六腑之一的三焦腑"。从中西医结合探讨三焦生理功能，将上、中二焦的某些生理功能与胰脏结合起来，是有一定道理的。当我们分析古人对脾的认识，如古人将脾的解剖部位定位在"肝左者，胆也；下者，脾也；方上者，胃也"。可见，古人所说的脾，是指当今之胰位的胰。且在《内经》中，古人所讲脾之生理，多包含当今胰的生理机能。因此，战国时期，胰（脾）已属于"脏"了。为何古人在完善五脏六腑理论时，还要将属脏之脾（胰）另说成"三焦腑"呢？从脏腑理论发展过程分析，三焦、胰脏学说肯定是站不住脚的。今天当我们站在较多史料面前，可以对战国时期消化生理之三焦理论进行梳理的时候，当我们在"胃上口"范围探讨三焦理论的时候；当联想到病邪"居肓之上，膏之下"，当我们从甲骨文中、《说文》中都读到 、 、 及" ，气也"的时候，扩展了我们探讨上焦的视野；当我们思考"中焦亦并于胃中""中焦如沤"不知如何深化认识的时候，恰好读到《白虎通义》中讲"中焦若编"，因此，使我们认识到中焦如编钟一样挂在胃的下方。我们有望达成这样的共识：上焦即小网膜、网膜囊，中焦即大网膜了。

关于下焦的认识，《灵枢·营卫生会》讲下焦解剖部位产生了错位。本来"三焦"之生理定位在胃肠与相应脂膜对五谷之消化后的吸收、输布过程，下焦与"水"的关系，当指大肠对大肠内食糜残渣中水分的吸收。但《灵枢·营卫生会》将其解剖结构错位于"别回肠，注于膀胱而渗入焉"的右侧输尿管了。《灵枢·五癃津液别》亦说：

"……水谷……并行于肠胃之中,别于回肠,留于下焦。"《难经·三十一难》也说:"下焦者,当膀胱上口,主分别清浊。"上述史料都将大肠之降结肠以下,吸收水分的生理作用全错位于当时解剖所见的右侧输尿管而与膀胱相连了。《素问·灵兰秘典论》说:"三(下)焦者,决渎之官,水道出焉。"历史上的认识错位,难道我们今天不应该澄清吗?

四、关于三焦与消化系统精微物质的输布——三焦实质求共识

关于三焦解剖部位指腹腔油膜的认识,自《白虎通义》讲"三焦者,包络府也……故上焦若窍……"后,明代虞抟《医学正传》讲:"三焦者,指腔子而言,包含乎肠胃之总司也……其体有脂膜,在腔子之内,包罗乎五藏六府之外……"明代张介宾《类经》:"……而三焦者,曰中渎之府,是孤之府……包罗诸藏,一腔之大府也。"

清代唐宗海(容川)在《中西汇通·医经真义》中讲:"三焦及人身之膜膈,所以行水也……达于连网膜油中,而下入膀胱。"千百年来,许多学者研究三焦之解剖部位、生理功能后,将三焦实体之窍、编,定位于"腔子""一腔之大府""脂膜""油膜""包罗藏府之外"。近世章太炎推出"中焦,胸导管;下焦,腰淋巴干,肠淋巴干"的认识后,受到祝味菊、陆渊雷等各家的支持,是可理解的。只不过由于历史条件的限制,文中常有"广义三焦说""三焦胰脏说",是我们在探讨中应该澄清的。

根据古人的一系列记载,用腹腔网膜系统分别探讨上、中、下三焦腑的实体解剖结构,应该是可行的。用广义三焦说或将三焦器官释读为胰,后者混淆了脏、腑概念,缺乏可取的道理。

那么三焦腑是如何完成胃肠之精微物质的吸收输布的呢?从《灵枢·营卫生会》分析:古人认为"谷入于胃"后所产生之"气"直接输布至肺,并将此气分作营、卫二气,说"营在脉中,卫在脉外",随后引出了三焦之解剖、生理的论述。《白虎通议》说:"三焦者,包络腑也,水谷之道路,气之所终始也。"又指出:"上焦若窍,中焦若编(编钟,指在胃下的大网膜)。"两者比较,《白虎通议》讲得比较全面、深刻,认为三焦腑是水谷之精微物质输布的道路,是营卫二气的起始传送的基础,在今天这些论述都可解释清。古人对上、中二焦的生理功能都界定在消化吸收,现代解剖生理学认为是正确的。在胃肠内经消化后的精微物质的吸收、转运,都与胃肠静脉、毛细静脉、小肠绒毛、网膜淋巴系统有关。解剖学告诉我们,淋巴系统是体液循环的一部分。在腹腔,消化系统的淋巴管在肠系膜内汇合成一条肠干,肠系膜的淋巴系统因小肠绒毛内的淋巴毛细管可吸收肠内的脂肪,其淋巴液呈乳白色。因此,小肠毛细淋巴管又称乳糜管,它参与腰干汇入胸导管。人体左右腰淋巴干及肠淋巴总干汇合成乳糜池,乳糜池是胸导管的起始部,在胸腔来自每侧头部等的淋巴汇聚于颈下的颈淋巴干;左侧的颈淋巴干进入胸导管颈部,由左静脉角区进入静脉中;右侧颈干汇入右淋巴导管,由右静脉角区进入静脉。简言之,在腹腔内的三焦腑完成精微物质的输布是通过腹腔各部网膜内之毛细静脉、各级淋巴管道的吸收后输布的。所以用脂膜、募原、腔子、大囊、大包说解释三焦都是可通的,《白虎通议》将"三焦"定名"包络府",属于最早的"三焦"即腹腔脂膜说。

五、小结

1. 澄清秦汉与消化生理有关的咽喉、脾（胰）、三焦解剖部位，阐释中医生理病理，发扬中医理论，促进中医事业的发展，是原始中医学理论体系的重要内容之一。

2. 有关三焦（小网膜、大网膜、肠系膜）参加消化生理的吸收输布等问题，还有待进一步研究探讨。

3. 有关 ⿰ （肓）与网膜囊孔的比较，请阅人体解剖学、网膜解剖相关内容图示。

4. 有关三焦之病理问题、治疗问题，可在此前提下另做探讨。

5. 关于下焦之解剖部位，"别回肠，注于膀胱而渗入焉""下焦，当膀胱上口"等认识，虽与"下焦若渎"的意见一致，但汉代医家用"别回肠""注于膀胱"解释"下焦若渎"，肯定是一个误解。现代生理学告诉我们，食物在胃肠中消化后成为乳糜状物，经升结肠、横结肠进入降结肠，乳糜物中的水分在降结肠、直肠……吸收；这个功能由降结肠等的肠黏膜完成，再经盆腔内的淋巴系统……进入血液循环后，再经肾、膀胱排出体外，所以下焦的解剖部位应在降结肠以下的淋巴系统。

参考文献

1. 钟益生．关于三焦之我见［J］．中医杂志，1957（8）．58-62.
2. 刘继安．试论三焦［J］．中医杂志，1962（3）．6-9.
3. 陈官华．论三焦［J］．中医杂志，2005（增刊）．
4. 赵棣华．中西医结合探脏腑［M］．成都：四川科学技术出版社，1984：91.
5. 王峰．《内经》三焦理论探析［J］．中医杂志，2010（7）．
6. 杨仕哲．从历史的分期重新析视三焦实质［J］．中国中医基础医学杂志，2004（11）．
7. 严健民．远古中国医学史［M］．北京：中医古籍出版社，2006：169.
8. 严健民．探讨战国消化生理三焦炎解剖部位三原则［J］．十堰市中医学会秦汉医学研究分会．秦汉医学学刊，2008（8）．
9. 孙玉龙．三焦名实考［J］．北京中医药大学学报，2008（3）．153-157，161
10. 陈立．白虎通疏证［M］．北京：中华书局，1994.

附：全国高等医药学院试用教材《人体解剖学》网腹部分内容

1. 小网膜是从肝门移行于胃小弯和十二指肠上部的双层腹膜，可分为两部分，连接肝与胃小弯的部分称肝胃韧带。两层腹膜内包有胃左、右动静脉，胃上淋巴结及胃的神经等。它至胃小弯处，两层腹膜分别移行于胃前、后面的腹膜脏层，至胃大弯处两层又汇合，移行于大网膜。连接肝与十二指肠上部的小网膜部分，称肝十二指肠韧带。该韧带内包有胆总管、肝固有动脉、门静脉以及淋巴管、淋巴结和神经等。其中胆总管、肝固有动脉和门静脉的排列关系是：胆总管在最右侧，靠小网膜的肝固有动脉位于胆总管的左侧，门静脉居二者之间的后方。这种位置关系，对手术时寻认上述诸结构特别重要。

2. 大网膜恰像一个围裙，盖在腹腔脏器前面。大网膜由四层腹膜组成，前两层为自胃大弯和十二指肠起始部向下悬垂至骨盆缘再返折向上至横结肠、横结肠的系膜和腹后壁的腹膜。大网膜虽由四层腹膜组成，但前两层和后两层分别相互愈着，不易再分离，仅在前两层与后两层之间留有间隙（居于网膜囊的一部分）。大网膜左缘的上部与胃脾韧带相移行，二者之间无明显界限，它的右缘向上连于十二指肠起始部。有时，大网膜的前两层和胃结肠韧带，特别是右侧半更常见。在这种情况下，自胃大弯至横结肠的一部分大网膜（两层）称胃结肠韧带，这时，大网膜中间的间隙已不存在。在距胃大弯下方一横指处，大网膜前层间可清楚见到胃网膜左、右动静脉及其吻合情况，它们分别向胃和大网膜发出分支。大网膜内包含许多巨噬细胞，这些细胞常聚集在一起，形成圆形或卵圆形的乳白色斑点，称乳斑。大网膜有重要的防御机能，当腹腔脏器有炎症时（如阑尾炎），大网膜可包围病灶，并粘着限制其蔓延，小儿网膜较短，当遇到有下腹部的炎症时，大网膜则无法使炎症局限，故容易形成慢性腹膜炎。

3. 网膜囊又称小腹膜腔，它属于腹膜的一部分，网膜囊前后扁窄，其前壁自上而下依次为小网膜、胃后面的腹腔层和大网膜的前两层；其后壁是覆盖于胰、左肾上腺、左肾的腹膜和大网膜的后两层，上壁是肝尾状叶和膈下面的腹膜壁层，下壁为横结肠及其系膜，左壁为脾和胃脾韧带，右壁为网膜孔或温斯劳孔，该孔是由十二指肠韧带的游离缘、肝尾状叶（上）、十二指肠上部（下）和覆盖于下腔静脉前面的腹膜（后）

围成。网膜孔是网膜囊与腹腔之间的唯一通道，可通过1～2手指，按照网膜囊的不同部位，又可把它分成几个区，在肝尾状叶、小网膜、十二指肠上部的胰头之间的部分，称网膜囊前庭，网膜囊的其余部分又为包被胃左动脉的腹膜皱襞，即胃胰皱襞分为网膜囊上隐窝和网膜囊下隐窝，后者还可以包括大网膜内的间隙。因为网膜囊是一个盲囊，当囊内因感染而积液或积脓时（如胃后壁穿孔），开始只局限于囊内，液体量增到一定程度时，方经网膜孔进入腹膜腔，这对疾病的早期诊断增加了一定困难。

（二）系膜

系膜是由两层腹膜构成，其内有血管、淋巴管和神经等，系膜有小肠系膜、阑尾系膜、横结肠系膜、乙状结肠系膜、卵巢系膜和输卵管系膜等。

1. 小肠系膜（略）。2. 阑尾系膜（略）。3. 横结肠系膜（略）。

第十三讲

《内经》玄府（汗空）之解剖部位考辨
——兼评《玄府概念诠释》

从今本《内经》的许多记载中分析，玄府即汗空，它的周围有毫毛，遇风寒时便"起毫毛"，是毛囊壁上立毛肌在自主神经调节下收缩的结果。所以玄府、汗空同物异名，其解剖部位在皮肤，当今探讨玄府概念不可偏离《内经》这个"宗"。

一、读《玄府概念诠释》有感

2004年底以来，我一直连续拜读《北京中医药大学学报》关于《玄府概念诠释》（以下简称《诠释》）的文章，《诠释》连续发表六文，又补《玄府理论与临床应用初探》。自今本《内经》问世以来，对于"玄府"之重视，首推此例。应该说作者们的愿望是好的，作者们在"五藏、六府皆有玄府"观念的指导下，"梳理古今文献，借鉴现代科学知识，从临床实际出发，认为深入探讨玄府理论，揭示其科学内涵，有望成为中西医结合防治疑难病的突破口、切入点，从而为提高临床疗效提供全新的理论依据"。我在抄录中体悟，字里行间蕴藏着作者们关心中医理论的迫切热情；同时也是作者们为本课题设计的大纲，希望为建立、健全未来中医理论寻找突破口、切入点。因此，围绕"玄府"做了一篇大文章。正是作者们的这一愿望，激励我连续拜读，细细体悟。回索学术界在中医"经络理论"的研究中，在中医相关名词概念的探讨中，在寻找中医理论突破口的科研实践、临床经验总结中所走过的道路、取得的成就、存在的问题，使我的认识在体悟中取得了一些进展。《诠释》的作者表白："诚盼斧正。"思之，我作为山沟的蚍蜉，无力拿起板斧，"斧正"无力。迫于大家都在寻找未来中医理论的突破口，愿将在学习《诠释》中获得的一些体悟合盘托出来向学者们请教，愿将今本《内经》关于腠理、汗出、起毫毛以及秦汉时期玄府、汗孔的史料找出来共同切磋"玄府"之本意。目的只有一个，我们应该如何继承两汉时期的"玄府"概念，借以促进新型中医理论的创立与未来中医事业的发展。

1. 《内经》腠理、玄府汗孔史料一览

《素问·水热穴论》在解释胕肿（浮肿）时讲到玄府。原文讲："肾何以能聚水而生病？……曰：肾者，胃之关。关门不利，故聚水而从其类，上下溢于皮肤，故为胕肿（浮肿）。胕肿者，聚水而生病也。"又曰："肾者，牝藏，地气上者属于肾，而生水液也。至阴勇而劳甚，则肾汗出，肾汗出逢于风，内不得入于藏府，外不得越于玄府，行于肤里，传为胕肿……所谓玄府者，汗孔也。"《素问·水热穴论》的这段记述，是当时的医家对于全身性水肿病的深入观察与病理推导、分析，是建立在当时已经认识到水肿与肾、与尿量、与汗孔排汗等生理机能基础之上的。胕肿的部位在"上下溢于皮肤"的全身性浮肿。文中讲到"至阴勇而劳甚"的"肾汗"，依宋林亿解之，"肾汗"应指房事劳甚出汗，说"肾汗出逢于风"时，"内不得入于藏府，外不得越于皮肤"，所以"肾汗"便"客于玄府，传为胕肿"，进一步解释说"玄府者，汗孔也"，说明处于皮肤的玄府，就是皮下的汗孔。根据以上记载，我们对玄府解剖部位的理解，应该是没有疑义的。玄府（汗孔）在皮肤，是皮肤的解剖结构之一。《诠释》"广义玄府"说是我们不能同意的。

秦汉时期，医家们更多的是将出汗与腠理、卫气联系在一起。怎样才能较为正确地理解腠理、出汗、卫气呢？我们只能将它们放在秦汉时期的相关史料中考察。荀子（约生活于公元前298—公元前238年）《荀子·荣辱》篇讲："目辨白黑美恶……骨体肤理辨寒暑疾痒……""肤理"即皮肤腠理，认为皮肤、腠理是辨识寒暑与异常感觉的。比荀子稍晚的吕不韦，在《吕氏春秋·先己》中说："……腠理遂通，精气日新，邪气尽去，及其天年。"吕不韦将皮肤之腠理看作新陈代谢的重要部位。两汉医家在《内经》中记载腠理颇多，《素问·四时刺逆从论》："秋气在皮肤……秋者，天气始收，腠理闭塞，皮肤引急。"《灵枢·刺节真邪》："寒则地冻水冰，人气在中，皮肤致，腠理闭，汗不出……"在此将寒冷之气与腠理闭合联起来解释出汗，不讲玄府。《灵枢·五癃津液别》讲："天寒则腠理闭，气湿不行，水下流于膀胱。"此处十六字，作者简述了腠理闭，汗不能出，其尿量增多从膀胱排出的生理现象。同样只讲腠理，不用玄府。在《内经》中，更多讲"腠理开"，《素问·举痛论》："热则腠理开，荣卫通，汗大出，故气泄。"《素问·阴阳应象大论》："清阳发腠理。"《灵枢·决气》："津脱者，腠理开，汗大出。"只见汗出与腠理关系，亦不提玄府，可见"玄府"概念较腠理晚出。《素问·调经论》中讲："上焦不利，则皮肤致密，腠理闭塞，玄府不通，卫气不得泄越，故外热。"可见《素问·调经论》将腠理、玄府并用，点明它们的解剖部位都在皮肤。古代医家在临床观察中记载"肺热病者，先淅然厥，起毫毛，恶风寒"（《素问·刺热论》），现代医学知识告诉我们：起毫毛，即突然遇风寒时，皮肤毫毛（亦名寒毛）下的立毛肌收缩，毫毛竖起。立毛肌受自主神经调节，"起毫毛"是一种应激反应。《素问·疟论》讲得更为生动，写道："疟之始发也，先起于毫毛……热气盛，藏于皮肤之内……此令人汗空疏，腠理开……夏伤于大暑，其汗大出，腠理开发……"在此毫毛、汗空、腠理并用，它们都处于皮肤之内。《素问·刺要论》强调："病有在毫毛腠理者，有在皮肤者……故刺毫毛腠理无伤皮。"《素问·刺要论》的作者对毫毛、腠理与皮肤的关系都未交代清楚，又强调刺"无伤皮"，使我们难于理解作者的本意。今本《中医基础理论》解："腠理是人体肌肤之间的间隙、纹理，是气血流通灌注之处；腠理外连皮肤，为卫气散布和汗液等渗泄的通路。"由此看来腠理是皮肤上的一个综合性解剖、生理名词，包含了出汗的汗孔。汗孔（玄府）是腠理的组成部分。我们应该理解：在《内经》中汗孔又名玄府。

2. 评《玄府概念诠释》

从《诠释》六文总体分析，本课题设计之计划性是强的，每一文都有鲜明的副标题，且用五文专讲玄府之相关问题，看来计划论述重点明确。如"诠释一"副标题是"玄府相关名词演变轨迹"。毫无疑问，论述的重点应该是"玄府"，是"玄府"名词在什么样的条件下演变为其他名词了。文中虽然提到玄府、汗空、腠理，但未见玄府出于《内经》何处，更未见介绍在《内经》中是如何讲玄府、汗空、腠理之相互关系的。作者开卷指出："中医学文献中关于玄府及其相关名词的记载，非常丰富，上迄《内经》，下至清朝……"在平平交代之后，第一个小标题便是"气门演变轨迹与评述"，以下多用明清史料论证气门与腧穴、尿窍、汗孔、玄府及腠理空窍的关系，不难看出作者笔下气门为主，玄府属宾，随后便将"鬼门"与"肛门、汗孔、气门、肤腠"等提出，在论述中亦多用明清史料，看不出它们与玄府的关系，很难理解玄府是如何演变为鬼门的，唯独引张志聪在《黄帝内经素问集注·汤液醪醴论》中所说："鬼门，毛孔也，开鬼门发表汗也。"但未见作者展开论证。小标题三："毛孔·汗孔·汗空的演变……"引《素问·水热穴论》："玄府者，汗空也。"此题论述，较接近题意，结论说："总之，毛孔、汗孔与汗空，的确分布于皮肤。"我体悟这一句极其珍贵，但作者未指出，从《内经》的哪些篇章中可以看出玄府、汗孔分布于皮肤的证据，后文还讨论了古人对毫窍、元府、细络与玄府的认识，此一认识至少与《内经》关于玄府、汗孔的本意不符。

"诠释二"副标题："腠理的历史演变与比较"，主题是讲"腠理"，很少论及玄府。且讲腠理时很少运用秦汉和《内经》资料，仅在"腠理功能"题下，采用《素问·阴阳应象大论》"清阳发腠理"证之。我们知道，"皮腠""腠理"一词出于秦汉，多见于《内经》，作者不依较为原始的资料进行探讨，反在多用明清资料的前提下笼统指出："玄府与腠理两个概念混淆着。"其结语最后说："腠理是一身之隙，内行一身之气，内运一身之津，内灌一身之血。"难道"血"是在腠理的"隙"中流动吗？为何不引导读者从《内经》中多了解"皮腠""腠理"的原文本意呢？这样的论述很可能对读者产生误导。

"诠释"三、四、五、六均依玄府立副题，即：玄府的历史演变轨迹与述评；玄府为气升降出入之门户；玄府流通气液功能的探讨；玄府为神机运转之道路门户。诸多标题的设计，不能不算新颖独到。但是在论述中由于与腠理一样，没有将根建立在今本《内经》基础之上，总显不够公允。如："诠释三"提出，狭义玄府与广义玄府，在广义玄府论中，主要依刘河间在《素问玄机原病式·二·六气为病》中所说："然皮肤之汗孔者，谓泄气液孔窍也；一名气门，谓泄气之门也；一名腠理者，谓气液出行之腠道纹理也；一名鬼神门者，谓幽冥之门也；一名玄府者，谓玄微府也。然玄府者无物不有……"作者们在引上文后，曲解刘河间的本意，"一名气门，一名腠理，一名鬼神门，一名玄府"，将其与"皮肤之汗孔，谓泄气之孔窍也"分离后，再得出"广义玄府"概念，说"广义之玄府也是在腠理作为腔隙结构而演变出来的一个概念"，而对刘河间的"一名鬼神门者,谓幽冥之门也"不加任何评说。假如我们再借用刘河间在《素问·玄机原病式·躁门》"所谓寒月甚则夏月衰者,因寒能收敛,腠理闭密,无汗而躁,故病甚也;热则皮肤纵缓,腠理疏通而汗润,故病衰也(衰,指邪气衰,则病愈)"进行综合分析,那么在刘河间笔下"皮肤之汗孔,一名腠理",是"泄气液之孔窍"及"气液出行之腠道纹理",那么,刘河间也认为玄府(汗孔)在皮肤,不存在"广义玄府"之说。至于"泄气之门"即"气门"也是与上论同义的,余下"鬼门"是刘河间受时代影响而留下的败笔。刘河间(完素),出生于南宋末,执业于金,此时正值程朱理学盛行,格致穷理学风促使他"余二十有五,志在《内经》,日夜不辍"。他依有限的人体解剖、生理知识及他个人的体悟推考医理,著书立说,为河间医派奠定了基础,使他成为后世公认的金元四大家之首。他探讨的亢害承制病机理论、六气化火学说,力主在治病中用寒凉之品,对后世影响重大,促进了中医学的发展。他说:"玄府者,无物不有。"这是他的推论,指万物的皮表都存在代谢过程,但不能将其理解为人体内脏器官也有"玄府",更不能说细胞的离子道就是玄府。[1]

"诠释四"——玄府为气升降出入之门户,这个副标题应该是根据刘河间"一名气门,谓泄气之门也"立的,文章开卷分析说:"广义玄府作为玄微之府结构的猜想,是基于发泄气液的汗孔,流通气液的腠理而诞生的。按有外窍必有内窍的理论,外窍可察、内窍难见,可以外窍推测内窍之功用,外有气汗发泄,内亦应有气液流通。"作者希望用此解释"玄府者,无物不有"。须知,刘河间讲的是"物",是各种生物体之体表存在代谢功能,是他格致穷理后的推论。前文已讲,我们不能将其理解为各脏腑内都有玄府,如果说细胞膜的离子道都叫玄府,岂不是在继承中医理论时离《内经》相关理论的"宗"太远了吗?该文以刘河间认识为依托,引用明清资料进行论述,指出:"三焦腠理、经络等也必须依赖玄府所运行的气机方能维持其相应的功能。"我理解作者在此认为:经络系统也依赖玄府所运行的气机方能完成其生理功能。我认为"经络概念"可作另论,络病理论不可忽视。所以我读至此,疑虑"络脉的解剖与生理,经脉之次为络脉,络脉网络在组织器官之上,起到温煦濡养的功能,同时将代谢废物排除。络脉具有功能与结构密不可分的特征……"[2]这一当今被学者们十分重视的络脉理论,反要接受"玄府运行的气机完成其生理功能",如此说来,经脉、络脉系统之功能,在此一下子被飞来的玄府概念挤掉了。须知当今许多学者探讨的络脉、络病理论与治则是经脉理论的重要组成部分,切不可顾此失彼。

"诠释五"再一次探讨玄府流通气液功能,再次依刘河间认识说:"玄府在结构上是道路与门户,从门户即'孔'来讲,为气液发泄之所用,兼有道路和门户的功能。"又提出"内玄府"和"血脉之玄府"的概念,难道"内玄府"指"内行一身气,内运一身之津,内灌一身之血"吗?请问"血脉之玄府"的概念应如何理解?作者在此是要肯定诠释二,"腠理……内灌一身之血",在此作者使人对"玄府"的认识越来越玄。作者们在"诠释六"中,进一步解"玄府为神机运转之道路门户"。也许作者的目的在于借以论证"五藏六府皆有玄府"的正确性。讲到"神机",不知作者是否想证明,脑内亦有玄府。不然,为什么要用惊厥、谵语、意识模糊来论证呢!难怪有学者还说"玄府与微循环和离子道"[1]有关,请读者们细细品味,自己去理解。玄府乎,切勿悬府！

补白一句：《诠释》之补文《玄府理论与临床应用初探》中指出：《灵枢·小针解》中有"玄府者，汗孔也"，查《灵枢·小针解》未见有这段文字。这段文字，好似指张景岳在《类经·针刺类》（第21卷）"肾主水"项下解"所谓玄府者汗孔也"时所讲："汗属水，水色玄。"张氏重点在解"玄"，他说"汗之所居，故曰玄府"，其重点应理解为解泄汗的"府"。在张氏时代他能认识到"玄府，本指汗孔而言"是作者在此文中的公正评价。

二、继承《内经》玄府、汗孔之解剖部位在皮肤

在中医基础理论中，玄府一词见于《内经》。《素问·水热穴论》原文记载黄帝与岐伯对话："帝曰：诸水皆生于肾乎？对曰：肾者牝藏也，地气上者属于肾而生水液也……所谓玄府者，汗空也。"这则文字的本意是讨论全身性皮肤水肿之病理过程的，这是《内经》中唯一一次讲"泌尿之肾生理功能"的记载。总体认识是将汗与尿液结合起来，认为肾是生"诸水"的，岐伯指出"肾为牝藏"，当肾汗出遇到风，肾汗内不得入于藏府，外不得越于皮肤之外，故肾汗客于玄府，行于皮里，这就是全身性水肿的原因。接着解释玄府就是汗孔，从原文分析玄府指皮肤上的汗孔无疑。

《素问·调经论》讲："上焦不通利，则皮肤致密，腠理闭塞，玄府不通，卫气不得泄越，故外热。"这则文字强调皮肤致密，腠理闭塞，同样将玄府之解剖部位固定在皮肤，由此解释了"外热"，文中涉及上焦、腠理之解剖学概念和"卫气"之生理学概念。古代医家能将三者综合思考，反映了他们的认识水平。我国先民对肤腠生理功能的认识较早，已如前文"《内经》腠理、玄府、汗孔史料一览"所云，两汉医家将出汗之汗孔命曰玄府，是两汉时期的学者们对皮肤表面之寒毛、寒毛附近的汗腺开口及出汗时观察到汗从毛孔出等生理现象后提出来的，用现代皮肤解剖知识分析，每一毫毛之毛囊都有立毛肌，立毛肌接受自主神经调节。立毛肌与毫毛之夹角处有皮脂腺，汗腺分小汗腺与大汗腺，小汗腺较深，普遍存在，开口于毫毛附近，说明古代医家的认识是建立在观察基础之上的，是正确的。

关于汗孔被命名为"玄府"，张介宾解曰："然汗由气化，出乎玄微，是亦玄府之义也。"[3]张介宾的解释是很有道理的。他提出：汗出于"玄微"。"玄微"是一个解剖学概念，只见汗从皮肤表面之小孔排出，不知这小孔的内部结构，不如胃、肠、膀胱、胆有明显的管道将某物排出，所以张介宾称之谓"玄微"，刘完素称"玄微府"。但是，在《素问·水热穴论》作者心目中，给汗孔命名为"玄府"是有他自己的道理的，是与两汉时期中医基础理论包括脏腑解剖及脏腑生理机能的划分理论的发展过程分不开的。

1. 玄府乎！切勿悬府！

我们主张，中医理论中"府"之本意来源不可不究。古人将皮肤上出汗可以调节体温的通道命名为汗孔，在汗孔之先又名"玄府"，这中间有什么样的奥秘呢？为此，我提出，在解"玄府"时，一定不可忘记"府"的概念。《素问·卷三》凡四文，比较集中地探讨了脏、腑问题。但每一文都在这一方面或者那一方面没有交代清楚。如《素问·灵兰秘典论》讲十二官，十二官之脏腑分类不清。《素问·五藏别论》中

"脑、髓、骨、脉、胆、女子胞"，此六者之提法，应在五脏六腑概念明确之前，或由同一时期不同地域的学者们提出，大约出于春秋战国时期。文中讲到"五藏，藏精气而不泄；六府，传化物而不藏"。此一对五脏六腑生理机能概念的界定，应晚出数百年，可能为两汉学者们在人体内脏解剖的基础之上，对脏腑生理机能进行归类的结果。此一结果，被后世定为判断脏或腑概念的理论依据。但"府"之本意来源不清。"府，传化物而不藏"本意何在？笔者研究认为，《尚书·大禹谟》讲"六府三事允治"，"六府三事"指"正德、利用、厚生"及"水、火、木、金、土、谷"，文中之水、火、木、金、土、谷称"六府"。孔颖达疏"六府即财用之所自出"，所以"六府"是大禹在管理国家时，国家设立的管理财用的六种府库制度（部门），其目的是要达到"政在养民"。六府制度，两周亦用。《礼记·曲礼下》："天子之六府曰：司土、司木、司水、司草、司器、司货。"可见国家机关所设六府，只管理财用支出，不出政令。先秦医家在探讨消化生理时，感到原来认识到的胆、胃、大肠、小肠、膀胱五个器官不足以完成五谷之消化吸收输布问题。医家们在当时常用的从六十甲子中演绎出来的六甲、五子十一常数的指导启迪下，从《尚书·大禹谟》中引入"六府"概念，创三焦（腹腔之包络府）配胆、胃……，组成中医消化生理之"传化物而不藏"的医学生理学六府，[4]自春秋战国起，人体五藏六府理论沿用至今。所以《素问·水热穴论》的作者用"玄府"解释"汗孔"是有道理的。说明皮肤上的排汗之孔是"泻而不藏"的。又因在皮肤上难于看见排汗之孔，故用"玄"来形容，表明排汗之孔为"玄微之府"，这就是皮肤之汗孔"玄府"概念的诠释。

广义玄府论休矣！玄府乎！切勿悬府！

2. 当代学者们慎议玄府

我国医学理论的起源，假如从有文字可考已三千年了。从总体讲，《内经》中有关讲到腠理、汗、汗孔毫毛的作者们，对于上述概念是逐步明确的，多数论述都局限于皮肤。但腠理一词可称肤腠、纹理，可作为其他器官的包膜代词，可称广义腠理。而玄府一词属《素问·水热穴论》作者原创，与皮肤之肤腠有别，它与"府"之"泻而不藏"实质相关是绝对不可偏解的，从这一点讲腠理、玄府不可混同。在历史上刘河间等名家认为"玄府，无物不有"，应指万物之皮表，不可释作五脏六腑皆有玄府。近半个多世纪以来学者们对玄府、汗孔之解释十分慎重，多采取回避态度。如甄志亚主编《中国医学史》[5]，卢嘉锡总主编《中国科学技术史·医学卷》[6]，在评价刘河间时，介绍各部著作学术思想，不提"玄府……无物不有"。王洪图主编的《黄帝内经研究大成》[7]第三章第四节由李国卿、沈澍农撰《黄帝内经》词语解诂，收词75条，解三焦，中有小心，不提玄府。郭霭春主编《黄帝内经词典》[9]，全书近120万字，解说各类名词5000余条，关于玄府词解，不足30字，主解玄府即汗孔，说皮肤致密、腠理闭塞，玄府不通，卫气不得泄越，认定玄府在皮肤。所以我们在评《玄府概念诠释》时，主张继承《内经》玄府概念，要从《内经》中采撷相关资料综合分析。《玄府概念诠释》的作者们将《素问·水热穴论》之玄府分作"狭义玄府""广义玄府"或者"内玄府""血脉之玄府"都是不贴切的，虚构的"广义玄府"理论不可能成为"防治疑难病的突破口、切入点"。

当代中医理论界的学者们慎议"玄府"的态度，值得《玄府概念诠释》的作者们借鉴。

参考文献

1. 郑国庆，黄培新．玄府与微循环和离子通道［J］．中国中医基础医学杂志，2003（4）．
2. 王永炎，杨宝琴，黄启福．络脉、络病与病络［J］．北京中医药大学学报，2003（4）．1-2.
3. 张介宾．类经［M］．北京：人民卫生出版社，1957：486.
4. 素问·五藏别论．
5. 甄志亚．中国医学史［M］．北京：人民卫生出版社，1991：254，256.
6. 颜嘉锡．中国科学技术史·医学卷［M］．北京：科学出版社，1998：350.
7. 王洪图．黄帝内经研究大成［M］．北京：北京出版社，1997.
8. 郭霭春．黄帝内经词典［M］．天津：天津科技出版社，1991.

第十四讲

《内经》骨骼、经筋、肌肉解剖学史梳理

引言：今本《内经》中人体解剖学史料十分丰富，但都分散于诸文，许多概念不清，需要我们一一辨识。《灵枢·经水》开卷讲："经脉十二者，外合于十二经水。"文中重点指出："若夫八尺之士，皮肉在此，外可度量切循而得之，其死，可解剖而视之。"这里记载的人体解剖水平，有《庄子·养生主》印证。《庄子·养生主》讲：庖丁为文惠王解牛，对牛的解剖结构了如指掌。庖丁解牛时，"依乎天理（牛的解剖结构特征），批大郤（xì，间隙），导大窾（空腔），因其固然，技经肯綮（qìng，相结合的小关节处）之未尝微碍，而况大軱（gū）乎。"又如，西汉末年，王莽下令"刳剥"瞿义党王叔庆，"瞿义党王孙庆捕得，莽使太医尚方与巧屠共刳剥之，度量五藏，以竹筳导其脉，知所终始，云可以治病。"（《汉书·王莽传》）上述史料说明战国末年我国先民对牛的解剖特征比较熟悉；同时也说明，西汉末年，朝廷的太医尚方懂得人体解剖结构，临床使用经脉理论治病，还有巧屠也善行人体解剖。

我们理解，自人类获取远事记忆能力以来，人们在捕杀各类动物时，在对动物的血、肌、筋、骨的认识过程中，就已经逐步借鉴动物的解剖知识推导人体解剖与生理了。从庖丁解牛的故事中，领悟春秋战国时期我国人体解剖水平，理解"阙上者，咽喉也；阙中者，肺也；下极者，心也；直下者，肝也；肝左者，胆也；下者，脾（胰）也；方上者，胃也；……当肾者，脐也；面王以下（骶骨岬）者，膀胱、子处（子宫）也"（《灵枢·五色》）的人体解剖学意义。上述记录，肯定出于人们对人体胸、腹腔的解剖观察。

我们应该如何澄清骨骼、经筋的相关史料呢？比较好的方法是逐一梳理之。

一、《内经》骨骼解剖史料探微

我国古文字学家们指出，早期的象形表意文字是由契刻和图画（原始记事方法）蜕变出来的。当象形表意文字中的某些字与某一实物相结合发展到使人们"心心相印，口口相传"，如八千年前的贾湖先民首创 ，描绘了目（眼）的形态特征，当多

数人能将 ◎ 与目结合并发目（ ◎ ）音的时候,"目"字便产生了。历史发展至殷商时期，由于生活实践的需要，人们的造字热情高涨起来。许多探讨描绘事理的"仓颉"们就应运而生了。人们在狩猎、农耕、制陶、造房生产实践中为了描绘事理而"造字"的需要，对自然界的各类实体（包括人体各部位组织）进行观察、描绘，于是创作出了许许多多生龙活虎的象形文字，如甲骨文中的"舌"字作 囝，描绘作蛇从口吐舌状；甲骨文"齿"字作 囟；"骨"字作 ㄆ（ㄆ，甲骨四期《宁》1495），这个 ㄆ 字，好似肉尽筋存的骨架一般。从解剖学观念讲，这个 ㄆ 字，就是我国最早的骨骼学了。在甲骨文中，还描绘了以牛胛骨为代表的多个骨字（ 乚 ），反映了殷民对骨的重视。大约过了千年以后，医学发展到《灵枢经》时代，撰写《灵枢经》的医家们在许多章节中记录了不少骨学知识，分散于许多章节中。我曾拟用分章统计骨名，澄清某些问题，结果未能如愿。

在《内经》中，有《灵枢·骨度》《素问·骨空论》，好似专讲骨之特性的，其实不然。《灵枢·骨度》虽根据临床需要，以骨的名义从八个方面度量了骨的长度，但实质是从"人长七尺五寸者"的肌肤之表进行度量的。如"头之大骨围二尺六寸……"，特别是胸围、腰围，与人体营养及其他因素有关，不能代表胸骨等情况。在骨度中，除髑骬（剑突）、横骨（耻骨）、膂骨（脊椎骨）二十一节外，四肢骨中最大的肱骨都未记载。《素问·骨空论》云："两髆骨空，在髆中之阳。"（人民卫生出版社，1963，校勘王冰注本《黄帝内经素问》第 324 页注 2："近肩髃穴。"《实用针灸辞典》：肩髃穴在"肩峰下方，当三角肌上部的中央"）髆骨，当指肩胛骨。后文又记："臂骨空在臂阳。"（肱骨滋养孔在肱骨体内侧中点处）说明《素问·骨空论》中关于各骨的记载有待探讨。《灵枢·骨度》最后直言："此众人骨之度也，所以立经脉之长短也。"原来"骨度"的目的，在于"先度其骨节之大小广狭长短"，是为说明经脉之长短的。但是，在《灵枢经》中，另有《灵枢·脉度》，两者度量方法有别，而《灵枢·脉度》内容更丰，对于某"脉"之长短较为名副其实。《灵枢·脉度》还指出："跷脉安起安止？"所以《灵枢·脉度》篇的成文，应看作《灵枢·骨度》之后，因跷脉是经脉理论在发展中，补充"奇经八脉"之后的作品。

《素问·骨空论》，根据"骨空"篇名与部分行文，应该是记骨之滋养孔的，但全文未见系统记录。《素问·骨空论》开篇出于临床写下"风者，百病之始也，以针治之奈何"，然后就讲与疾病有关的治疗。与《素问·气府论》《素问·水热穴论》论证针刺疗法意见基本一致，反映了针刺选穴中刺入某一间隙。如八髎穴，是指骶骨两侧的八个间隙，不指骨滋养孔。但"数髓空在面侠鼻，或骨空在口下当两肩……臂骨（肱骨）空在臂阳，股骨上空在股阳……"等行文方式，好似讲相关骨的滋养孔，如"侠鼻"的眶下孔，"当两肩"的颏孔。但原文欠明确，历代学者的解说偏于临床取穴。在《素问·骨空论》中讲道："扁骨有渗理腠，无髓孔，易髓无空。"这里的"易"应作"异"，讲明了扁平骨与管状骨的区别，此乃 2500 年前人体骨学中扁平骨与管状骨最为珍贵的史料。《素问·骨空论》全文未介绍具体骨名及形态特征。所以当我们翻开《素问·骨度》《素问·骨空论》时，对两文中的具体内容应做分析，认清其核心所在。

关于《内经》中的骨名，分散于许多篇章之中，且无规范。如《灵枢·寿夭刚柔》"若形充而颧不起者骨小"，此文依人之颧骨大小断定寿夭（在此不做探讨），但在《灵枢·经筋》《灵枢·寒热病》中颧又名"顑"。如《灵枢·经筋》："足少阳之筋……上额角，交巅上，下走颔，上结于顑；（求）……"（南京中医学院中医系编著，《黄帝内经灵枢译释》，1986，释顑，颧骨）；如《灵枢·寒热病》："臂阳明有入顑遍齿者。"（顑，指颧骨）在头面骨中，《灵枢·忧恚无言》讲到"横骨"，说："横骨者，神气所使，主发舌者也。"此文横骨指舌骨无疑，说明古代解剖学家们观察、解剖之精细。但在《灵枢·骨度》中横骨指耻骨，关于脊骨、背骨、膂骨、椎骨、上七节等更为混乱，说明给某骨命名毫无规范。下肢胫腓骨较为清楚，总名骭骨，辅骨，又分内辅骨、外辅骨。这些骨名都不出自《灵枢·骨度》《素问·骨空论》，而多出于《灵枢·本输》《灵枢·经筋》《素问·气穴》《素问·气府》等，都从经脉循行、针刺选穴记载了一些相关骨名。有些骨名具有解剖部位的意义，但绝不代表某一完整的骨。如《灵枢·本输》："大肠，上合手阳明……合谷，在大指歧骨之间。"歧骨，指大指次指本节后两骨之间。《灵枢·邪客》："手太阴之脉……伏行壅骨。"壅骨指壅塞之八块腕骨的代称。杨上善认为"壅骨，谓手鱼骨也"，南京中医学院中医系补注："壅骨，手大指本节后的起骨叫壅骨。"如此说来：腕骨中的大多角骨叫壅骨了。关于"锐骨"，《灵枢·本输》："手太阳小肠者……在锐骨之下陷者中也。"锐骨，指腕后小指侧的高骨。《灵枢·经筋》："手太阳之筋……结于肘内锐骨之后，弹之应小指之上……"锐骨指肱骨上髁。《灵枢·邪客》："少阴独无腧者，不病乎？……故独取其经于掌后锐骨之端。"此处锐骨，又指神门穴。可见在《内经》中依某骨之体表标志记载"骨名"者，没有骨的解剖学意义。

关于人体骨之分类、总数，《内经》不载。唯《灵枢·骨度》云："上七节"（颈椎骨七块），"膂骨以下至尾骶二十一节。"但概念不清。如"项发以下至背骨，长二寸半，膂骨以下至尾骶二十一节，长三尺，上节长一寸四分分之一，奇分在下；故上七节至于膂骨，九寸八分分之七"。此文中的"背骨"指何骨？何以得出"二寸半"的结论？"上节长一寸四分分之一"指哪一块骨？据"上七节""二十一节"及"九寸八分分之七"分析，此文应指七块颈椎，"一寸四分分之一"应指颈椎的寰椎。然而由于这段文字在"膂骨以下至尾骶二十一节，长三尺"之后，概念难清。后世《神应经》《类经图翼》都将"膂骨以下至尾骶二十一节"平分为上、中、下三段，忽视了颈椎的存在，整个脊柱二十八节也难看出。《内经》不见人体关节总数，《庄子·田子方》则讲："四肢、百骸。"《庄子·齐物论》载人体有"百骸、九窍、六藏"。"百骸"，唐代成玄英疏解："百骨节也。"现代人体骨骼学讲一百个可活动关节，即双上肢至肩可活动关节三十四；双下肢至髋，可活动关节三十六（包括左右髋膝关节面）；再就是下颌关节二，头颅脊柱可活动关节二十八；恰与"百骸"概念一致。庄子的生活年代结合各家之说，约生活于公元前375—公元前275年。《庄子》一书是庄子和他的学生们在数十年间论著的合集，约成书于公元前3世纪中叶之前。而《灵枢经》中的

《本输》《邪客》《根结》《终始》……虽保存了若干战国前医学思想史料，但成书在"夫子之言针（放血术）甚骏，能杀生人，不能起死者"《灵枢·玉版》之后，在能制造金属针具时，才提出"欲以微针通其经脉，调其血气"（《灵枢·九针十二原》）后，为探讨针刺之治疗方法，并进一步探讨治病原理时，便有了经脉医学与针刺理论相结合著作的逐步问世。王莽令太医尚方令与巧屠共剥王孙庆时"以竹筵导其脉，言可以治病"（《汉书·王莽传》）成为这段历史的佐证。

二、试解《灵枢·经筋》本意

大约成文于东汉或稍后的《灵枢·经筋》是一篇怎样的文章？传统中医观念已经定位，认为《灵枢·经筋》是隶属于十二经脉的，因而经筋的循行路线基本与十二经脉一致，只是十二经筋均起于四肢末端，止于头面、阴器、胸胁，不入脏腑。这些认识证明，《灵枢·经筋》成文，在十二经脉理论成立的若干年之后。我们知道，十二经脉理论的完善，渊源于殷商，历经"四经说"、天六地五十一常数盛兴影响，曾有多本"十一经脉理论问世"。在经脉医学创建早期，医家们曾在人尸体四肢做过经脉（血管）解剖观察，此一历史不可忽视。在《灵枢·经筋》成文，有怎样的基础医学和临床医学作基础呢？首先我们想从临床分析。

1. 关于《灵枢·经筋》篇

《灵枢·经筋》篇的作者临床经验十分丰富，已从足太阳膀胱之脉的"是动则病"的冲头痛、疟、狂、癫疾及目黄等内科疾病中分离出"小指支跟肿痛（相当于类风湿关节炎）、腘挛（膝关节痛）、肩不举、腋支缺盆中纽痛，不可左右摇"的肌筋疾病。这些认识，当然需要熟练的肌筋解剖、生理知识做基础，说明《灵枢·经筋》成文时期作者不只简单地剖开某一分肉之间观察血管循行，而是要求在解剖过程中细致观察某一肌肉起点、止点；并在剖去肌肉后观察"主束骨而利关节"的每一关节的韧带连接，掌握某一肌、筋的起止、循行。如"足少阳之筋……前者结于伏兔之上"，说明《灵枢·经筋》成文时，针刺穴位十分明确了。在治疗方面，已总结出"燔针劫刺"。这是一种将熨疗、灸疗、针刺疗法相结合的疗法，它不同于"微针导脉，调其血气"的疗法，而是用比微针（毫针）略粗的针具，如可"去泻暴气"的圆利针之类在火上烧后突然刺入，很快拔出的一种针法。在施针时，一般不让病人发现针具，采取"劫刺"。这种刺法虽在医史上使用不广，但《灵枢·经筋》的记载是很典型的，说明东汉以后使用较多。

解筋，必然议骨！我国最早的骨（𦙾，甲骨四期《宁》1495）字，诞生于3300年前，是殷商甲骨文造字者们对着肉尽筋存的一副骨架描绘的，所以它又可代表筋字。《灵枢·邪气藏府病形》："首面与身形也，属骨连筋。"《素问·五藏生成》："诸筋者，皆属于节。"都可作为𦙾的注释。这个𦙾字，包含了筋骨固定连体的意识，也可释作骨骼及人体骨架的总称。在经筋的循行中，《灵枢·经筋》的作者描绘了它的结、合、属、络、散、聚、绕等特点。结，屈曲盘结之意。《礼记·典礼上》："德车结旌。"郑玄注："结，谓收敛之也。"《素问·痿论》"宗（诸）筋主束骨而利关节也"解之，各筋之盘结处，正如王冰在《素问·五藏生成》注曰："筋气之坚结者，皆络于骨节之间也。"说明诸筋均连接于两骨节之间，保证了首面与身形的人体姿态。赵勇《从经筋论治膝骨关节炎疼痛》（中国中医药报，2012-2-10）指出："……经筋是包括肌肉、肌腱、筋膜、韧带及关节等处的结缔组织在内的肌肉系统……《灵枢·经筋》提出的结、聚于某处，与现代解剖学中肌肉和韧带的起止点、运动受力点基本一致。"我们体会，如足太阳之筋"……上结于踝，斜上结于膝"足少阳之筋"……上循胫（腓）外廉，结于膝外廉……"，保证了踝、膝关节的正常运动，该筋后又"贯缺盆，出太阳之前，循耳后……"；手少阳之筋"……结于腕，结于肘……"关于合、属、聚、绕，在《灵枢·经筋》中各有所指。如足阳明筋："上循胁，属脊……上绕肩髀……聚于阴器……合于頄……上合于太阳……""手太阳之筋……入结于腋下……上走肩胛……"以下词义更为专一，如手心主之筋"……结于肘内廉……下散前后挟胁，其支者，入腋，散胸中……"；足厥阴之筋"……结于阴器，络诸筋……"；手阳明之筋"……上左角，络头……"以上可见《灵枢·经筋》篇中的专用动名词结、合、属、贯、络、散、聚、绕的应用，均依十二经脉循行路线，依肌筋韧带附着点，描述同名筋的向心性循行。就踝关节韧带讲：足三阳之筋有"下循足外踝，结于踵"的跟腓韧带，"……上结外踝，上循胫（腓）外廉"的距腓韧带，"……结于跗上，邪外上加入辅骨"的多组跗骨韧带。足三阴之筋有"……上结于内踝"的三角韧带后缘，"……邪走内踝之下，结于踵"的蹠长韧带及"……上结于内踝之前"的三角韧带。最为典型的与肌腱有关的如足少阳之筋"……其支者，别起外辅骨，上走髀，前者结于伏兔之上（伏兔穴深部的股骨嵴），后者结于尻（尻，指屁股）"。当我们将这则记录译作股二头肌的时候，全国医药高校《人体解剖学》第109页："股二头肌位于股后外侧，有两个头，长头起于坐骨结节（尻），短头起于股骨嵴（伏兔穴深部）。两头会合后，移行于肌腱，止于腓骨小头（别起于外辅骨）。"汉后医家在肌肉解剖过程中，对于足少阳之筋的"其支者"的筋之起止点记录得何等清晰！能不是医家们在解剖过程中依十二经脉循行范围解剖，清理了股二头肌的结果吗？有关十二经筋循行范围，所指肌腱、韧带，还有待后来之士进一步探讨。

2. 关于手太阳之筋实质问题的探讨

近年来拜读了一些研究《灵枢经》的文章，如《中医专题讲座选》第一集中的《关于经络学说形成发展及其实质》（以下简称《讲座》）及《中医杂志》1982年第12期中《十二经筋概述及其实质初探》（以下简称《实质》）。这些文章，从各自不同的角度对我国古典医学进行了论述。文章中引经据典，概括通俗，生动具体，读之经纬分明，受益不少。但是，以上两篇文章中，都认为手太阳之筋系指尺神经而言，本文打算就手太阳之筋的实质问题，和"尺神经派"的同志们商榷。

《讲座》指出，《经筋》"提供了一个有力的证据，即证明手太阳小肠之筋，实际是指现代医学中的尺神经的走向和功能"。笔者认为，研究《灵枢·经筋》的原文本意，应该着重分析一个"结"字。在《灵枢经》中，"结"字的用处甚多，其用意各不相同，有当比喻词用，指逆反疙瘩的(《灵枢·九针十二原》)；有当名词用，指弯曲的(《灵枢·本藏》)；有指血液凝聚，血脉不通的(《灵枢·周痹》《灵枢·逆顺肥瘦》）；有指抵达某处的（《灵枢·根结》）。在《灵枢·经筋》中，其"结"的主要用意是"附着""盘结"。何以见得《灵枢·经筋》中的"结"是指附着"盘结"呢？唐代杨上善在注《太素·经筋》时指出："结，曲也。"这是一般的解释。杨氏接着指出："筋行回曲之处谓之结。"换言之，凡是筋回曲的地方就称"结"，这与《素问·皮部》讲"筋有结络"是一致的。什么是"络"呢？《说文》讲："络，絮也。"含"包络"之意。《辞海》中"络"有一解，泛指网状物，如橘络等。《素问·痿论》讲："宗筋主束骨而利关节也。"据此，我们应该理解"筋有结络"，就是讲筋（肌腱与韧带）盘结于某骨之上，就像网状的橘络结于橘蒂的根部一样。这一解释与张志聪说"结络，言筋之系于分肉，连于骨节"也是一致的。手太阳之筋，之所以"结于腕""结于肘内锐骨之后"，就因为它们在腕部与腕骨相结络，在肘内锐骨之后与肱骨内髁相结络。用现代解剖学语言讲，手太阳之筋在上述部位都附着在骨上，所以《讲座》指出"肌腱、韧带是不会有结络的"，此语欠妥。

《实质》在探讨经筋实质时指出，经筋在循行中分别和重复结聚于四肢关节部。当接触到尺神经的分部与功能时，《实质》的作者又强调："手太阳之筋……系指尺神经，似无异议。"笔者认为，臂神经丛集中在锁骨下部的内侧分出的尺神经，循肱动脉内侧下降，经肱骨内上髁后面的尺神经沟再下行，分出肌支等四个分支，最终以末梢神经纤维的形式而终止于肌、皮等处，它们在沿途都是没有"结"的。且尺神经的主干从尺侧腕屈肌两头之间穿入深面，转向前侧，于少海穴以下和手少阴心经循行方向一致。假如按《灵枢·经筋》与《灵枢·经脉》循行相适应的观念，那么，尺神经在少海穴以下的部分，应该属手少阴之筋了，所以用尺神经的分布与功能来解释手太阳之筋的循行走向，不符合《灵枢·经筋》的原文本意。《讲座》和《实质》都讲，在肘内锐骨处弹拨，可出现感应放射到小指之端。无疑，这种感应是因尺神经受到刺激后产生的。但是，我们不能因为这一表面偶合现象，而得出"手太阳之筋系指尺神经而言"的结论，从而放弃了手太阳之筋"结于腕"等实质内容；更不能因为"其病小指支肘内锐骨后廉痛……腋下痛，腋后廉痛"（《讲座》），而得出"为我们"认识手太阳之筋实际是尺神经的走向和功能"提供了一个有力的证据"的结论。笔者认为，古人在写《灵枢·经筋》前，对人体的肌肉和韧带进行了解剖观察，做了相当于"技（枝）经肯綮"（《庄子·养生主》）的实物调查，写作中以"阴阳学说""十二经脉学说"为理论依据而成章的。手太阳之筋在肘以下的原文，应该翻译为："手太阳这条筋，起于小指之上，上行附着在腕骨，再沿着前臂的内侧缘上行，附着在肱骨内髁的后面，用手弹之，连小指都可以牵动。"这里记录的，应该是指深屈肌的小指屈肌腱和尺侧腕屈肌。尺侧腕屈肌有两个起点，一起于肱骨内上髁，另一以薄腱膜起于尺骨鹰嘴和尺骨背侧缘的上三分之二，止于腕部的豆骨，可见尺侧腕屈肌的起止点完全与手太阳之筋"结于腕""结于肘内锐骨之后"一致（只有起止点方向相反）。原文指出："弹之应小指之上。"说明古代医家们在解剖时，观察比较细致，用手弹过该筋，牵扯动了小指（弹在豆骨旁边的小指屈肌腱上）。所以，手太阳之筋在肘以下的"实质"不是尺神经，而是尺侧腕屈肌和小指屈肌腱。《讲座》和《实质》的误解在于《灵枢·经筋》原文"弹之应小指之上"是在解剖时弹小指屈肌腱；而两文的作者是在肘后皮下弹拨尺神经时，确实可以产生酸麻感，此一感觉确实为尺神经效应。但我们不可将此一"弹拨"，与《灵枢·经筋》中的"弹之应小指之上"的论述范围相混。前者在解剖过程中"弹之"，后者在活体肘后皮下"弹拨"，两种方法，存在严格区别。

综上所述，古代医家在《灵枢·经筋》中，没有直接描述尺神经。

《灵枢·经筋》篇成文的解剖学基础及某一"筋"的"结于"某处，可能与相关肌肉的起止点有关，值得我们费大力组织解剖学家——解剖、考辨，澄清经筋篇行文的原文本意。

三、腘肉、肉䐃、分肉之间解析

在《内经》中，腘肉、肉䐃、分肉之间是常用的秦汉医学解剖学术语，在一定程度上反映了春秋至秦汉时期中国的人体解剖中肌肉解剖学水平。但因多种原因，上述三则古典人体解剖学名词至今未见较为合理的解释，更未求得学术界共识，其历史学术价值也就长期被湮没于远古医学史料之中。近些年来出版了《灵枢》"校释"（河北医学院）[1]、"译释"（南京中医学院）[2]，又有《内经词典》[3]问世，都未对腘肉、肉䐃做出较为合乎历史本意的解释。笔者认为，分析秦汉腘肉、肉䐃、分肉之间的解剖学内涵，应依赖于《内经》中的原文本意。考虑到《内经》中多处用腘，虽在《灵枢经》的《本输》《终始》《经脉》《经别》等许多篇中都明确讲，腘即腘窝，或委中穴处。但在《内经》的许多版本中当讲"腘肉"时，又将腘与䐃混淆，出现腘误抄为䐃，导致"䐃肉"的问世。多少年来，虽累有学者做些解释，也未能澄清"腘肉"误抄为"䐃肉"的现象。为此，在探讨"腘肉、肉䐃"之前，特立关于腘、䐃的史料。

1. 关于腘、䐃的史料分析

腘，《急就篇》《说文》不载，百家子书中唯有《荀子·富国》："诎要桡腘，君卢屋妾。"此文在诎（屈曲之意）的意提下点明"要（腰）桡腘"，桡代表上肢，腘代表下肢。该文讲的是"妾"在主子面前弯腰俯背、屈肘屈膝于地的形态表象，即"言诎腰桡腘，若卢屋之妾"。在《内经》中，有腘作为解剖学名词的记载，如《素问·骨空论》："膝痛、痛及拇指治其腘。"此处的腘，当指膝后之腘。王冰注："腘，谓膝解之后，曲脚之中，委中穴……"王冰将腘的解剖学意义讲明白了。

然腘和䐃，在《内经》某些版本中，当与肌肉组成词组时，常有抄误。查《灵枢经》，在《寿夭刚柔》《经水》《师传》《五变》《本藏》《卫气失常》《五禁》《邪客》等八文中，有腘肉或䐃肉记载，依笔者手头的《甲乙经》[4]及史崧家藏旧本《灵枢》[5]及"校释""译释"，《内经词典》中《五变》《卫气失常》用䐃肉，史崧在《卫气失常》"䐃肉"后注："一本云腘肉。"清代陈梦雷在《师传》《五变》《卫气失常》三文中用䐃肉。[6]自史崧以来，张子和、张景岳、张志聪等学者都对《灵枢经》中的腘、䐃给予关注。他们分别引《甲乙经》作证，说明魏晋时期的《甲乙经》中均用腘肉，反映了《灵枢经》早期的原貌。至史崧注云证明，在史崧本之前已有抄误。唯陈梦雷本抄误达三文，从文辞分析，陈梦雷等人已主观将"䐃肉"列为人体解剖学名词了，他们没有认识到"䐃肉"属于腘肉之抄误。

从《灵枢经》各篇讲，《五变》中有四个版本即史崧旧本、1984年影印本、陈梦雷《黄帝灵枢经》和南京中医学院译释本用䐃肉,唯南京本指出:"甲乙经作腘肉,较妥。"《卫气失常》中用腘肉,亦达四个版本,如史崧本、影印本、陈梦雷本,再加河北医学院校释本,后者注曰:"腘,日刻本作䐃,下同。"上述各本注云,表明了从南宋史崧至当代学者都希望纠正䐃肉误抄为腘肉的心情,我希望与当今学术界早日求得共识。

其实废除腘肉,恢复䐃肉是不应该有所争议的。因为,腘肉仅能解为腘窝部的肌肉,如此,又怎能理解"䐃肉坚,皮满者,肥"呢?按任谷庵解之,也仅能称"腿肚子"肥了(陈梦雷本《卫气失常》注)。

史崧:䐃释为"腹中䐃脂"(《寿夭刚柔》)。倪冲之曰:"䐃,肥脂也。"将䐃与脂相关联应如何理解?只有当䐃肉、肉䐃概念澄清后,方可明了。

2. 关于䐃肉、肉䐃解析

(1) 䐃源于囷的解析

在今本《内经》中讲䐃肉的出处很多,如《灵枢·师传》:"本藏以身形支节䐃肉。"陈梦雷本《灵枢·卫气失常》:"䐃(腘)肉坚、皮满者,肥;䐃(腘)肉不坚,皮缓者,膏。"《灵枢·五禁》:"着痹不移,䐃肉破。"《灵枢·五变》:"䐃(腘)肉不坚而无分理……其肉无䐃。"上述史料中䐃(腘)肉一词,属解剖学名词,与肌肉有关是没问题的,正如《灵枢经校释》注:"䐃肉,肌肉突起的部分。"但是用"肌肉突起部分"[2]解释䐃肉,或者说"肉柱,就是䐃肉"[7],都与《灵枢经》的原文本意不同。张景岳在解"肉有柱"时指出"柱者,䐃之属也"[7],也是不全面的,都没有说中䐃肉的要害。

䐃肉与肌肉是什么关系?笔者于1984年在《略论灵枢经的解剖学成就》一文中,曾对䐃肉进行过简要考证[8]。要解开䐃肉的本意,首先在于解"囷"。从文字演绎讲,"䐃"源于"囷",《诗经·魏风·伐檀》:"胡取禾三百囷兮。"毛传曰:"圆者为囷。"《礼记·月令》:"仲秋之月,穿(挖)窦窖,修囷仓。"《国语·吴语》:"市无赤米,而囷鹿空虚。"韦昭注:"员曰囷,方曰鹿。"《说文》:"囷,仓廪之圆者,从禾,在口中。"上述史料证明,在先秦的传统文化中"囷"指圆形的谷仓,说明《卫气失常》《五禁》《五变》的作者们在人体肌肉解剖过程中发现了臂胫的肌肉形态,是呈圆柱形块状的,不同于胸腹部的肌肉。正如《卫气失常》指出:"肉之柱,在臂、胫诸阳分肉之间。"怎样给块状或呈圆柱形的块状肌肉命名呢?于是就在取象比类思想指引下,依"囷仓"之象创䐃,使䐃从肉(月),这个"䐃"字,不仅代表圆柱形,而且意含由筋膜包裹的圆柱形肌肉,即绝大多数的四肢肌肉[9],这一解释与"肉之柱,在臂、胫诸阳分肉之间与足少阴分间"的观点是一致的,是秦汉肌肉解剖学术语,䐃肉即指由筋膜包裹的圆柱形肌肉。唐宋学者有时候也将"䐃"代表䐃肉,如王冰在注《素问·玉机真藏论》"身热脱肉破䐃"时指出:"䐃者,肉之标。"讲的是突起的肌腹。王冰接着补充说:"䐃,谓肘膝后肉如块者。"在此,王冰指出:䐃,或者䐃肉,就是筋膜包裹的块状肌肉。

(2) 关于肉䐃的解析

在古代医学家看来,"䐃"又指包裹肌肉的筋膜。《灵枢·邪客》曰:"地有聚邑,人有䐃肉。"文中将"聚邑"与"䐃肉"类比。"聚邑"指一个国家的许多都邑，都邑是有城墙、护城河包围、保护的；人体四肢的一块一块的肌肉好比都邑一样是被一层筋膜包裹（裹累）的。因此，文中"䐃"就指包裹肌肉的筋膜了。换句话说，古人就是将肌肉的筋膜称"肉䐃"了。《灵枢·本藏》在"六府之应"后说："脾应肉，肉䐃坚大者胃厚，肉䐃么者胃薄；肉䐃小而么者胃不坚；肉䐃不称身者胃下，胃下者下管约不利；肉䐃不坚者胃缓；肉䐃无小里累（裹）者胃急；肉䐃多少里累者胃结；胃结者上管约不利也。"《本藏》的作者抓着"肉䐃"这一解剖学名词从七个方面深入进行与胃有关的讨论，不能不引起我们对"肉䐃"的注意。考之，历代注家无解，当代注家亦无解，《内经词典》用"肉之柱"解释"肉䐃"，将肉䐃与䐃肉混同，是值得商榷的。前文我们已经论证"䐃"还指包裹肌肉的筋膜。我们还认为《灵枢·本藏》讲："胃者，肉其应。"《本藏》的作者根据胃壁组织的特性，认为胃壁组织与肌肉的筋膜（肉䐃）相似。两者都具有一定的伸缩性，便是"肉䐃坚大者胃厚；肉䐃么者胃薄……"的根由，从《本藏》解肉䐃与胃的关系看，古人认为，胃壁是由像肌肉外面的筋膜（肉䐃）一样的组织构成的，[8] 所以，可这样讲：肉䐃即肌筋膜。

关于䐃释为"腹中䐃脂""肠中脂也"或者"肥脂也"，都是当时的医家在不同的解剖条件下看到腹腔的大网膜及其大网膜内的脂肪，或者肠系膜上的由筋膜包裹的脂肪后提出来的。在他们看来，包裹脂肪的膜，与包裹肌肉的膜也相似。因此，前者称"腹中䐃脂"，后者叫"肠中脂也"，这些名称，不影响䐃肉、肉䐃概念。

3. 分肉之间解析

当我们澄清了䐃、䐃肉、肉䐃概念之后，对于"分肉之间"就比较容易解释了。《灵枢·经脉》说："经脉十二者，伏行分肉之间，深不可见……"《素问·痹论》："卫气者，水谷之悍气也……故行皮肤之中，分肉之间。"《灵枢·本输》："春取络脉诸荣大经分肉之间……已入分肉之间，则谷气出。"上述原文本意含分肉之间指一个有间隙的解剖部位，这个间隙与肌肉发生一定关系。但由于时代的限制，马莳、张志聪均无明确解释，《类经》19卷第6注"大肉深处，各有分理，是谓分肉间也"。当今《灵枢经校释》在《经脉》篇中注曰："分肉，言肉中之分理也。"此解也难于说明"分肉之间"的本意。其实当我们阐明了䐃肉、肉䐃的肌肉解剖学本意之后，对于"分肉之间"的解剖部位就好理解了。"分肉之间"是相对于䐃肉讲的，数块被筋膜包裹的䐃肉之间的肌间隙，就叫分肉之间。当代学者谢浩然等于1984年指出："……我们进行了尸体四肢横断面与纵剖面'分肉之间'筋膜间隙的解剖观察"，认为各肌肉之间"是有不规则的多角套管复合立体的筋膜间隙"[9]，"从解剖手太阴经脉等经脉的间隙结构，与循经感传和红外热像图等实验对照看，其循行感传的路线，方向速度、阻滞等特征的物质基础，可能与'分肉之间'筋膜间隙的物理性质有关"。此论涉足于古人所谓的"分肉之间"概念，即是指各肌肉之间筋膜间隙。有学者亦讲："形态学研究发现，依电阻通道位于《黄帝内经》所说分肉之间的组织间隙之处，符合经脉的解剖定位。"因此，在臂胫的多块䐃肉之间的肌间隙就是指的"分肉之间"。

参考文献

1. 河北医学院. 灵枢经校释 [M]. 北京: 人民卫生出版社, 1982.
2. 南京中医学院. 黄帝内经灵枢经译释 [M]. 上海: 上海科技出版, 1986.
3. 郭蔼春. 《黄帝内经词典》[M]. 天津: 天津科技出版社, 1991.
4. 山东中医学院. 针灸甲乙经校释 [M]. 北京: 人民卫生出版社, 1980.
5. 史崧家藏旧本灵枢经 [M]. 北京: 人民卫生出版社, 1963.
6. 陈梦雷, 等. 古今图书集成. 黄帝灵枢经 [M]. 北京: 人民卫生出版社, 1988.
7. 张景岳. 类经 [M]. 北京: 人民卫生出版社, 1982.
8. 严健民. 略论灵枢经的解剖学成就 [J]. 浙江中医杂志, 1984 (5): 197-198.
9. 谢浩然, 等. 人体经络间隙结构解剖观察 [A]. 中国针灸学会第二届全国针灸、针麻学术讨论会论文集, 北京, 1984: 186.

第十五讲

经脉学说起源、演绎的解剖学基础

我国中医学发展至春秋时期，由太极文化延伸的数理思想对于创建中医理论的影响是显而易见的。我国早期数理思想从远古民间口头文化传承分析，自有文字可载，如《尚书》追议禹王在治国中，继承尧舜德治思想，创六府三事（正德、利用、厚生，水、火、木、金、土、谷六府）。禹王治国，"厚生"于民。民众不忘禹王的"厚生"恩德，将六府三事编作九歌，歌颂禹王的功德。从此，强化了先民们对于自然数中"九"的认识，"九"不仅代表数中之大者，而且认为九为吉（极）数，在社会学的疆域划分中便有了九江、九州、九河、九野。春秋时期，当医家们在创医理时，便有了"九藏"之说。《周礼·天官》疾医在诊断技术上提出"参之以九藏之动"（九藏：心、肺、肝、肾、脾、胆、胃、肠、膀胱），随后又从六十甲子中总结出六甲五子（天六地五）时，将其认定为十一常数，学者们多用十一常数说理（《国语·周语》），于是医家们在发展医理时，又在九藏的基础上，将肠分作大肠、小肠，再将腹腔脂膜划分作上、中、下三焦，完成十一藏府理论，提出"五藏，藏精气而不泄；六府，传化物而不藏"。在创十二经脉理论时，《灵枢·脉度》提出"阴脉荣其藏，阳脉荣其府"，深刻反映了我国医学理论在初创时期的演绎概貌。

现在，当我们拟撰经脉学说起源、演绎过程中医家们探讨经脉循行时有没有相应的经脉解剖做基础，澄清经脉学说在创建过程中的某些经脉循行的解剖学史实是我们应该认真进行的。我国经脉学说起源于殷商造字者们在对心脏的反复解剖观察过程中感悟到心脏底部几条大经脉（血管）生理功能的推导性认识，说明经脉调节理论的起源具有偶然性，但绝非偶然。绝不是什么圣人在灵感下的突然之作，也不是具有特异功能的扁鹊在特异情况下发现了体内的经络系统，[1]更不是五千年前能"一拨见病之应，因五藏之输，炼精易形"的俞跗发现了循行性感觉[2]后发现经络。又有人说："中医讲脏腑之间联系，讲经络，其实都建立在气功透视、人体特异功能基础之上。经络能被特异功能者透视到，扁鹊无疑具有透视人体的特异功能。"[3]对此我们已在相关著述中澄清。

一、我国经脉学说起源、演绎史简议

我国经脉学说是中医理论的重要组成部分之一,它的起源是有雄厚的生理学知识、解剖学知识做基础的,是我国医学知识起源、积累至今三千多年前,人们体悟到需要解释病理的时候起步的。如殷商甲骨文的造字者们在创作"心"字的过程中,对人体心脏进行了反复解剖观察;甲骨文的造字者们在关注心主思维的同时,曾考虑脑主思维,他们根据人们在思考问题时往往用手抓自己后脑壳的行为表象,创作了一个从头颅(囟)、从手( )的"思"字作( )[4],寓意十分深动。但脑组织在颅腔内无声无息,十分柔弱,远不如心在胸腔内自主搏动的可直观性及与全身血液、生命生存关系的密不可分。因而在心脑谁主思维的问题上,三千多年前的中国人选择了"心主思维"。同时也导致了根据心脏底部的四条大经脉(血管:即由主动脉弓分出的左颈总动脉、左锁骨下动脉、无名动脉及上腔静脉)创立了经脉调节论,[5]由此经脉学说赋予了原始中医学理论体系坚不可摧的理论之魂。[6]

殷商以"心主思维,心脏底部的四条大经脉"为基础建立起来的经脉调节理论起源之后,由于社会的原始性、知识传承的艰辛,约五百年未见经脉理论传承的文字痕迹。直到春秋齐国,大约因管仲佐桓公,使齐国强盛达到"九合诸侯",齐国的财力在"宽惠柔民"时还有利于对科学事业予以关注。从《管子》分析:《管子·立政》称人体有"百体百骸"(一百个可活动关节),强调"百体之从心"(百体受心指挥)。《管子·枢言》:"道之在天者,日也(自然规律之道,日之东升西沉、南往北来,四季寒暑更替是日运行的结果);其在人者,心也(心之道,主思维与对全身的调节)。"《管子·内业》明文写道:"凡心之型,自充自盈……灵气在心,一来一逝。"心脏能"自充自盈,一来一逝",反映的是活体解剖观察的记录。在《管子》的许多文章中都反映了许多基础医学知识和临床医学知识。一百年后齐景公讲:"寡人之有五子,犹心之有四支……"[7]都证明齐人继承了殷商的经脉医学。至淮南王刘安点明:"夫心者……所以制使四支,流行血气。"[8]肯定了心有四支调理全身的生理功能。春秋以后,我国经脉医学随着临床医学的发展而发展,反映了人们不断深化认识,经脉医学存在渐进性发展过程。

我国经脉医学与扁鹊的关系:自司马迁对所采用史料不加分析地撰《史记·扁鹊仓公列传》说"至今天下言脉者,由扁鹊也"以来,至今学者众说不一。对于相关史料,我们必须慎思之。根据扁鹊给虢太子看病、四次给田齐桓侯看病都用望诊,分析扁鹊(秦越人时代扁鹊)只会采用色脉诊法,切脉法尚未发明。采用春秋相关医学史料论证扁鹊有可能掌握的医术,将在本讲附文《扁鹊从医新解》中探讨。20世纪70年代马王堆出土《足臂》《阴阳》两部十一脉灸经,学者们在研究中提出谁先谁后之说。说《足臂》早于《阴阳》,但《足臂》十一脉名均与《灵枢·经脉》一致,且已用于临床指导灸疗,为《阴阳》所不具备。又江陵张家山出土汉《脉书二》,经研究从属于马王堆《阴阳经脉》。张家山《脉书二》正文之后附文指出:"凡阳脉十二,阴脉十,大凡二十二脉,七十七病。"说明长沙、江陵《阴阳》经脉循行范围的划分,主要目的是用来归类疾病的。在《足臂》中有一则脉象诊断如"足厥阴脉，揗脉如三人参春"记录，这是汉代医家在切脉诊中对三联律的描述，反映了临床医学的进步。在张家山《脉书》又有一篇"相脉之道"，较《足臂》脉诊内容丰富多了。四川绵阳西汉二号墓出土"木人漆十脉图"，无文字可考，好似它应为十一经脉之前的文物。但其经脉循行线表明：手有六经，手三阴中有厥阴，历代学者认为手厥阴脉是为完善十二经脉时加入手厥阴心包经的；"十脉图"中，足只有三阳经，加背部有督脉，合为十经脉。而督脉属奇经八脉，应是完善十二经脉之后的补充。所以四川双包山"木人漆十脉图"亦难与十一经脉比较先后，我们只能理解自东方之域的扁鹊们将齐鲁的"四经脉诊法（望诊）"传播到了百越、蜀域、岐伯属地，是蜀域等地的先民们继承与发展了经脉医学四经说，由此分析各地域出土经脉学说循行差异就好理解了，《十脉图》《足臂》《阴阳》（甲、乙）均为秦汉时期各地域的医家们在传承中演绎出不同传本，反映了不同学派的存在。我们只求追溯我国经脉医学起源、演绎过程中的渐进性发展，及某些经脉循行的解剖学基础。

西汉医家在完善十二经脉理论时，采用"谨奉天道，请言终始"（《灵枢·终始》），即将古历法之十二月周而复始理论——天道"十二"引入经脉医学，将十一经脉发展为十二经脉，在此，必须将"五藏"改作"六藏"引入"心包手厥阴之脉"。其次完善经脉与脏腑的联系，提出"阴脉荣其藏，阳脉荣其府"，于是就有了"手之三阴，从藏走手；手之三阳，从手走头；足之三阳，从头走足；足之三阴，从足走腹"[9]。由此完善十二经脉循行如环无端达天道之周而复始，保证精（经）气在经脉内封闭式循行。上述原则，对于当时的经脉医学家们讲，是严谨而必要的。这些"原则"的系统性，保证了经脉医学指导中医临床两千余年。但由于上述"原则"的苛求性，迫使本依某些血管解剖所见循行路径建立的某些经脉循行路径不得不做大量的直走或分支等人为安排。因此，十二经脉之循行，虽达到了"内属藏府"，但是用今天解剖、生理学审之，"肺手太阴之脉""大肠手阳明之脉""脾足太阴之脉"等均无法直接与肺、与大肠、与脾联系，它们无法调节各相关脏腑的生理功能。这是近代将"经脉"说成"经络"进行数十年的"经络"研究必然失败的根本原因。然而在秦汉经脉理论中，医家们安排了足太阳膀胱经脉循行脊柱两侧，又有督脉、背俞诸穴、夹脊穴先后问世，结合现代解剖、生理知识解释秦汉经脉学说"内属藏府"调节各脏腑生理功能是明智之举。当足太阳膀胱经脉、背俞诸穴受到刺激，是可以起到调节相关脏腑的生理、病理机能的。顺此，引出了"经脉调节论"与脊神经中的自主神经系统的关系问题。回想许多学者在"经络研究"中都有此认识，值得学术界进一步探讨。

建立在有限的经脉解剖基础之上的秦汉经脉医学是原始中医学理论体系的魂，对经脉医学"内属藏府"的重新认识，也是创建未来中医理论的魂。

二、经脉学说创立早期的解剖学基础

1. 殷商心脏解剖导致经脉调节论诞生

我国经脉学说的起源有一定的偶然性。殷商时期的先民们，只知心脏对人体的重要性,希望能造出一个"心"字。为此,甲骨文的造字者们,在"依类象形"思想的指导下,先后对人体心脏进行了反复的解剖观察,逐步加深了对处于胸腔内的心脏的大体解剖的认识,如心内有两组瓣膜,瓣膜有向上与向下之分;心内有七个孔窍,提出"圣人心有七窍",认为有学问的人用七个心眼思考问题,已将人的思维能力赋予心脏了。在此基础上,殷人推导,有思维能力的心能影响全身(对全身起调节作用)吗?心脏是怎样对全身起调节作用的呢?于是在解剖观察中又推导心脏底部的几条大经脉(血管)分出许多分支通向全身,提出是否有思维能力的心脏通过这些经脉(血管)对全身起调节作用呢?于是,甲骨文第六个"心"字作 ,即在心脏底部画了两条线,代表四条大经脉,表明了我国经脉医学起源的时限。应该说明,殷商先民是在有目的地解剖心脏、探讨心脏形态,即依类象形创作"心"字的过程中逐步加深对心脏生理功能的推导中闯进了经脉医学,这一偶然性建立在对心脏的反复解剖观察过程中。直至两汉经脉学说在循行过程中的演绎、完善,均依某些经脉(血管)的解剖所见为基础描述其循行过程。

2. 某些部位解剖所见血管成为某经脉循行的基础

《灵枢·脉度》说:"经脉为里,支而横者为络,络之别者为孙。"这段记述,有直走在深层肌间隙的主干经脉,有横于浅层皮表的分支络脉,有细微末端的孙脉,生动具体。《灵枢·经脉》说:"经脉十二者,伏行于分肉之间,深不可见。"这里讲的"深不可见",是指未解剖之前,在人体皮表是看不见的,当解剖时,就清楚地见到十二经脉的某些部位循行是顺着肌间隙行走的。

《灵枢·经脉》篇的作者接下去写道:"其常见者,足太阴过于内踝之上,无所隐故也。"可见古代医家毫不含糊地承认"内踝之上"的这条可见的经脉——一条较大的表浅静脉,就是足太阴经脉。古代医家们在创立"经脉学说"的时候,由于历史条件的限制、古典解剖知识的欠缺,所以有关经脉的走向,存在人为推断,或曰"人为安排"。但是,《灵枢经》中,在讲十二经脉走向的时候,仍然有不少地方,是以当时在解剖过程中所能分辨的血管走向为基础写的,与现代解剖学中所记录的血管走向是一致的,如手阳明经记有:"……其支者,从缺盆上颈贯颊,入下齿中。"显然"上颈贯颊",是对颈外动、静脉行走方向的描写,它们都有一支较大的终支(或属支)分布于面颊,都有分支(或属支)从下颌孔出入于下颌骨中,如"胃足阳明之脉,起于鼻之交頞(鼻梁)中,旁纳太阳之脉,下循鼻外,入上齿中",頞即鼻梁骨。当今解剖证明,来自上颌动脉分支的眶下动脉从眶下孔穿出,说明秦汉学者在解剖过程中见到了眶下孔有经脉穿入。另外,左右内眦静脉在鼻梁区组成血管网,这是足阳明脉起于鼻的物质基础;鼻外侧血管网与上颌齿槽静脉血管相吻合(旁纳太阳之脉的原意)后,顺鼻外侧行走,构成面静脉,循腮腺的后下廉退去。

以上两条经脉循行方向的记录中,有"入上齿中""入下齿中""旁纳太阳之脉",这些具体的局部经脉解剖描写,没有解剖所见,是记录不下去的。再举一例,"心手少阴之脉,起于心中,出属心系,下膈络小肠;其支者,从心系上挟咽,系目系;其直者,复从心系却上肺"。和其他经脉的走向一样,《灵枢·经脉》的作者们是以解剖为基础，对与心有关的经脉一支一支地讲下去。我们知道，出入心脏的几条大动脉、大静脉，都与心室和心房紧紧相连，这是手少阴经脉直接"起于心中"的根本点。文中指出，它的主干"下膈络小肠"，是指主动脉弓、胸腹主动脉及其在腹腔的分支讲的；从主动脉弓发出的分支（包括左、右颈总动、静脉在内）"上挟咽"，再上循至眼，构成眼球的"目系"，这中间经脉之走向存在推断，应该说明心手少阴之脉直接从心系"却上肺"。据查，经脉循行走向中的"却"字，一般为"有进而又退之意"。可见作者们在解剖中看到了两条血管（肺动脉和肺静脉）直接与心肺相连，推断它们在循行中与心肺相互有进有退，故叫"却上肺"。用现代解剖知识分析，心脏的"经脉"循行"却上肺"，讲的是由右心室发出的肺动、静脉。由此我们断定，西汉医家在心肺解剖观察过程中比殷商先民的观察更详细，发现了"小循环"。如果《灵枢·经脉》的作者没有掌握上述血管系统的解剖情况，能这样准确地遣词用字吗？还有肺手太阴之脉，"下肘中，循臂内上骨下廉，入寸口"。我们分析，"下肘中"将这段经脉定位于前臂了。前臂的"上骨"是哪一块骨呢？当我们将掌心向内伸手，尺、桡二骨便有了上下之分。"上骨"指桡骨无疑。当代解剖知识告诉我们，前臂前区，有四条血管神经束，其中骨间前血管神经束循行于尺、桡骨之间。这一束中有骨间掌侧动脉循行于寸口，成为中医寸口脉诊的基础。可见，《灵枢·经脉》的作者们在前臂经脉解剖过程中，依骨间掌侧动脉记下了手太阴肺经在前臂段的循行，为创十二经脉理论"循环往复，如环无端"提供了基础。《灵枢·官能》："寒过于膝，下陵三里，阴络所处，得之留止。"此语是否为古人讲三里穴下有阴络通过呢？现代穴位解剖证明，足三里穴下，有胫前动、静脉通过，我们可以用胫前动、静脉为足三里穴下之"阴络所处"作注。《素问·水热穴论》："……凡五十七穴者，皆藏之阴络。"此语肯定了秦汉医家认为许多穴位下都有阴络通过，证明了秦汉经脉学家们对经脉循行的描述是有解剖做基础的。甚至可以理解，汉后医家们对五十七个穴位做过解剖观察，发现了各穴位下都有"阴络"（络脉等）。

3. 采用颅底动脉循行特征构建阴阳跷脉理论

两汉医家关于颅底经脉的解剖，收载于《灵枢经》之中。当十二经脉理论完善之后，促进了临床医学的发展，当医家在临床发现了"伤左角，右足不用"的病例，其特点是左额角受伤后，病理发展交叉到"右足不用"。两汉医家在探讨这一"交叉"的病理原因时，开起了创造性思维，从十二经脉理论中寻找根由。在排除其他经脉调节的可能性后，抓着足太阳膀胱经的解剖学循行特征，发现了"足太阳有通项入于脑者……在项中两筋间，入脑乃别，阴跷阳跷，阴阳相交，阳入阴，阴出阳，交于目锐眦"（《灵枢·寒热病》）。现代颅底解剖知识告诉我们：左右两侧的椎动脉，从枕骨大孔进入颅底后，汇合成基底动脉，再向前伸，与由两侧颈内动脉分支的、起于视交叉前外侧的大脑中动脉及大脑前动脉相互吻合，组成颅底动脉环。颅底经脉的这些形态特征，从生理学讲，保证了大脑血液与营养物质的供应。从解剖学讲，在古人直观下，认为椎动脉形成的动脉环，就是导致"伤左角，右足不用"的原因。故将基底动脉环命之曰阴阳跷脉，成为奇经八脉的重要内容之一。两汉《说文》解"蹻，举足小高也"，说"蹻脉"是主抬腿运动的，与《灵枢经》意见一致。只不过由于当时科学技术水平的限制、人体解剖生理知识的不足，医家们误将大脑运动神经在脊髓段的左右交叉及其生理功能赋予可见的颅底经脉了。《灵枢·经筋》足少阳之筋根据心、经脉调节论及阴跷阳跷理论进一步创"维筋相交"理论，写道："足少阳之筋……上额角，交颠上……支者结于目眦为外维……维筋急，从左之右，右目不开，上过右角，并跷脉面行，左络于右，故伤左角，右足不用，命曰维筋相交。"《灵枢·经筋》的这段文字，与《灵枢·寒热病》中的"阴跷阳跷"有什么样渊源关系？"维筋相交"是否仅指"目眦"与左右额角，有待进一步考证。《灵枢·大惑论》中的眼底解剖所见"裹撷筋骨血气之精而与脉并为系，上属于脑，后出于项中"，"后出于项中"句，当指颅底之阴阳跷脉。能够"交颠上"的左右额角的"维筋"如何"相交"？是两汉学者没有说清的，仍待考证。

　　从殷商心、经脉调节论起源之后，至两汉完善十二经脉理论，补充奇经八脉时，某些经脉循行线的确立，都建立在解剖所见相关经脉循行的基础之上。唯要求臂胫经脉直线行走，适当分支且达脏或腑的时候，各经脉循行存在人为安排是不可忽视的。从今本《内经》简述以上史实论证经脉学说创立、演绎过程，是在有限的局部经脉解剖基础之上逐步推演完善的。有关经脉学说与人体解剖学的关系，在相关章节中均有探讨，请读者审视之，考撰之。

附　扁鹊从医新解

中医史学界公认，我国历史上的扁鹊是一位综合人物名，在民间口头文化传承中，有许多遥远的故事。当代学者张大可说："扁鹊是传说中黄帝时的名医。"[10]《汉书·艺文志》根据当时收集到的史料载《泰始黄帝·扁鹊·俞跗方》，将扁鹊与黄帝、俞跗并列，依秦汉口头文化传承将黄帝时有扁鹊固定下来。现在，当我们拟撰《扁鹊从医新解》的时候，我们基本依《史记·扁鹊仓公列传》认定其为"秦越人，从医于长桑君"展开讨论。《史记·扁鹊仓公列传》："扁鹊者，渤海郡郑（鄚）人也，姓秦氏，名越人。少时为人舍长，舍客长桑君过，扁鹊独奇之，常谨遇之。……长桑君出入十余年，及呼扁鹊私坐……"以上是司马迁根据某些口头传承文化与史料的一段追记。医史名家李经纬教授在为曹东义《神医扁鹊之谜》撰序时指出："司马迁在撰写《史记·扁鹊仓公列传》时，所搜集到的有关资料，显然不够详细和丰富，这给后世研究扁鹊的史学家和医学家们留下了许多疑点。"李教授的分析为我们在探讨扁鹊从医过程及相关医术时跳出《史记·扁鹊仓公列传》，思考春秋、战国时期医史概况提供了依据和勇气。在《史记·扁鹊仓公列传》中，扁鹊为赵简子、虢太子、齐桓侯诊过病。据有关史料分析，春秋末年，晋昭公以后的赵简子，约生活于公元前？—前475年；历史上的虢国，除东虢、西虢外，依何爱华研究，《左传·昭公七年》（公元前535年）"齐侯次于虢，就是扁鹊所入之虢"[11]。又据裴骃考证，齐桓侯即田齐桓公午（公元前374—前357年在位）[11]。上述三位人物无论怎样考证，都跨越历史过长，至少是司马迁取材不慎。近数十年来，研究扁鹊的相关文章，据曹东义初步统计，从20世纪30年代至1996年止，已达95文，尚有专门著作出版。曹东义先生所著《神医扁鹊之谜》（1996年出版）为又一力作，该书第11页指出："秦越人少年时期，聪慧过人，他的故里郑州（今河北任丘市北），在春秋战国时期，是赵、燕、齐三国的交界处，古老的黄河在它南边经沧州到天津入海，当地贸易繁荣，交通发达。秦越人年轻时在镇上一个旅社任舍长。"由此看来，年轻的秦越人，不仅是一位能够管理旅社、应酬社会的有心人，而且是一位具有一定知识的好学之人。扁鹊学医，离不开他自己的兴趣和那段历史！

关于长桑君，是一位被神化了的医术高超的医生。他来到赵、燕、齐三国交界处交通发达、贸易繁荣的镇上，住进扁鹊的旅社出入十余年，难道就没有病人找他求治？难道在舍内就不接诊病人？这一点司马迁没有交代，是一个很大的疏忽。司马迁的疏忽还在于春秋时期医界对"脉"的认识,从秦越人至司马迁撰《史记·扁鹊仓公列传》,至少相去300年,且西汉时期的经脉医学已有很大发展。他写下"至今天下言脉者,由扁鹊也",特别是:"越人之为方也,不待切脉、望色、听声、写形……"春秋末期,在中医诊病中,尚无"切脉"的可能,那时主要是"望色、听声"。扁鹊的医术是从长桑君那里学来的,长桑君应有何等医术呢?我们能不能从长桑君所处的时代考证长桑君应该掌握的医学基础知识及其相应的临床经验呢?当今学者考证,扁鹊秦越人就是赵简子那个时代的医家,与孔夫子处于同一时代。[12]赵简子是春秋末晋国的正卿,名赵鞅,又名赵孟,于晋定公十九年(公元前493年)因范氏叛乱,赵简子率兵攻范氏之郑军获胜受封,为建立赵国奠定了基础。由此看来,长桑君生活于公元前500年以前。那一时代的基础医学知识和临床医学知识可从那一时期的相关书籍中考证,以求明了当时的医学概貌。

"望色"属色脉诊法,是早期血气理论与经脉医学结合以后的一个分支。根据我们对经脉医学的考证,我国经脉医学起源于殷商的造字者们对心脏的反复解剖观察……最后一个"心"字作 ,造字者在心脏底部画了两条线,代表了心脏底部的四条大经脉,这就是我国经脉医学起源的过程。商纣王讲:"吾闻圣人心有七窍。"圣人,即有学问的人,用七个心眼思考问题,这是"心之官则思"的最早界定。随后的500年,关于心脏的知识见于《管子·内业》:"凡心之型,自充自盈……灵气在心,一来一逝。"管子之后的齐灵公时期、齐景公时期,对心、经脉医学都有反映。景公讲:"寡人之有五子,犹心之有四支,心有四支,故心得佚焉。"景公将心脏底部的四条大经脉(四支)比作他的五位谋臣。说明至景公时期,我国的经脉医学停留于心脏底部的"四支"。经脉医学向十经脉、十一经脉发展是秦汉医史的内容。齐景公,公元前547—前490年在位,恰与秦越人长桑君同时代,孔子继承了《左传·僖公十五年》(公元前645年,与齐桓公同时代)讲"阴血周作,张脉偾兴,外强中干",用以形容一个国家的政局,曾将人之血气分作"未定、方刚、既衰"三个年龄段,证明当时医学对"血气"的认识。长桑君时代的血气说大约只限于此。关于脏腑的认识,公元前500年以前是很原始的。我们从甲骨文得知殷商的造字者们对心、胃进行过解剖,对腹腔的脂膜"肓"( )网膜囊孔进行过解剖,肓(,网膜囊孔)成为三焦理论上焦的解剖基础。与此同时,甲骨文中还有大量的女性生殖医学的原创文字,反映了殷商时期妊娠、临产、生殖医学水平。从生理学讲殷人还创作了一批反映精神、思维的文字(从略)。关于人体内脏器官的名字,《诗经》中除"心"外,还有"肺、肠、脾"的命名,在使用上多与"心"并列用以抒发情感,反映了人们认为人体各脏器都具有情感。《尚书·盘庚》讲到心、腹、肾、肠,《素问·六节藏象论》中的"九野"为"九藏"理论,大约来源于此。《左传·成公十年》(公元前581年)讲膏肓,成为后世疾病深浅说"病入膏肓"的基础。《大学》讲"人之视己,如见其肝、肺然"。上述有关器官的史料都很原始,没有"藏"和"府"的区别概念。《国语·周语》"天六地五,数之常也"十一常数概念尚未引入医学论证五藏六府生理病理。公元前5世纪以后的脏腑区分、脏腑归类问题,在此不做探讨。

上述史料证明，长桑君可能掌握的医学知识，包含了经脉医学中的"灵气在心说""人有四经说""血气说"，诊断方法中的"望色（五色诊）听声（闻诊）"，疾病程度判断中的"病在腠理，在肌肤，在肠胃，在骨髓"及"病入膏肓"之类。关于内脏，《周礼·疾医》"参之以九藏之动"说明西周时人体内藏已有九藏之说。周民可能从人体解剖中认识了胸腹腔的心、肺、肝、胆、脾（胰）、胃、肠、肾，再加"膀胱"，作为"九藏"，长桑君必然掌握了九藏之生理、病理，他在舍下接诊病人时必然分析"九藏"病情及相关病理、施治方法，被好学的秦越人瞟学记忆，细心领悟，逐步掌握了一些医术。长桑君的治疗手段可能除火灸、熨灸、排脓、放血外还有诸多药物治疗。

当我们考证了长桑君可能掌握的医学基础知识与临床经验后，就可以推断扁鹊从长桑君在接诊过程中瞟学到的医学知识了，就可以推断长桑君向扁鹊传授《禁方书》及临床经验的基本内容了。有学者在《中华医史杂志》（1982年）讲："春秋战国时代，秦越人从长桑君学习医术达十余年之久，他的医疗技术非常高明……"曹东义于2008年3月20日在《中国中医药报》刊文指出："……秦越人暗下决心，拜长桑君为师，学习治病救人的活人之术。经过几年的考核，长桑君同意了他的请求，把自己掌握的医学知识毫无保留地传授给了秦越人。长桑君知秦越人挤出时间记医方、记药性、记病证、记医理……允许他开始为人治病。……秦越人长达十年的刻苦学习，他与长桑君隐秘的师徒传授，被人们误作一夜成名，成就治病救人的高手。"曹东义先生根据历史观解释秦越人从长桑君学医过程，补正了司马迁的疏忽，还原了秦越人从医的原貌，并用上述认识回敬了司马迁记下的扁鹊"视见垣一方人"，能"尽见五藏癥结"的特异本领。毫无疑问，扁鹊治病救人的医术是扁鹊拜长桑君为师后刻苦学习的结果。司马迁笔下的神话，是司马迁那个时代无法回避的，我们的责任在于进一步采撷相关历史资料澄清之。我们分析，秦越人从长桑君学习"九藏"解剖、生理、病理知识（那时的病人病情较重，常呻吟不止），当秦越人对心、肺、肝、胆……解剖、生理熟记之后，使秦越人在接诊病人时，当病人还未走进门时，呻吟不止，扁鹊便可依病人呻吟特征"隔垣听息"，再加接诊时对病人姿态的审视、推理，便知来者所患病证，因此扁鹊具备了"视见垣一方人"的本领。应该指出，这一本领建立在掌握了心、肺、肝、胆、胃、肠等生理、病理、临床经验基础之上，这一"隔垣听息"的本领是许多细心的医生都可做到的，我们切不可将"视见垣一方人"神秘化。

关于"切脉"，前文已讲秦越人时代尚无切脉的可能，因那时人们还不知道动脉、静脉之分，这里的脉诊只能指"望色"，即色脉诊或五色诊法。近几十年来，在经络的研究中，有学者将"脉"与"经络"联系，说"扁鹊在特异功能状态下发现了经络"，这种认识都是值得商榷的。在《史记·扁鹊仓公列传》中，"血气不时"，应因"望色"而得。"上有绝阳之络，下有破阴之纽"亦属"望色"。最为典型者，扁鹊四次见齐桓侯，四次讲病之所在部位，都是望诊。在经脉医学中，扁鹊除色脉诊外，在经脉医学中未留下创见。

有关"视见垣一方人"的实质，被当今学者视为特异功能，与李时珍在《奇经八脉考》中讲"返观内视"的结局相近，已在本书第七讲做了澄清。切不可将"返观内视"推向特异功能。扁鹊秦越人所掌握的医术建立在刻苦学习了相关脏器解剖部位、生理、病理及长桑君传授的临床经验之上。

参考文献

1. 苏礼．扁鹊名实考略［J］．中华医史杂志，1987（1）：50．
2. 刘澄中，张永贤．经脉医学、经络密码的破译［M］．大连：大连出版社，2007．
3. 柯云路．人体——宇宙学［M］．北京：华夏出版社，1992：153．
4. 殷虚文字缀合380．
5. 严健民．中国医学起源新论［M］．北京：北京科技出版社，1999：58，119．
6. 严健民．经脉学说起源·演绎三千五百年探讨［M］．北京：中医古籍出版社，2010：202．
7. 晏子春秋、景公从畋十八日不返国晏子谏第二十三．
8. 淮南子·原道训．
9. 灵枢·逆顺肥瘦．
10. 张大可．史记全本新注［M］．西安：三秦出版社，1990：179．
11. 何爱华．秦越人（扁鹊）生卒及行医路径考［J］．新中医药，1958：8．
12. 曹东义．神医扁鹊之谜［M］．北京：中国中医药出版社，1996：33．

第十六讲

原始中医学临床诊断方法的起源及其诊断特色

医学知识的起源积累，医学理论的起源、演绎，临床诊断医学的起源，原始治疗医学知识的起源等，都是我们需要探讨的。人类所有相关知识的起源、发展，都有由相关知识的积累、再认识过程，都存在着渐进性发展及按各学科规律性发展过程。在原始中医学知识的萌芽、起源时期，原始医学知识的内涵，仅指一些零星的、简单的，但属主动的外治医疗行为所包含的外治医学知识。人类在进化中获得了远事记忆能力的新人们，在谋生中，在反复遭受外伤、流血、感染的过程，逐步摸索减少流血、减轻疼痛、减少感染，以求早日愈合的不自主行为中，逐步产生了自觉行为，寻找清清的流水洗涤伤口，找一片嫩绿的植物叶揉一揉贴敷在伤口上。当早期新人们能从不自主行为中感悟到它的好处时，人们在各类外伤痛苦的情况下求治愈欲的思想便应运而生了。

在本讲我们提出"原始中医学临床诊断方法的起源"问题，它有待于较为系统的医学知识的起源、积累及某些医学理论的起源之后，它与临床经验丰富、早期疾病命名紧密结合在一起。我们的研究证明，当原始外治医疗行为、原始医学知识、临床医疗经验积累到一定阶段以后，特别是当早期人群中那些特别关心各类疾病的人们接触到各类疾病越来越多，感到在语言表述某一疾病特征时产生了初步的分类，甚至给某一疾病命名的过程中，逐步闯进了临床诊断方法的尝试与探讨，导致了临床诊断方法的起源。

一、自发的体表解剖部位病证诊断法

近5万—4万年以来，新人们的生产、生活十分艰辛，他们集群居住在山洞或某一背风、向阳的场所，长期与野兽为伴，危机四伏，随时准备迎接险情。当许家窑人发明了狩猎工具飞石索，在一定程度上提高了生产能力，但是人们的生活仍无保障，主要靠采摘果实、寻找块根以及狩猎为生，因而各类外伤、流血、伤后感染时有发生。那时的人们只知外伤、流血、疼痛、感染属异常，不能认识内病中的各类疼痛是"病"的反映，没有建立"病"的概念，更没有建立"内病"的概念，没有认识"内在疾病"的经验与能力。原始医学知识的积累、发展和其他一切原始科学知识一样，都遵

守起源、积累、发展，遵守量变、质变规律，有一个循序渐进的发展过程。只有当人们感悟到外伤、流血、感染，或者在热天，当皮肤长出疖、痈，破溃流出血、脓，经久不愈，造成生活上的许多麻烦的时候，使人们感到这些痛苦都是"病"的时候，人们才有可能进一步体会到"胸口部位长期疼痛"，口腔牙齿疼痛，甚至跳痛的时候都是"病"；才可进一步感悟到胸口部位的痛，甚至呕吐，可能与吃了什么东西有关。当人们反复经历这一痛苦的时候，才能加深认识，感悟"内病"的存在。这一认识与人群中一些特别关心自己和他人各类痛苦的人是分不开的，因为只有他们主动积累这方面的经验最多，感悟最深。此类事件发生在距今一万年左右的玉蟾岩人至贾湖人时期，因为从一万八千年前的山顶洞人起已建立了最初的尊母习俗，对成年女性死者寄托哀思，有了最初的信仰与崇拜，反映了母系氏族社会的基本生活特征。与此同时，山顶洞人的遗物如骨针、小贝壳项链证明他们发明了钻孔术，能用骨针缝制兽皮衣服御寒，将贝壳等钻孔后用细藤条串联起来作饰品佩戴在颈上跳舞；山顶洞人的思维能力、积累的生活经验已较丰富，当他们从烈日下突然走进山洞，感到眼前一片漆黑，用手揉一揉双眼，停一会儿后，又可见到从山缝射进一束光线，似乎认识到"目之于色"的生理功能。数千年后的河南贾湖人，当他们在龟甲上刻出 ◯ （目，视），反映了八千年前的中国人对"目之于色"的认识水平。[1]但还不能说，他们有可能具备了将胸口痛认为是"内病"的能力，还不能说他们已能认识今天的胸口痛，可能是昨天吃了某某东西引起的。

一般讲，在原始医学知识起源中，人们在治疗医学知识的积累中，外治医学知识的积累是先于内病治疗医学知识积累的；在外治医学知识中，自然物理疗法是先于寻求药物治疗的。历史再向前发展至先夏，至夏商时代，特别是有文字可考的先商至殷商时代，先民们的原始医学知识与原始医学思维方法都积累到相当水平，殷商先民已开始寻求给疾病分类与命名。现有殷商甲骨史料为我们保存了一批三千多年前的原始医案与疾病命名，其中潜藏着丰富的原始诊断方法，反映了自发的体表解剖部位诊断法。如疾目、疾齿、疾首、疾肘，多指头面部相关疾病。在殷人的疾病命名中，也有疾软、疾疫、疾蛔、腹不安等较为复杂的病名，而疾蛔已从腹不安中分离出来，成为病因清楚的疾病，至今仍然沿用。在甲骨文给疾病命名中，还有借社会学之暴虐，而给来势凶猛、恶寒高热、反复发作之疾病取名曰"虐"的，开创了将社会学引入医学的先河，说明殷商先民积累疾病知识已较丰富，命名方法并不单一。

当我们希望从原始疾病命名中探讨病证诊断方法的时候，长沙马王堆出土了《五十二病方》，江陵张家山出土了汉代《脉书》。后者我命之曰《疾病篇》[2]，此文在人体29个解剖部位给疾病命名66种，如"病在头""在目""在目际""在耳""在面""在腋下"……多指一般疾病的好发部位。但这些疾病已不单指皮表的疖、痈，如在耳的疾病有"聋，其脓出为浇"。聋指听力闭塞；浇，是对中耳炎伴鼓膜穿孔有脓液流出等临床症状的描述。《说文》："浇，一曰灌溃也。"《广雅·释诂二》："浇，溃也。"可见聋、浇是汉代耳病的专用名词。《诸病源候论》称此病名"聤耳"，解曰："邪随血气至耳，热气聚则生脓汁，故谓聤耳。"又如病"在目，泣出为浸；脉蔽瞳子为脉浸"。

泣出指流泪叫"浸";而"脉蔽瞳子",指眼角膜旁有白色小疱向瞳孔部发展,属角膜病变后遗留下来的瘢痕组织,俗称"翳状胬肉"。当"翳状胬肉"遮蔽瞳孔时,影响视力,故命之曰"脉浸"。此一病名包含了病理认识,亦指病证诊断。对肛周疾病,《疾病篇》:"在篡(肛门部)、痈,如枣,为牡痔;其痈有空,汁出,为牝痔。"汉代医家依临床所见痔的形态已分别牡痔、牝痔的诊断,继承了秦汉时期的《五十二病方》给痔下诊断的方法。从《疾病篇》看,汉代医家对于肠中的疾病十分关注,已分十一种情况进行探讨,提出了叚(瘕积、块状物)的概念,虽然瘕证的概念尚欠完备,但已分作牡叚、血叚、气叚、膏叚、唐叚等,可见古人探讨之细。其中唐叚,高大伦解曰:"腹胀,溏泄。"[3] 在《疾病篇》中,还有依临床病症下诊断的马、瘿、痿、痹……的病名,这些疾病命名与《内经》一致,许多病名传承下来,反映了荆楚秦汉医家们的医学水平与思维水平,保留了扁鹊派多依视(望)所见病证为据给疾病下诊断,多属体表病证诊断法。

在探讨疾病命名之起源、演绎时,长沙马王堆出土的秦汉《五十二病方》是应该关注的。《五十二病方》随葬于公元前168年,成书应在秦汉之交或更早,在疾病诊断中基本摆脱了原始的体表解剖部位病证诊断法,医家们给疾病命名已表明了许多自主行为。从这一情况分析,好似《五十二病方》比张家山《脉书》晚出。如《五十二病方·伤痉》第一治方讲:"痉者,伤,风入伤,身信(伸)而不能诎(屈)。"分析"痉者"第二治方讲"伤而颈者",疑前文"痉"为"颈"之误,即颈部受风寒致伤[4]。在第一治方中点明用炒热的盐施熨时,"以熨头",强调"一熨寒汗出,汗出多,能诎信(伸)"。根据熨疗的效果分析,患者颈部之"风入伤"才是诊断,具有病因诊断的意义。治疗中针对"风入伤"进行热熨,熨至"寒汗出"后,病就好了。如婴儿索痉(新生儿破伤风)的诊断,在这一病名中已点出了"索(脐带)"与"痉"的关系,是因"如产时之居湿地久"引起的。那时产妇"临盆",其实还没有"盆",直接在房内的地上产子。当羊水破后,羊水积于产地,新生儿降生就降在地上,这就是"产时之居湿地久"的原因,这就是感染破伤风杆菌的条件。如癃(癃),古者"膀胱不利为癃"。癃指泌尿系统疾患。《五十二病方·癃》项下收载二十七个治方,讲到血癃、石癃、膏癃、女子癃。可见,早在秦汉时期,秦楚等广袤地区医家们已将泌尿系统病证命名为癃,此一诊断中,已有趋于一致的诊断分类。[4]但《五十二病方》中的诊断命名方法,很快被张家山《脉书》中"是动则病"的诊断方法取代。"是动则病"是主动从脉象寻找诊断方法的尝试,下文展开讨论。张家山《脉书》与《五十二病方》成书时间存在交织。

二、探讨"血""脉"生理机能主动寻找疾病诊断方法

《中医杂志》2005年增刊第297页发表杨洪明、杨绍戊《脉学起源考》,作者依历史传说为据,说《素女脉诀》在《礼记·曲礼下》注疏中贾公彦曰:"三世者,一曰《黄帝针经》,二曰《神农本草》,三曰《素女脉诀》。"杨氏之意,将上文推为"三世"之书,由此论证我国脉学起源于黄帝时代。我查天津市古籍书店出版《五经四书》中册、陈浩注《礼记集说曲礼》无果,有待商榷。我们考虑,在中医史学中,"脉学"

是一个广义名词,包含经脉学说、脉诊法之诸多问题,"脉学"起源与发展有一个渐进性发展过程。近百年来,我国考古史料不断丰富,如出土六千多年前的陶塑、玉雕人面头像中五官端庄者多起,[5]可以断定我国六千年前的河姆渡人、大溪人、牛河梁人已能理解"目之于色,耳之于声,鼻之于臭,口之于言"等部分生理功能了。但是,从河姆渡人到千年后的黄帝时期,人们还未产生对人体更深层次的生理认识要求,更重要的是,还未创造文字用于著书立说。黄帝时期人们对自身生理、疾病的认识,不是他们的智力问题,而是因为原始医疗知识、人体解剖、生理知识的积累不足,医疗实践经验缺乏,由此限制了黄帝时期的人们对经脉医学的认识。所以我们认为,说黄帝著《内经》,《素女脉决》著于黄帝时期,都属不实之词。今本《尚书》所载史料都是因甲骨文字的演绎为有心人从民间口头文化传承中追议尧、舜、禹相关史料创造了书写条件的结果。据学者们考证,今本《内经》是春秋以降学者们假托黄帝之作。[6]但这些不留名的学者们以当时的民间口头文化传承及相关史料撰著成册,为远古中华民族之灿烂文化的传承做出了伟大的贡献。

1. 关于色脉诊法、五色诊法的临床应用时限

色脉诊法首见于《史记·扁鹊仓公列传》"不待切脉,望色、听声、写形",文中之"望色"就指色脉诊法。扁鹊过齐,四次为(田)齐桓侯(桓公午)诊疾都属望色脉诊法。虽司马迁强调:扁鹊"特以诊脉为名耳",又指出"不待切脉",这是司马迁没有交代清楚的,误导后世学者认为扁鹊可以实施切脉诊法。有学者考证,长桑君、扁鹊(秦越人)、赵简子、孔夫子处于同一时代即春秋末期。[7]此时齐史记载,我国经脉医学还处于"四经脉说——心有四支,故心得佚焉"时期,[8]生理之血气说还处于"血气未定、方刚、既衰"[9]的认识,人们尚无区分人体之动脉、静脉的医学生理学经验,不可能在临床产生切脉诊法。《史记·扁鹊仓公列传》中淳于意于公元前180年得公乘阳庆传授"脉书上、下经、五色诊……",说明当时的十一经脉已向十二经脉理论发展,医家们已能区分动脉、静脉,五色诊法和切脉诊法已用于临床。史料证明,淳于意前300年的秦越人扁鹊不可能掌握切脉诊法。

色脉诊法是最为原始的依体表所见之脉色判断病证的诊法,是以秦越人扁鹊为代表的医家在主动寻找病证诊断法时,根据人体在寒暑条件下观察体表肌肤之络脉色泽变化为基础,从临证经验中总结出来的。我分析,五色诊法由单纯的色脉诊法发展而来,是秦汉医家引入阴阳理论的早期之作。如《素问·经络论》不足200字,直讲"夫络脉之见也,其五色各异,青黄,赤白黑不同"。后文讲:"经有常色,而络无(有)常变……阴络之色应其经,阳络之色变无常,随四时而行也……""随四时而行"的"络"指皮肤下的络脉(阳络),是医家望诊时的基础,即五色诊指皮表络脉随气候及人体病态导致的变化,而"阴络"当指肌肉深部的络脉。《灵枢·经脉》:"络脉十二者,伏行分肉之间,深不可见……"说明医家在某些经脉的解剖过程中见到了"分肉之间的经脉(血管、神经束)",医家在观察中将"血管、神经束"之整体当"脉"来认识。由此可以解释"络脉"中有白颜色的"脉",此脉当指"中无有空"的细小神经分支和纤维(阴络之色应其经);或者在"分肉之间"见到"中有空"的动、静脉。因那时的尸体解剖是在被戮杀死者血液流尽之后进行,所以在动、静脉内很难见到血液,这是我们对"阴络之色应其经"的认识。

五色诊法用于临床,实指两汉时期医家在望、闻、问、切四诊中对病者全身综合性望诊,这时的望诊理论建立在风寒致病基础之上。《素问·皮部论》:"其色多青则痛,多黑则痹,黄赤则热,多白(皮肤苍白)则寒。"《灵枢·五色》:"凡诊络脉,脉色青则寒、且痛;赤则有热。"但在五色诊法应用中,医家不可能深入到"分肉之间"去探讨"阴络之色应其经"的相关问题,这是我们应该辩释的。

2. 内踝弹诊法

内踝弹诊法是春秋、战国时期医家们主动依经脉医学寻找疾病诊断方法的一种继色脉诊法之后的诊断法,此法理论依"经脉十二者……其常见者,足太阴过于外(内)踝之上,无所隐故也",即以内踝部可见之静脉作为观察疾病的依据。此一诊法散见于《史记·扁鹊仓公列传》《素问》《灵枢》诸篇之中,不久被三部九候诊法替代。《内经》中的内踝弹诊法记载不全,自马王堆《脉书》、张家山《脉书》相继出土后,其弹诊手法得到相应补充,但仍有关键残字、残文难补,有关问题已在《论原始中医学》《远古中国医学史》中探讨,本文从略。

3. 三部九候诊法

三部九候诊法是继内踝弹诊法之后医家们在临床工作中依经脉、络脉理论为基础主动寻找到的又一较为原始的诊断方法,本诊法除与动脉有关外,还涉足三与九,历代学者均认为它与战国时期术数理论存在一定关系。从我国原始中医学临床诊断方法的起源与发展讲,它是我国经脉医学由四经脉说及十一、十二经脉说用于临床医学诊断学发展到一定历史时期的产物,它在诊断中更注重于动脉的观察。三部九候论的作者们实际上是在秦汉之际总结先祖们比较混乱的临床经验,认识到人体各部位络脉存在虚实,经脉存在搏动现象中总结出来的。在《素问·三部九候论》中,最为典型的表述形式是:在头部的三候,如"上部天,两额之动脉;上部地,两颊之动脉;上部人,耳前之动脉",认为"天以候头角之气,地以候口齿之气,人以候耳目之气",由此说明头部的天、地、人三候部位,为临床中依解剖部位给疾病命名、下诊断提供了理论依据。但在《三部九候论》中和其他如《素问·离合真邪》《素问·八正神明》等篇中,对人体中部三候、下部三候都缺乏阐释,说明在今本《内经》中对于原创三部九候理论搜载不全,又有阴阳理论掺入,至少存在意见不一。因而在秦汉临床医学中使用时间不长。不久被"是动则病"理论替代。

4. "是动则病"脉象诊断方法之祖

"是动则病",本属原始中医学痈疽诊断学范畴,是对痈疽病理过程观察的结果。《灵枢·痈疽》:"寒气客于经(脉)络(脉)之中则血泣,血泣则不通……寒气化为热,热胜则腐肉,肉腐则为脓,脓不泻则烂筋……"这则病理建立在"郁(不通)"基础之上。《吕氏春秋·尽数》"流水不腐,户枢不蠹"讲的是自然现象。痈疽的作者将此引入人体说:"形气亦然。"引出"郁处头则为肿为风……"《吕氏春秋·达郁》说:"血脉欲其通也……精气欲其行也。"结论:"病之流,恶之生也,精气郁也。"《灵枢·刺节真邪》深化对痈病理论的探讨,说:"虚邪之入于身也深,寒与热相搏,久留而内著,寒胜其热,则骨痛肉枯;热胜其寒,则烂肉腐肌为脓。"《灵枢·刺节真邪》的作者将病邪侵入肤肌后的病理发展分作寒者阶段与热者阶段，这一正确认识是临床经验的总结。用现代病理讲，致病细菌侵入肌肤后，局部组织液渗出，局部质地坚硬，温度偏低，古人称"寒者阶段"，然后过渡至"热者阶段"。此期局部组织液进一步渗出，白细胞等加速浸润，局部进一步水肿，病灶局部压力超过动脉压时，病灶局部出现跳痛感，这就是《灵枢·经脉》、张家山《脉书》等记载的"是动则病"，是依经脉循行范围归类疾病提出来的。"是动则病"是痈疽诊断的重要依据。但是，两汉医家们在依一定要求人为安排十二经脉首尾相接，如环无端，内属脏腑，外络肢节的循行过程中，同时引入"是动则病"理论以求说明经脉主病，以求用经脉循行范围归类疾病。又因撰著十二经脉的作者们未能认识到"是动则病"出于血气、病气病理之"郁"，出于痈疽理论；或者《灵枢·经脉》篇的作者仅依"十一脉灸经"为据引入"是动则病"理论，未能阐明"是动则病"的根由。两千余年来后继学者们亦未能探明"是动则病"与"郁"、与痈疽理论的关系，又随意阐释作"是动病"与"所生病"，闹出了许多笑话。自张家山同时出土《脉书·相脉之道》，记载汉代医家强调"它脉盈，此独虚，则主病；它脉滑，此独涩，则主病；它脉静，此独动，则生病。……此所以论有过之脉也"的认识。有学者对相脉之道研究后指出："诸多迹象表明，'是动''所生'，不是疾病种类的划分，而是早期脉学著作。"[10]彭坚先生于1993年指出："是动则病，即指某条经脉的动脉搏动异常而该脉出现的疾病。"所以，张家山《相脉之道》史料，较《经脉》"是动则病"清晰，是我们应该进一步研究的，汉代脉象学中的盈虚、滑涩、动静及"掊脉如三人参舂"成为创建寸口脉法的重要基础。

三、层次严谨的望、闻、问、切诊法

当医学知识、临床经验、临床病例积累到一定程度，医家们必然产生给疾病命名、归类的要求，在中国此情况发生于殷商时期。当医家给疾病命名的时候，首先离不开"望"，"望诊"包含的内容很多，中医是强调形神观的，对于神的了解，是对全身情况的评估，所以中医望诊非常重视对神的观察，包括人之精神、神志是否清楚，神情神气表现，及对神形、神色、神态之综合分析，由此望、闻、问、切的四诊方法逐步被总结出来。关于"闻"诊，指医者在接触病人时，利用自己的听觉和嗅觉收集病人的有关信息，借以判断病人之病情、病位。《灵枢·胀论》："胃胀者，腹满，鼻闻焦臭。"病人鼻出焦臭，病人可闻，医家亦可闻。《素问·腹中论》："有病胸胁支满者，妨于食，病（人）至则先闻腥臊臭。"当医家接触病人，闻到"腥臊臭"时，就可作诊断参考之一。关于"问"诊，《素问·三部九候论》云："必审问其所始病，与今之所方病，而后各切循其脉"。可见中医"望、闻、问、切"四诊，早在先秦，特别是两汉时期已逐步被总结并用于临床了，其诊断层次是严谨的。在四诊中望、闻的内容丰富，如五色诊法最主要的是望诊，包括对病人微循环的审视，对病情总趋势的评估，为问诊打下了基础。我们知道，西医在接诊病人时也有四诊，叫"望、触、叩、听"，虽触、叩、听诊有优越性，但四诊中无"闻"、无"问"，当接触病人后，一望而开始"触、叩"，这"触、叩"有目标吗？所以细思之，西医的四诊与"闻、问"脱节，至少在提出"望、触、叩、听"时不够严谨。当今西医在接诊病人时，实际上也包含了闻、问

过程。

关于"切脉",张功耀在"脉诊"法中索垢至极,说"中医脉诊法不具备起码的可用来排中分析的逻辑基础"[11]。我们说早期的"脉诊法"是朴实的,张功耀戴着有色眼镜审视脉诊,看不见原始中医学中脉诊法的先进性,因此我们有必要和张先生一起研究脉诊法的历史了。我们已讲,脉诊法是从"经脉主病,是动则病"临床经验总结出来的,与血气理论及对表浅动脉搏动不断加深认识有关,与在望诊的基础上对五色诊法经验的积累存在一定关系,是秦汉医家们主动寻找客观诊断方法的结果。张功耀在《告别谬论》中不怀好意地讲过扁鹊,我们说对于扁鹊的历史,没有必要鞭打。在探讨脉诊法时我们感谢司马迁保留了相关脉诊发展史料。当我们究读《史记·扁鹊仓公列传》时,我们发现扁鹊诊病多在望脉(五色诊),如在诊虢太子病时,就凭"望色、闻声、写形"诊断,可见他用的是望、闻二诊,但他懂脉学理论。他从"上有绝阳之络,下有破阴之纽(赤脉)"指出"色废脉乱,故形静如死状",都建立在望诊基础之上。到写仓公列传时,司马迁如实地记下了许多切脉诊法,如"脉来数疾去难而不一者,病主在心",说明仓公的脉学知识是先进的。当他切到脉律混乱(脉来数疾去难而不一者)时诊断为心脏有病(其病在心),难道就没有分析病情时起到"排中分析"的作用吗?现在,我们能读到《足臂十一脉灸经》中有一句切脉诊法的记录,"循脉如三人参春",这是秦汉医家的实录,比喻十分形象,与仓公的"脉来数疾去难而不一者",几乎可视为同一脉象。为什么这样准确的可以判断心脏有病的切脉诊法张功耀就没有读到呢?现在,我们还可读到张家山出土的《脉书》,反映了秦汉医家的诊病水平,记载于《相脉之道》中,说"它脉盈,此独虚,则主病;它脉滑,此独涩,则主病;它脉静,此独动,则生病……此所以论有过之脉也"。这则史料,反映了依经脉主病的脉学诊断方法是先进的。在希波克拉底医论中,希波克拉底未能探讨脉学诊断,是希波克拉底的一个失误。同时说明,希波克拉底根本没有涉足于较深层次的人体(经脉)调节理论。

我们不否认在后世的脉象诊断中,由于受历史原因的影响,出现了"肝脉、肾脉、脾脉"等不切实际的说法,这正是我们在探讨未来中医理论时需要对其进行解构与重建的内容。张功耀在索垢至极的前提下全盘否定脉诊,不是科学态度。何况目前有经验的西医在诊断过程中也学会了切脉,希望从切脉中了解病人循环系统的基本情况,从脉之盈虚、频数、脉律、奔马律等脉象初步判断病情,提出进一步检查的方案与初步治疗方案,不知张功耀会不会将西医的切脉法也全部否定。

对于原始中医学的临床诊断方法中的色脉诊法、内踝弹诊法、三部九候诊法、是动则病及望闻问切诊法,以上做了初步探讨,阐释了我国秦汉医家在临床工作中,在逐步完善经脉调节理论的同时,主动从临床需求出发,逐步完善了临床诊断方法,顺此回敬了张功耀说"中医脉诊法不具备排中分析"谬说。我国秦汉时期逐步完善的临床诊断方法,建立在临床医学基础之上,望、闻、问、切仍然是未来中医临床诊断方法的基础理论。

参考文献

1. 严健民. 中华远古中医学思想萌芽史上的轨迹·目主思维史话 [J]. 中国中医基础医学杂志, 2011 (3).
2. 严健民. 中国医学起源新论 [M]. 北京: 北京科技出版社, 1999: 147.
3. 高大伦. 张家山汉简《脉书》补释 [M]. 成都: 成都出版社, 1992.
4. 严健民. 五十二病方注补译 [M]. 北京: 中医古籍出版社, 2005: 18.
5. 刘庆柱. 二十世纪中国百项考古大发现 [M]. 北京: 中国社会科学出版社, 2002: 81, 85, 108.
6. 刘澄中, 张永贤. 经脉医学、经络密码的破译 [M]. 大连: 大连出版社, 2007: 4-7.
7. 曹东义. 神医扁鹊之谜 [M]. 北京: 中国中医药出版社, 1996: 33.
8. 晏子春秋·景公从畋十八日不返国·晏子谏第二十三.
9. 论语·季氏.
10. 廖育群. 汉以前脉法发展演变源流 [J]. 中华医史杂志, 1990 (4).
11. 张功耀. 告别中医中药 [J]. 经济管理文摘, 2006 (23): 8-11.

第十七讲

原始中医学临床治疗医学起源、演绎概说

原始治疗医学，是指某一民族的医学事业在起源早期，人们逐步从相关医事活动中在远事记忆的前提下总结出一些有效的治疗方法，这中间必然有一个人们对相关治疗医学知识的逐步认识过程，它与人类在进化过程中智力水平的发展应该是相适应的。如我国新人的代表许家窑人已获得了远事记忆能力，在原始狩猎过程中已能总结相关经验。在许家窑人以后的数万年间，人类由于各类经验的不断积累，逐步提高了思维水平，促进了原始综合科学知识的发展及相应技术的发展。人类的医学事业，哪怕是最原始的医事行为，也应在起步（萌芽）与发展之中。近数万年来人类的医事行为应属原始治疗医学起源、演绎的滥觞，我曾在《原始中医学的思维特征》[1]一文中探讨了获得远事记忆能力的新人们对于水的认识过程，"当他们在谋生的生活实践中，难免掉进水里。最初掉进水里的新人，或冻或溺，九死一生，人们十分恐惧。当人类的大脑进化到可以积累经验，并从经验中认识到流水与静水、深水与浅水的时候；当天气炎热，掉入水中体会到舒适感觉的时候；人们开始认识到水并不可怕……"这一认识还说明原始治疗医学的起源与人类原始生活实践有关，反映了我国外治疗法中水浴疗法的起源过程。但这只能是主动寻找自然水源跳入自然环境的水中发生的原始医事活动，而与主动将水引入某一容器进行水浴，或者将容器内的水加热后进行热水浴等，还有一段遥远的距离。

作为释解原始中医学思想萌芽与起源的相关认识，即远古人类对水的认识过程，被李经纬教授在约稿后收录于《学科思想史文库》（《中医学思想史》第一章第四节），《中医学原始思维特征》（2006年版）[2]。李经纬教授于2008年在"八十自述"中说："学科思想史文库由中国科学院路甬祥院长任总编，《中医学思想史》是该书的组成部分之一，用了近20位学者整整十年的工夫，前后八易其稿，是我一生之竟有者……"[3]著名医史学家甄志亚教授于2009年在《中医学思想史评介》中引"……最初掉入水中的新人经九死一生，十分恐惧，至认识到水并不可怕，当主动寻找水源洗浴伤口的时候"，指出："这一主动行为包含了原始医学知识的积累与原始医学思想的萌芽双重过程。原始中医学思想史的研究，是一个从源头上做深层次开创性探索的

课题。"[4]

现在,当我们探讨我国原始火灸疗法萌芽、起源过程的时候,远古人类对火的认识与主动"取火"过程又提到我们面前。人类对任何事物的认识都有一个渐进性过程,越是远古,所花时间越长。如原始森林内的腐草、枯木堆积,因雷电起火的事时有发生,这种野火来势凶猛,燃烧的范围大,许多禽兽(包括人类)难逃,所以早期人类对于突如其来的森林大火是十分恐惧的。但当人类进化至新人,当他们经历了一次或数次森林大火后,不仅能认识到火的温暖,而且当走进燃烧过的现场时,可能碰上尚未烧尽的禽兽之肉,拾起食之,新人们在经验的积累中已知经烧过的肉类,较未烧过的肉类味道特殊,易咀嚼……这些认识与数十万年前的本能感知是不同的,新人们已可用手语和简单的语言做些表述,这使近五万年以来的新人们逐步认识到火对于人类生活的重要。因而在原来只能引自然山火于住地(或山洞)保存火种的情况下,又认识到人工取火的可能。经过数万年的观察与经验的积累,当新人们在燃烧灰烬旁生产石器时,因两石相碰,突然一个较大的火花飞落在一块植物炭上,引起了这块植物炭逐步复燃,生产石器的人将复燃的植物炭拿在手上,好奇地经口吹之,这火越来越大……这一行为经过多少次的努力、重复,终于总结出有目的地制作出一块较大的木炭放在一定部位,努力用两石相碰,让迸发出的火花落在木炭上,将燃着的木炭拿起,吹出了火焰,最为原始的人工取火的成功,才有了神话故事中的燧人氏。随后的数千年,又有了各种摩擦取火、钻木取火的发明。人类广泛的用火及火种的保存,促进了人类体质与大脑的进化及人类社会的不断进步。

附

20世纪抗日战争时期,我国工业落后,火柴(洋火)很少。我的老家江汉平原,天门岳口许多小镇都有"火石"与金属的"火镰"销售。一块灰红色的蚌状火石,配一块金属火镰一并销售。火镰刃面与火石迅速相碰,便能从火石上迸发出火花。在我看来,神奇极了。为了便于取火,那时的方法是:将秋天的苎麻砍后捆着沉入水中沤10~12天,使之"吐浆"后,取出,去掉麻皮的长纤维(纺织、造绳的重要原料),选粗麻杆晒干,适当锤破,点燃烧出明火,马上塞入一备好的竹筒内,当火全部熄灭,熄灭的麻秆炭就是很好的引火物,俗称"煤子"。用"火石"打火引火的方法是:将"煤子"拿在左手小指、无名指之间,将火石拿在左手拇指、食指之间,右手用火镰刃击火石,让迸发出的火花落在"煤子"上,吹之,即可得火焰,这是我小时做饭时用过的取火方法。"火煤子"还可用黄表纸或钱纸经折叠做成。

火对于人类的饮食及原始治病方法都做出了贡献。

关于原始中医学的临床治疗,在殷商甲骨史料至秦汉子书群中,虽有许多基础医学理论散见于百家之言,可谓异彩夺目,但很难见到自然物理(外治)疗法,用火治病及药物治疗史料虽在今本《内经》中有所传承,直至1973年长沙马王堆出土《五十二病方》才较为系统地揭示了秦汉及秦汉以前的自然物理疗法,史学价值极高。我于2006年出版《五十二病方注补译》,介绍过用火治病及相关药物的治病史料,本讲拟再依《五十二病方》史料述评之。

一、自然物理疗法

1. 火灸疗法述评

"火灸疗法",既往无这一疗法名。邵虹先生于 1983 年在《新中医》第 4 期发表《灸的历史研究》,在追溯灸疗起源时指出,"艾火之前,很可能是采用了干草、树枝诸种木柴作燃料来做熏灼、熨等方法来消除疾病"的。邵虹先生依春秋"丘所谓无病自灸"[5] "七年之病求三年之艾"[6]等史料推断论之,引导我们对我国秦汉以远依一定的火源为治病物的原始治疗方法进行探讨。记得《灵枢·经筋》足阳明筋的临床病症是:"……其病,引缺盆及颊,卒口僻,急者目不合。"此一临床综合征,与当今面神经麻痹的症状是一致的。古人的治疗方法是:"……治之,以马膏膏其急者,以白酒和桂以涂其缓者,以桑钩钩之,即以生桑炭置之坎中,高下以坐等,以膏熨急颊。……"《灵枢·经筋》收载的这个医案,产生于东汉完善十二经脉理论之后,又从临床中考虑到十二经筋的相关病证治疗时,在创十二经筋理论时提出来的。文中的"坎",本人解作"在室内筑一个土台,土台的高度与病人坐下时面部的高度相等,土台中央凹陷,以备燃烧桑木炭作烤灸面部用"[1]。应该指出,东汉以后的这个医案中的施治方法,我根据《五十二病方》中相关史料命之曰"火灸疗法"。1973 年于长沙马王堆出土的《五十二病方》,于公元前 168 年随葬,应成书于西汉以前,是未经后人修饰的秦汉医籍。《五十二病方》癃(癃)的第十七治方:"燔陈刍若陈薪,令病者背火灸之,两人(手)为摩其尻,癃已。"这是秦汉时期治疗尿闭不通的一则物理疗法,强调烧火一堆,叫病人背靠近火烤灸背部,用双手按摩臀部,尿就排出来了。本方就叫"火灸疗法"[7],它是我国先民在自然医疗实践中逐步总结出来的一种原始的物理疗法。在《五十二病方》中保存火灸疗法十九则,为其他古籍所不能比。其中:痂病七则,干瘙二则,其他分散于疣、痔、瘅等病的治疗中。其中痂、乾瘙两种皮肤病的皮肤多因皮肤角化上皮细胞堆积,伤口分泌物减少,皮肤处于干枯状态,故治疗中要用膏脂类(包括:釭脂、久脂、豹膏、蛇膏、殺膏、车故脂等)做浸润剂。如《痂》第三治方"以釭脂饍而傅之,傅,灸之"(傅釭脂后再用火烤灸),第五治方在涂药后"燔樸灸之",第七治方"以久脂若豹膏封而灸之"[8]等,其总的特征是,涂相关药于各病灶后,在火焰旁边进行烤灸,或先将药灸热后用布浸药热敷。这种古老的火灸疗法,既有热能作用于皮肤,使局部毛细血管扩张,血液循环改善;又有热膏、脂类浸润作用,有利于痂的溶解、药物的浸透及新生皮肤的生长。我国古老的火灸疗法对后世医学的影响是深远的,它促进了灸疗的起源,至清代吴师机的《理瀹骈文》记载的"炉烘"疗法应与火灸疗法存在渊源关系,当代理疗中的"电烤箱"疗法应属于火灸疗法之演绎。

火灸疗法在《内经》中有反映吗?前文讲到《灵枢·经筋》"生桑炭置之坎中"讲的就是采用桑炭作为火源的火灸疗法。《灵枢·病传》:"……或有导引行气、乔摩、灸、熨、刺、熇、饮药之一者",在此文中灸、熨、熇、代表三种不同的依火热治病的方法,看来灸与熇有别。《素问·气交变大论》讲用"火燔熇"治病,如不慎用,可能导致"病反谵妄狂越"。《素问·异法方宜论》:"北方者,其治宜灸熇。"王冰注曰"火灸烧灼谓之灸熇",王冰将灸、熇释为同一方法,应该辨识。《礼记·郊特性》:

"故既奠，然后焞萧合膻芗。"陆德明释文："焞，烧也。"《广雅·释古二》："焞，爇也。"王念孙疏证："焞，即爇字。"《左传·昭公二十七年》："将师退，遂令攻郤氏，且爇之。"杜预注："爇，烧也。"诸多先秦至两汉古籍都讲焞作烧、爇解。可见"焞疗"是古老的火炙疗法在《内经》中的又一个名称。关于燔、炙，《诗·瓠叶》："有兔斯首，燔之炙之。"《毛传》曰："加火上曰燔，抗（支掌、举起）火曰炙。"段玉裁《小笺》："燔与火相著，炙与火相离。"都强调烤炙兔肉时既燔、且炙。20世纪中叶，康殷先生出版《文字源流浅说》，在《医术》收载一个炙字，释炙字为灸，指出："∫像人股，在股的周围多处用微火灸灼，字形明确，绝非焚烧人股。"康先生的分析是正确的，但释灸有误。其实这个炙字，是炙的本字。其一，炙字表明在股的四周，四个火源都是小明火，离股有一段距离。其二，上述字形正好说明"炙与火相离"。其三，炙多与灼同用，炙之火源是要与皮表接触的，早期的灸疗为瘢痕灸疗，所以炙与灸疗无关，讲的是火炙疗法。

我们应该为古老的火炙疗法正名。[7]

2. 水疗述评

我们在前文探讨过自然水浴疗法的起源问题，被学者们称作"是一个从源头上做深层次开创性探索的课题"[4]。

水对于人类的生存是十分必要的，我们居住的地球表面70%以上是水，没有水便没有生物界，便没有人类的生存与进化。考古史料证明原始人类多依山傍水而居，我国至吊桶环人、玉蟾岩人已开创了利用水田人工种稻。7500年前的河姆渡人遗址中心，建有木构的水井，发掘时，井内出土汲水用的陶器，井上曾有井架和井台，[9]可见在水乡居住的先民已有饮用井水的习俗，这对于预防疾病是十分重要的。洛阳矬李龙山文化遗址亦有水井。[10]在传统典籍中，《淮南子·本经训》《吕氏春秋·勿躬》有关于夏初"伯益作井"，《周易》井卦强调"井养而不穷也"。蔡捷恩在《周易中的饮水卫生》中说："井卦爻辞里反映了殷商之际周氏族对饮用井水卫生的要求。"指出："井泥不食"是说井水泥浊不能食用。[11]胡朴安在《周易古史观》中有许多认识与蔡捷恩的认识一致。[12]我国7500年前的河姆渡人饮用井水的兴起，是先民们与疾病做斗争的一种手段与创举，是先民们长期饮水经验的结晶。

原始社会，在生产没有剩余价值的时候，产品的分配，原始保健事业中的用火、熟食、居住，除了对老弱病孩有些照顾外，人人都是平等的。但至仰韶文化前后，当生产有了剩余价值，部落的酋长及其协助人员的权力增大，原先具有一般保健意义的物质，现在被少数人占据，变成了他们的享受品。夏商之际原始科学技术有了新发展，青铜器兴起，酋长们享用的青铜器如匜（yí）盘等为洗沐用具。据《殷周青铜器·水部》记载，盛水盘已有龟鱼纹盘、舟盘、六鸟蟠龙纹盘等。《礼记·内则》记载周朝的权贵们洗浴十分讲究。如洒面曰沬，濯发曰沐，澡手曰盥。他们进盥，"少者奉槃，长者奉匜，清沃盥。盥毕，授巾"。但是到两汉时期撰《灵》《素》的先贤们很少重视水的医用，至多提到"渍形为汗"（《素问·阴阳应象大论》），或"……肾痹，沐浴清水而卧"(《素问·五藏生成》)，而长沙出土的西汉以前的《五十二病方》则为我们揭示了先秦以前水疗的神秘面纱。在《五十二病方》中搜载水浴疗法六则，如《诸伤·第三治方》《睢·第十治方》做热药水浴，《婴儿病痫方》冷药水浴，《牡痔·第六治方》属坐浴。

（1）冷药水浴

《婴儿病痫方》采用冷药水浴。婴儿病痫方项下："痫者，身热而数惊，颈脊强而腹大。"依此原文本方应释为"婴幼儿高热惊厥"，本病的治疗秦汉医家"取雷矢三颗，冶，以猪煎膏和之，小婴儿以水半斗，大者以一斗……以浴之"。考《急就篇》《名医别录》，雷矢即雷丸，亦名竹苓，为竹之余气所结。属担子菌亚门，多孔菌科，寄生在竹的地下茎上，产于我国西南四川、湖北、安徽等地。雷丸直径为1～2厘米，质坚实，表面棕色或灰黑色，内部白色或浅黄色，古人认为雷丸主癫痫狂走。现代研究证明，雷丸含雷丸素，对于脂肪具有较好的溶解作用。当高热惊厥的患儿（热天），在含有雷丸素的冷水中洗浴时，一方面冷水降温，一方面雷丸素溶解孩子皮肤上的脂肪，亦有利于散热。可见古人用雷丸、冷水浴疗法治疗小儿高热惊厥，是一个理想的好方剂，但本方不适冬天使用。

（2）热药水浴

《五十二病方·胻伤》第二治方：采用热药水浴，设计十分巧妙。原文"胻久伤者，痈，痈溃，汁如糜。治之，煮水二斗，郁一参，荣一参，口一参。凡三物，郁荣皆冶，置汤中，即炊汤。汤温适，可入足。……"[1]。这是一则治疗小腿慢性溃疡的方剂，在治疗时要求准备一块小木板，当药液温度适宜时，将小木板投入药液中，使患足居木板上，"入足汤中，践木滑游"，让药液不断冲洗伤口，借以促进血液循环。药液冷了再加热，要求"朝已食而入汤中，到铺时出休"。治疗几天小腿溃疡就好了。病情严重的患者，"一入汤中即瘳（瘳作刮除解），甚者，五六入汤中而瘳。"强调："瘳痈（刮除慢性溃疡面上的腐肉）而新肉产。"慢性溃疡面就长好了。再思之，这样豪华的施治方法，只有权贵们才有如此条件，处于下层社会的普通民众患了小腿溃疡是无法进行此等豪华的治疗的。

在《五十二病方》中有一篇名"巢者"，同书《牡痔·第六治方》叫"未有巢者"，第七治方叫"巢塞脽者（肛门）"，都具有"巢"的病理特征。何谓"巢"？[8]《说文》："鸟在树上曰巢。"段玉裁注："巢之言高也。"段氏以树秆为标高，意指鸟巢高于树秆之上。换言之，"巢"意指某一物体高出于另一物体之上。从《五十二病方》原文分析，在"巢者"中讲到"冥冥人星"。"冥冥人星"当何解之？《诗·小雅·无将大车》："无将大车，维尘冥冥。"朱熹注："冥冥，昏晦也。"《集传》："冥冥，昏昧貌。"《说文》："冥、窈也。"段玉裁注："冥，夜也，引伸为凡阇昧之称。"星，古通腥，《说文》："腥，星见食豕，令肉中生小息肉也。"段玉裁引郑云："腥当为星，声之误也，肉有如米者似星。"结合"鸟在树上曰巢""巢之言高也"分析，"巢者"篇中的"冥冥人星"即指慢性溃疡面上长出界限不清的米粒状创面——不健康的肉芽组织。此肉芽组织高于体表，故叫"巢"，此为一解。其二，虫居之巢穴。《牡痔》："未有巢者"治疗结果"其虫出"。什么虫？从何处"出"？《牡痔·第二治方》："牡痔有空而栾。"《说文》："空，窍也。"栾，通挛，双生，"有空而挛"，即内痔并发两个以上的互通瘘管。第三治方"牝痔之有数窍，蛲白徒道出者方"，亦讲牝痔之窍有蛲白徒（白色小蛲虫）爬出来。《朐痒·第一治方》："……痔者，其腋旁有小空……有白虫时从其孔出。"《五十二病方》中的原文说明"巢"有二解。一指慢性溃疡面上的不健康肉芽组织；一指牝痔（内痔）的痔疮。并认为痔疮是蛲白徒食蚀的结果。临床表明，内痔病理发展严重时，内痔根部形成"末大本小"，重者可脱出肛外，难于还复，这就是"巢塞腋者"的根本原因。对于"未有巢者"的治疗，采用有关药物，加水四斗煮后，"置盘中而踞之"，这是一则介绍热药水坐浴的治方，达到"其虫出"的目的，虫被驱除了痔疮就会长好。在《五十二病方》中痔疮的治疗，还用熏疗熏虫，是下文要简介的。

3. 熏疗述评

我国秦汉医家们应用的熏疗是一种用某物燃烧投入某器内，采用烟熏某病，或用某些药物投入某液内煮沸后，置于某环境下采用蒸气熏蒸的治疗方法。在《五十二病方》中收载熏疗八方，其中《牝痔》四方，《朐痒》《巢者》《虫蚀》《烂者》各一方。其实，《朐痒》《巢者》都属痔疮，所以《五十二病方》中熏疗主要用于痔疮的治疗。

《牝痔·第一治方》："牝痔之入窍中寸……取溺五斗，以煮青蒿大把二，鲋鱼如掌者七，冶桂六寸，干姜二颗，十沸。抒置瓮中，埋席下，为窍以熏痔。药寒而休，日三熏。"这则病证，指内痔在肛门内一寸处，解大便时痔静脉丛常脱出肛外，形成溃疡出血，不解大便时痔核可收回的治法。方中取溺作溶剂与载热体。在《五十二病方》中，多因收载春秋、战国以前的原始治方，许多"药物"都十分原始，如浮土、井中泥、人发、男子洎（精液）、溺、人泥等均作药物使用。本方如上记载，强调"十沸"，然后连器物置于席（睡席之下挖一个洞）下，病人坐在开了洞的席上熏痔，其施治方法是合理的。《牝痔》第二、三、四方均用烟熏，第二治方用"女子布（月经布）"做烟源，第四治方用鸡羽做烟源。第三治方认为"牝痔之有数窍"，是"蛲白徒"所致。故先用"滑夏铤"导窍，"令出血"，再做熏疗。本方设计十分合理，要求"日一熏"，连续熏五六日，病好了就不熏了。

《朐痒·第一治方》采用艾、柳覃作烟源，要求在室内挖一个"广大如瓯（陶制小盆）"的洞，先将洞烧热令干，再将艾、柳覃点燃（没有火焰），让病人坐在瓯口烟熏，要求"熏腋热，则举之，寒则下之，倦而休"。古人的设计，源于当时的生活条件，在当时讲，已够先进了。

4. 灸疗述评

在《五十二病方》中灸疗七则，其中三则是用灸疗作麻醉剂。如《疣·第一治方》《去人马疣·第二治方》都要求将某物"绳之"以坚絜（jié，转释为结扎）疣本，以灸疣本，热，拔疣去之。《牝痔·第一治方》虽来讲"绳之"，但指出："疾灸热，把其本小而绝之。"这三则施治方法中对于"末大本小"的病灶都采用灸灼之热作麻醉剂，将病态组织拔掉。《肠㿗（疝）·第十治方》："取枲垢，以艾裹，以灸㿗者中颠，令烂而已。"第十八治方："㿗，先上卵，引下其皮，以砭穿其隋旁……"[8]。这是一则治疗腹股沟斜疝的治疗方法，强调"又灸其痏"。从上述史料看出，《五十二病方》中的灸疗方法，都属春秋战国时期的施灸方法，以灸灼为主，多出于瘢痕灸疗法。后世改进为艾条灸、鹄啄灸，出于两汉以后。

5. 熨疗述评

《灵枢·寿夭刚柔》记载"内热疗法"，讲"刺营者出血，刺卫者出气，刺寒痹者内热……"强调营卫，当属两汉医理。作者问道："内热奈何？"答曰："刺布衣者，以火焠之；刺大人者，以药熨之。"由此展开对"内热疗法"的解释。这一为"大人"们设计的"内热疗法"十分考究，除要求某药外还要求酒、棉絮一斤，细白布四丈，将布分作六七尺长的巾六七条，要求"置酒（包括绵、白布）马矢煴中，盖封涂，勿使泄，五日五夜，出布绵，曝干之……"还要"生桑炭炙巾，以熨寒痹所刺之处，令热入至于病所"。此外还有一系列要求。本"内热疗法"实际是灸药布熨疗。《灵枢·上膈》还记录了对蛔虫性肠梗阻的治疗。古人称肠梗阻的包块叫"痈"，在治疗中做到"微按其痈，视气所行……察其沉浮，以为深浅，已刺必熨，令热入中……大痈乃溃"。本疗法具有一定现实意义，值得外科临床适度探讨。

较《灵枢》悠久的《五十二病方》收载熨疗九则，许多熨疗手段原始，如封埴土（蚁塚土）、盐、蚯蚓矢、井上壅断处土等，都分别作为热能的导热体进行熨疗。《伤痉·第一治方》："痉（疑颈）者，伤，风入伤，身信而不能屈。治之燔（炒）盐令黄，取一斗，裹以布，淬醇酒中，入即出，蔽以市（市、熟皮制的围裙），以熨头、熬则举，适下……更燔盐以熨，熨勿绝，一熨塞汗出……"本病例因受风寒，使颈部处于僵急状态，不能做屈伸运动，当给予持续性温热熨疗，达到"寒汗出，汗出多"，可以做屈伸运动，恢复健康的时候，熨疗就停止。《五十二病方·犬噬人伤者·第一治方》："取蚯蚓矢与井上壅断处土与等，并炒之，而以美醋合挠而调之，稍丸……"此方在保温条件下，分别对犬咬伤处进行熨疗，然后用热泥丸敷在犬咬伤的伤口上，以求达到治疗咬伤的目的。所以《五十二病方》中的熨疗，用蚯蚓矢、井上壅断处土、封埴土作为热能的载体，是我国最原始的熨疗方法。

二、手术疗法述评

人类在治疗医学史上，手术疗法的产生，是建立在治疗医学知识发展到一定历史时期的产物。我国原始医学事业发展概貌，根据《史记·扁鹊仓公列传》中庶子医论："上古之时，医有俞跗……"说我国五千年前的黄帝时已有"搦髓脑，湔浣肠胃……"外科手术，是不可取的。有学者根据此一史料撰《经脉医学、经络密码的破译》[13]，也是不切我国历史实际的。反映我国先秦时期医学概貌的《五十二病方》，是未经后人修饰的先秦原著，记载手术疗法十则，从总体讲这些手术多与其他疗法合用。如《婴儿瘛》在祝由条件下实施刺破皮肤，毛细血管取血。如《疣·第一治方》《去人马疣方·第二治方》拔疣时均在灸灼麻醉条件下拔疣。值得指出的是，《犬噬人伤者·第三治方》的清创术，《牡痔·第三治方》"……挈（结扎）以小绳，剖以刀"的外痔治疗，《牝痔》"巢塞胒者"的采用狗胕将痔静脉引出，"徐以刀劘（割断）剥去其巢"的内痔切除术等，说明每一手术过程都十分明确，依记录可重复操作，古朴无华。然而，这些医学史料在今本《内经》中失传。《五十二病方》中的手术治疗史，已在

《远古中国医学史》(中医古籍出版社,2006)第140—143页探讨,本讲从略。

三、药物疗法述评,从人类诞生、进化史探讨用药思想

药物疗法是采用某一物质调节人体某一生理过程失衡而出现的病态,它较自然物理疗法晚出许多年。现在当我们探讨药物疗法的时候,就会想到人类某些生理进化史。因为人类疾病的出现,有些与某一生理机能失衡有关。某一药物的治疗作用,是为了调节某一失衡了的生理机能。所以阐明某一生理机能对于了解某一物质的治病作用是十分必要的。

1. 关于地球生命起源史中某些元素对生理功能的影响

自太阳系形成以来,地球依它自己的特殊条件演绎。①地球表面占有70%以上的水,再加适当的温度、适当的压力为生命的产生创造了条件。②地球处于太阳系行星的第三位,这一距离决定了它从太阳的热能中吸取了相应的热能。地球围绕太阳旋转形成一个夹角,在地球上看,太阳东升西沉,在地球赤道的南北往返,形成了"日""年"周期,在地球南北两半球产生了四个不同的气候条件,有了春夏秋冬之别。③地球表面存在百余种化学元素,它们都处于无机状态,如C、H^+、O^{2-}、N、Na^+、K^+、Ca^{2+}、Mg^{2+}、Cl等,这些化学元素的表面都有相对活跃的电子在相对的电子层内不断地运动。在太阳系形成以后的若干年内,地球表面的H、O最外层的活跃电子首先自由结合,形成了水(H_2O);在地球表面有了水,相关元素在水及适当温度与适当压力下,经自组织作用下,各相关元素外层电子层的电子又可如H_2O一样相互结合,组成简单的无机化合物。再由多种无机化合物在自组织作用下,形成原始的有机化合物(碳、氢、氮、氧化合物及相关衍生物),再演生为有机化合物,如糖、核苷酸、氨基酸及聚合物多糖、核酸和蛋白质等,《文汇报》于1996年8月8日报道:我国科学家赵玉芬等长期从事生命科学、磷化学研究,认识到"磷酰氨基酸是生命起原的种子",因为"磷是生命化学过程的调控中心""磷酰化氨基酸具有自我催化的作用"。即在"磷上脂交换,磷酰基转位……既可自身组装成蛋白(自身长大),同时可以与核苷合成核酸"。证明"核酸和蛋白质是同时形成的",由此最后产生具有新陈代谢特征的能依一定程序性启动的生长、繁殖、遗传、变异的原始有生命物质,这就是在太阳系、地球这一特定的大自然环境条件下的生命起源、人类起源的简要过程。从这一过程看,地球表面的各类元素如H、O、P、S、Na、K、Ca、Mg、Cl等都构成了人体某一生理结构,及维持某一生理机能的正常进行。如食盐(氯化钠)是人类生活中的必需品,在体内分解出钠。人体内各细胞在"钠泵"作用下,维持细胞外高钠、细胞内高钾,从而维持神经和肌细胞膜的兴奋状态和其他细胞的形态。

关于钙,亦属人体必需元素,存在于血浆骨骼中,参与调节凝血过程及神经肌肉兴奋性,并能加强大脑皮层的抑制过程,从而达到镇静、止痒的目的。在《五十二病方·胸痒》的治疗中,第二治方:"取石大如拳二七,熟燔之,善伐米大半升,加水八米……"原文讲:将烧透的石分别投入盛米水的容器内,用烧透的石散热煮米。这是一则十分古老的"石烹法",用"石烹法"煮出的稀饭,稀饭中的钙质一定不少。由于钙进入"胸痒"者体内,作用于大脑皮层起镇静、止痒作用,胸痒症状必然好转。

现代临床治疗痉症仍用钙剂。人类在进化过程中神经系统的许多调节功能都受许多生化物质的影响，许多植物的化学成分都对人体生理生化产生影响，《尚书·说命上》的作者在原始口头文化追议中记下"若药弗眩瞑，厥疾弗瘳"。这一史料反映了数千年前先民们的用药思想。我国植物药、动物药、矿物药的起源都是先民们与疾病做斗争的见证，都有一个起源、演绎过程。[14]

2. 《五十二病方》用药思想初探

从《五十二病方》中药物治疗用药分析：单味药与用法清晰者58方，其中外用42方，内服16方。明确书写使用方法者308法，其中沃、洒、封、涂向伤口按药粉、外敷及以布约之计146法，多味药内饮46法，且多味药中可多达7～9味，说明秦汉时期医家们的用药、组方思想已逐步发展，趋于成熟。[8]

但是，在《五十二病方》用药思想中未见"酸入肝"及君臣佐使思想，只能说明《五十二病方》成书年代较早，医家们根据当时的临床经验指导选药、组方，中药药理思想处于孕育、起源过程中。

分析《五十二病方》用药，乌头、堇、附子19起。其中乌喙（乌头）13起，堇4起，附子2起。上述三药同物异名，可能因产地不同，民俗称谓不同，或因时代不同、名称各异。《诗·大雅·緜》："堇荼如饴。"《庄子·徐无鬼》："用堇。"汉史游《急就篇》："乌喙、附子、椒元华。"王应麟注补："芨、堇草，即乌头也。"可见《五十二病方》中收载了春秋战国时期黄河、长江流域范围的医籍。上述三药名使用19起。17起为外敷、洗、熏、封涂，仅两起内服，十分慎重。《牡痔·第五治方》组方：蘼无本、防风、乌喙、桂，四味药"皆冶，渍以酒而丸之，大如黑菽（黑黄豆）而吞之"。要求："始吞一，不知益一（没有不适感觉再加一丸）为极。"强调要坚持饭前服药。《瘙·第八治方》"痛甚，溺时痛益甚"的治疗，组方："黑菽三升，以美醯三斗，煮，三沸止，浚取汁，牡厉一，毒堇冶二，凡二物合挠，取三指撮到节一，入中杯饮。"要求"日一饮，三日病已，病已，类石如泔从前出"（随尿排出细沙粒状物，或如淘米水一样的物质）。本方取药用手指撮药三次，每次只能撮到第一节；每日只能饮一次，可谓谨慎，在本方中详细介绍了毒堇的栖息地、生活习性、采摘时间。

在《五十二病方》第71—77行，收载治疗堇毒中毒治方7个，说明春秋时医界对乌头使用之广、观察之细与中毒治疗之重视。古时，医家们采用乌喙堇治疗时，可以止痛，大约就是"若药弗眩瞑，厥疾弗瘳"用药思想的反映。

在《五十二病方》中记载动物膏脂类药物24种。[8]

在《五十二病方》成书时代，硝石、矾石、灶黄土、冻土、鸡血、鸡卵、犬毛、牡鼠、牛肉、猪肉等都是中药。根据《五十二病方》药物名录，可释者共299味，其中矿物类药物如土、泥类，人部类药物头脂、人泥，动物膏脂类药物豹膏、蛇膏，以及兽类、鱼类、器物类近百多种均已淘汰。然而136种植物类药物，如草类药、菜类药、木类药绝大部分保存下来，如甘草、黄芩、牛膝、芍药、青蒿、独活、百合、干姜、桂、枣、桃仁、厚朴等，仍为当今良药，川乌、草乌、附子、附片仍然独具特色。《中国中医药报》2012年2月9日第2版《杨仓良以毒济苍生》报道了杨仓良利用川乌、草乌等剧毒药物治疗风湿等难治病症的行医过程。2500年来，中药的演绎具有与时俱进的传统与特征。

从我国药学理论分析,前述《五十二病方》基本反映了两汉以前的药学概貌;《神农本草经》的传世与演绎,促进了中医药事业的不断发展;至唐宋各类《本草》林立,南宋时代,张元素(洁古)总结前辈用药经验,著《珍珠囊》,力主依四气(寒热温凉)五味(辛酸甘苦咸)论药性,创引经报使药阐释药物归经理论,将我国中医药事业推到一个高峰。直至 19 世纪末,西学东进,我国医学未能从秦汉基础医学、临床医学中寻找到继承发展之路,闹出了难以说清的尴尬局面。特别是"经络"实体研究以来,激励着学者们不断奋争。北京中医药大的李澎涛、贲长恩教授发表《中医形态学研究呼唤与时俱进》一文(中国医药报,2005 - 6 - 25)。我们响应呼唤,从肾、脾、三焦、命门、䐃肉、肉䐃、玄府等十数个人体解剖实质进行探讨,许多资料取于秦汉,说明我国创建于秦汉时期中医理论是有雄厚的人体解剖学史料做依据的。关于中药学理论怎样与时俱进的问题,陈可冀院士曾有名言。要求"应用现代科学方法进行临床、化学成分、药效学和毒理学的系统研究"研究中医理论。[15]近几十年来许多学者从事络病学研究,寻找通络药物,如稳心胶囊的问世,葛酮通络胶囊的成功,青蒿素在治疟方面已打入世界;更可喜者,中国中医科学院已成立设编 60 人的"中药资源中心",分设"中药资源科学技术研究部"等三个部及中药分子生物室等九个实验室。国家推出的这一措施,毫无疑问将大力促进中药实质研究,促进中医药理论及中医临床医学的有序发展。

四、祝由简介

祝由一词,在中医学中首见于《素问·移精变气论》:"古之治病,可祝由而已;……今世之不然……"祝由治病属巫祝之术,与人类进化过程有关。在人类建立了远事记忆能力的前提下,如 1.8 万年前的山顶洞人,当他们的知识积累到可以分析自然现象,能够记忆梦境中自己新近的先祖们的情景与语言的时候,人类的幻想,社会学中的图腾思想便活跃起来,这正是山顶洞人将赤铁矿粉末散在成年女性死者周围的重要原因。随后才逐步产生了神话传说,反映了神灵思想的产生。甲骨文中有䄂(《甲》:743),像人跪于灵牌之前祝说之状,祝字至今未离原形。《尚书·洛诰》:"王命作册,逸祝册。"祝册是奉告神灵、祈祷求福的古文书之一。自《诗经》以下,在许多古籍中均有"祝"的记载。当巫祝们在面对一些疾病束手无策的时候,又因心理作用而产生一定效果的时候,男觋女巫们的巫祝内容更加丰富,这是《周礼》中记载"大祝""小祝""丧祝""甸祝"的原因。

在《五十二病方》成书时代,虽然殷商先民早已完成心脏解剖,已在此基础上创建了"经脉医学",至齐景公时期已有人体四经调节论,春秋战国时期我国基础医学理论已在解剖、生理学基础之上,创"九藏"理论,在临床医学中已广泛使用药物疗法,手术疗法已经起步。但在《五十二病方》中仍然保留祝由术 34 方,值得我们深入探讨,关于祝由术,我在《五十二病方》注补译中已有专门探讨。故本讲从略。

参考文献

1. 严健民. 论原始中医学［M］. 北京：北京科学技术出版社；乌鲁木齐：新疆科学卫生出版社，2003：26-40.
2. 李经纬. 中医学思想史［M］. 长沙：湖南教育出版社，2006：36-46.
3. 李经纬. 继承、开拓、创新——八十自述［J］. 中华医史杂志，2008（3）：183-186.
4. 甄志亚. 中医学思想史评介［J］. 中华医史杂志，2009（2）：126-128.
5. 庄子·盗跖.
6. 孟子·离娄.
7. 严健民. 论古老的火灸疗法［J］. 湖南中医学院学报，1993（8）.
8. 严健民.《五十二病方》注补译［M］. 北京：中医古籍出版社，2005.
9. 林乾良. 河姆渡遗址医药遗迹初探［J］. 中华医史杂志，1982（4）.
10. 金景芳. 中国奴隶社会史［M］. 上海：上海人民出版社，1983：46.
11. 蔡捷恩. 周易中的饮水卫生. 健康报，1990-2-1.
12. 胡朴安. 周易古史观［M］. 上海：上海古籍出版社，1986：205.
13. 刘澄中，张永贤. 经脉医学、经络密码的破译［M］. 大连：大连出版社，2007.
14. 严健民. 中国医学起源新论［M］. 北京：北京科学技术出版社，1999：25-30.
15. 陈可冀院士讲中药开发. 健康报，2004-3-3.

编后记

自介入《灵》《素》习撰以来，几乎将所有注意力集中到"经络"词组了。1984年在《中医杂志》发表《〈灵枢〉"经络"词义浅析》，该文于1985年被收入《中医百家言》一书出版。后来相继在书中推出《秦汉经脉学说起源与当代'经络'新论》《穿云破雾释经络》。在"十七讲"中又特立"拂尘篇"，用四讲为经脉医学的起源与中医理论中的相关问题"拂尘"，主要目的在于阐释"经脉、络脉简称经络"之秦汉本意，切不可将"经络概念"从经脉医学中独立出来。我提出，应废止经络概念。但我预计："当今经络概念应该废止"这一愿望，不可能在近期内实现。因为蚍蜉之言，难于惊天！

其实，由于两周至两汉的书写条件，导致秦汉原创之中医理论在原创时期就已有佚失。虽后来之士反复补撰，仍使许多原创医学史料失去原貌。如今本《内经》中尚存之人体解剖史料中生殖之肾缺失、生殖之命门被曲解、脾之解剖部位被忽略，由此演绎出脾为"虚拟形态结构"。更为严重者，在中医脏器中没有胰的地位。当对《内经》相关史料进行重组后，才知脾之解剖部位恰在今之胰位，脾主消化生理之功能恰指胰之生理功能。还有三焦、玄府、䐃肉、骨骼体系等等，都很难窥视其秦汉原貌。秦汉医理中相关脏器的错位，当然是应该与时俱进地加以纠正的。用科学发展观衡量中医事业与时俱进，是历史赋予我们的责任。现存中医理论中的相关尘埃，都应一一拂去。在此我们感谢贲长恩教授的"呼唤"！愿后来之士多在中医人体解剖学、生理学及中药理论方面多做工作，促进中医药事业更加健全地发展！

慎思之，明辨之，笃行之！

严健民
2013年4月4日于秋实居

科技著作专家评价意见表

科技著作名称	原始中医学理论体系十七讲
完 成 单 位	
主要完成人	严健民

专家评价意见（包括：学术水平、培养人才、传播知识、对经济效益、社会效益的作用与贡献等方面）：

科学研究始于问题，能不能提出问题，特别是能不能提出正确的问题，直接决定了科研研究的结局。而当今中医界，特别是中医史学界存在的最大问题就是问题意识误读。严健民先生在《原始中医学理论体系十七讲》一书中，基于深入、系统的史料考证、分析，依据逻辑学的原理，提出了一个个令人深思的关键学术问题，并对这些问题的各家论说给予了入木三分的剖析。尤其是关于绍兴子说以及中医解剖学方面的问题的提出与分析意义更大，不仅对于医史研究，而且对于中医临床、实验研究都有重要指导意义。特此推荐！

评价人（签字）：黄龙祥
年 月 日

评价人姓名	黄龙祥	职务/职称	研究员
工作单位（盖章）			

科技著作专家评价意见表

科技著作名称	原始中医学理论体系十七讲
完成单位	
主要完成人	严健民

专家评价意见（包括：学术水平、培养人才、传播知识、对经济效益、社会效益的作用与贡献等方面）：

《原始中医学理论体系十七讲》以考古学、古人类学、古文字学等作为研究方法，对《内经》以前的中医药史料展开深入研究。从原始中医学思想萌芽的思考到对当今学术争议论点的思辨，再到殷商至西汉中医器官形态解剖史的挖掘，阐述了许多新观点，并对学界相关问题进行了评述，体现了作者对原始中医学研究的深厚功底和较高的学术水平。本书属于中医学理论研究范畴，关注于原始中医学领域，对中医学起源和中医诊早期理论尤其有卓识理论的研究较为深刻，补充了学习《内经》以前中医学研究的不足，对于中医学理论的传播具有一定的作用，同时也可作为全国中医教育的参考，纳入中医学史及中医基础理论教学中，在中医学界具有一定的影响。2015年6月3日

评价人（签字）：张其成

评价人姓名	张其成	职务/职称	中医药文化院长/教授
工作单位（盖章）	北京中医药大学国学院		

北京北三环东路 100029

科技著作专家评价意见表

科技著作名称	原始中医学理论体系十七讲
完成单位	
主要完成人	严健民（签名）

专家评价意见（包括：学术水平、培养人才、传播知识、对经济效益、社会效益的作用与贡献等方面）：

《原始中医学理论体系十七讲》评价

严健民先生长期从事中医学起源和中医理论体系形成的探索，其新著《原始中医学理论体系十七讲》（中医古籍出版社2015年4月第一版）是继《论原始中医学》《中国医学起源新论》等诸多重要著作之后又一部新的力作，成为严氏医史理论研究一块新的里程碑。在该书绪论中，明确宣称用毛泽东思想指导原始中医学理论体系研究，为全书的一个亮点和良好开头。以后的讨论，由于较多应用训诂资料作为论证依据，使得研究成果变得有声有色、生动活泼、更加引人注目。基于以往的研究人员，在经历、兴趣、知识、经验、信息掌控和大脑思维等方面的复杂性，影响着研究结论和研究成果相当复杂的局面。也是"达成一个基本一致的结论，仍是一个比较遥远的目标"的客观原因。就研究成果而言，得失是客观存在的。由于一些有志者的参与，研究成果的涌现，无数相对真理组成一个接近真相的客观整理。成为多数专家"一家之言"的总和。毫无疑问，严先生的系列著作，不断补充、不断充实、不断完善。实太史公所谓"究天人之际，通古今之变，成一家之言"的历史要求。严先生无疑已经成为这一专题研究的中流砥柱，并不妨碍研究过程经历的艰辛与乐趣、成就与得失。基于经络、藏象喻为中医基础理论的核心，因此，新著对其概念研究尤为着力。"不破不立"。难能可贵的是，特别在面对以往众多不伦不类、形形色色的错误观念的评说，作者特设"拂尘篇"加以驳正，力求严肃、认真、对事不对人和合情合理地评价，包括一些具有特殊地位和声望老同志的见解和言论。全书凭借厚实的文献功底，数十年如一日的不懈探索，终于陆续奉献读者。成为近年医史论坛上难得的佳作和他的最新成就。

评价人（签字）：符友丰
2015年6月26日

评价人姓名	符友丰	职务/职称	主任医师
工作单位（盖章）	首都医科大学附属北京朝阳医院退休，今受聘于东方中医（盖章）		

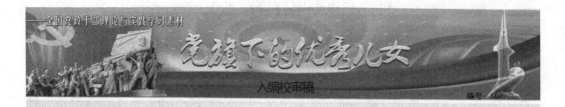

严健民同志探讨原始中医学理论体系过程

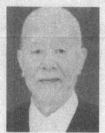

严健民 男，汉族，1932年9月出生，湖北天门人，大学毕业，1951年入伍，1953年入党，1958年复员，1959——1965年毕业于原武汉医学院医疗系，1993年晋主任医师，现任十堰市中医学会秦汉医学研究分会常务会长，《秦汉医学学刊》（内部刊号）责任编辑，专从考古学、人类思维进化史等，攻中国秦汉以远医学史，发表论文60余篇，已出版《中国医学起源新论》《论原始中医学》《五十二病方注补译》《远古中国医学史》《走近老子——道德经章秋重组注译》《论脑及脑机能》《经脉学说起源演绎三千五百年探讨》《原始中医学理论体系十七讲》。2004受中国中医科学院医史文献研究所李经纬教授邀约参编由中国科学院组编的《全国科学思想史丛书、自然科学史系列、中医学思想史》，2006年出版。2004受中医古籍出版杨建宇、郝恩恩教授邀约参编高等院校中西医结合教材《医学史》，2006年出版。在《中国医学起源新论》中，除阐明了世界各民族医学知识起源的共性——近五万年以来人类进化至新人时期即大脑解剖结构与大脑机能获得了远事记忆能力之后，人类才可将记忆的知识进行比较，这才是原始综合科学知识，原始医学知识的起源时期，随后才有相应的医学理论的起源与演绎。在此基础上，书中对秦汉以远中医理论起源及中医理论框架形成进行了深入讨论；对先秦至两汉人体经脉调节理论之起源、演绎进行了讨论。在《论原始中医学》中，将《黄帝内经》成书以前的原始中医学牢固地建立在先秦基础医学理论，先秦临床医疗实践基础之上。在《五十二病方注补译》中主要依出土之五十二病方中的原文本意进行考释，共补356字，使多个方剂贴近原方，有了可读性。从1982年走进中国医学史以来，本着"追中医理论产生之根由，察秦汉医理之真谛，方可明中医药发展之方向"做指导思想。在人体经脉调节理论的研究中获重大突破，较为深入地探讨了《论中医理论的魂》，明确了人体经脉调节论在原始中医学理论体系中的重要地位。上述著作，构建了"原始中医学理论体系"，在中医史学界产生了一定影响，有可能成为当今重建中医理论的突破口。如在《经脉学说起源演绎三千五百年探讨》中澄清了我国独具特色的经脉调节论起源于殷商，经"人有四经说""十经说""十一经脉说"发展至两汉时期完善为十二经脉理论，达到了用于临床的目的，指导中医实践两千余年；其次深入分析了两汉时期秦汉医家们在完善十二经脉理论时首先立了许多原则，在有限的原始解剖学知识的基础之上对各经脉的循行线进行了大量人为安排，并希望某一经与某一脏或腑结合调节其生理功

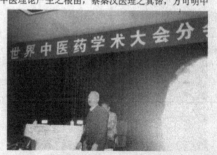

2003年9月19—22日在北京中国国际中医药博览会、世界中医药学术分会，交流文章：我国经脉学说起源于殷商（附图示）

能。现在，当我们从解剖知识出发分析，这种愿望难以实现。但是：秦汉医家将足太阳膀胱经的循行安排在背部脊柱两侧，后世医家又在临床工作中发现了背俞穴，如肺俞、肝俞、心俞等等，它们都对相关脏腑起到双向调节作用。现代解剖证实：在脊柱两侧足太阳膀胱经循行范围，每一脊神经节都有神经纤维从背部穿至胸、腹腔前壁之前组成感神经链。我们知道，感神经链是调节各脏腑生理机能的核心组织。因此，我曾多次依"一位医师的提案"慎重提出：废止当今被曲解了的"经络概念"，继承经脉学说中的足太阳膀胱经——植物神经调节论。当足太阳膀胱经——植物神经调节论按照中医理论要求进行研究后，当寻找到一些新的理论解释生理之阴平阳秘，病理之气血瘀滞，药理之活血化瘀的时候，当代之新型中医理论便创立起来了。

入编者签字：严健民　　签字日期：　　　　　联系电话：13339850136

☆：本稿系聘请您担任特邀顾问、名誉主编及入编《党旗下的优秀儿女》一书的重要依据，请您认真修改校对或重新撰写新稿后寄回，以便我们及时刊登。本书定于7月份截稿印刷，如需收藏本书和纪念品，请尽快办理征订手续

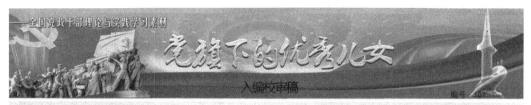

所以我认为在人体经脉调节理论的研究中已获重大突破。努力宣传原始中医学理论体系的《秦汉医学学刊》，第七期刊用全国八位学者关于中医脑论的文章，学刊依责任编辑的名义在《近二十年来中医脑藏理论探讨述评》中力主建立"脑藏象体系"。第九期听从贲长恩教授《中医形态学研究呼唤与时俱进》，发表《原始中医学脏器形态解剖学——秦汉中医解剖学概述》，并从心、脾（胰）、肾、命门、经脉等十三个方面撰著秦汉人体解剖学史刊出，表明了本人对秦汉人体解剖学史的赞誉。又因感悟研究医学知识的起源、演绎过程，必然探讨天人合一整体观、阴阳观念之源头。在我的追议中，将阴阳观念的起源追至 6500 年前人们观测太阳东升西沉、南往北来位移规律创历法理论《连山易》、《归藏易》，撰《远古历法·易学理论探源》揭开《连山易》、《归藏易》的神秘面纱，被中国传统文化促进会收入《中国传统文化创新文集》由中国科学文化出版社于 2013 年出版。还因全国学者多将太极文化与养生、太极拳联系，太极文化历法说已失传数千年，为抢救远古历法之太极文化实质，故完成书稿《伏羲天地定位太极文化历法说史话及其理论在原始中医学理论体系中的应用》，俟出版。该《天地定位、太极文化历法说史话》拟申报非物质文化遗产名录。

（由河北人民出版社2016年出）

2013 年，在朋友们的热情关怀、帮助下，创办"秦汉医学文化网（qhyxwhw）"，开设秦汉医学、理论实践、医学探讨、经脉研究、秋实书屋、老子研究、太极文化、学刊简介等近二十个栏目。目的在于加强我国秦汉医学、原始中医理论体系的宣传，将我三十余年来在全国学者佳章的引领下，逐步深化对原始中医理论体系认识的全过程公之于众，请求中医界学者的指导、介入，共同促进中医事业的发展。

本编委认为：由于严健民同志全心全意为人民服务，积极参加社会实践和弘扬先进文化，在贯彻社会主义物质文明、政治文明、精神文明三个方面和构建社会主义和谐社会，都做出了显著成绩，2018 年 5 月作为重点对象邀请入编大型图文专辑《党旗下的优秀儿女》一书，并聘请担任特邀顾问和名誉主编。

《党旗下的……》编委会地址：
北京市海淀区万寿路7号 100036信箱 68分箱

此资料与"文集"无关！

这是学术界的同志们多次将我的相关资料汇作这个样子！

入编者签字：严健民　　签字日期：　　　　联系电话：13339850136

☆ 本稿系聘请您担任特邀顾问、名誉主编及入编《党旗下的优秀儿女》一书的重要依据，请您认真修改校对或重新撰写新稿后寄回，以便我们及时刊登。本书定于7月份截稿印刷，如需收藏本书和纪念品，请尽快办理征订手续